ESPACIO Y TIEMPO

En 20 Casos Ortodónticos Damon

Eurocultum · Fomento Profesional · Grupo Fomento · Centro de Estudios Universitarios FP

ESPACIO Y TIEMPO

En 20 Casos Ortodónticos Damon

Dr. Alfredo Nappa Aldabalde
Dr. Federico Nappa Severino

El Dr. Alfredo Nappa Aldabalde junto al Dr. Federico Nappa Severino son internacionalmente reconocidos Especialistas en Ortodoncia, dedicando su trabajo profesional en exclusiva a la Ortodoncia/ Ortopedia, tarea que compaginan con la investigación y la docencia en diversos países como España, Argentina, México, Uruguay, Perú, etc .

Además han sido reconocidos como Certified Educator por Damon System Educator Program, son invitados como ponentes de forma habitual en congresos y conferencias de los más prestigiosos eventos de Ortodoncia en el mundo, y son referentes de consulta para miles de Ortodoncistas que comparten su filosofía.

Es un orgullo para nuestra editora, Producciones Eurocultum, perteneciente a Grupo Fomento, presentar este trabajo del Dr. Alfredo Nappa Aldabalde y el Dr. Federico Nappa Severino. "ESPACIO Y TIEMPO EN 20 CASOS ORTODÓNTICOS DAMON".

Grupo Fomento, Grupo empresarial con más de 20 años de experiencia en el sector de la formación profesional, técnica y superior, cuenta con el privilegio de compartir con los autores la difusión de este trabajo, sabiendo que será un referente para miles de profesionales en el mundo.

ESPACIO Y TIEMPO EN 20 CASOS ORTODÓNTICOS DAMON

Avenida Castelao, 13
Vigo - 36209 (PONTEVEDRA)
España

Edición: Producciones Eurocultum, S.L. con CIF: B-36.981.157.
ISBN: 978-84-938419-1-1
Cubierta: Diseñada por Fernando Foglino

IMPRESO EN ESPAÑA - PRINTED IN SPAIN EN SEPTIEMBRE DE 2015

CONTENIDO

Nuestras horas son minutos
cuando esperamos saber,
y siglos cuando sabemos
lo que se puede aprender.

Antonio Machado
en Proverbios y Cantares

DEDICATORIA

Dr. Alfredo Nappa

La "Historia" se repite, las dudas y los miedos vuelven..., el libro técnicamente esta pronto, ya pude leer, incluso, la dedicatoria de Fede y también emocionarme...

Ustedes comprenderán que este trabajo necesitó de muchos muchísimos "guías" y colaboradores, a todos va dedicado y todos son parte de él, algunos de ellos "viajan" todavía con nosotros en el tren de la vida, otros se han bajado en alguna estación anterior, buscando otro espacio u otra dimensión, pero también en otras estaciones se han incorporado nuevos jóvenes pasajeros para acompañarnos y enriquecernos hasta no se en cual estación nos tocara bajarnos...

Y comencemos...

Este libro está dedicado a Amneris, por siempre Amneris, Novia, Compañera, Esposa y Madre de nuestros dos divinos hijos, tesoros que tuvimos la nada fácil aventura de ver crecer y educar.

... dedicado para Federico y Juan Andrés, hijos, "socios" de alegrías y tristezas, en las buenas y en las malas, en las fáciles y en las dificilísimas que hemos afrontado en la vida.

... dedicado a Alfredo, mi "viejo", padre, amigo, consejero; Lilia mi madre, de quien, quizás heredé el tesón de los vascos; a mi hermana Alba, bondadosa, ocurrente y "puntera" de su descendencia que alegra su vida y la nuestra: Sebastián, Karla, Facu, Fran, Macarena, Ignacio, Mauricio y Mayra.

... dedicado a Juan Pedro y Zulema han sido mis suegros, cada uno con su muy diferente manera de ser y expresarse, me hicieron sentir como un hijo; para su recuerdo y también para mí cuñada Gabriela, Walter, Florencia y Romina, se extiende por supuesto esta ofrenda de "coautor".

... para dos personas que son como de mi familia y han tenido un papel principalísimo en que este libro sea una realidad, me refiero a Alicia Otero y Fernando Foglino, para ellos... MUCHAS... MUCHISIMAS GRACIAS por su cariño y esfuerzo.

... para todos mis maestros y profesores, muchos de ellos han sido de la vida y la profesión pero, especialmente quiero nuevamente agradecer al Dr. Miguel Angel Cacchione; tanto Federico como yo, hemos disfrutado sus clases pero, además, fue quien tuvo la "osadía" de invitarme a dictar cursos en la Fundación Monti y años más tarde tuvo otra "recaída" cuando me impulsó y generó espacios para que expusiera en España; vaya entonces que este libro es merecidamente dedicado a todos ellos...

... este libro es dedicado a Jorge Firpo, Hugo Miguel Pérez, su esposa Marta y nuestro ahijado Valentín porque siempre reencontrarme con ellos, con o sin, los colores del Cadorna en competencia es un regocijo de mi espíritu; aquí ubico a Juan Carlos Mitre, vean que sin el título de Doctor ni de compañero de docencia, sino simple y llanamente por ser Hermano de la vida y los "pingos".

... este libro es dedicado a Instituciones que promocionan y gestionan nuestros cursos de larga duración en Uruguay, Argentina, España y Perú; en ellas existe un núcleo importantísimo de personas trabajando para que esos objetivos cristalicen y en sus "cabezas" más visibles quiero resaltar a la Dra. Mabel Robaina, Dr. Fortunato Salomón, Dr. Jorge Ortega, Sr. Alexis Fernández, Sra. María Albarrán, Dra. Teresa Corral (mereces estar en varios "rubros"), Sra. Amalia Rey y Dra. Isabel "Tina" Linares; todos ustedes sepan que este libro es, también, vuestro.

Esos cursos son viables con cursantes, no existen partidos de Fútbol sin jugadores, ni carreras de Fórmula 1 sin pilotos y, a través de los años, una cantidad importantísima de colegas que supera largamente los mil nos han acompañado en este camaleónico mundo de la Ortodoncia, a todos... todos ellos, los queridos colegas con quienes compartimos tantas horas va dedicado este libro.

Algunos cursantes han "evolucionado" hacia colaboradores docentes, ellos son el oxígeno cuando falta el aire y el agua cuando tenemos sed, el comentario "crítico" cuando no anda y la mirada cómplice y complaciente cuando las cosas van bien; conocedores de mis limitaciones y mis aciertos, para ellos por supuesto, está especialmente dedicado el libro.

Hay un pequeño "grupito" de amigos- colegas con quienes mantenemos los profundos lazos de amistad y afecto, este libro es para Ernesto, Susana, José, Ana, Salvador, Elsa, Walter, Chacha, Tucho, Jorge, Carlitos, Marisel. Un besos grande para todos porque juntos comenzamos a escribir esto un buen tiempo atrás.

El apoyo de Fomento Profesional vuelve a hacerse presente y en la persona del Sr. Alexis Fernández queremos, en el nombre de Federico y mío, agradecer a dicha empresa en su rol de difusora de nuestros trabajos.

NUEVAMENTE… GRACIAS A TODOS USTEDES

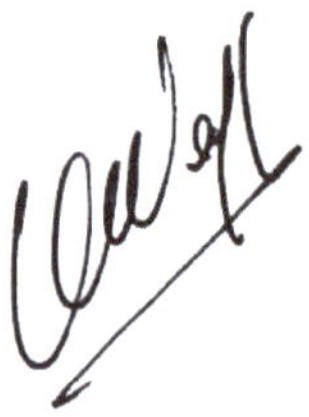

Alfredo Nappa

Dr. Federico Nappa

No todas las personas tenemos la dicha de contar con nuestros padres, ni todos tenemos la suerte de que nos acompañen durante mucho tiempo en nuestra vida.

Sin embargo, estoy seguro de que todos amamos a nuestros padres y que estamos absolutamente agradecidos con ellos:

A mi padre, que me iniciaste en el mundo de lo diferente de la Ortodoncia, por haber compartido tu sabiduría y experiencia conmigo. Sé que siempre has hecho hasta lo imposible por darme lo mejor, por eso hoy te lo retribuyo de todo corazón.

GRACIAS PAPA

A mi madre, que con tu ejemplo me enseñaste como sonreírle a la vida hasta en los momentos más duros y tristes; a conseguir siempre lo que busco; a ser fuerte y tener la frente en alto.

GRACIAS MAMA

A mi hermano, Juan Andrés; por la paciencia que siempre me tuviste y me tenés, por ser hermano… confidente… y sobre todas las cosas amigo.

GRACIAS HERMANO

Alicia quiero agradecerte todo el tiempo y esfuerzo entregado diariamente, sin tu presencia...paciencia... y... alegría en el consultorio no hubiese sido lo mismo...

GRACIAS ALI

A David, un Argentino- Español persona que ya la considero amigo de la vida y de los cursos como colaborador. Quien fue, es, y será piedra fundamental de mi amor por el Atlético de Madrid ; aprendo y me divierto mucho con vos.

GRACIAS DAVID

A mis amigos, por estar conmigo en las buenas y en las malas, en las risas y en los malhumores; por hacer cada momento único e inolvidable y enseñarme que a veces la vida no debe tomarse tan enserio. Ustedes saben quiénes son, también los quiero mucho.

GRACIAS AMIGOS

A todos y cada uno de los profesores que me dieron clase; por sus enseñanzas, su dedicación y su tiempo; en especial a mis profes de esta especialidad, quienes además de enseñarme lo que se de esta carrera hicieron que mi paso por la Universidad fuera agradable.

GRACIAS PROFES

Y por último y no menos importante... una dedicatoria a una persona muy especial en mi vida

Marce... Una de las cosas que nunca olvidare es la gran simpatía que despertabas en la gente, podías alegrarme incluso en los momentos más difíciles y darme una voz de ánimo que me hacía sentir capaz de lograr todo. Cuánta falta me haces amigo, no hay nadie que te pueda reemplazar. Este libro también es para vos...

GRACIAS MARCE

GRACIAS..... TOTALES!!

Federico Nappa

Sección 1ª

Capítulo 1º

LA "NECESARIA Y OBLIGATORIA" INTRODUCCIÓN AL ESPACIO Y TIEMPO EN ORTODONCIA.

Era inevitable:
el olor de las almendras amargas le recordaba siempre el destino de los amores contrariados.

Gabriel García Márquez (1927-2014)

De "El amor en los tiempos de cólera" (1985),
la novela que García Márquez consideraba la mejor de las que había escrito.

Muchos años después, frente al pelotón de fusilamiento, el coronel Aureliano Buendía había de recordar aquella tarde remota en que su padre lo llevó a conocer el hielo.

Gabriel García Márquez (1927-2014)

Primera oración de "Cien años de soledad" (1967)

Sección 1ª

Capítulo 1º

LA "NECESARIA Y OBLIGATORIA" INTRODUCCIÓN AL ESPACIO Y TIEMPO EN ORTODONCIA.

Desde hace meses rondaba en mi cabeza la idea de volver a las "letras", a un nuevo contacto con colegas que practican nuestra especialidad ya que el **tiempo** va dejando atrás la linda experiencia vivida en el anterior libro "Desde el Arco Recto Convencional al Sistema Damon" (Ed. Ripano año 2008).

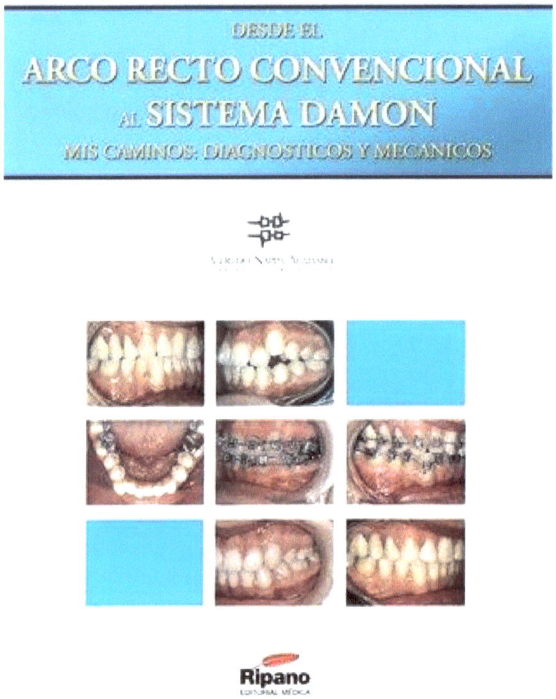

Algunos tópicos de este nuevo trabajo los teníamos claros y otros no tanto; seguramente lo que más nos apetecía era la exposición de casos clínicos y, sobre ellos, puntualizar aspectos relativos al diagnóstico y/o la mecánica, por lo tanto la casuística con vínculos temáticos era lo que más nos seducía.

Obsérvese que existen términos en "plural" ya que una segunda convicción era presentar este libro en conjunto con el Dr. Federico Nappa Severino, mi hijo mayor, también ortodoncista, y con el que hemos tratado en conjunto a la gran mayoría de los pacientes presentados.

Si bien estos dos aspectos quedaban claros, exposición de casos y "pluralidad" en la autoría del libro, otros no lo estaban tanto...

En su novela "La ridícula Idea de no volver a verte" la periodista y escritora española Rosa Montero señala que los libros nacen, generalmente, de una pequeña idea, de un germen, pero que luego se desarrollan y recorren caminos a veces insospechados en un principio. La autora complementa sus conceptos narrando la anécdota de un pastor que con su navaja tallaba una madera y ante la pregunta de un paseante sobre cuál era su intención artesanal le contesta: "Pues si sale con barba será San Antón y si sale sin barba la Mismísima Concepción".

Así tenemos ideas más o menos claras de algunos tópicos de este trabajo, otras irán ajustándose a su **tiempo** en este **espacio** llamémosle cultural que significa un libro.
"Sin querer queriendo" diría el inefable Chavo del 8 hemos tomado contacto con dos "palabritas" que mucho o poco, según las circunstancias, pueden significar y son parte no solo del título sino también del análisis mismo de los casos.

Espacio y **Tiempo** continuamente se hacen presente en nuestras vidas, a veces entran en "puntas de pie", en anécdotas más o menos intrascendentes, mientras que en ocasiones son "piedra fundamental" de la concepción filosófica y religiosa que tiene de la vida un determinado ser humano.

Espacio y **Tiempo** pueden cuantificarse de modo aséptico y neutral, es entonces cuando hablamos de centímetros, metros, kilómetros, segundos, meses o años, perfectamente definidos y medidos.

Pero desde el punto de vista subjetivo, podemos valorar de muy distinta manera los dos últimos minutos de una final de un partido de fútbol en donde nuestro equipo va ganando por un gol, a la percepción que tiene de ese mismo **tiempo** y **espacio** el partidario del conjunto en desventaja... para unos, dos minutos son una eternidad, para otros se van como un soplo, y, sin embargo, son siempre dos minutos de **tiempo** que transcurren en el **espacio** de una cancha en un estadio de fútbol.

Cuando en el secundario estudiábamos la historia y cultura griega el profesor, solemnemente, preguntó a la clase: ¿Ustedes que prefieren, la vida eterna, o sufrir y disfrutar de ella por un **tiempo** limitado? La alternativa sin duda que nos sorprendió, y, ese era uno de sus propósitos, enseñar y sorprendernos; así enseñaba Literatura e Historia el profesor Julio Dodera en el Instituto Dámaso Antonio Larrañaga de Montevideo; pero para apreciar sus clases fue necesaria una concordancia de **tiempo**, su tarea docente volcada en nuestra generación, y **espacio**, el lugar físico de la clase.
Retornando a la inquietante pregunta de mi profesor, si de nosotros dependiera, ¿Elegiríamos una vida eterna, el "castigo" de los Dioses Griegos, o que, en determinado momento, el alma se desprenda y se libere del limitado **espacio** corporal?; **Tiempo** y **espacio** nuevamente dicen presente en nuestras disímiles maneras de concebir la vida y su más allá.

Así también nuestros casos ortodónticos son, o pueden serlo, más o menos complicados, todos bastante diferentes, y admitir, en ocasiones, más de una opción de solución en el **tiempo/espacio**.

El **espacio** nos desafía a los ortodoncistas y, a menudo, nos preguntamos cómo y dónde conseguirlo cuando falta, como y de qué manera cerrarlo, cuando sobra, como abrirlo a nivel coronario y radicular para implantes; el **tiempo**... su "primo-hermano", nos interroga tanto por el momento adecuado del inicio de un tratamiento, como por su duración y estabilidad de los resultados a obtener; pero a la vez, el **tiempo**, es un gran maestro que tiene el don de darnos respuestas en la Ortodoncia y en la vida sin que siquiera le hayamos insinuado las preguntas...

Tampoco olvidemos que tal cual en una final de un torneo de fútbol como hemos escrito pocas líneas atrás, el mismo **tiempo**, meses o años, pueden tener significados muy disímiles en diferentes pacientes, sus familiares, amigos, o colegas "opinólogos".
Es así que nuestra intención es, como señalamos, presentar una serie de casos, diferentes ellos, que puedan aportar ideas o soluciones ortodónticas sin pretensión de unanimidades ni mucho menos...

Nos hemos impuesto un cierto orden en la exposición de los casos porque pensamos que nos ayudará en el análisis tanto de sus facetas positivas como de las más discutibles y aún de las negativas.

De una forma muy pintoresca el escritor británico John Elliot (1918-1997) señaló que "el paraíso es un policía inglés, un cocinero francés, un ingeniero alemán, un amante italiano y la organización a cargo de los suizos... El infierno, es un cocinero inglés, un ingeniero francés, un policía alemán, un amante suizo y la organización a cargo de los italianos." Vean ustedes que a veces, el orden de los factores alteran el producto...

Los capítulos expuestos serán precedidos por frases, sentencias o pensamientos que han sido expresados en forma escrita o verbal por "famosos" personajes o, en otros ejemplos, autores anónimos;

dichas citas pueden merecer o no nuestra aprobación porque así es la vida misma, pero tienen el objetivo nada solemne de entretener, "cortar" lo técnico y adosarle retazos extraortodónticos.

Los casos serán agrupados en secciones y luego de una introducción temática serán desarrollados, salvo contadas excepciones en el siguiente orden:

1) DIAGNÓSTICO

1A) REQUERIMIENTOS DEL PACIENTE

1B) BIOTIPO Y EDAD

1C) ESTÉTICO

1D) ESQUELETAL

1E) DENTARIO

1F) FUNCIONAL

Figs. 1-1-01

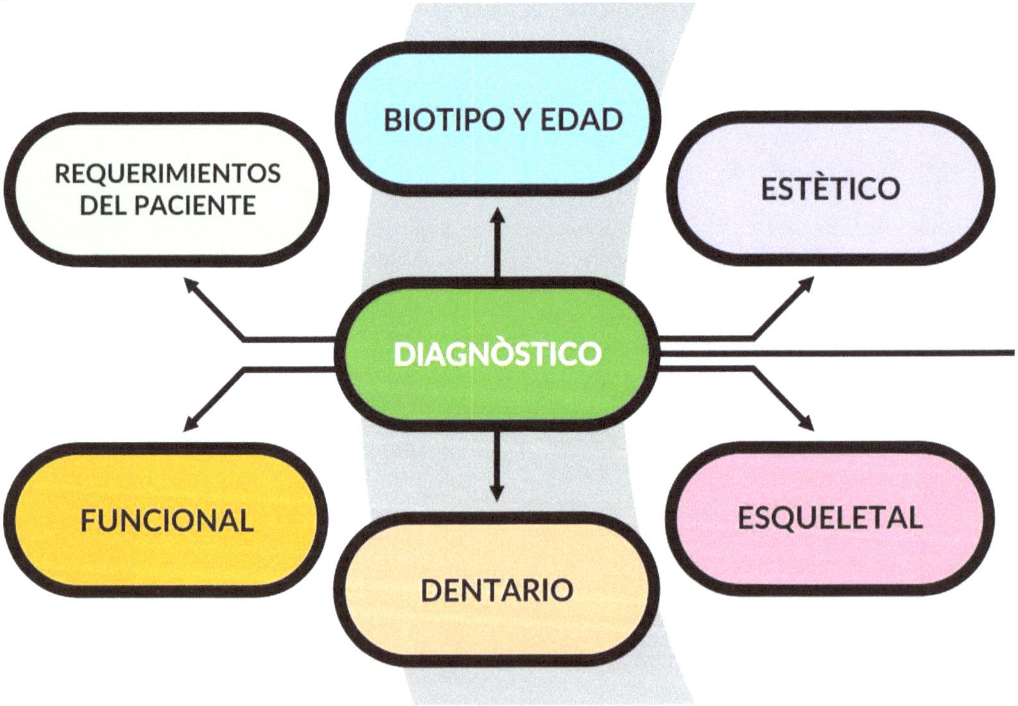

2) PLAN DE TRATAMIENTO

Los tratamientos son denominados de Fase I, tempranos, en dentición caduca o mixta y de Fase II en adolescentes y adultos presentando, ellos, metas generales que son expuestas en las figuras siguientes:

Figs. 1-1-02 - 1-1-07

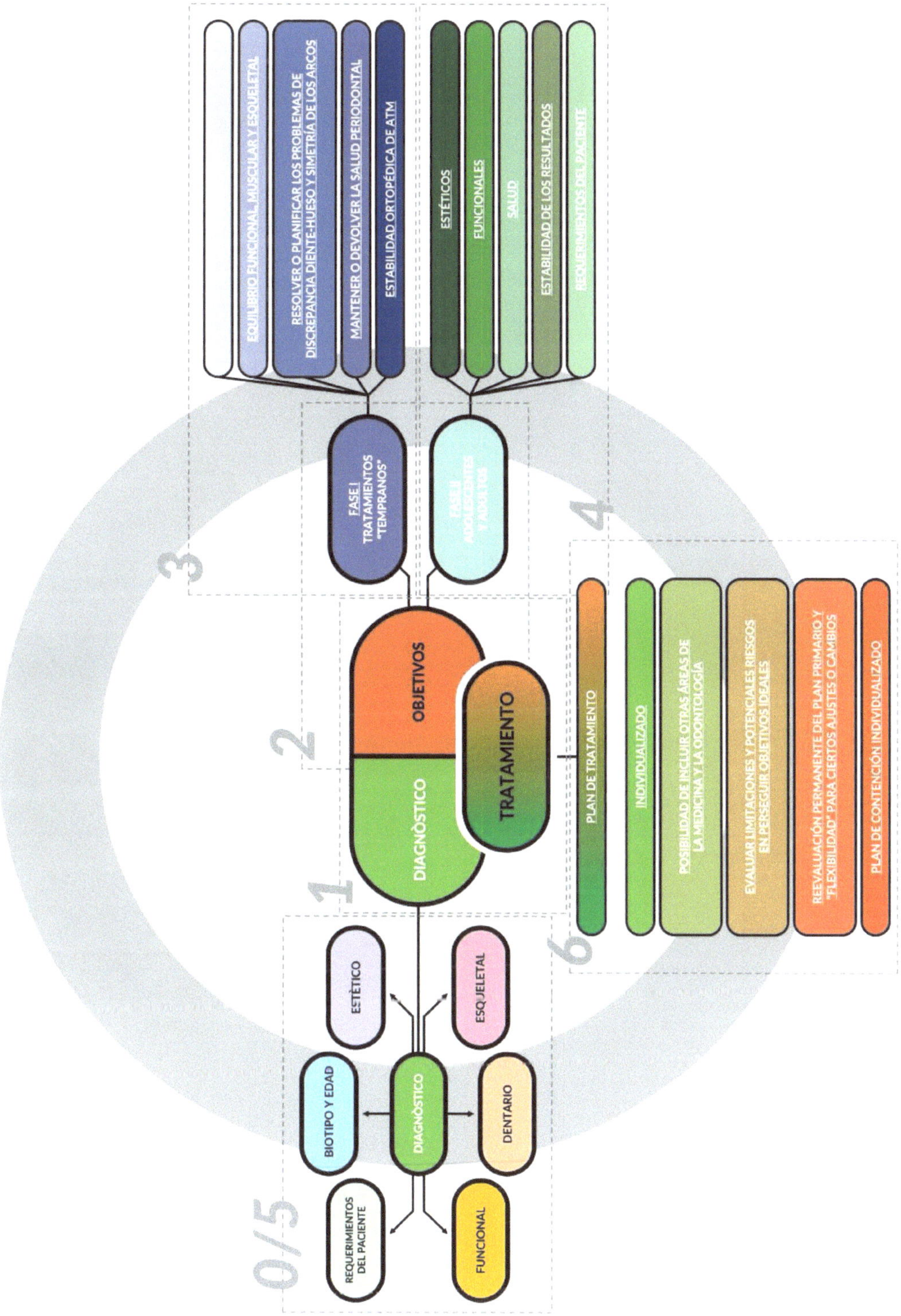

Fig. 1-1-02

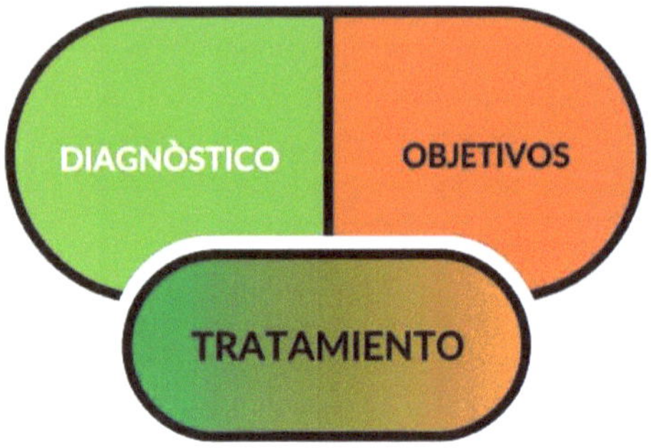

Fig. 1-1-03

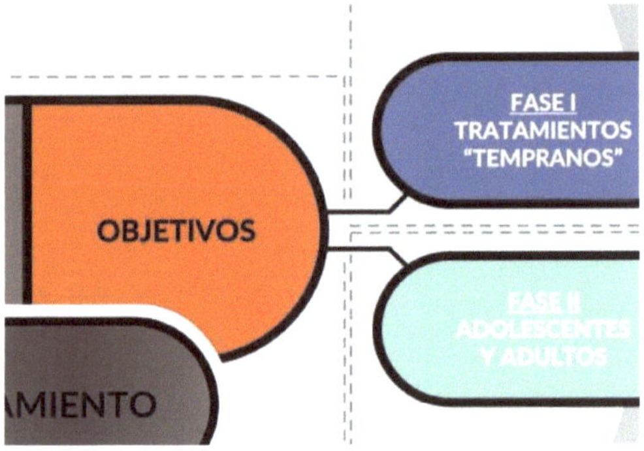

Fig. 1-1-04

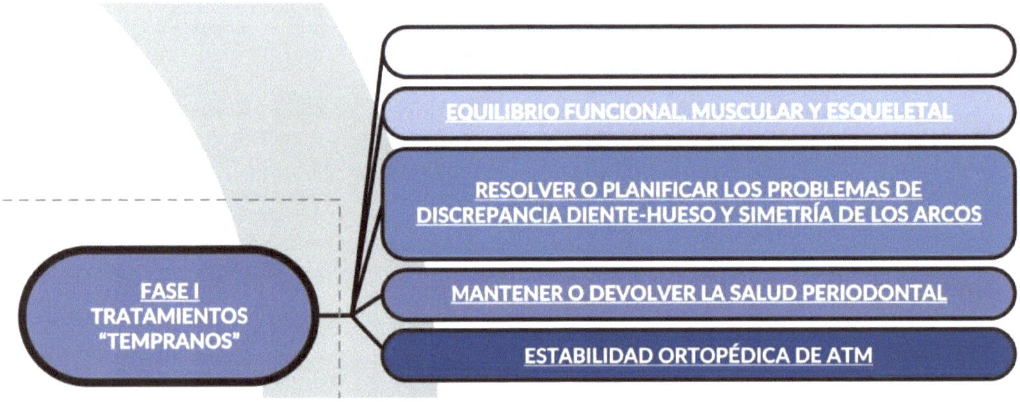

Fig. 1-1-05

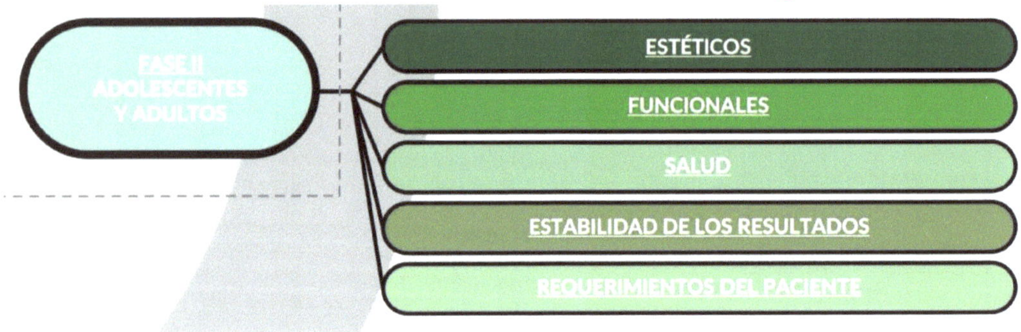
FASE II
ADOLESCENTES
Y ADULTOS
ESTÉTICOS
FUNCIONALES
SALUD
ESTABILIDAD DE LOS RESULTADOS
REQUERIMIENTOS DEL PACIENTE

Fig. 1-1-06

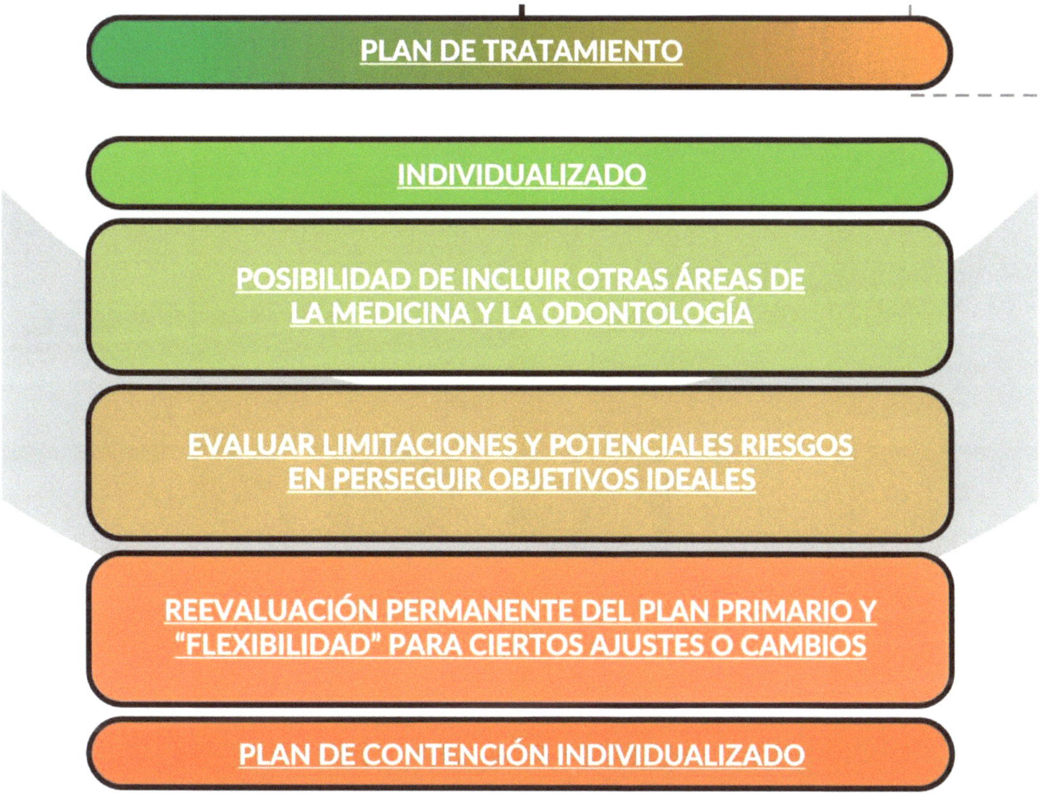

Fig. 1-1-07

Los casos expuestos, salvo excepciones, son de Fase II y en su plan expondremos:

2A) CORRECCIONES A EFECTUAR

2B) ASPECTOS A PROTEGER

2C) LIMITACIONES A UN PLAN IDEAL

2D) PLAN DE CONTENCIÓN.

3) VEHÍCULO/S TERAPÉUTICO

El o los vehículos terapéuticos son los medios que nos conducen hacia los objetivos planteados, son elegidos y guiados por el o los profesionales responsables del caso a tratar; en este libro son expuestos casos con Sistema Damon pero sus planes y ejecuciones pueden adaptarse a otros sistemas ortodónticos.

Figs. 1-1-08 - 1-1-25

EJEMPLOS DE MEDIOS TERAPÉUTICOS EN FASE I

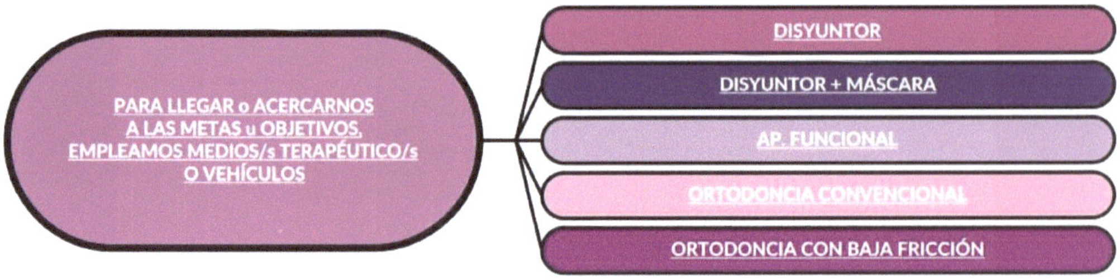

Fig. 1-1-08

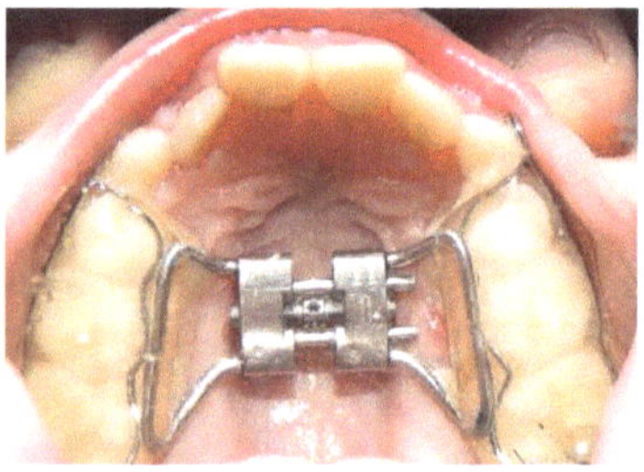
Fig. 1-1-09

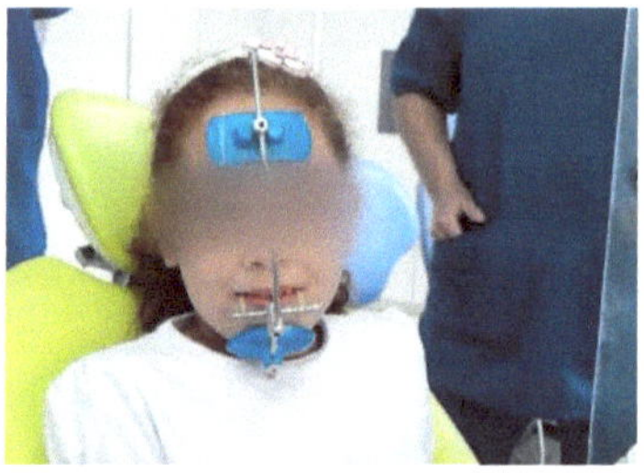
Fig. 1-1-10

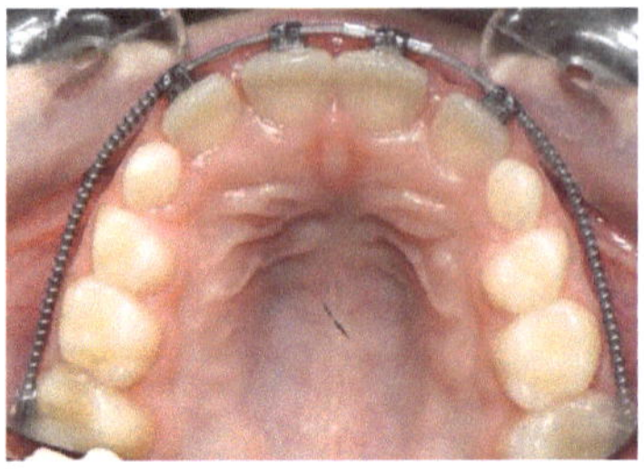
Fig. 1-1-11

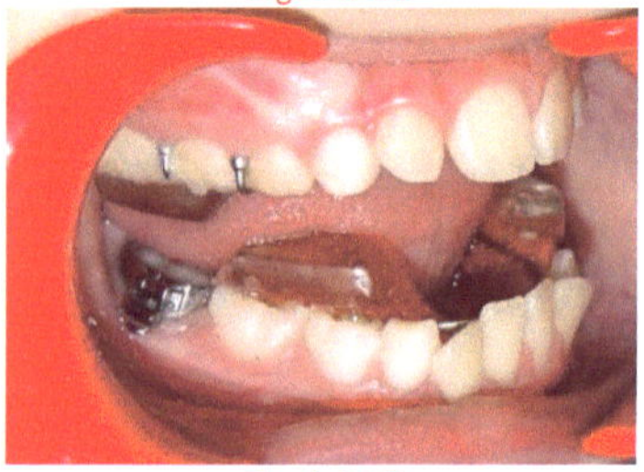
Fig. 1-1-12

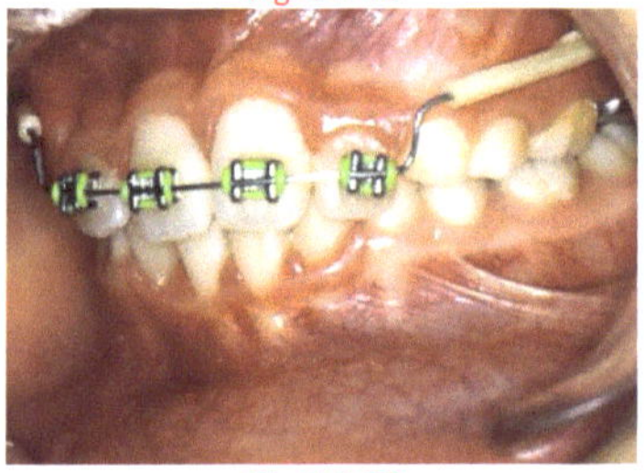
Fig. 1-1-13

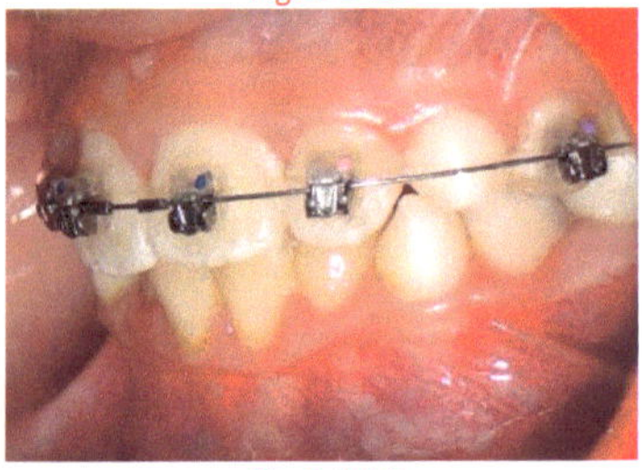
Fig. 1-1-14

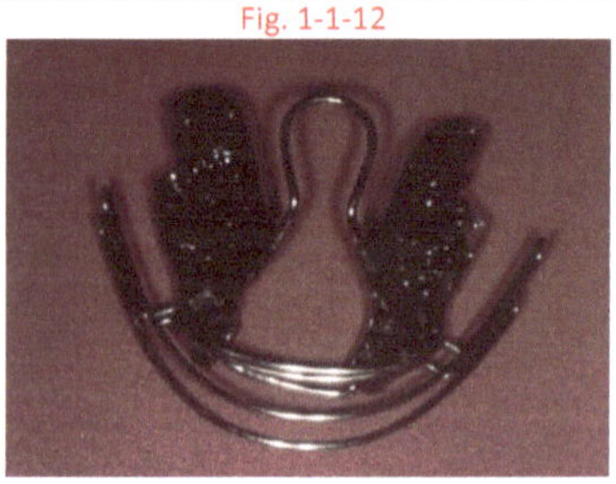
Fig. 1-1-15

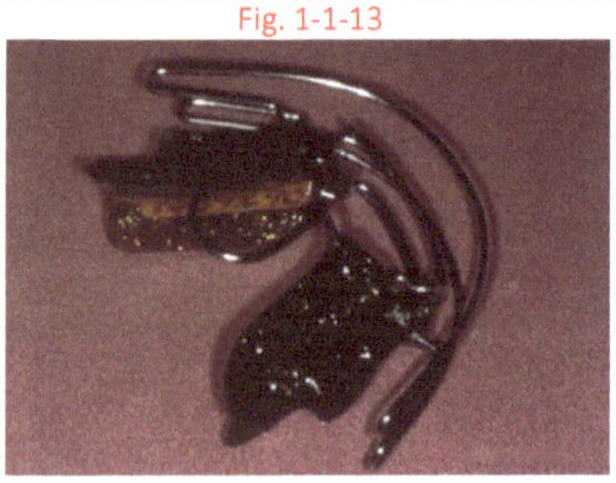
Fig. 1-1-16

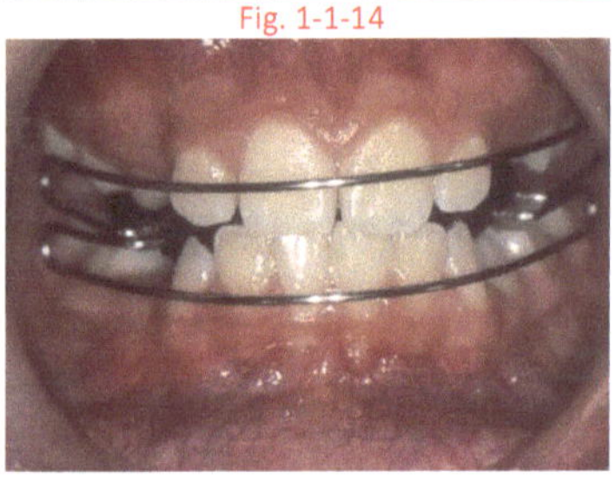
Fig. 1-1-17

EJEMPLOS DE MEDIOS TERAPÉUTICOS EN FASE II

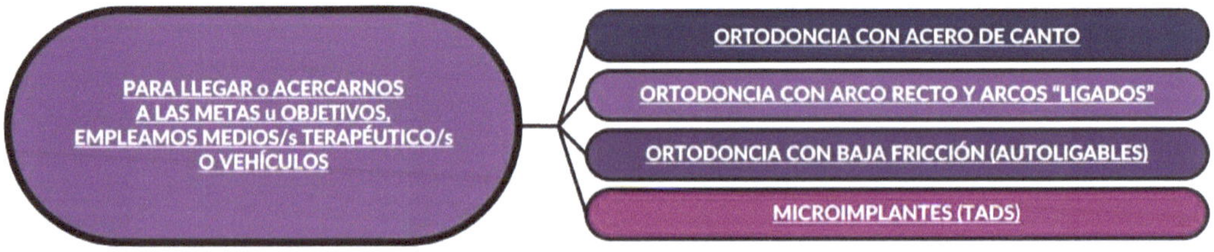

Fig. 1-1-18

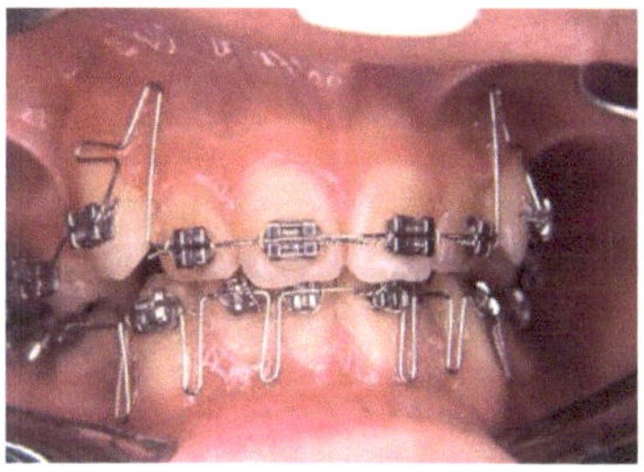

Fig. 1-1-19

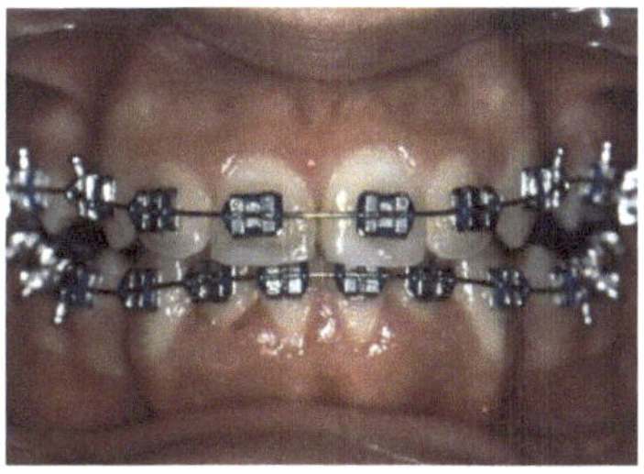

Fig. 1-1-20

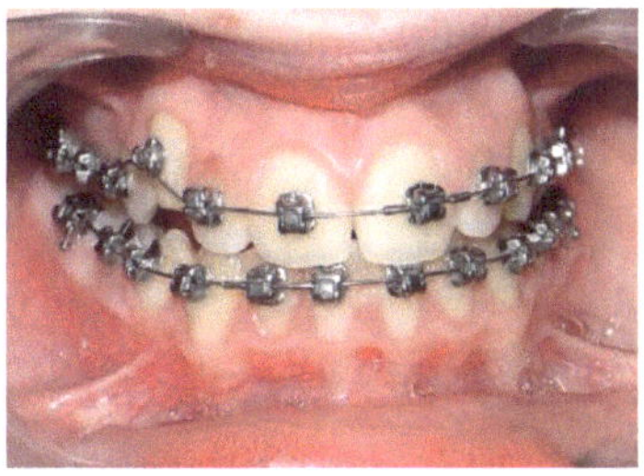

Fig. 1-1-21

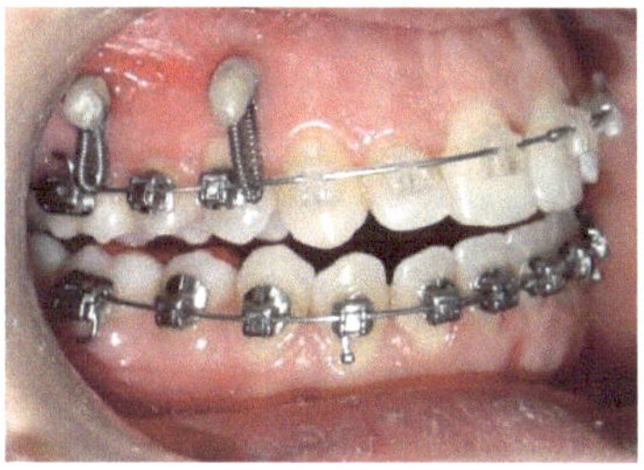

Fig. 1-1-22

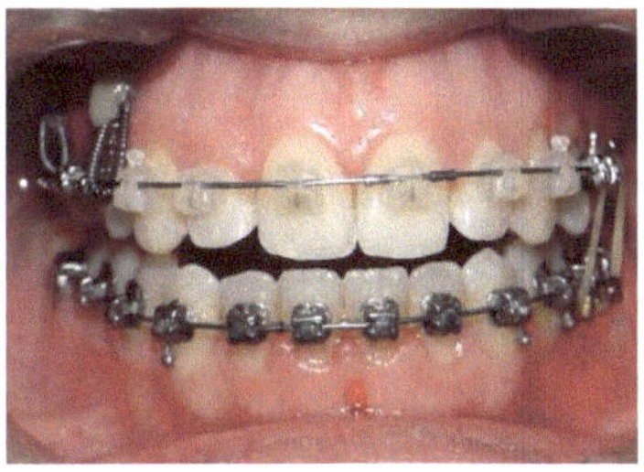

Fig. 1-1-23

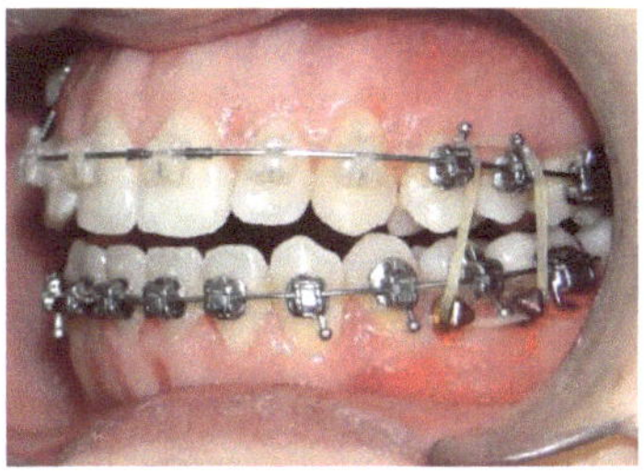

Fig. 1-1-24

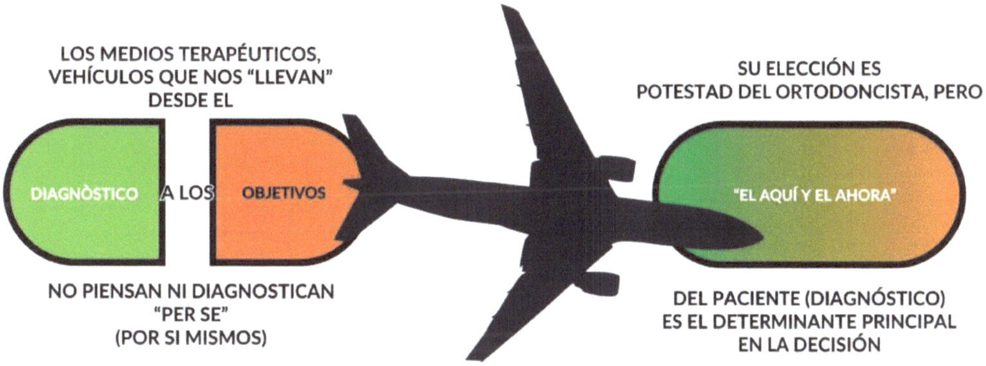

Fig. 1-1-25

4) EL TRATAMIENTO Y SUS ETAPAS

En este apartado se ilustran las etapas cumplidas en el tratamiento que se expone con el objetivo de analizar paso a paso su evolución.

5) "PERLAS" DIAGNÓSTICAS Y /O MECÁNICAS

Aquí procuraremos resaltar algún detalle diagnóstico de influencia en la elaboración del plan de tratamiento, y/o aspectos más relevantes en la mecánica utilizada.

6) BIBLIOGRAFÍA DE APOYO

Luego de la exposición del último paciente de cada sección señalaremos lecturas afines a los temas tratados en ella; aclaremos que tenemos, solamente, el propósito de sugerir al lector algunos referentes involucrados en los tópicos abordados en los capítulos de las respectivas secciones.

El tratamiento entonces es un "viaje" desde el "Aquí y el Ahora" (léase Diagnóstico) hasta las metas u objetivos planteados en él.

Ese "viaje" puede ser más o menos extenso, presentar más o menos dificultades o limitaciones, puede transitarse por diferentes caminos y con diferentes vehículos o medios terapéuticos para acceder a los objetivos preestablecidos.

Las primeras ideas, los apuntes primarios de este libro plural fueron realizados por Federico y yo en una mesa de bar, en la ciudad de Madrid, dicho local se sitúa en la calle de las Huertas, que "desciende" desde Plaza Santana hasta el Paseo del Prado en el Madrid "antiguo", el Madrid de los Austrias; es llamada también la "calle de las letras" en el Barrio de las Letras o también llamado de Los Literatos, porque cada 100 mts., existen sucesivas frases en referencia a distintas obras literarias de famosos escritores.
Paradojalmente, frente por frente a nuestra "mesita de trabajo", y prolijamente empotrada en el pavimento se leía una frase de Mariano José de Larra (1809-1837), uno de los escritores en español más importantes del siglo XIX tanto por su visión de la vida como por la calidad literaria de sus escritos: "*¿No se lee en este país porque no se escribe, o no se escribe porque no se lee? Terrible y triste cosa me parece escribir lo que no ha de ser leído nunca".*

A pesar de esta pálida reflexión instalada frente a nosotros, seguimos caminando, intercambiando ideas y ya nada ni nadie podía impedir que estuviésemos "dentro" del libro; esa frase era como una piscina para niños, imposible ahogarse en ella.

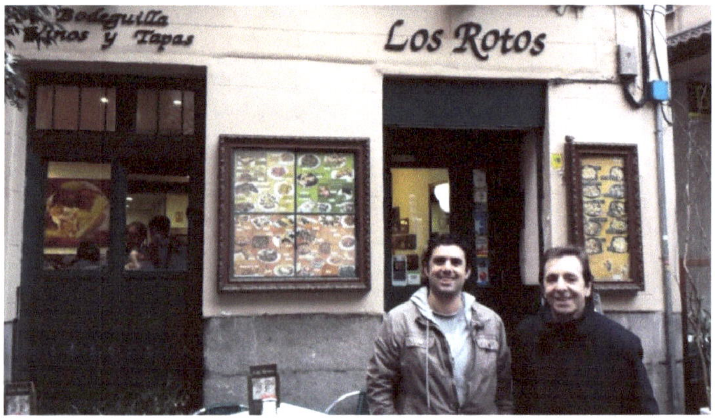

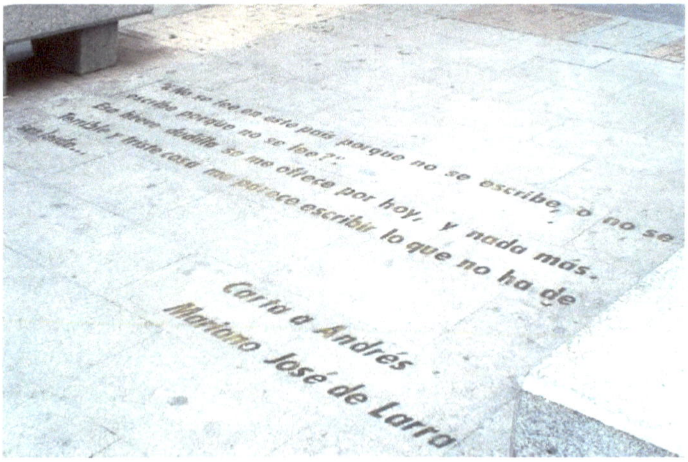

ESTIMADO COLEGA...QUE LO DISFRUTE, O LO SUFRA... PORQUE USTED YA FORMA PARTE DE ÉL...

Sección 2ª

TIEMPO Y ESPACIO EN DOS CASOS DE SOBREMORDIDA

Capítulo 2º

INTRODUCCIÓN

No le he dirigido la palabra a mi suegra en la mesa en los últimos seis meses; no le gusta que la interrumpa.

Ken Dodd

Comediante británico (1927)

Si quieres un trabajo bien hecho, encárgueselo a la persona más ocupada; los otros nunca tienen tiempo.

Elbert Hubbard

Escritor y filósofo estadounidense (1856-1915)

Sección 2ª

Capítulo 2º

TIEMPO Y ESPACIO EN DOS CASOS DE SOBREMORDIDA

INTRODUCCIÓN

Los tratamientos de sobremordida no son muy "taquilleros"; no es usual, que el paciente acuda al ortodoncista y, su requerimiento especial, sea la solución a su mordida cubierta; no obstante tanto motivos de salud del sistema estomatognático (piezas dentarias, músculos, ATM) como tratamientos de Clase II y, en ocasiones, exigencias estéticas, hace que presentemos dos casos bien diferentes en la mecánica de corrección.

Comencemos por el final, el orden es importante pero, a veces y como excepción, acudimos a un/a amante suizo y la organización a cargo de los italianos (remítase el lector al capítulo 1 con reflexiones sobre el paraíso y el infierno); comencemos por las diferentes opciones o caminos para corregir una sobremordida y luego a aspectos diagnósticos que nos guían en sus tratamientos.

ALTERNATIVAS DE CORRECCIÓN EN LA MORDIDA CUBIERTA.

- **Intrusión** anterosuperior
- **Intrusión** anteroinferior
- **Protrusión** incisiva
- **"Aplanamiento"** de la curva de Spee
- **Extrusión** de piezas posteriores
- **Reposición** de piezas dentarias posteriores perdidas
- **"Avance"** mandibular
- **Combinaciones**

Estas opciones implican variables mecánicas y, como consecuencia, diferentes maneras para obtener el **espacio** que nos corrija una sobremordida; ¿cuál y como elegir la/s alternativas adecuada/s?

Desde el punto de vista DIAGNÓSTICO los 3 tópicos más importantes a considerar son:

- **Estética**
- **Edad**
- **Biotipo**

Estética – Edad – Arco de la sonrisa.

La exposición vertical ideal de los incisivos superiores tanto en situación de "reposo y paz" labial como en sonrisa, constituye uno de los aspectos de evaluación en la miniestética facial.

La sonrisa es una carta de presentación personal, que puede ser una puerta de entrada con alfombra roja incluida para vínculos personales, afectivos o laborales, pero por contrapartida, en otras ocasiones, esa `puerta que era de entrada se transforma en giratoria con efecto "salida sin retorno"...

Es así que debemos planear el arco de la sonrisa que implica no solo la exposición vertical de los incisivos sino su relacionamiento con los caninos, premolares y gingiva.

Figs. 2.2.01 - 2.2.02

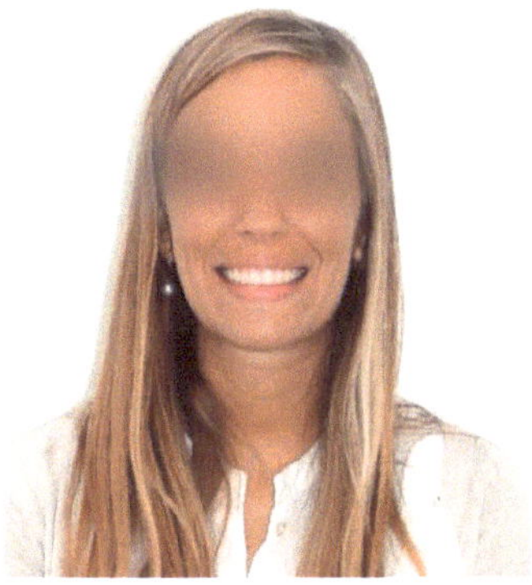

Fig. 2.2.01

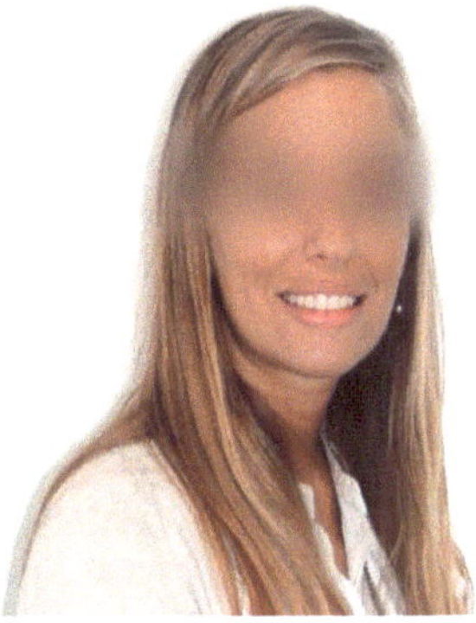

Fig. 2.2.02

El arco de la sonrisa es delineado por las piezas dentarias anterosuperiores cuando forman una curva suavemente ascendente "acompañando" el borde superior del labio inferior.

Este requerimiento estético tiene un "hoy" que es el presente de nuestro paciente, pero el "**tiempo**", inevitablemente, cambiará esa realidad y es entonces que también consideramos su edad habida cuenta de cambios que suceden con la pérdida de flacidez de los tejidos.

Figs. 2.2.03

EXPOSICION DENTAL PROMEDIO EN POSICION DE DESCANSO (MM)[7]

	Incisivo central maxilar	Incisivo central mandibular
Menos de 30	3.4	0.5
30 - 40	1.6	0.8
40 - 50	1.0	2.0
50 - 60	0.5	2.5
Más de 60	0.0	3.0

Vig, R.G. Y Brundo, G.C.: The kinetics of anterior tooth display, J. Prosth. Dent. 39: 502-504, 1978

En las consideraciones estéticas es clave evaluar la exposición vertical de los incisivos superiores tanto en "reposo" labial como en sonrisa.

Figs. 2.2.04 - 2.2.06

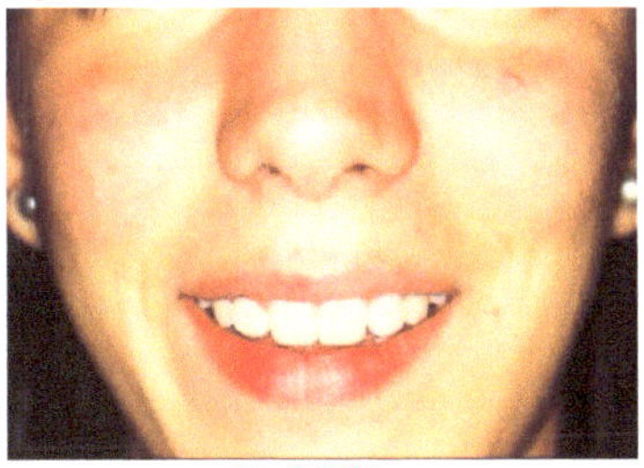

Fig. 2.2.04

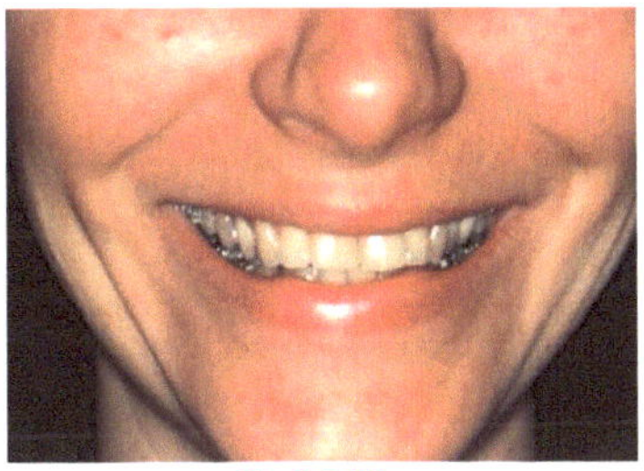

Fig. 2.2.05

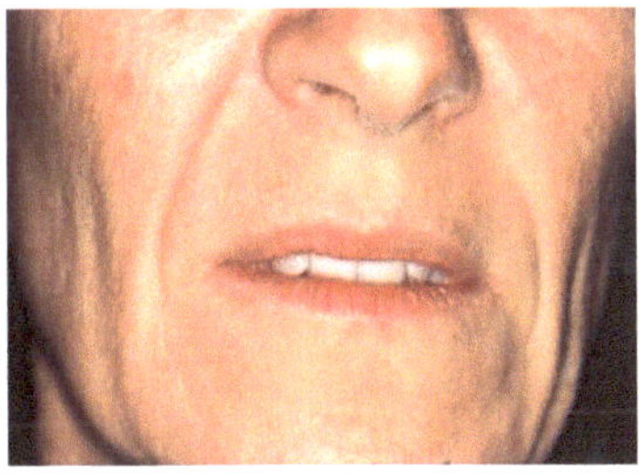

Fig. 2.2.06

El "cruel" paso del **tiempo** tiene efectos, con la edad, sobre la exposición vertical de los incisivos superiores e inferiores.

Es de puntualizar que pueden existir sobremordidas con correcta exposición incisiva superior, otras, incluso, con sub-visualización de ellas, pero existen casos que requieren solución a la sonrisa gingival (Gummy smile) en donde se aprecia una sobreexposición visual no solo de las piezas dentarias anterosuperiores sino del tejido "rosa".

Figs. 2.2.07 - 2.2.08

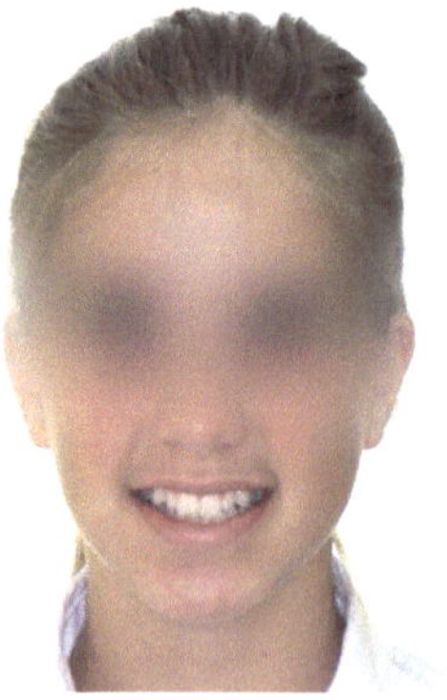

Fig. 2.2.07

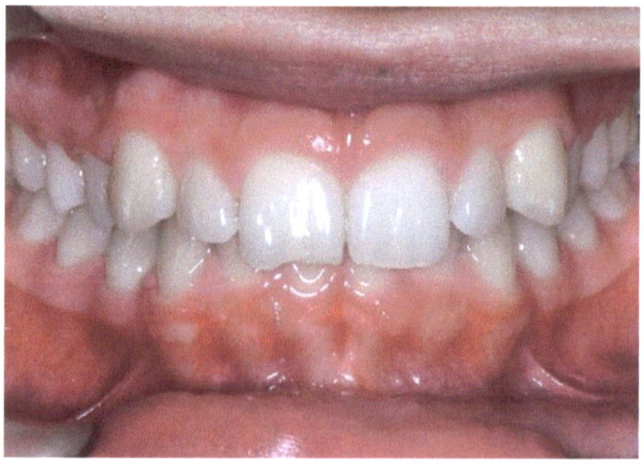

Fig. 2.2.08

Sobremordida con "adecuada" exposición vertical estética de los incisivos superiores.

Figs. 2.2.09 - 2.2.10

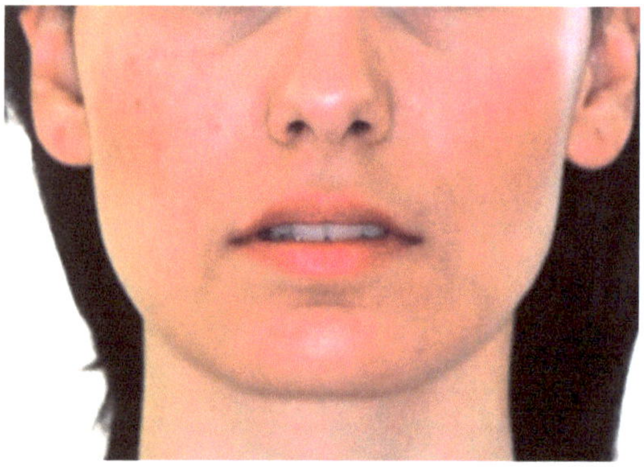

Fig. 2.2.09

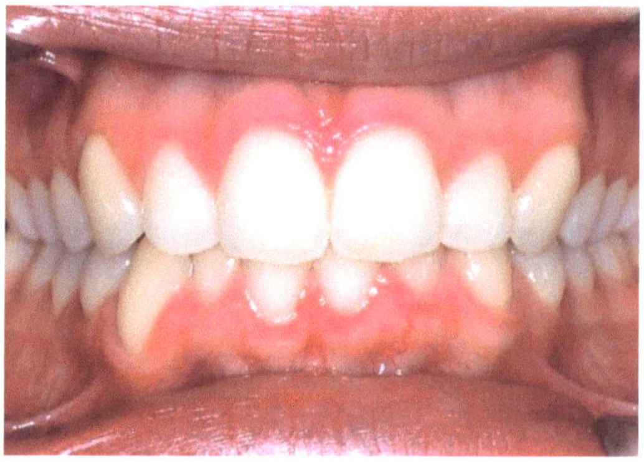

Fig. 2.2.10

Sobremordida con sub-exposición vertical estética de incisivos superiores.

Figs. 2.2.11

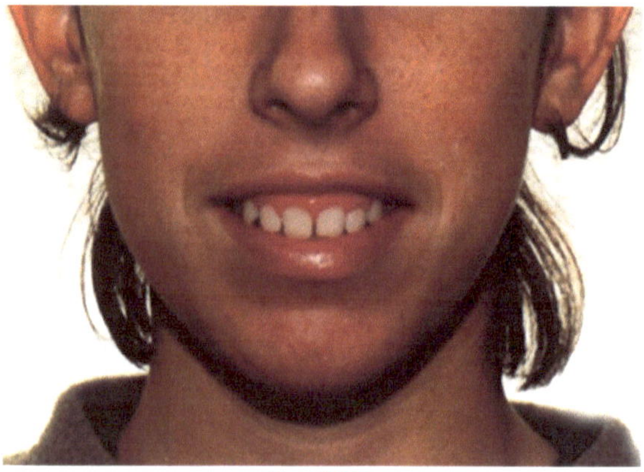

Figs. 2.2.11

Excesiva exposición de incisivos superiores y gingiva en sonrisa.

El biotipo es un tercer factor de consideración ya que puede incidir en el crecimiento y en las consideraciones mecánicas.

La biotipología braquifacial resulta más complicada en los tratamientos de sobremordida; no olvidemos el plus de crecimiento del sector posterior de cara con respecto al observable a nivel dentoalveolar en pacientes de esas características.

Figs. 2.2.12 - 2.2.13

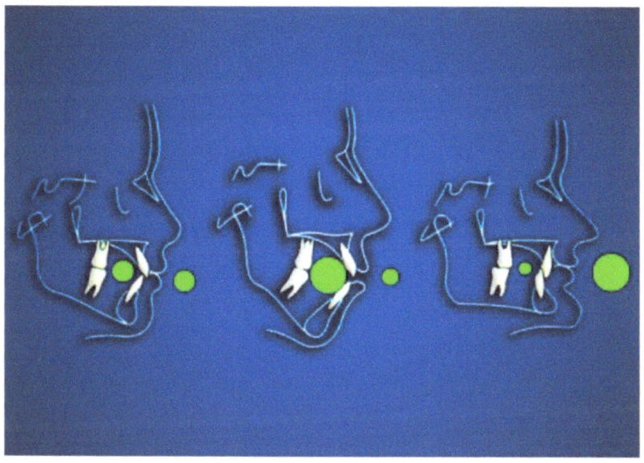

Fig. 2.2.12

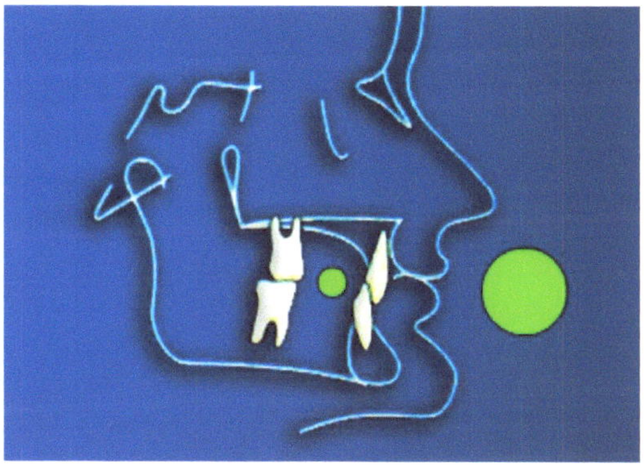

Fig. 2.2.13

Los biotipos faciales; En los braqui el crecimiento vertical cóndilo + fosa supera la sumatoria maxilar superior + dentoalveolares superior e inferior.

¿Pueden existir pacientes dólicos o divergentes basales con sobremordida?

La respuesta es sí, son la excepción pero se dan casos con esas características y, la mecánica de corrección debe obviar o por lo menos atenuar la extrusión dentaria en los sectores posteriores.

Sección 2ª

ESPACIO Y TIEMPO EN DOS CASOS DE SOBREMORDIDA

Capítulo 3º

CASO 01

Cualquiera que haya usado lentes bifocales sabe que se necesita tiempo para aprender a pasar de una perspectiva a otra y combinarlas en un solo campo visual.

Solo con la experiencia puede una persona llegar a ver una situación con carga emocional tanto de cerca, con intensidad emocional, como de lejos con perspectiva desapegada.

Anthony Kronman

Profesor en Yale Law School (1945)

El tiempo pasa, siempre acaba pasando: es solo una cuestión de tiempo.

Jorge Wagensberg

Profesor, investigador y escritor español nacido en Barcelona (1948)

Sección 2ª

Capítulo 3º

CASO 01

1) DIAGNÓSTICO

Figs. 2.3.01 - 2.3.06

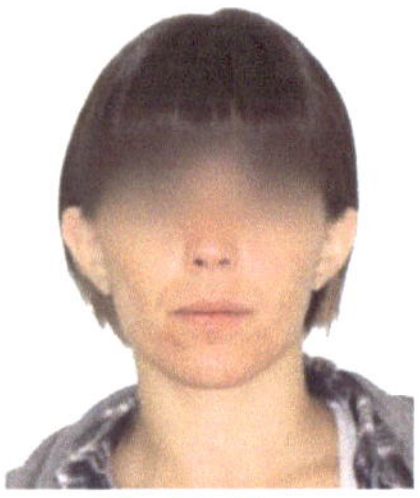
Fig. 2.3.01

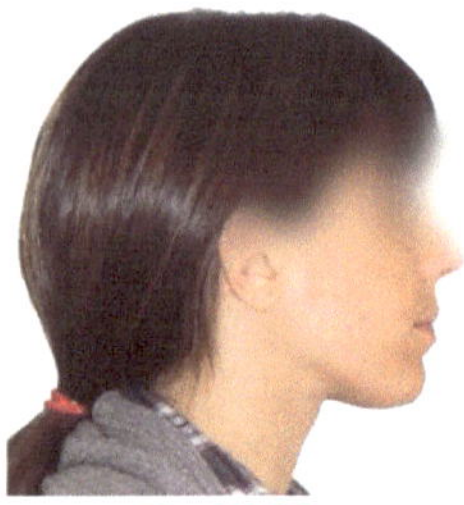
Fig. 2.3.02

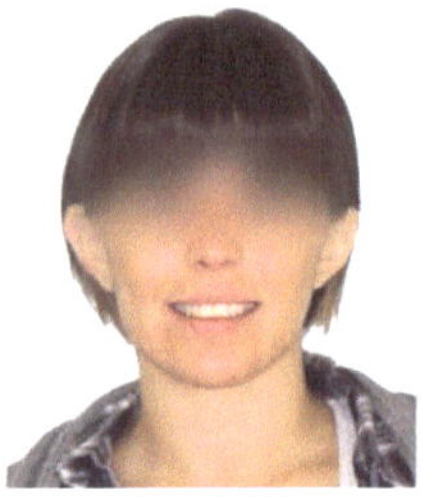
Fig. 2.3.03

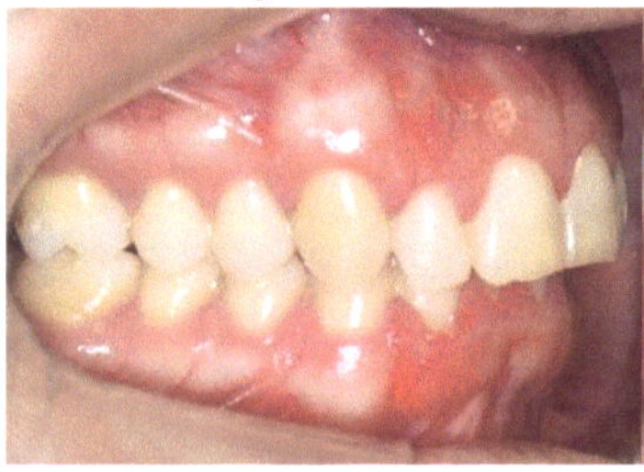
Fig. 2.3.04

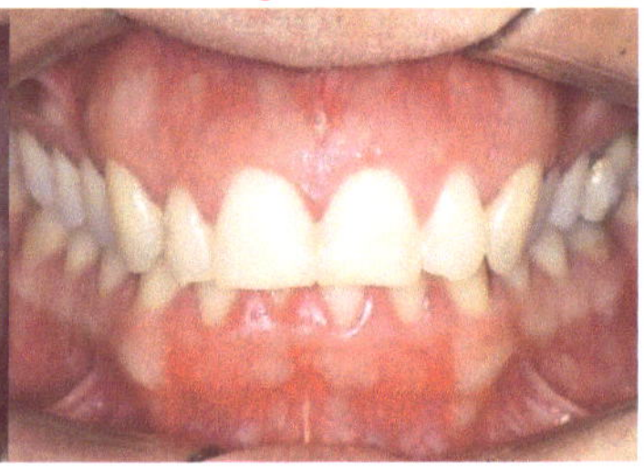
Fig. 2.3.05

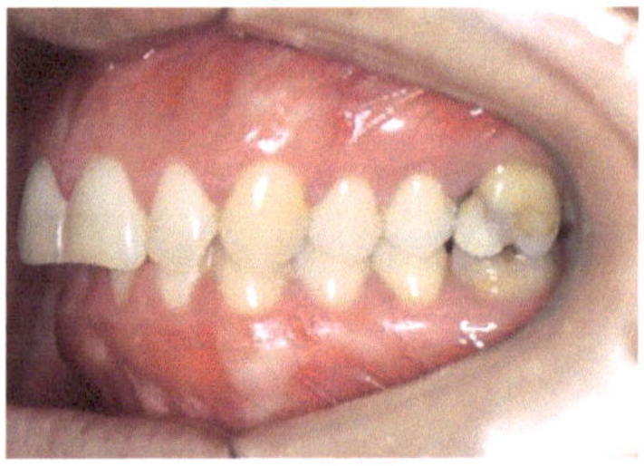
Fig. 2.3.06

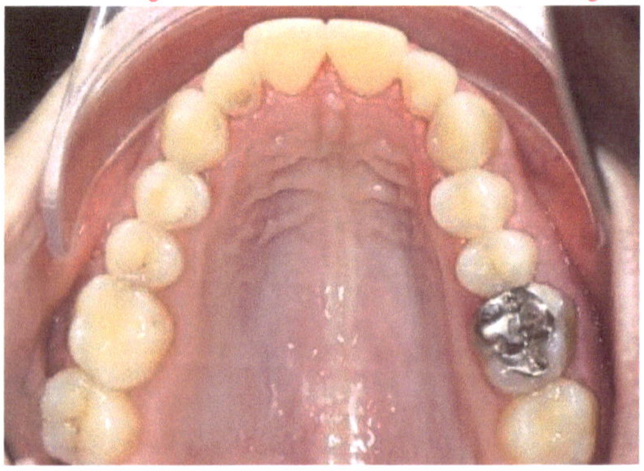
Fig. 2.3.07

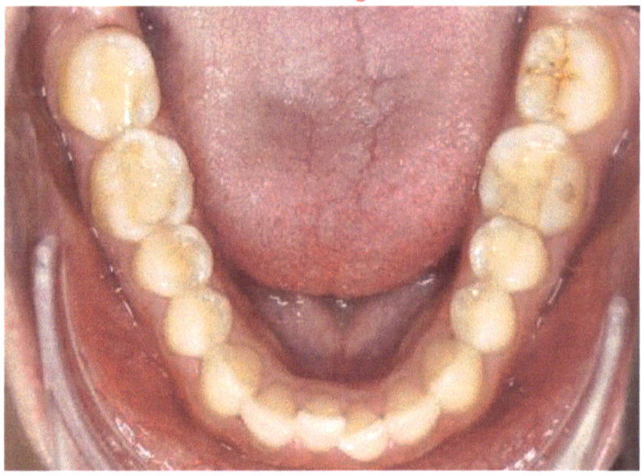
Fig. 2.3.08

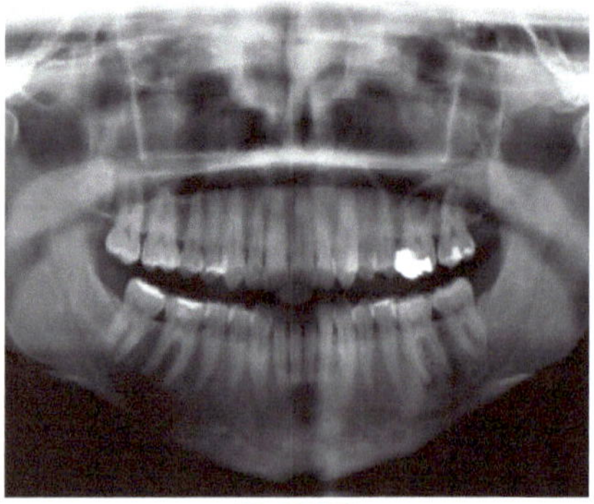
Fig. 2.3.09

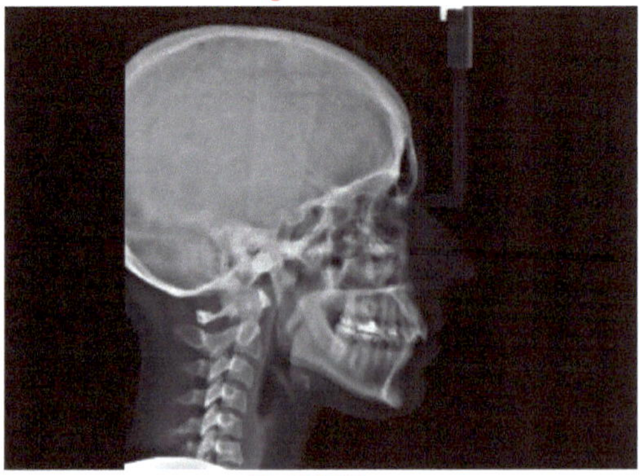
Fig. 2.3.10

Ricketts para Biotipo Facial

Femenino

11 A NAPPA
Doctor A

PRETRATAMIENTO 100.30%
06-01-2011 29 Ans 1 Me

Rangos	Menor	Mayor	Valor
Eje Facial	86.5	93.5	88.2
Angulo facial	87.0	93.0	87.0
Ang.Plano Mandibular	18.8	27.8	26.1
Altura Facial Infer.	43.0	51.0	45.2
Arco Mandibular	27.0	35.0	31.6
Convexidad Facial (A)	-2.0	2.0	5.7
Profundidad Maxilar	87.0	93.0	92.1
Inc Inf a A Po(protr)	-1.0	3.0	-0.2
Inclinacion Incis Inf	18.0	26.0	13.8
1er Molar Sup a Ptv	18.0	23.0	20.1
Inc Inf al Plano Oclu	-0.7	3.3	4.3
Angulo Interincisivo	124.0	136.0	140.0
Protrusion Labio Inf	-4.0	0.0	-2.7
Linea MacNamara a A	0.0	4.0	2.3
Linea Mac Namara a Po	-4.0	0.0	-6.5

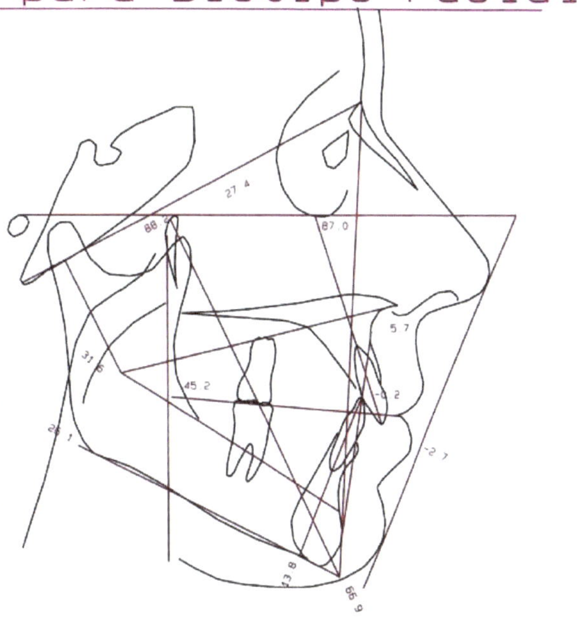

Fig. 2.3.11

MAXILAR INFERIOR	Norma	Inicial	Diferencia	Tendencia
1. Eje Facial	90,00° ± 3	88,00°	-2,00	DOLI
2. Prof. facial (ang. facial)	88,50° ± 3	87,00°	-1,50	DOLI
3. Angulo Plano Mandibular	24,50° ± 4	26,00°	1,50	DOLI
4. Altura Facial Inferior	47,00° ± 4	45,00°	-2,00	BRAQUI
5. Arco Mandibular	28,50° ± 4	32,00°	3,50	BRAQUI
MAXILAR SUPERIOR				Interpretación
6. Convexidad Facial	2,00mm ± 2	5,70mm	3,70	PATRON CLASE II ESQ.
7. Profundidad Maxilar	90,00° ± 3	92,00°	2,00	NORMOGNATIA Sup.
DIENTES				Interpretación
8. Incisivo Inferior A A-Po	1,00mm ± 2	-0,20mm	-1,20	NORMOPOSICION
9. Inclinación Incicivo Inferior	22,00° ± 4	14,00°	-8,00	RETROINCLINACION
10. 1er. Molar Superior a Ptv	edad+3 mm ±3	20,00mm	2,00	NORMOPOSICION
11. Inc. Inf. al Plano Oclusal	1,25mm ± 2	4,30mm	3,05	EXTRUIDO
12. Angulo Interincisivo	130,00° ± 6	140,00°	10,00	AUMENTADO
PERFIL BLANDO				Interpretación
13. Protusión Labio Inferior	-2,00mm ± 2	-2,70mm	-0,70	NORMOQUELIA
14. Línea Mc Namara - Pto A	1,00mm ± 1	2,30mm	1,30	PROTRUSION Maxilar
15. Línea Mc Namara - Po	-2,00mm ± 2	-6,50mm	-4,50	RETRUSION Mandibular

DETERMINACION DEL BIOTIPO FACIAL — **TENDENCIAS PACIENTE**

FACTORES	NORMA	DESV. EST	AJUSTE POR EDAD	MEDIDAS PAC.	DIFERENCIA	DESVIACIONES
1. Eje Facial	90°	±3.0°	0,00	88,00°	-2,00	-0.67
2. Prof. facial (áng. facial)	87°	±3.0°	1,50	87,00°	-1,50	-0.50
3. Angulo plano mandibular	26°	±4.0°	-1,50	26,00°	1,50	-0.38*
4. Altura facial inferior	47°	±4.0°	0,00	45,00°	-2,00	0.50*
5. Arco mandibular	26°	±4.0°	2,50	32,00°	3,50	0.88

DOLICO MESO BRAQUI

* El valor cambio de signo

SUMA ALGEBRAICA / 5 = -0,17 / 5 = -0,03

DOLICO SEVERO	DOLICO	DOLICO SUAVE	MESOFACIAL	BRAQUI	BRAQUI SEVERO
-2.0	-1.0	-0.5	0.0	+0.5	+1.0

Descripción: *Estudio realizado el 02/06/2011 a las 11:02:14*

VERT: -0,03 MESOFACIAL

Fig. 2.3.12

1A) REQUERIMIENTOS DEL PACIENTE

Consulta por malposiciones dentarias específicamente en el sector incisivo inferior y por percibir que los incisivos superiores están protruídos, situación que se ha agravado con el **tiempo**.

1B) BIOTIPO Y EDAD

Paciente adulta, joven y biotipológicamente mesofacial.

1C) ESTÉTICO

Muy correcta y agradable estética con "buen perfil", ángulo nasolabial y curvatura labial superior. Buena exposición vertical de incisivos superiores en sonrisa.

1D) ESQUELETAL

Vertical Ricketts	
Altura Facial Posterior	45º
Angulo Plano Mandibular	26º
Anteroposterior	
Clase II esqueletal – Convexidad	+5.7
Profundidad Facial	87º
Profundidad Maxilar	92º

1E) DENTARIO

Presencia de todas las piezas dentarias desde segundos molares en los cuatro cuadrantes. Han extraído terceros molares superiores e inferiores. La pieza 36 presentaba proceso periapical.

Se observa desgaste "prematuro" en bordes incisales inferiores.

Sobremordida importante y Clase II con overjet notoriamente aumentado.

Discrepancia dentaria inferior	-4 mm.

1F) FUNCIONAL

Deglución con interposición de labio inferior; dicha disfunción "dispara" la proinclinación incisiva superior, y, como consecuencia, el aumento del overjet.

2) PLAN DE TRATAMIENTO

2A) CORRECCIONES A EFECTUAR

- **Corregir** el resalte anterior y sobremordida ("overjet" y "overbite") a valores apropiados.
- **Solucionar** las malposiciones inferiores.
- **Corregir** la relación oclusal anteroposterior de Clase II a Clase I.
- **Corrección** funcional de la deglución.

2B) ASPECTOS A PROTEGER

La buena estética facial así como la correcta exposición vertical en sonrisa de los incisivos superiores en una paciente de joven edad; no olvidemos que "el cruel paso del **tiempo**" trae como consecuencia una menor visibilidad de dichas piezas por pérdida de flacidez de los tejidos blandos.

Muy importante en la "elaboración" del plan de tratamiento es no desmerecer la estética pretratamiento si ella es satisfactoria.

2C) LIMITACIONES A UN PLAN IDEAL

Se pueden plantear las correcciones y plan de tratamiento sin limitaciones a los objetivos ideales.

2D) PLAN DE CONTENCIÓN.

- Se planea contención fija intrarcada de canino a canino superior y también en inferiores.
- Al existir una corrección importante de Clase II se planea una contención intermaxilar del Dr. Damon.

Tanto en etapas finales del tratamiento activo como en los primeros meses de contención, se realizó una terapia rehabilitadora con fonoaudiología (logopeda), paso ineludible de una estabilidad en los resultados "morfológicos" obtenidos.

3) VEHÍCULO/S TERAPÉUTICO

- Sistema Damon modelo "Clear", por requerimiento de la paciente, en arcada superior y modelo Q en la inferior.
- Prescripción de alto torque en incisivos y caninos superiores y bajo torque en sector incisivo inferior.

Durante el tratamiento fueron utilizados elásticos:

3/16 2 oz. (Etapa Inicial)
3/16 4 oz. (Etapa Intermedia)
5/16 4 oz. (Mecánica Mayor)

Figs. 2.3.13 - 2.3.18

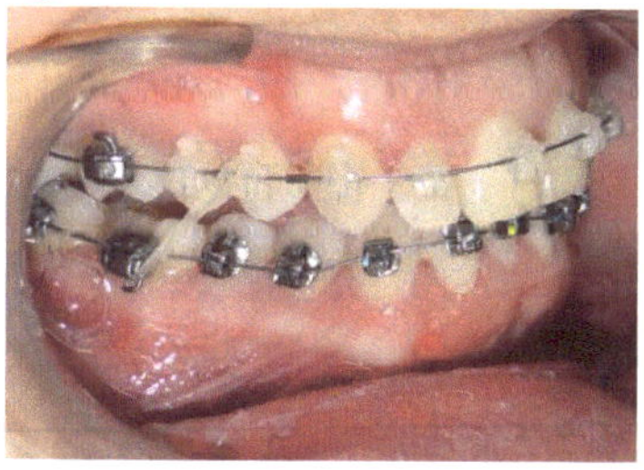

Fig. 2.3.13

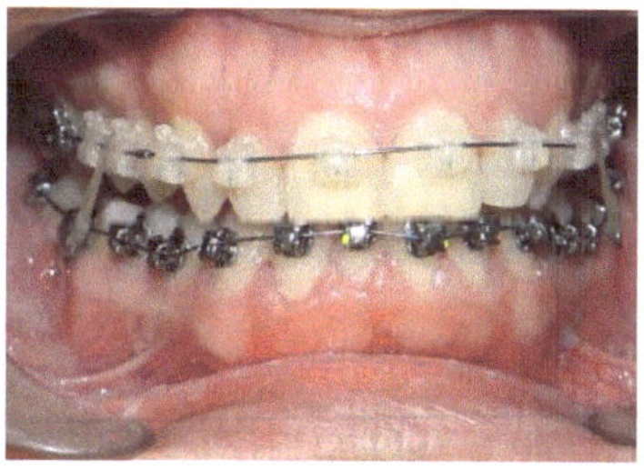

Fig. 2.3.14

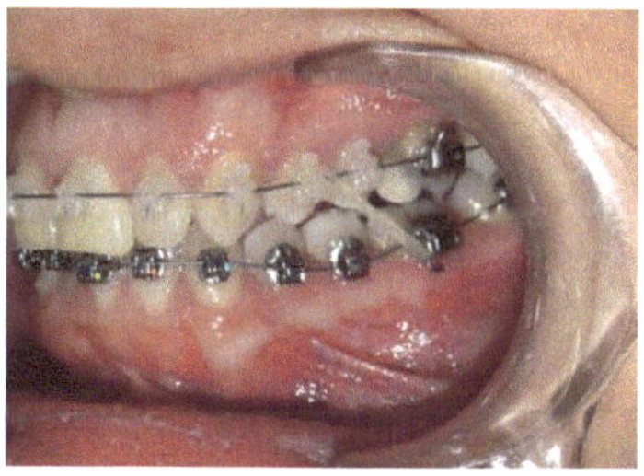

Fig. 2.3.15

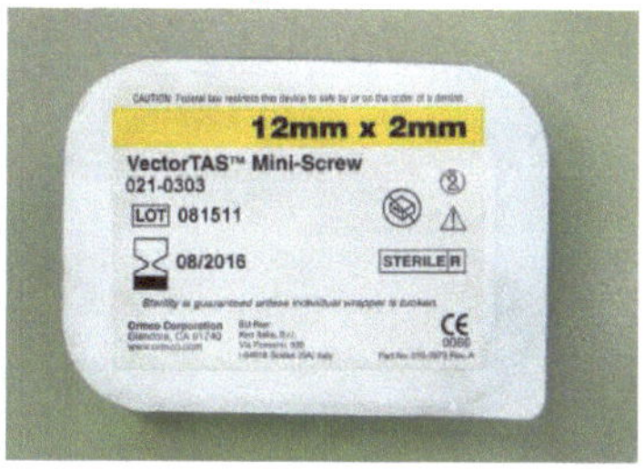

Fig. 2.3.16

Microimplantes Vector

12 mm. de Longitud
2 mm. de Diámetro

Fig. 2.3.17

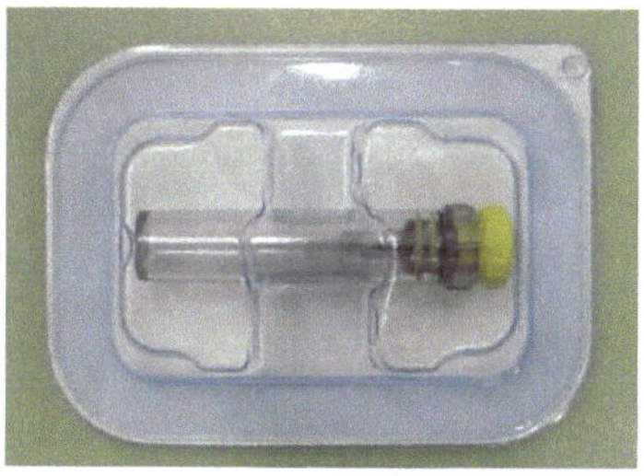

Fig. 2.3.18

4) EL TRATAMIENTO Y SUS ETAPAS

ETAPA INICIAL

Figs. 2.3.19 - 2.3.23

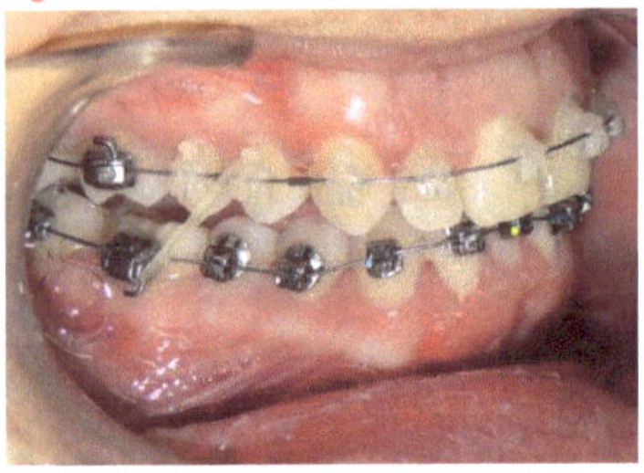

Fig. 2.3.19

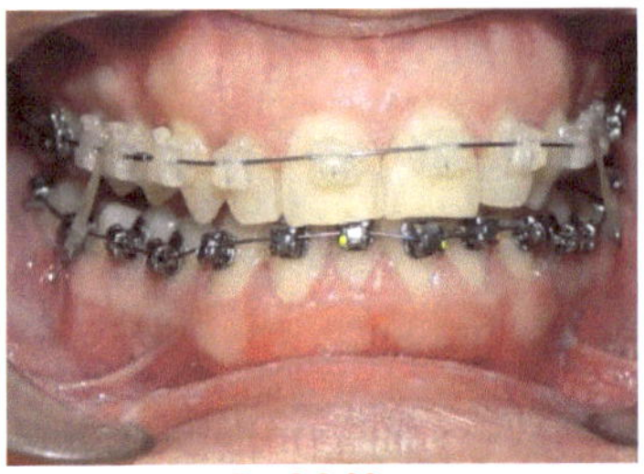

Fig. 2.3.20

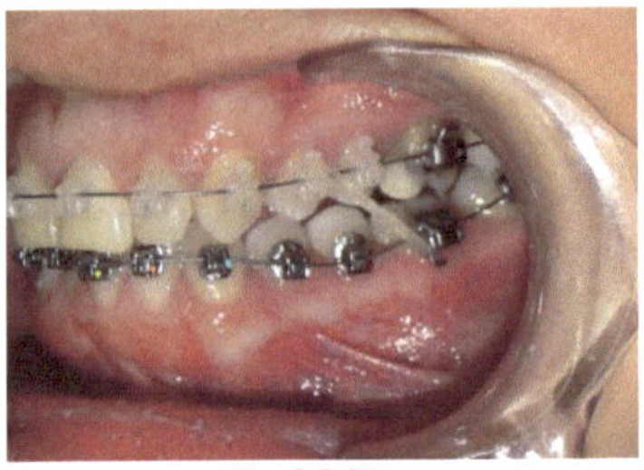

Fig. 2.3.21

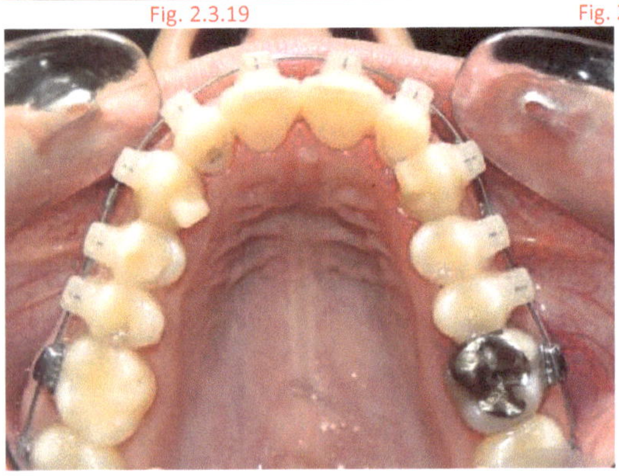

Fig. 2.3.22

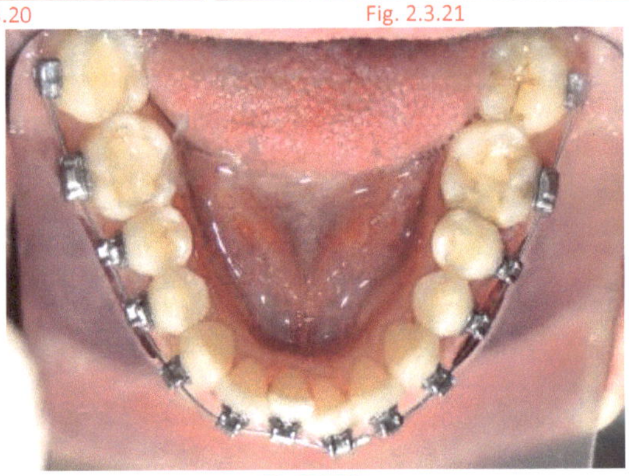

Fig. 2.3.23

En las fotos se aprecian ciertos "detalles" en el cementado de brackets, tubos y desoclusiones, aspectos que tienen su "vínculo" con el diagnóstico. El "camino" elegido para la corrección de la sobremordida es, esencialmente, el aplanamiento de la curva se Spee y no la intrusión anterosuperior.

Figs. 2.3.24

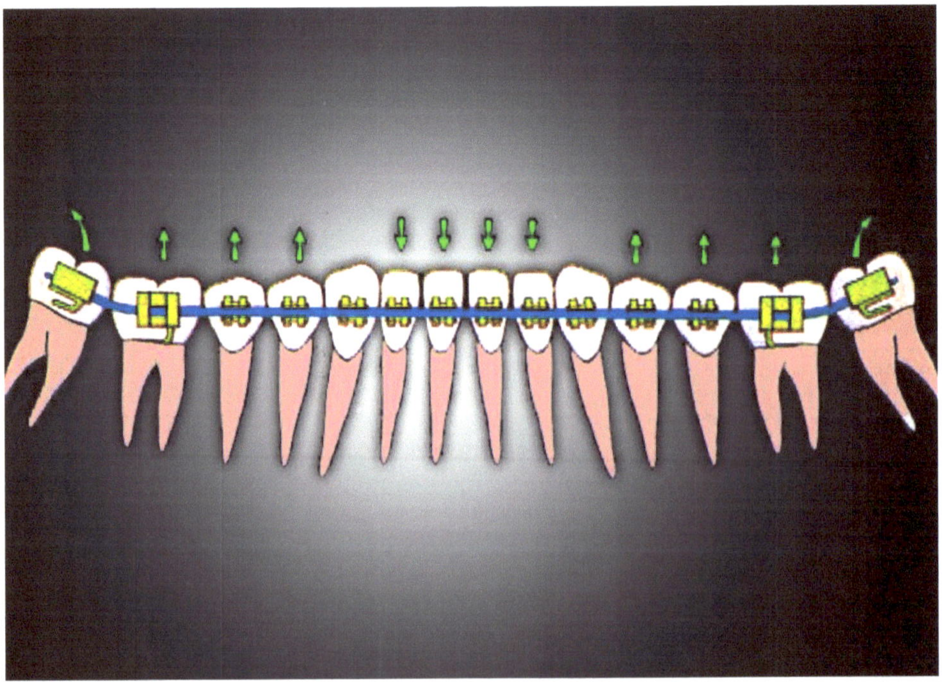

Para este propósito los tubos molares son cementados <u>paralelos</u> a la cara oclusal de dichas piezas tanto en primeros como en segundos y ligeramente a gingival del plano medio del Dr. Andrews.

Los brackets anterosuperiores <u>no</u> tienen un cementado hacia incisal sino que su objetivo es estético, de protección y mejoramiento del arco de la sonrisa.

Las desoclusiones debido al biotipo, overjet y overbite son cementadas en palatino de caninos superiores. Por el contrario, los brackets incisivos inferiores (bajo torque -11º) son posicionados hacia incisal del centro de la corona clínica.

Los elásticos de 2 oz. Y 3/16" tienen un vector Clase II siendo "insertados" entre primeros premolares superiores y primeros molares inferiores.

Los primeros arcos utilizados fueron .014 NiTi Cu tanto en el maxilar superior como en la dentición mandibular.

Luego de 9 semanas se prosiguió con arcos .018 y, en la pieza 31, se instaló una goma de rotación a los efectos de mejorar ya en esta etapa el posicionamiento de dicha pieza. (ver. Figs. 2.3.25 - 2.3.30)

Figs. 2.3.25 - 2.3.30

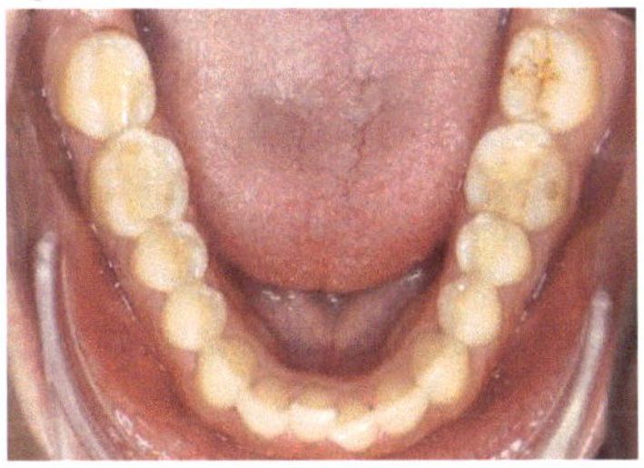

Fig. 2.3.25

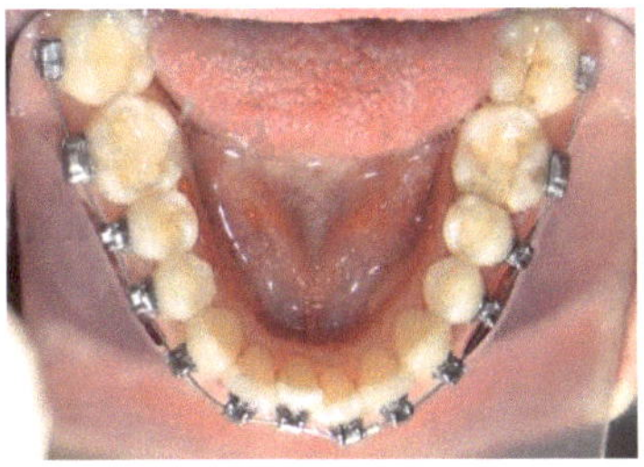

Fig. 2.3.26

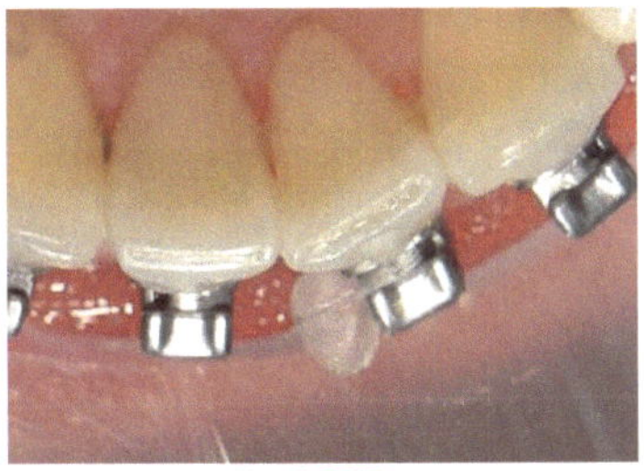

Fig. 2.3.27

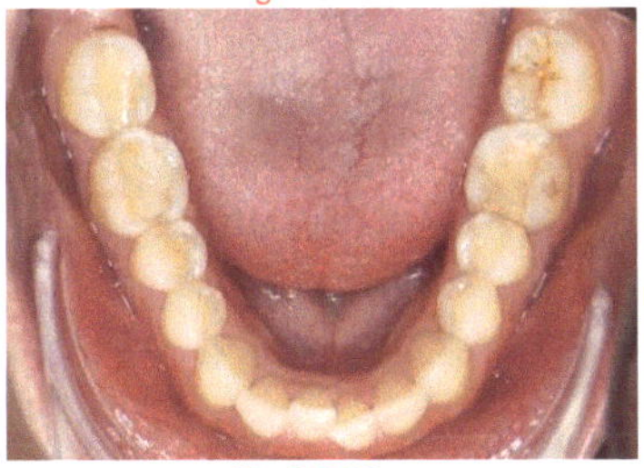

Fig. 2.3.28

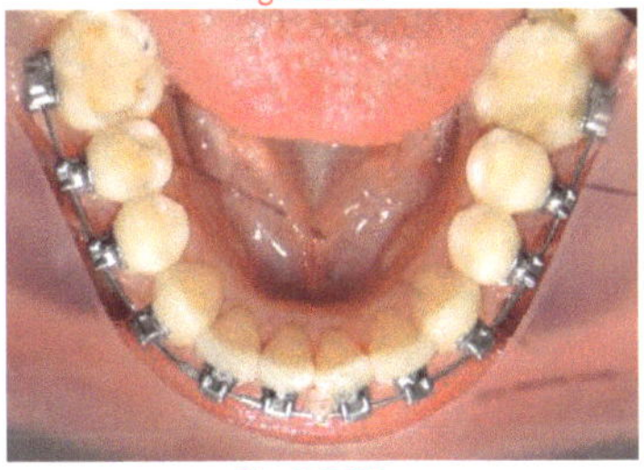

Fig. 2.3.29

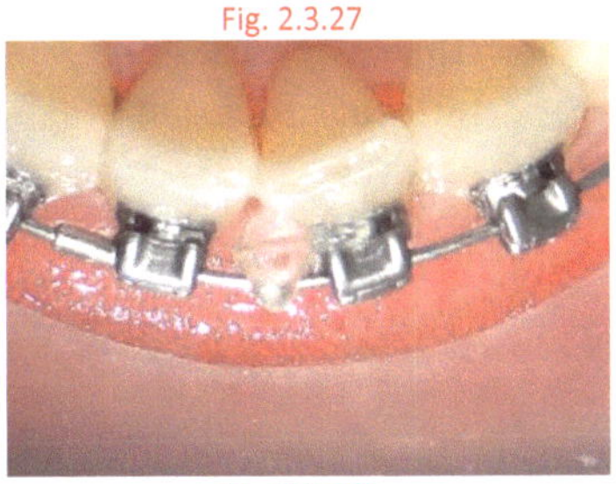

Fig. 2.3.30

ETAPA INTERMEDIA

Se continúa con las desoclusiones; y los elásticos, con la misma disposición anteroposterior, son ahora de 3/16 y 4 oz.

Se utilizan Arcos .014 x .025 y .018 x .025 NiTi Cu, consolidándose **espacios**, terminando de corregir rotaciones y progresando en la corrección anteroposterior y vertical del caso. (ver. Figs. 2.3.31 - 2.3.32)

Figs. 2.3.31 - 2.3.32

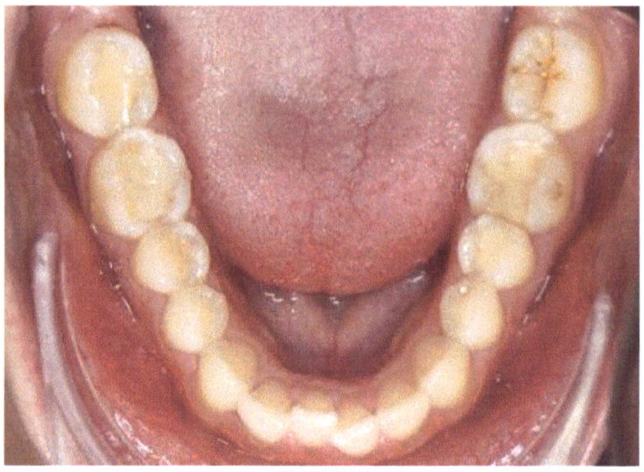
Fig. 2.3.31

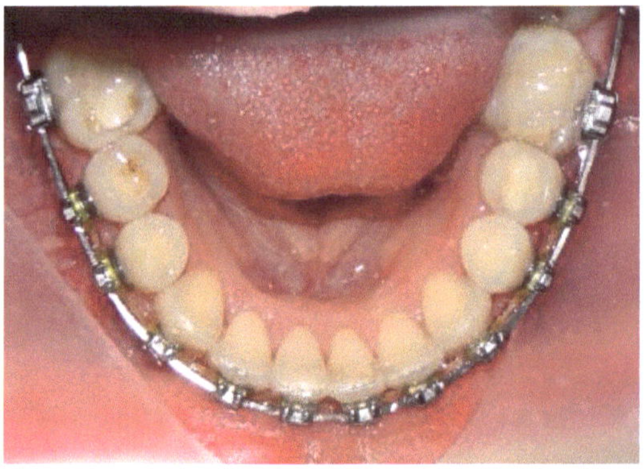
Fig. 2.3.32

Es de hacer notar que la combinación entre baja fricción, desoclusiones, arcos de muy buena tecnología, elásticos "livianos" utilizados desde un inicio del tratamiento y las antes mencionadas referencias en el posicionamiento de tubos molares y brackets nos inician el "camino" de solución a los diferentes problemas señalados en el DIAGNÓSTICO.

MECÁNICA MAYOR

En esta etapa los arcos son de acero, con forma individualizada e intercoordinada; debido a la utilización de brackets "Clear" (silicato de alúmina) en la arcada superior se utilizó el calibre .018 x .025, mientras que en el inferior fue de .019 x .025.

Se indicaron elásticos 5/16" 4 oz desde postes superiores a tubos de 1os. Molares inferiores, constatándose en esta etapa un uso insuficiente de ellos por parte de la paciente.

Se opta entonces por insertar TADS infracigomáticos de 2 mm. de diámetro y 12 mm. de longitud; dichos dispositivos se utilizaron como anclaje de resortes NiTi de espiras cerradas dispuestos desde ellos hasta los postes del arco de Mecánica Mayor. (ver. Figs. 2.3.33 - 2.3.43)

Figs. 2.3.33 - 2.3.38

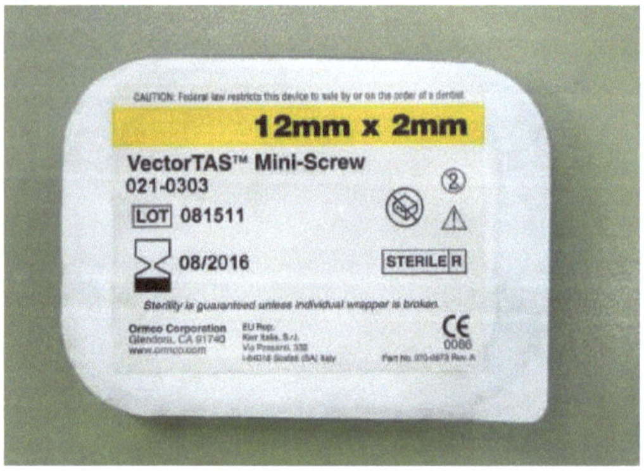

Fig. 2.3.33

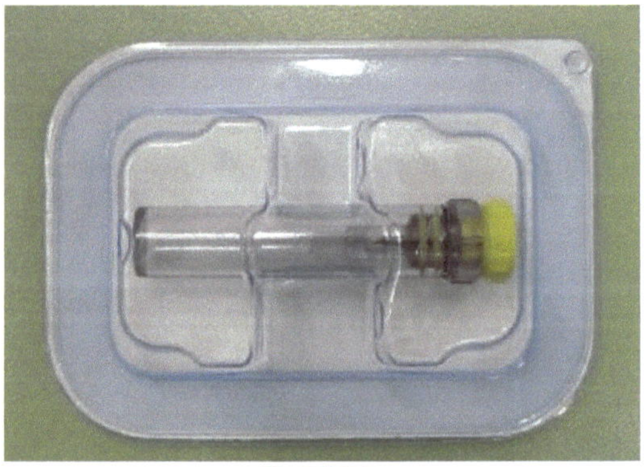
Fig. 2.3.34

El nivel de fuerza recomendado por el Dr. Lin es de 10 a 12 oz. (280 a 340 grs.)

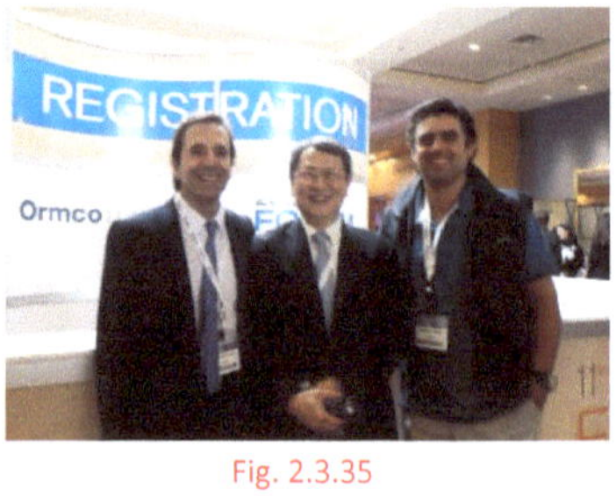

Fig. 2.3.35

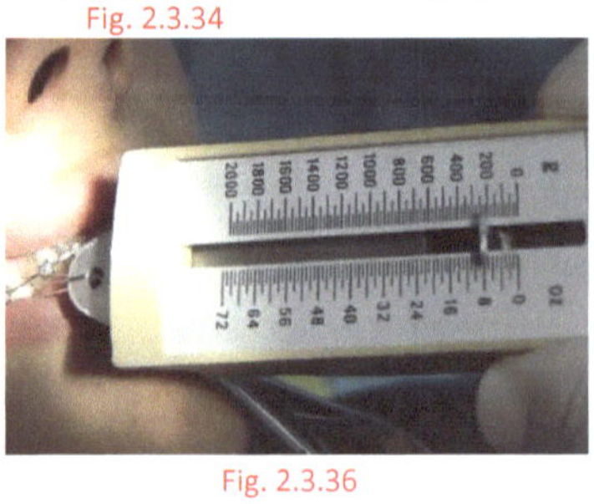
Fig. 2.3.36

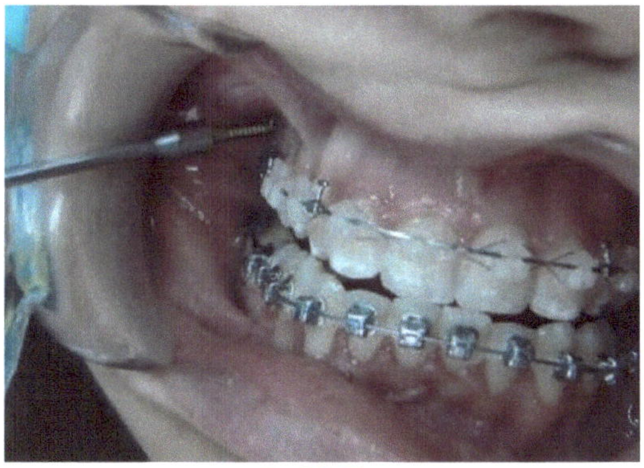

Fig. 2.3.37

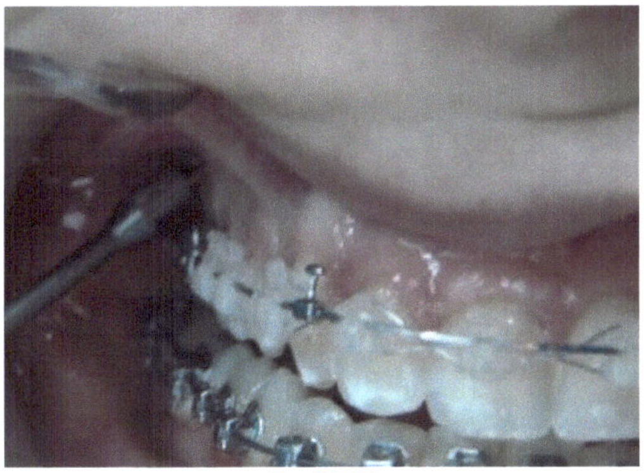

Fig. 2.3.38

Gracias a la interacción de baja fricción, TADS Infracigomáticos y resortes de fuerza adecuada (300 grs.) se logró un último ajuste anteroposterior oclusal con distalamiento superior.

Figs. 2.3.39 - 2.3.43

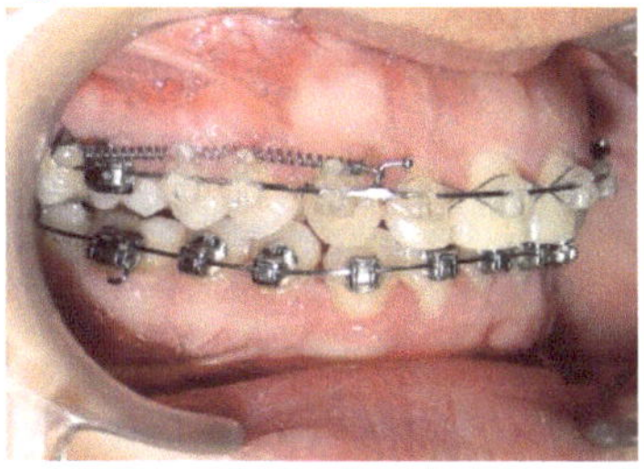

Fig. 2.3.39

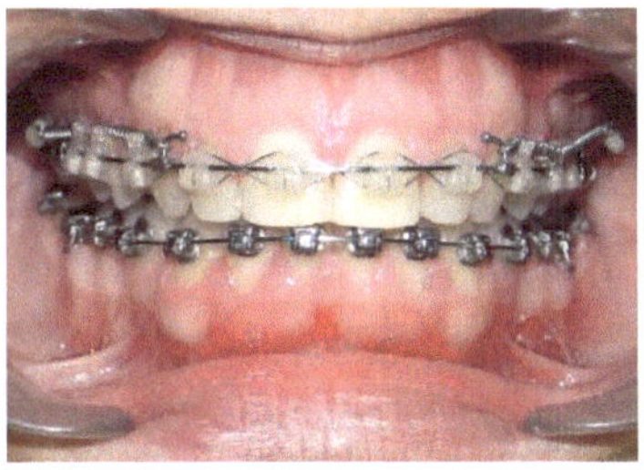

Fig. 2.3.40

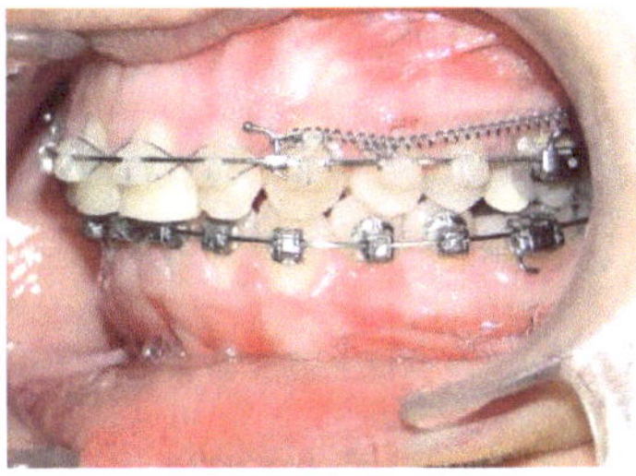

Fig. 2.3.41

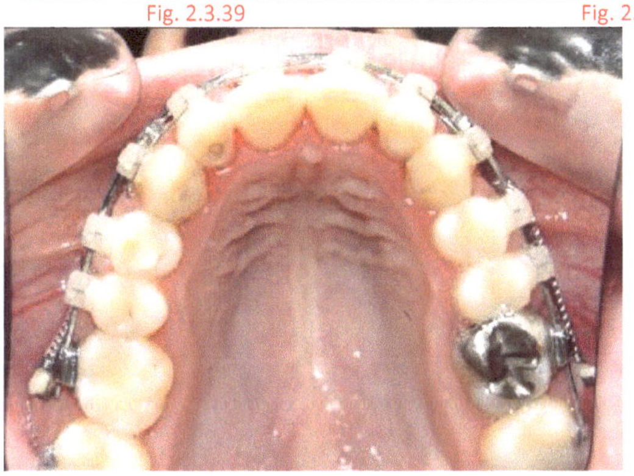

Fig. 2.3.42

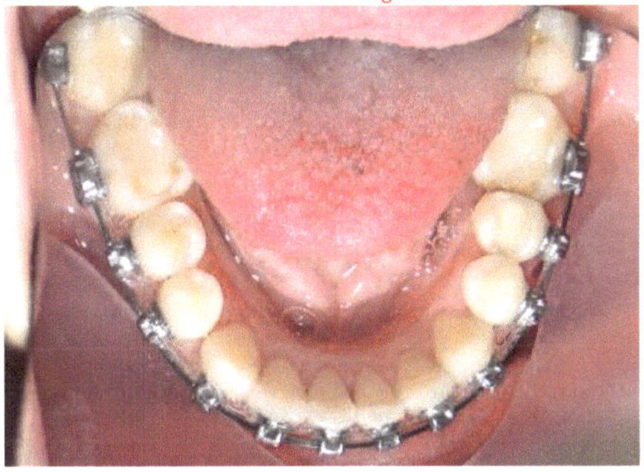

Fig. 2.3.43

En la Rx frontal es necesario advertir la angulación y posicionamiento de los TADS Infracigomáticos ya que son "externos" a las raíces para permitir el distalamiento. (ver. Figs. 2.3.44)

Figs. 2.3.44 - 2.3.59

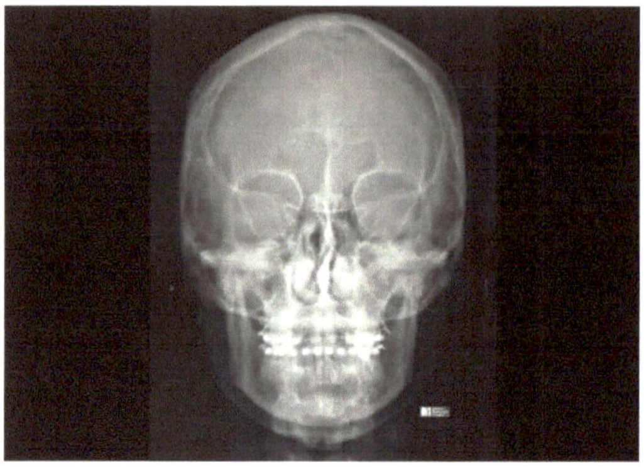

Fig. 2.3.44

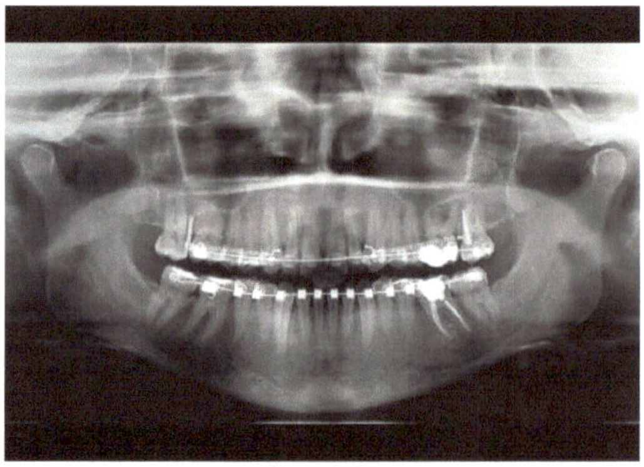

Fig. 2.3.45

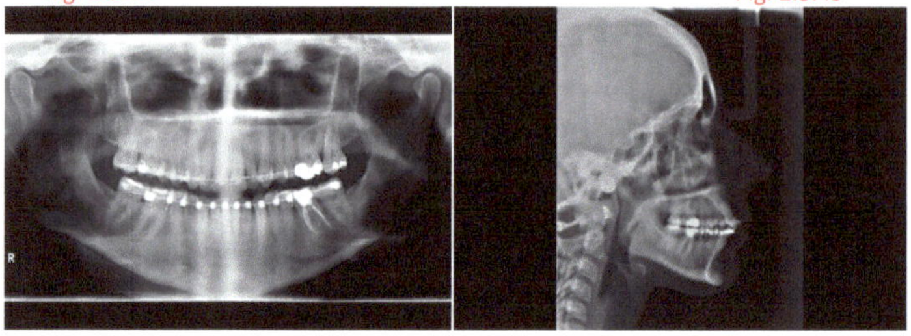

Fig. 2.3.46 – 2.3.47

Ricketts para Biotipo Facial

INTRATRATAMIENTO 100.30%
11-23-2012 30 Ans 7 Me

Rangos	Menor	Mayor	Valor
Eje Facial	86.5	93.5	85.7
Angulo facial	87.0	93.0	85.1
Ang.Plano Mandibular	18.8	27.8	27.6
Altura Facial Infer.	43.0	51.0	46.2
Arco Mandibular	27.0	35.0	37.7
Convexidad Facial (A)	-2.0	2.0	6.4
Profundidad Maxilar	87.0	93.0	90.9
Inc Inf a A Po(protr)	-1.0	3.0	2.0
Inclinacion Incis.Inf	18.0	26.0	22.9
1er Molar Sup a Ptv	18.0	23.0	19.4
Inc Inf.al Plano Oclu	-0.7	3.3	1.0
Angulo Interincisivo	124.0	136.0	130.3
Protrusion Labio Inf	-4.0	0.0	-1.3
Linea MacNamara a A	0.0	4.0	1.0
Linea Mac Namara a Po	-4.0	0.0	-10.6

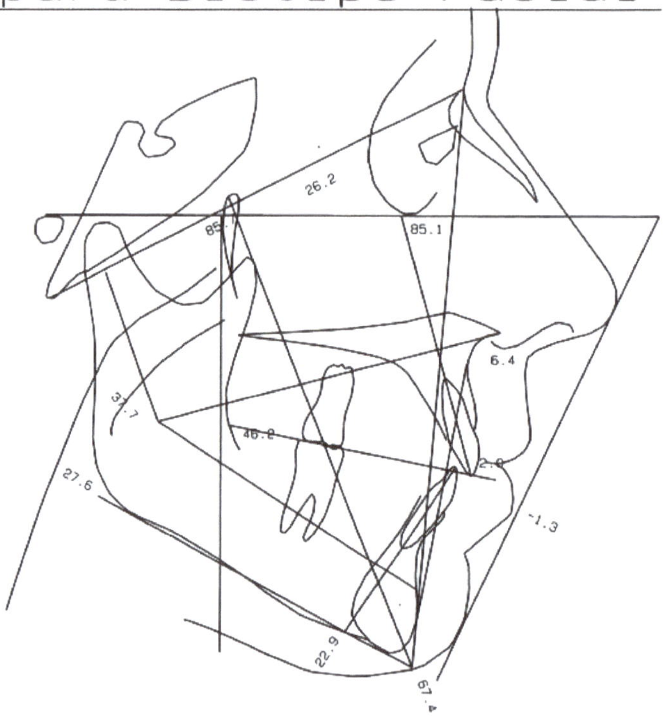

Fig. 2.3.48

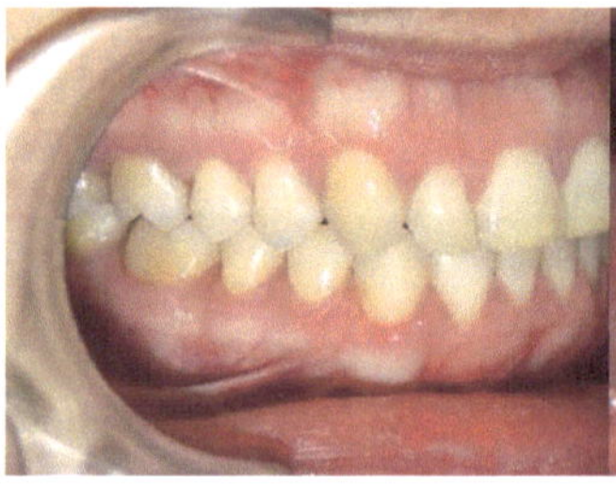

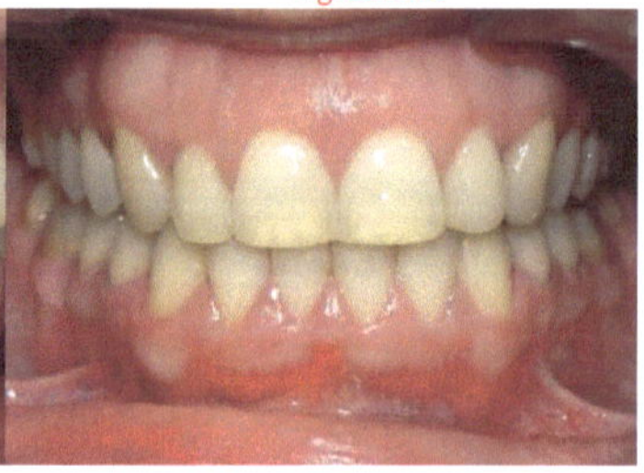

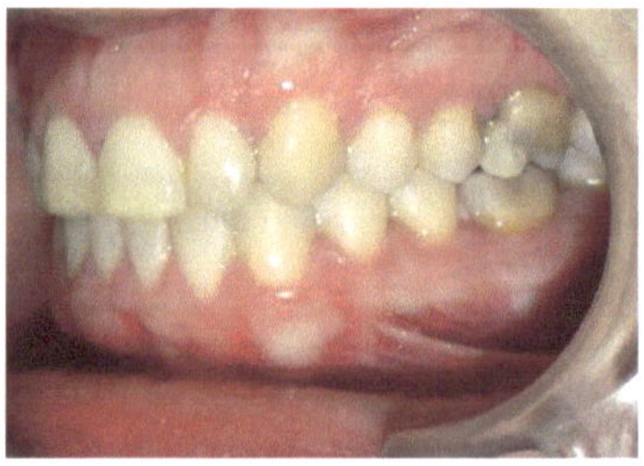

Fig. 2.3.49

Fig. 2.3.50

Fig. 2.3.51

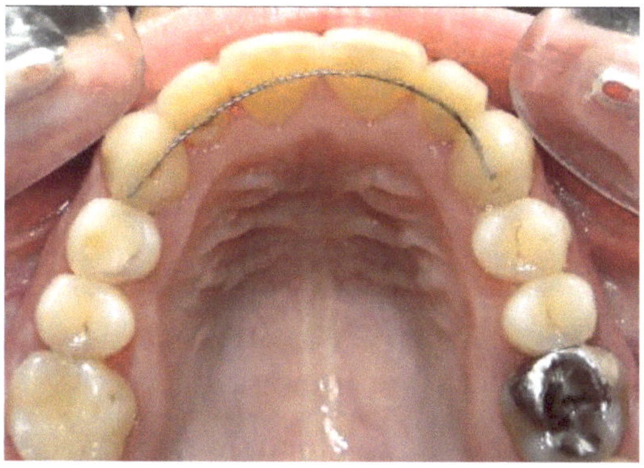

Fig. 2.3.52

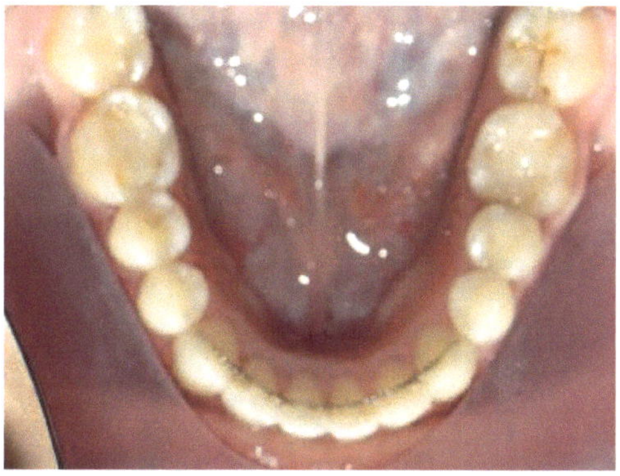

Fig. 2.3.53

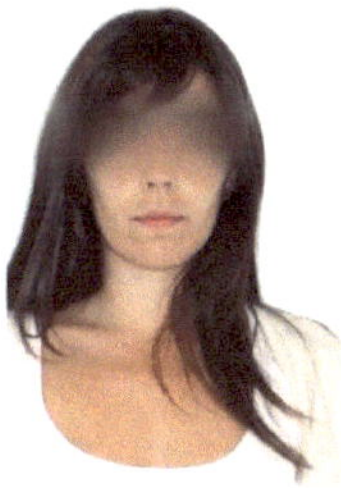

Fig. 2.3.54

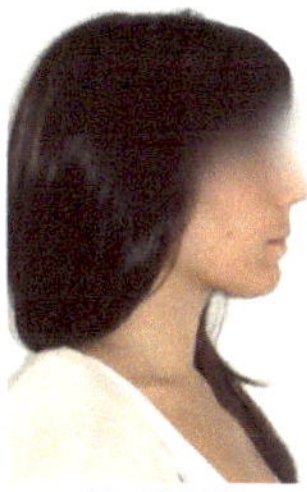

Fig. 2.3.55

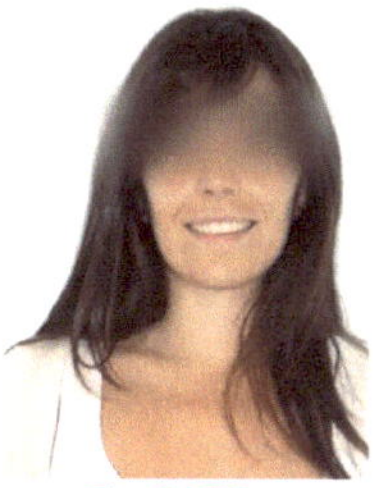

Fig. 2.3.56

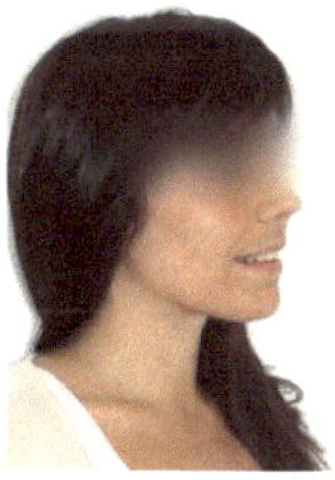

Fig. 2.3.57

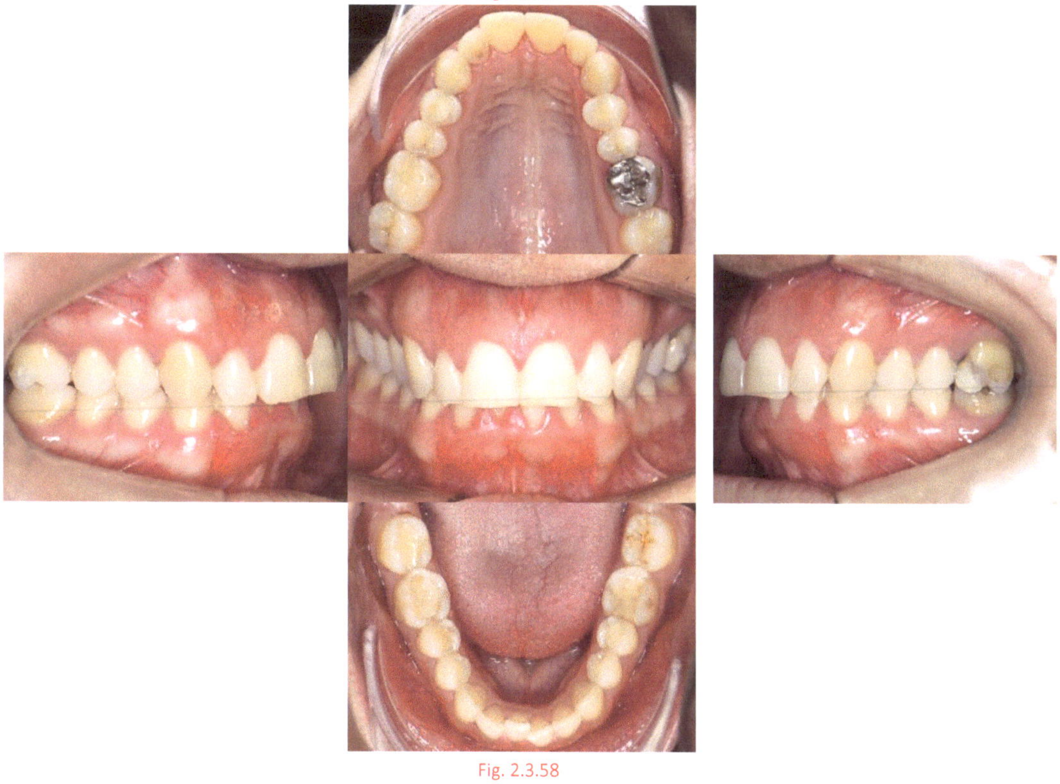

Fig. 2.3.58

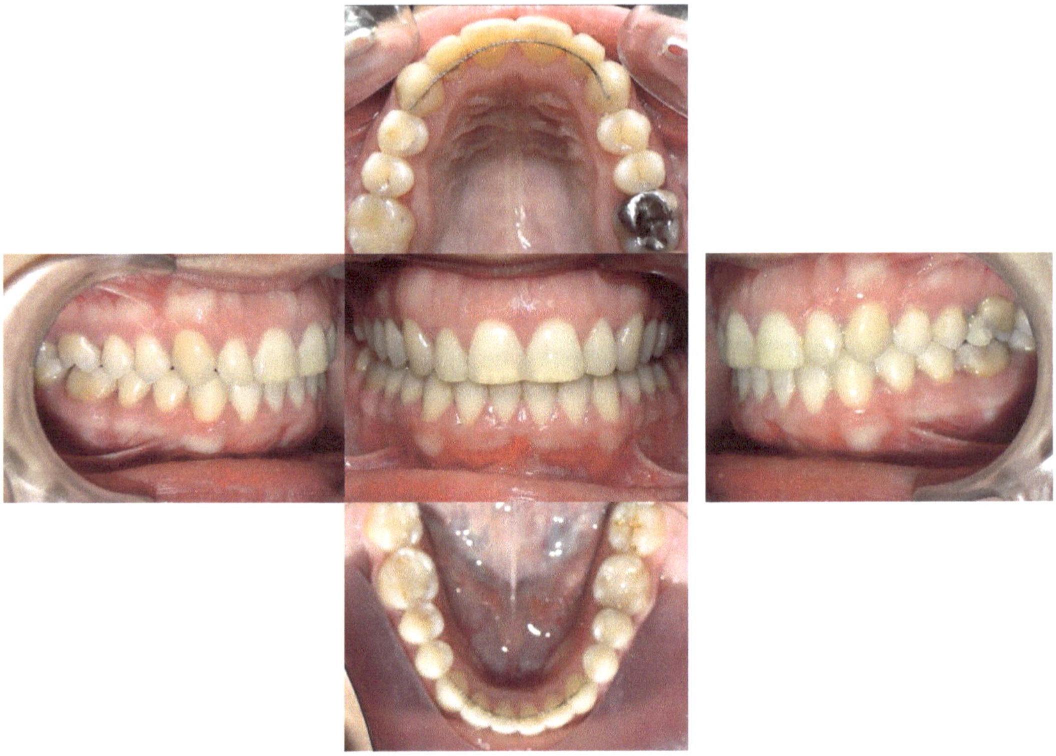

Fig. 2.3.59

5) "PERLAS" DIAGNÓSTICAS Y /O MECÁNICAS

Más allá de tenues malposiciones en incisivos inferiores los problemas más importantes a resolver en este tratamiento eran el resalte anterior aumentado (overjet) y el problema funcional deglutorio; incluso para corregir esta disfunción es conveniente una mejora "morfológica" que ayude a su rehabilitación, paso fundamental en la estabilidad en el **tiempo** de los resultados logrados.

Si bien es "impactante" la resolución del problema anteroposterior debemos tener presente que, a la vez, la corrección vertical de la sobremordida juega como uno de los factores a tener muy en cuenta en la resolución favorable de la Clase II y el resalte anterior.

Para ser claros si deseamos un reequilibrio funcional deglutorio (disfunción) debemos mejorar las formas, (dismorfosis); a su vez para la corrección anteroposterior existen ciertas "perlas" mecánicas a tener en cuenta, entre ellas la solución a la sobremordida.

"Perlas" diagnósticas y preguntas en el tratamiento de la sobremordida (Problemas de espacio).

¿Ante qué clase de sobremordida estamos?

¿Qué edad tiene la paciente? (**Tiempo**)

¿Qué exposición vertical estética presentan sus incisivos superiores en descanso y sonrisa?

¿Esta corrección vertical es parte también de una corrección anteroposterior de Clase II?

Como hemos expresado el Diagnóstico es el "aquí y el ahora" y él nos señala el camino del tratamiento más allá del vehículo que manejemos.

En este puntual caso nos recuerda que debemos proteger la exposición vertical estética del sector anterosuperior de la paciente (observar el cementado de los brackets en incisivos superiores) y llegar a la corrección de la sobremordida por "aplanamiento" de la curva de Spee.

Los procedimientos mecánicos para la obtención de esos propósitos fueron explicados en las diferentes etapas del tratamiento.

"Perlas" diagnósticas en el tratamiento de la Clase II, la protrusión superior y el overjet aumentado.

Su solución implica una necesidad de **espacio** para ajustar el overjet, la oclusión en general y facilitar la rehabilitación funcional de la deglución.

Las variantes de **"espacio"** para la corrección de esta Clase II serían:

1. AVANCE MANDIBULAR
2. EXTRACCIONES DE 1.4 Y 2.4
3. ELÁSTICOS CLASE II
4. DISTALAMIENTO SUPERIOR

Se descarta la **opción 1** (avance mandibular) al presentar, la paciente, un muy correcto perfil (macroestética)

Figs. 2.3.60 - 2.3.62

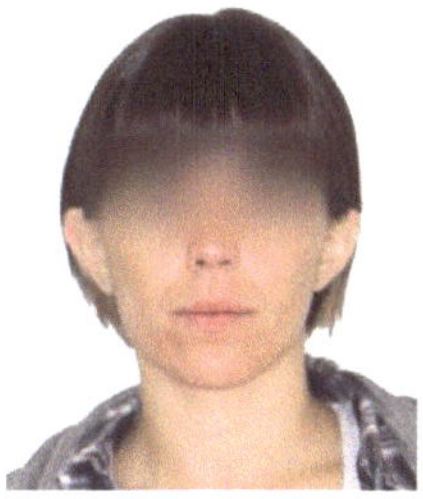
Fig. 2.3.60

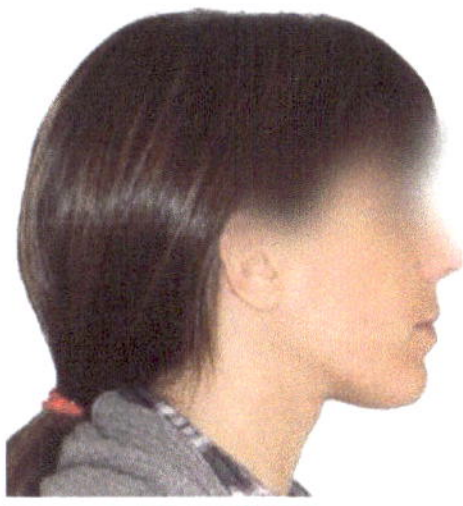
Fig. 2.3.61

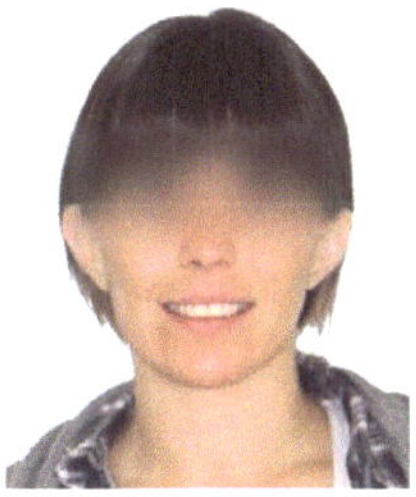
Fig. 2.3.62

Se descarta la **opción 2** (extracciones de 1.4 y 2.4) ya que podrían perjudicar la estética, agravar la sobremordida y también, "perder" dos piezas dentarias de indudable impacto oclusal.

La **alternativa 3** (elásticos Clase II) en principio fue la elegida habida cuenta de detalles ya descriptos a proteger y que existen posibilidades de interactuar en la acción-reacción de los elásticos tanto en la arcada superior como en la inferior.

Desde el punto de vista mecánico es de mucha importancia trabajar con un sistema ortodóntico de baja fricción, realizar desoclusiones, comenzar con elásticos cortos y muy livianos ya desde etapa inicial y, al llegar a Mecánica Mayor, tener un "plus" de inclinación dentaria positiva anterosuperior con pequeños desgastes e inclinación negativa anteroinferior.
"Aclaremos", estos casos con "ortodoncia ligada" sobremordida y sin trabajo apropiado en el incremento del torque postitivo anterosuperior más el stripping y torque negativo anteroinferior son imposibles de solucionar sin extracciones.

La **opción 4** (distalamiento superior) fue utilizada como complemento de los elásticos y es explicada más en detalle en otros casos de este mismo libro.
Este complemento necesita inevitablemente que exista un pequeño **espacio** posterior y, por tanto, la NO presencia de terceros molares requisito que se cumplía en esta paciente.

ESPACIO Y TIEMPO EN DOS CASOS DE SOBREMORDIDA

Capítulo 4º

CASO 02

Ella dijo que estaba cerca de los cuarenta. No dijo de qué lado… ni cuan "cerca"…
(Remítase al prólogo sobre los dos minutos últimos de una final de fútbol)

Autor Anónimo

Los malos "costados" de la persona se acrecientan con la edad;
¿Cómo seríamos y quien/es "nos soportarían" con vida eterna?

Autor Anónimo

Sección 2ª

Capítulo 4º

CASO 02

1) DIAGNÓSTICO

El segundo caso de sobremordida a exponer presenta características muy diferentes al precedente desde el punto de vista diagnóstico y, por ende, distinta resolución mecánica.

Figs. 2.4.01 - 2.4.09

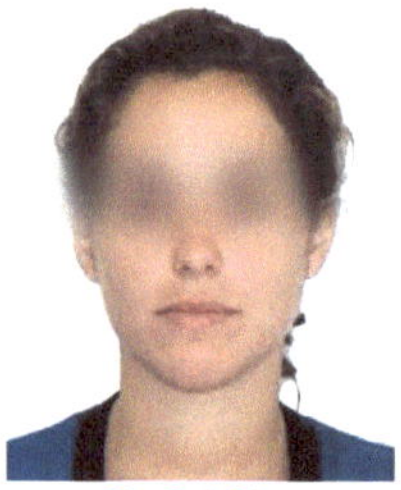

Fig. 2.4.01

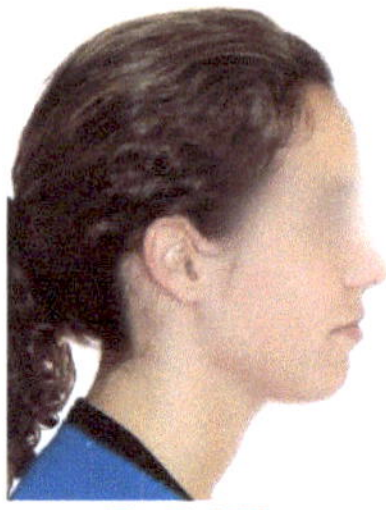

Fig. 2.4.02

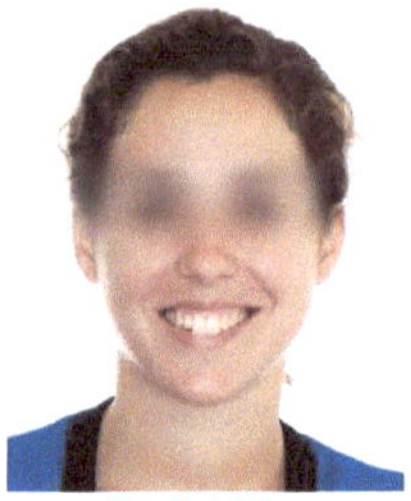

Fig. 2.4.03

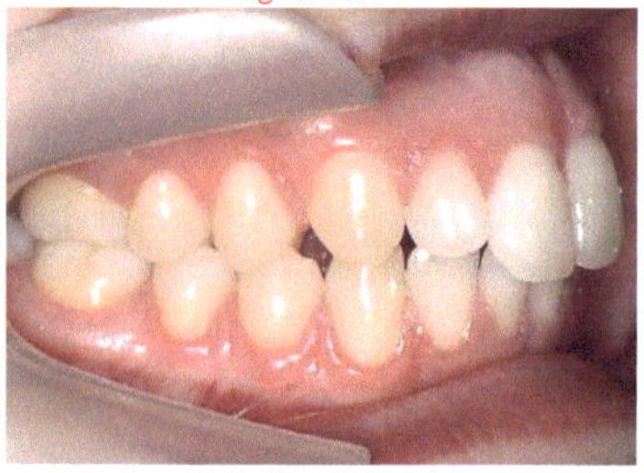

Fig. 2.4.04

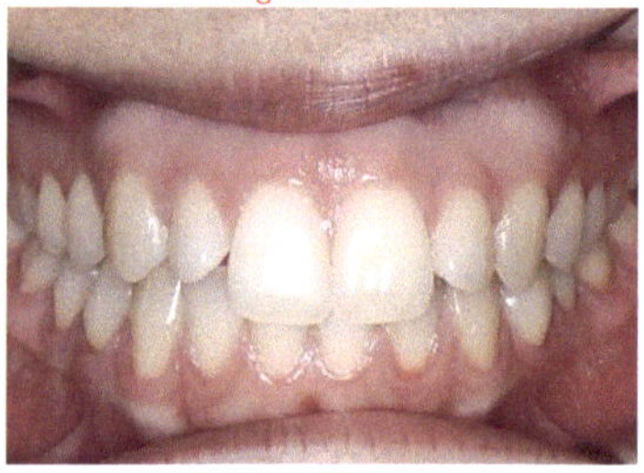

Fig. 2.4.05

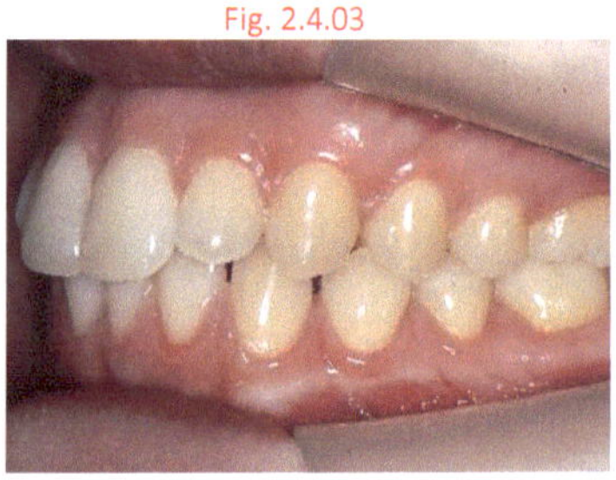

Fig. 2.4.06

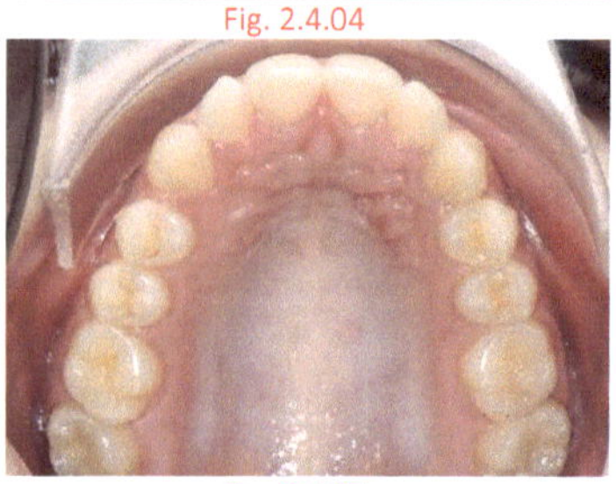

Fig. 2.4.07

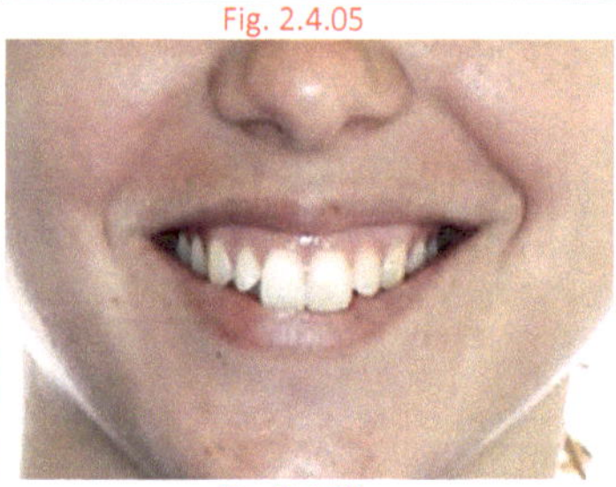

Fig. 2.4.08

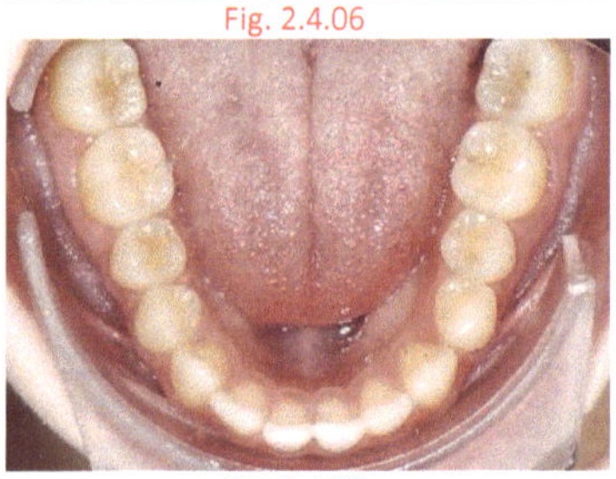

Fig. 2.4.09

1A) REQUERIMIENTOS DEL PACIENTE

La consulta era por una solución ortodóntica a la sobreexposición vertical de los dos incisivos centrales superiores; no le satisfacía el posicionamiento de dichas piezas.

1B) BIOTIPO Y EDAD

Se trata de una paciente joven, 22 años, pero a crecimiento terminado, su biotipo es dólico suave. (vert - 0.8).

Figs. 2.4.10 - 2.4.16

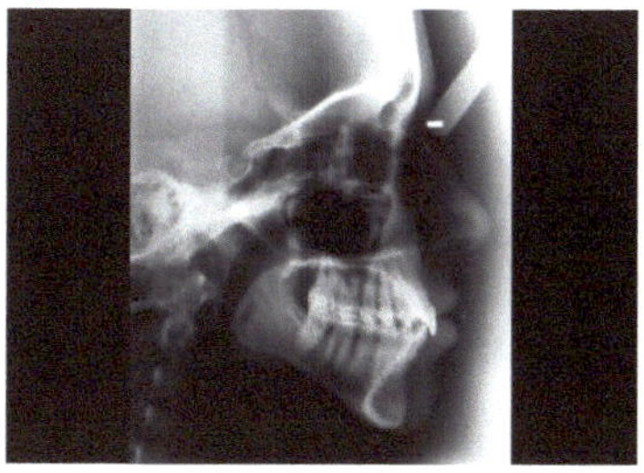

Fig. 2.4.10

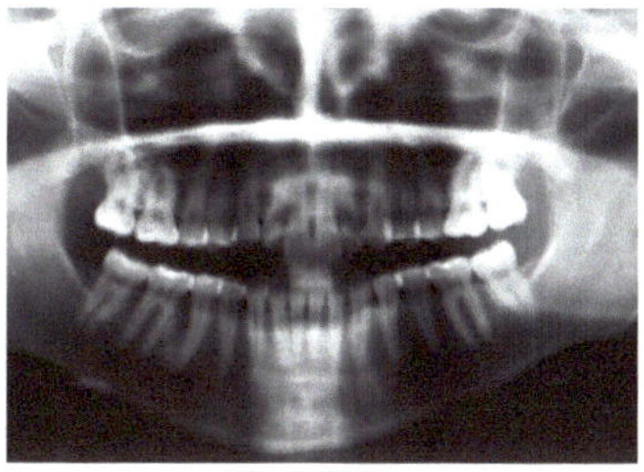

Fig. 2.4.11

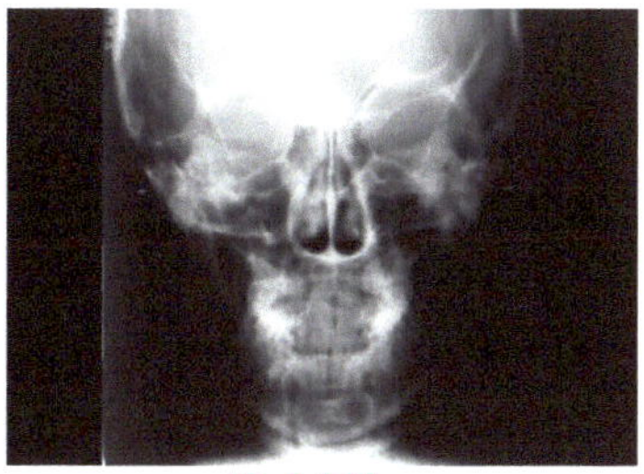

Fig. 2.4.12

Ricketts para Biotipo Facial

PRETRATAMIENTO 100.10%
12-15-2008 22 Ans 10 Me

Rangos	Menor	Mayor	Valor
Eje Facial	86.5	93.5	85.3
Angulo facial	87.0	93.0	85.6
Ang.Plano Mandibular	18.8	27.8	29.0
Altura Facial Infer.	43.0	51.0	47.5
Arco Mandibular	27.0	35.0	28.4
Convexidad Facial (A)	-2.0	2.0	1.9
Profundidad Maxilar	87.0	93.0	87.3
Inc Inf a A Po(protr)	-1.0	3.0	6.0
Inclinacion Incis.Inf	18.0	26.0	28.6
1er Molar Sup a Ptv	18.0	23.0	18.5
Inc Inf.al Plano Oclu	-0.7	3.3	2.2
Angulo Interincisivo	124.0	136.0	126.6
Protrusion Labio Inf	-4.0	0.0	0.8
Linea MacNamara a A	0.0	4.0	-3.0
Linea Mac Namara A Po	-4.0	0.0	-9.3

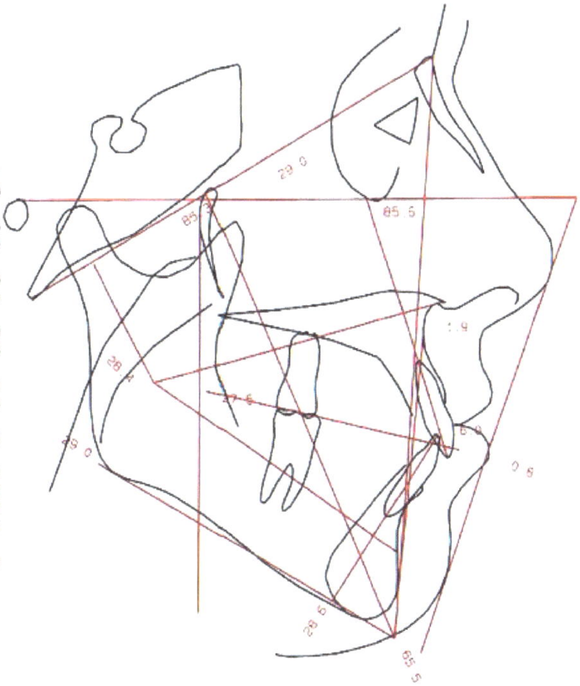

Fig. 2.4.13

ANALISIS BJORK/JARABAK

PRETRATAMIENTO 100.10%
12-15-2008 22 Ans 10 Me

Rangos	Menor	Mayor	Valor
Angulo Ar-S-N /silla	118.0	128.0	130.3
Ang.Articular S-Ar-Go	137.0	149.0	145.5
Ang.Goniaco Ar-Go-Me	123.0	137.0	127.1
Suma.Ang.Silla,Art,Go	396.0	396.0	402.8
Base craneal horiz.SN	68.0	74.0	76.5
Base craneo Vert.S-Ar	29.0	35.0	32.3
Ang.Gon.Sup. Ar-Go-N	52.0	55.0	50.0
Ang.Gon.Inf. N-Go-Me	70.0	75.0	77.0
Alt.Rama mand. Ar-Go	39.0	49.0	44.8
Longitud Cuerpo.Go-Me	66.0	76.0	70.9
Alt.Facial.Post, S-Go	70.0	85.0	73.7
Alt.Facial Ant. N-Me	105.0	120.0	127.6
Radio.Alt.Fac.Ant+Pos	53.0	68.0	57.8
Plano Facial S-N-Po	77.0	80.0	71.7

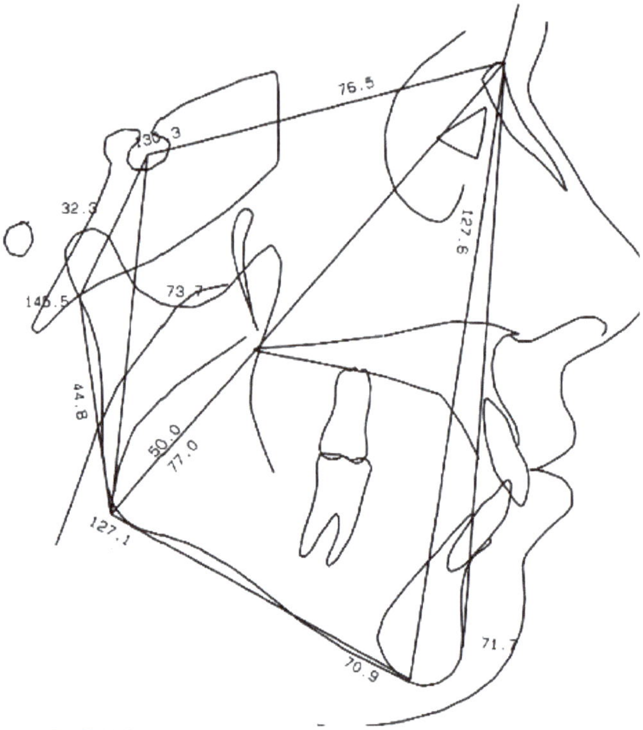

Fig. 2.4.14

Analisis Frontal de Ricketts

PRETRATAMIENTO 99.60%
12-15-2008 22 Ans 10 Me

Rangos	Menor	Mayor	Valor
Archo Intermolar (A)	54.0	55.0	55.7
Relacion Molar Izqui.	1.5	1.5	0.2
Relacion Molar Derech	1.5	1.5	0.6
Ancho Intercanino	22.7	22.7	25.5
L.Media de la Dentadu	0.0	0.0	1.8
Ancho Max-Mand. IZQ:	8.5	11.5	17.3
Rel.Max.Mand.Derecha	8.5	11.5	15.5
Ang Medio max. Mand.	-2.0	2.0	3.4
/6 izq a maxilar izq.	6.3	6.3	11.6
/6 der. a max derecho	6.3	6.3	12.1
1/2 DENT A 1/2 MaxMad	0.0	1.5	-2.4
Incl.del Pl.Oclusal	-2.0	2.0	0.0
SIMETRIA POSTURAL IZQ	0.0	4.0	0.0
SIMETRIA POSTURAL DER	0.0	4.0	0.0
Ancho Nasal	25.0	25.7	27.2
Altura Nasal	44.5	45.5	57.8
Ancho Maxilar	52.0	52.9	59.2
Ancho Mandibular	75.0	77.4	93.0
Ancho Facial	116.0	118.4	129.3

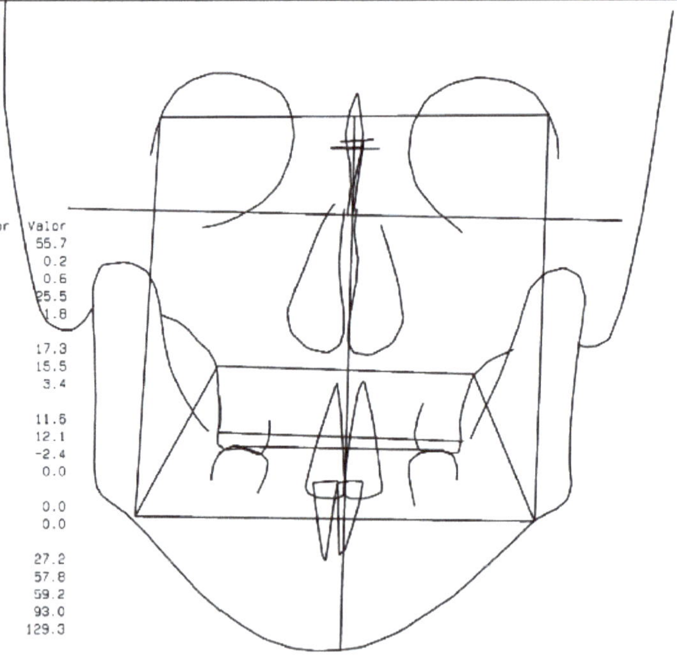

Fig. 2.4.15

MAXILAR INFERIOR	Norma	Inicial	Diferencia	Tendencia
1. Eje Facial	90,00° ± 3	85,00°	-5,00	DOLI
2. Prof. facial (ang. facial)	88,50° ± 3	86,00°	-2,50	DOLI
3. Angulo Plano Mandibular	24,50° ± 4	29,00°	4,50	DOLI
4. Altura Facial Inferior	47,00° ± 4	48,00°	1,00	DOLI
5. Arco Mandubular	28,50° ± 4	28,00°	-0,50	DOLI
MAXILAR SUPERIOR				Interpretación
6. Convexidad Facial	2,00mm ± 2	1,90mm	-0,10	PATRON CLASE I ESQ.
7. Profundidad Maxilar	90,00° ± 3	87,00°	-3,00	NORMOGNATIA Sup.
DIENTES				Interpretación
8. Incicivo Inferior A A-Po	1,00mm ± 2	6,00mm	5,00	Incisivo PROTRUIDO
9. Inclinación Incicivo Inferior	22,00° ± 4	29,00°	7,00	PROINCLINACION
10. 1er. Molar Superior a Ptv	edad+3 mm ±3	18,00mm	0,00	NORMOPOSICION
11. Inc. Inf. al Plano Oclusal	1,25mm ± 2	2,20mm	0,95	NORMAL
12. Angulo Interincisivo	130,00° ± 6	127,00°	-3,00	NORMAL
PERFIL BLANDO				Interpretación
13. Protusión Labio Inferior	-2,00mm ± 2	0,80mm	2,80	PROQUELIA
14. Linea Mc Namara - Pto A	1,00mm ± 1	-3,00mm	-4,00	RETRUSION Maxilar
15. Linea Mc Namara - Po	-2,00mm ± 2	-9,30mm	-7,30	RETRUSION Mandibular

DETERMINACION DEL BIOTIPO FACIAL — **TENDENCIAS PACIENTE**

FACTORES	NORMA	DESV. EST.	AJUSTE POR EDAD	MEDIDAS PAC.	DIFERENCIA	DESVIACIONES
1. Eje Facial	90°	±3.0°	0,00	85,00°	-5,00	-1.67
2. Prof. facial (áng. facial)	87°	±3.0°	1,50	86,00°	2,50	0.83
3. Angulo plano mandibular	26°	±4.0°	-1,50	29,00°	4,50	-1.13*
4. Altura facial inferior	47°	±4.0°	0,00	48,00°	1,00	-0.25*
5. Arco mandibular	26°	±4.0°	2,50	28,00°	-0,50	-0.13

DOLICO MESO BRAQUI

* El valor cambió de signo

SUMA ALGEBRAICA / 5 = -4,00 / 5 = -0,80

DOLICO SEVERO -2.0	DOLICO -1.0	DOLICO SUAVE -0.5	MESOFACIAL 0.0	BRAQUI +0.5	BRAQUI SEVERO +1.0

Descripción: Estudio realizado el 16/12/2008

VERT: -0,80 DOLICO SUAVE a las 13:41:37

Fig. 2.4.16

1C) ESTÉTICO

En Macro se observa un muy agradable perfil y una tenue asimetría en las vistas frontales con un sector izquierdo ligeramente "mayor" que el derecho.

En Miniestética es de apreciar el requerimiento mismo de la paciente ante el tratamiento o sea una excesiva "visualización" de los incisivos centrales superiores especialmente en sonrisa, donde también se advierte un cierto desequilibrio entre la estética blanca (piezas dentarias) y la estética rosa (gingiva).

Existe un muy correcto relacionamiento de la línea media dentaria superior inter-incisiva con relación al filtrum del labio superior.

1D) ESQUELETAL

Como hemos expuesto es una paciente biotipológicamente Dólico Suave (vert -0.8) y, anteroposteriormente Clase I (convexidad +1.9).

En el examen frontal se advierte una pequeña asimetría esqueletal con un sector izquierdo ligeramente "mayor" que el derecho.

1E) DENTARIO

Como consecuencia de la asimetría esqueletal advertimos, anteroposteriormente, una Clase I Dentaria izquierda con una tenue Clase II derecha.

Verticalmente existe sobremordida circunscripta a los dos incisivos centrales superiores (motivo de consulta de la paciente); dichas piezas dentarias se encuentran ligerísimamente protruídas.

1F) FUNCIONAL

No existe desvío funcional lateral mandibular siendo tanto el ligero desajuste oclusal anteroposterior como la discrepancia en líneas medias superior e inferior, consecuencia de la pequeña asimetría esqueletal.

Existe deglución con cierta interposición de labio inferior.

2) PLAN DE TRATAMIENTO

2A) CORRECCIONES A EFECTUAR

Tanto por requerimiento de la paciente como por la observación de su miniestética el principal objetivo ortodóntico de este tratamiento es la intrusión de los incisivos centrales superiores. Dicho movimiento mejoraría la exposición vertical en sonrisa de las citadas piezas y también el necesario equilibrio estético entre los cuellos dentarios del sector anterosuperior (relacionamiento entre estética "blanca" y "rosa").

La intrusión dentoalveolar superior es una de las soluciones a la sonrisa gingival (ver "perlas" diagnósticas y mecánicas) pero dicho movimiento, en este caso en particular, debía ser realizado exclusivamente en los incisivos centrales, sin proinclinación de dichas piezas dado su posicionamiento pretratamiento y sin extrusión de los sectores posteriores habida cuenta del biotipo dólico de la paciente.

2B) ASPECTOS A PROTEGER

Debido a la juventud de la paciente esa intrusión debía ser moderada (entre 2 a 3 mm.) de manera de presentar, en conjunto, una adecuada exposición estética vertical en su sector anterosuperior.

No realizar ninguna maniobra ortodóntica que, en pos de "corregir" a ultranza la ligera Clase II derecha (por tenue asimetría esqueletal), afectara un muy correcto relacionamiento de la línea media dentaria superior con respecto al filtrum del labio.

2C) LIMITACIONES A UN PLAN IDEAL

La única limitación a una oclusión absolutamente ideal es la ligera asimetría esqueletal que presentaba la paciente.

2D) PLAN DE CONTENCIÓN.

La contención adecuada a este caso consistía en un retenedor fijo, interno, dispuesto entre el grupo incisivo superior y una placa neuromiorelajante de uso nocturno.

3) VEHÍCULO/S TERAPÉUTICO

Se utilizó sistema Damon 3 en la arcada superior y Mx en la inferior, ambos con prescripción de torque Standard.

En la mecánica intrusiva fueron utilizados microimplantes de 6 mm. de longitud y 1,4 mm. de diámetro.

Figs. 2.4.17 - 2.4.18

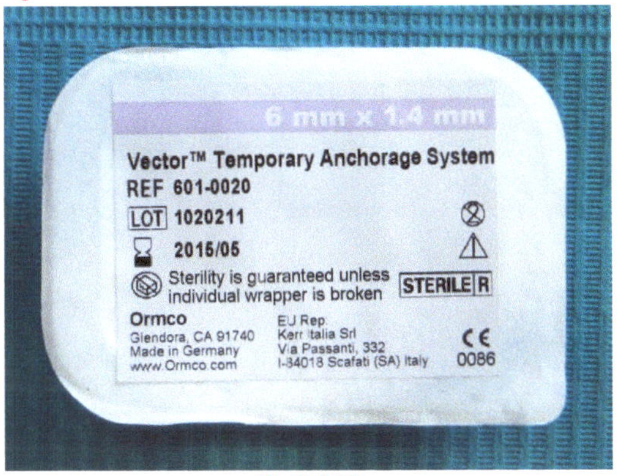

Fig. 2.4.17

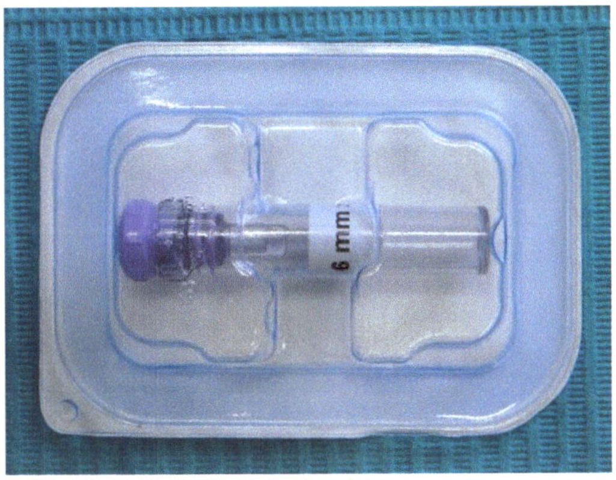

Fig. 2.4.18

4) EL TRATAMIENTO Y SUS ETAPAS

Generalmente la evolución "temporal" de los tratamientos implica una secuencia que se inicia en Etapa Inicial prosiguiendo en Intermedia, Mecánica Mayor y Detalles finales; dicha progresión, en este caso en particular, tuvo la peculiaridad de que, luego de la Mecánica Intrusiva, se involucionó a arcos NiTi Cu sección .018 en razón de un reposicionamiento de brackets en los incisivos centrales superiores.

ETAPA INICIAL

Se inicia con arcos NiTi Cu .014, superior e inferior, dichos arcos necesitan un **tiempo** de nueve semanas para "disparar" la actividad celular y comenzar el desarrollo de diámetro y perímetro de las arcadas; a continuación se utilizaron calibre .018 para finalizar la "primera" Etapa Inicial.

ETAPA INTERMEDIA

Arcos .014 x .025 NiTi Cu superior e inferior iniciaron las secciones rectangulares de arcos que prosiguieron con .016 x .025 NiTi Cu y TMA .018 x .025 superior.

MECÁNICA INTRUSIVA

Recién a partir de la utilización del arco TMA se insertan los microimplantes en distal de los incisivos centrales; las razones de este "**tiempo**" radican en la necesidad de un mayor ordenamiento radicular generando un adecuado **espacio** para dichos TADS de 1,4 mm. de diámetro, y un adecuado control corono-radicular del movimiento dentario intrusivo. (ver. Figs. 2.4.19 – 2.4.30)

Figs. 2.4.19 - 2.4.22

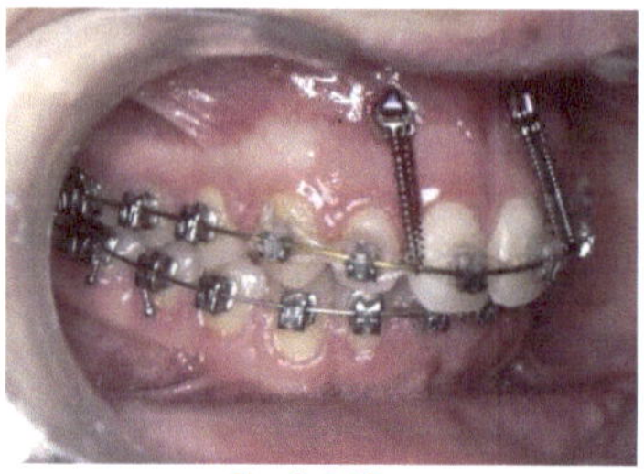

Fig. 2.4.19

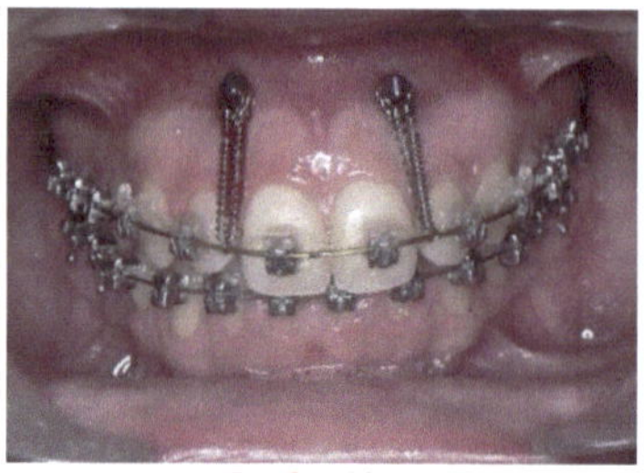

Fig. 2.4.20

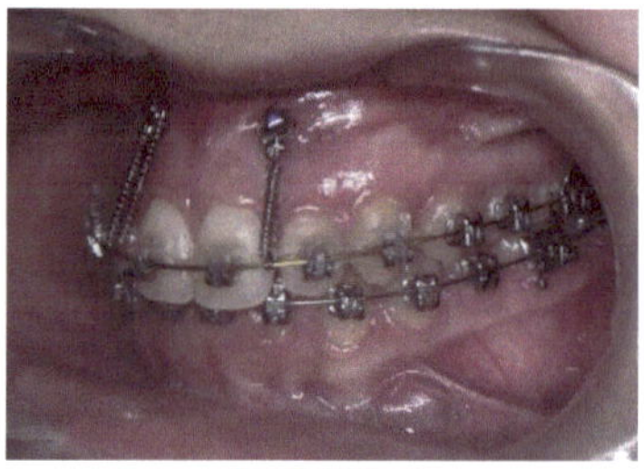

Fig. 2.4.21

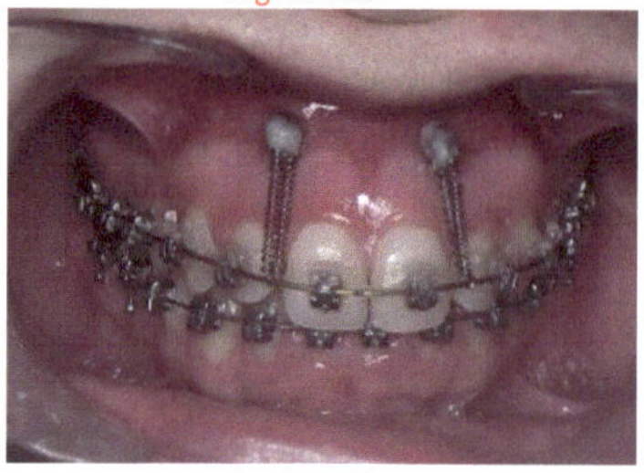

Fig. 2.4.22

Al finalizar Etapa Intermedia se instalan un arco TMA, microimplantes y resortes NiTi.

8 días después se seccionó el arco enterizo de TMA comenzando una mecánica intrusiva similar a la del Dr. Burstone, pero utilizando microimplantes y cadena elástica (los resortes le resultaban altamente inconfortables a la paciente), como vínculo al seccional incisivo en sustitución del clásico arco intrusivo del citado profesor.

Figs. 2.4.23 - 2.4.27

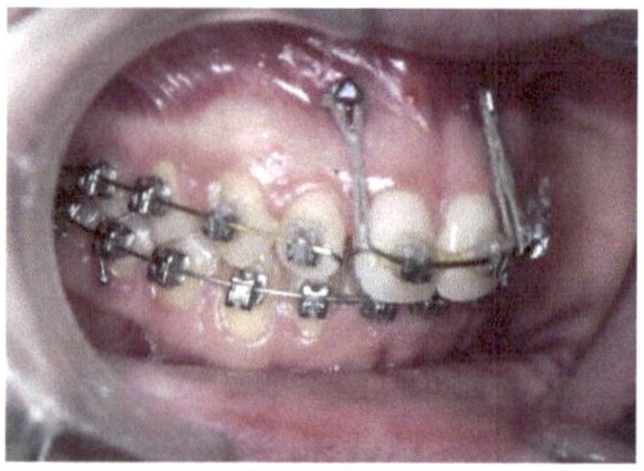

Fig. 2.4.23

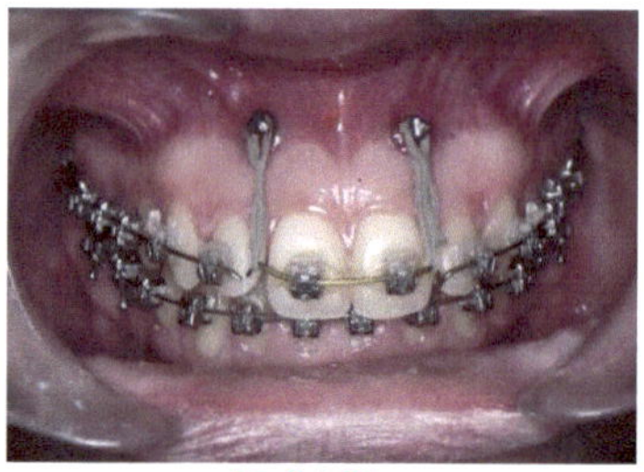

Fig. 2.4.24

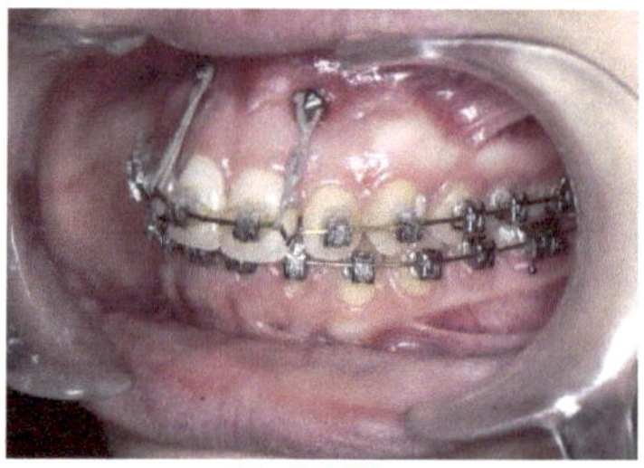

Fig. 2.4.25

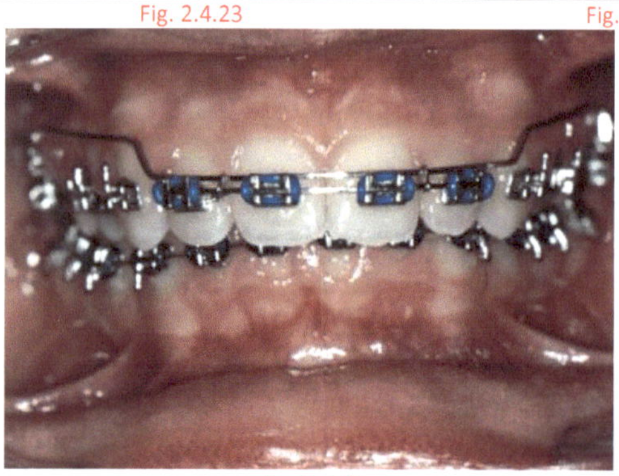

Fig. 2.4.26

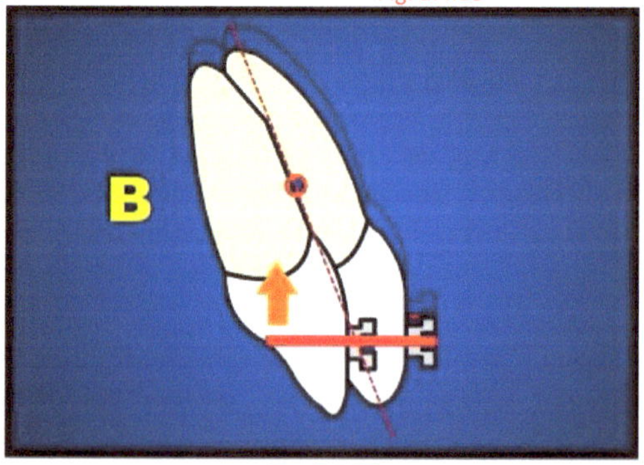

Fig. 2.4.27

Similitud y diferencias — Entre el "Burstone" clásico y la utilización de microimplantes.

Similitud: Arco seccionado anterior involucrando las piezas a intruir.

Diferencias: La extrusión, reactiva a la intrusión, tiene lugar en molares en "Burstone", mientras que se trasmite a un anclaje óseo en microimplantes.

En tomas sucesivas se aprecia tanto la magnitud del movimiento vertical en los incisivos centrales superiores, como del cambio en calibre y material de los arcos que ahora son de acero .019 x .025.

Figs. 2.4.28 - 2.4.30

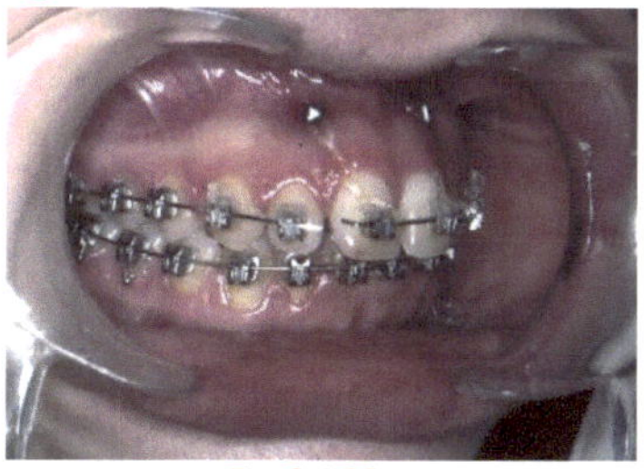

Fig. 2.4.28

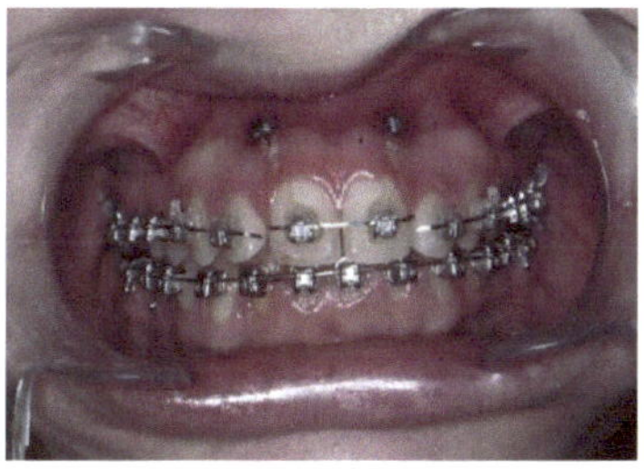

Fig. 2.4.29

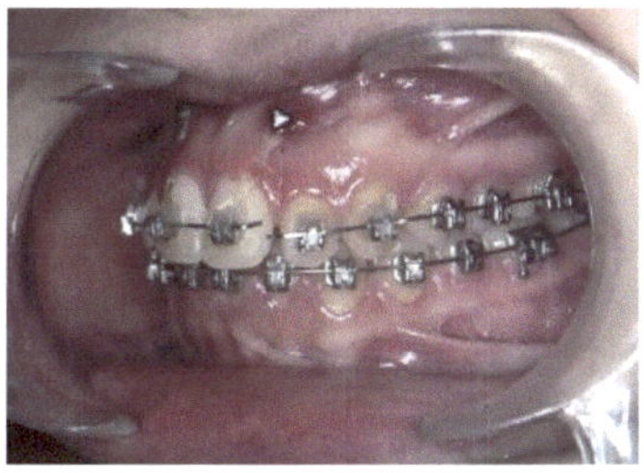

Fig. 2.4.30

"**Espacio**" vertical obtenido por intrusión de los incisivos centrales. Obsérvese un mejor equilibrio tanto en cuellos como en bordes incisivos del sector anterosuperior.

El "**tiempo**" insumido en el movimiento fue de tres meses y medio.

INVOLUCIÓN A ARCOS DE SECCIÓN REDONDA Y ETAPAS SUCESIVAS.

Luego de la corrección deseada, incluso con cierto sobretratamiento, se recementaron nuevos brackets en incisivos centrales y en su nuevo posicionamiento vertical la referencia a respetar eran los soportes de los incisivos laterales a efectos de que ahora con un arco continuo NiTi Cu .018 no hubiese una acción-reacción recidivamente sobre las piezas 1.1 y 2.1; como se aprecia en las fotos en la misma sesión clínica se retiraron los microimplantes. (ver Figs. 2.4.31 a 2.4.35)

Figs. 2.4.31 - 2.4.35

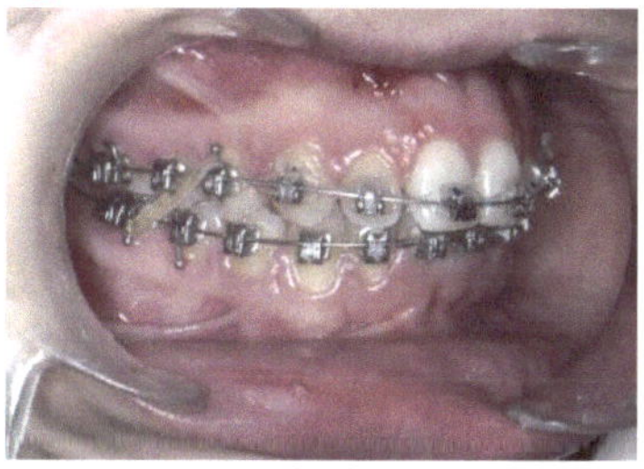

Fig. 2.4.31

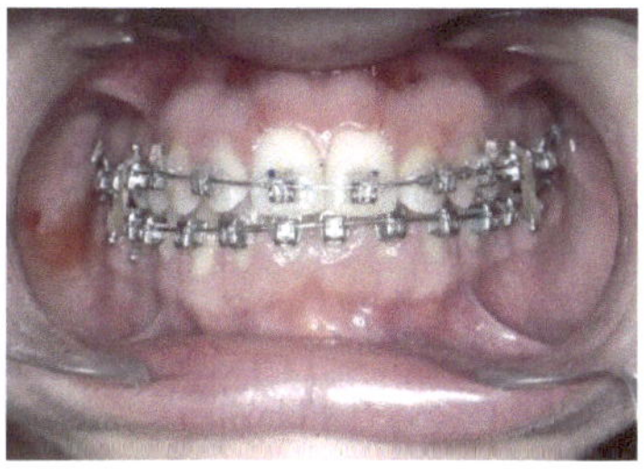

Fig. 2.4.32

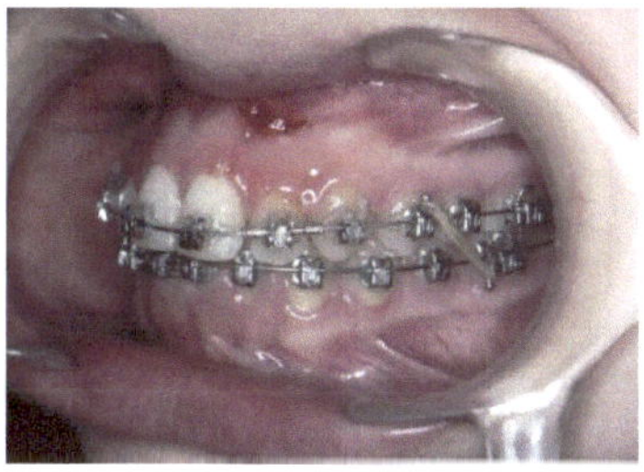

Fig. 2.4.33

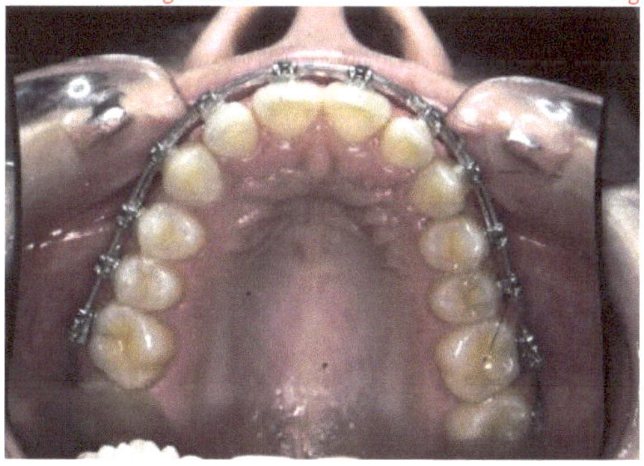

Fig. 2.4.34

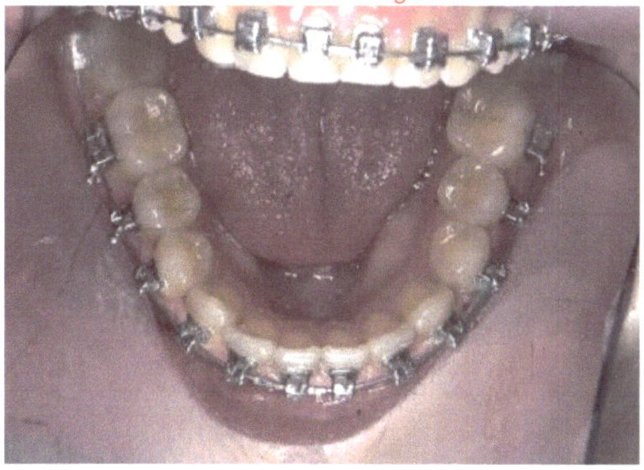

Fig. 2.4.35

Cinco semanas después se retomó el camino de arcos rectangulares NiTi Cu .014 x .025, .018 x .025 y acero .019 x .025 con el objetivo, fundamentalmente, de intercoordinar arcadas y expresar el torque.
(ver Figs. 2.4.36 a 2.4.46)

Figs. 2.4.36 - 2.4.46

Sucesión de arcos rectangulares NiTi Cu y Acero.

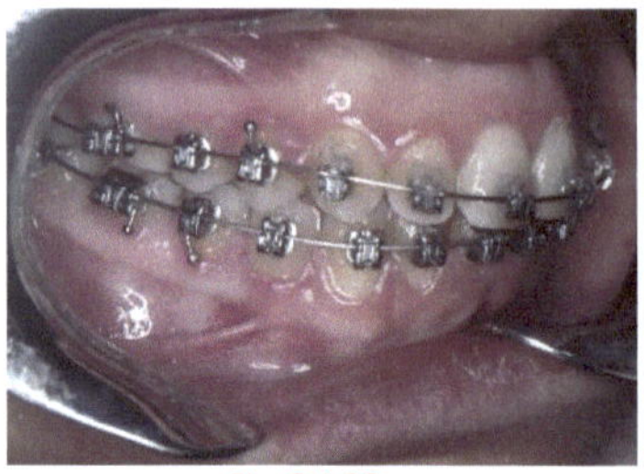
Fig. 2.4.36

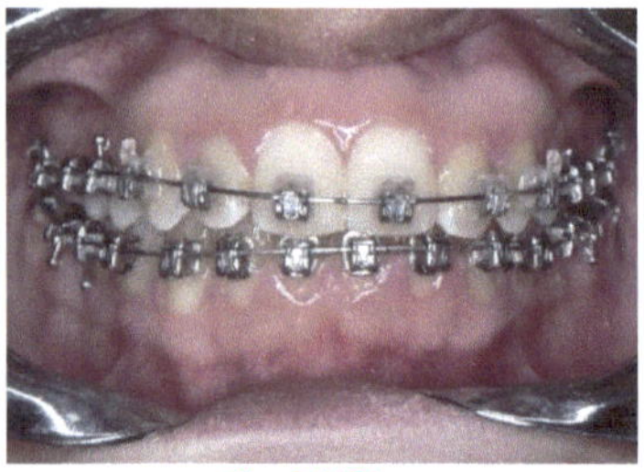
Fig. 2.4.37

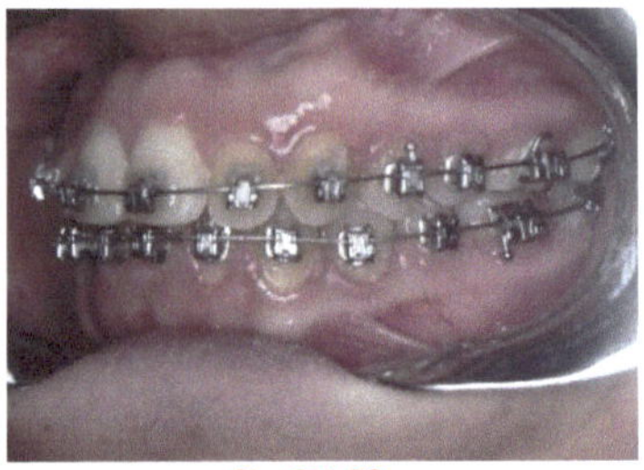
Fig. 2.4.38

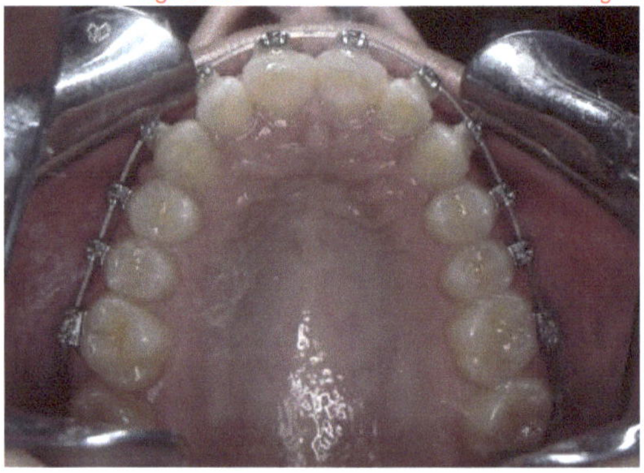
Fig. 2.4.39

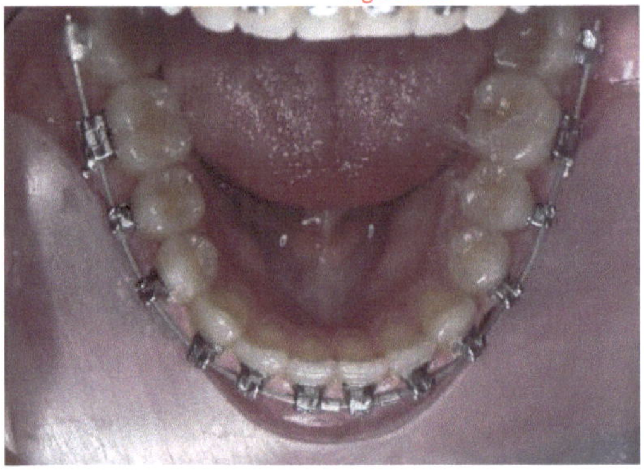
Fig. 2.4.40

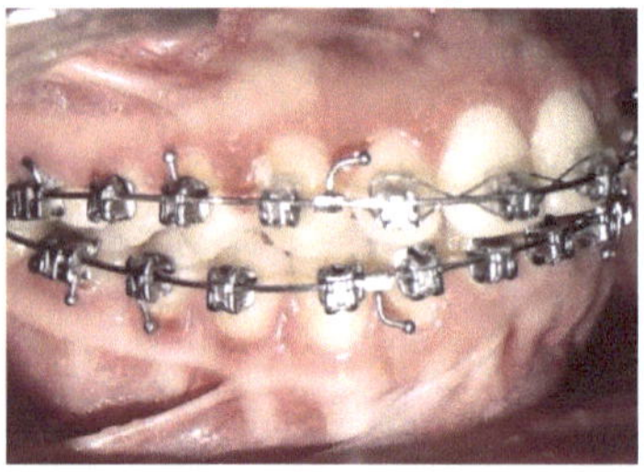
Fig. 2.4.41

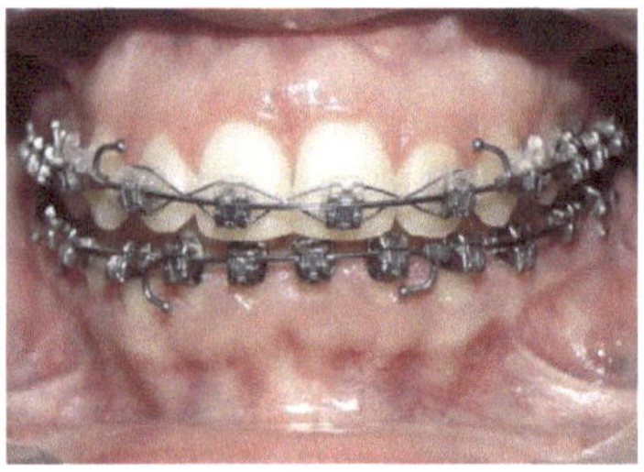
Fig. 2.4.42

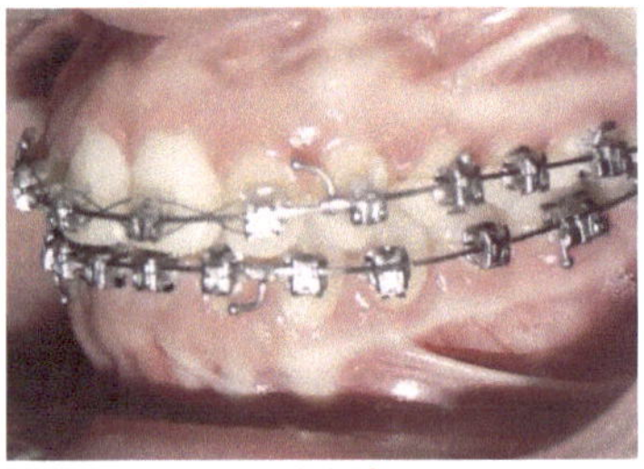
Fig. 2.4.43

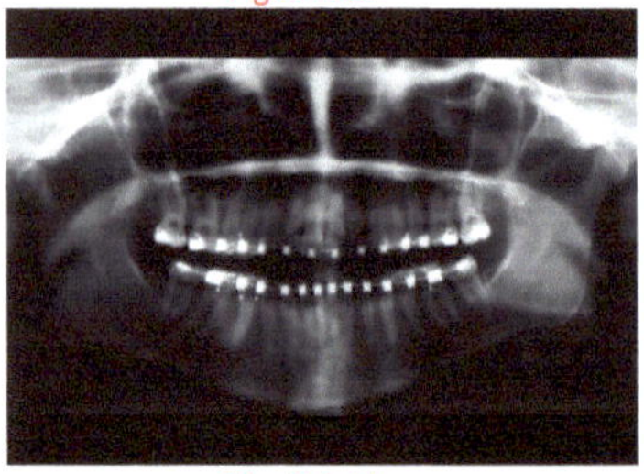
Fig. 2.4.44

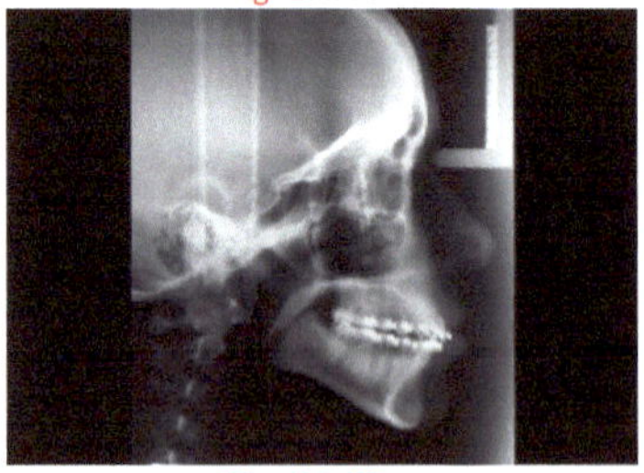
Fig. 2.4.45

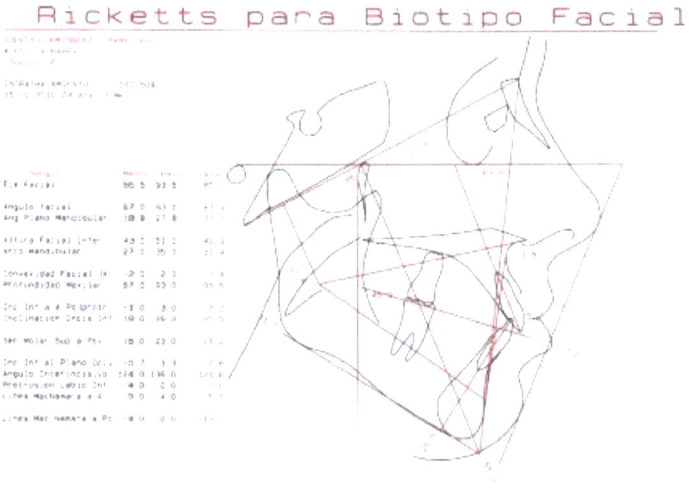

Fig. 2.4.46

Rx Finales en donde se constata un buen estado radicular. (ver Figs. 2.4.44 a 2.4.46)

En las fotos finales de boca se aprecia el mejoramiento de la interrelación vertical de incisivos y un cierto desfasaje de las líneas medias dentarias superior e inferior producto de la ligera asimetría esqueletal que hemos citado en el diagnóstico. (ver Figs. 2.4.47 a 2.4.58)

Figs. 2.4.47 - 2.4.51

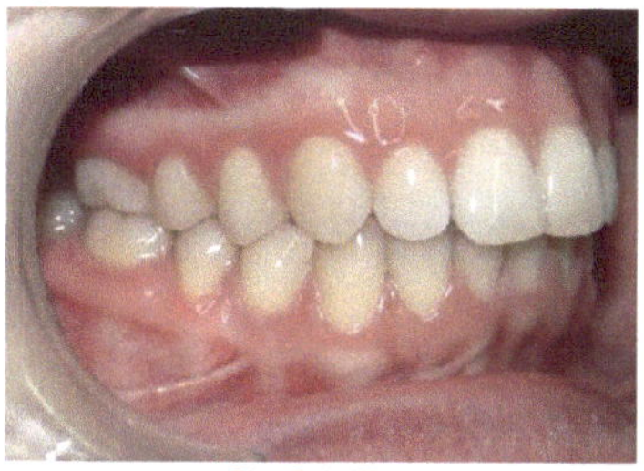
Fig. 2.4.47

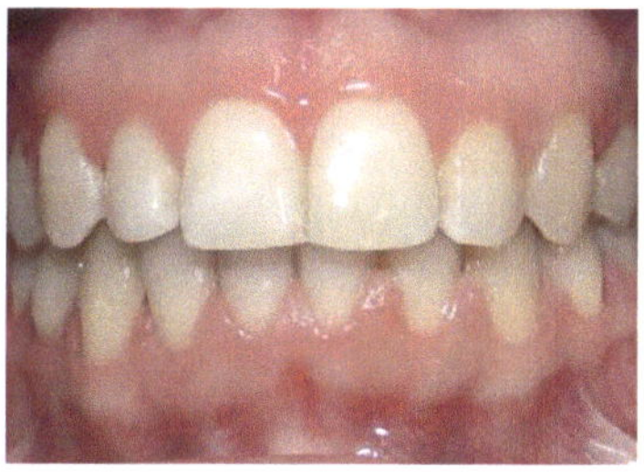
Fig. 2.4.48

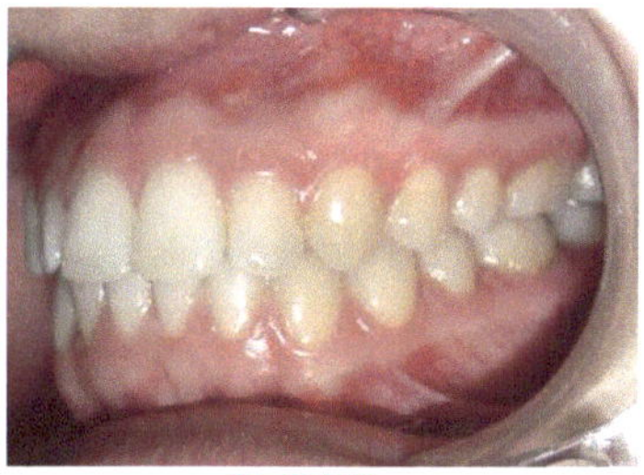
Fig. 2.4.49

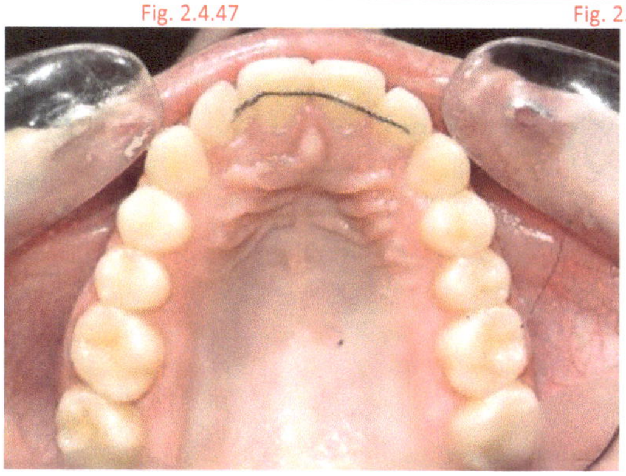
Fig. 2.4.50

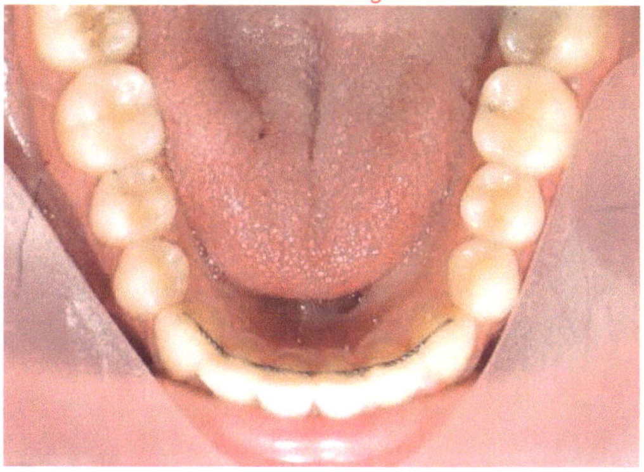
Fig. 2.4.51

En los registros faciales, la sonrisa se ve ampliamente favorecida tanto en su plenitud transversal (se han corregido los “corredores oscuros” laterales) como en la exposición vertical del sector anterosuperior.

Figs. 2.4.52 - 2.4.58

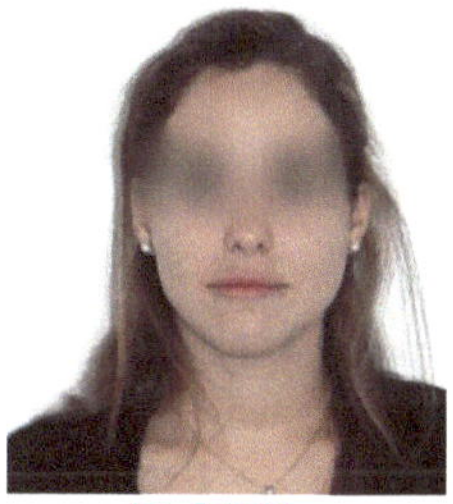
Fig. 2.4.52

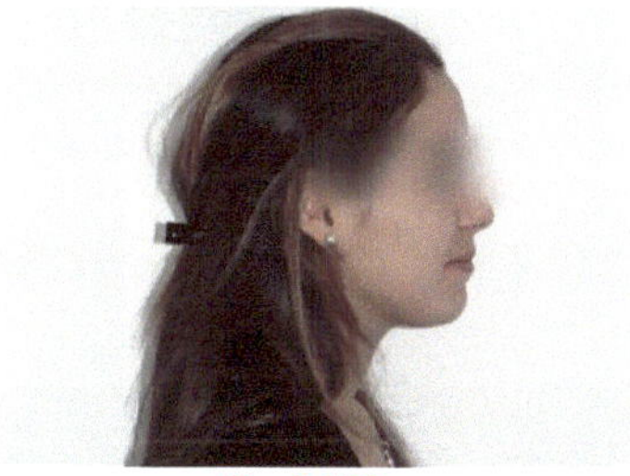
Fig. 2.4.53

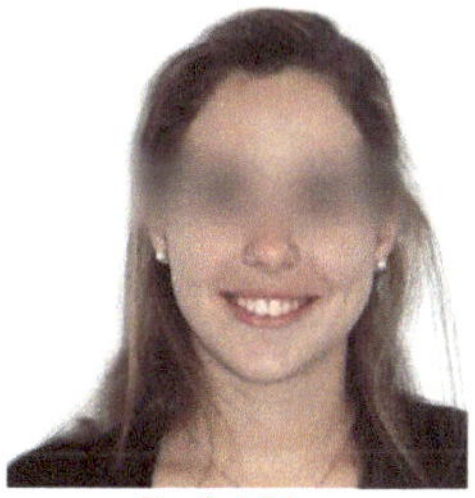
Fig. 2.4.54

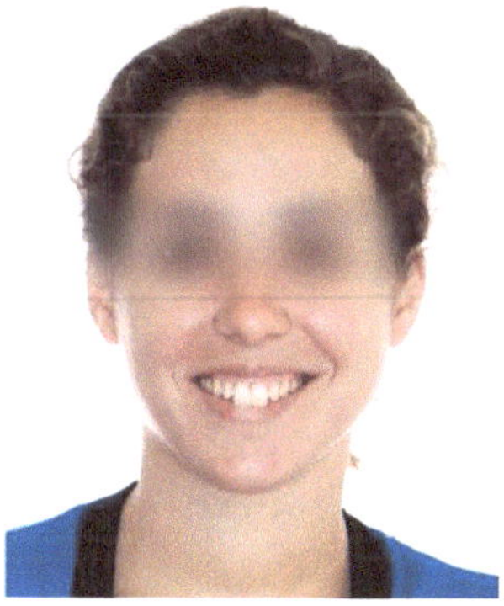
Fig. 2.4.55

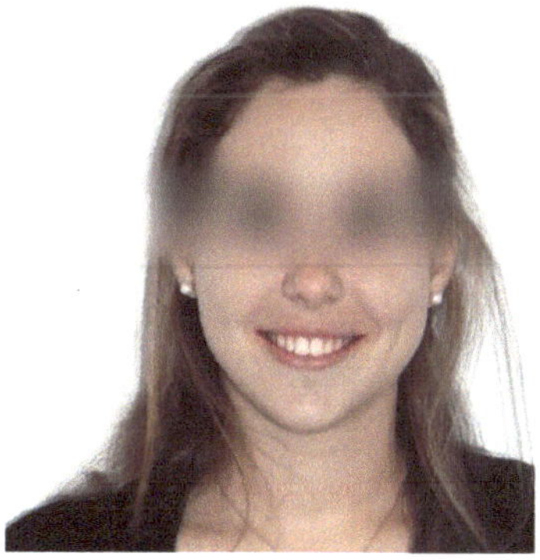
Fig. 2.4.56

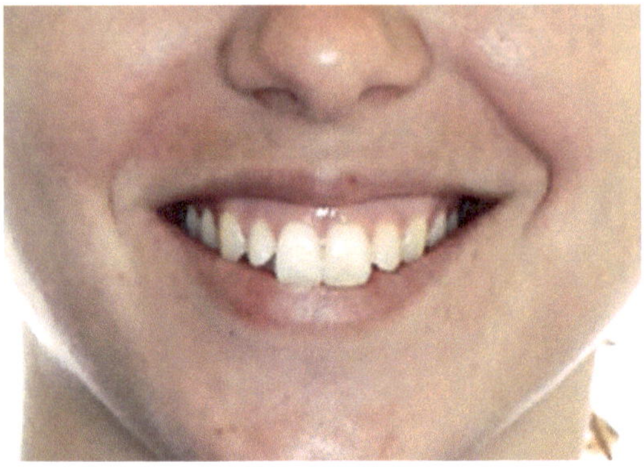

Fig. 2.4.57

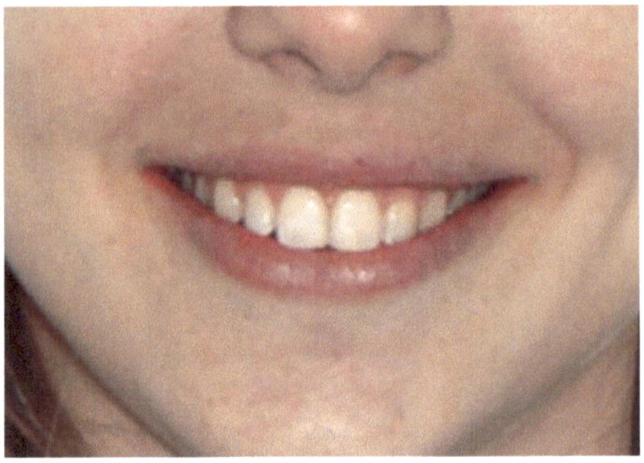

Fig. 2.4.58

5) "PERLAS" DIAGNÓSTICAS Y /O MECÁNICAS

"PERLAS" DIAGNÓSTICAS

Hemos expuesto dos casos de sobremordida con distinta solución mecánica habida cuenta de un diagnóstico diferente entre ambos; esta última presenta "sonrisa gingival" o "Gummy Smile" circunscripta al **espacio** referido a los dos incisivos centrales.

Es conveniente puntualizar sin embargo, que puede existir "sonrisa gingival" sin sobremordida o, viceversa es decir que este incrementada la "cubierta" vertical incisiva pero sin sobreexposición estética del "tejido rosa".

El "Gummy Smile" puede tener, desde el punto de vista diagnóstico, distintas variantes que a su vez ameritan soluciones diferentes. (ver fig. 2.4.59 a 2.4.81)

Figs. 2.4.59 - 2.4.81

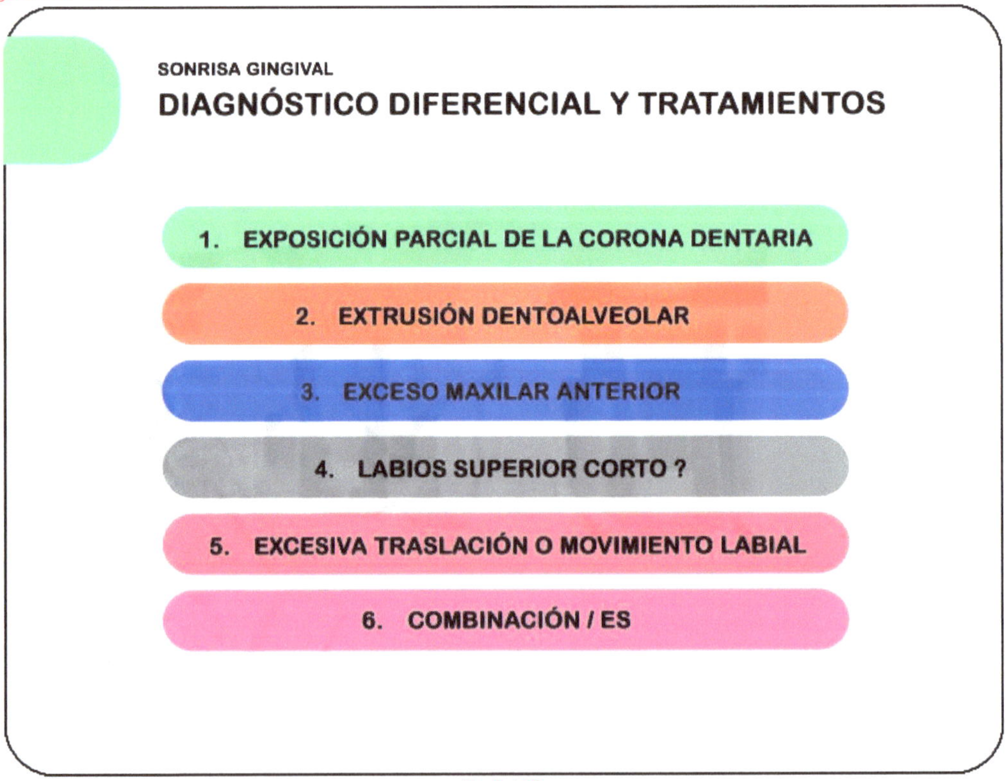

Fig. 2.4.59

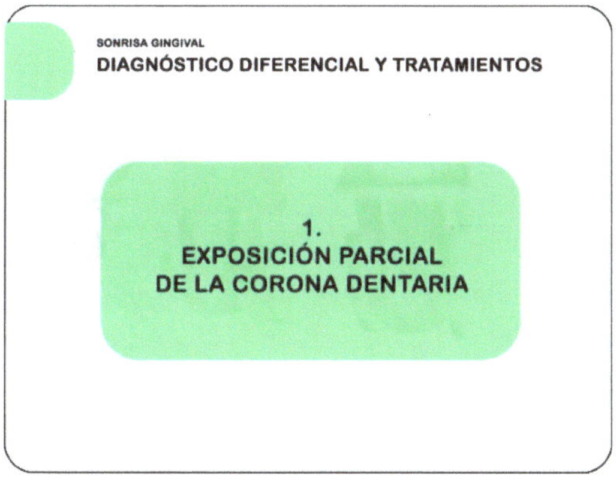

Fig. 2.4.60

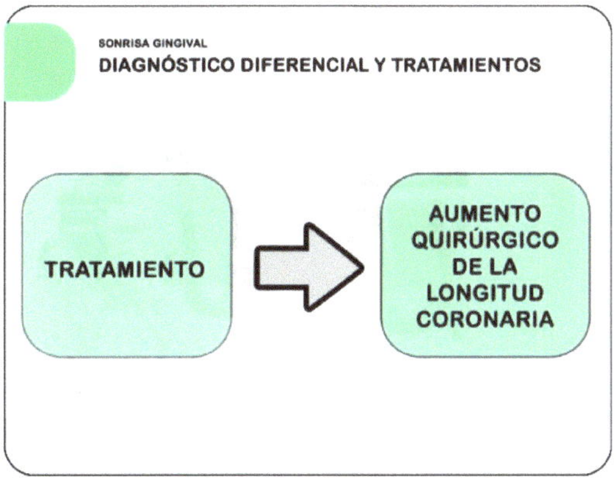

Fig. 2.4.61

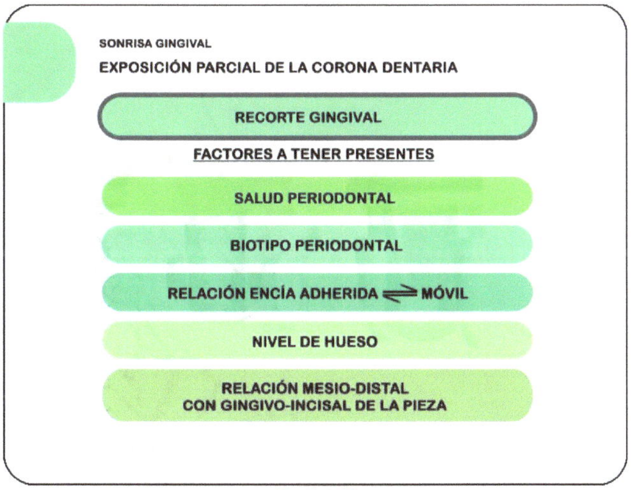

Fig. 2.4.62

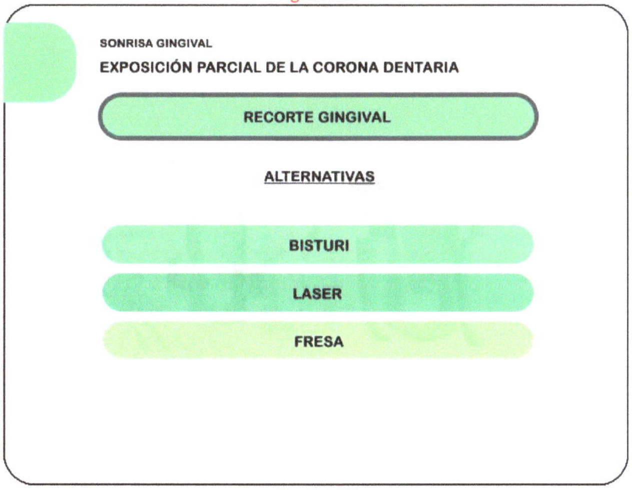

Fig. 2.4.63

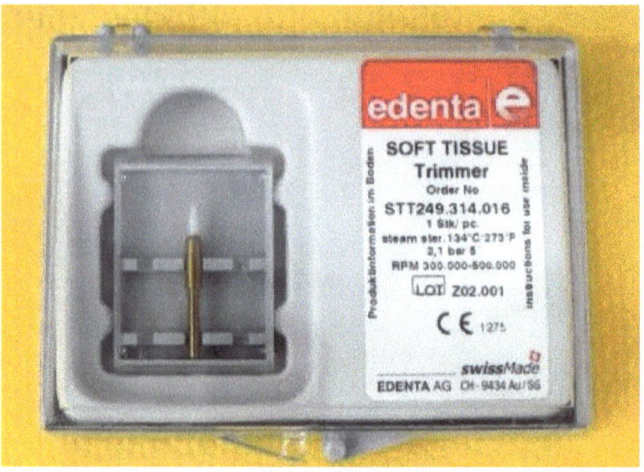

Fig. 2.4.64

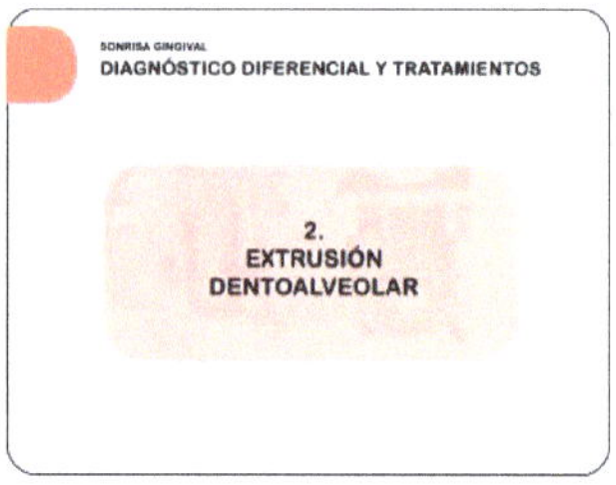

Fig. 2.4.65

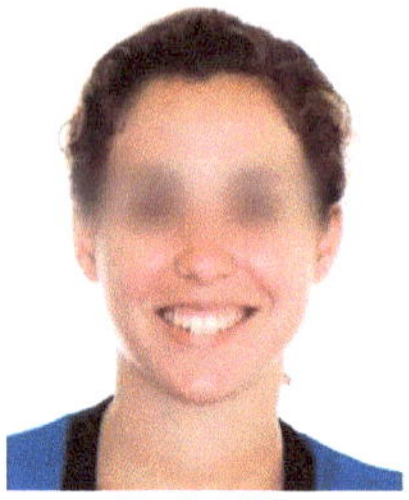

Fig. 2.4.66

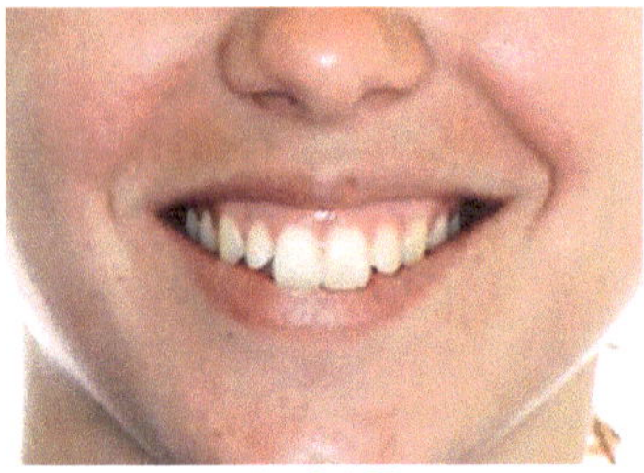

Fig. 2.4.67

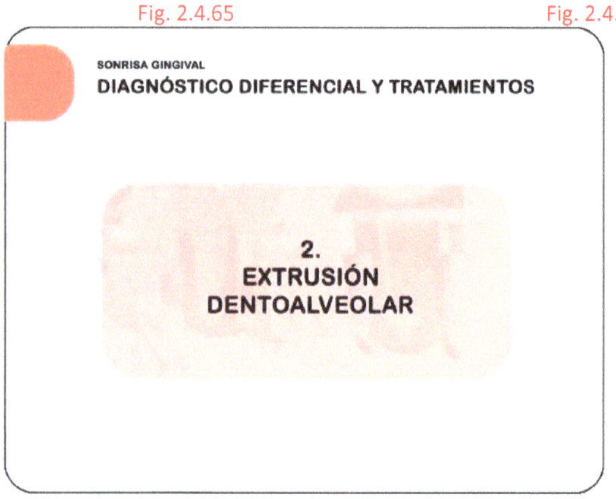

Fig. 2.4.68

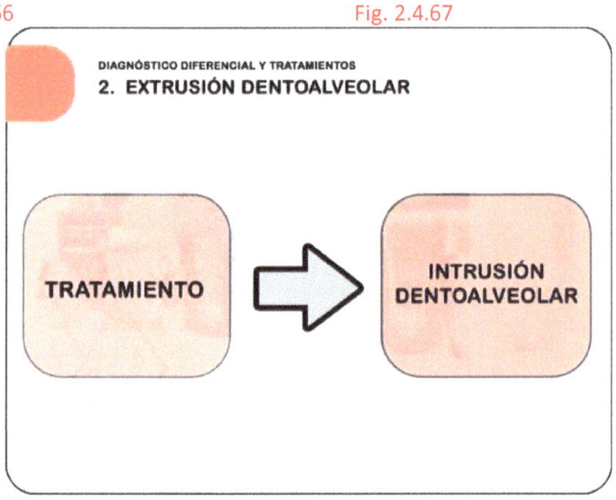

Fig. 2.4.69

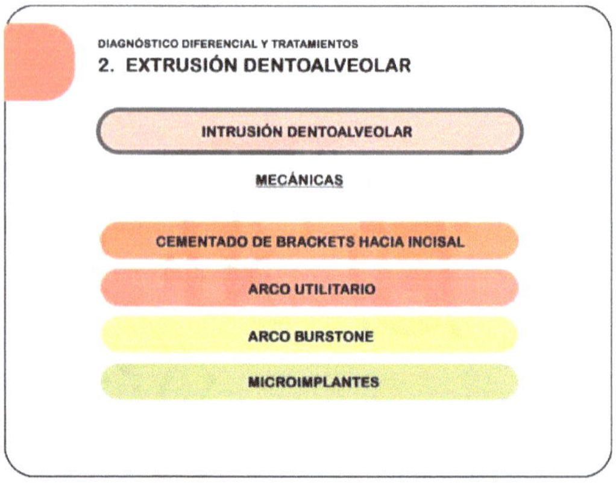

Fig. 2.4.70

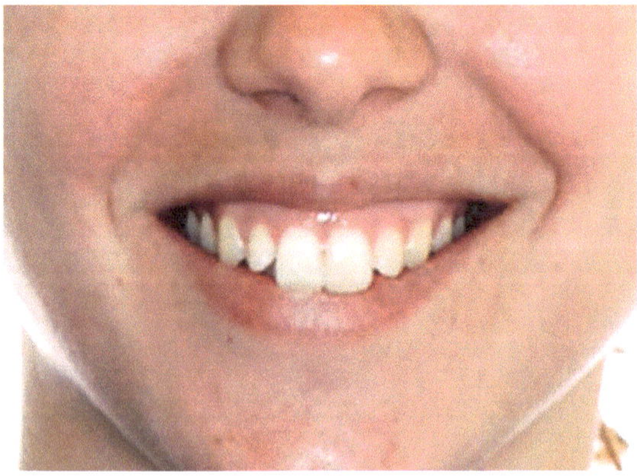

Fig. 2.4.71

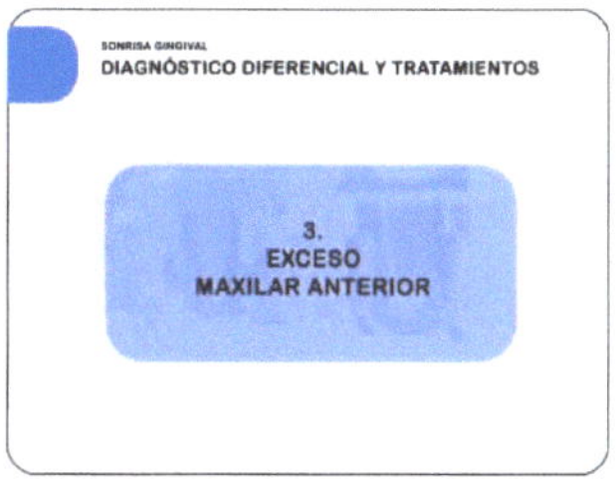

Fig. 2.4.72

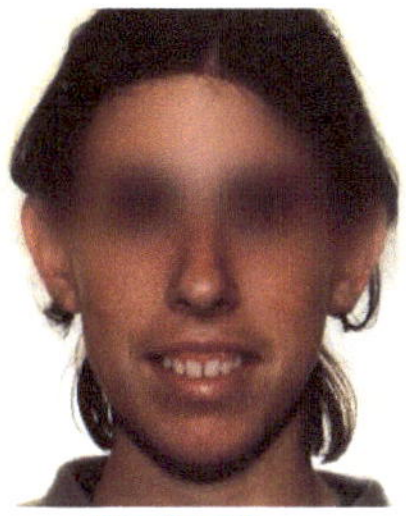

Fig. 2.4.73

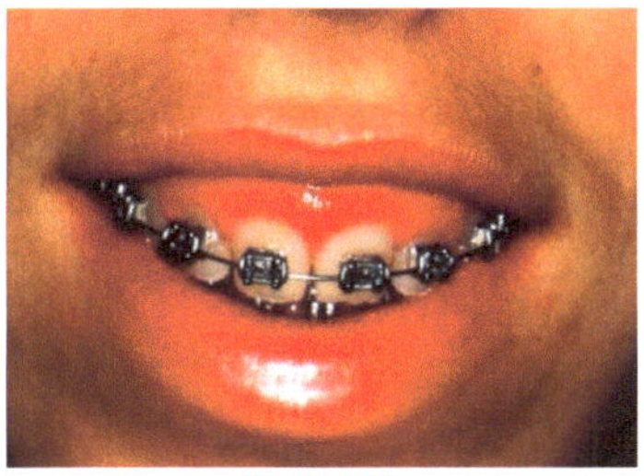

Fig. 2.4.74

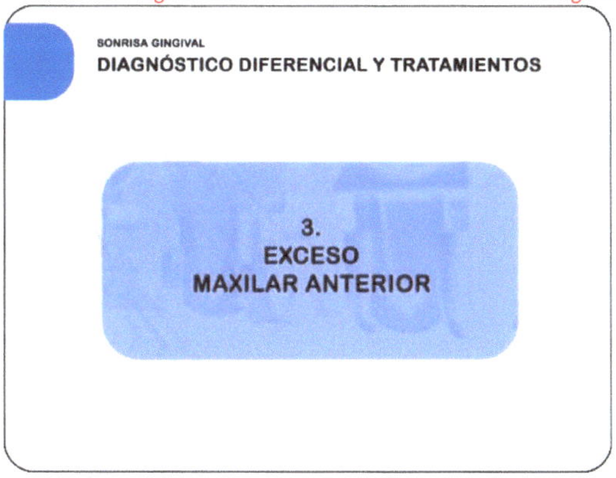

Fig. 2.4.75

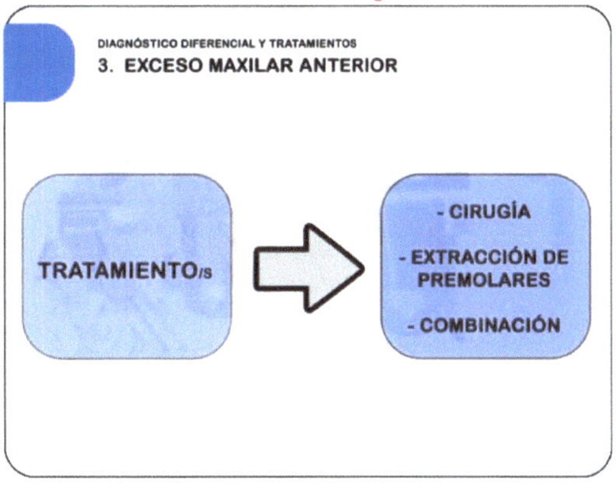

Fig. 2.4.76

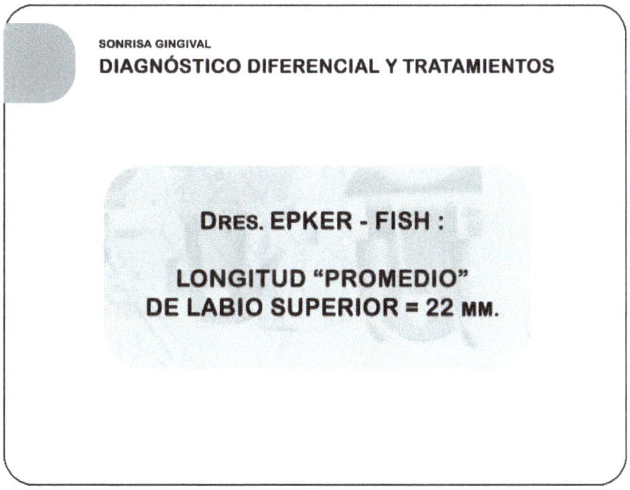

Fig. 2.4.77

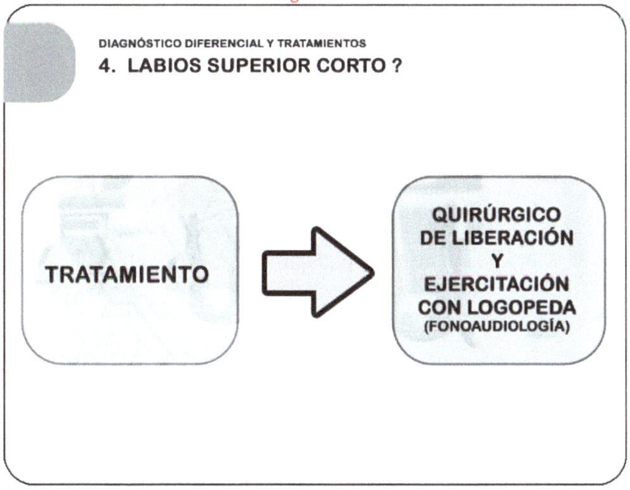

Fig. 2.4.78

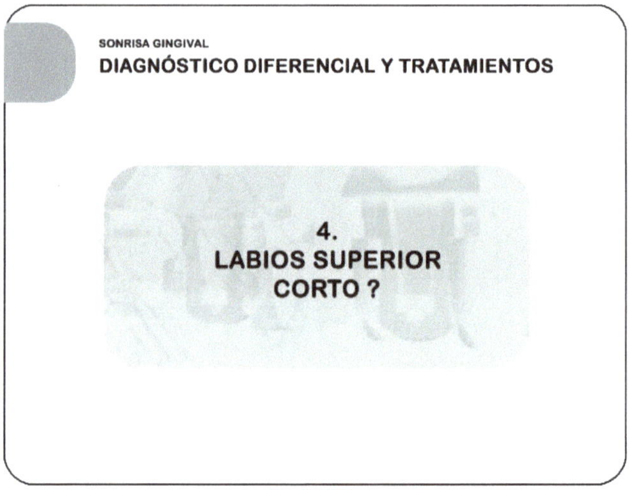

Fig. 2.4.79

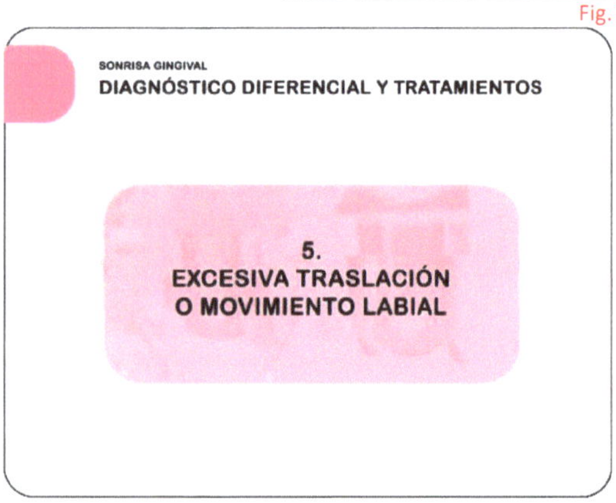

Fig. 2.4.80

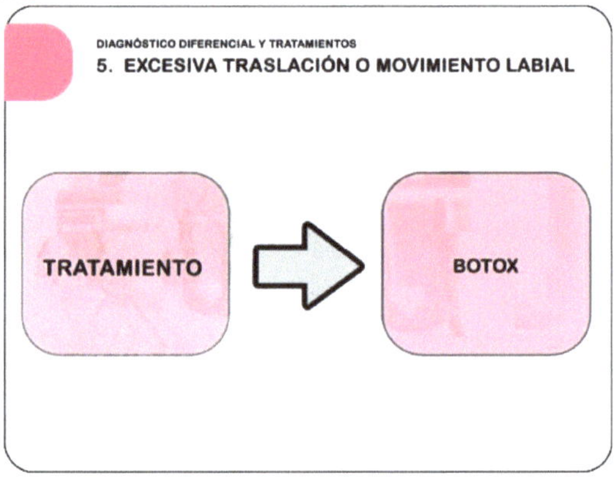

Fig. 2.4.81

"PERLAS" MECÁNICAS

El caso precedentemente presentado puede catalogarse de perteneciente a la extrusión dentoalveolar y su tratamiento implica una mecánica intrusiva.

La intrusión incisiva superior puede efectivizarse a través de diferentes variantes mecánicas:

- **Cementado de brackets hacia incisal**
- **Arco Utilitario**
- **Arco Burstone**
- **Fuerza intrusiva "aplicada" a microimplantes**
- **Combinaciones**

En el caso expuesto era pertinente la intrusión exclusivamente de incisivos centrales superiores, sin protrusión y sin que el efecto reactivo se materializara en sectores molares; por estos motivos se eligió una mecánica similar a "Burstone" pero con utilización de microimplantes. El seccional anterior se circunscribió a las piezas 1.1 y 2.1, (ver Figs. 2.4.82 – 2.4.84) pero si en otra ocasión el colega pretende una intrusión que abarque a todo el grupo incisivo dicho seccional debe involucrar a esas cuatro piezas dentarias. (ver Figs. 2.4.85 – 2.4.87)

Figs. 2.4.82 - 2.4.87

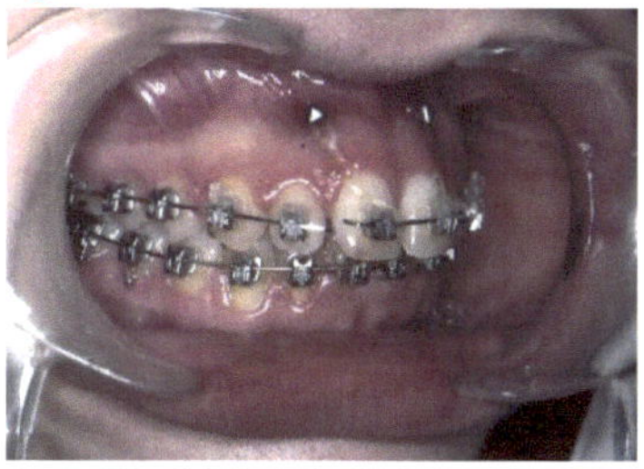

Fig. 2.4.82

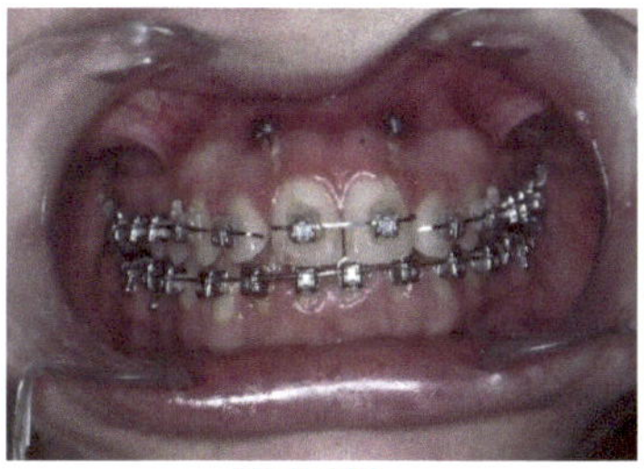

Fig. 2.4.83

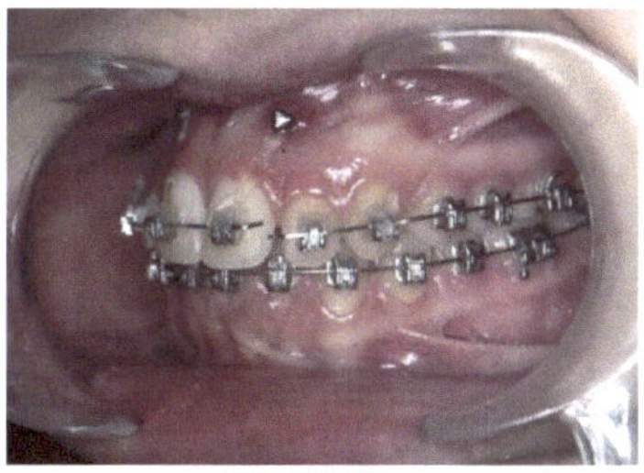

Fig. 2.4.84

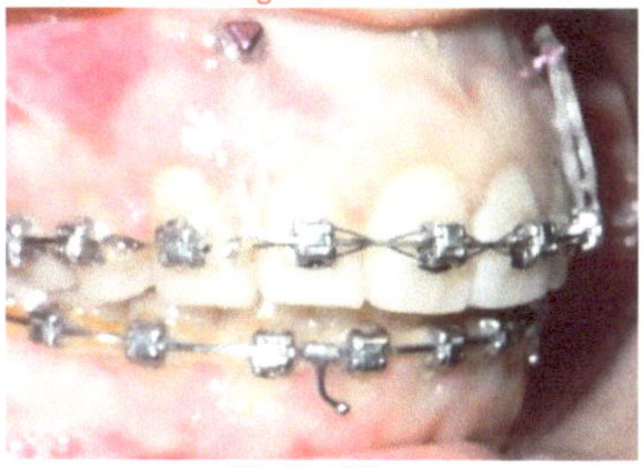

Fig. 2.4.85

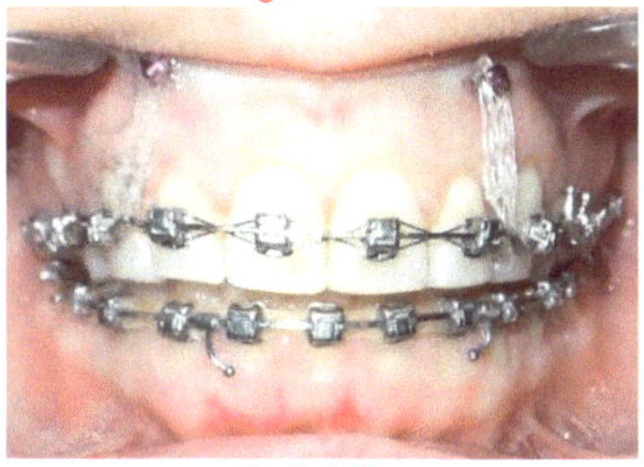

Fig. 2.4.86

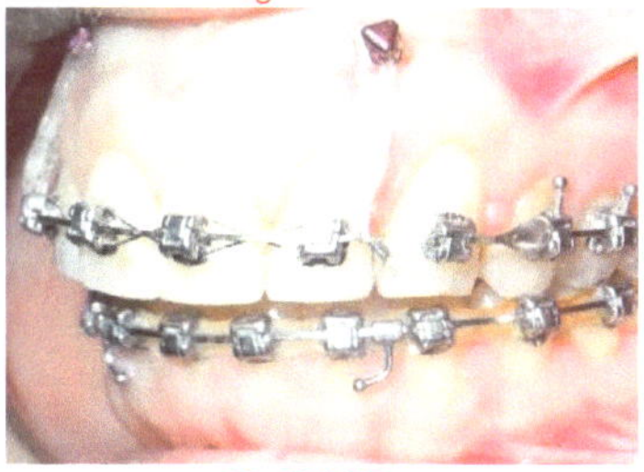

Fig. 2.4.87

La fuerza a emplear depende de la superficie radicular "enfrentada" al movimiento dentario y tiene enorme importancia tanto en lo referente al movimiento en sí mismo como en la salud periodontal y radicular de las piezas involucradas.

Fuerzas aconsejadas.

Intrusión de **1.1 y 2.1 = 50 grs.**

Intrusión de **1.2, 1.1 – 2.1, 2.2 = 80 grs.**

Quienes efectivizan esa fuerza pueden ser resortes de 10 mm. de longitud, o, en su defecto, cadena elástica. (ver Figs. 2.4.88 – 2.4.89)

Figs. 2.4.88 - 2.4.89

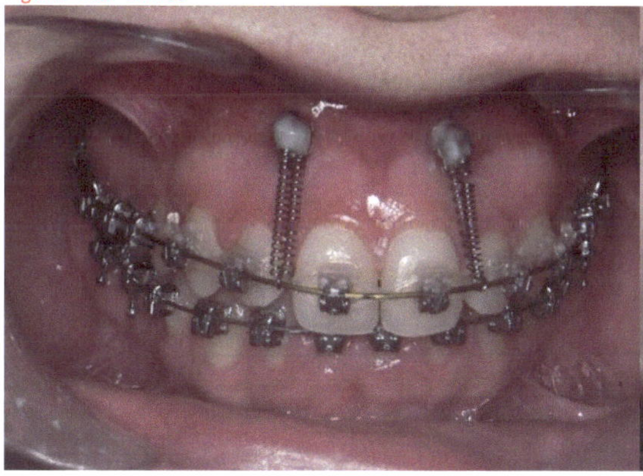

Fig. 2.4.88

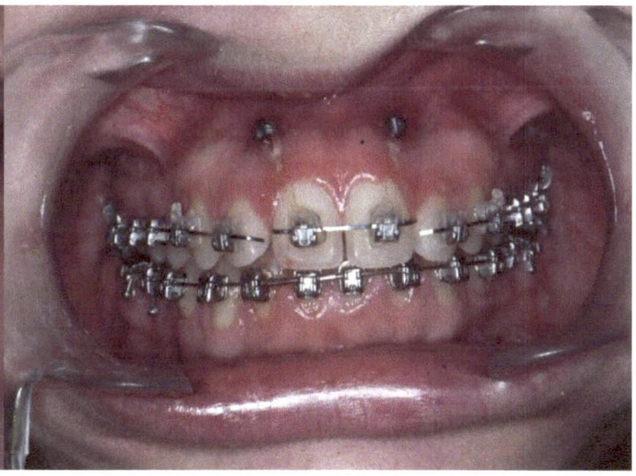

Fig. 2.4.89

Resortes

Ventajas:

- Están debidamente "calibrados" en su fuerza.
- La saliva no afecta su magnitud en el curso de los días.

Inconvenientes:

- Representan un "gasto extra" en el presupuesto del ortodoncista.
- Usualmente, como en el caso expuesto, representan una gran incomodidad para el paciente al rozar la mucosa labial.

Cadena Elástica.

Ventajas:

- Es un dispositivo de bajo costo y fácil de aplicar por parte del ortodoncista.

Inconvenientes:

- Debe ser medida la fuerza intrusiva con un dinamómetro.
- La fuerza sufre un detrimento al transcurrir los días en el ambiente bucal (saliva, etc) por lo que debe ser recambiada cada 10 días aproximadamente o en su defecto utilizar cadena elástica de segunda generación.

En las imágenes existe un seccional que involucró 1.1 y 2.1 o, todo el grupo incisivo superior; el propósito de cortar el arco, seccionarlo y desplazar a distal de dichas piezas dentarias el direccionamiento de las fuerzas intrusivas, es evitar su proinclinación.

Si por el contrario queremos un torque positivo anterosuperior por requerimientos advertidos en el diagnóstico del paciente, o contrapartida de efectos en la mecánica empleada (ej: distalamiento superior); debe "trabajarse" con un arco continuo y microimplantes en distal de los incisivos centrales. (ver Figs. 2.4.90 – 2.4.98)

Figs. 2.4.90 - 2.4.98

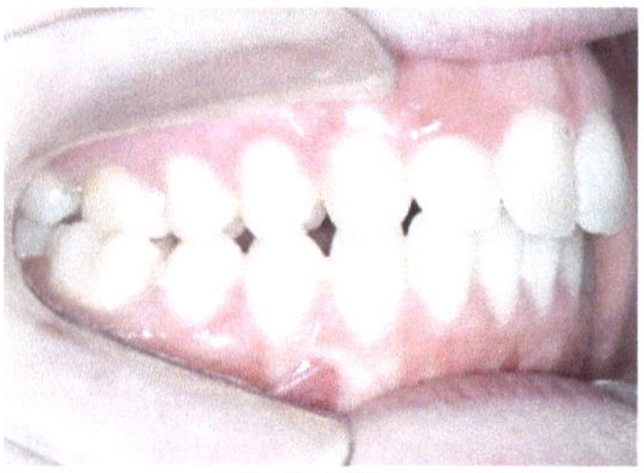
Fig. 2.4.90

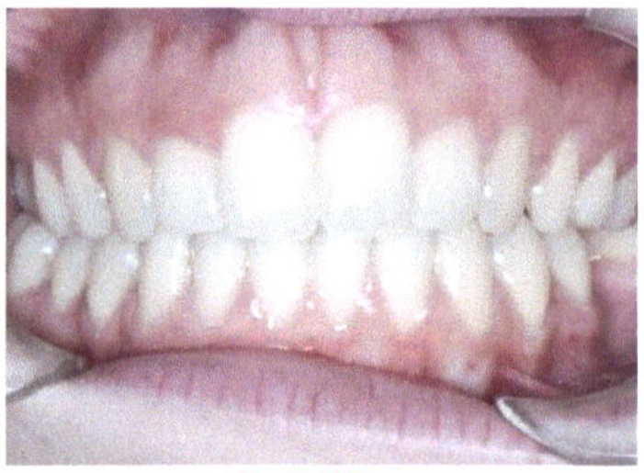
Fig. 2.4.91

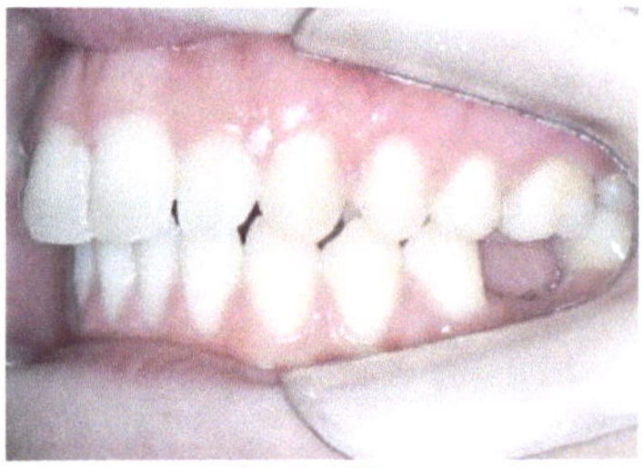
Fig. 2.4.92

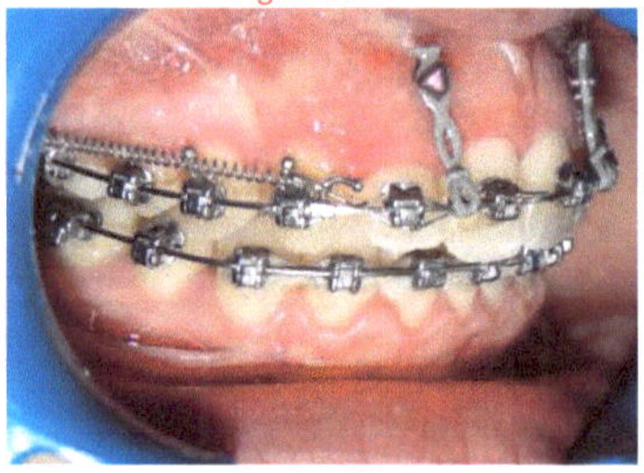
Fig. 2.4.93

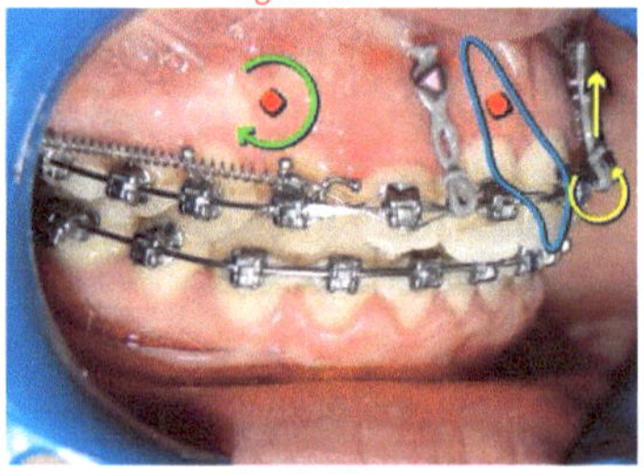
Fig. 2.4.94

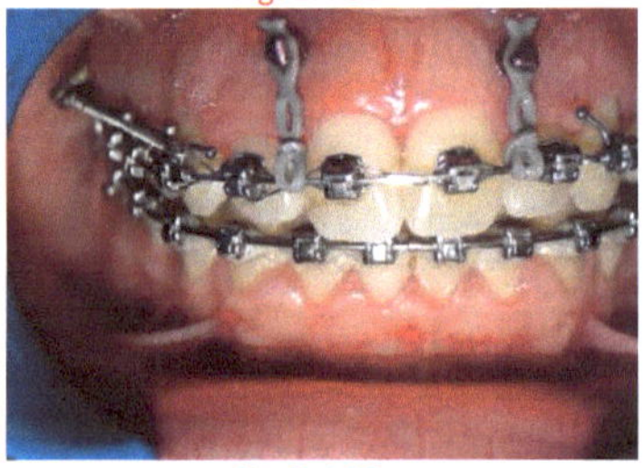
Fig. 2.4.95

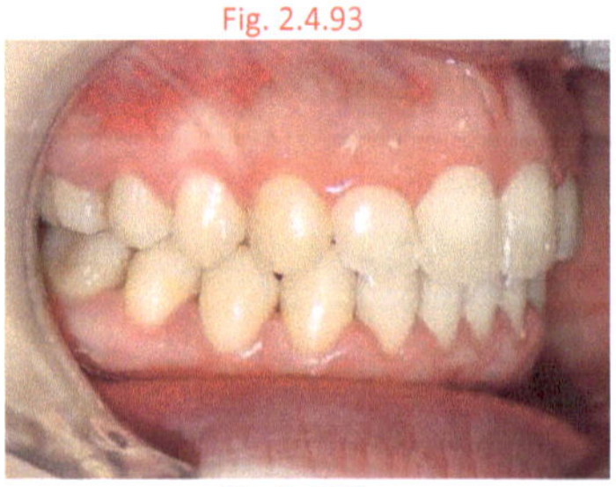
Fig. 2.4.96

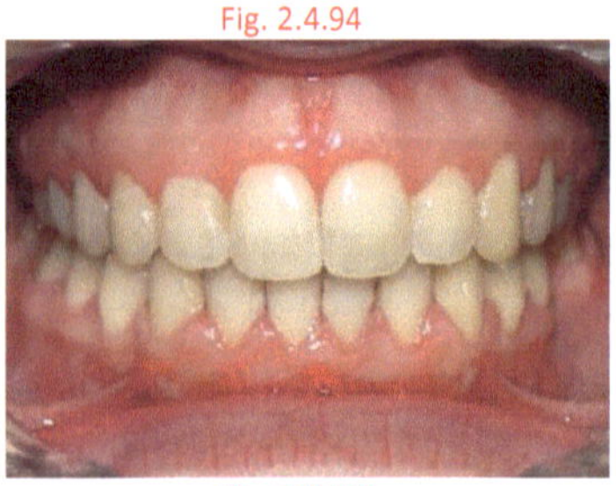
Fig. 2.4.97

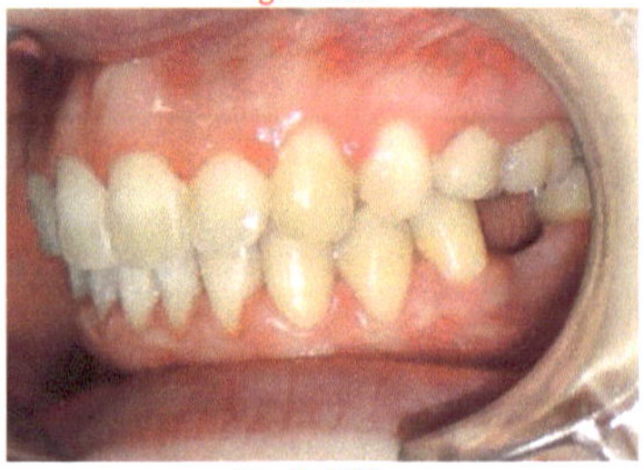
Fig. 2.4.98

Microimplantes:

Los microimplantes o más genéricamente TADS utilizados son de 6 mm. de longitud y 1.3 a 1.4 mm. de diámetro. (ver Figs. 2.4.99 – 2.4.100)

La longitud depende, escencialmente, de la sumatoria de cerca de 5 mm. de anclaje óseo más el "espesor" del tejido blando que en ese sector es de 1 a 1 ½ mm.

El diámetro es derivado, fundamentalmente, de la "densidad" de hueso en la zona que es <u>Tipo 2</u> y la fuerza requerida para la intrusión. (ver Figs. 2.4.101 – 2.4.103)

Figs. 2.4.99 - 2.4.103

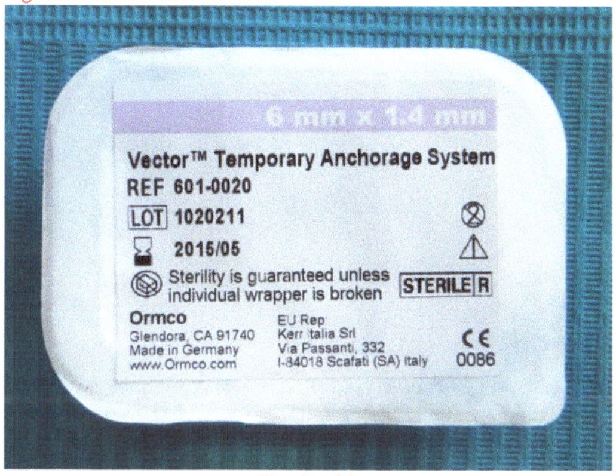

Fig. 2.4.99

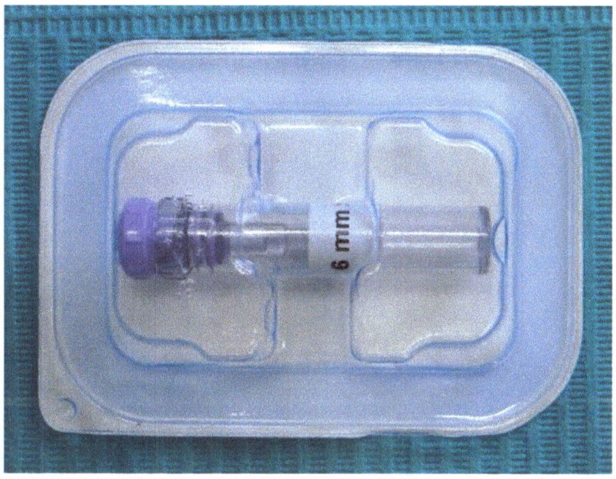

Fig. 2.4.100

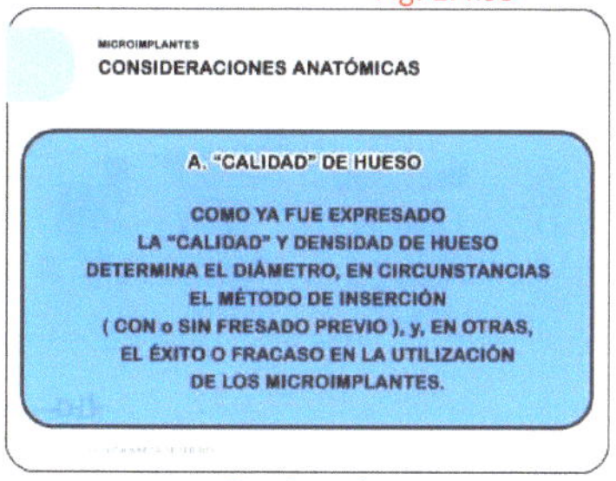

Fig. 2.4.101

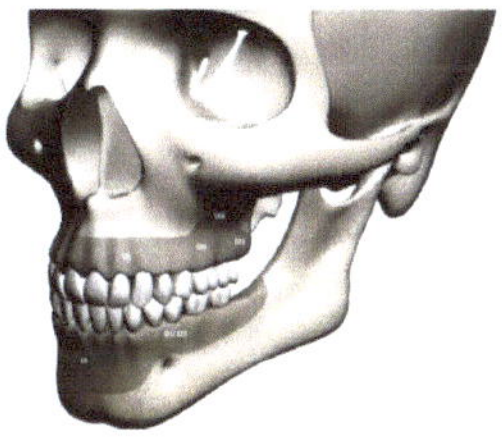
Fig. 2.4.102

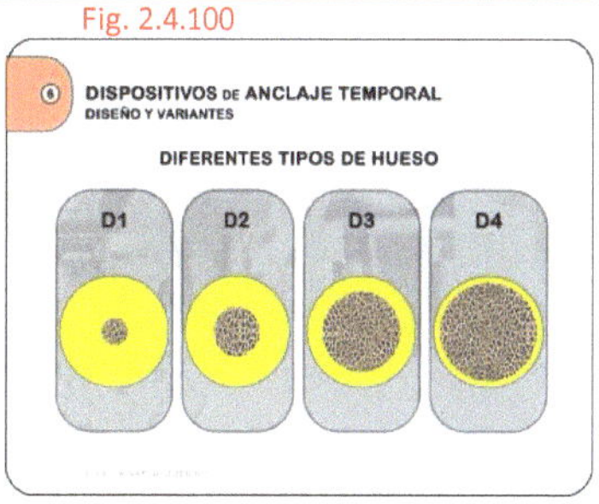

Fig. 2.4.103

El "sitio" de inserción requiere tanto de una buena distancia interadicular como de que ofrezca buena accesibilidad y posibilidades de trabajo en la mecánica.

En el caso presentado los microimplantes fueron insertados entre las piezas **1.2, 1.1 y 2.1, 2.2** a 7 mm. de los cuellos aproximadamente ya que a ese nivel se presenta una distancia interadicular que excede los 3 mm. necesarios para la inserción de TADS de 1,4 mm. de diámetro (ver Figs. 2.4.104)

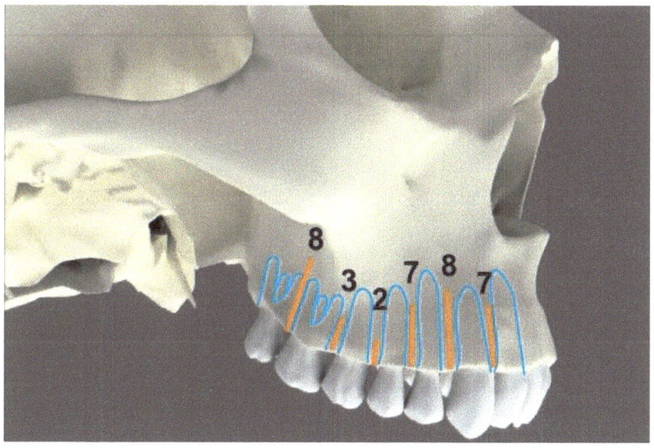

Fig. 2.4.104

BIBLIOGRAFÍA DE APOYO

SECCIÓN 2

- Vig RG, Brundo GC.; The kinetics of anterior tooth display.; J Prosthet Dent. 1978 May;39(5):502-4.
- Burstone CR.; Deep overbite correction by intrusion.; Am J Orthod. 1977 Jul;72(1):1-22.
- Burstone CJ. Biomechanics of deep overbite correction. Seminars in Orthodontics 2001;7:26-33.
- Goerigk B, Diedrich P, Wehrbein H.; Intrusion of the anterior teeth with the segmented-arch technic of Burstone-a clinical study-; FortschrKieferorthop. 1992 Feb;53(1):16-25.
- Lin JJ.The limitation of whole upper arch distalization.; New Trends in Orthodontics,Vol.8.P.1,2007
- M.M. El-Dawlatly, A.M. Abou-EL-Ezz, F.A. El-Sharaby, Y.A. Mostafa ; Zygomatic mini-implant for Class II correction; Journal of Orofacial Orthopedics ;May 2014, Volume 75, Issue 3, pp 213-225.
- Lin JJ .Creative Orthodontics behind the Damon System and TADS to manage difficult Maloclussions. Taipei: Yong Chieh Ltd,2007.
- Dr. Pablo Echarri, Lorenzo Favero, "Ortodoncia y Microimplantes SARDAC Technique" Segunda edición, Editorial Ripano

Sección 3ª

ESPACIO Y TIEMPO EN LA DISCREPANCIA DIENTE – HUESO

Capítulo 5º

INTRODUCCIÓN

"Lo único que realmente nos pertenece es el tiempo: incluso aquel que no tiene otra cosa cuenta con eso."

Baltasar Gracián

Escritor español (1601-1658)

"Cinco minutos bastan para soñar toda una vida, así de relativo es el tiempo."

Mario Benedetti

Escritor uruguayo (1920-2009)

Sección 3ª

Capítulo 5º

ESPACIO Y TIEMPO EN LA DISCREPANCIA DIENTE - HUESO

INTRODUCCIÓN

Seguramente el motivo de consulta más usual en ortodoncia sea el de piezas malposicionadas, con falta del **espacio** necesario para su adecuada función y/o estética.

Dentro de este "rubro" o categoría (piezas malposiconadas), el "problema" se nos presenta con variantes de decorado pero con un trasfondo común, la discrepancia Diente-Hueso a favor del material dentario, o sea, concretamente, una insuficiencia de **espacio** sectorizada o más generalizada en una o ambas arcadas.

Esta "escenografía" es denominada, ortodónticamente, discrepancia dentaria negativa y tiene, como decíamos, variantes en su "expresión" que pueden manifestarse tanto en casos de tratamientos de Fase I (tempranos) o de Fase II (adolescentes o adultos). Ver cuadro 3.5.1

Cuadro 3.5.1

Discrepancia Dentaria Negativa
a. Malposiciones Dentarias.
b. "Bloqueo" de piezas.
c. Alteración en la simetría de los arcos.
d. Protrusión dentoalveolar.

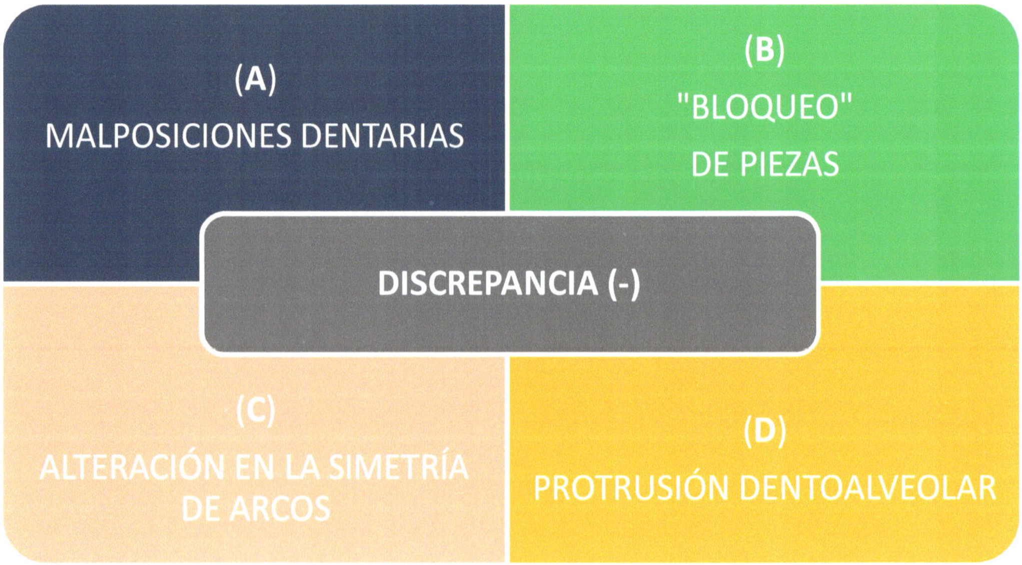

Figs. 3.5.01 - 3.5.33

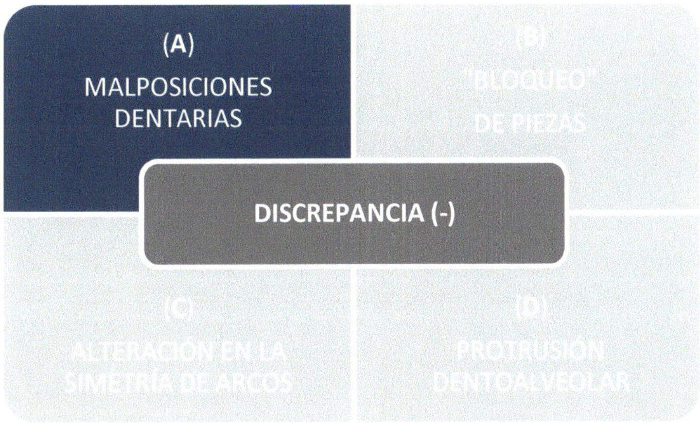

Fig. 3.5.01

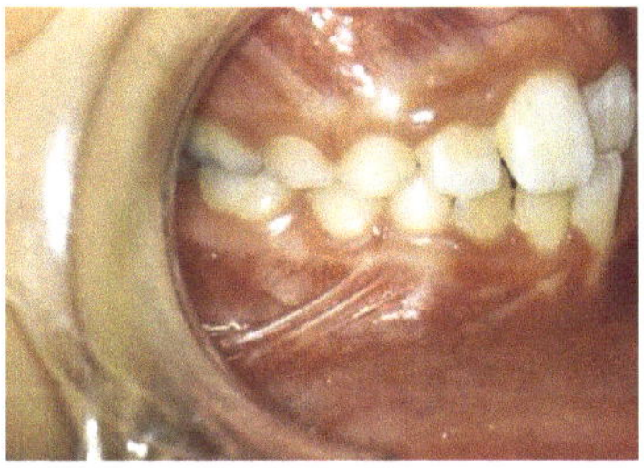

Fig. 3.5.02

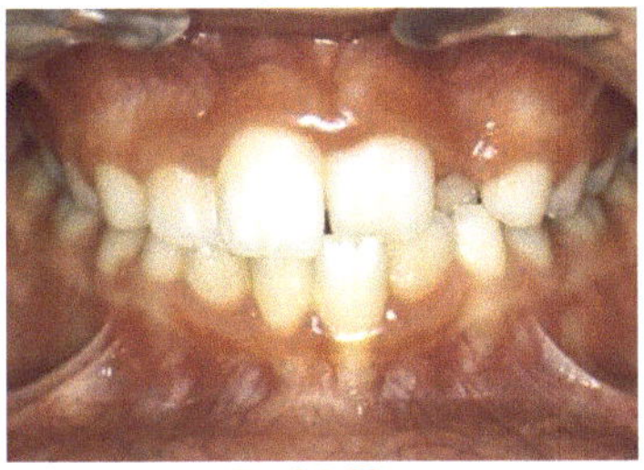

Fig. 3.5.03

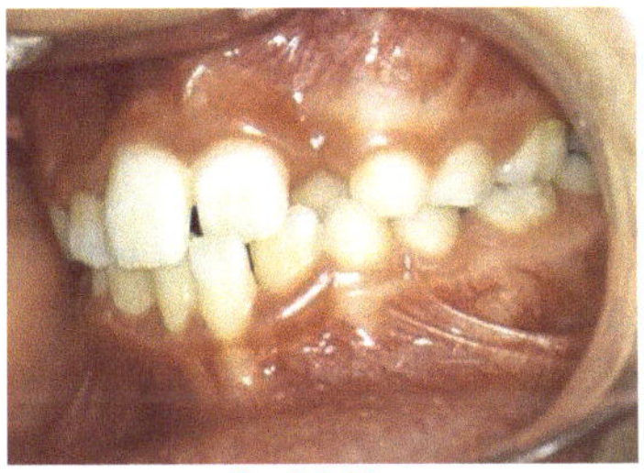

Fig. 3.5.04

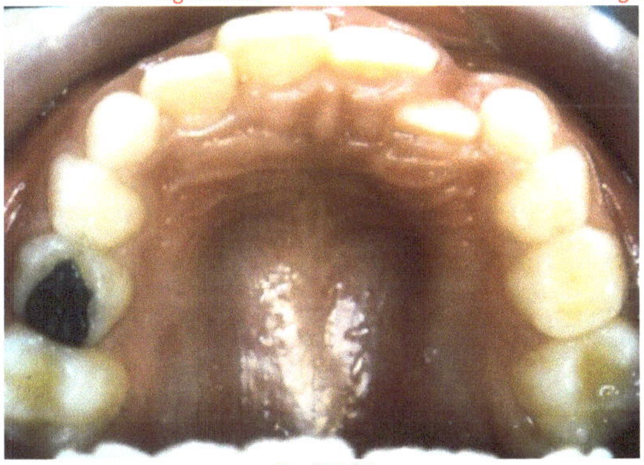

Fig. 3.5.05

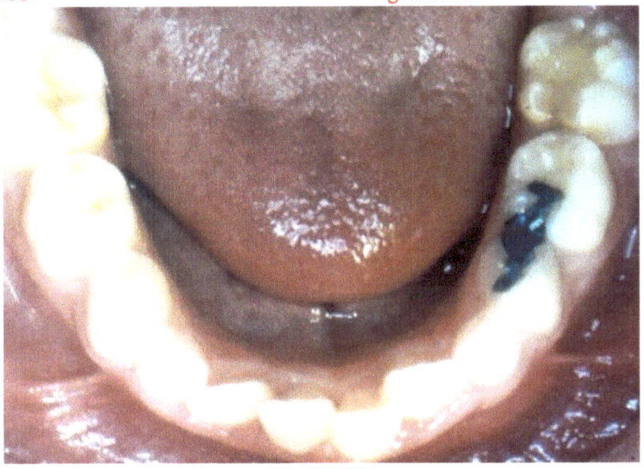

Fig. 3.5.06

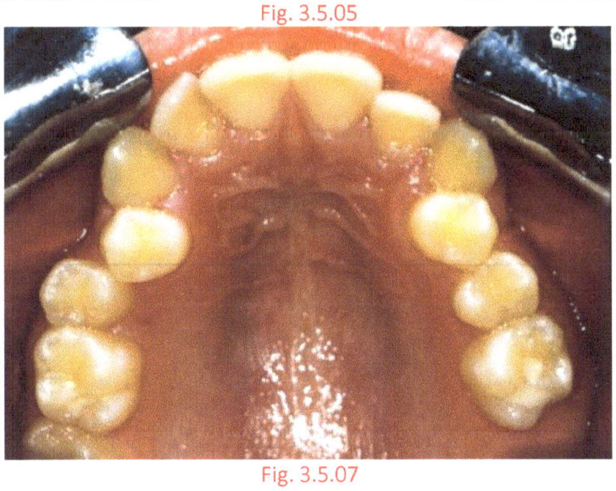

Fig. 3.5.07

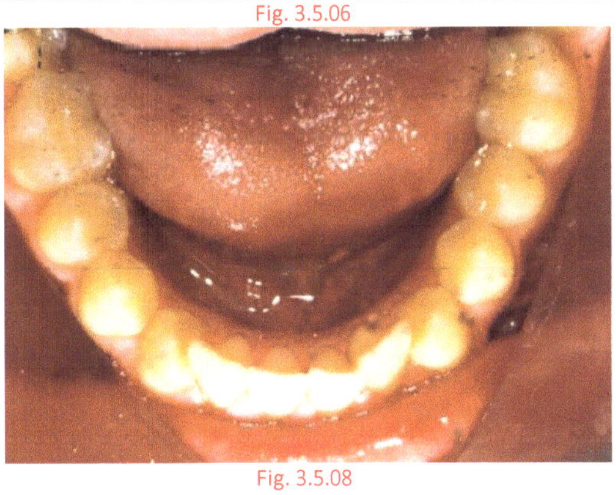

Fig. 3.5.08

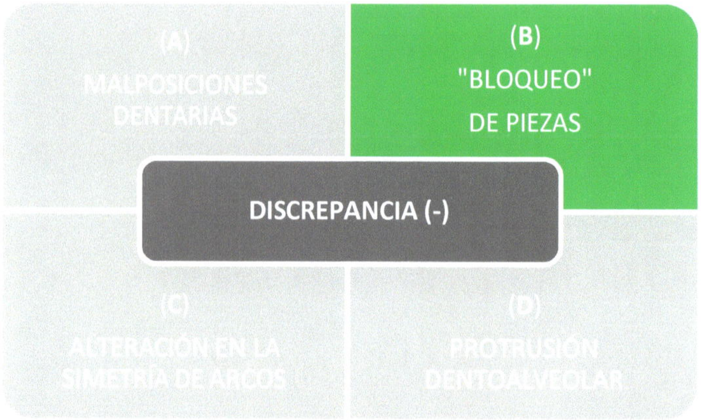

Fig. 3.5.09

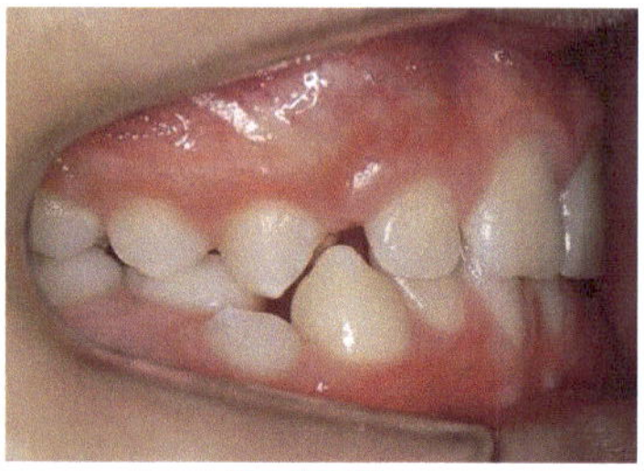

Fig. 3.5.10

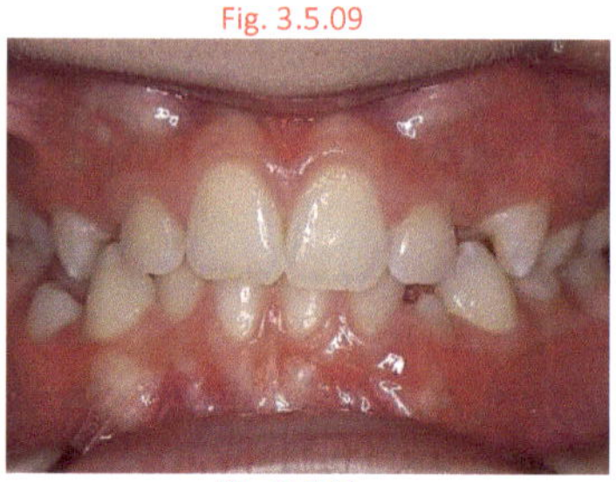

Fig. 3.5.11

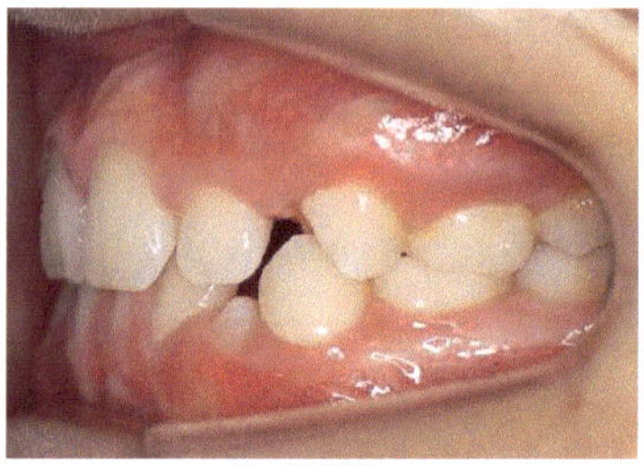

Fig. 3.5.12

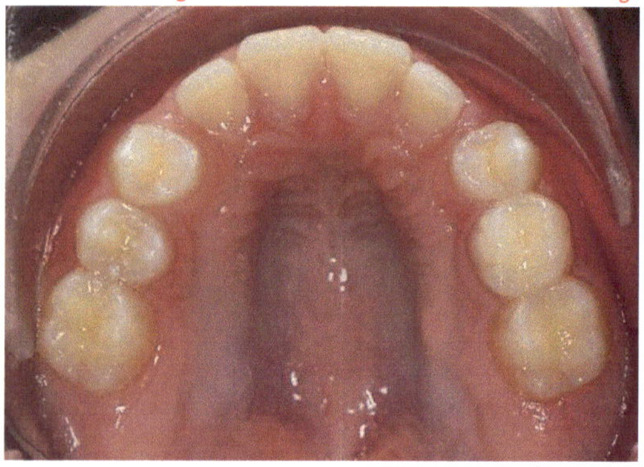

Fig. 3.5.13

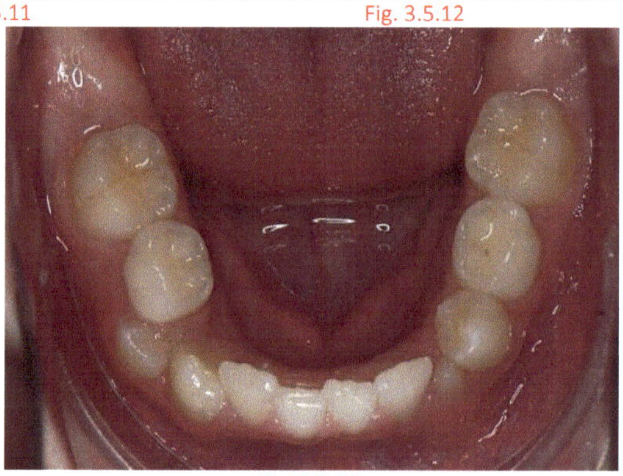

Fig. 3.5.14

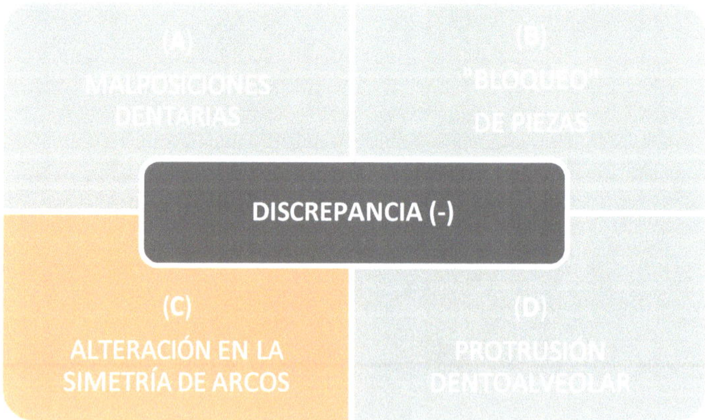

Fig. 3.5.15

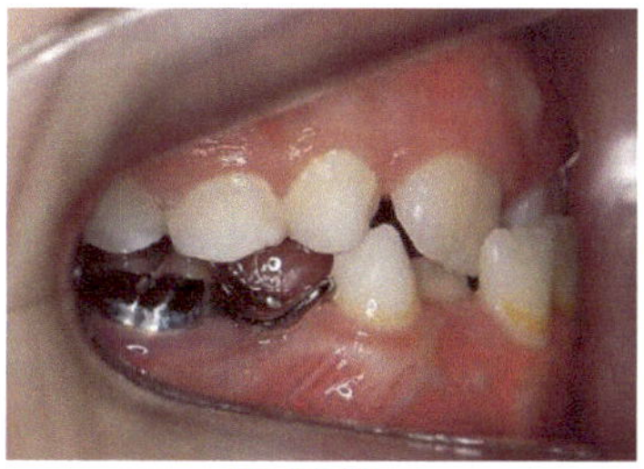

Fig. 3.5.16

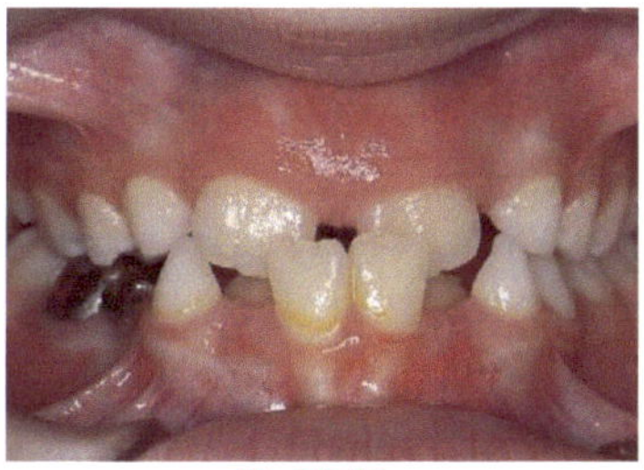

Fig. 3.5.17

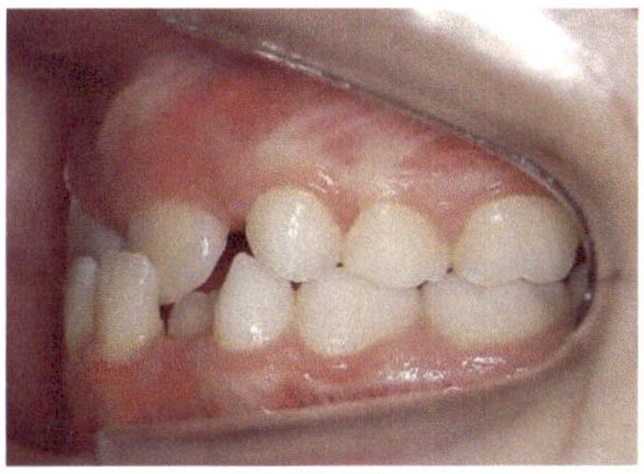

Fig. 3.5.18

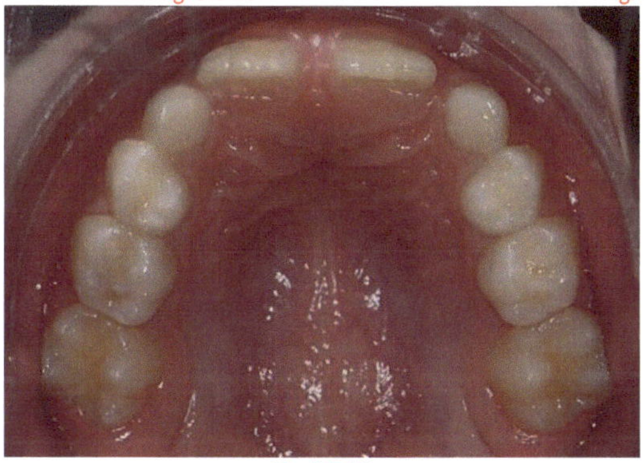

Fig. 3.5.19

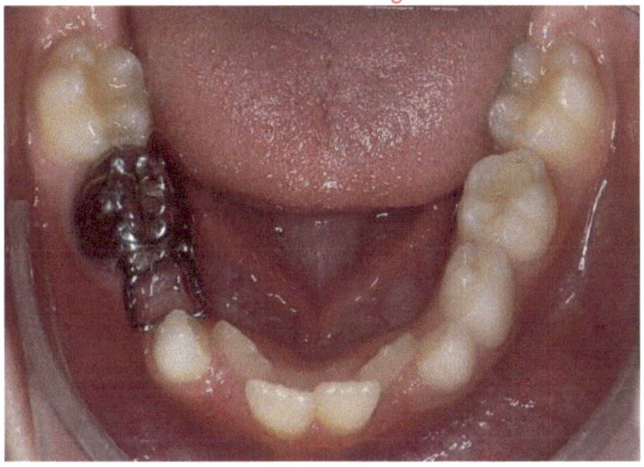

Fig. 3.5.20

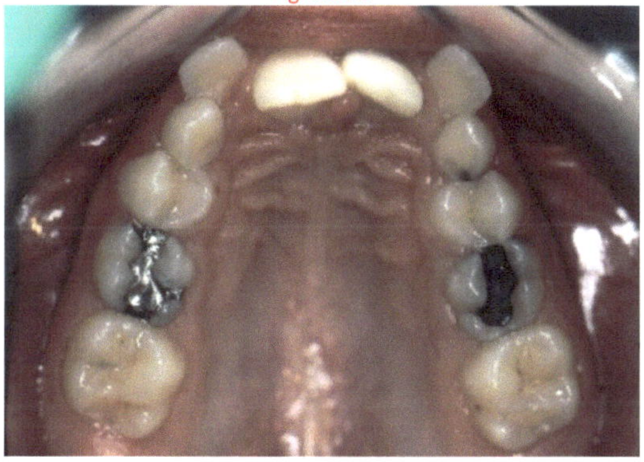

Fig. 3.5.21

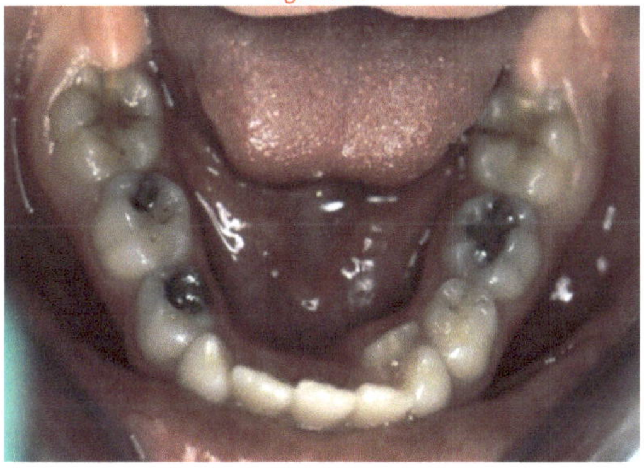

Fig. 3.5.22

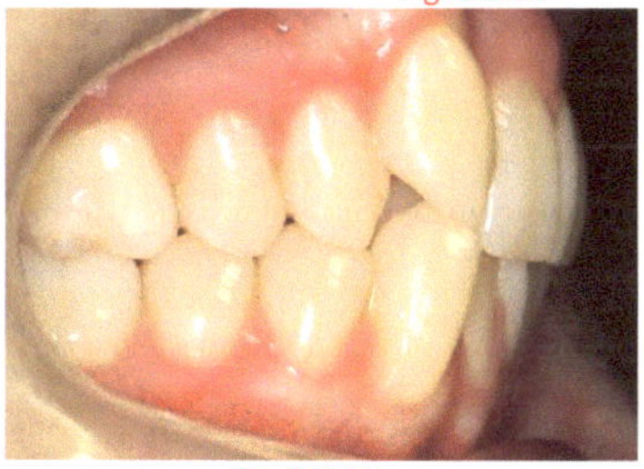

Fig. 3.5.23

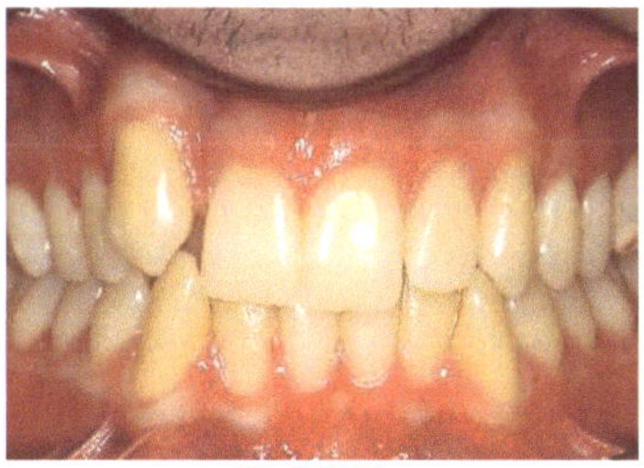

Fig. 3.5.24

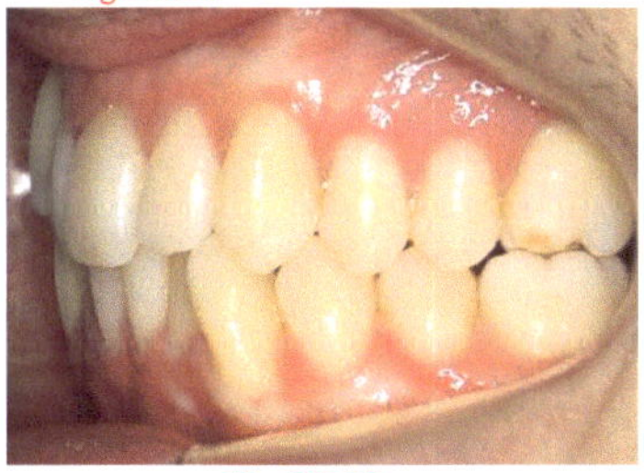

Fig. 3.5.25

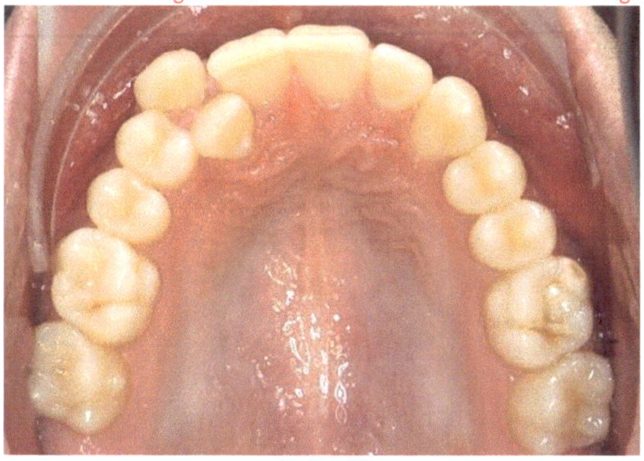

Fig. 3.5.26

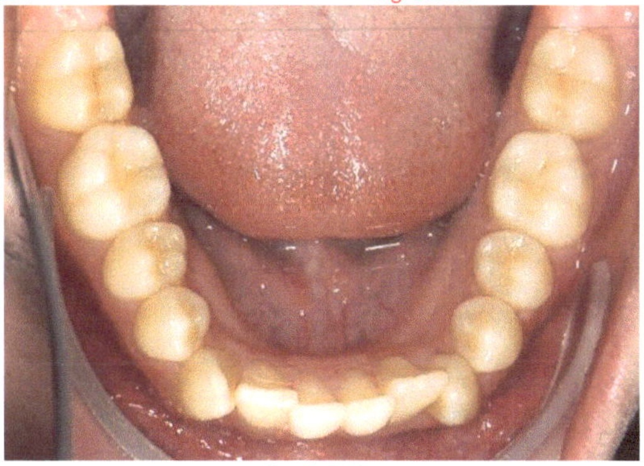

Fig. 3.5.27

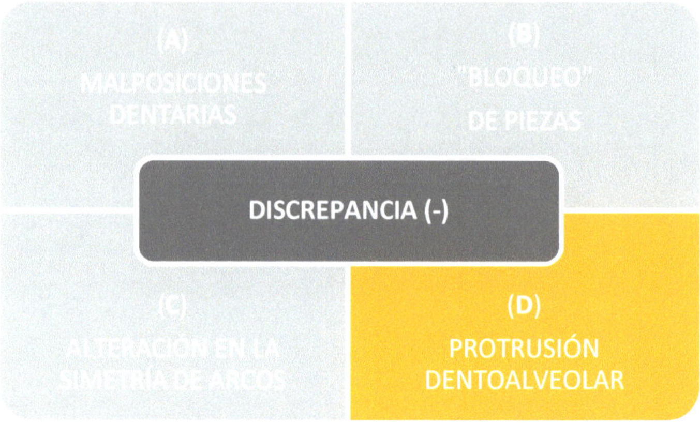

Fig. 3.5.28

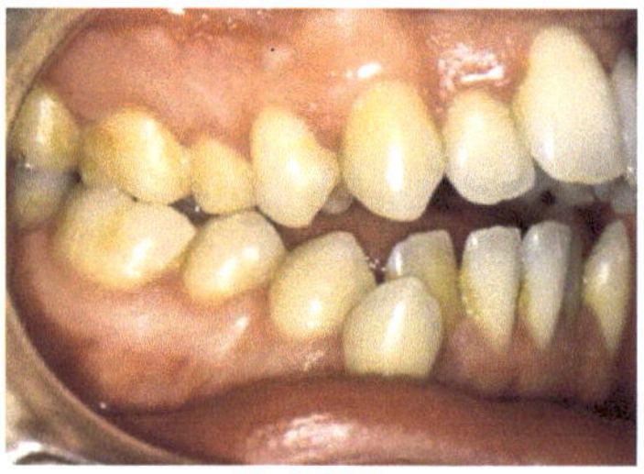

Fig. 3.5.29

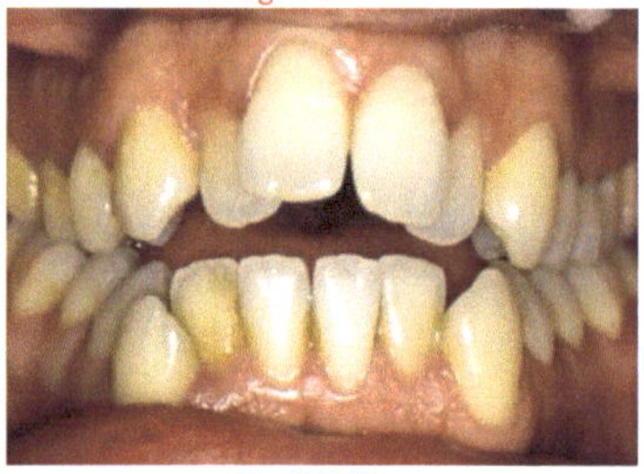

Fig. 3.5.30

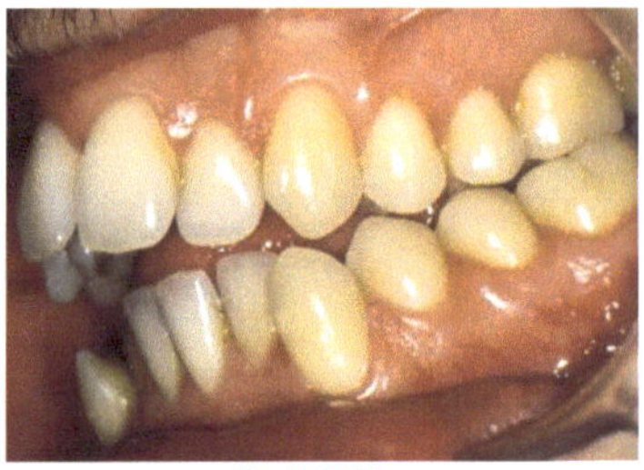

Fig. 3.5.31

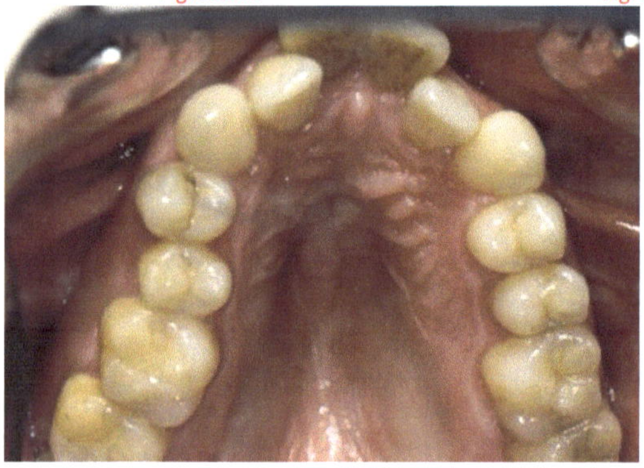

Fig. 3.5.32

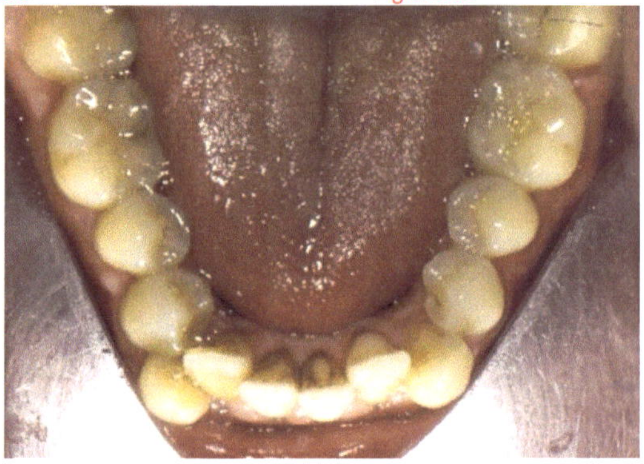

Fig. 3.5.33

Distintas expresiones en "**Tiempo**" (Edades diferentes) de problemas de **Espacio** (Discrepancia Dentaria Negativa)

Un economista sostenía, **tiempo** atrás, que problemas de dinero, se solucionaban con dinero; nosotros, tomando la esencia misma de su frase decimos: problemas de **espacio** se solucionan con **espacio**; pero el gran dilema es ¿Cuándo?. Y ¿Cómo? ...

Ante esta problemática conjunta **tiempo-espacio** surgen preguntas tales como:

a. **¿Son útiles los tratamientos "tempranos" (Fase I) en este tipo de casos?**
b. **¿Es la extracción el único camino ante la falta de espacio?**
c. **¿Son estables en el tiempo los "cambios" de forma en las arcadas?**

Otras muchas interrogantes podríamos formular y trataremos de fijar nuestra postura ante este motivo de consulta tan usual en una clínica de la especialidad.

Pregunta

a. **¿Son útiles los tratamientos “tempranos” (Fase I) en este tipo de casos?**

Ante la primera interrogante planteada expondremos, sintéticamente, y en nuestro criterio, los objetivos de un tratamiento de Fase I

Cuadro 3.5.2

Objetivos en Tratamientos Fase I
a. Control de hábitos
b. Lograr un equilibrio funcional y esqueletal
c. Resolver o planificar la discrepancia Diente-Hueso
d. Mantener o devolver la salud periodontal
e. Mantener o devolver el equilibrio ortopédico en ATM

Creemos que no hay una respuesta única para si es útil, en Fase I, solucionar todo caso con discrepancia dentaria negativa.

Cuando nuestro paciente se nos presenta con equilibrio esqueletal, funcional y salud de las estructuras del sistema (ATM, piezas dentales y músculos) estimamos que el simple control y planificación futura de las pequeñas malposiciones presentes es la medida más adecuada. (ver Fig. 3.5.34)

Figs. 3.5.34 - 3.5.49

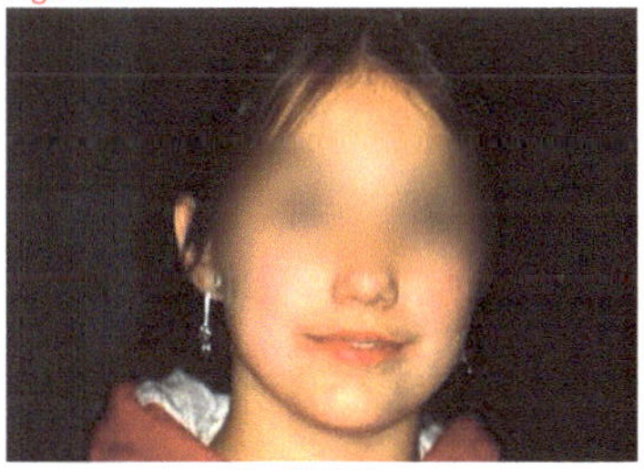

Fig. 3.5.34

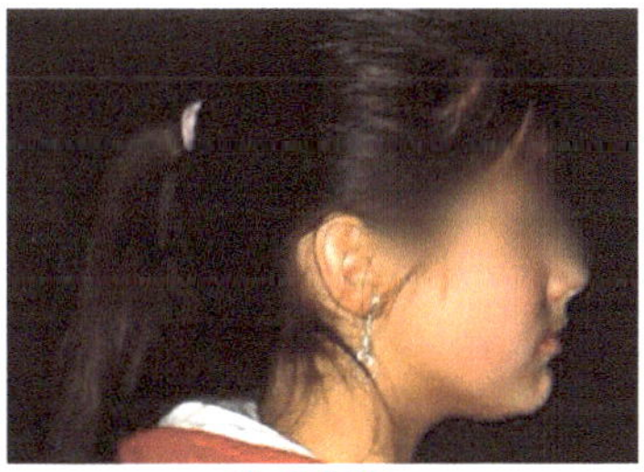

Fig. 3.5.35

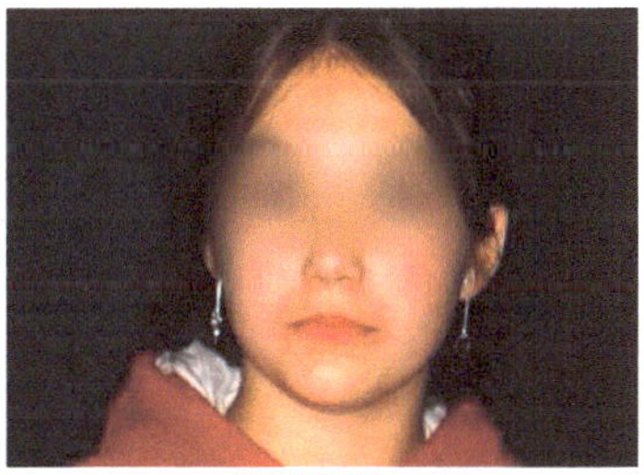

Fig. 3.5.36

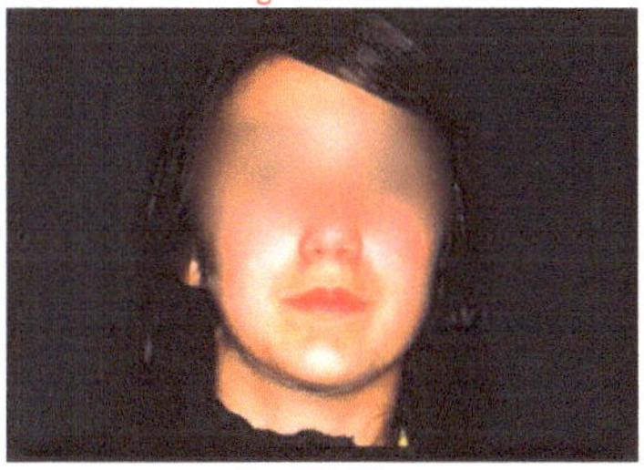

Fig. 3.5.37

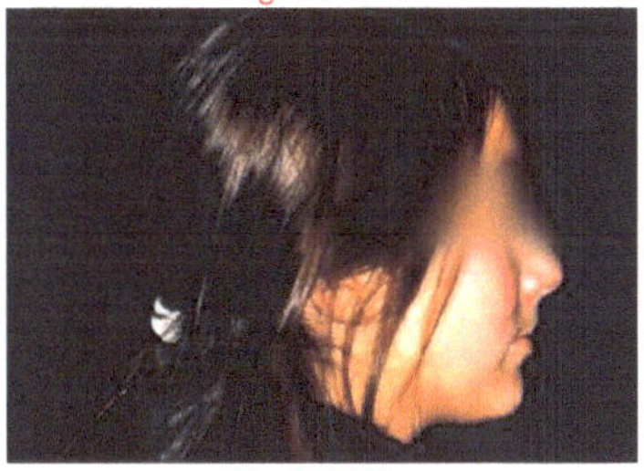

Fig. 3.5.38

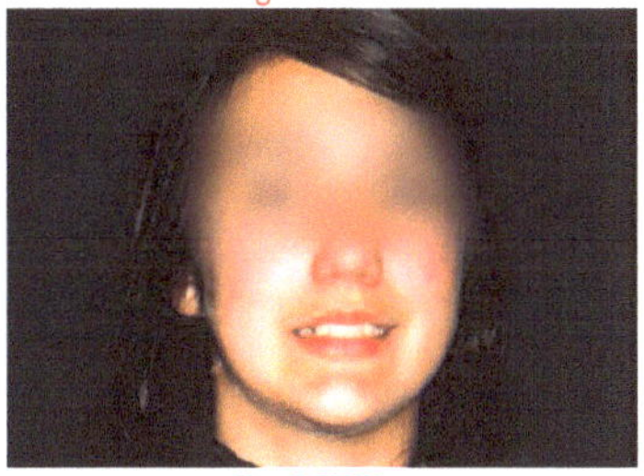

Fig. 3.5.39

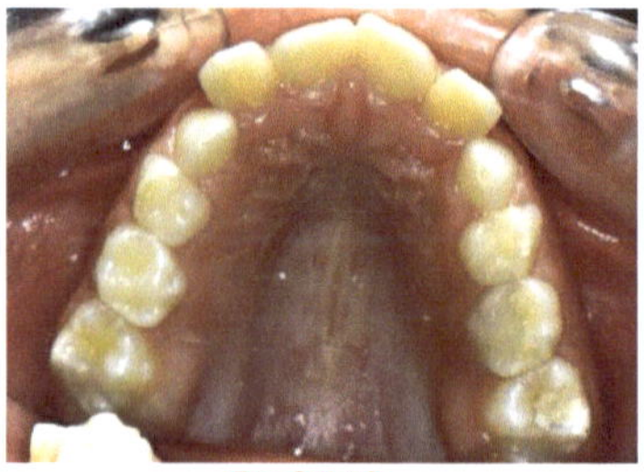
Fig. 3.5.40

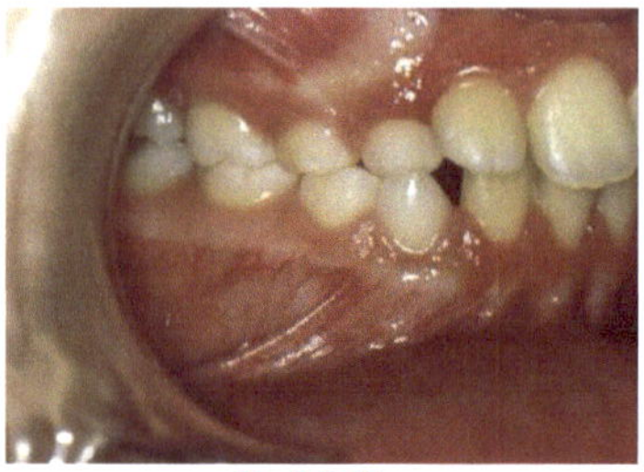
Fig. 3.5.41

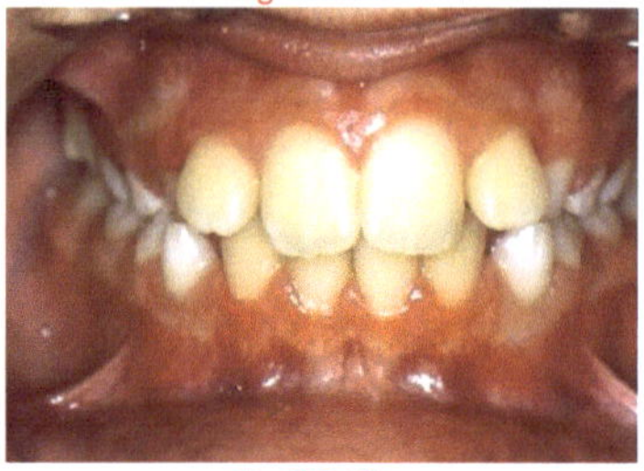
Fig. 3.5.42

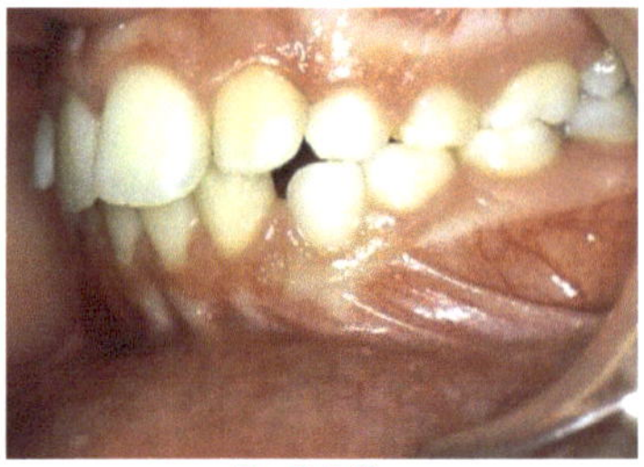
Fig. 3.5.43

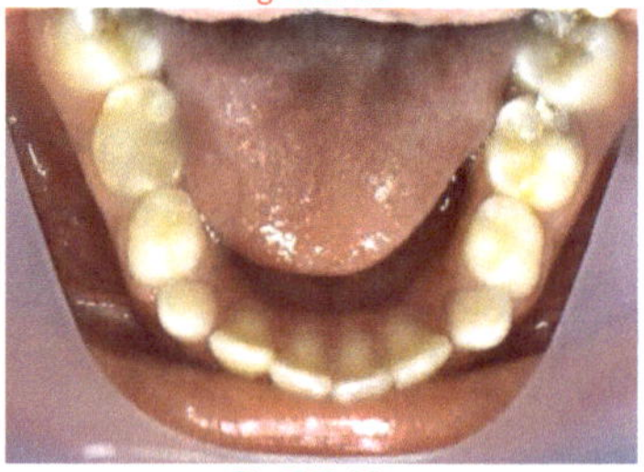
Fig. 3.5.44

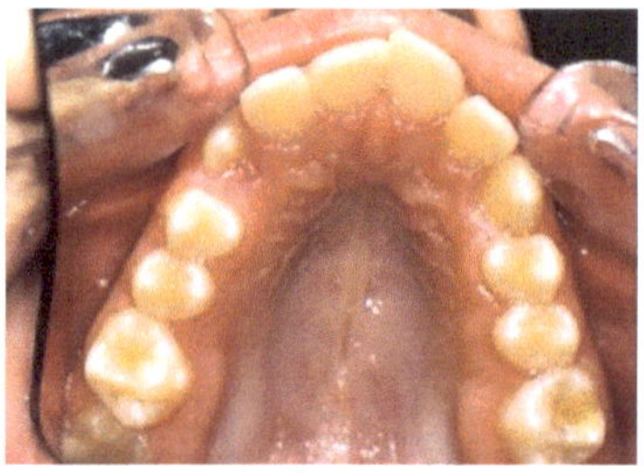
Fig. 3.5.45

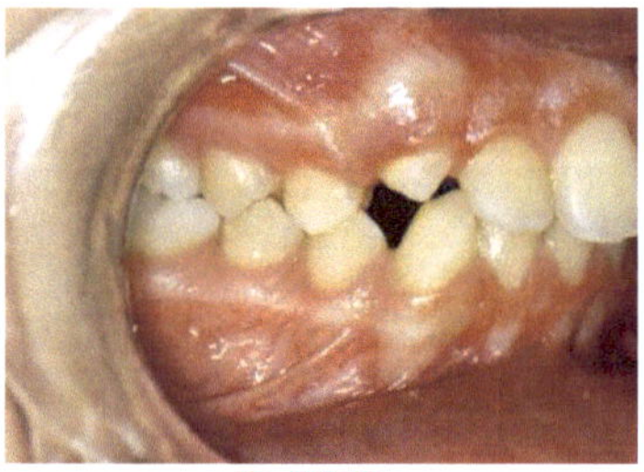
Fig. 3.5.46

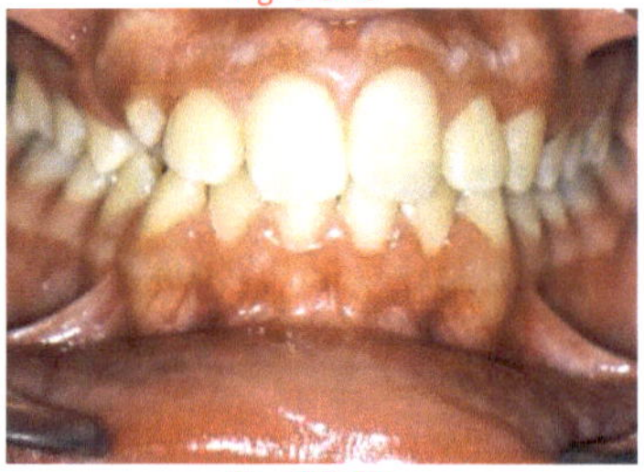
Fig. 3.5.47

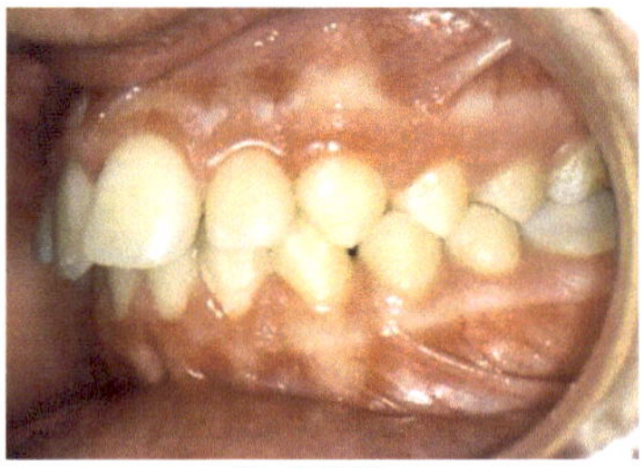
Fig. 3.5.48

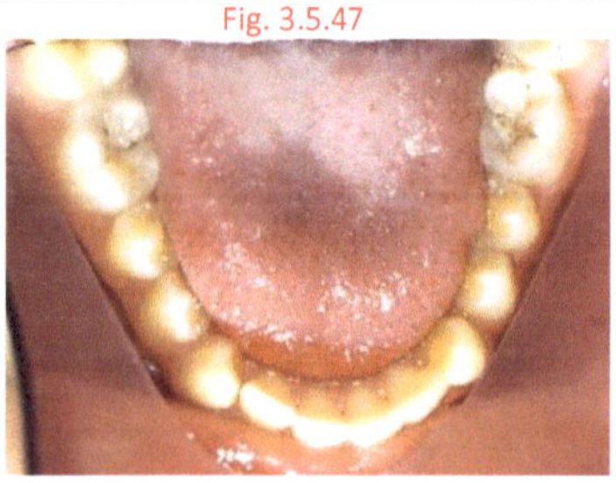
Fig. 3.5.49

En esta paciente el tratamiento en Fase I no hubiese aportado beneficios ostensibles para la Fase II que comenzó a partir de la segunda serie de fotos.

En otros casos, quizás la mayoría, la corrección de la discrepancia dentaria negativa en sus diferentes "expresiones" ya expuestas implica beneficios muy ostensibles en el mejoramiento funcional, del desarrollo óseo e incluso de salud en general en los diferentes componentes del sistema estomatognático.

El caso Nº 3 presentado en esta sección de "**Tiempo** y **Espacio** en la discrepancia Diente-Hueso" es un claro ejemplo de los beneficios de tratamientos tempranos (Fase I) ante esta problemática tan común en nuestra práctica ortodóntica.

Pregunta

b. ¿Es la extracción el único camino ante la falta de espacio?

En tratamientos de adolescentes o adultos (Fase II) y ante la problemática de la falta de **espacio** para un buen posicionamiento de las piezas dentarias surge, no en todos, pero si en muchos casos, una primer interrogante ¿extraer o no extraer?

Ante esta pregunta, repetimos, muy usual en nuestra planificación de un tratamiento, son necesarias algunas consideraciones previas de lo histórico-filosófico-ortodóntico y remontarnos en el **tiempo**, algo hacia atrás a "escuelas" de maestros de la especialidad para, finalmente dar nuestra modesta opinión (opinión no es investigación) sobre el tema.

Quizás un primer gran ícono de la ortodoncia fue el Dr. Edward Angle creador de aparatologías como el Arco Cinta y el Arco de Canto; dicho profesor fue desde el punto de vista "filosófico" antiextracionista en el enfoque de la mayoría de sus tratamientos.
Fig. 3.5.50

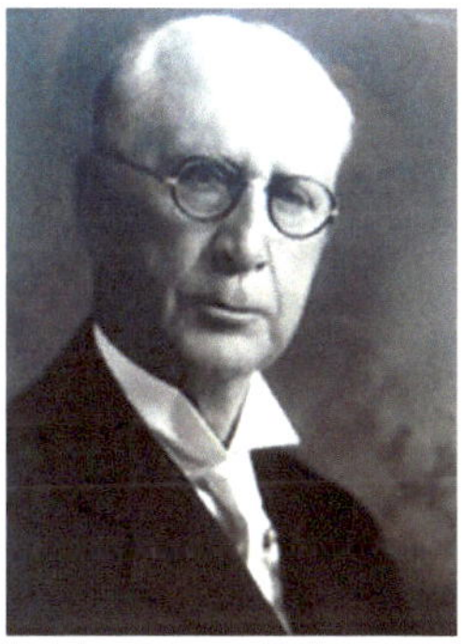

Fig. 3.5.50

Dr. Edward Angle

Posteriormente el Dr. Charles Tweed, con el mismo "vehículo terapéutico" (Arco de Canto) se vuelca hacia un enfoque altamente extraccionista en la mayoría de sus casos buscando con ello mayor estabilidad en el **tiempo** de los resultados logrados; su diagnóstico ante la falta de **espacio** de piezas dentarias se basaba, fundamentalmente, en una evaluación cuantitativa de la discrepancia y en la mayor o menor inclinación incisiva fundamentalmente inferior. Fig. 3.5.51

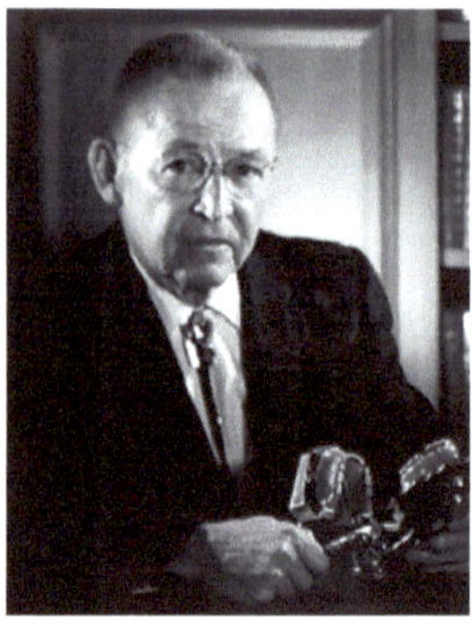

Fig. 3.5.51

Dr. Charles Tweed

Años después un gran maestro como lo fue el Dr. Robert Ricketts introduce nuevos parámetros diagnósticos, niveles de fuerzas a emplear en el movimiento ortodóntico, y tratamientos bioprogresivos en el "pasaje" desde Fase I a Fase II.

Fig. 3.5.52 - 3.5.53

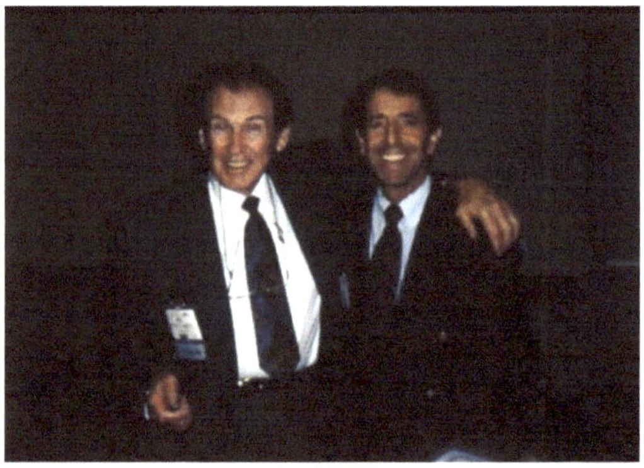

Fig. 3.5.52

Dr. Robert Ricketts

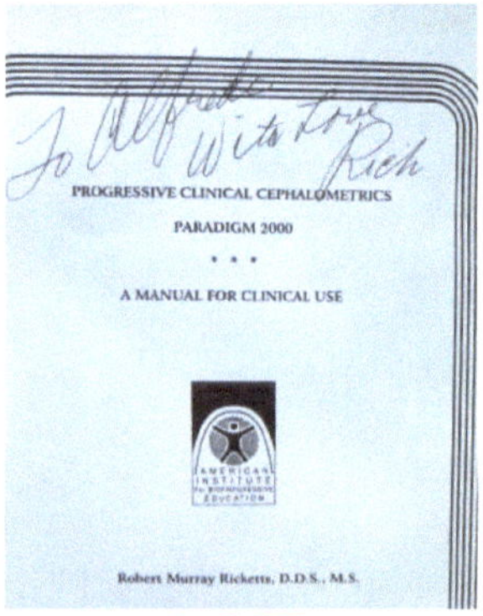

PROGRESSIVE CLINICAL CEPHALOMETRICS

PARADIGM 2000

* * *

A MANUAL FOR CLINICAL USE

Robert Murray Ricketts, D.D.S., M.S.

Fig. 3.5.53

A partir de los años "70" del siglo pasado surge el Arco Recto, un "vehículo" terapéutico de enorme utilidad creado y desarrollado por el Dr. Lawrence Andrews.

Fig. 3.5.54

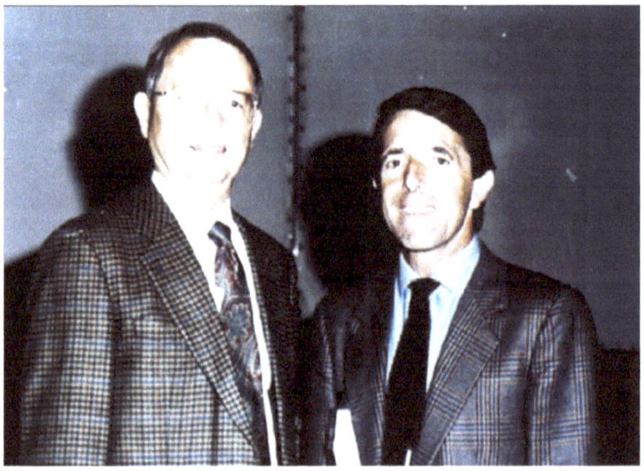

Fig. 3.5.54

Dr. Lawrence Andrews

Dicha aparatología tuvo, con variantes filosóficas, enormes difusores en el Dr. Ronald Roth y el Dr. Richard Mc. Laughlin. (ver Figs. 3.5.55 a 3.5.56)

Fig. 3.5.55 - 3.5.56

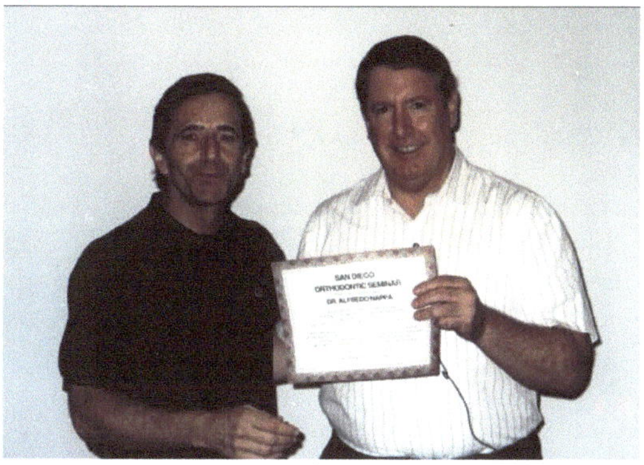

Fig. 3.5.55

Dr. Richard Mc. Laughlin

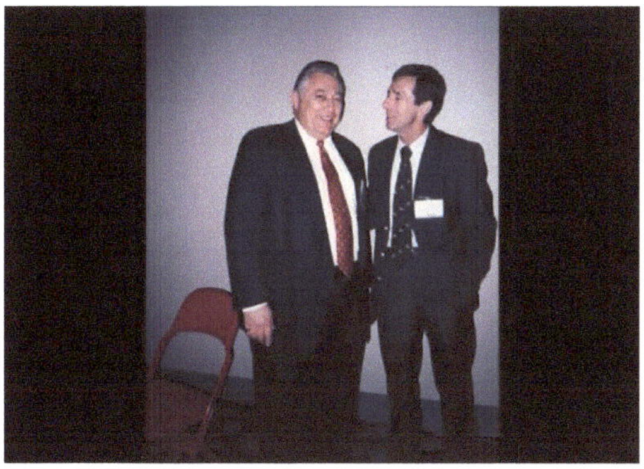

Fig. 3.5.56

Dr. Ronald Roth

De todos modos y de acuerdo a nuestro criterio actual, el diagnóstico en lo referido a la discrepancia diente-hueso siguió muy incidido, más allá de ciertos "maquillajes", por los conceptos del Dr. Charles Tweed, es decir una alta incidencia de extracciones ante la falta de **espacio** para el adecuado posicionamiento dentario en busca de la estabilidad en el **tiempo** de los resultados obtenidos en la fase activa de los tratamientos.

En los comienzos del nuevo siglo comienzan a ganar terreno, a tener adeptos, como nosotros, pero también a ser discutido por otros colegas de la especialidad, los conceptos del Dr. Dwight Damon.

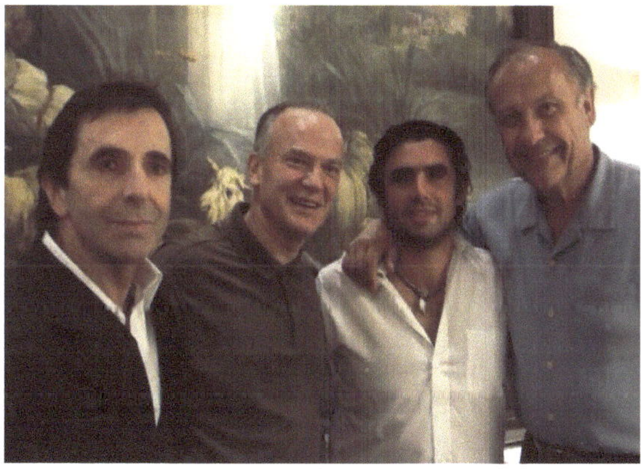

Fig. 3.5.57

Drs. Alfredo Nappa, Alan Bagden, Federico Nappa y Dwight Damon

Podríamos citar a modo de resumen muy sintético, tres pilares fundamentales de su "filosofía" ortodóntica:

1. **"Todo empieza por la cara"**
2. **"Demos una segunda oportunidad"**
3. **Bajemos el nivel de fuerza aplicada a las unidades dentarias en nuestros tratamientos ortodónticos.**

1.

En todos los problemas ortodónticos y en ellos está incluida, sobremanera, la discrepancia dentaria negativa, el Dr. Damon le asigna a la estética facial una importancia relevante en sus decisiones terapéuticas.

2.

Otro concepto "clave" para comprender esta filosofía es no diagnosticar la falta de **espacio** pensando solamente en la forma de arco del pretratamiento.

En estudios de modelos con piezas dentarias bien alineadas y otros con malposiciones, la diferencia entre ambos grupos no radicó en el tamaño dentario sino en el ancho y perímetro de las arcadas.
(ver Figs. 3.5.58 - 3.5.67)

Figs. 3.5.58 - 3.5.67

Howe RP, McNamara JA, Jr.
O´Connor KA

An examination of the dental crowding and its relationships to tooth size and arch dimension.

Am J Orthod 1983; 83:363-73

Fig. 3.5.58

Moyers RE, Van der Linden FPGM, Riolo ML, McNamara JA, Jr.

Standard of human occlusal development.

Ann Arbor: Monograph 5, Creniofacial Growth Series, Center for Human Growth and Development, The University of Michigan, 1976

Fig. 3.5.59

**MESIODISTAL DIAMETER OF DECIDUOUS AND PERMANENT TEETH.
BASED ON EUROPEAN-AMERICAN DATA
FROM THE UNIVERSITY OF MICHIGAN GROWTH STUDY**

	MALE			FEMALE		
	Dec. Mean (mm)	Perm. Mean (mm)	Dec. Diff. (mm)	De. Mean (mm)	Perm. Mean (mm)	Dec. Diff. (mm)
MAXILLARY						
Central Incisor	6.4	8.9	2.5	6.5	8.7	2.2
Lateral Incisor	5.3	6.9	1.6	5.3	6.8	1.5
Canine	6.8	8.0	1.2	6.6	7.5	0.9
First DM/PM	6.7	6.8	0.1	6.6	6.6	0.0
Second DM/PM	8.8	6.7	-2.1	8.7	6.5	-2.2
MANDIBULAR						
Central Incisor	4.1	5.5	1.4	4.1	5.5	1.4
Lateral Incisor	4.6	6.0	1.4	4.7	5.9	1.2
Canine	5.8	7.0	1.2	5.8	6.6	0.8
First DM/PM	7.8	6.9	-0.9	7.7	6.8	-0.9
Second DM/PM	9.9	7.2	-2.7	9.7	7.1	-2.6

Fig. 3.5.60

DIFFERENCES IN TOOTH SIZES OF THE DECIDUOUS AND PERMANENT DENTITION. BASED ON EUROPEAN-AMERICAN DATA FROM THE UNIVERSITY OF MICHIGAN GROWTH STUDY			
	Incisors (mm)	Canines/Premolars (mm)	Total (mm)
MAXILLARY			
Permanent	31.6	43.0	74.6
Deciduous	23.4	44.6	68.0
Difference	8.2	-1.6	6.6
MANDIBULAR			
Permanent	23.0	42.2	65.2
Deciduous	17.4	47.0	64.4
Difference	5.6	-4.8	0.8

Fig. 3.5.61

TOOTH SIZE: INDIVIDUAL TEETH. FROM HOWE et al.

N=Non-crowded

C=Crowded

Ns=non statistically significant

			MALE				FEMALE			
			N	Mean	S.D.	Sig.	N	Mean	S.D.	Sig.
MAXILLARY	N	Central Incisor	24	8.7	0.5	ns	30	8.3	0.5	ns
	C		18	8.6	0.7		32	8.3	0.4	
	N	Lateral Incisor	24	6.7	0.5	ns	30	6.3	0.6	ns
	C		18	6.8	0.5		32	6.4	0.6	
	N	Canine	24	7.7	0.7	ns	30	7.4	0.5	ns
	C		18	7.8	0.7		32	7.3	0.3	
	N	1st. Premolar	24	6.8	0.4	ns	30	6.7	0.5	ns
	C		18	6.8	0.5		32	6.7	0.4	
	N	2nd. Premolar	24	6.6	0.5	ns	30	6.5	0.4	ns
	C		18	6.7	0.4		32	6.4	0.4	
	N	1st. Molar	24	10.7	0.5	ns	30	10.6	0.6	ns
	C		18	10.8	0.5		32	10.4	0.6	
MANDIBULAR	N	Central Incisor	24	5.2	0.3	ns	30	5.1	0.3	ns
	C		18	5.3	0.4		32	5.2	0.3	
	N	Lateral Incisor	24	5.8	0.3	ns	30	5.5	0.4	ns
	C		18	5.9	0.4		32	5.7	0.3	
	N	Canine	24	6.7	0.3	ns	30	6.3	0.4	ns
	C		18	6.8	0.5		32	6.3	0.3	
	N	1st. Premolar	24	6.9	0.4	ns	30	6.8	0.4	ns
	C		18	7.1	0.5		32	6.8	0.4	
	N	2nd. Premolar	24	6.9	0.3	ns	30	6.8	0.4	ns
	C		18	7.2	0.5		32	6.8	0.7	
	N	1st. Molar	24	11.0	0.6	ns	30	10.6	0.6	ns
	C		18	11.1	0.7		32	10.5	0.6	

Fig. 3.5.62

TAMAÑO DENTARIO	
Suma promedio de ancho mesio-distal de piezas dentarias superiores desde mesial de 7|7	
Casos bien alineados	94.3 +/- 3.9
Casos con malposiciones	95.5 +/- 4.7
La diferencia de ambos grupos Aproximadamente 1 mm. No es estadisticamente significativa.	

Fig. 3.5.63

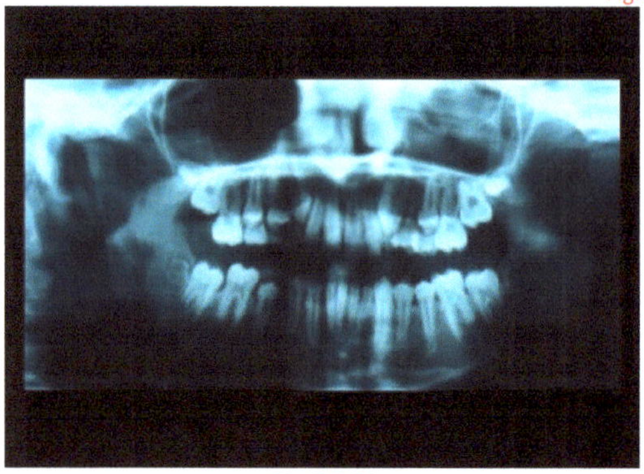

Fig. 3.5.64

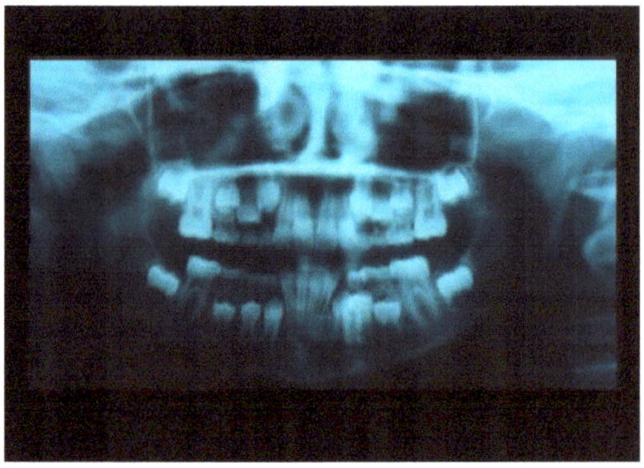

Fig. 3.5.65

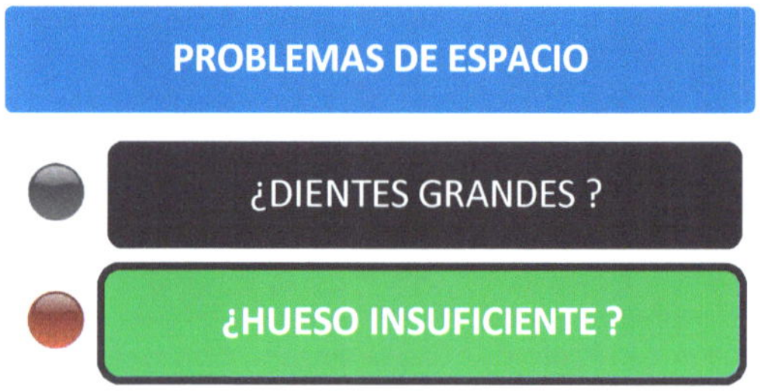

Fig. 3.5.66

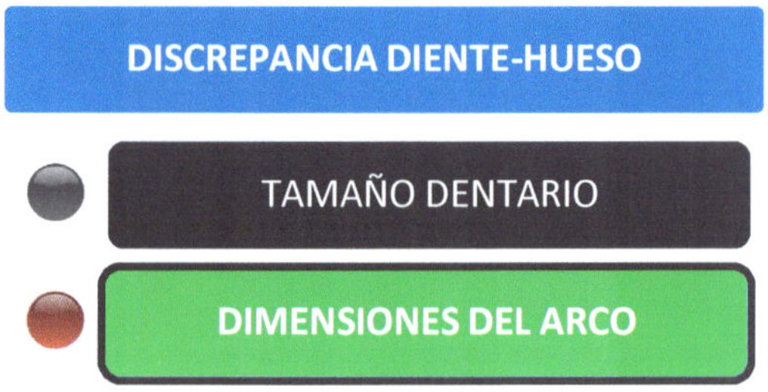

Fig. 3.5.67

Como corolario de estos trabajos se llega a la conclusión de que en la gran mayoría de los casos en donde existe discrepancia dentaria negativa el problema no radica en piezas dentarias grandes, sino en arcadas que han sufrido un detrimento en el desarrollo adecuado de diámetro y/o perímetro.

Generalmente el ortodoncista olvida un camino etiopatogénico que se inicia en una causal primaria (ej. Respiración bucal), que "desencadena" un desbalance muscular y este afecta las estructuras óseas; si la etiología inicial es resuelta, es posible "dar una segunda oportunidad", cambiar una dismorfosis generada por disfunción y resolver las malposiciones sin extracciones que implican no solo pérdida de piezas dentarias sino un desmejoramiento de la estética facial en la mayoría de dichos tratamientos.

Como reflexiones finales a esta pregunta expresemos que existen casos post ortodónticos estables y no estables con o sin extracciones ya que la estabilidad en el **tiempo** depende de muchos factores; las extracciones, "per se", no garantizan la permanencia de los logros obtenidos en la fase activa de los tratamientos.
En nuestro concepto los factores de mayor incidencia en la planificación y decisión de extracción – no extracción son:

Fig. 3.5.68

FACTORES DIAGNÓSTICOS Y "CAMINOS"

**La decisión de
EXTRACCIÓN – NO EXTRACCIÓN
ya no pasa por una simple evaluación de discrepancia dentaria y relación cefalométrica incisiva inferior.**

MAGNITUD DE LA DISCREPANCIA
BIOTIPO
ESTÉTICA
CONTROL LABIAL
GUÍA OCLUSIVA ANTERIOR
SALUD PERIODONTAL
CORTICAL VESTIBULAR
MOVIMIENTO INCISIVO PREVISTO
"CAMOUFLAGE" DE DISCREPANCIA ESQUELETAL

Fig. 3.5.68

Es de hacer notar el último "ítem" de los factores de decisión; en algunos casos la extracción forma parte no solo de una solución al problema de **espacio** ante la discrepancia dentaria negativa, sino que ese **espacio** puede ser utilizado como factor de "camouflage" ante una disrelación esqueletal vertical, anteroposterior y/o de simetría que presente el paciente.

Fig. 3.5.69 - 3.5.70

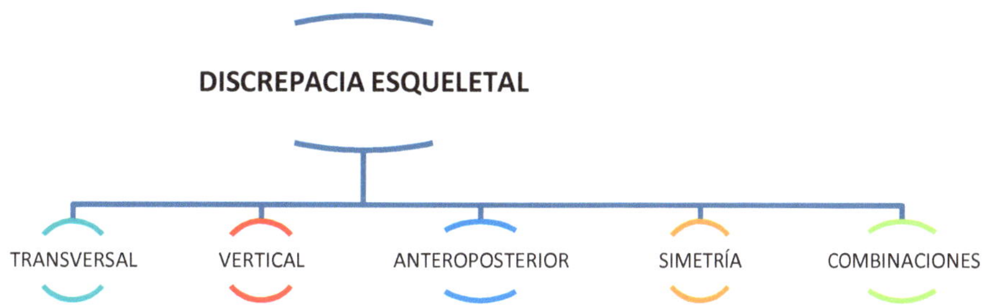

Fig. 3.5.69

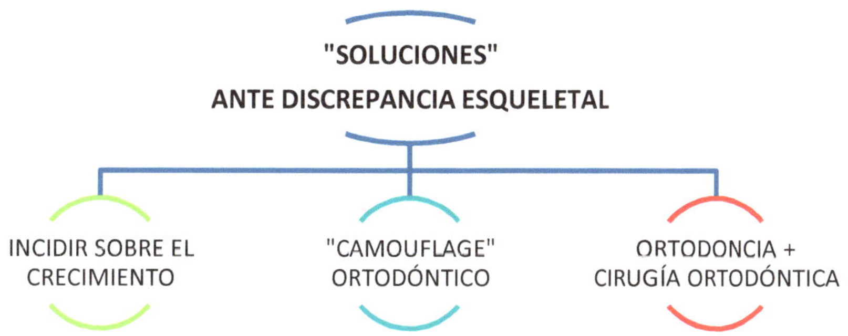

Fig. 3.5.70

Pregunta

c. **¿Son estables en el tiempo los "cambios" de forma en las arcadas?**

Quien tenga la mínima experiencia en la "vida misma" sabe, sobremanera, que no hay nada ni nadie absolutamente estable e incambiable en el **tiempo**; la piel, la psiquis, las articulaciones, los huesos, etc, etc, etc; sufren remodelaciones y cambios constantes.
Por otra parte como bien lo expresa el Dr. Tuncay en un artículo por el escrito, **"Los dientes son bobos"** (ver Fig. 3.5.71) y no discriminan el origen de la fuerza que sobre ellos se ejerce, pudiendo ella ser un sistema ortodóntico, una acción muscular, hábitos, sobrecarga oclusal, etc, etc, etc.

Tuncay OC. Teeth are dumb [editorial]. Cases Commentaries Orthod Technol [annual newsletter] 2003.

Fig. 3.5.71

Más allá de estas puntualizaciones existen cambios de "forma" en diámetro y perímetro de las arcadas que pueden ser muy estables a largo plazo y otras que "pequen" de extrema inestabilidad o de afectar la salud misma de estructuras del sistema estomatognático; por ejemplo es nuestra opinión (solo opinión), que protrusiones incisivas generadas por tratamiento que superen los 4 mm. y 8 grados con respecto a su posicionamiento inicial "entran" en un área de probable inestabilidad en el **tiempo**.

Factores como la edad, el vehículo terapéutico o aparatología utilizada, la persistencia o resolución de la etiología primaria, la rehabilitación o no del desbalance muscular constatado, son, creemos, aspectos extremadamente importantes en la estabilidad de los resultados de los cambios de forma en la "segunda oportunidad". Analizar cada una de estas variables implicaría, por si mismas, un texto o algo más de cada una de ellas; de todos modos algunos comentarios referidos a los cambios en la morfología de las arcadas los explicaremos en el desarrollo de los casos sobremanera en las secciones 3 y 4 de este libro.

ESPACIO Y TIEMPO EN LA DISCREPANCIA DIENTE – HUESO

Capítulo 6º

CASO 03

"Se puede engañar a algunos todo el tiempo y a todos algún tiempo, pero no se puede engañar a todos todo el tiempo."

Abraham Lincoln

Decimosexto Presidente de los Estados Unidos (1809-1865)

"El tiempo es el mejor autor: siempre encuentra un final perfecto."

Charles Chaplin

Actor y director británico (1889-1977)

Sección 3ª

Capítulo 6º

CASO 03

1) DIAGNÓSTICO

Presentamos un paciente de dentición mixta cuyas características encuadran dentro de lo que se denominan "tratamientos tempranos"; o de Fase I, con, entre otros, problemas de **espacio** para la correcta disposición y erupción de los incisivos superiores.

Figs. 3.6.01 - 3.6.14

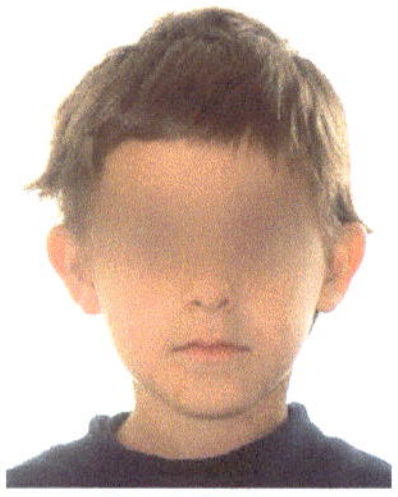
Fig. 3.6.01

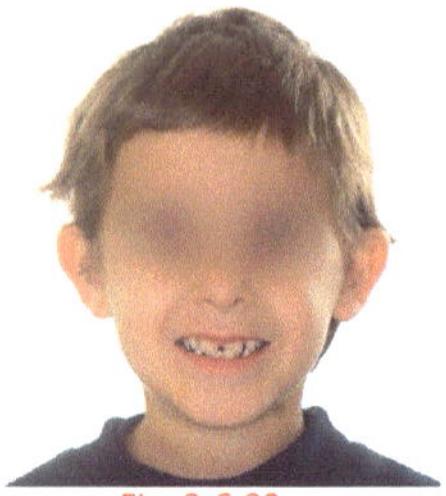
Fig. 3.6.02

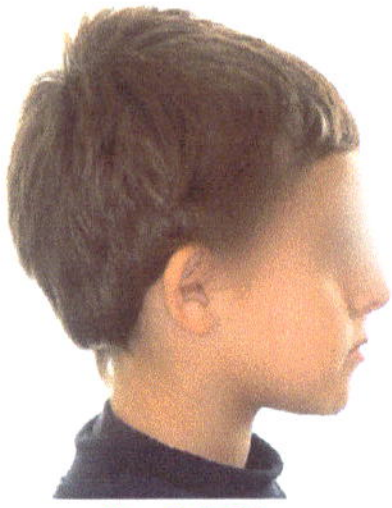
Fig. 3.6.03

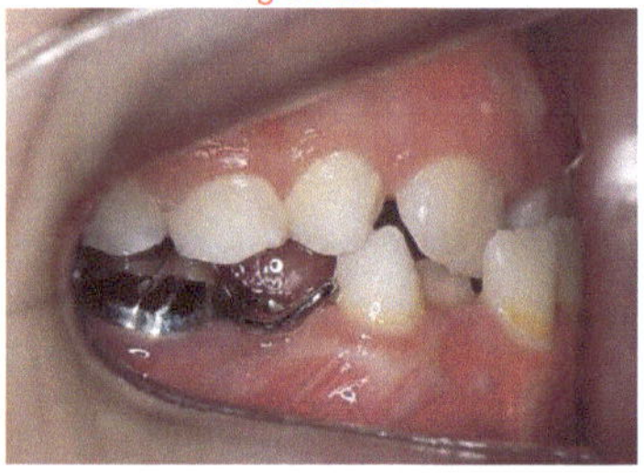
Fig. 3.6.04

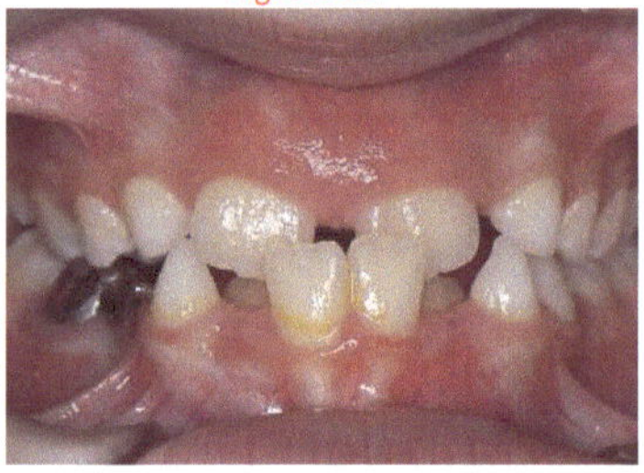
Fig. 3.6.05

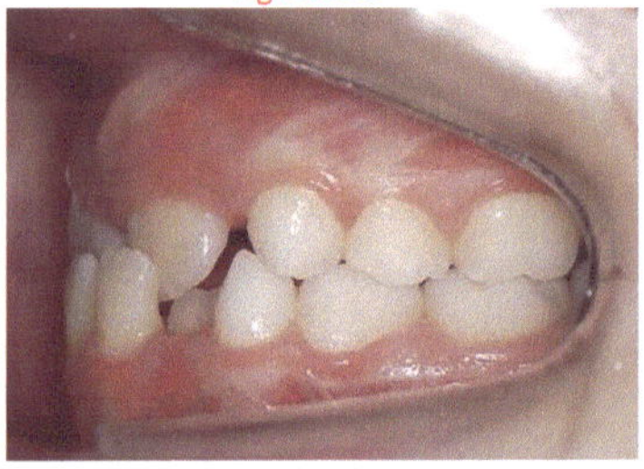
Fig. 3.6.06

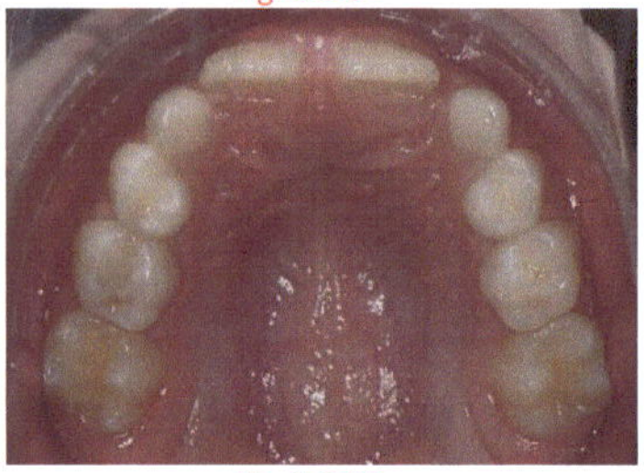
Fig. 3.6.07

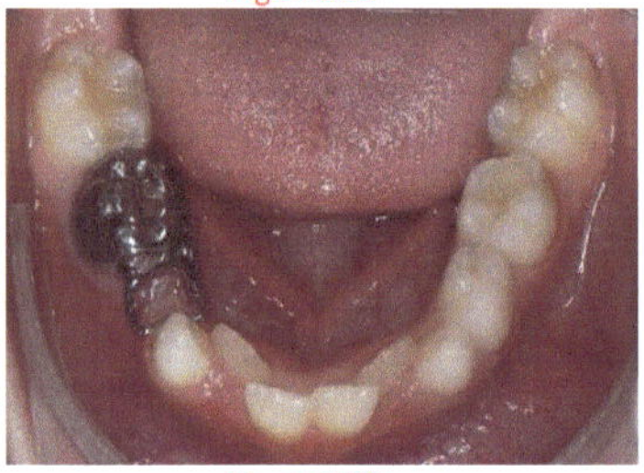
Fig. 3.6.08

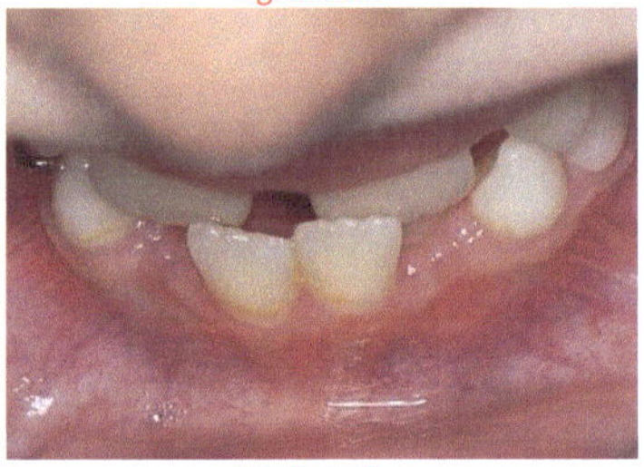
Fig. 3.6.09

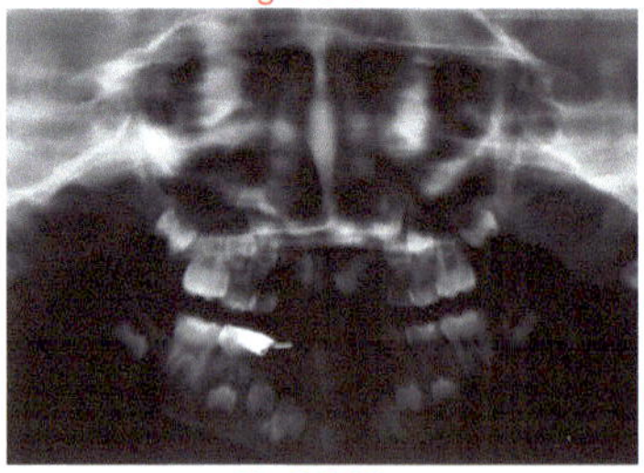
Fig. 3.6.10

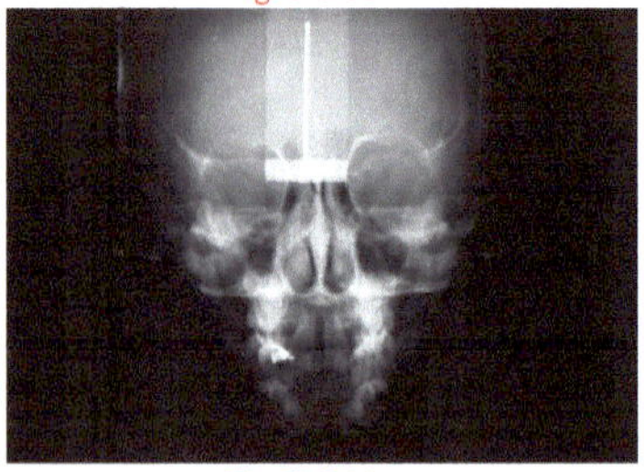
Fig. 3.6.11

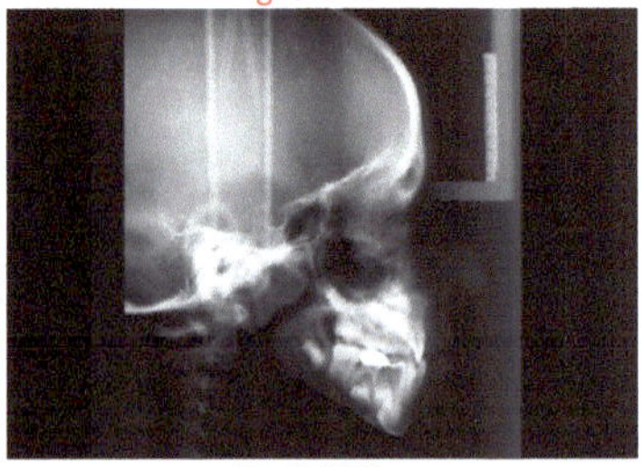
Fig. 3.6.12

ANALISIS DE MCNAMARA

Masculino

\# 20 A.NAPPA
Doctor R

PRETRATAMIENTO 100.20%
06-05-2009 7 Ans 3 Me

Rangos	Menor	Mayor	Valor
Angulo Nasolabial	90.0	100.0	124.6
Linea McNamara a A	0.0	1.0	-0.9
Angulo SNA	77.7	83.7	76.1
longitud de maxilares	77.0	83.0	81.8
Longitud efec.mandib.	94.0	102.0	103.8
Maxillomandibular Dif	14.1	18.1	22.0
Altura facial ant. inf	61.1	69.9	64.1
% Altura facial infer	55.0	57.0	56.6
Ang. plano mandibular	24.2	36.0	28.8
Eje Facial	88.0	91.0	85.6
Linea Macnamara a Pog	-8.0	-6.0	-8.8
1/ a la vert.de A.	0.0	4.0	-0.5
1/ a labio Superior	-2.0	-2.0	4.4
Incisiv.Infer.a APo	0.0	4.0	3.0
Faringe superior	14.0	21.0	4.3

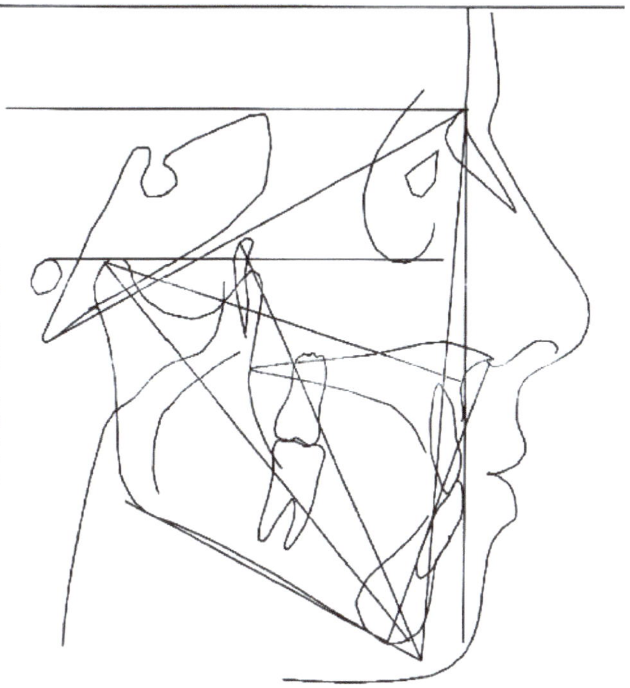

Fig. 3.6.13

ANALISIS BJORK/JARABAK

Masculino

\# 20 A.NAPPA
Doctor R

PRETRATAMIENTO 100.20%
06-05-2009 7 Ans 3 Me

Rangos	Menor	Mayor	Valor
Angulo Ar-S-N /silla	118.0	128.0	130.5
Ang.Articular S-Ar-Go	137.0	149.0	142.8
Ang.Goniaco Ar-Go-Me	123.0	137.0	127.2
Suma Ang.Silla,Art,Go	306.0	306.0	400.6
Base craneal horiz.SN	68.0	74.0	68.7
Base craneo Vert.S-Ar	29.0	35.0	29.9
Ang Gon.Sup. Ar-Go-N	52.0	55.0	51.5
Ang.Gon.Inf. N-Go-Me	70.0	75.0	75.7
Alt.Rama mand. Ar-Go	39.0	49.0	41.1
Longitud Cuerpo.Go-Me	66.0	76.0	64.1
Alt.Facial.Post. S-Go	70.0	85.0	67.4
Alt.Facial Ant. N-Me	105.0	120.0	113.3
Radio.Alt.Fac.Ant•Pos	63.0	68.0	59.5
Plano Facial S-N-Po	77.0	80.0	72.4

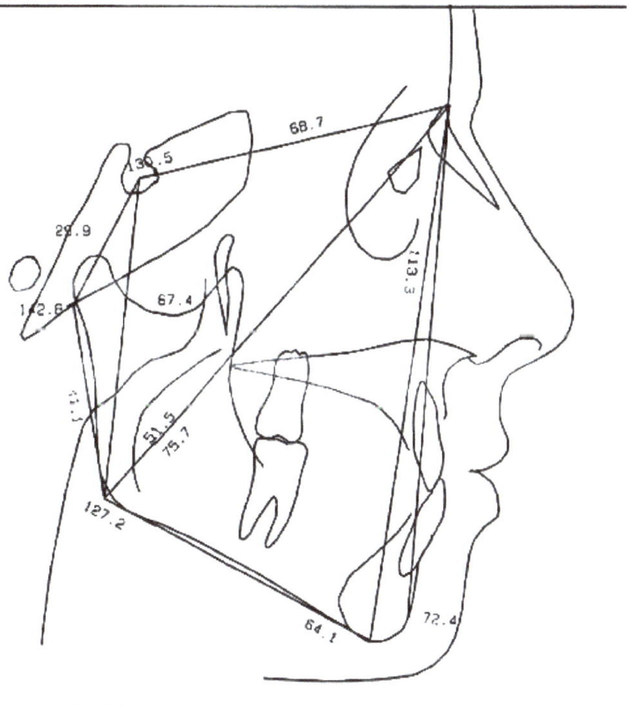

Fig. 3.6.14

1 a. Requerimientos del Paciente

Por supuesto, por edad, no existió de parte del mismo paciente, un requerimiento específico en su tratamiento; sí la “necesidad” de una acción terapéutica temprana, con apremios de **tiempo**, derivados de las características mismas del caso que serán explicitadas en este desarrollo diagnóstico.

1 b. Edad – Biotipo – Herencia

Edad en el comienzo del tratamiento: 7 años 4 meses.

Como se aprecia en las fotos iniciales estamos situados ante una Clase III dentaria y en estas situaciones, uno de los datos a evaluar e interrogar, es si en la disgnacia, el "exceso" mandibular y lo genético–hereditario, juegan un rol preponderante en ella, habida cuenta que en esas situaciones existe tanto un cierto "fatalismo" en el crecimiento basal inferior como un probado fracaso terapéutico de su inhibición por tratamiento.

Figs. 3.6.15 - 3.6.20

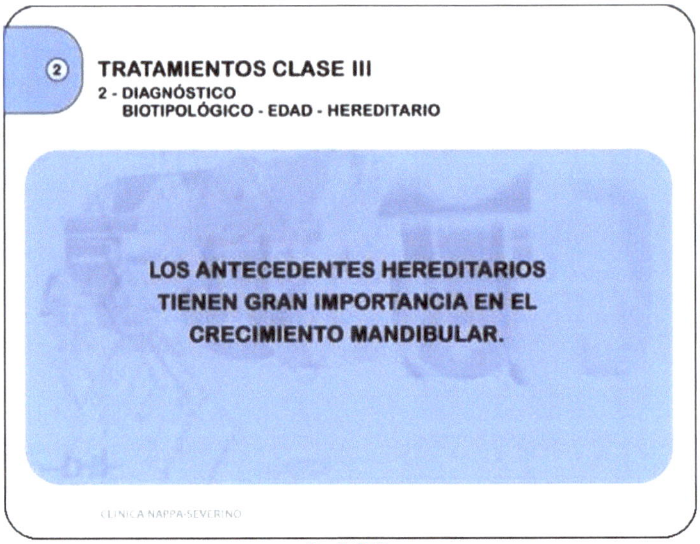

Fig. 3.6.15

Susami R.

A cephalometric study of dentofacial growth in mandibular prognathism.

Jpn J Orthod Soc 1967;26:1-34.

Fig. 3.6.16

Mitani H.

Prepubertal growth of mandibular prognathism.

Am J Orthod 1981: 80:546-553.

Fig. 3.6.17

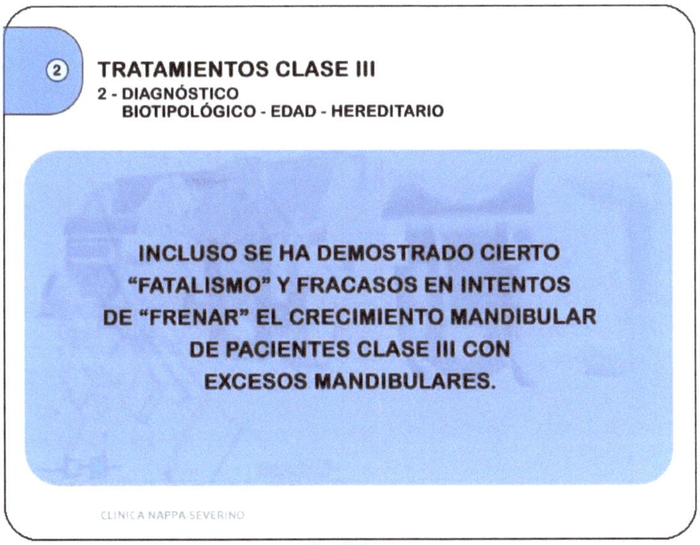

Fig. 3.6.18

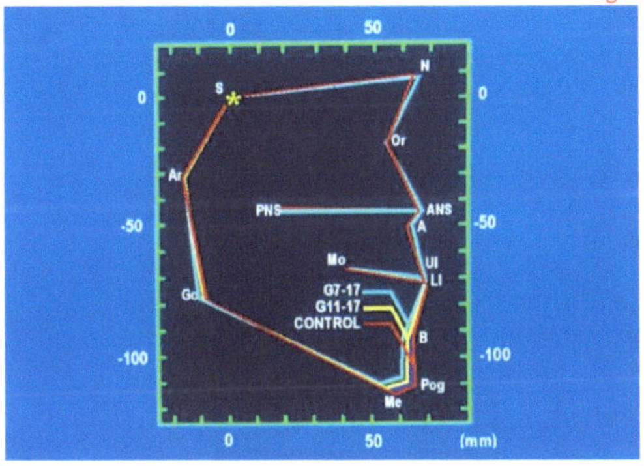

Fig. 3.6.19

Suzuki N.

A cephalomtric observation on the effect of the chin cap.

J Jpn Orthod Soc 1972:31:64-74.

Fig. 3.6.20

Figs. 3.6.15 - 3.6.20

Numerosos estudios avalan tanto el fatalismo genético del crecimiento en la Clase III mandibular, como la casi total inoperancia en la propuesta terapéutica de limitarlo con mentonera.

Nuestro pequeño paciente NO presentaba antecedentes familiares de Clase III mandibulares, lo que sumado a ciertos datos diagnósticos estéticos, esqueletales y funcionales, nos alentaban a un buen pronóstico a corto y largo plazo de su disgnacia.

1 c. Estética.

En las fotos iniciales el colega percibirá una cierta depresión del tercio medio de cara, déficit que es apreciable tanto en la toma frontal como de perfil, con un aumento del ángulo nasolabial y de la distancia existente entre la curvatura de la mejilla y el ala de la nariz.

La foto en sonrisa nos muestra una oclusión invertida anterior y cierto desvío de la línea media dentaria superior hacia la derecha.

1 d. Esqueletal.

En este tipo de problemas de Fase I la primera consideración es la edad esqueletal del paciente; para ello nos remitimos a un trabajo de los Drs. Tiziano Bacetti y Lorenzo Franchi.

Figs. 3.6.21 - 3.6.23

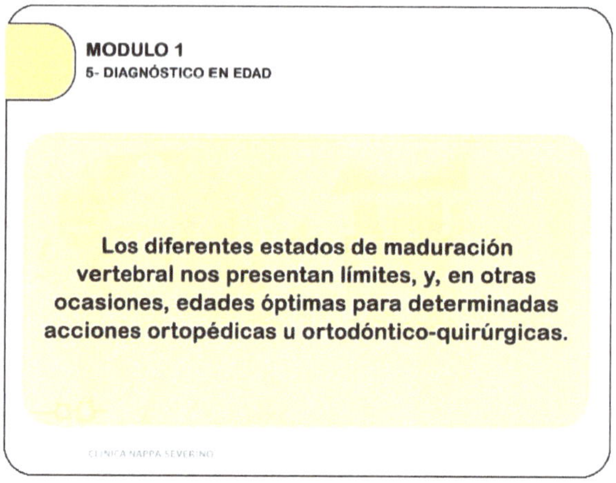

Fig. 3.6.21

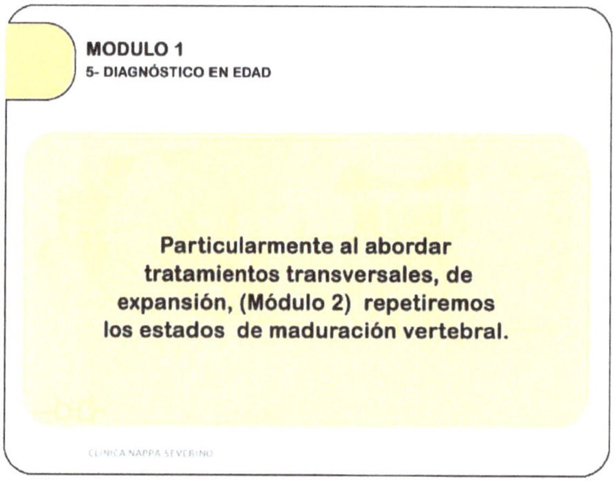

Fig. 3.6.22

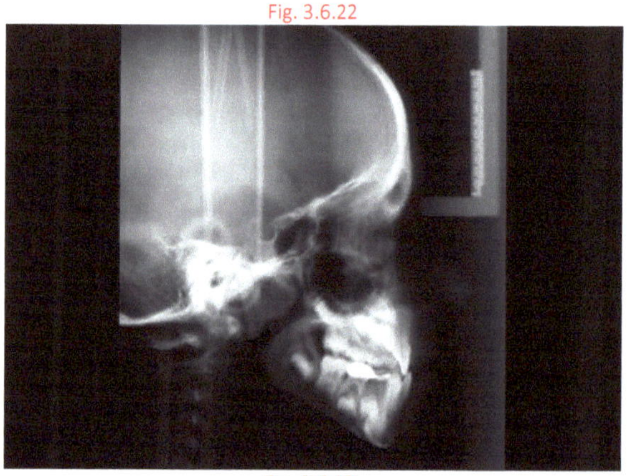

Fig. 3.6.23

Nuestro paciente se encontraba en inicio del 2º estado de maduración vertebral, etapa muy propicia para acciones ortopédicas en el maxilar superior.

En el análisis del Dr. Mc. Namara se aprecia un déficit anteroposterior de dicha pieza esqueletal mientras que en Jarabak notamos un correcto relacionamiento de la base craneal anterior (S–Na) con respecto a la longitud mandibular (Go–Me).

En síntesis, esqueletalmente, el caso se presenta como una Clase III con insuficiencia superior sin compromiso mandibular.

Figs. 3.6.24 - 3.6.25

ANALISIS DE MCNAMARA

Masculino

20 A.NAPPA
Doctor R

PRETRATAMIENTO 100.20%
06-05-2009 7 Ans 3 Me

Rangos	Menor	Mayor	Valor
Angulo Nasolabial	90.0	100.0	124.6
Linea McNamara a A	0.0	[illegible]	-0.9
Angulo SNA	77.7	83.7	76.1
longitud de maxilares	77.0	83.0	81.8
Longitud efec.mandib.	94.0	102.0	103.8
Maxilomandibular Dif	14.1	18.1	22.0
Altura facial ant. inf	61.1	69.9	64.1
% Altura facial infer	55.0	57.0	56.6
Ang. plano mandibular	24.2	36.0	28.8
Eje Facial	88.0	91.0	85.6
Linea Macnamara a Pog	-8.0	-6.0	-8.8
1/ a la vert.de A.	0.0	4.0	-0.5
1/ a labio Superior	-2.0	-2.0	4.4
Incisiv.Infer.a APo	0.0	4.0	3.0
Faringe superior	14.0	21.0	4.3

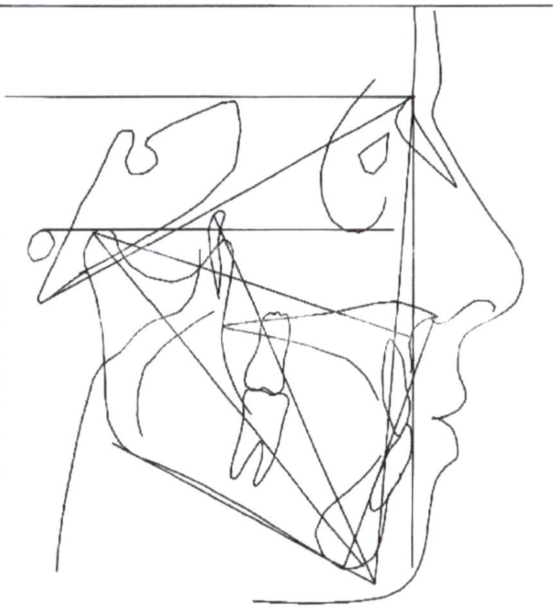

Fig. 3.6.24

ANALISIS BJORK/JARABAK

Masculino

20 A.NAPPA
Doctor R

PRETRATAMIENTO 100.20%
06-05-2009 7 Ans 3 Me

Rangos	Menor	Mayor	Valor
Angulo Ar-S-N /silla	118.0	128.0	130.5
Ang.Articular S-Ar-Go	137.0	149.0	142.8
Ang.Goniaco Ar-Go-Me	123.0	137.0	127.2
Suma Ang.Silla, Art. Go	396.0	396.0	400.5
Base craneal horiz.SN	60.0	74.0	66.7
Base craneo Vert.S-Ar	[illegible]	35.0	29.9
Ang Gon.Sup. Ar-Go-N	[illegible]	55.0	51.5
Ang.Gon.Inf. N-Go-Me	70.0	75.0	75.7
Alt.Rama mand. Ar-Go	39.0	49.0	41.1
Longitud Cuerpo.Go-Me	66.0	76.0	64.1
Alt.Facial.Post. S-Go	70.0	85.0	67.4
Alt.Facial Ant. N-Me	105.0	120.0	113.3
Radio.Alt.Fac.Ant•Pos	63.0	68.0	59.5
Plano Facial S-N-Po	77.0	80.0	72.4

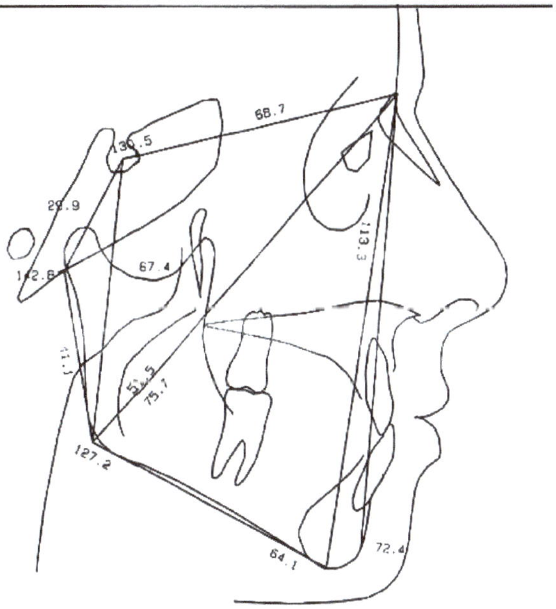

Fig. 3.6.25

1 e. Dentario.

Más allá de lo esqueletal existe, en este caso, una problemática dentaria a solucionar que está relacionada con la discrepancia diente-hueso motivo mismo de esta tercer sección del libro; dicha problemática tiene manifestaciones intra e interarcada con repercusiones presentes y futuras en el crecimiento de los maxilares.

Arco Superior.

Existe una falta de **espacio** evidente para la correcta erupción de ambos incisivos laterales superiores en especial el derecho y una asimetría dentaria observable en la vista oclusal superior. (ver Figs. 3.6.26 - 3.6.31)

Figs. 3.6.26 - 3.6.31

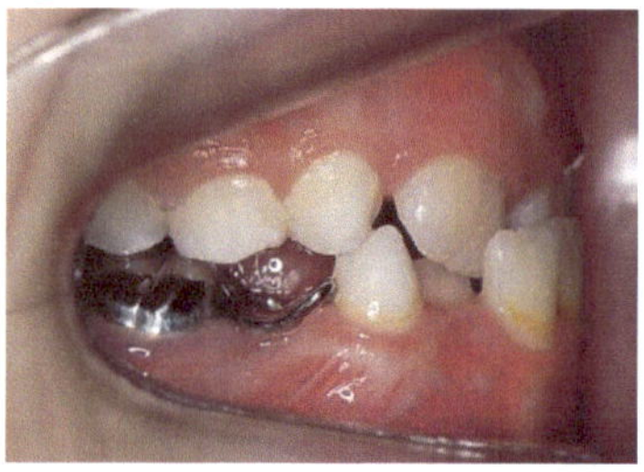

Fig. 3.6.26

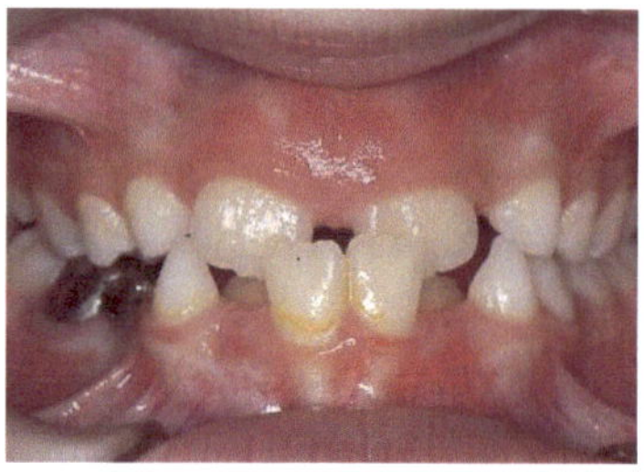

Fig. 3.6.27

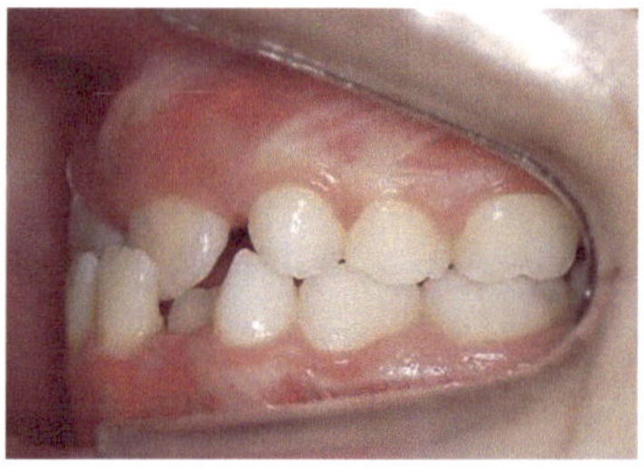

Fig. 3.6.28

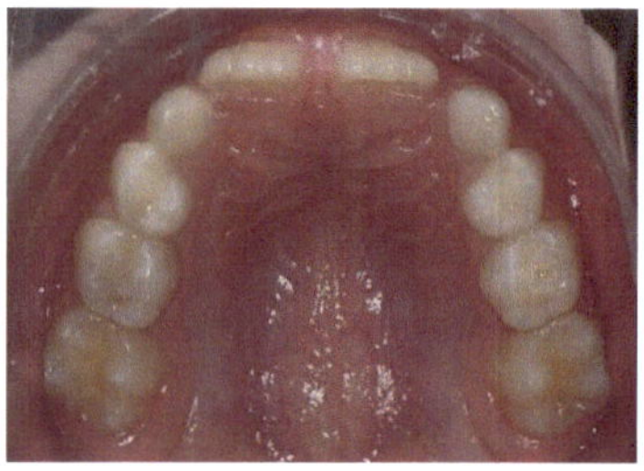

Fig. 3.6.29

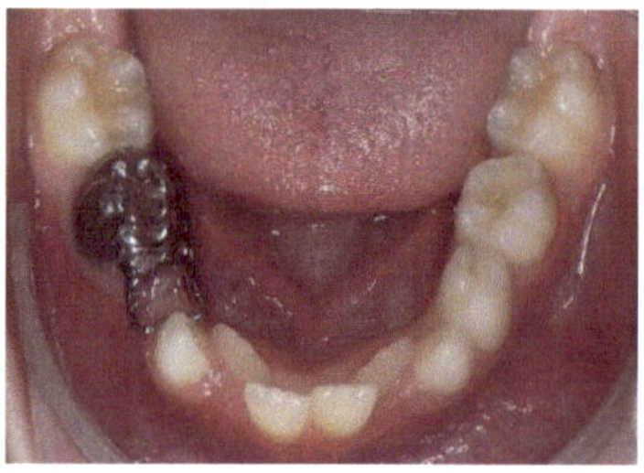

Fig. 3.6.30

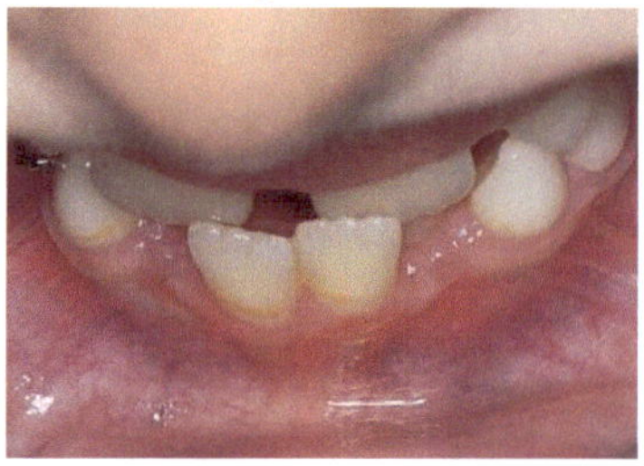

Fig. 3.6.31

Arco inferior.

Presentaba un mantenedor de **espacio** dispuesto por su odontopediatra con el objetivo de conservar la dimensión mesiodistal de la pieza 8.4 perdida prematuramente. (ver Figs. 3.6.32 - 3.6.33)

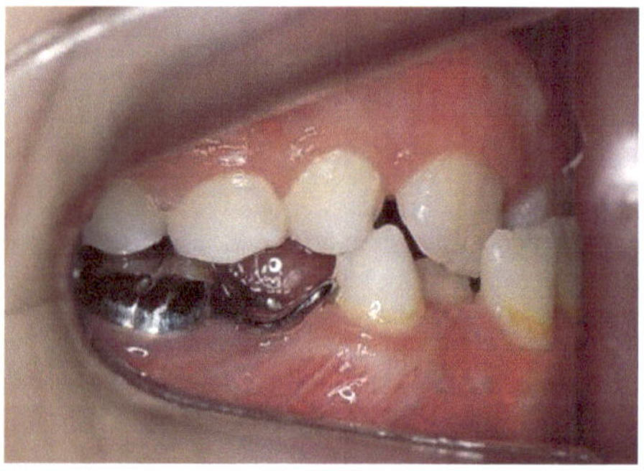

Fig. 3.6.32

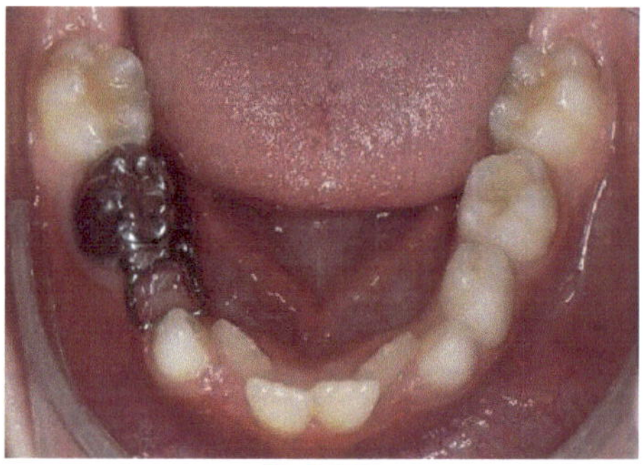

Fig. 3.6.33

También es observable un verdadero compromiso periodontal en los incisivos centrales inferiores a punto de partida de una oclusión traumática con los superiores.

Figs. 3.6.34 - 3.6.36

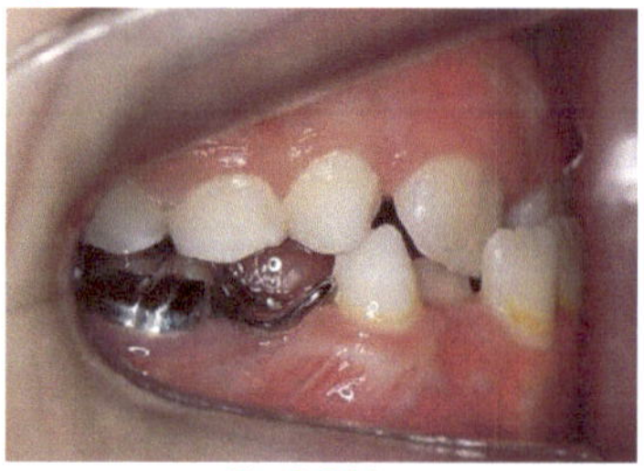

Fig. 3.6.34

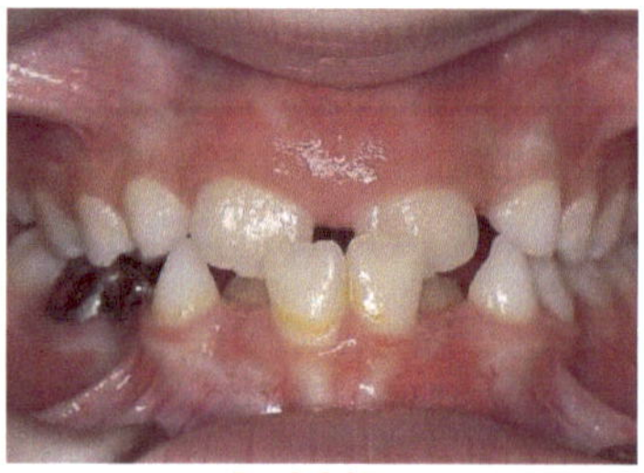

Fig. 3.6.35

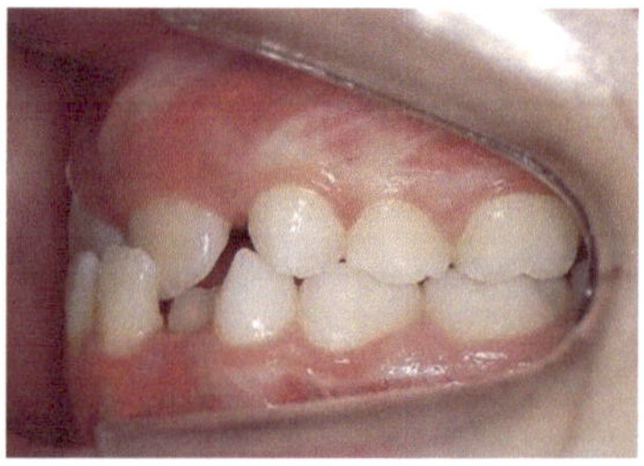

Fig. 3.6.36

El **relacionamiento interarcada** nos muestra una oclusión invertida anterior, de Clase III producto de cierta retroinclinación incisiva superior y prodeslizamiento mandibular. (ver. Diagnóstico Funcional Figs 3.6.34 a 3.6.36)

1 f. Funcional.

Como fue establecida pocas líneas atrás existe una pequeña deflexión anterior mandibular a punto de un primer contacto interincisivo entre centrales superiores e inferiores. Este problema funcional no es menor ya que de persistir conlleva por un lado a cierta inhibición del crecimiento premaxilar superior, y por otro a un estímulo al avance mandibular, casi una variante de "Twin Block", en donde las "pistas de avance" son los mismísimos incisivos superiores e inferiores.

Sin duda que las necesidades terapéuticas de nuestro paciente están reflejadas en varios de los objetivos de los tratamientos de Fase I establecidos en la introducción de esta sección (capítulo 5).

Figs. 3.6.37 - 3.6.38

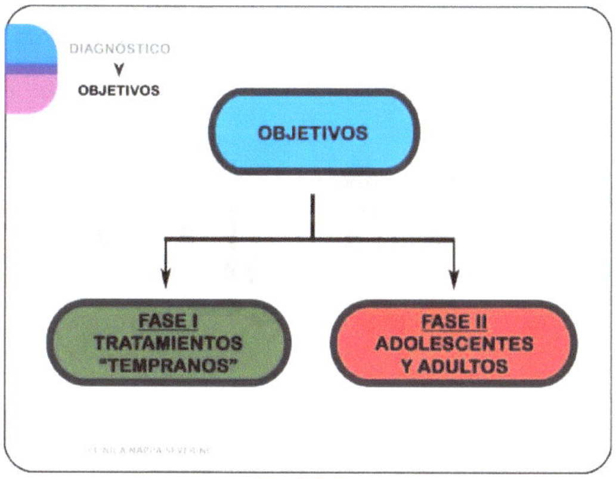

Fig. 3.6.37

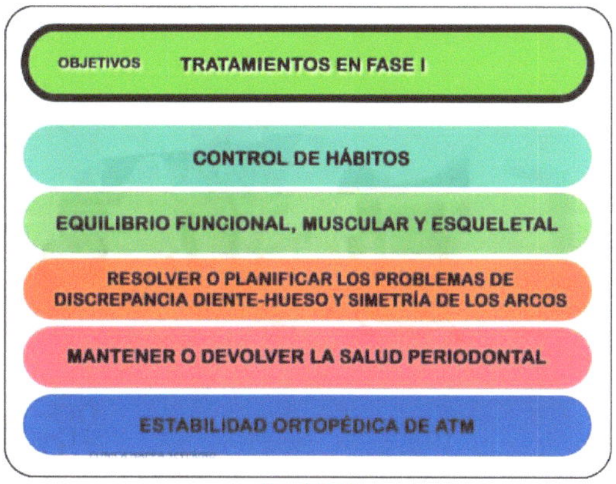

Fig. 3.6.38

2. PLAN DE TRATAMIENTO

2 a. Correcciones a efectuar.

Las correcciones a efectuar son ortopédicas, ortodónticas y funcionales; por otro lado ellas involucran aspectos intrarcada e interarcada.

Se planificó y realizó una disyunción transversal en maxilar superior seguida de su tracción posteroanterior con máscara. Este camino terapéutico buscó resolver cierta insuficiencia en el sector premaxilar del paciente; dicha insuficiencia se manifestaba tanto clínica como cefalométricamente ya que se percibía una notoria falta de **espacio** para la correcta erupción de los incisivos laterales y un posicionamiento posterior del punto A del maxilar superior con respecto a la vertical del Dr. Mc. Namara. ver Figs. 3.6.39 - 3.6.44

Figs. 3.6.39 - 3.6.44

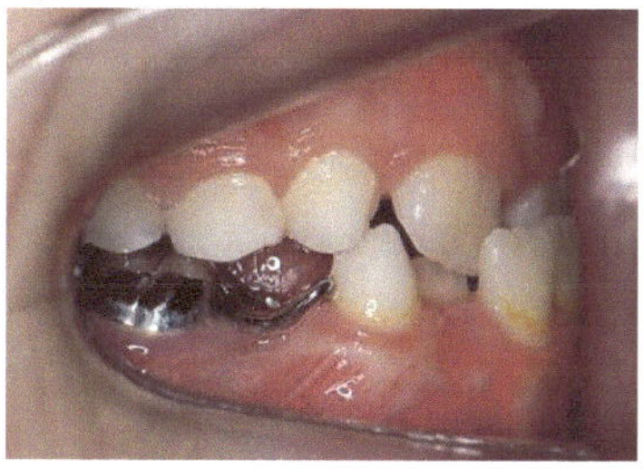
Fig. 3.6.39

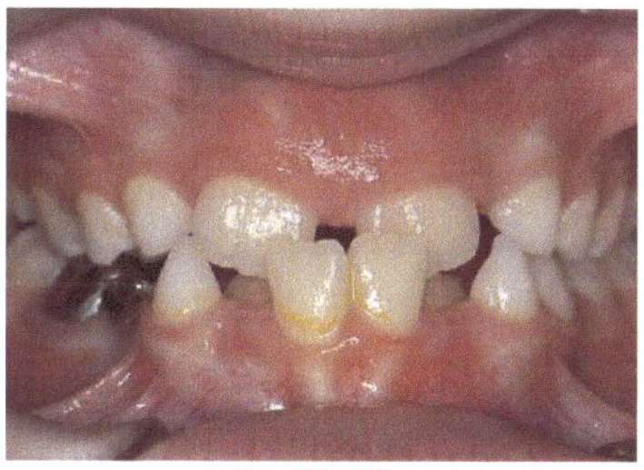
Fig. 3.6.40

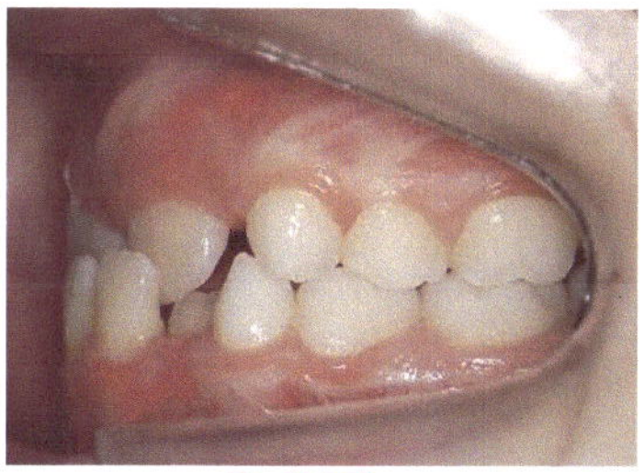
Fig. 3.6.41

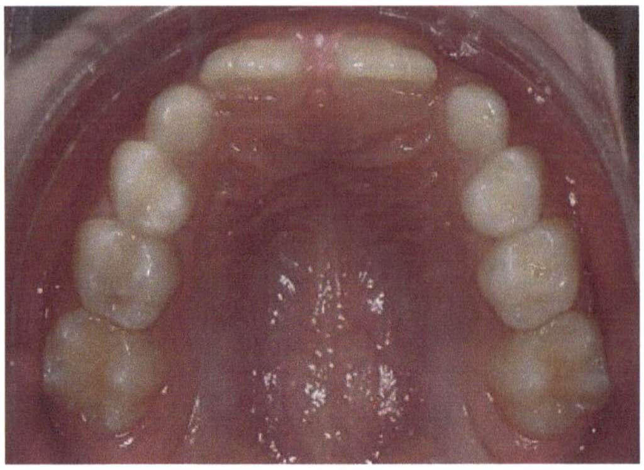

Fig. 3.6.42

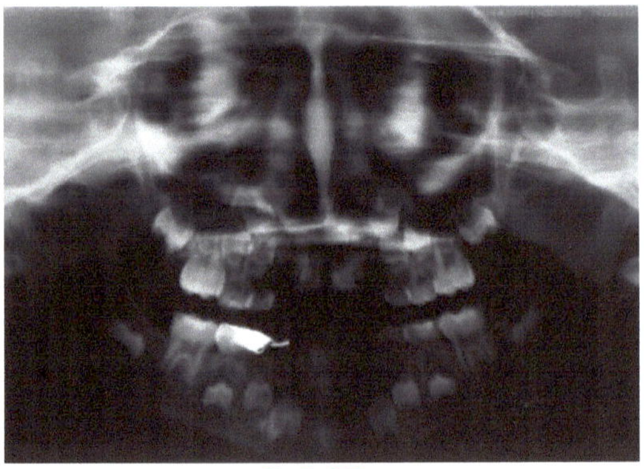

Fig. 3.6.43

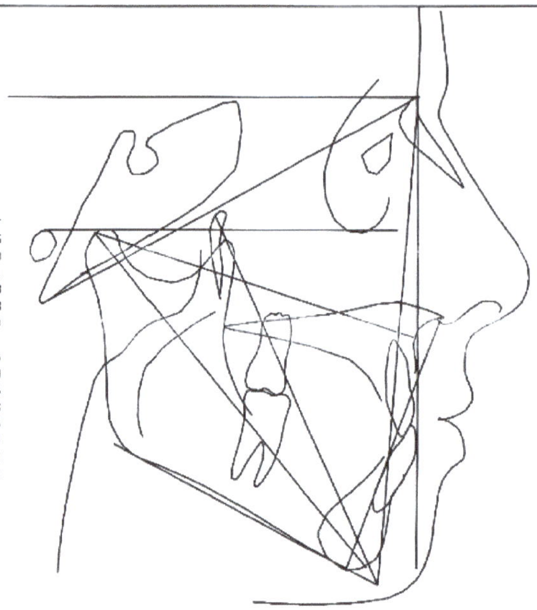

ANALISIS DE MCNAMARA

Masculino

20 A.NAPPA
Doctor R

PRETRATAMIENTO 100.20%
06-05-2009 7 Ans 3 Me

Rangos	Menor	Mayor	Valor
Angulo Nasolabial	90.0	100.0	124.6
Linea McNamara a A	0.0	1.0	-0.9
Angulo SNA	77.7	83.7	76.1
longitud de maxilares	77.0	83.0	81.8
Longitud efec.mandib.	94.0	102.0	103.8
Maxilomandibular Dif	14.1	18.1	22.0
Altura facial ant. inf	61.1	69.9	64.1
% Altura facial infer	55.0	57.0	56.6
Ang. plano mandibular	24.2	36.0	28.8
Eje Facial	88.0	91.0	85.6
Linea Macnamara a Pog	-8.0	-6.0	-8.8
1/ a la vert.de A.	0.0	4.0	-0.5
1/ a labio Superior	-2.0	-2.0	4.4
Incisiv.Infer.a APo	0.0	4.0	3.0
Faringe superior	14.0	21.0	4.3

Fig. 3.6.44

Figs. 3.6.39 - 3.6.44
Es apreciable clínica, radiofráfica y cefalométricamente la insuficiencia premaxilar del paciente.

Dicha acción ortopédica tendría por objetivo obtener un **espacio** anterior en una etapa apropiada de la edad esqueletal (**tiempo**) del paciente; dicha acción luego se complementaría con otro "vehículo terapéutico" diferente como lo es el empleo de un sistema ortodóntico de fuerzas muy suaves.

El doble juego ortopédico – ortodóntico tendría repercusiones intrarcada, en el maxilar superior, pero también interarcada y funcionales ya que se eliminaría el prodeslizamiento anterior mandibular.

La discrepancia dentaria inferior y su necesidad de **espacio** para resolverla quedarían para otro **tiempo**, que lo es la Fase II de tratamiento, con dentición permanente totalmente erupcionada.

2 b. Aspectos a proteger.

Existen dos "protecciones" necesarias, una es referida a la salud de los incisivos centrales inferiores, la segunda es que en la fase ortodóntica del tratamiento las fuerzas ejercidas en las piezas dentarias no comprometieran su integridad radicular.

El contacto traumático que sobre las piezas 3.1 y 4.1 se ejercía en la oclusión máxima ya estaban afectando su salud periodontal; el tratamiento ortopédico – ortodóntico – funcional de Fase I debía cambiar ese relacionamiento indebido interarcada, entre otras razones, para proteger en su salud a los incisivos centrales inferiores.

En el ordenamiento, centrado de línea media y posicionamiento de todo el grupo incisivo superior las fuerzas debían "disparar" la actividad celular para el movimiento dentario pero también estar en un área de protección a su salud radicular; este propósito es conseguido con una mecánica explicitada en el apartado 4 de este capítulo (Tratamiento y sus etapas).

Resumiendo, existió el pluriobjetivo de proteger la trayectoria eruptiva y especio para el sector incisivo superior, la salud periodontal inferior y el crecimiento intermaxilar que se encontraba desbalanceado.

2 c. Limitaciones a un plan ideal.

No existían reales limitaciones a los objetivos planteados en esta etapa Fase I de tratamiento, pero si dos puntualizaciones: por un lado la necesaria colaboración familiar y del paciente mismo en la utilización de la máscara de tracción, por otro nuevamente dejar sentado que las malposiciones inferiores serían resueltas en el tratamiento ortodóntico de Fase II.

2 d. Plan de contención.

El pequeño efecto "rebote" en el posicionamiento incisivo superior se estimó un inconveniente menor, y a resolver con su correspondiente retención en la Fase II, por tanto no se adhirió ninguna retención fija en dicho grupo dentario.
El funcionalismo lingual y labial mejorarían considerablemente al cambiar la "morfología" e interelacionamiento de las arcadas, no obstante se planificó el uso de un Activador de Klammt en la transición hacia la Fase II.

Fig. 3.6.45

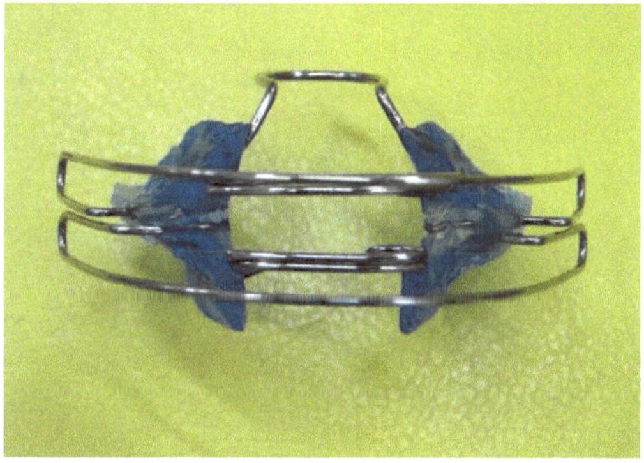

Fig. 3.6.45

3. VEHÍCULO TERAPÉUTICO

El plan de tratamiento expuesto implica la utilización de más de un "vehículo terapéutico" para conseguir los objetivos expuestos en él.

Las metas ortopédico – funcionales nos llevaron al cementado de un disyuntor con pistas oclusales en acrílico y ganchos para la tracción posteroanterior del maxilar superior. (ver Fig. 3.6.46 a 3.6.48)

Fig. 3.6.46 a 3.6.48

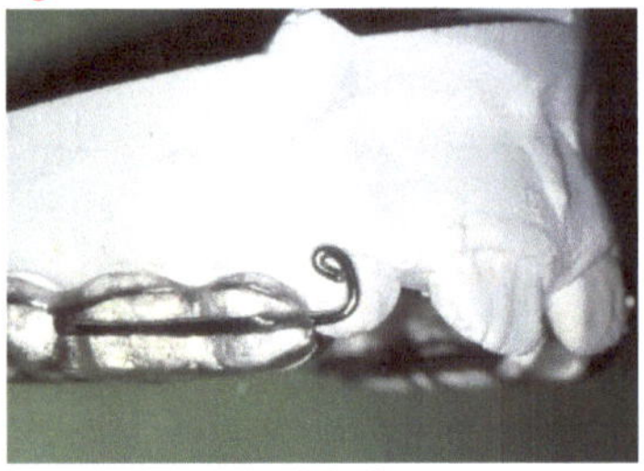
Fig. 3.6.46

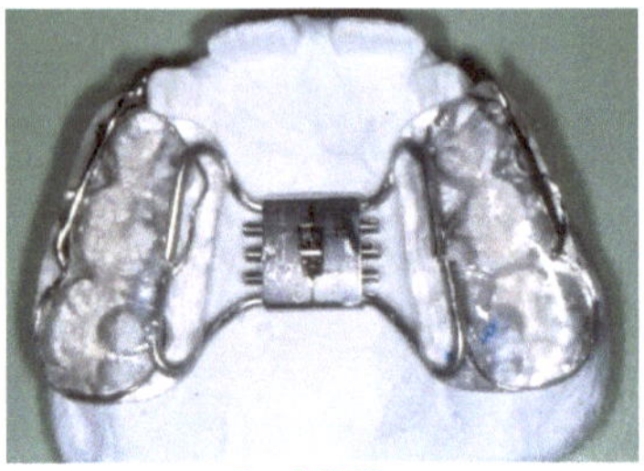
Fig. 3.6.47

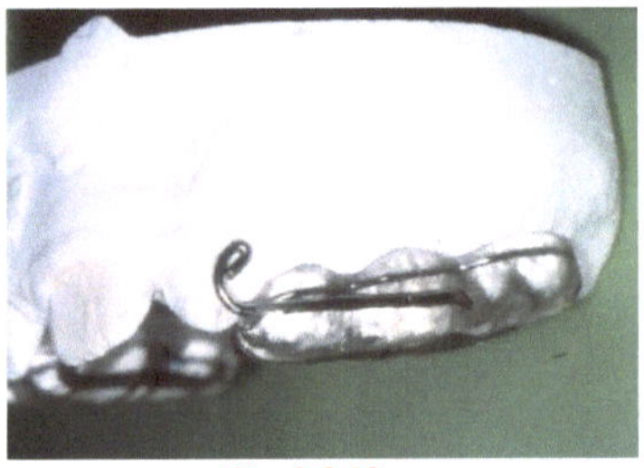
Fig. 3.6.48

Como fue establecido y será más adelante complementado conceptualmente en el apartado **5 (Perlas diagnósticas y mecánicas)**, la expansión sutural del maxilar superior utilizando el citado "modelo" de disyuntor tuvo el triple propósito de:

1. **Desprogramar la neuromusculatura ante el prodeslizamiento mandibular existente (objetivo funcional)**

2. **Desarticular el sistema sutural perimaxilar como paso previo a su tracción posteroanterior (objetivo ortopédico)**

3. **Obtener espacio a nivel anterosuperior para el correcto posicionamiento del grupo incisivo, objetivo que se complementó con otro medio terapéutico absolutamente diferente cual es un sistema ortodóntico de baja fricción a utilizar en dentición mixta. (objetivos ortodónticos).**

Luego de una disyunción transversal activando el tornillo Hyrax 4 mm., se comenzó con una máscara de tracción con vástago único anterior, modelo preconizado por el Dr. Henry Petit y que nos resulta más fácilmente adaptable que la versión original del Dr. Jean Delaire.

Fig. 3.6.49 a 3.6.51

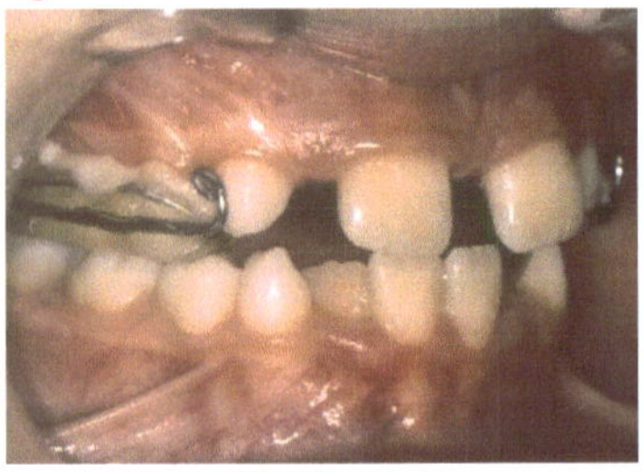
Fig. 3.6.49

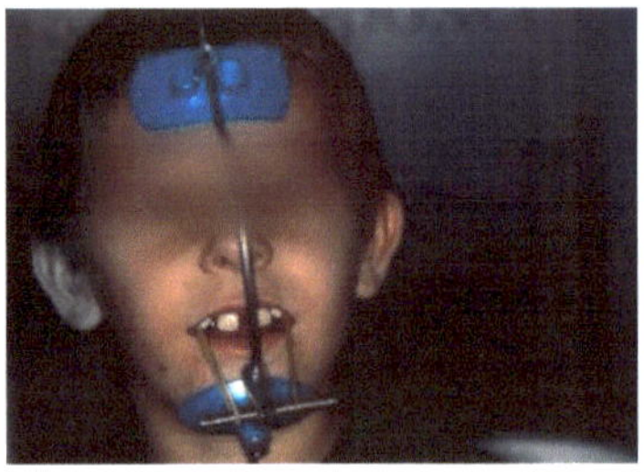
Fig. 3.6.50

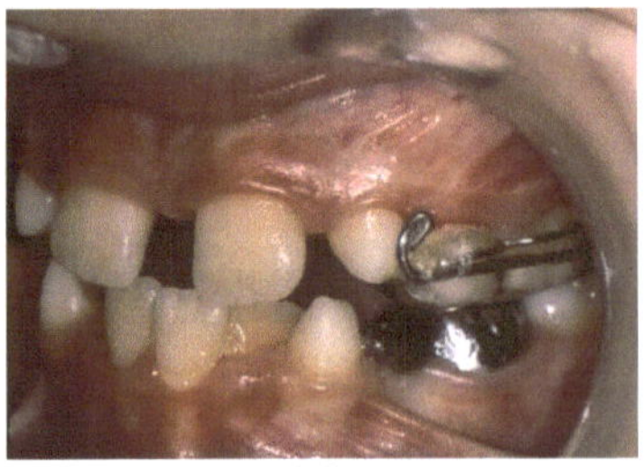
Fig. 3.6.51

Los elásticos utilizados fueron de 400 grs. cada uno ya que el objetivo planteado era ortopédico, con solicitación sutural y báscula posteroanterior del maxilar superior. Fig. 3.6.49 a 3.6.53

Fig. 3.6.52 a 3.6.53

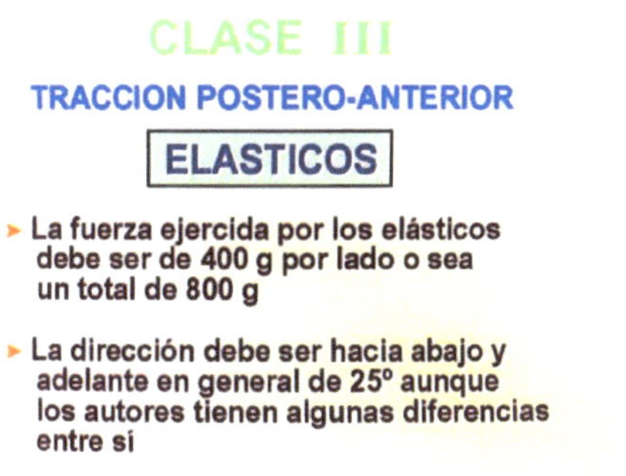

Fig. 3.6.52

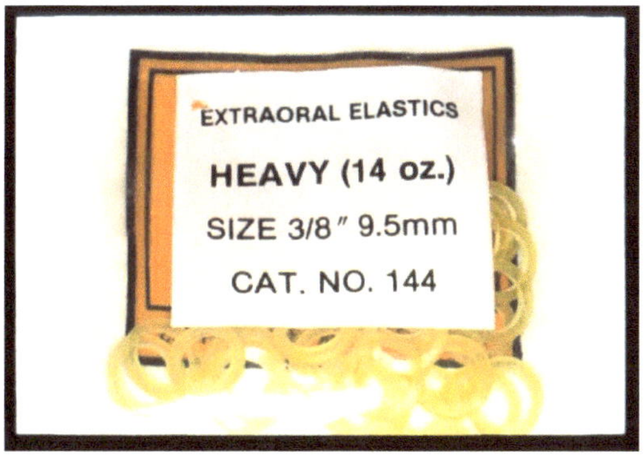

Fig. 3.6.53

Cinco meses más tarde se dio por terminada la faz ortopédica de este tratamiento comenzando el ordenamiento del **espacio** para el grupo incisivo superior; a tales efectos se utilizaron brackets de Sistema Damon prescripción Standard. (ver Fig. 3.6.54 a 3.6.63)

La progresión de arcos fue muy particular existiendo "idas y venidas" en sus calibres o secciones; dicho vaivén fue consecuencia de la misma mecánica que era necesario utilizar aspecto que es analizado en la sección 4 (Tratamiento y sus etapas).

Fig. 3.6.54 a 3.6.63

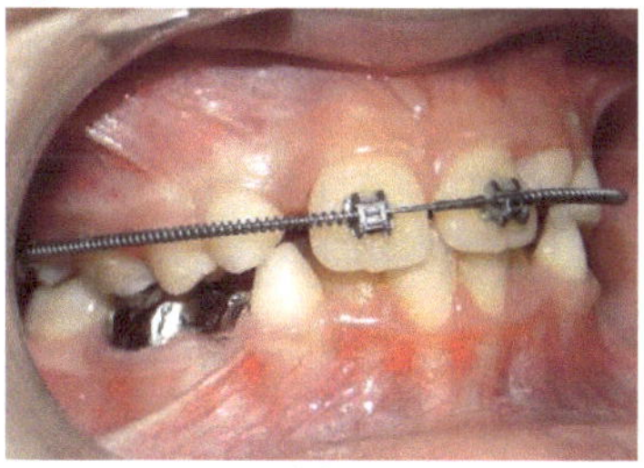

Fig. 3.6.54

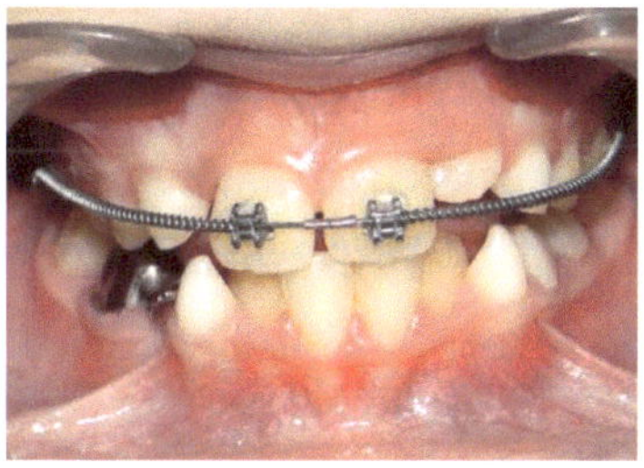

Fig. 3.6.55

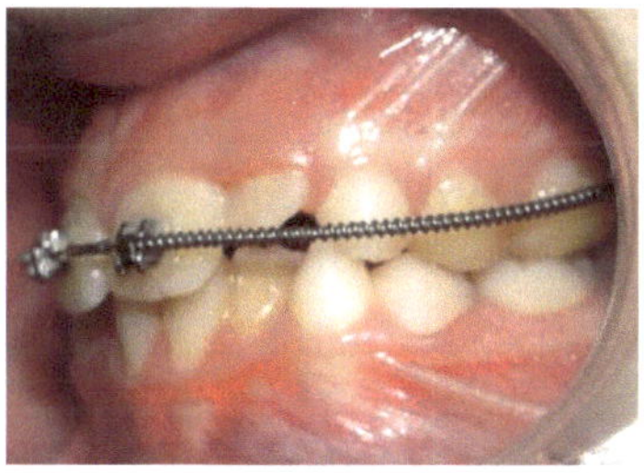

Fig. 3.6.56

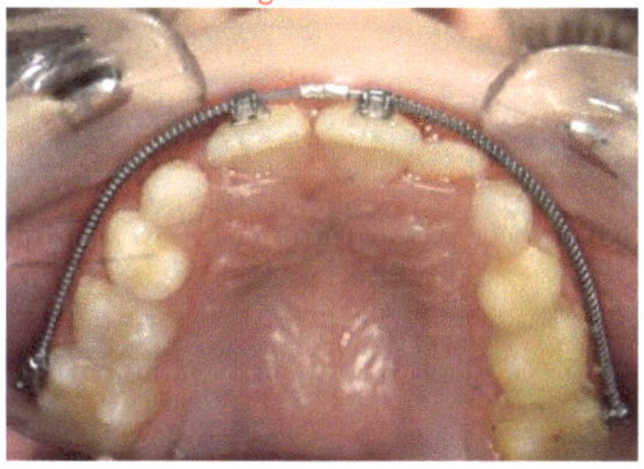

Fig. 3.6.57

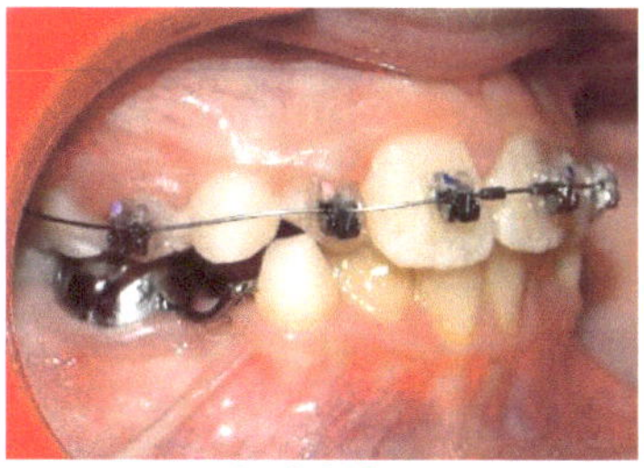

Fig. 3.6.58

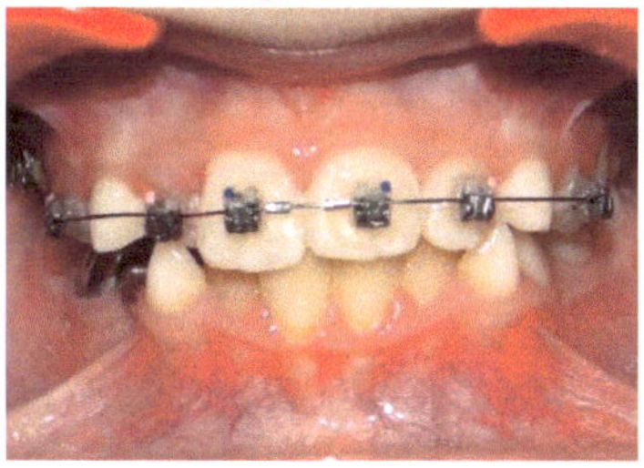

Fig. 3.6.59

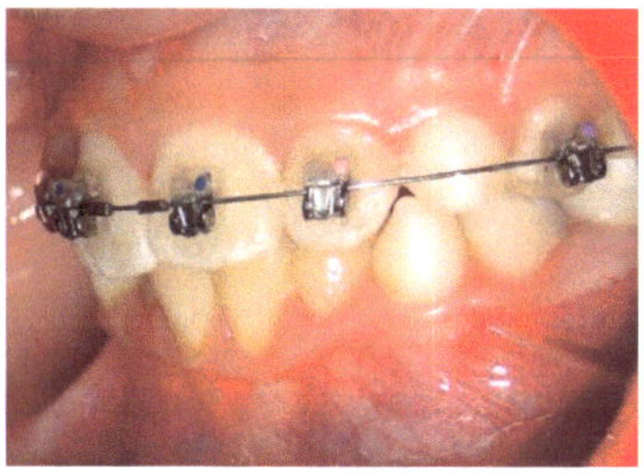

Fig. 3.6.60

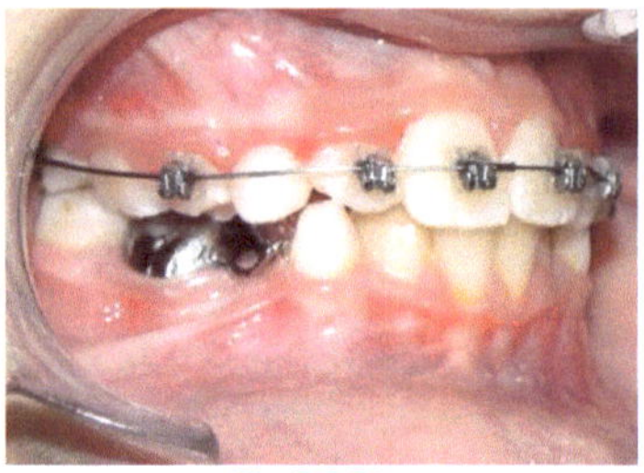
Fig. 3.6.61

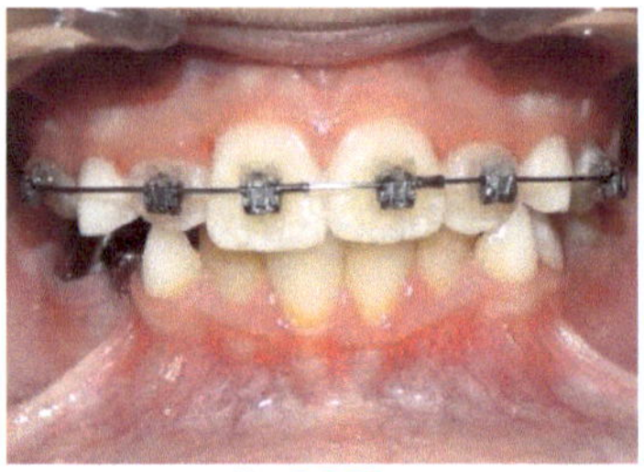
Fig. 3.6.62

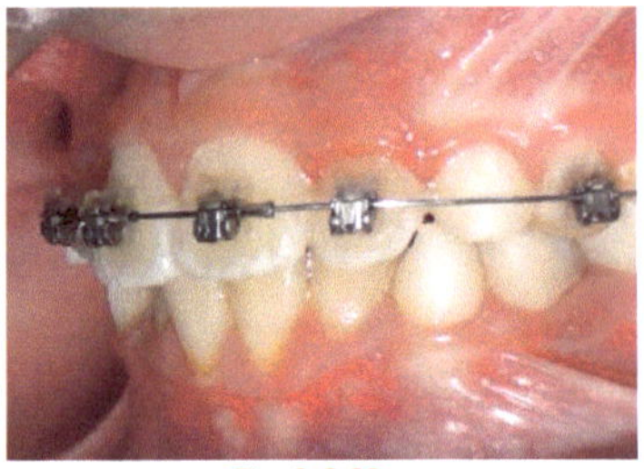
Fig. 3.6.63

4. TRATAMIENTO Y SUS ETAPAS.

Podríamos citar dos fases bien definidas en este tratamiento "temprano" (**tiempo**) de la discrepancia Diente-Hueso (**espacio**); a su vez cada una de ellas constó de 2 etapas distintas entre sí a las que presentaremos en el orden cronológico de su instauración.

4 a. Tratamiento ortopédico.
- **4 a1. Disyunción transversal**
- **4 a2. Traccion posteroanterior**

4 b. Tratamiento ortodóntico.
- **4 b1. "D" Gainer**
- **4 b2. Multibrackets y arcos livianos**

4 a1. Disyunción Tranversal

Si bien ya fueron explicitados sus objetivos, repetimos que la disyunción maxilar obtuvo **espacio** para el ordenamiento incisivo superior, desprogramó la neuromusculatura que tendía hacia el prodeslizamiento mandibular, y "preparó" la pieza esquelética maxilar superior para su tracción posteroanterior.

Como es observable en las fotos intrabucales pretratamiento no existía un problema de estrechez transversal superior demasiado notorio por lo que se activó el tornillo Hydrax solamente 4 mm. cumpliendo con ello las metas de esta etapa. (ver Figs. 3.6.64 a 3.6.66)

Figs. 3.6.64 a 3.6.66

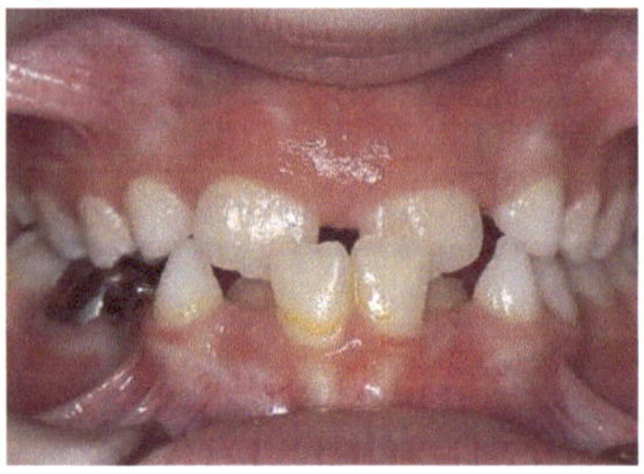
Fig. 3.6.64

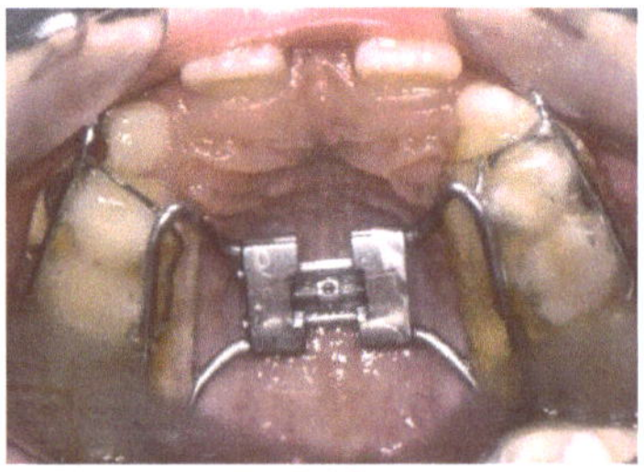
Fig. 3.6.65

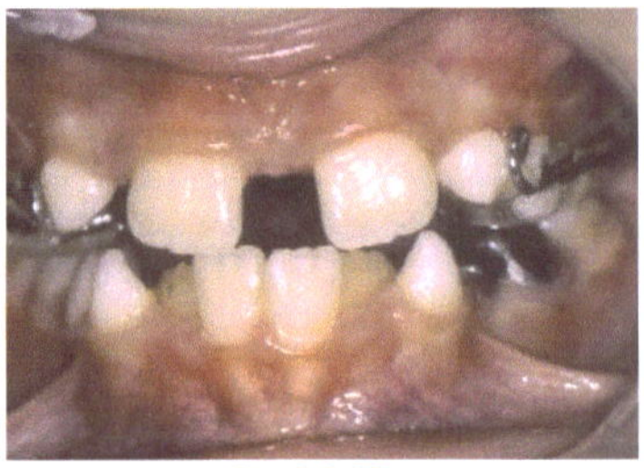
Fig. 3.6.66

4 a2. Tracción posteroanterior

Una vez finalizada la solicitación sutural transversal se "bloqueó" el tornillo Hyrax comenzando la tracción posteroanterior; como fue establecido dicha etapa se cumplió con la utilización de una máscara "modelo Petit" con vínculo al aparato intraoral por medio de elásticos. (ver Figs. 3.6.67 a 3.6.69)

Figs. 3.6.67 a 3.6.69

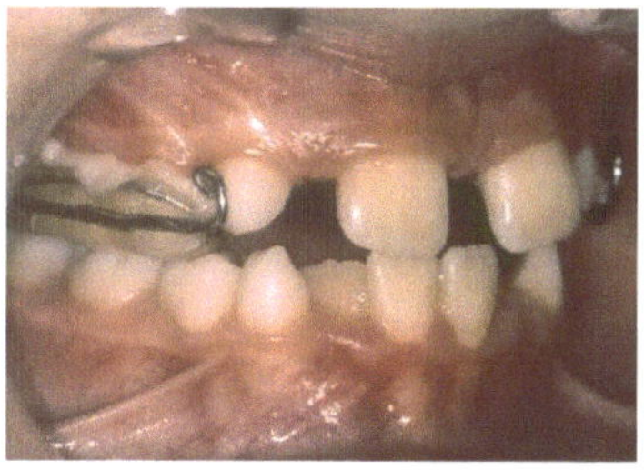
Fig. 3.6.67

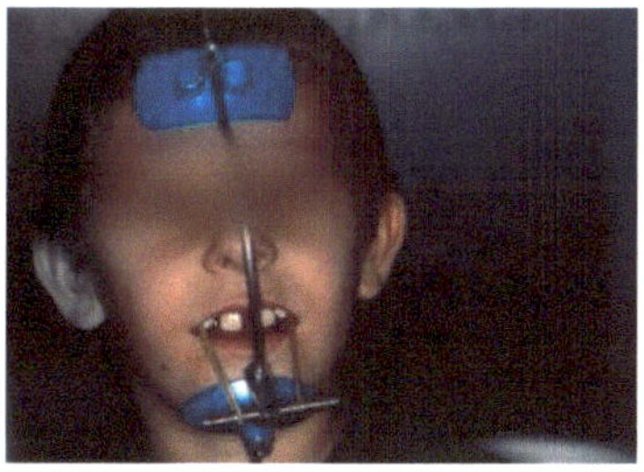
Fig. 3.6.68

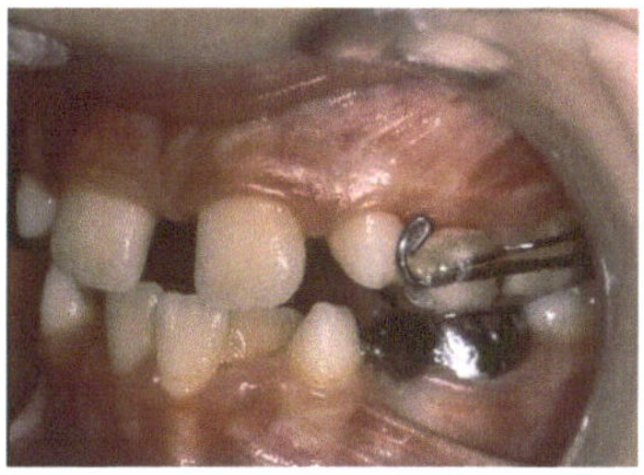
Fig. 3.6.69

Esta etapa ortopédica necesita invariablemente de una colaboración familiar y del paciente mismo para su éxito, por ello es muy importante explicitar sus objetivos y motivar adecuadamente ese núcleo familiar en el uso de un medio terapéutico que, para ser efectivo, necesita 10 horas diarias, al menos, de utilización incluyéndose en ese **tiempo** las "horas sueño" del paciente.

4 b1. "D" Gainer

Concluídos los objetivos ortopédicos se descementó el dispositivo intraoral que permitió primero la disyunción transversal y posteriormente la tracción posteroanterior del maxilar superior.

Luego de un pequeño "descanso" de 1 mes, se cementan brackets standard de Sistema Damon en las piezas 1.1 y 1.2 instalándose un pequeño seccional NiTi Cu .014 que involucraban a dichos incisivos; diez semanas después el calibre del arco fue cambiado a .018.

Cuatro semanas más tarde se comienza con un arco enterizo NiTi Cu .014 x .025 que involucró también a los primeros molares; en dicho arco fue enhebrado lateralmente un resorte de espiras cerradas, pasivo, al solo efecto de mayor estabilidad del sistema.
Ocho semanas más tarde se progresa en sección a un arco .016 x .025 NiTi Cu al cual se le enhebra un resorte de espiras abiertas, también NiTi, a los efectos de protruir ligeramente los incisivos superiores mientras se esperaba la erupción, ahora con mayor **espacio** que en el pretratamiento, de los incisivos laterales. (ver Figs. 3.6.70 a 3.6.73)

Figs. 3.6.70 a 3.6.73

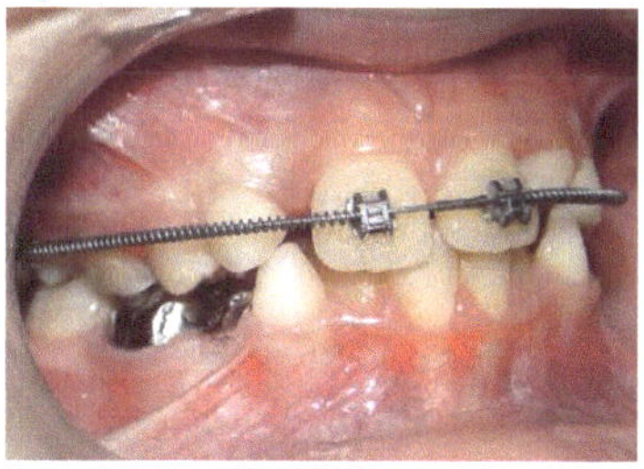
Fig. 3.6.70

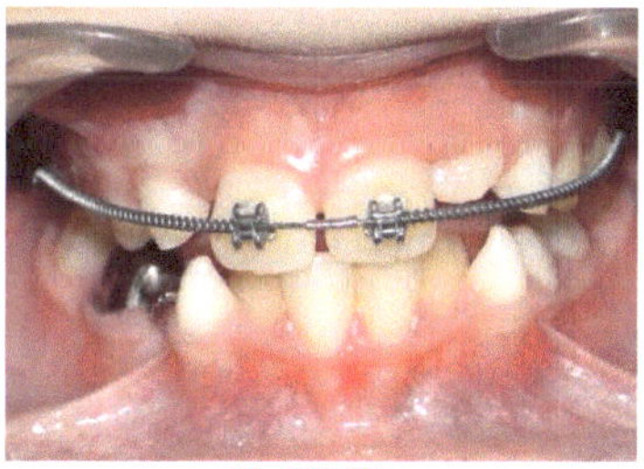
Fig. 3.6.71

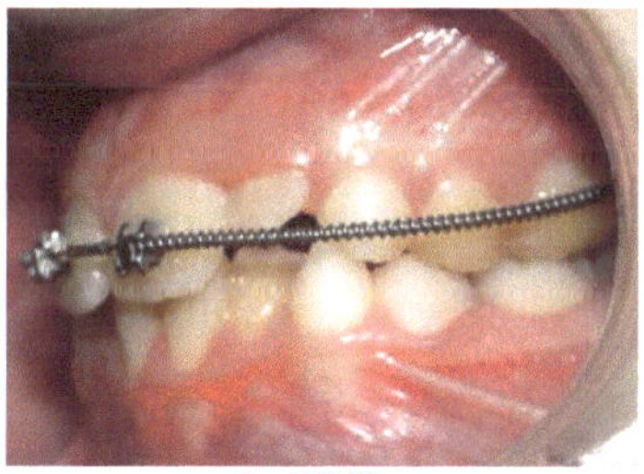
Fig. 3.6.72

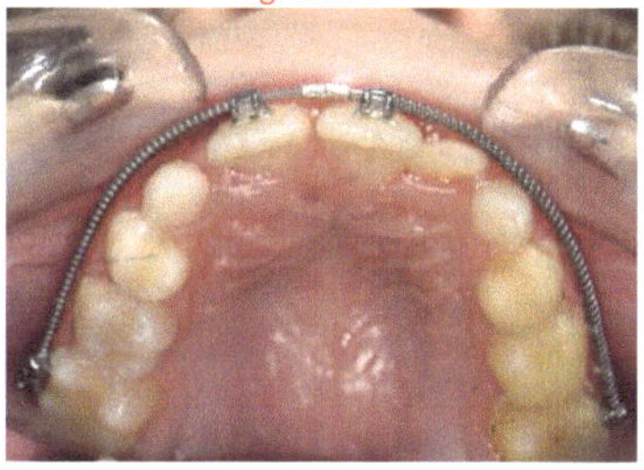
Fig. 3.6.73

4 b2. Multibrackets y arcos livianos.

Logrado un overjet positivo gracias a las tres etapas anteriormente citadas, 2 ortopédicas y 1 ortodóntica, quedaba ordenar por lo menos de manera "decorosa" todo el grupo incisivo superior.

A tales efectos se cementaban brackets Sistema Damon en 1.2 y 2.2 pero también en piezas temporarias con el propósito de que los arcos livianos a utilizar tuviesen mayor estabilidad y durabilidad en sus acciones-reacciones.

La primer sección que se utilizó fue .014 seguida nueve semanas después por .018, y en un similar lapso de **tiempo**, por .014 x .025 todos ellos de NiTi Cu. (ver Figs. 3.6.74 a 3.6.81)

Figs. 3.6.74 a 3.6.81

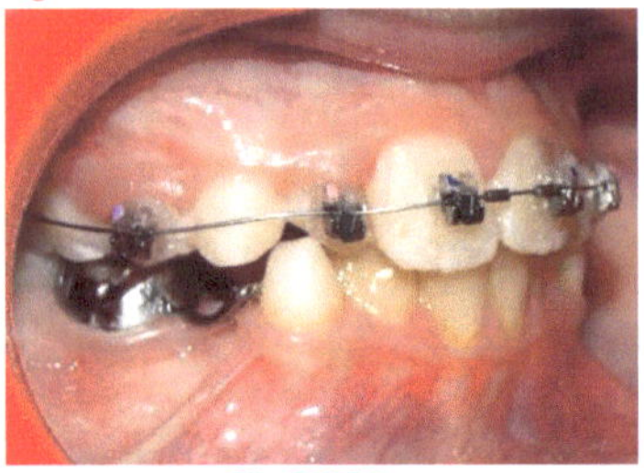

Fig. 3.6.74

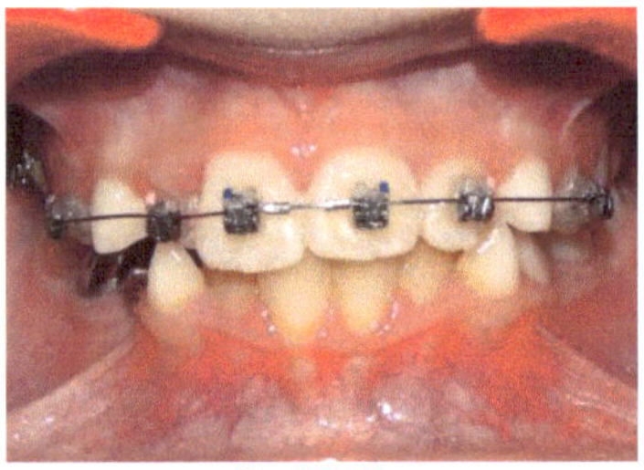

Fig. 3.6.75

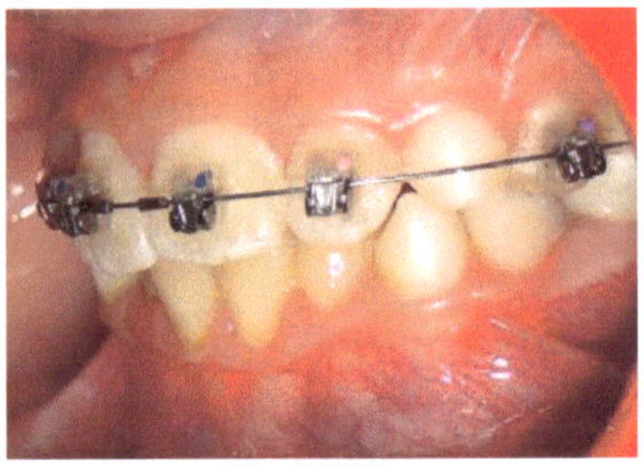

Fig. 3.6.76

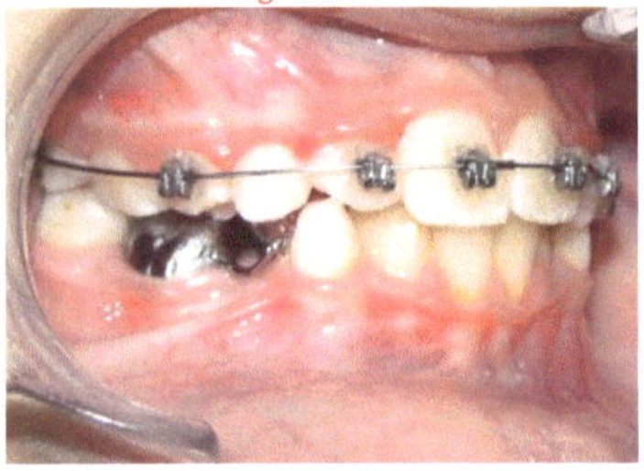

Fig. 3.6.77

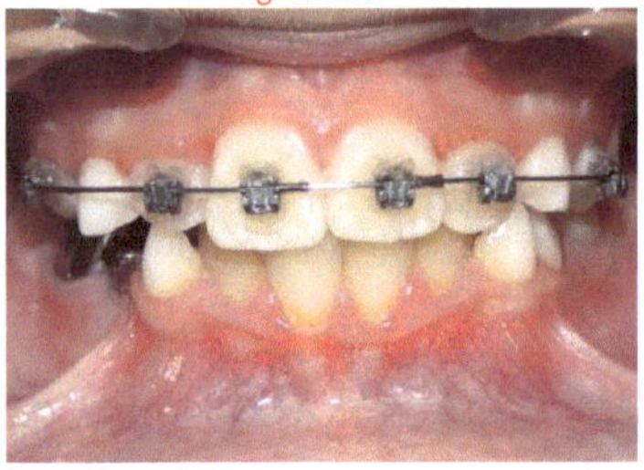

Fig. 3.6.78

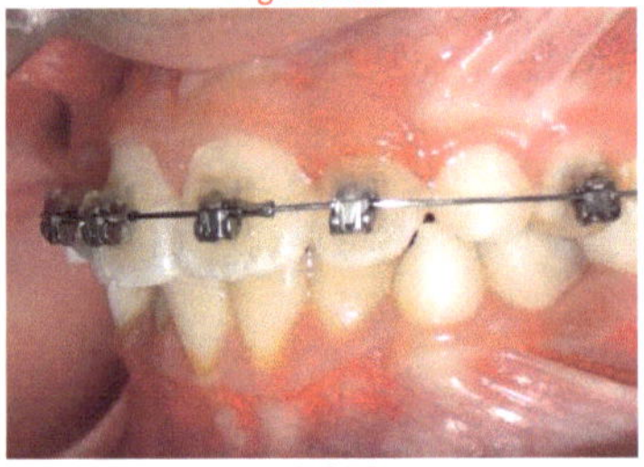

Fig. 3.6.79

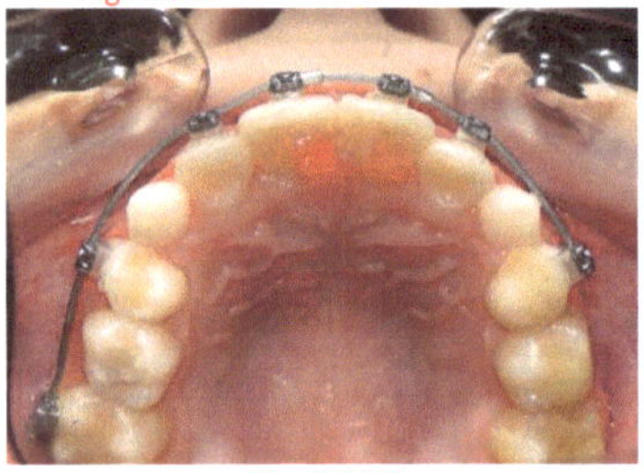

Fig. 3.6.80

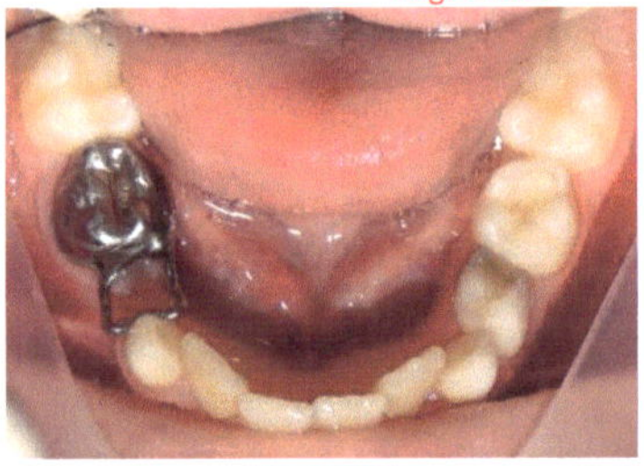

Fig. 3.6.81

Se estimó que no era conveniente progresar en el detallado último del posicionamiento incisivo superior al advertir que las grandes metas de este tratamiento temprano estaban logradas; dicho "afinamiento" así como la solución a las malposiciones inferiores serían abordadas **tiempo** después en Fase II al concluir todo el recambio a dentición permanente.

Fig. 3.6.82 – 3.6.102

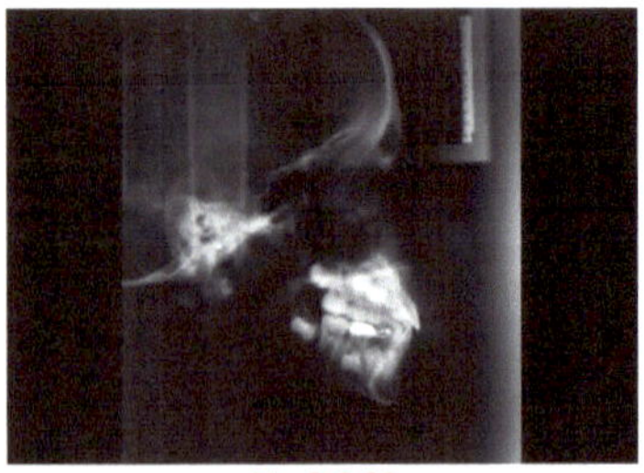

Fig. 3.6.82

MAXILAR INFERIOR	Norma	Inicial	Diferencia	Tendencia
1. Eje Facial	90,00° ± 3	87,00°	-3,00	DOLI
2. Prof. facial (ang. facial)	87,00° ± 3	88,00°	1,00	BRAQUI
3. Angulo Plano Mandibular	26,00° ± 4	24,00°	-2,00	BRAQUI
4. Altura Facial Inferior	47,00° ± 4	43,00°	-4,00	BRAQUI
5. Arco Mandibular	26,00° ± 4	29,00°	3,00	BRAQUI
MAXILAR SUPERIOR				Interpretación
6. Convexidad Facial	2,00mm ± 2	3,30mm	1,30	PATRON CLASE I ESQ.
7. Profundidad Maxilar	90,00° ± 3	91,00°	1,00	NORMOGNATIA Sup.
DIENTES				Interpretación
8. Incisivo Inferior A A-Po	1,00mm ± 2	3,90mm	2,90	Incisivo PROTRUIDO
9. Inclinación Incicivo Inferior	22,00° ± 4	21,00°	-1,00	NORMOINCLINACION
10. 1er. Molar Superior a Ptv	edad+3 mm ±3	11,00mm	-1,00	NORMOPOSICION
11. Inc. Inf. al Plano Oclusal	1,25mm ± 2	3,80mm	2,55	EXTRUIDO
12. Angulo Interincisivo	130,00° ± 6	126,00°	-4,00	NORMAL
PERFIL BLANDO				Interpretación
13. Protusión Labio Inferior	-2,00mm ± 2	2,80mm	4,80	PROQUELIA
14. Linea Mc Namara - Pto A	0,00mm ± 1	1,10mm	1,10	PROTRUSION Maxilar
15. Linea Mc Namara - Po	-7,00mm ± 1	-4,10mm	2,90	PROTRUSION Mandibular

DETERMINACION DEL BIOTIPO FACIAL — **TENDENCIAS PACIENTE**

FACTORES	NORMA	DESV. EST.	AJUSTE POR EDAD	MEDIDAS PAC.	DIFERENCIA	DESVIACIONES
1. Eje Facial	90°	±3.0°	0,00	87,00°	-3,00	-1.00
2. Prof. facial (áng. facial)	87°	±3.0°	0,00	88,00°	1,00	0.33
3. Angulo plano mandibular	26°	±4.0°	0,00	24,00°	-2,00	0.50*
4. Altura facial inferior	47°	±4.0°	0,00	43,00°	-4,00	1.00*
5. Arco mandibular	26°	±4.0°	0,00	29,00°	3,00	0.75

DOLICO BRAQUI MESO

* El valor cambió de signo

SUMA ALGEBRAICA / 5 = 1,58 / 5 = 0,32

DOLICO SEVERO	DOLICO	DOLICO SUAVE	MESOFACIAL	BRAQUI	BRAQUI SEVERO
-2.0	-1.0	-0.5	0.0	+0.5	+1.0

Descripción: *Estudio realizado el 08/04/2011*

VERT: 0,32 MESOFACIAL *a las 10:35:27*

Fig. 3.6.83

Ricketts para Biotipo Facial

PRETRATAMIENTO 101.00%
04-08-2011 9 Ans 1 Me

Rangos	Menor	Mayor	Valor
Eje Facial	86.5	93.5	87.1
Angulo facial	84.0	90.0	87.9
Ang.Plano Mandibular	21.5	30.5	24.2
Altura Facial Infer.	43.0	51.0	42.6
Arco Mandibular	22.5	30.5	29.4
Convexidad Facial (A)	0.0	4.0	3.3
Profundidad Maxilar	87.0	93.0	91.1
Inc Inf a A Po(protr)	-1.0	3.0	3.9
Inclinacion Incis.Inf	18.0	26.0	20.9
1er Molar Sup a Ptv	5.0	15.0	11.3
Inc Inf al Plano Oclu	-0.7	3.3	3.8
Angulo Interincisivo	124.0	136.0	126.2
Protrusion Labio Inf	-4.0	0.0	2.8
Linea MacNamara a A	0.0	4.0	1.1
Linea Mac Namara a Po	-8.0	-6.0	-4.1

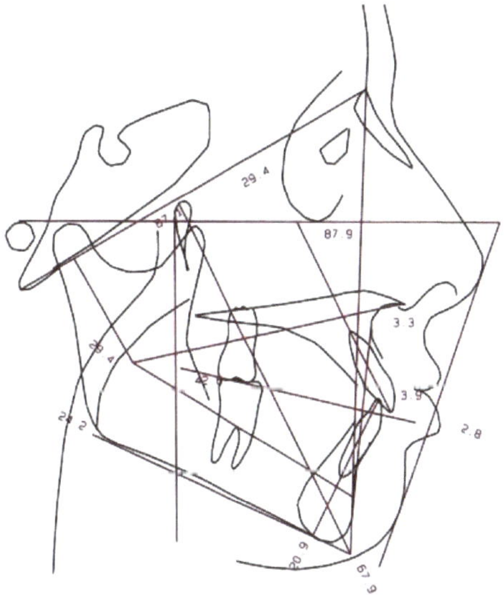

Fig. 3.6.84

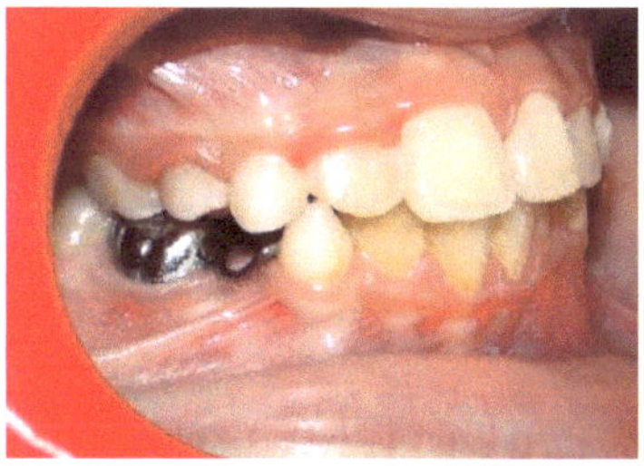

Fig. 3.6.85

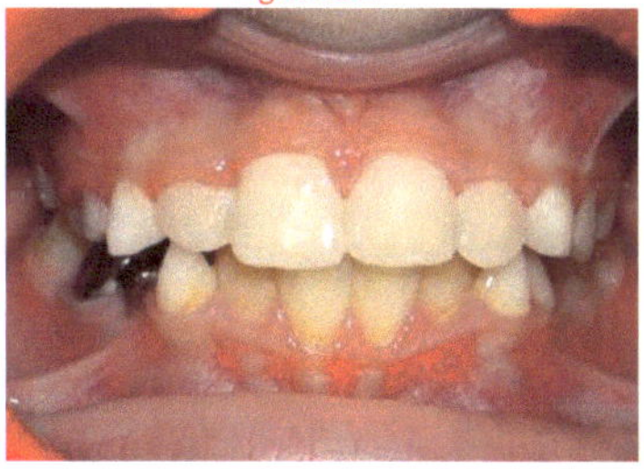

Fig. 3.6.86

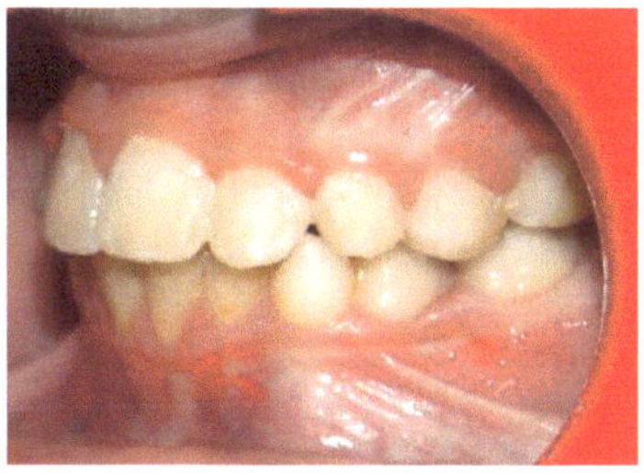

Fig. 3.6.87

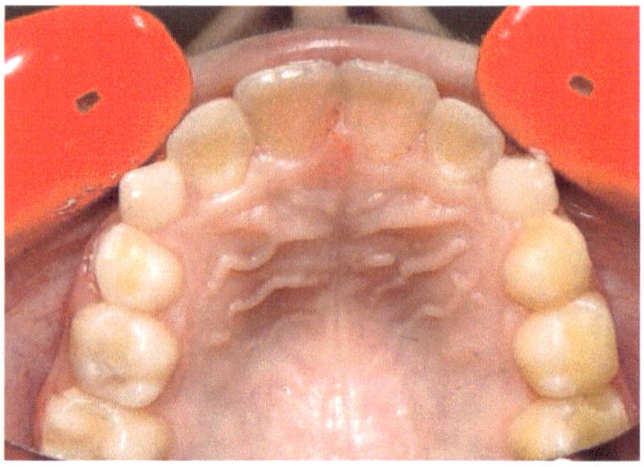
Fig. 3.6.88

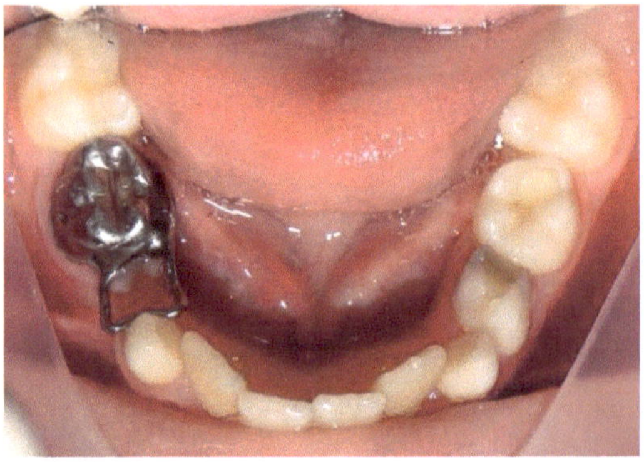
Fig. 3.6.89

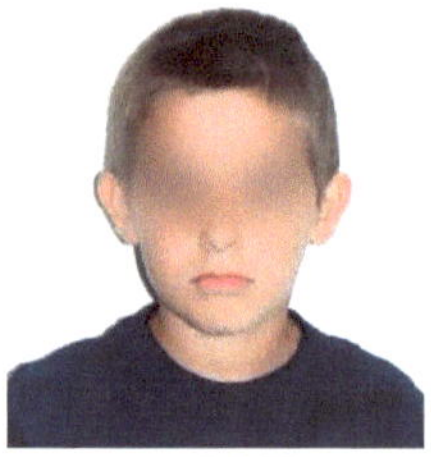
Fig. 3.6.90

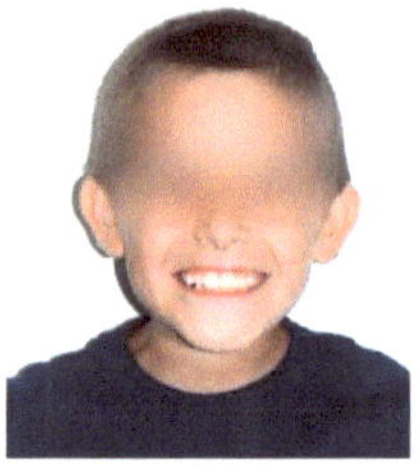
Fig. 3.6.91

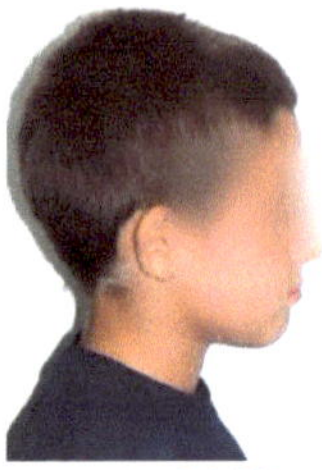
Fig. 3.6.92

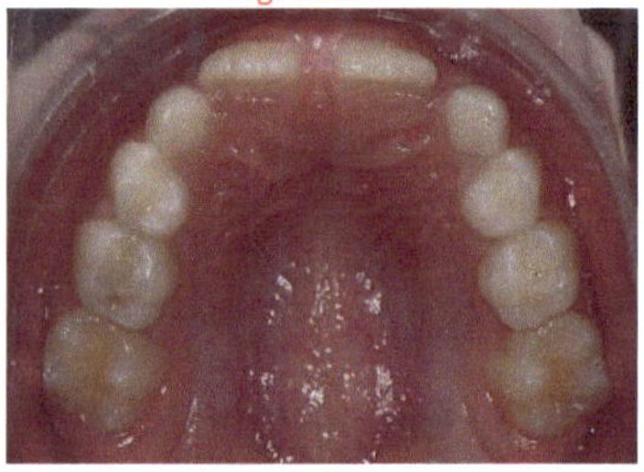
Fig. 3.6.93

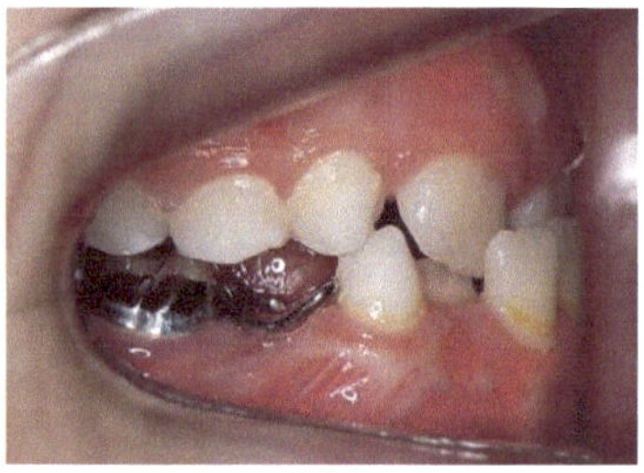
Fig. 3.6.94

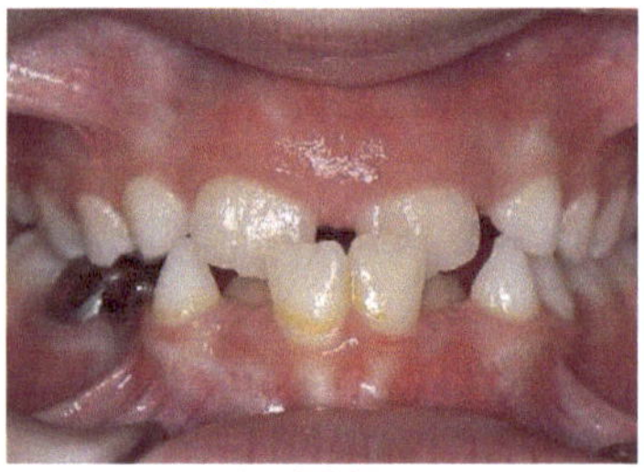
Fig. 3.6.95

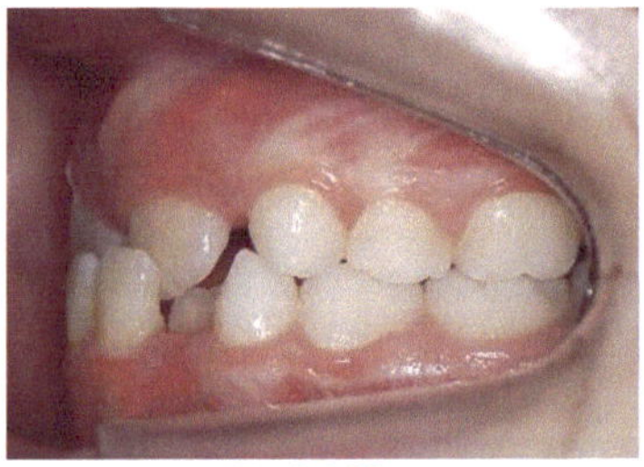
Fig. 3.6.96

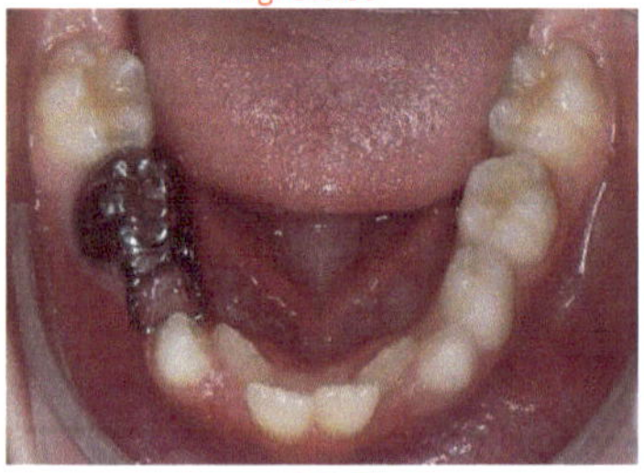
Fig. 3.6.97

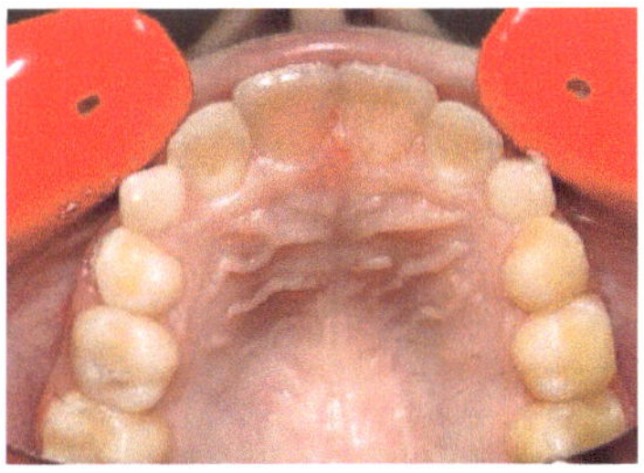

Fig. 3.6.98

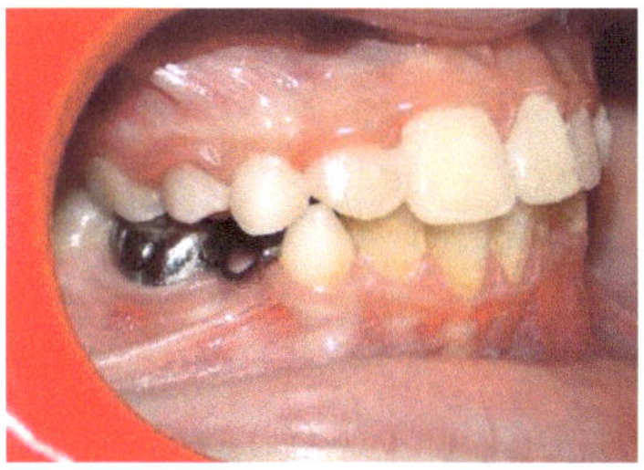

Fig. 3.6.99

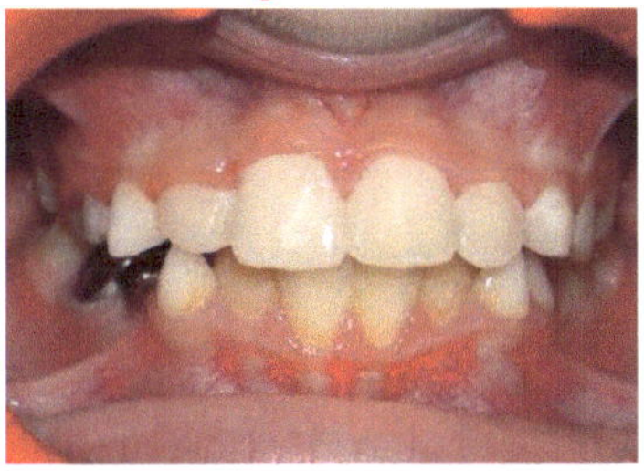

Fig. 3.6.100

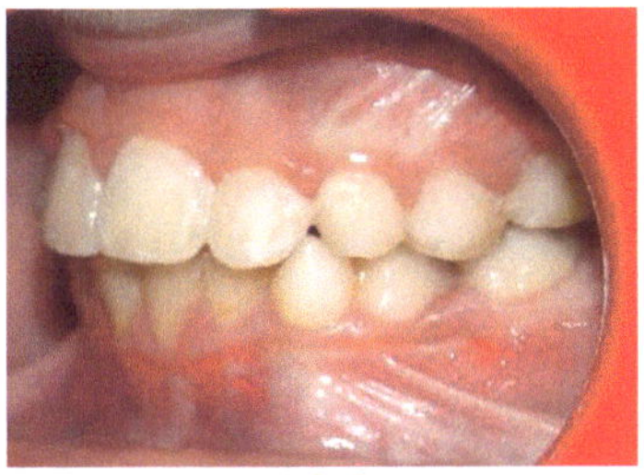

Fig. 3.6.101

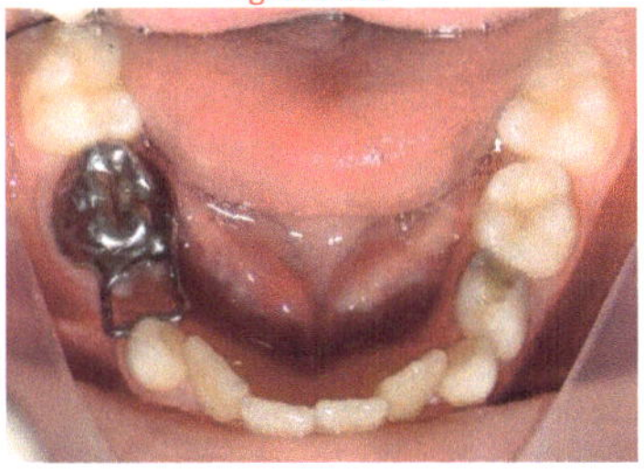

Fig. 3.6.102

5. **PERLAS DIAGNÓSTICAS Y/O MECÁNICAS.**

5 a. Perlas diagnósticas.

5 a1. Diagnóstico funcional

5 a2. Diagnóstico cefalométrico – Jarabak

5 a1 + 5 a2. Clínica + cefalometría

5 b. Perlas mecánicas.

5 b1. ¿ Por qué disyunción ?

5 b2. ¿ Por qué "D" Gainer" ?

5 a1. Diagnóstico funcional

Cualquiera sea la edad de nuestro paciente, ante una oclusión Clase III en máxima intercuspidación, se impone un examen clínico-funcional sobre la existencia o no de un prodeslizamiento mandibular.

Desde el punto de vista diagnóstico es muy diferente la situación espacial mandibular cuando existe una casi coincidencia entre oclusión máxima y el primer contacto en relación céntrica que cuando para llegar a la máxima intercuspidación el paciente "traslada" su mandíbula anteriormente; esta última variante nos da puntos a favor para la mejor resolución del caso.

En las Figs 3.6.103 a 3.6.110 se expone un típico caso de prodeslizamiento mandibular.

Figs 3.6.103 a 3.6.110

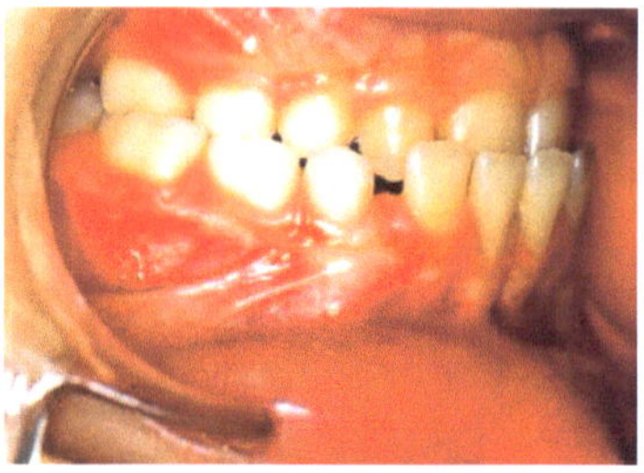

Fig. 3.6.103

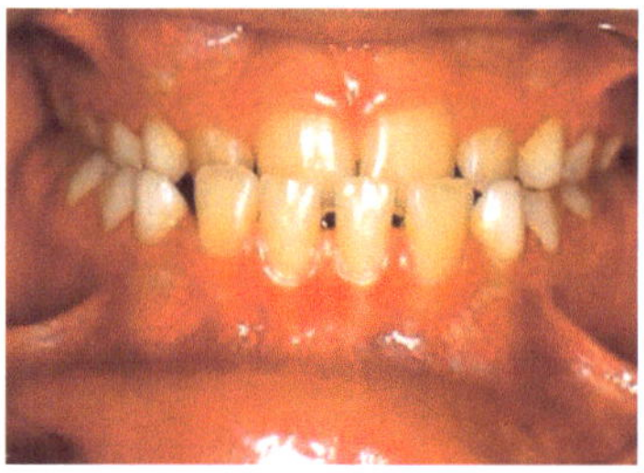

Fig. 3.6.104

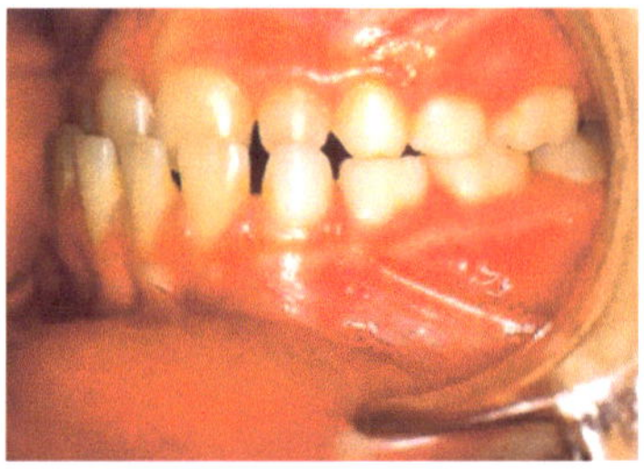

Fig. 3.6.105

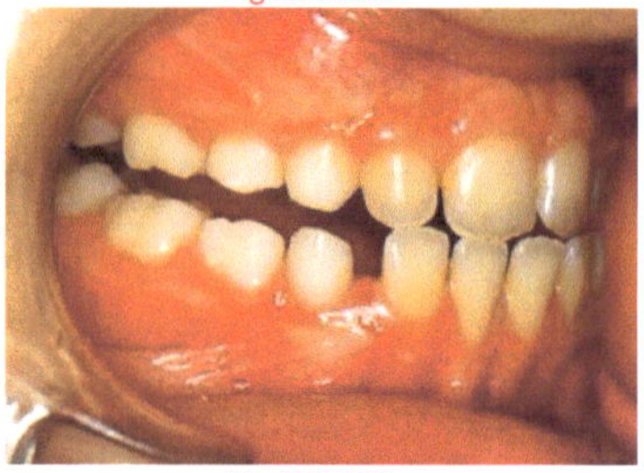

Fig. 3.6.106

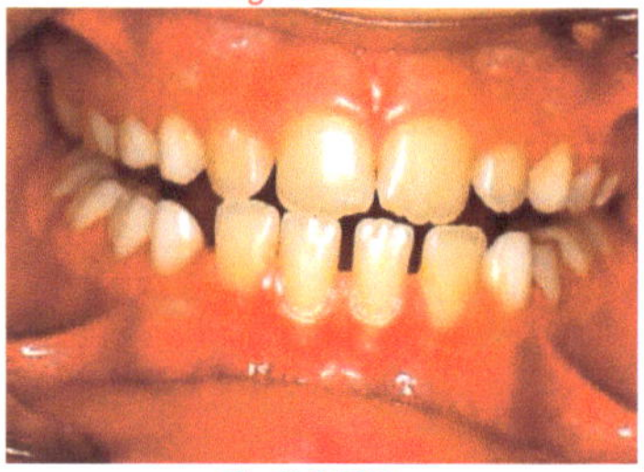

Fig. 3.6.107

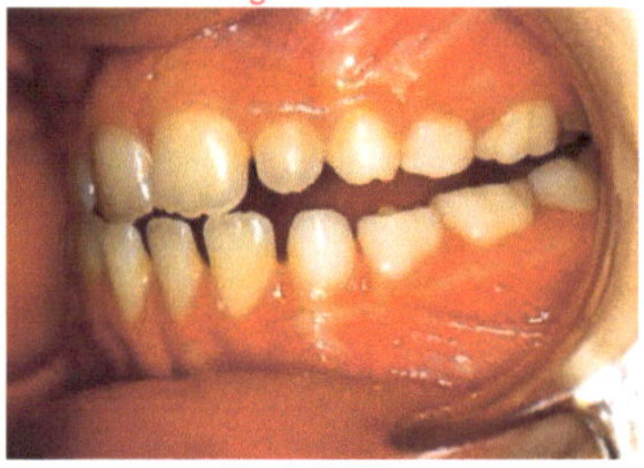

Fig. 3.6.108

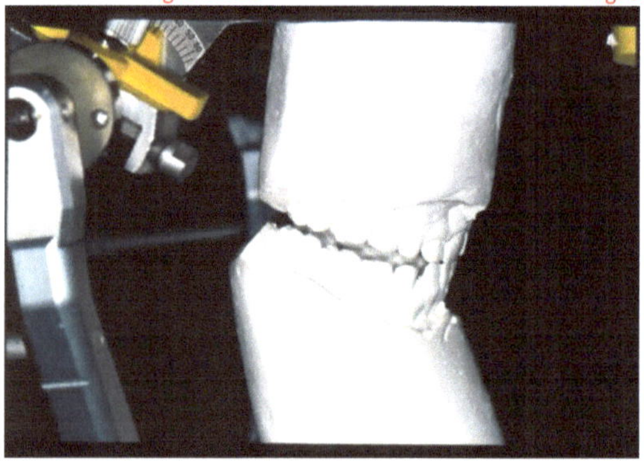

Fig. 3.6.109

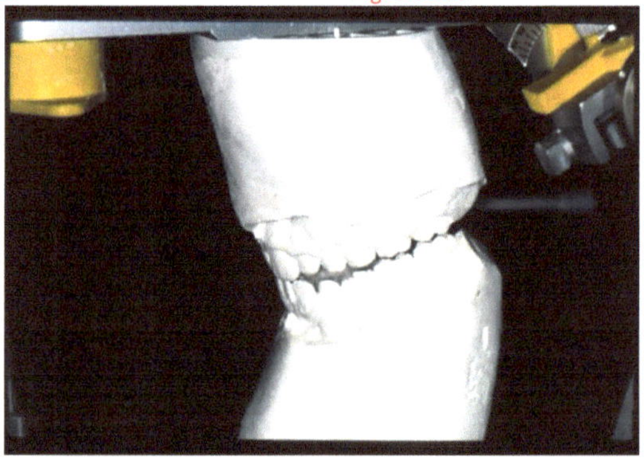

Fig. 3.6.110

Figs 3.6.103 a 3.6.110
Ejemplo típico de paciente con prodeslizamiento mandibular.

Nuestro paciente presentado se encontraba en el grupo de casos con deslizamiento anterior mandibular.

5 a2. Diagnóstico cefalométrico – Jarabak

Un buen complemento de la clínica es el examen de la teleradiografía de perfil o la tomografía y en ella/s medir la longitud de base craneal anterior (silla – nasion) y la longitud mandibular (gonion-mentoniano).

En un paciente adulto el relacionamiento óptimo de ambas medidas es de 1 a 1, pero, en pacientes con crecimiento, debido al "plus" mandibular con respecto al macizo cráneo facial, necesitaríamos, idealmente, una base craneal mayor que la longitud mandibular.

Figs 3.6.111 a 3.6.112

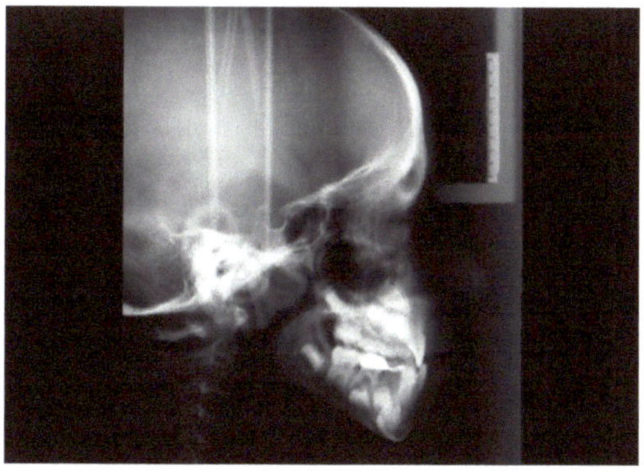

Fig. 3.6.111

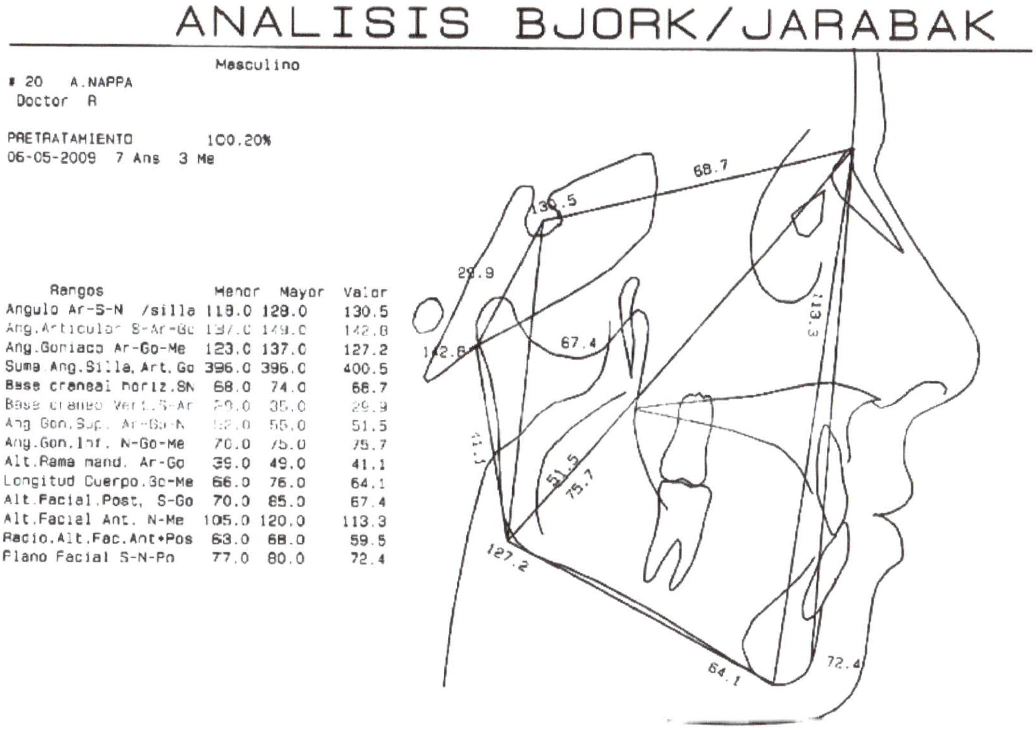

ANALISIS BJORK/JARABAK

Masculino

20 A.NAPPA
Doctor R

PRETRATAMIENTO 100.20%
06-05-2009 7 Ans 3 Me

Rangos	Menor	Mayor	Valor
Angulo Ar-S-N /silla	118.0	128.0	130.5
Ang.Articular S-Ar-Go	137.0	149.0	142.8
Ang.Goniaco Ar-Go-Me	123.0	137.0	127.2
Suma Ang.Silla, Art, Go	396.0	396.0	400.5
Base craneal horiz.SN	68.0	74.0	68.7
Base craneo Vert. S-Ar	29.0	35.0	29.9
Ang Gon.Sup. Ar-Go-N	52.0	55.0	51.5
Ang.Gon.Inf. N-Go-Me	70.0	75.0	75.7
Alt.Rama mand. Ar-Go	39.0	49.0	41.1
Longitud Cuerpo.Go-Me	66.0	76.0	64.1
Alt.Facial.Post, S-Go	70.0	85.0	67.4
Alt.Facial Ant. N-Me	105.0	120.0	113.3
Radio.Alt.Fac.Ant•Pos	63.0	68.0	59.5
Plano Facial S-N-Po	77.0	80.0	72.4

Fig. 3.6.112

Figs. 3.6.111 - 3.6.112

Nuestro paciente y el buen relacionamiento entre S-Na con Go-Me

5 a1 + 5 a2. Clínica + cefalometría

Si conjuntamos los 2 parámetros diagnósticos establecidos veremos que los casos más "benévolos" en los tratamientos Clase III son aquellos que combinan un prodeslizamiento con un correcto relacionamiento esqueletal de la base craneal anterior y la longitud mandibular; ese era el caso de nuestro paciente presentado en esta sección.

El polo opuesto, por tanto, lo será una longitud basal inferior excesiva con una "coincidencia" entre máxima intercuspidación y la oclusión en relacionamiento céntrico.

Figs. 3.6.113 - 3.6.117

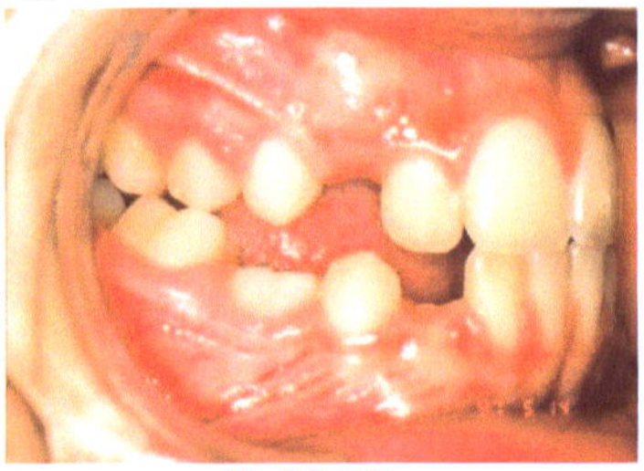

Fig. 3.6.113

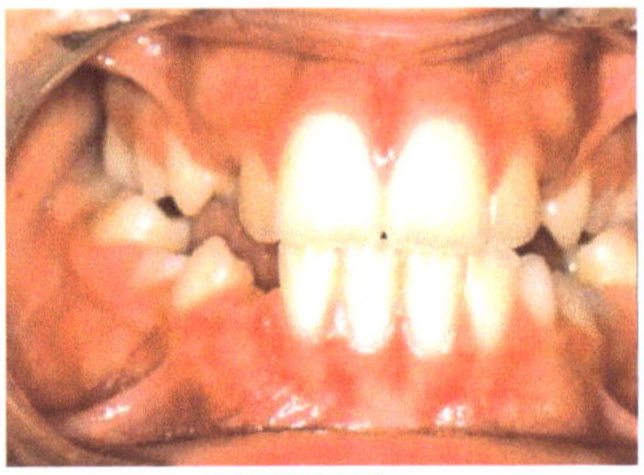

Fig. 3.6.114

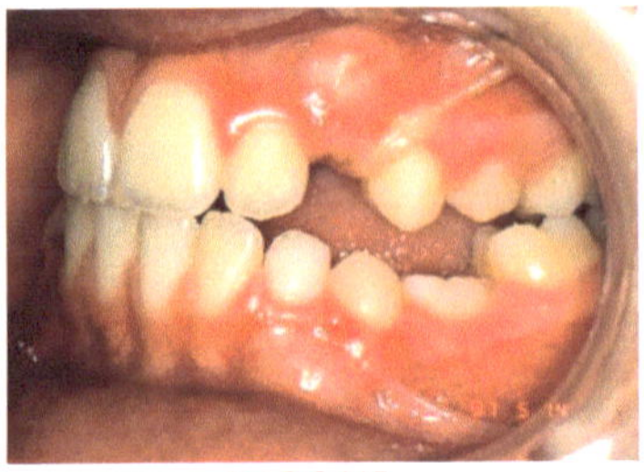

Fig. 3.6.115

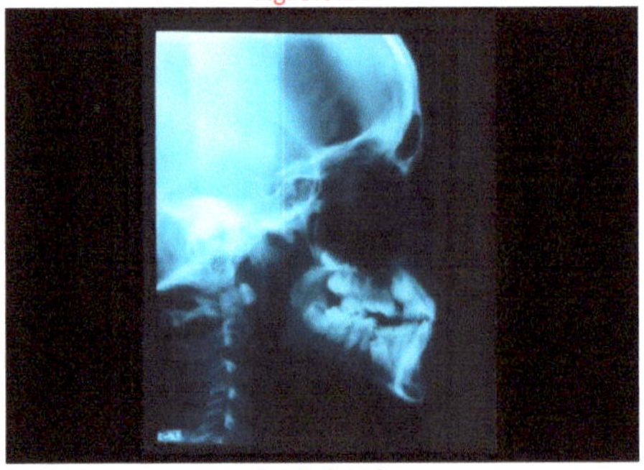

Fig. 3.6.116

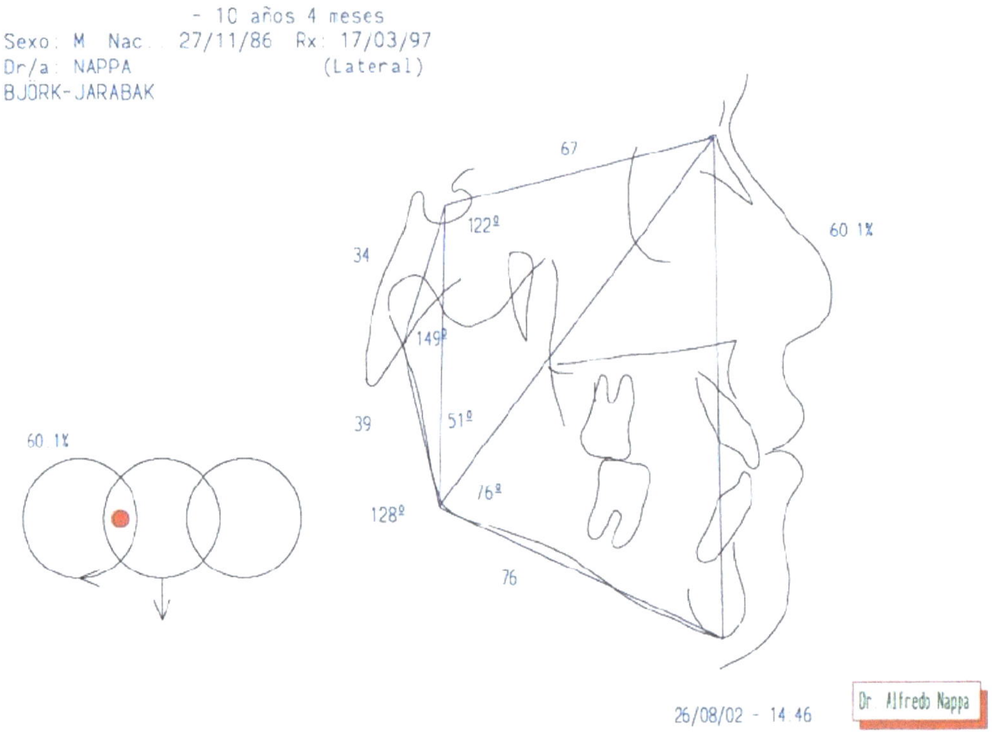

Fig. 3.6.117

Figs. 3.6.113 - 3.6.117

Caso de tratamiento "temprano" con muy distintas características clínicas, funcionales y cefalométricas con respecto al paciente presentado en esta sección.

5 b1. ¿ Por qué disyunción ?

En diferentes apartados de la sección hemos explicitado los motivos que nos llevaron hacia este primer paso, ortopédico, de este tratamiento.

La disyunción transversal ha sido muy cuestionada por ser un procedimiento que, sin las debidas precauciones, es altamente inestable en sus logros y, por otra parte, aplica fuerzas de importancia sobre las piezas dentarias que son anclaje de la aparatología. Ambos cuestionamientos tienen parte de verdad, pero pueden atenuarse, y a la vez, es cierto también que genera o posibilita en ciertas edades tempranas acciones muy positivas como en este tratamiento.

El caso, como expusimos, no adolecía de un gran déficit transversal oclusal motivo común en estas edades para la elección de la disyunción, pero, retrocediendo en el "**tiempo**" a nuestros estudios de anatomía, comprobaremos que el maxilar superior está, en su sector posterior, ligeramente bloqueado por las apófisis pterigoides y lateralmente por los malares, por tanto la apertura de la sutura nunca es absolutamente en paralelo sino que va de más a menos en sentido anteroposterior, circunstancia altamente conveniente en este tratamiento.

Figs. 3.6.118 - 3.6.121

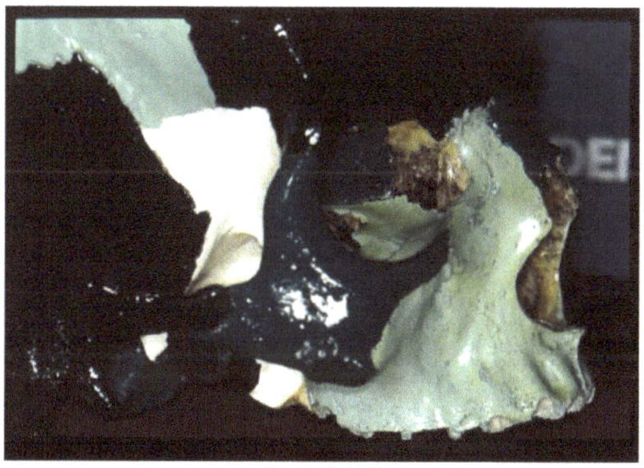

Fig. 3.6.118

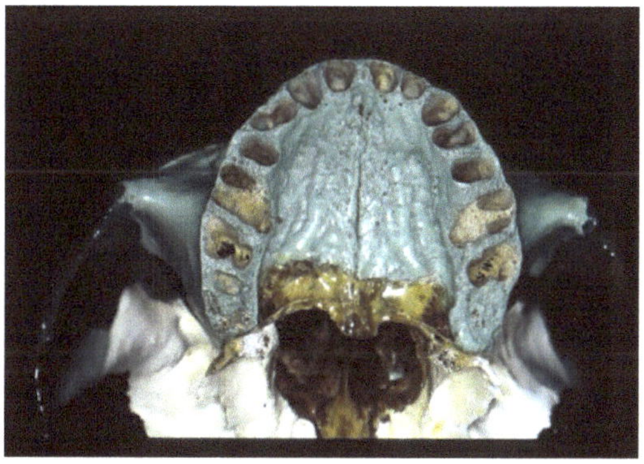

Fig. 3.6.119

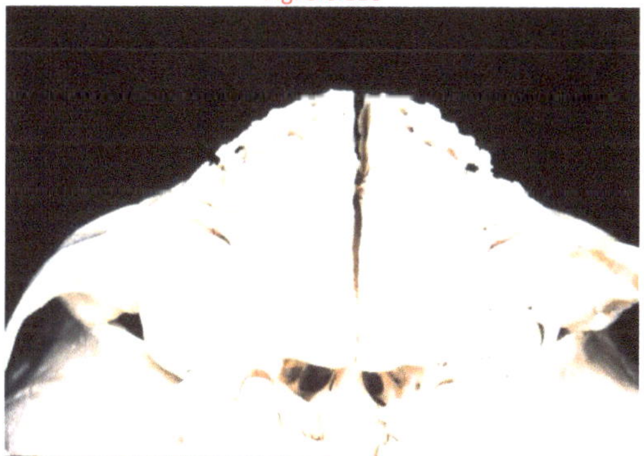

Fig. 3.6.120

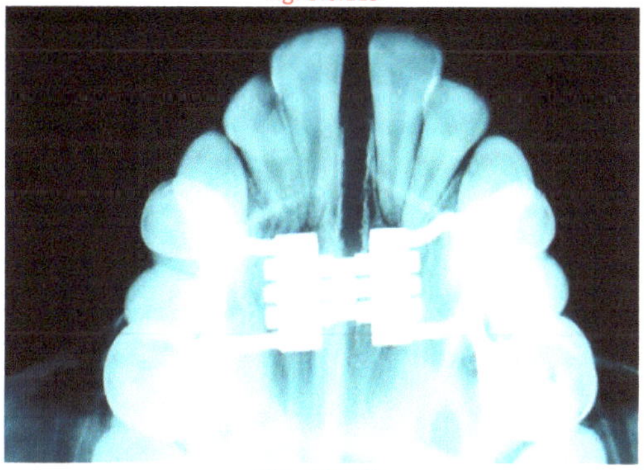

Fig. 3.6.121

Cuando activamos solamente 4 mm. el tornillo Hyrax logramos una apertura sutural escencialmente anterior que genera por un lado parte del **espacio** necesario para el ordenamiento incisivo superior, por otro prepara la tracción posteroanterior y su "vehículo", la férula, desprograma la neuromusculatura.

5 b2. ¿ Por qué "D" Gainer" ?

Hemos señalado que la disyunción ha sido discutida por su tendencia recidivante y que les asiste parte de verdad a sus detractores; creemos que varios factores inciden en dicha inestabilidad y discutir de ellas excede un poco los objetivos de este libro. De todas maneras diremos que uno de los "detalles" a tener en cuenta es la rehabilitación muscular luego de la solicitación sutural; para ello aparatologías funcionales nos parecen la mejor elección, pero el resorte largo del "D" Gainer enhebrado en un suave arco NiTi Cu rectangular evita la compresión lateral muscular sobre las arcadas; no olvidemos que la "filosofía" Frankel ha sido inspiradora de la "filosofía" Damon.

Figs. 3.6.122 - 3.6.125

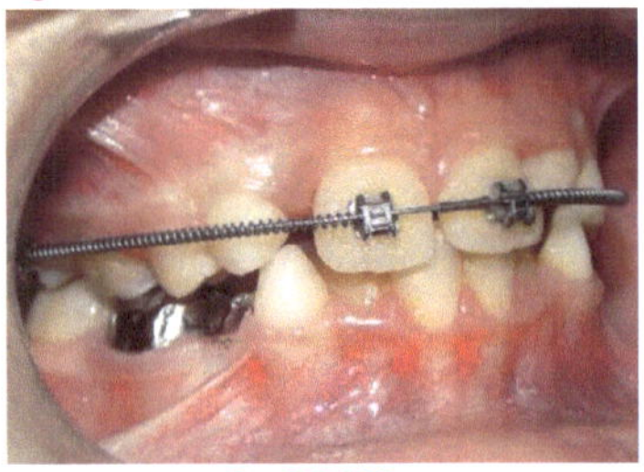

Fig. 3.6.122

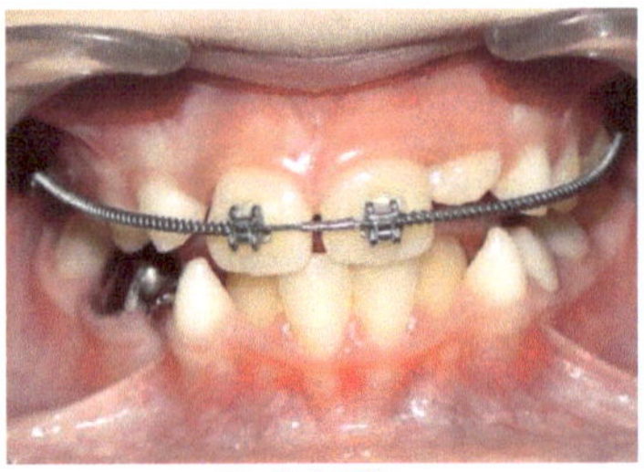

Fig. 3.6.123

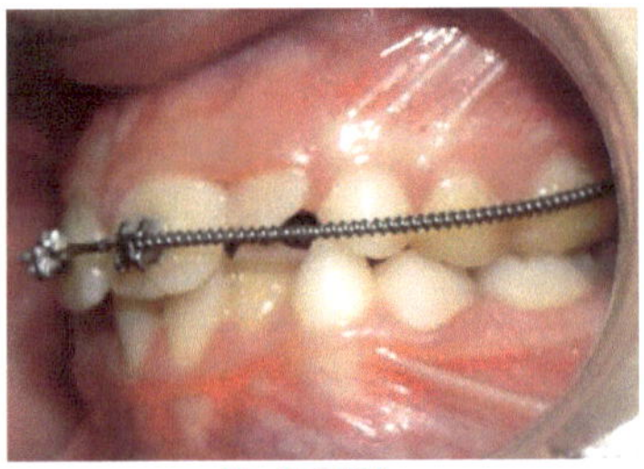

Fig. 3.6.124

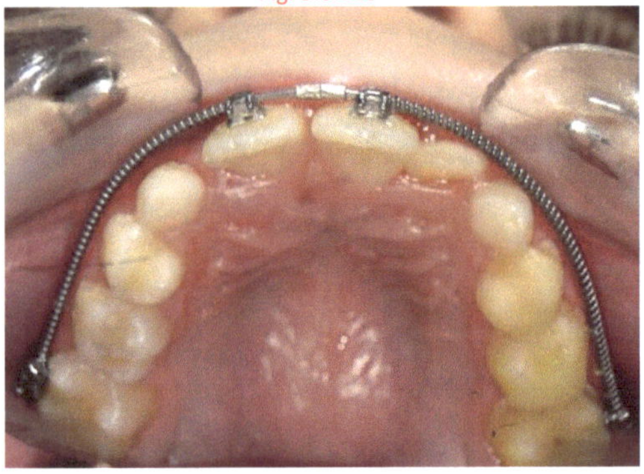

Fig. 3.6.125

La mecánica en si del "D" Gainer será explicitada en el caso Nº 4 de esta sección, pero, puntualicemos aquí que las dos grandes razones de su empleo en este paciente fueron la estabilización de la disyunción por un lado, y la suave protrusión de los incisivos centrales superiores por otro.

FASE II

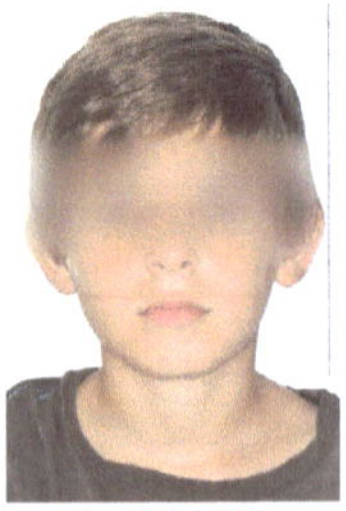

Fig. 3.6.126

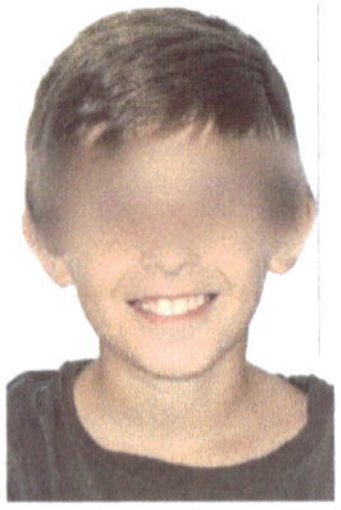

Fig. 3.6.127

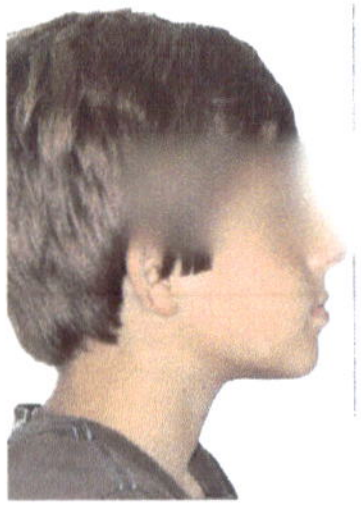

Fig. 3.6.128

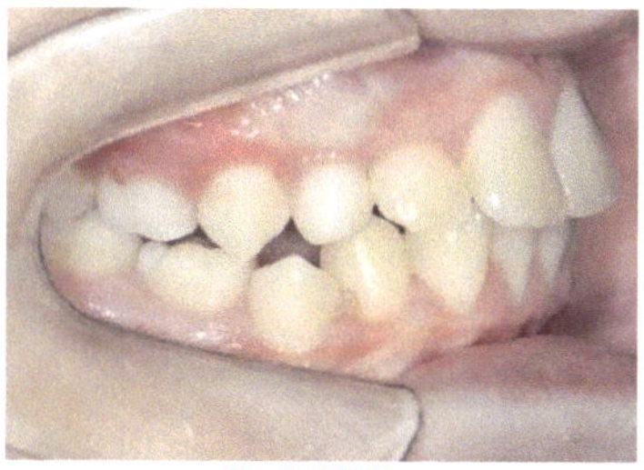

Fig. 3.6.129

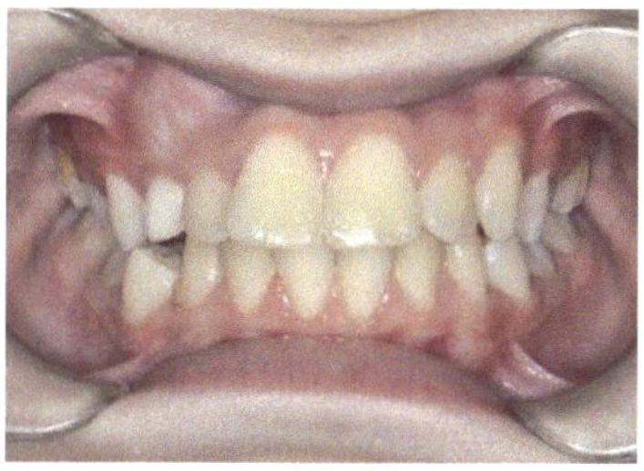

Fig. 3.6.130

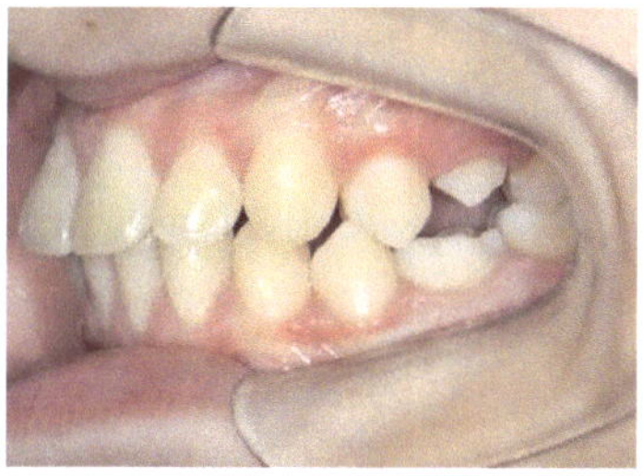

Fig. 3.6.131

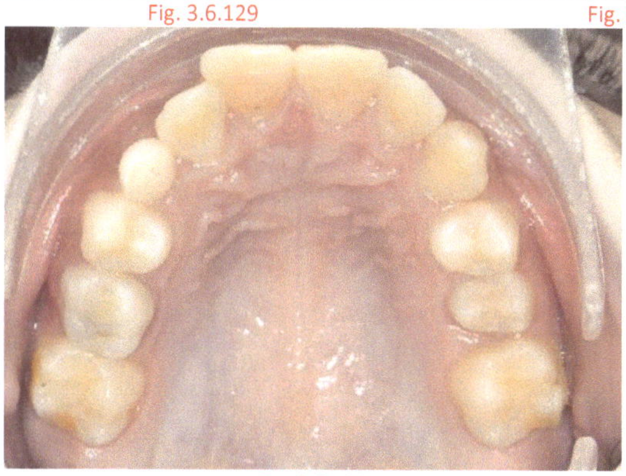

Fig. 3.6.132

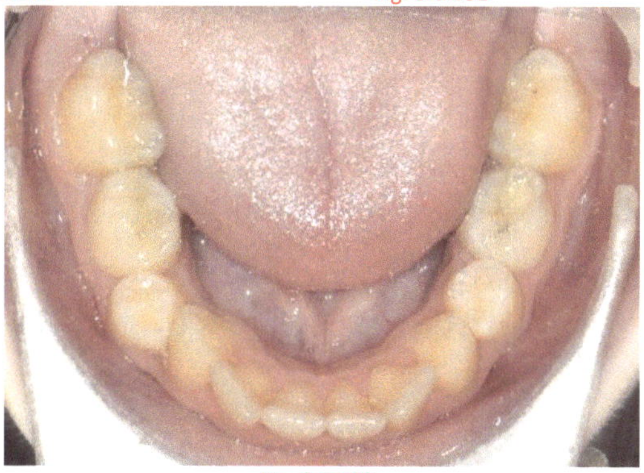

Fig. 3.6.133

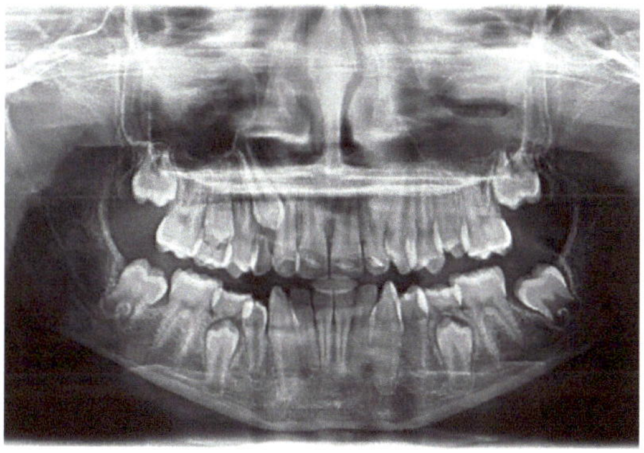

Fig. 3.6.134

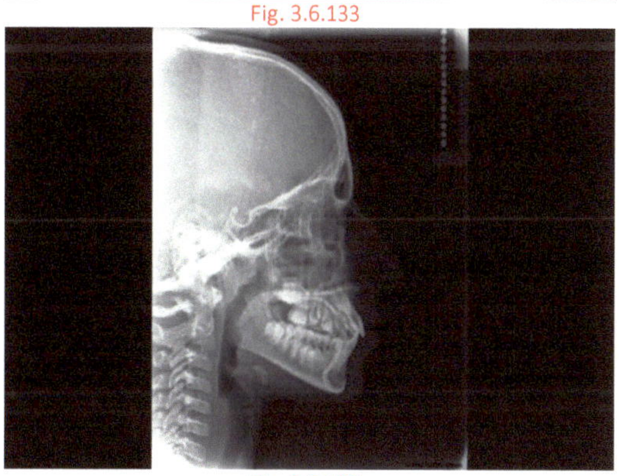

Fig. 3.6.135

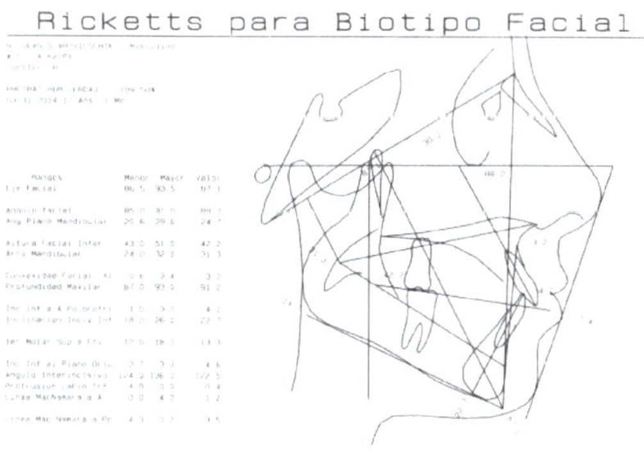

Fig. 3.6.136

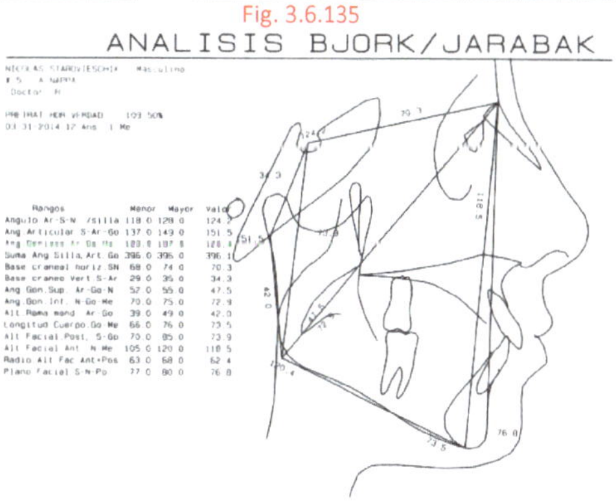

Fig. 3.6.137

MAXILAR INFERIOR	Norma	Inicial	Diferencia	Tendencia
1. Eje Facial	90,00° ± 3	87,00°	-3,00	DOLI
2. Prof. facial (ang. facial)	87,90° ± 3	88,00°	0,10	MESO
3. Angulo Plano Mandibular	25,10° ± 4	25,00°	-0,10	MESO
4. Altura Facial Inferior	47,00° ± 4	42,00°	-5,00	BRAQUI
5. Arco Mandibular	27,50° ± 4	31,00°	3,50	BRAQUI
MAXILAR SUPERIOR				Interpretación
6. Convexidad Facial	2,00mm ± 2	3,20mm	1,20	PATRON CLASE I ESQ.
7. Profundidad Maxilar	90,00° ± 3	91,00°	1,00	NORMOGNATIA Sup.
DIENTES				Interpretación
8. Incisivo Inferior A A-Po	1,00mm ± 2	4,20mm	3,20	Incisivo PROTRUIDO
9. Inclinación Incicivo Inferior	22,00° ± 4	23,00°	1,00	NORMOINCLINACION
10. 1er. Molar Superior a Ptv	edad+3 mm ±3	13,00mm	-2,00	NORMOPOSICION
11. Inc. Inf. al Plano Oclusal	1,25mm ± 2	4,60mm	3,35	EXTRUIDO
12. Angulo Interincisivo	130,00° ± 6	122,00°	-8,00	DISMINUIDO
PERFIL BLANDO				Interpretación
13. Protusión Labio Inferior	-2,00mm ± 2	0,40mm	2,40	PROQUELIA
14. Línea Mc Namara - Pto A	0,00mm ± 1	1,20mm	1,20	PROTRUSION Maxilar
15. Línea Mc Namara - Po	-2,00mm ± 2	-3,50mm	-1,50	NORMAL

DETERMINACION DEL BIOTIPO FACIAL — **TENDENCIAS PACIENTE**

FACTORES	NORMA	DESV. EST.	AJUSTE POR EDAD	MEDIDAS PAC	DIFERENCIA		DESVIACIONES
1. Eje Facial	90°	±3.0°	0,00	87,00°	-3,00	-1.00	DOLICO
2. Prof. facial (áng. facial)	87°	±3.0°	0,90	88,00°	0,10	0.03	MESO
3. Angulo plano mandibular	26°	±4.0°	-0,90	25,00°	-0,10	0.03*	MESO
4. Altura facial inferior	47°	±4.0°	0,00	42,00°	-5,00	1.25*	BRAQUI
5. Arco mandibular	26°	±4.0°	1,50	31,00°	3,50	0.88	MESO

DOLICO MESO BRAQUI

* El valor cambió de signo

SUMA ALGEBRAICA / 5 = 1,12 / 5 = 0,22

DOLICO SEVERO	DOLICO	DOLICO SUAVE	MESOFACIAL	BRAQUI	BRAQUI SEVERO
-2,0	-1,0	-0,5	0,0	+0,5	+1,0

Descripción: *Estudio realizado el 01/04/2014*

VERT: 0,22 MESOFACIAL *a las 10:41:35*

Fig. 3.6.138

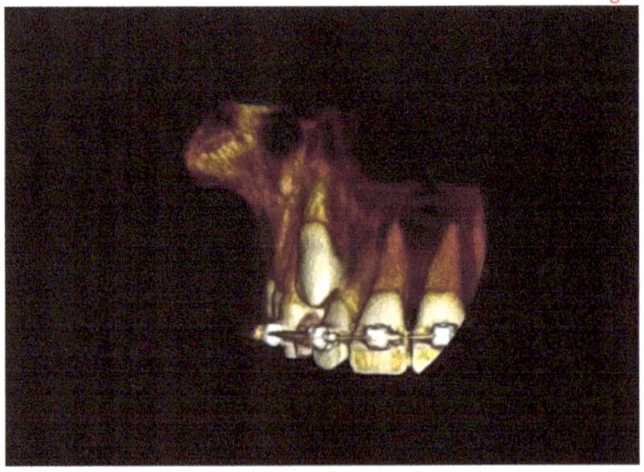

Fig. 3.6.139

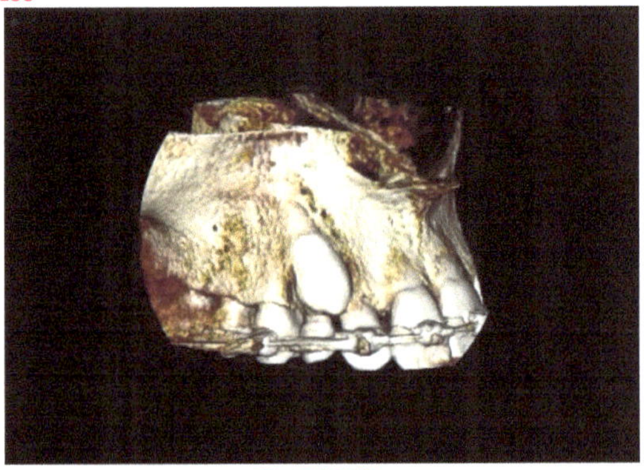

Fig. 3.6.140

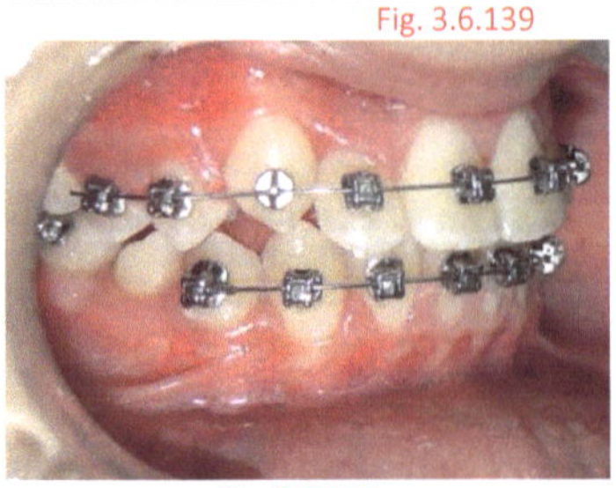

Fig. 3.6.141

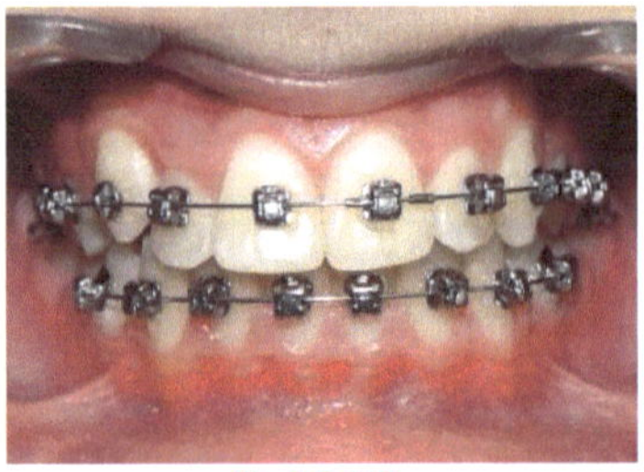

Fig. 3.6.142

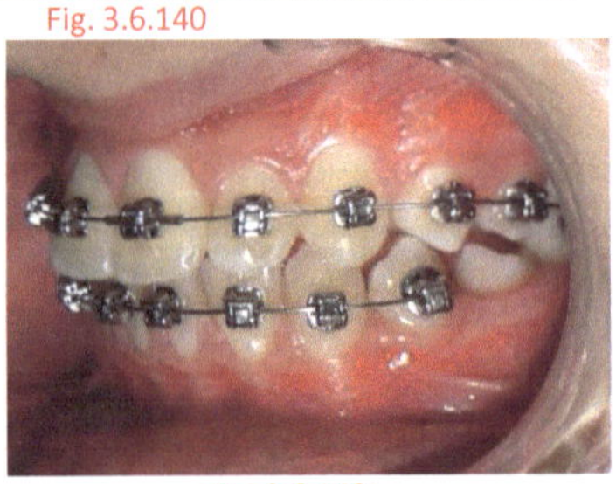

Fig. 3.6.143

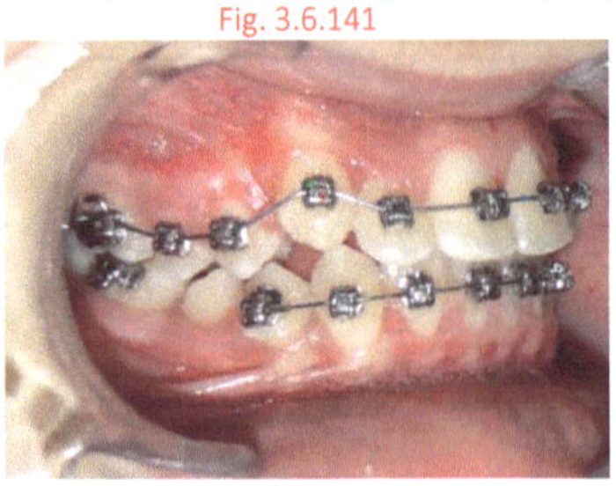

Fig. 3.6.144

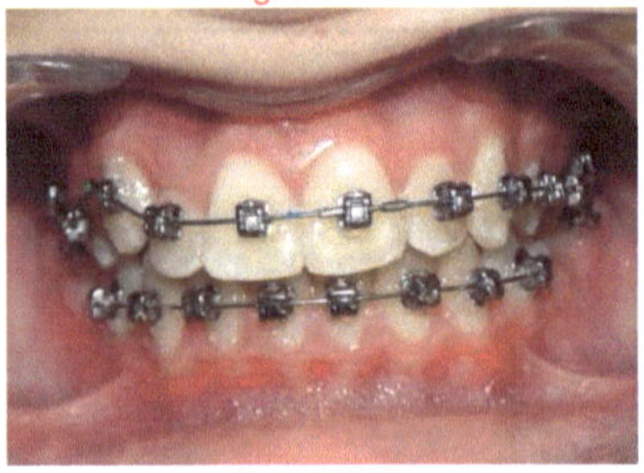

Fig. 3.6.145

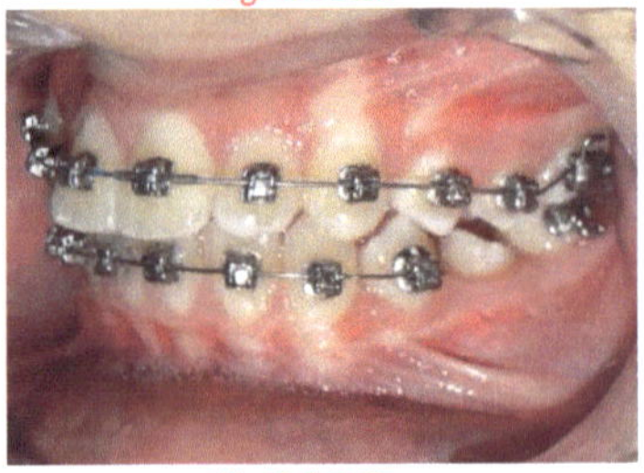

Fig. 3.6.146

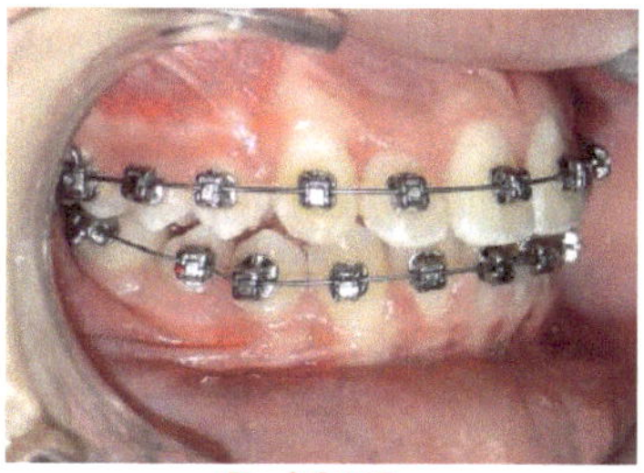
Fig. 3.6.147

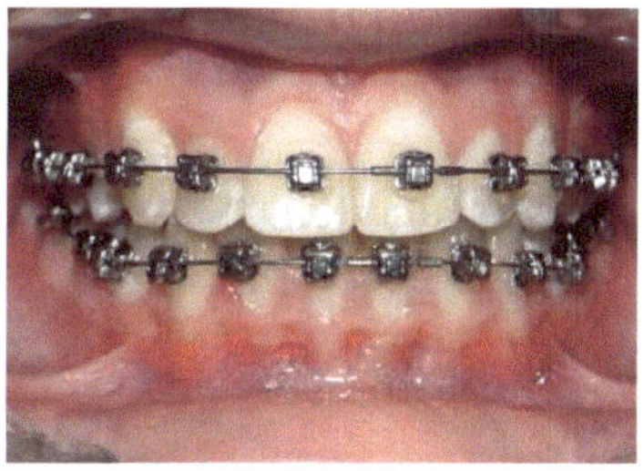
Fig. 3.6.148

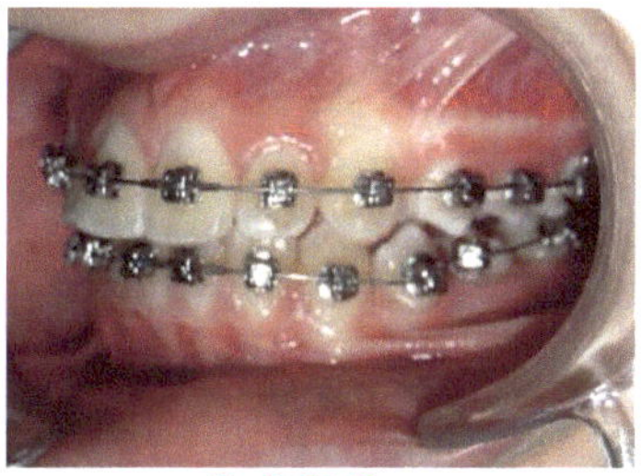
Fig. 3.6.149

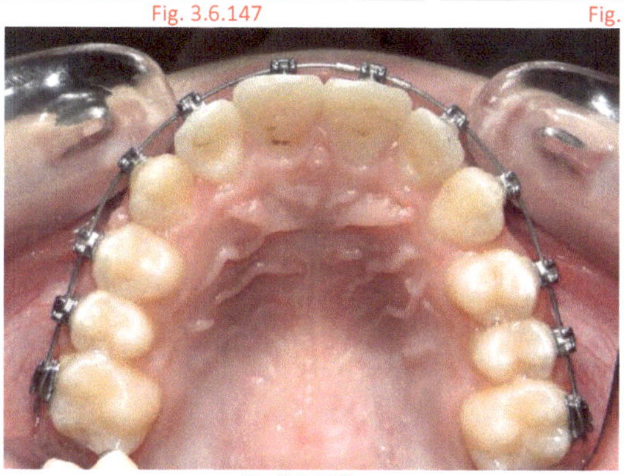
Fig. 3.6.150

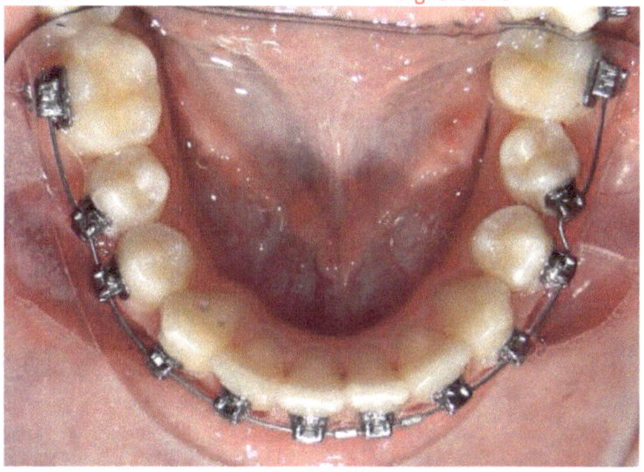
Fig. 3.6.151

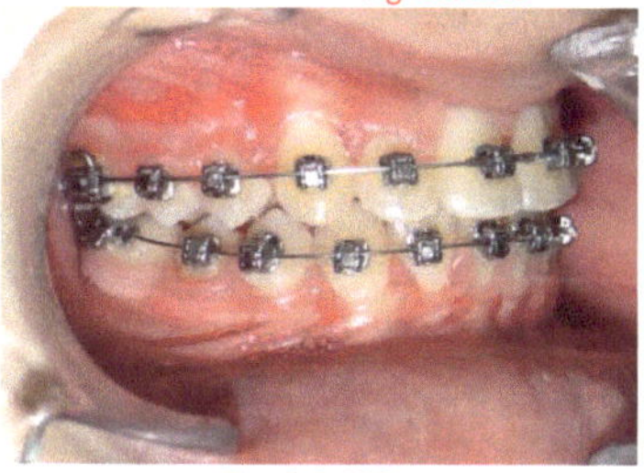
Fig. 3.6.152

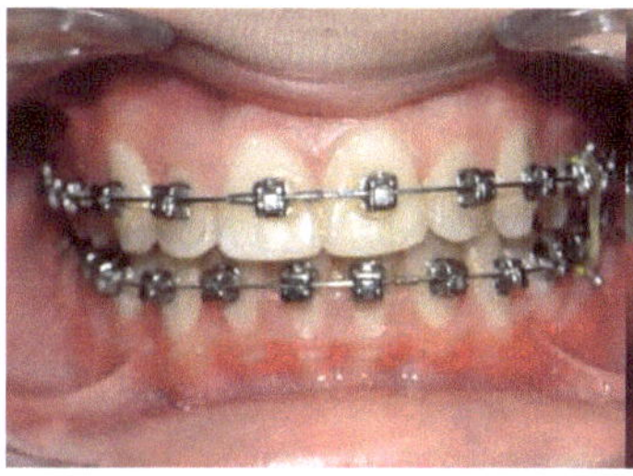
Fig. 3.6.153

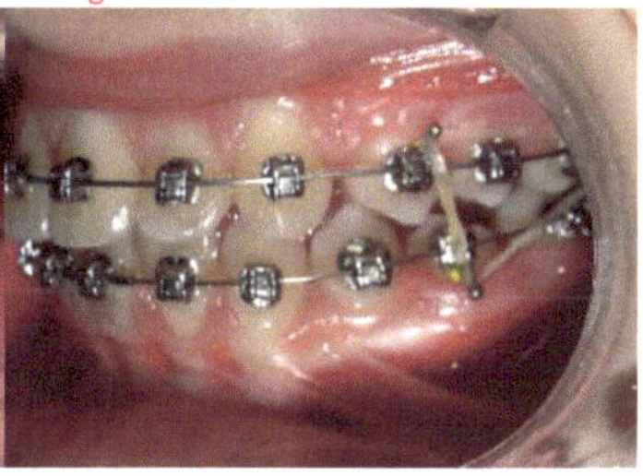
Fig. 3.6.154

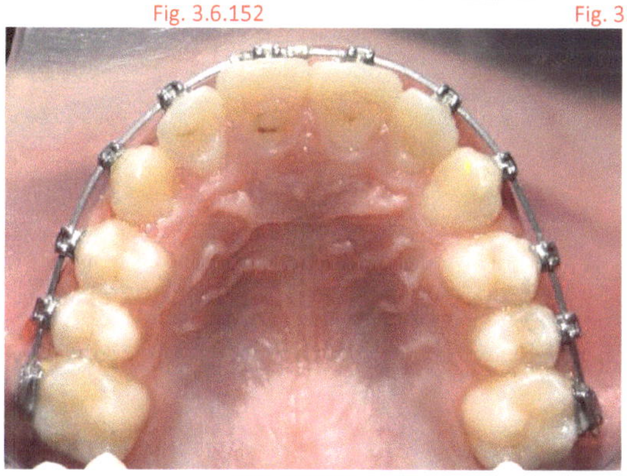
Fig. 3.6.155

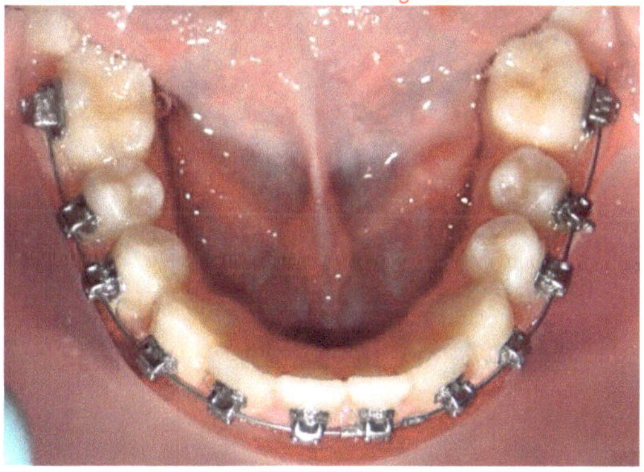
Fig. 3.6.156

ESPACIO Y TIEMPO EN LA DISCREPANCIA DIENTE – HUESO

Capítulo 7º

CASO 04

**"La vida es tan corta y el oficio de vivir tan difícil,
que cuando uno empieza a aprenderlo, ya hay que morirse"**

Joaquín Sabina

Cantautor y poeta español (1949)

"La vida es eso que nos sucede mientras nosotros nos ocupamos de otra cosa"

John Lennon

Artista Británico (1940-1980)

Sección 3ª

Capítulo 7º

CASO 04

El paciente que será expuesto, al igual que el anterior, presenta un déficit de espacio para la correcta ubicación de sus piezas dentarias, su edad, en el inicio del tratamiento, es cerca de tres años mayor que el caso que le precedió; tanto el análisis diagnóstico, su mecánica, como la transición desde Fase I a Fase II merecen comentarios que estimamos de utilidad.

Figs. 3.7.01 - 3.7.13

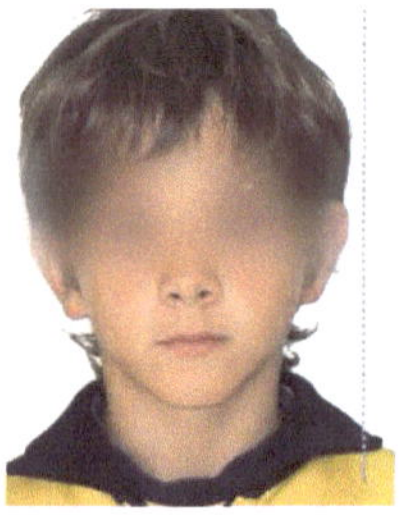

Fig. 3.7.01

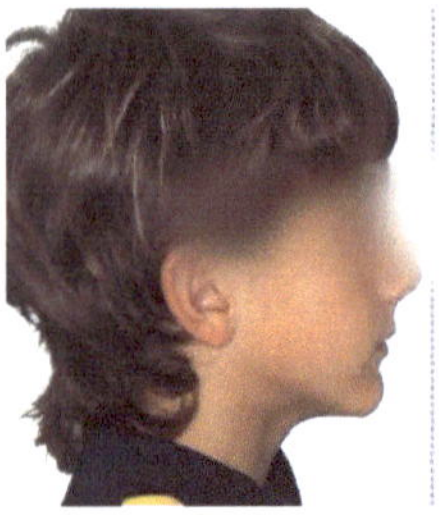

Fig. 3.7.02

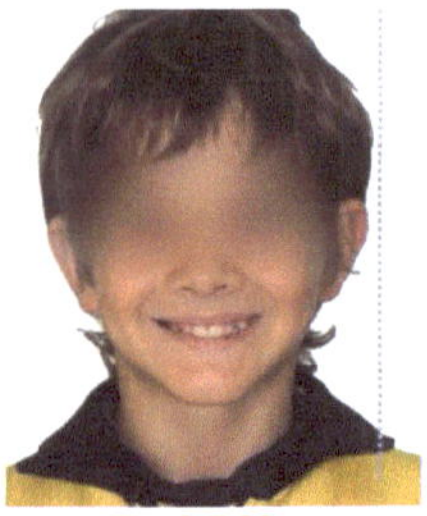

Fig. 3.7.03

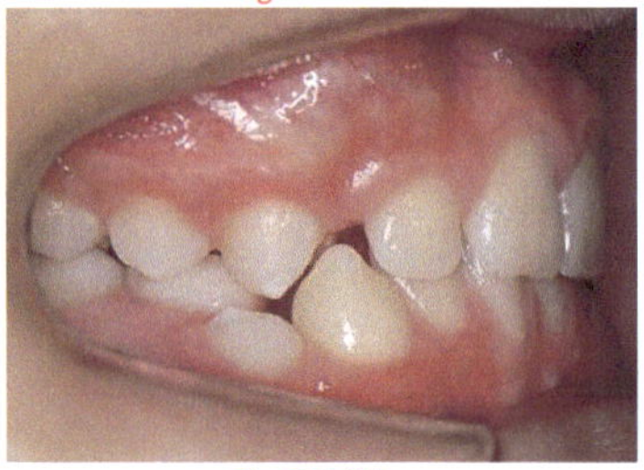

Fig. 3.7.04

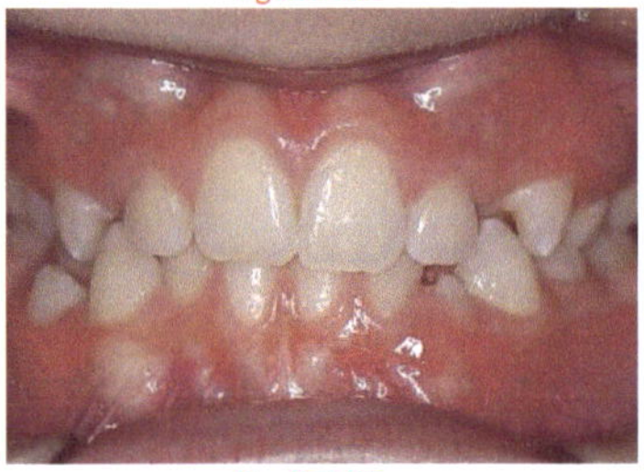

Fig. 3.7.05

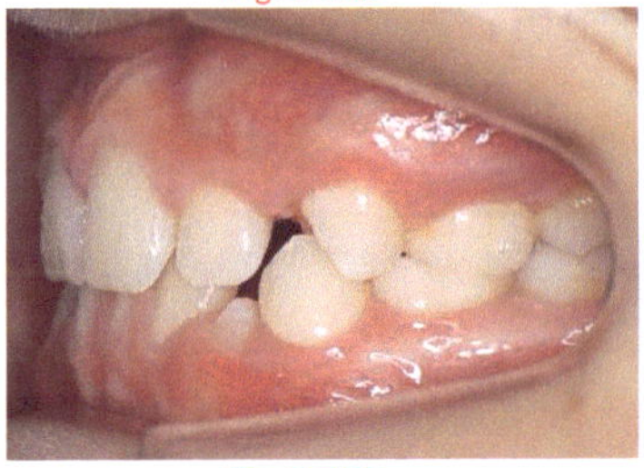

Fig. 3.7.06

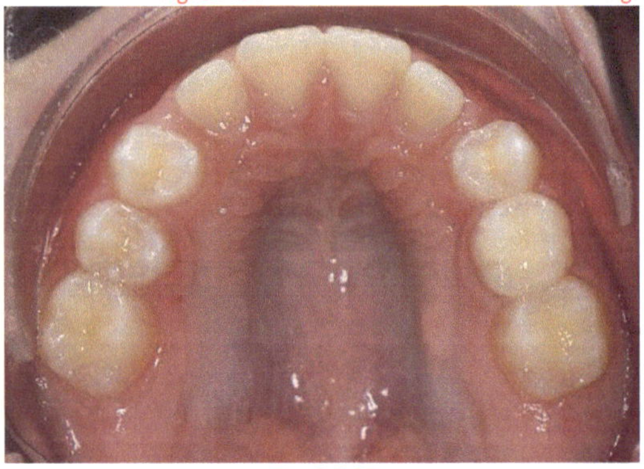

Fig. 3.7.07

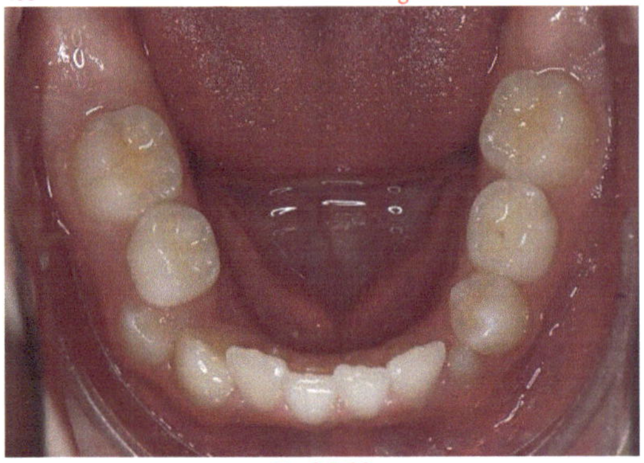

Fig. 3.7.08

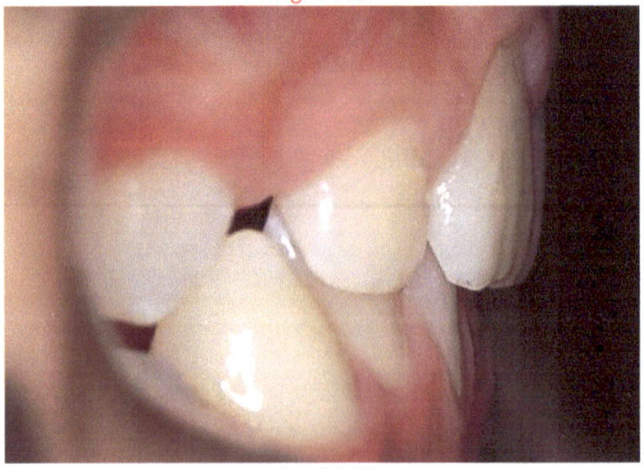

Fig. 3.7.09

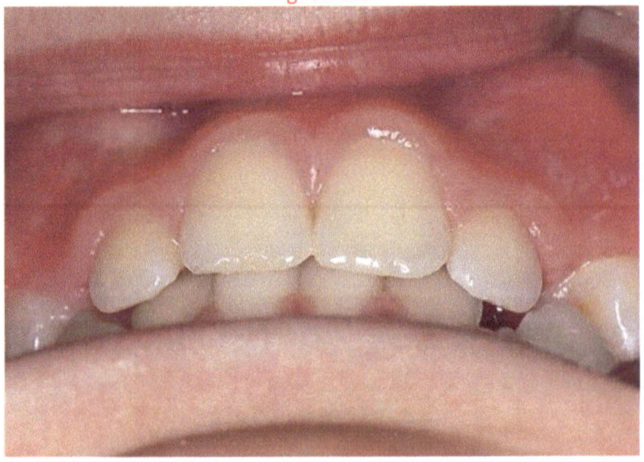

Fig. 3.7.10

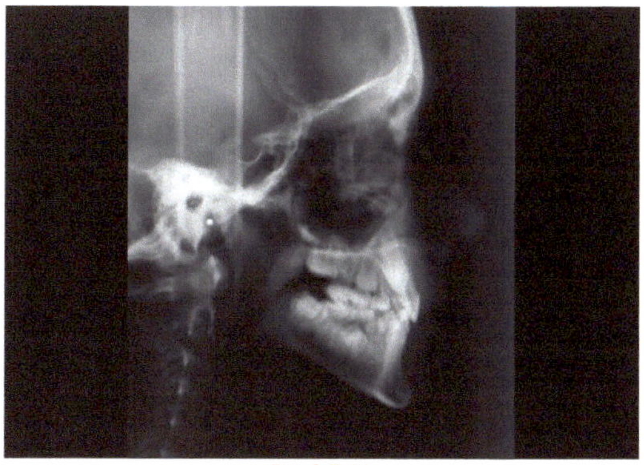

Fig. 3.7.11

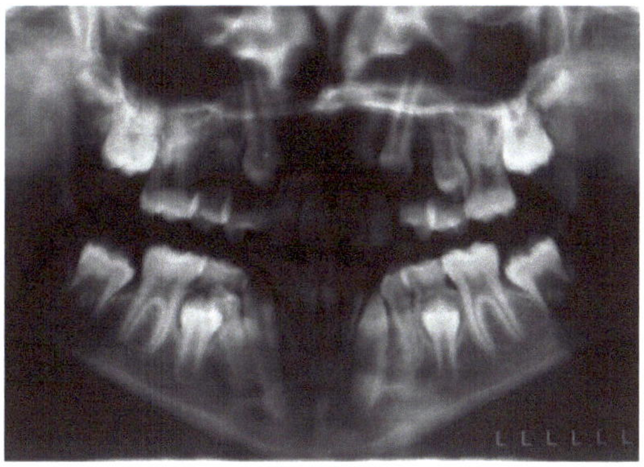

Fig. 3.7.12

Ricketts para Biotipo Facial

06-11-2009 10 Ans 2 Me

Rango			
Eje Facial	86.5	93.5	86.3
Angulo Facial	84.3	90.3	86.0
Ang.Plano Mandibular	21.2	30.2	29.6
Altura Facial Infer.	43.0	51.0	46.5
Arco Mandibular	23.0	31.0	24.7
Convexidad Facial (A)	-0.2	3.8	0.6
Profundidad Maxilar	87.0	93.0	86.5
Inc Inf a A Po(protr)	-1.0	3.0	-2.0
Inclinacion Incis.Inf	18.0	26.0	13.3
1er Molar Sup a Ptv	10.0	16.0	13.3
Inc Inf.al Plano Oclu	-0.7	3.3	3.9
Angulo Interincisivo	124.0	136.0	153.0
Protrusion Labio Inf	-4.0	0.0	-5.5
Linea MacNamara a A	0.0	4.0	-3.7
Linea Mac Namara A Po	-4.0	0.0	-8.2

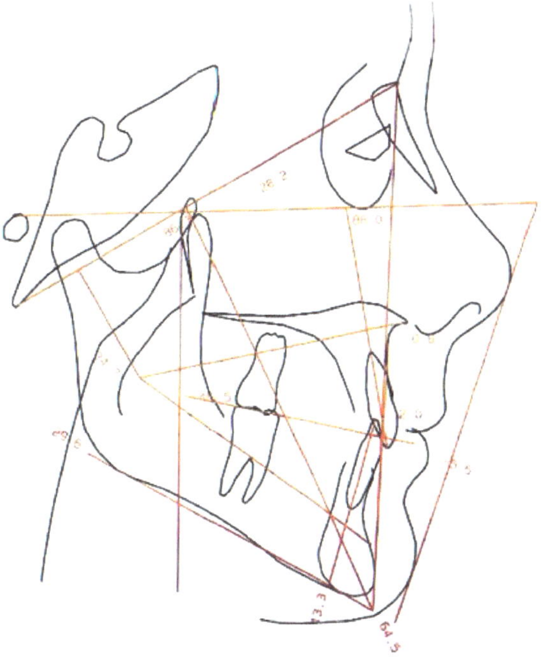

Fig. 3.7.13

ANALISIS BJORK/JARABAK

PRETRAT.HOR.VERDAD 100.50%
06-11-2009 10 Ans 2 Me

Rangos	Menor	Mayor	Valor
Angulo Ar-S-N /silla	118.0	128.0	128.1
Ang.Articular S-Ar-Go	137.0	149.0	144.3
Ang.Goniaco Ar-Go-Me	123.0	137.0	128.0
Suma.Ang.Silla, Art, Go	396.0	396.0	400.4
Base craneal horiz.SN	68.0	74.0	71.1
Base craneo Vert.S-Ar	29.0	35.0	32.3
Ang.Gon.Sup. Ar-Go-N	52.0	55.0	50.6
Ang.Gon.Inf. N-Go-Me	70.0	75.0	77.4
Alt.Rama manc. Ar-Go	39.0	49.0	44.6
Longitud Cuerpo.Go-Me	66.0	75.0	70.5
Alt.Facial.Post. S-Go	70.0	85.0	73.3
Alt.Facial Ant. N-Me	105.0	120.0	122.2
Radio.Alt.Fac.Ant+Pos	63.0	68.0	60.0
Plano Facial S-N-Po	77.0	80.0	75.1

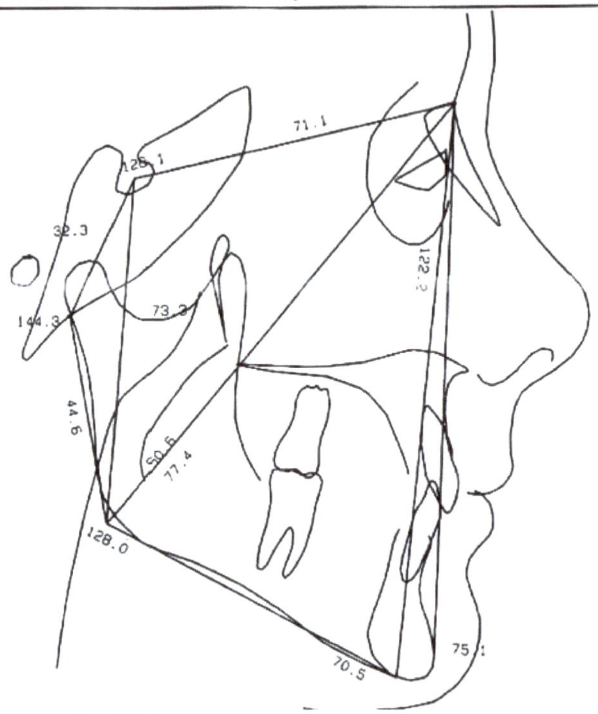

Fig. 3.7.14

MAXILAR INFERIOR	Norma	Inicial	Diferencia	Tendencia
1 Eje Facial	90,00° ± 3	86,00°	-4,00	DOLI
2 Prof. facial (ang. facial)	87,30° ± 3	86,00°	-1,30	DOLI
3 Angulo Plano Mandibular	25,70° ± 4	30,00°	4,30	DOLI
4 Altura Facial Inferior	47,00° ± 4	46,00°	-1,00	BRAQU
5 Arco Mandibular	26,50° ± 4	25,00°	-1,50	DOLI
MAXILAR SUPERIOR				Interpretación
6 Convexidad Facial	2,00mm ± 2	0,60mm	-1,40	PATRON CLASE I ESQ.
7 Profundidad Maxilar	90,00° ± 3	86,00°	-4,00	RETRUSION Maxilar
DIENTES				Interpretación
8 Incisivo Inferior A A-Po	1,00mm ± 2	2,00mm	-3,00	Incisivo RETRUIDO
9 Inclinación Incicivo Inferior	22,00° + 4	13,00°	-9,00	RETROINCLINACION
10 1er. Molar Superior a Ptv	edad+3 mm ±3	13,00mm	0,00	NORMOPOSICION
11 Inc. Inf. al Plano Oclusal	1,25mm ± 2	3,90mm	2,65	EXTRUIDO
12 Angulo Interincisivo	130,00° ± 6	153,00°	23,00	AUMENTADO
PERFIL BLANDO				Interpretación
13 Protusión Labio Inferior	-2,00mm ± 2	-5,50mm	3,50	RETROQUELIA
14 Linea Mc Namara - Pto A	0,00mm ± 1	-3,70mm	-3,70	RETRUSION Maxilar
15 Linea Mc Namara - Po	-7,00mm ± 1	-8,20mm	-1,20	RETRUSION Mandibular

DETERMINACION DEL BIOTIPO FACIAL — **TENDENCIAS PACIENTE**

FACTORES	NORMA	DESV. EST.	AJUSTE POR EDAD	MEDIDAS PAC.	DIFERENCIA	DESVIACIONES
1. Eje Facial	90°	±3.0°	0,00	86,00°	-4,00	-1.33
2. Prof. facial (áng. facial)	87°	±3.0°	0,30	86,00°	-1,30	-0.43
3. Angulo plano mandibular	26°	±4.0°	-0,30	30,00°	4,30	-1.07*
4. Altura facial inferior	47°	±4.0°	0,00	46,00°	-1,00	0.25*
5. Arco mandibular	26°	±4.0°	0,50	25,00°	-1,50	-0.38

DOLICO MESO BRAQUI

* El valor cambió de signo

SUMA ALGEBRAICA / 5 = -2,97 / 5 = -0,59

DOLICO SEVERO	DOLICO	DOLICO SUAVE	MESOFACIAL	BRAQUI	BRAQUI SEVERO
-2.0	-1.0	-0.5	0.0	+0.5	+1.0

Descripción: *Estudio realizado el 12/06/2009*

VERT: -0,59 DOLICO SUAVE *a las 11:28:25*

Fig. 3.7.15

1. DIAGNOSTICO

1A. REQUERIMIENTOS DEL PACIENTE

Los pacientes de Fase I generalmente no tienen requerimientos "personales" hacia el tratamiento; pero sus padres concurrieron a consulta ya que un colega les había planteado un camino terapéutico con extracciones ante la apreciable falta de espacio existente para el posicionamiento adecuado tanto de las piezas 1.3 y 2.3 como las del sector anteroinferior.

Por tanto existió un requerimiento digámosle familiar, que implicaba un desafío dual, por un lado resolver o eventualmente planificar la solución del espacio ante los déficit observables en ambas arcadas; por el otro, estimar si este era el tiempo adecuado para poner en marcha dicho tratamiento.

Como apreciarán en el desarrollo diagnóstico y mecánico del caso estimamos que era pertinente un inicio sin dilación de tiempo hacia la generación de espacio para las piezas bloqueadas o malposicionadas.

1B. DIAGNÓSTICO EN EDAD Y BIOTIPO

En el inicio del tratamiento el paciente contaba con 10 años y 4 meses de edad con un biotipo dólico suave, conceptualmente prácticamente mesofacial; y de un crecimiento equilibrado tanto en lo vertical como anteroposteriormente.

1C. DIAGNÓSTICO EN ESTÉTICA

Una de las claves en las decisiones tomadas radicó en ciertos datos observables en la macroestética del perfil; ejemplo claro lo es el aumento del ángulo nasolabial y la falta de curvatura apropiada del labio superior.

Si a estos detalles de hoy le sumamos el crecimiento de la nariz y mentón, llegaremos, solamente apreciando su "cara", a dos conclusiones, la primera, que serían altamente inconvenientes las extracciones a su estética facial actual y futura; la segunda que probablemente el espacio a generar tendría un camino hacia la protrusión o proinclinación anterior. Ver Fig. 3.7.16

Fig. 3.7.15

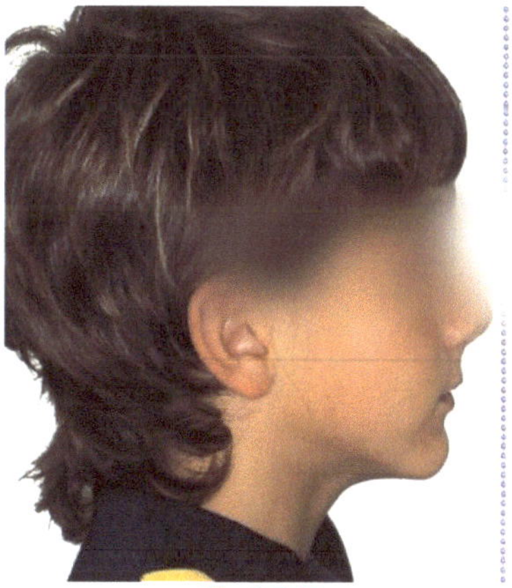

Fig. 3.7.15

1D. DIAGNÓSTICO ESQUELETAL

Esqueletalmente estamos en el estado 3 de maduración vertebral. Figs. 3-7-17 a 3-7-19

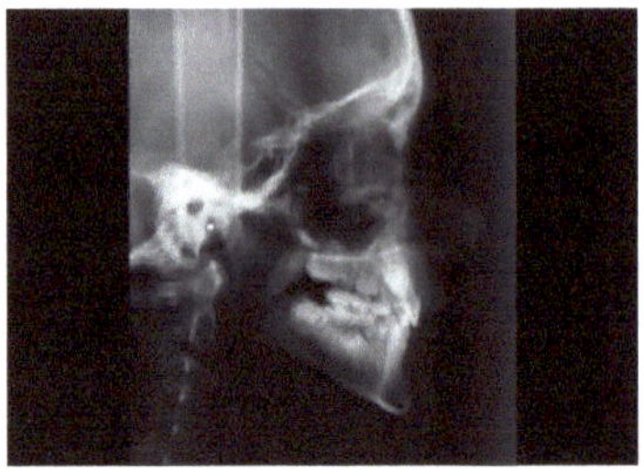

Fig. 3.7.17

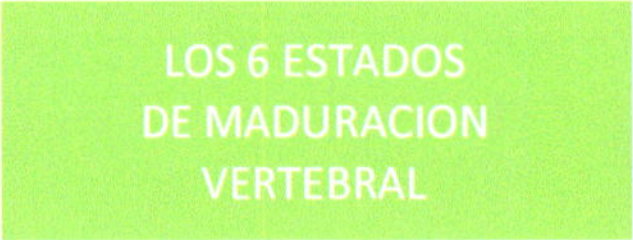

Drs. Lorenzo Franchi
Y Tiziano Baccetti

Fig. 3.7.18

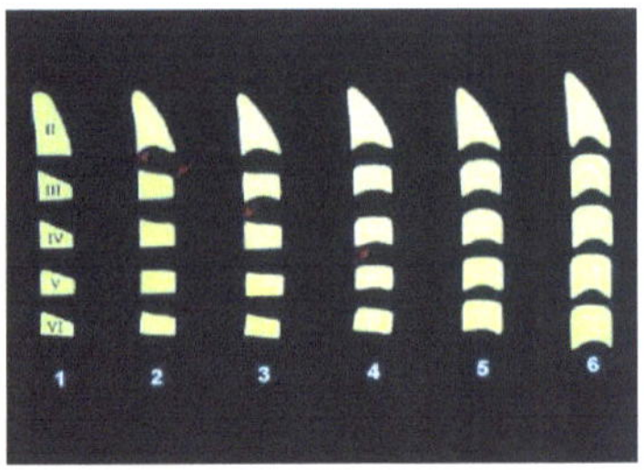

Fig. 3.7.19

En lo vertical se constataba equilibrio actual y futuro hecho que también se repite en el análisis anteroposterior aunque su convexidad facial (+0.6) está algo disminuida con respecto a un relacionamiento ideal en su edad. Fig. 3.7.20

Fig. 3.7.20

Ricketts para Biotipo Facial

06-11-2009 10 Ans 2 Me

Rango			
Eje Facial	86.5	93.5	86.3
Angulo facial	84.3	90.3	86.0
Ang.Plano Mandibular	21.2	30.2	29.6
Altura Facial Infer.	43.0	51.0	46.5
Arco Mandibular	23.0	31.0	24.7
Convexidad Facial (A)	-0.2	3.8	0.6
Profundidad Maxilar	87.0	93.0	86.5
Inc Inf a A Po(protr)	-1.0	3.0	-2.0
Inclinacion Incis.Inf	18.0	26.0	13.3
1er Molar Sup a Ptv	10.0	16.0	13.3
Inc Inf.al Plano Oclu	-0.7	3.3	3.9
Angulo Interincisivo	124.0	136.0	153.0
Protrusion Labio Inf	-4.0	0.0	-5.5
Linea MacNamara a A	0.0	4.0	-3.7
Linea Mac Namara A Po	-4.0	0.0	-8.2

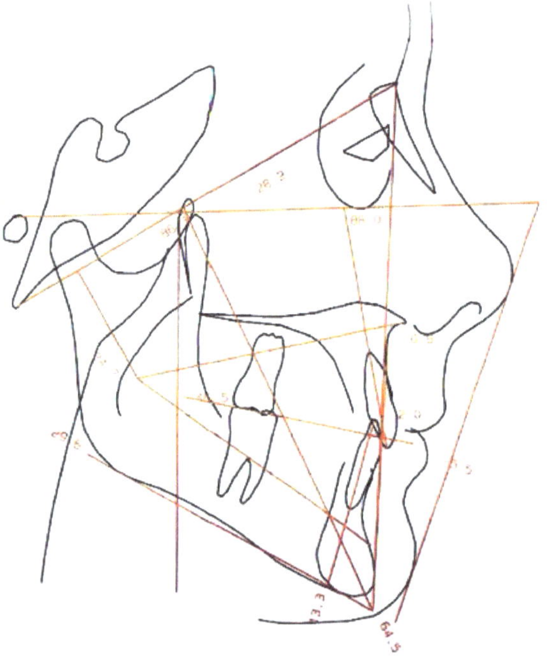

Fig. 3.7.20

1E. DIAGNÓSTICO DENTARIO

Si bien todas las áreas diagnósticas tienen su importancia, para, desde allí, establecer un plan de tratamiento, en ciertos pacientes una de ellas se "roba la película", es decir que es esencial en las decisiones a adoptar, y en este caso que presentamos se da esta alternativa en lo referente al Diagnóstico Dentario.

Clínicamente la observación nos mostraba malposiciones inferiores y una falta de espacio considerable para la correcta erupción de los caninos superiores; también ese "chequeo" nos sugería que el detrimento de desarrollo en las arcadas no era transversal, sino anteroposterior al advertir una excesiva verticalización de las piezas 1.2, 1.1 2.1 y 2.2. Ver Figs. 3.7.21 a 3.7.29

Figs. 3.7.21 a 3.7.29

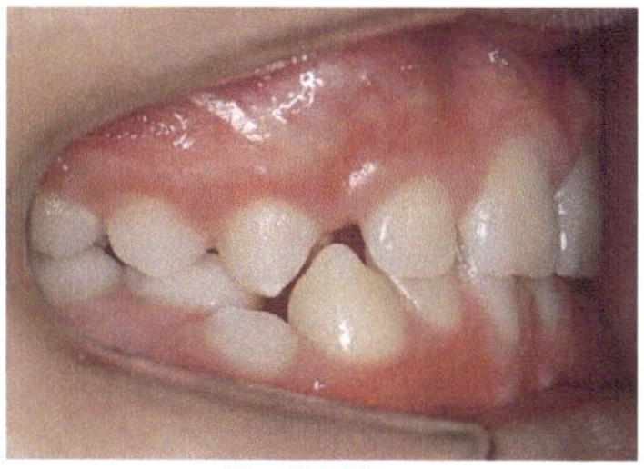

Fig. 3.7.21

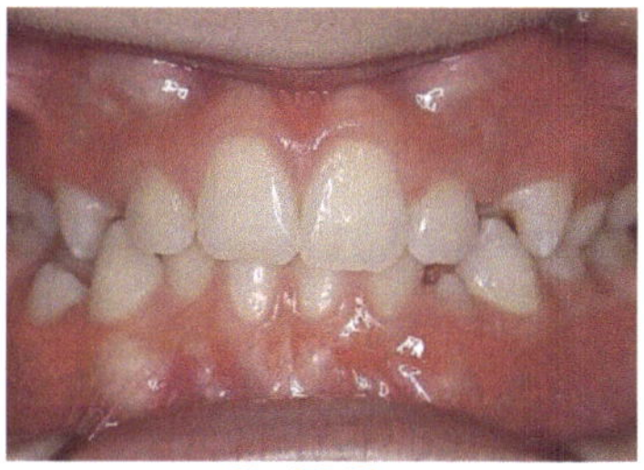

Fig. 3.7.22

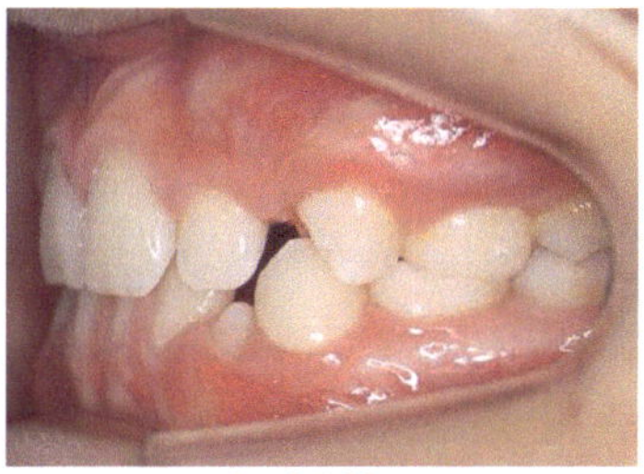

Fig. 3.7.23

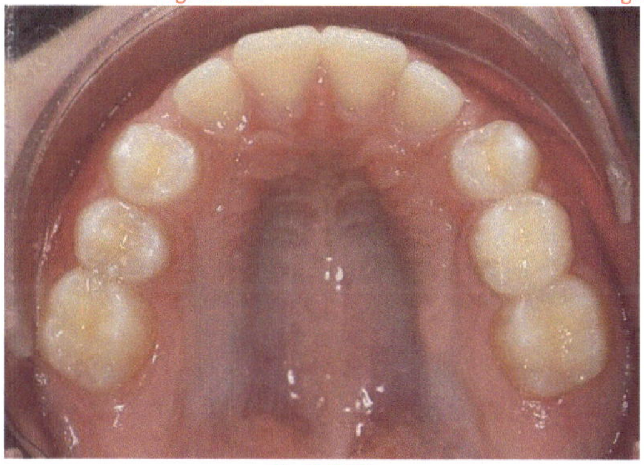

Fig. 3.7.24

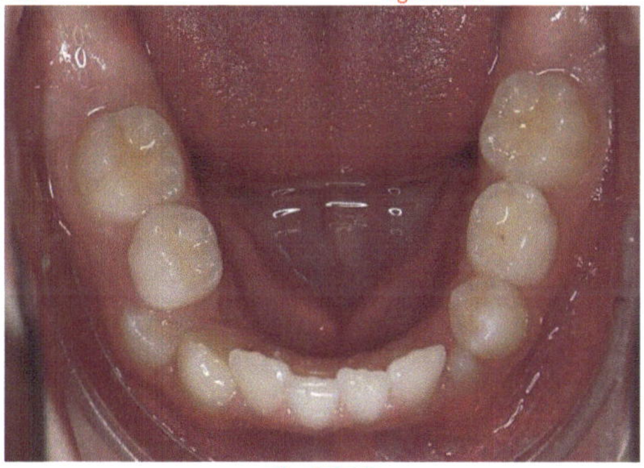

Fig. 3.7.25

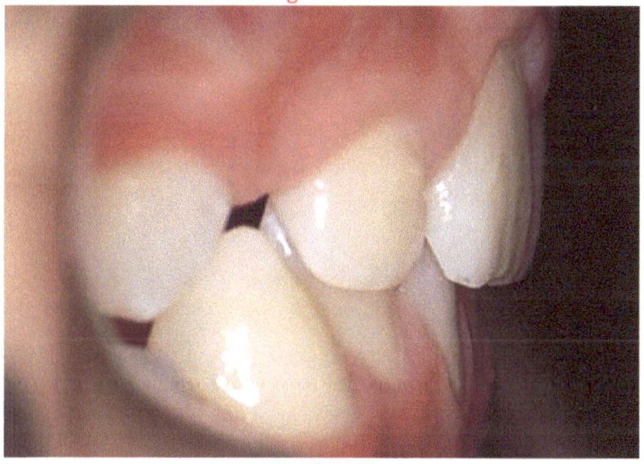

Fig. 3.7.26

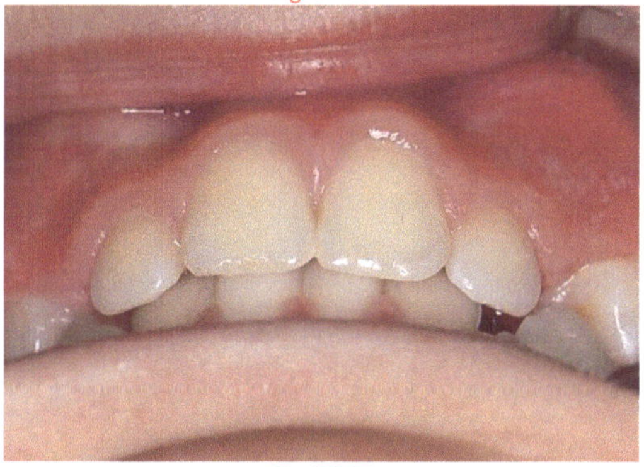

Fig. 3.7.27

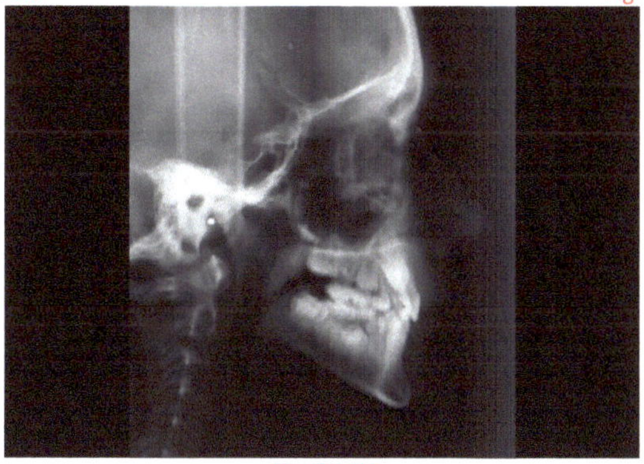

Fig. 3.7.28

Ricketts para Biotipo Facial

PRETRAT HOR VERDAD 100 50%
06-11-2009 10 Ans 2 Me

[illegible]	[illegible]	[illegible]	[illegible]
Eje Facial	86.5	93.5	86.3
Angulo Facial	84.3	90.3	86.0
Ang Plano Mandibular	21.2	30.2	29.6
Altura Facial Infer.	43.0	51.0	46.5
Arco Mandibular	23.0	31.0	24.7
Convexidad Facial (A)	-0.2	3.8	0.6
Profundidad Maxilar	87.0	93.0	86.5
Inc Inf a A Po (protr)	-1.0	3.0	-2.0
Inclinacion Incis. Inf	18.0	26.0	13.3
1er Molar Sup a Ptv	10.0	16.0	13.3
Inc Inf. al Plano Oclu	-0.7	3.3	3.9
Angulo Interincisivo	124.0	136.0	153.0
Protrusion Labio Inf	-4.0	0.0	-5.5
Linea MacNamara a A	0.0	4.0	-3.7
Linea Mac Namara A Po	-4.0	0.0	-8.2

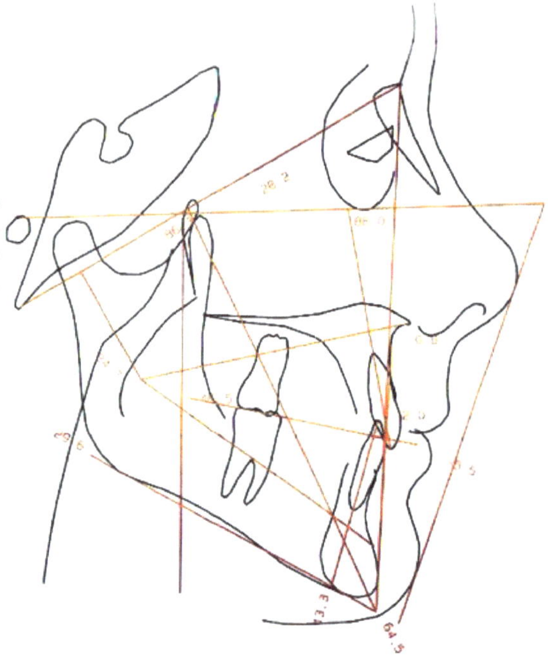

Fig. 3.7.29

En la cefalometría (Ricketts), se vuelve a repetir esa observación clínica de la macroestética y posicionamiento del grupo dentario anterosuperior, ya que el eje de los incisivos se aprecia convergente con respecto al facial. Ver Fig. 3.7.29

Otro aspecto clave en el diagnóstico dentario es el grado de dificultad para el tratamiento de los caninos superiores retenidos; dichas dificultades que también nos complementaron el plan de tratamiento, serán mencionadas en la Sección 5 Perla/s Diagnósticas y/o Mecánicas en este mismo capítulo.

Con respecto a la arcada inferior la discrepancia dentaria negativa presente se estimó muy cercana a los -10 mm; en la Rx panorámica se observa un plus de 2 mm en el futuro recambio del segundo molar temporario por el premolar, hecho que no sucede en el sector derecho, convengamos entonces que el déficit "futuro" inferior oscilará entre los 7 y 8 mm.

1F. DIAGNÓSTICO FUNCIONAL

Un requerimiento funcional que tiene repercusiones en la salud de ATM es que en oclusión máxima debería existir, en el sector incisivo, un suave "contacto salival" y un buen asentamiento oclusal posterior.

La retroinclinación del grupo incisivo genera, en oclusión máxima, por un lado demasiada fricción dentaria anterior, y por otro, un desplazamiento posterior del cóndilo mandibular con compresión de la zona retroarticular (zona bilaminar), ricamente vascularizada e inervada a la que es necesario no invadir y respetar. Ver Figs. 3.7.30 a 3.7.31

Figs. 3.7.30 a 3.7.31

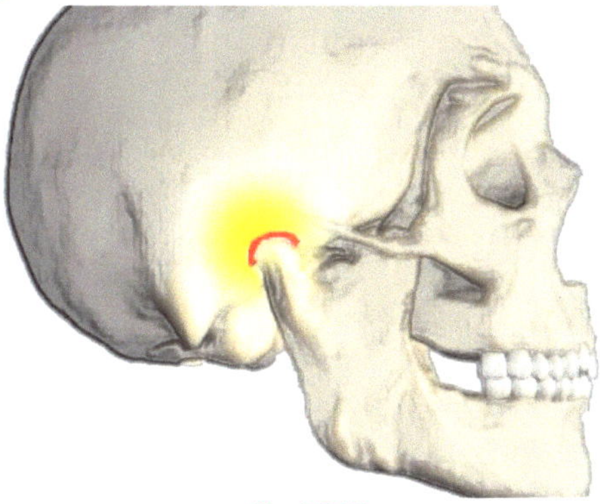

Fig. 3.7.30

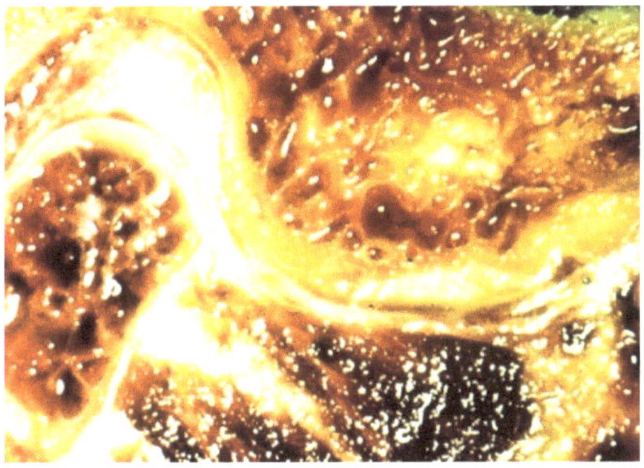

Fig. 3.7.21

El relacionamiento interincisivo con demasiada fricción genera desgaste en piezas inferiores y daño en la salud de la ATM.

2. PLAN DE TRATAMIENTO

2A. CORRECCIONES A EFECTUAR

El plan de tratamiento tenía, como objetivos, generar espacio para la correcta erupción de los caninos superiores, solucionar las malposiciones inferiores y realizar una adecuada transición entre Fase I (dentición mixta) y Fase II ya con piezas permanentes en ambas arcadas.

El espacio puede generarse por aumento de los arcos a nivel dentoalveolar, disminución del material dentario o "combinar" ambas posibilidades. Ver esquemas 3.7.01 a 3.7.03

ESQ. 3.7.01

INCREMENTO DEL ARCO	
1. INCREMENTO TRANSVERSAL	
2. INCREMENTO EN PERÍMETRO.	**2A.** PROTRUSIÓN
	2B. DISTALAMIENTO

ESQ. 3.7.02

DISMINUCION DE MATERIAL DENTARIO	
3. STRIPPING O DESGASTE INTERPROXIMAL	**3A.** INCISIVO – CANINO
	3B. DESDE SECTORES POSTERIORES
4. EXTRACCIONES	

ESQ. 3.7.03

COMBINACIONES
INCREMENTO DEL ARCO **+** DISMINUCIÓN DE MATERIAL DENTARIO.

Por todo lo ya señalado en las diferentes áreas de diagnóstico dos decisiones quedaban claras; la primera que era un caso de no extracción, la segunda es que el espacio había que conseguirlo a expensas, esencialmente, de un aumento del perímetro de arco.

Se estimó que el vehículo terapéutico más apropiado era la utilización, en un principio, del "D" Gainer, que nos genera una protrusión - distalamiento activo y una expansión pasiva de los arcos dentarios; posteriormente se involucraron el resto de las piezas permanentes incluidos los caninos (estos aspectos mecánicos son más explicitados en los apartados 3) Vehículo terapéutico y 4) Tratamiento y sus etapas. Ver Figs. 3.7.32 a 3.7.50

Figs. 3.7.32 a 3.7.50

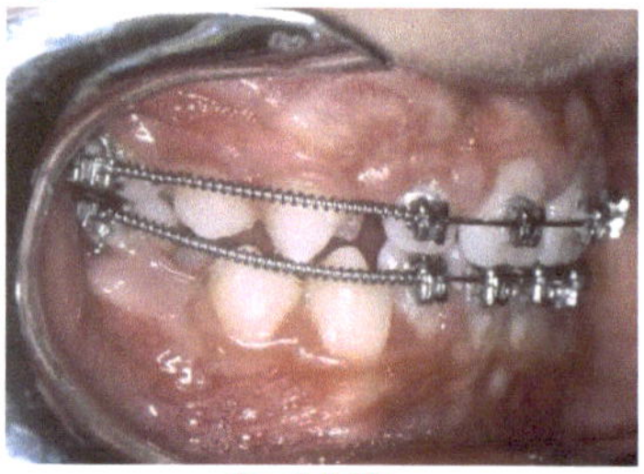
Fig. 3.7.32

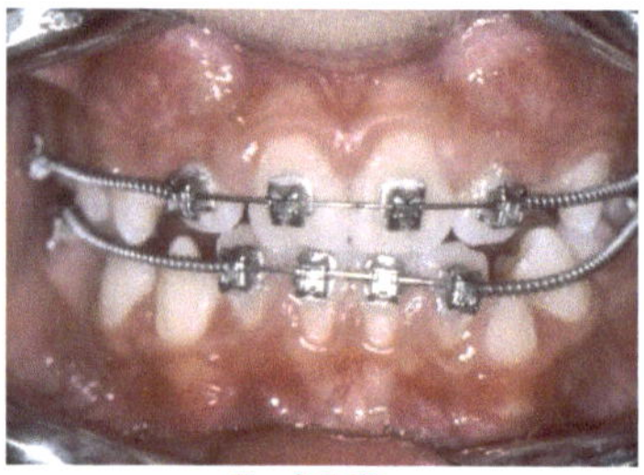
Fig. 3.7.33

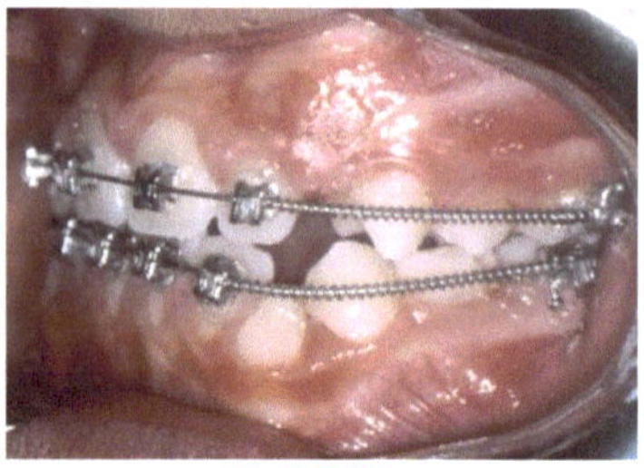
Fig. 3.7.34

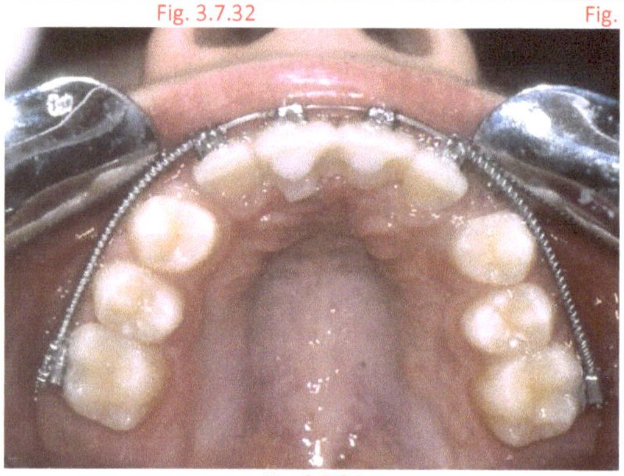
Fig. 3.7.35

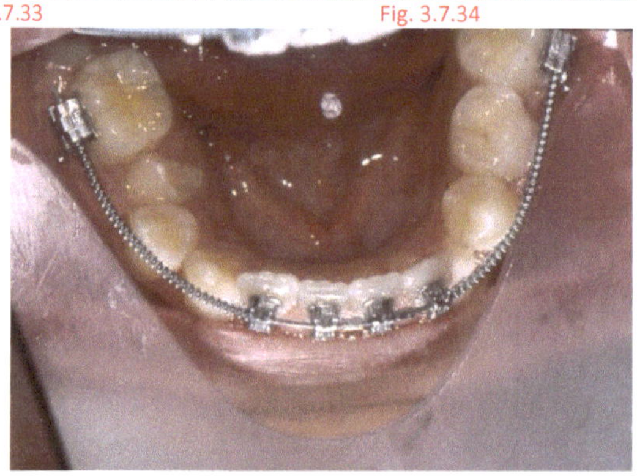
Fig. 3.7.36

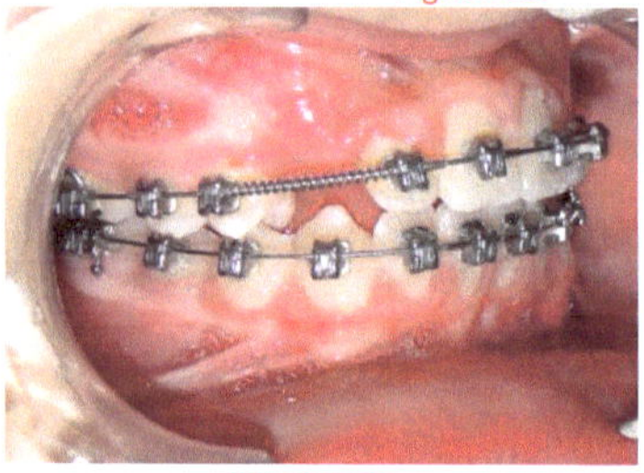
Fig. 3.7.37

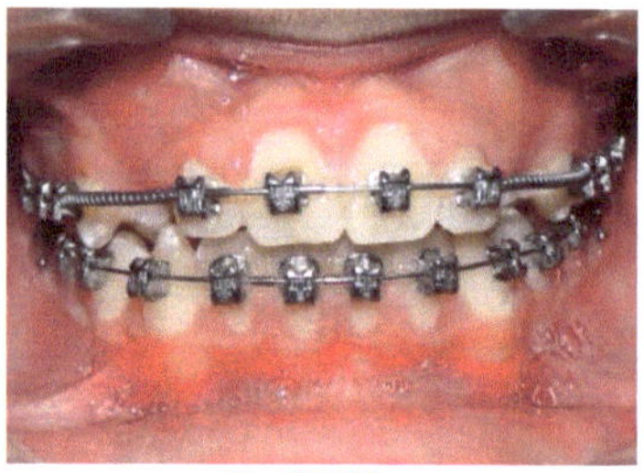
Fig. 3.7.38

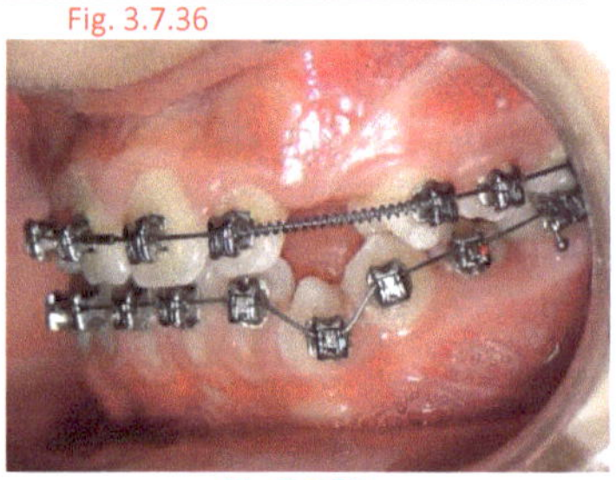
Fig. 3.7.39

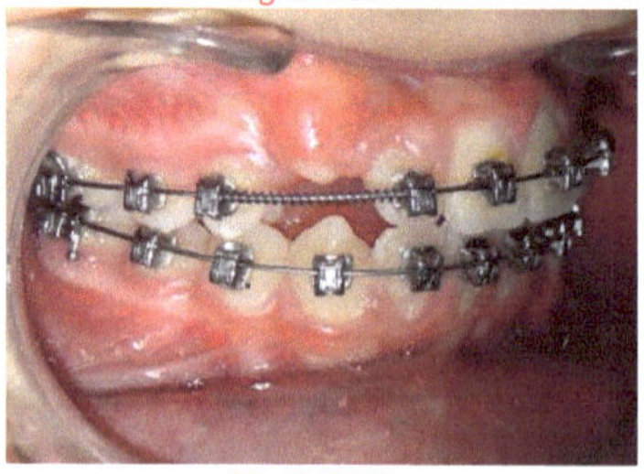
Fig. 3.7.40

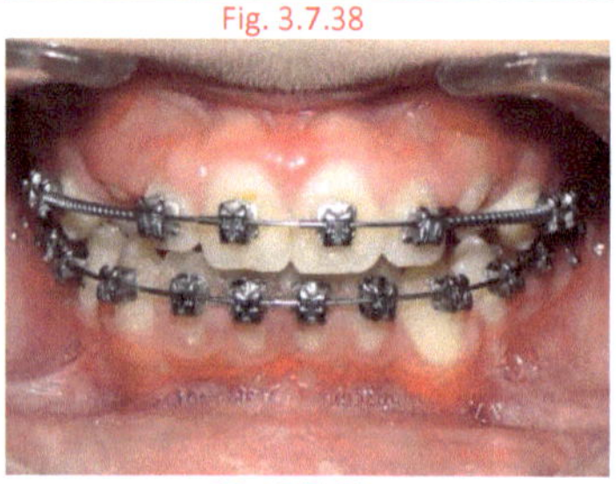
Fig. 3.7.41

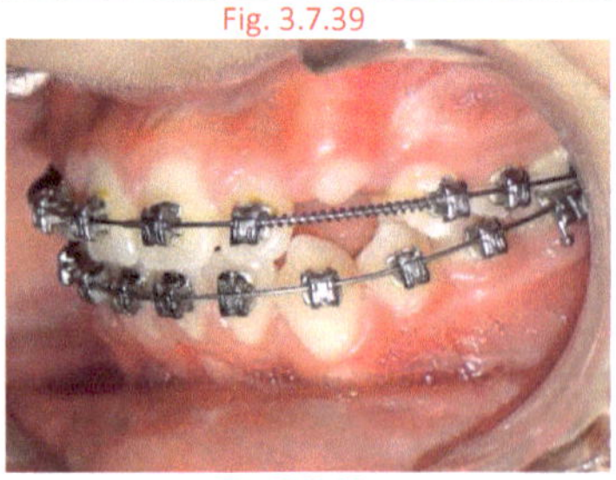
Fig. 3.7.42

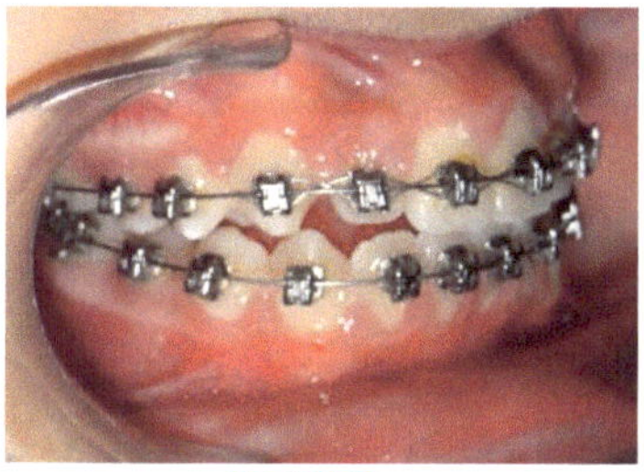
Fig. 3.7.43

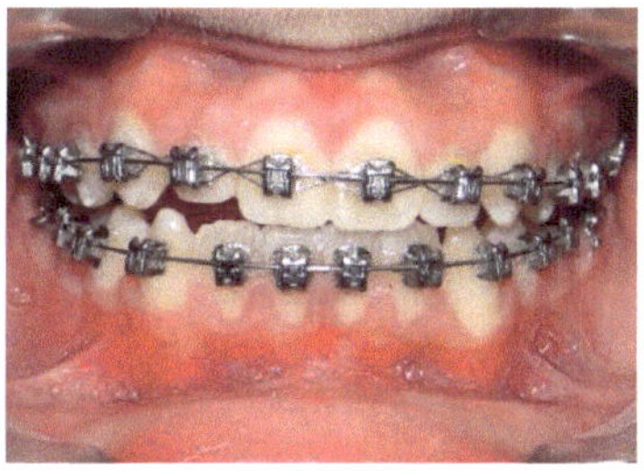
Fig. 3.7.44

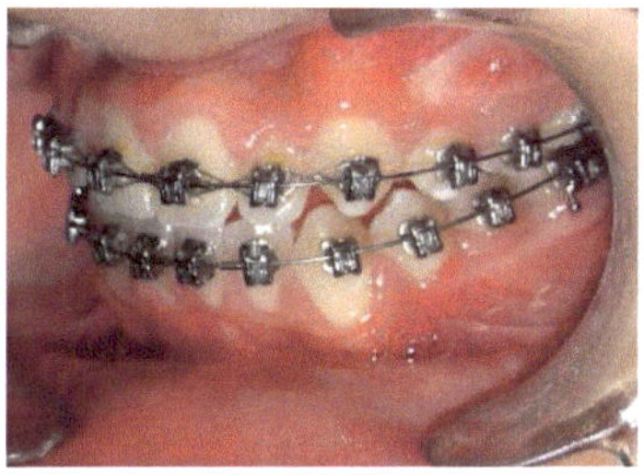
Fig. 3.7.45

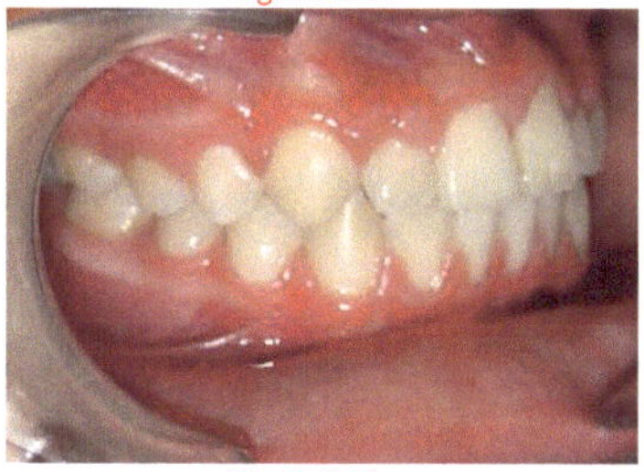
Fig. 3.7.46

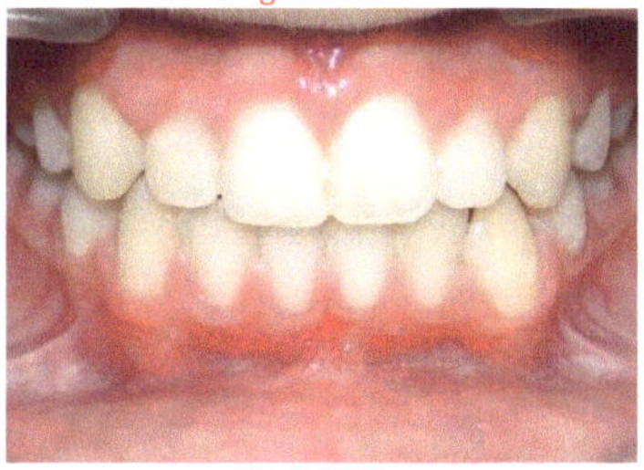
Fig. 3.7.47

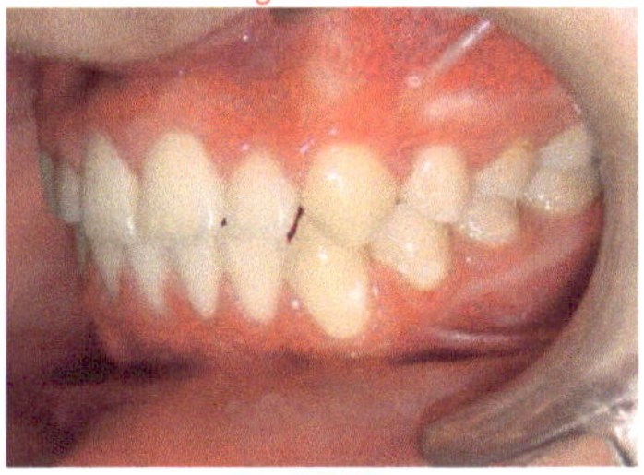
Fig. 3.7.48

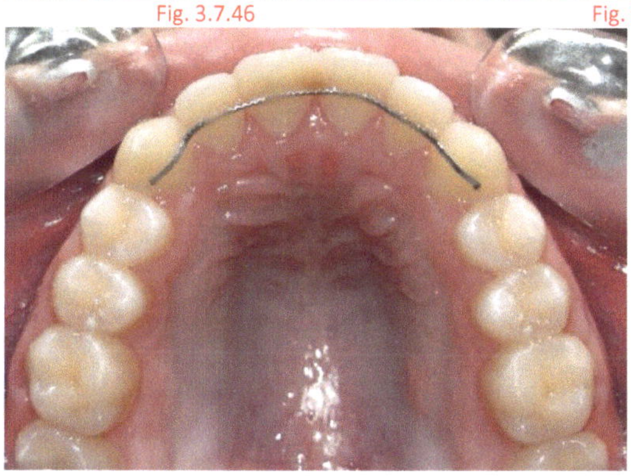
Fig. 3.7.49

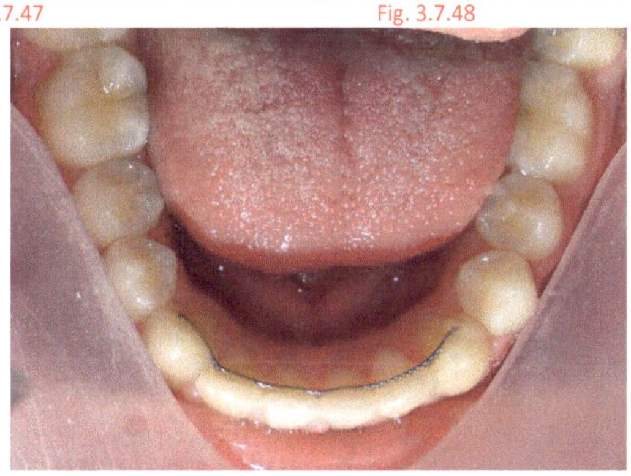
Fig. 3.7.50

2B. ASPECTOS A PROTEGER

B1. ATM

B2. Incisivos inferiores

B3. Integridad radicular de las piezas 1.2 y 2.2

Siempre afirmamos que los objetivos funcionales en un tratamiento valen triple, por si mismos, por ser actores principales en la estabilidad postratamiento, y por ir “de la mano” con la salud futura del sistema.

En el área funcional del diagnóstico advertimos ciertos problemas que podrían afectar la salud futura de la ATM y los incisivos inferiores de nuestro paciente; esencialmente debíamos aliviar esa excesiva fricción dentaria anterior producto de la retroinclinación incisiva superior lo que también generaría un posicionamiento más saludable de los cóndilos mandibulares en oclusión máxima.

El tercer vértice a proteger tiene relación con la integridad radicular de los incisivos laterales superiores y su relacionamiento con los caninos retenidos; esta “protección” requiere ciertos detalles de mecánica que serán explicitados en los apartados 4) <u>Tratamiento y sus etapas</u> y 5) <u>Perlas diagnósticas y/o mecánicas.</u>

2C. LIMITACIONES A UN PLAN IDEAL

Las características del caso observables en las diferentes áreas de diagnóstico nos daban pautas de poder alcanzar, prácticamente sin limitaciones, los objetivos planteados.

2D. PLAN DE CONTENCIÓN

Se estableció un plan de contención referido únicamente hacia la estabilidad del posicionamiento dentario anterior tanto superior como inferior; para ello se fijaron alambres trenzados adheridos individualmente entre caninos superiores e inferiores. Ver Figs. 3.7.51 a 3.7.52

Figs. 3.7.51 a 3.7.52

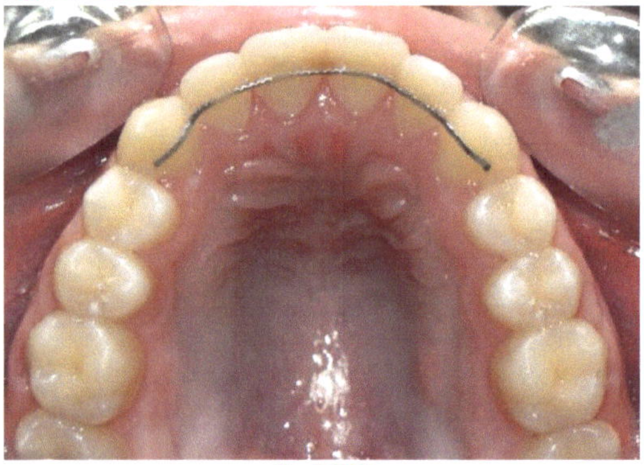

Fig. 3.7.51

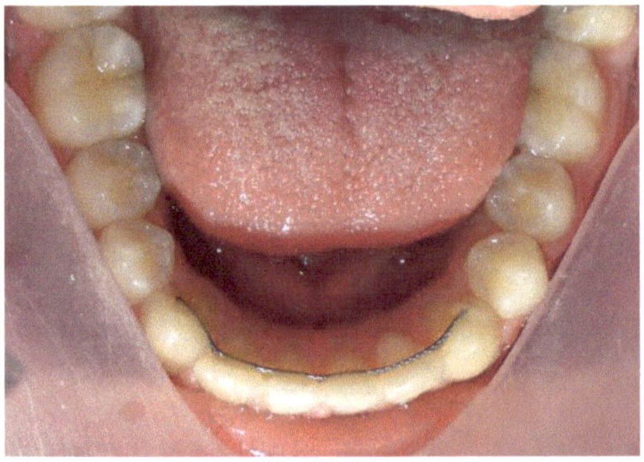

Fig. 3.7.52

No se estimó necesario una contención intermaxilar debido a las características diagnósticas del caso, clase I dentaria, esqueletal, y sin compromisos verticales.

3. VEHÍCULO TERAPEÚTICO

El medio terapéutico utilizado fue el Sistema Damon (modelo MX) ; dicho vehículo fue "conducido" con determinadas precauciones y detalles de mecánica que serán explicitadas en el apartado 4) Tratamiento y sus Etapas y el 5) Perlas diagnósticas y/o mecánicas.

La prescripción superior utilizada fue un torque standard y, en un principio, los brackets de incisivos laterales fueron cementados en cuadrantes opuestos a su indicación específica, dicho posicionamiento cambió cuando luego de erupcionados los caninos superiores estos fueron involucrados con un arco Niti .014; las razones tanto de estas particulares "elecciones" en el vehículo terapéutico como de los cambios posteriores, son argumentadas más adelante en este capítulo.

La prescripción inferior fue de bajo torque, compensando una mecánica de proinclinación que debía ser menos "contundente" que la superior habida cuenta de la excesiva fricción incisiva observada en el pretratamiento.

4. TRATAMIENTO Y SUS ETAPAS

Si bien existió una cierta continuidad en el tratamiento, podríamos citar, en él, dos etapas bien definidas, tanto en sus propósitos como en su mecánica.

4A. "D" Gainer

4B. Multibrackets y arcos que involucraban a todas las piezas dentarias.

4A. "D" Gainer

Establecido el plan de tratamiento en el cual se optaba por un camino de generación de espacio hacia la protrusión - distalamiento, se procedió a llevarlo a la práctica, y, el primer paso, fue poner en "funcionamiento" a dos "D" Gainer, uno por arcada.

Se trabajó con Sistema Damon modelo MX, prescripción standard en incisivos superiores; como ya fue señalado y será más adelante explicado, en las piezas 1.2 y 2.2 los brackets eran contralaterales para provocar una angulación inversa, negativa, de dichas piezas dentarias a los efectos de facilitar tanto la generación de espacio a los caninos a nivel radicular, como de proteger la salud radicular de los incisivos laterales.

Los brackets inferiores fueron de prescripción bajo torque (-6º) y se cementaron desoclusiones en la cara palatina de los incisivos superiores con el propósito de proteger dichos aditamentos ante la sobremordida existente.

Se comenzó el tratamiento con dos pequeños seccionales de Niti Cu .014 que involucraban respectivamente a ambos grupos incisivos.

Diez semanas más tarde, ya con tubos molares cementados, se instalaron arcos enterizos .014 x .025 Niti Cu con resortes enteramente pasivos enhebrados en ellos, y cuya utilidad fue simplemente proporcionar mayor estabilidad con menos probabilidades de roturas en el sistema

Nueve semanas después se aumentó el calibre del Niti Cu a .016 x .025 y los resortes Niti enhebrados en él, ya fueron activos con una longitud que excedía en 4 mm la distancia tubo/s molar/es – bracket/s de incisivo/s lateral/es; el espacio para las piezas bloqueadas se comenzó a abrir con un ritmo de cerca 1 mm al mes. Ver Figs. 3.7.53 a 3.7.57

Figs. 3.7.53 a 3.7.57

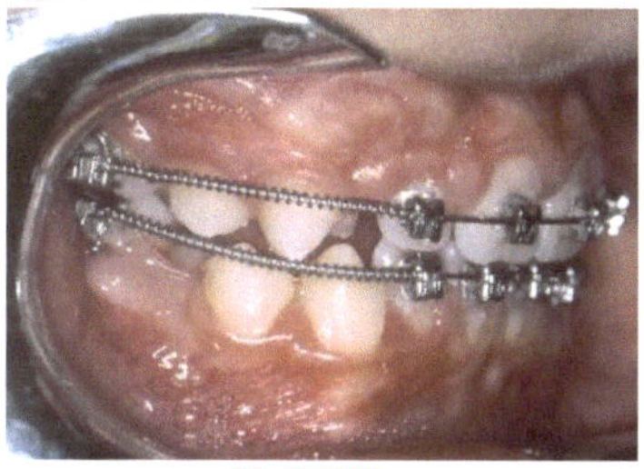

Fig. 3.7.53

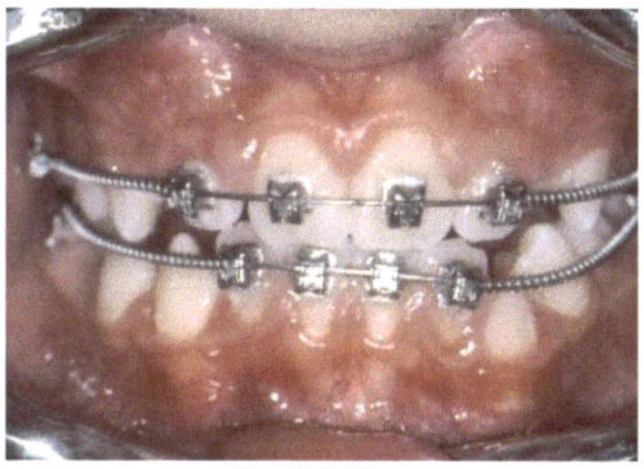

Fig. 3.7.54

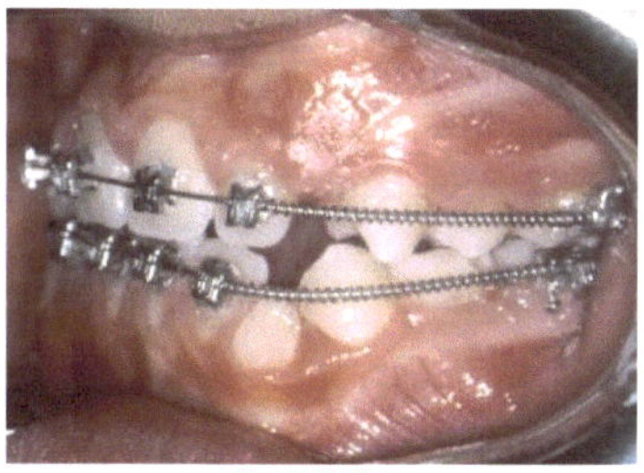

Fig. 3.7.55

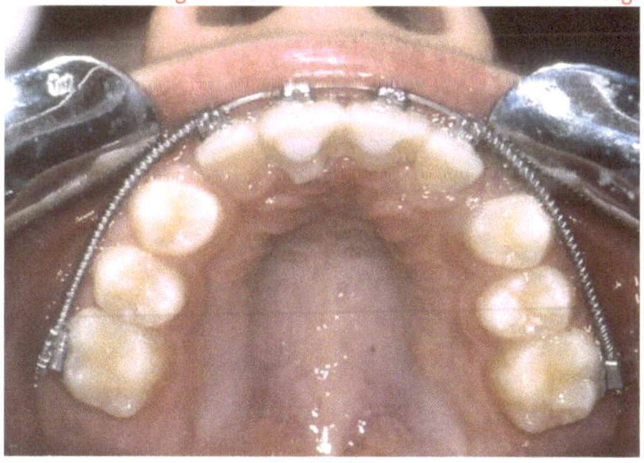

Fig. 3.7.56

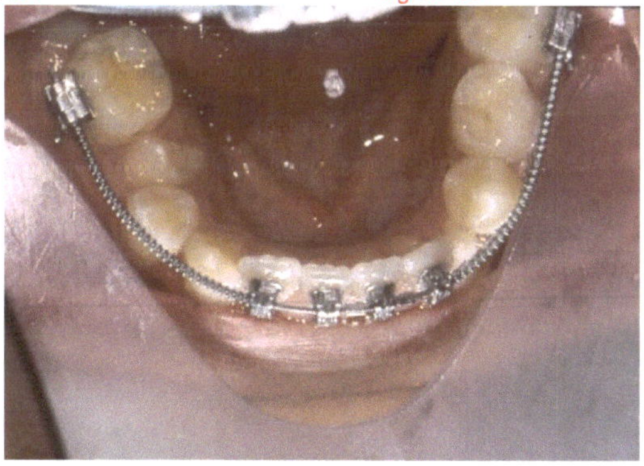

Fig. 3.7.57

4B. Multibrackets y arcos que involucraban a todas las piezas dentarias

Generado el espacio para los caninos superiores se cementan brackets en premolares involucrándose las piezas con un arco Niti Cu .014; nueve semanas más tarde se progresa hacia un arco rectangular .014 x .025 también Niti Cu Damon, con resortes Niti dispuestos con una muy ligera activación con respecto al espacio interbracket existente entre los incisivos laterales y primeros premolares. En la arcada inferior ya todas las piezas en los sectores laterales habían erupcionado y fue instalado un arco Niti Cu .013 que involucró también el canino izquierdo. Ver Figs. 3.7.58 a 3.7.62

Figs. 3.7.58 a 3.7.62

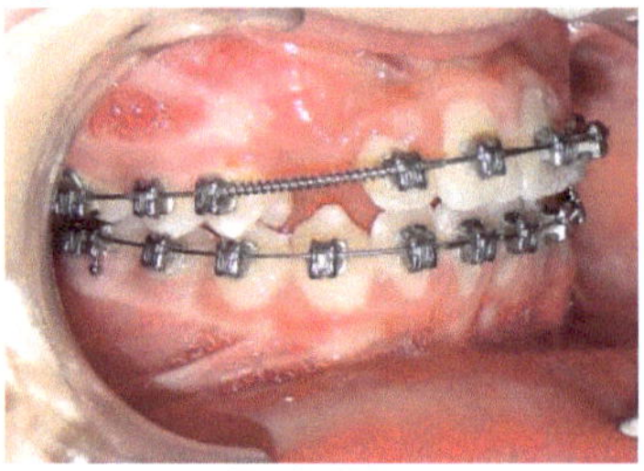
Fig. 3.7.58

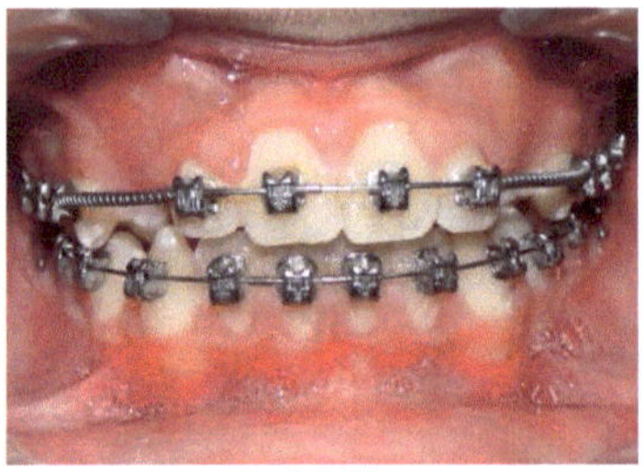
Fig. 3.7.59

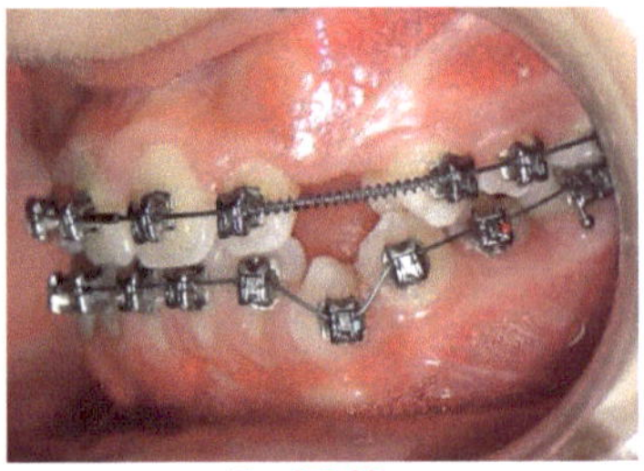
Fig. 3.7.60

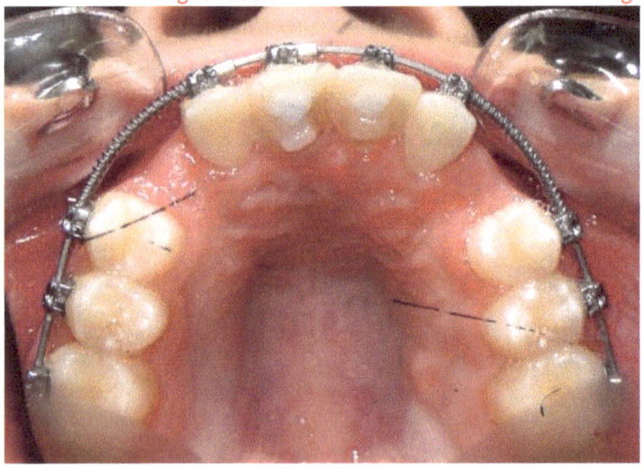
Fig. 3.7.61

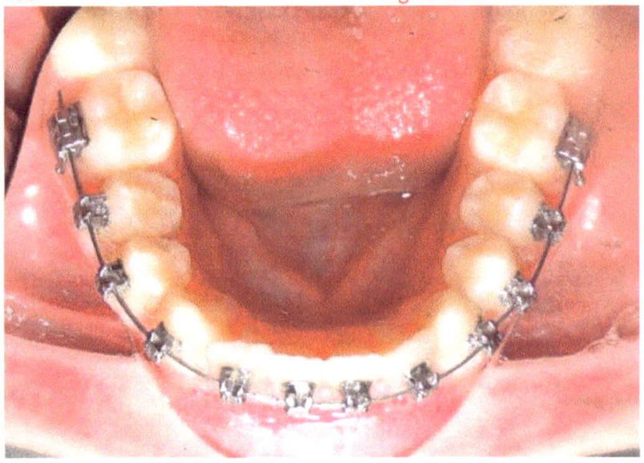
Fig. 3.7.62

Mientras que en la dentición inferior se progresó 10 semanas más tarde a un arco .016 Niti Cu, en el arco superior se establece una "dulce espera" de la erupción de caninos evaluándolos simplemente con control radiográfico percibiendo, tiempo después, el comienzo de su "aparición" al medio bucal. Ver Figs. 3.7.63 a 3.7.73

Figs. 3.7.63 a 3.7.73

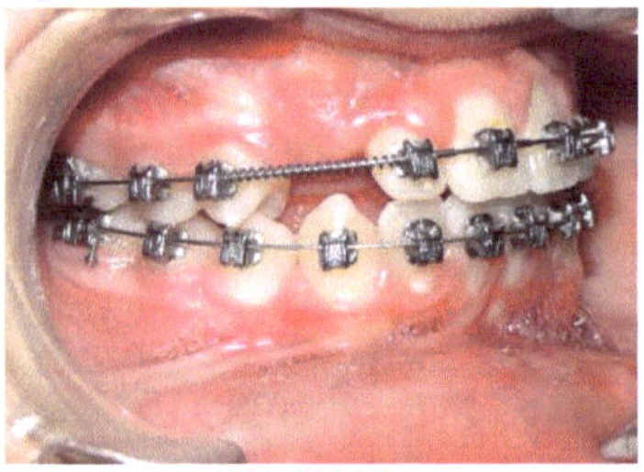
Fig. 3.7.63

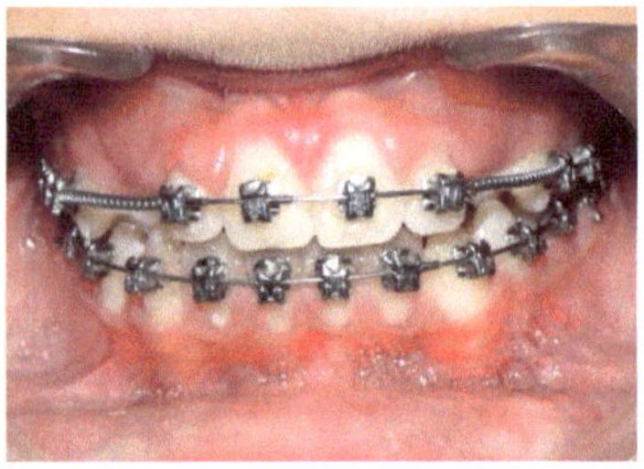
Fig. 3.7.64

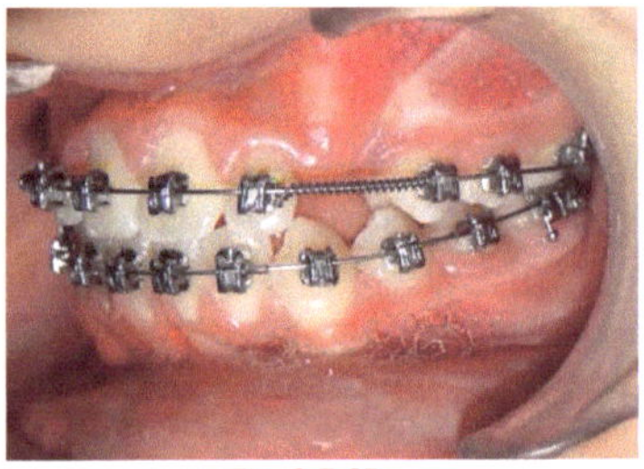
Fig. 3.7.65

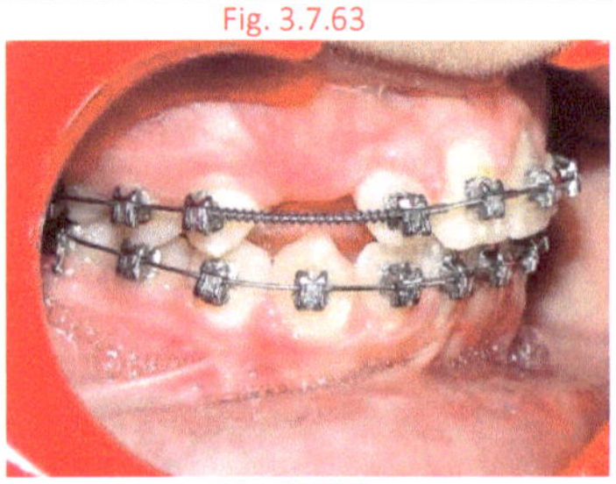
Fig. 3.7.66

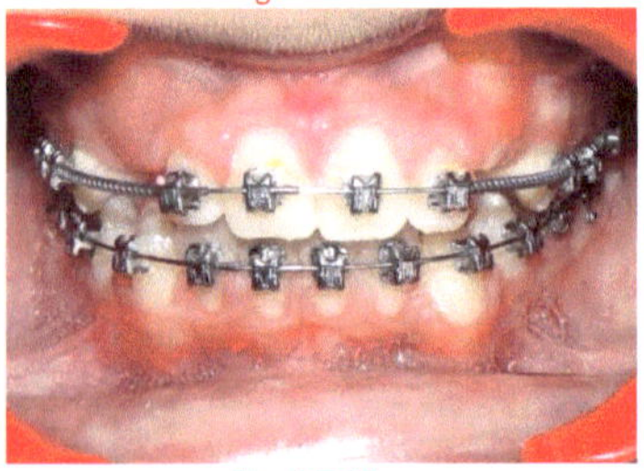
Fig. 3.7.67

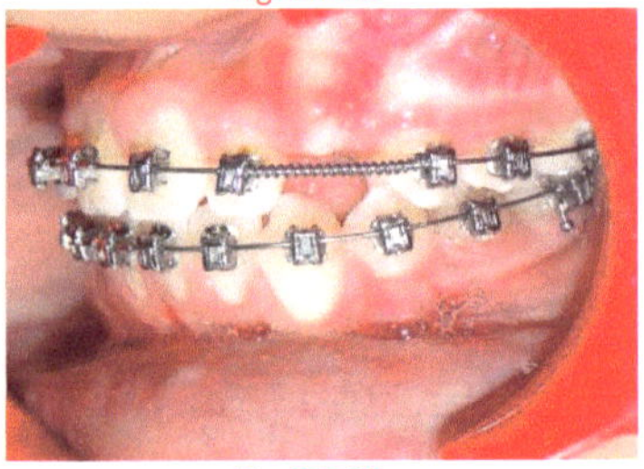
Fig. 3.7.68

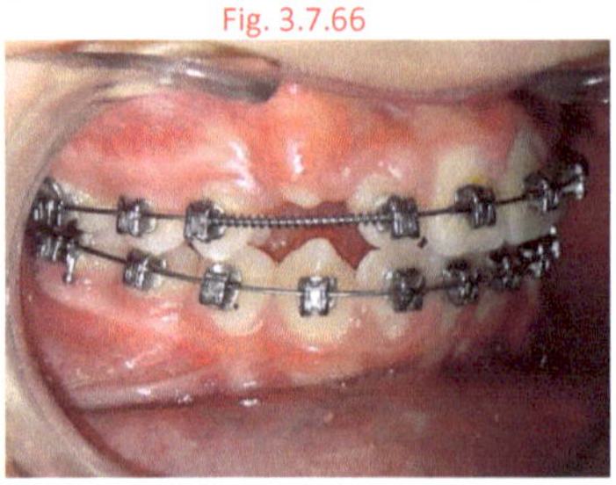
Fig. 3.7.69

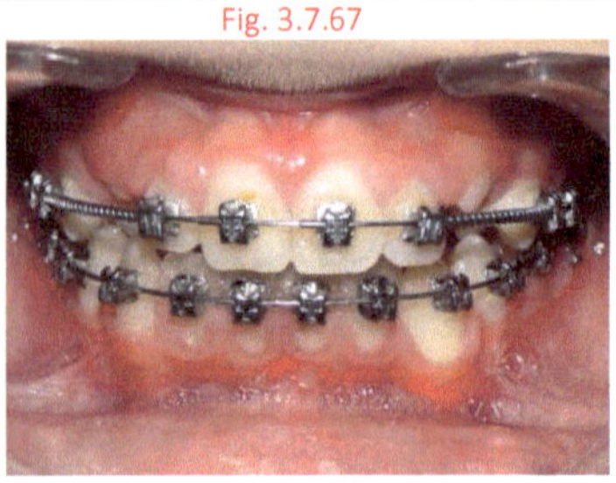
Fig. 3.7.70

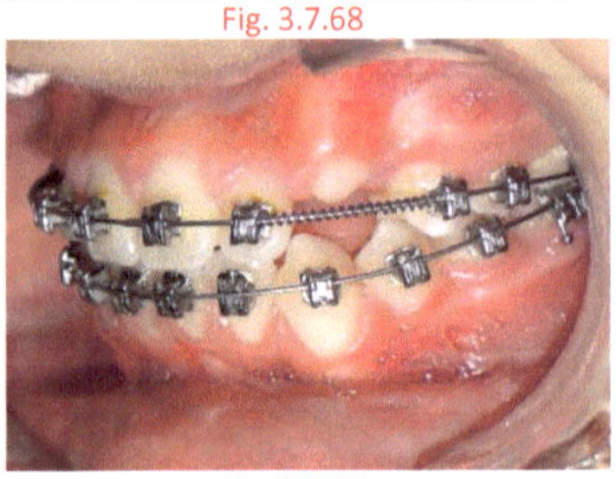
Fig. 3.7.71

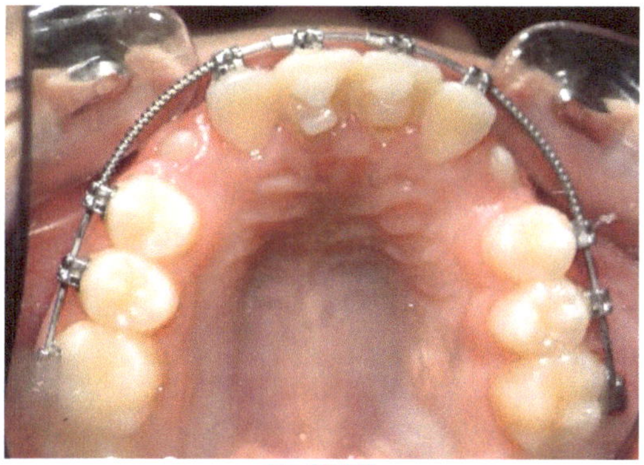

Fig. 3.7.72

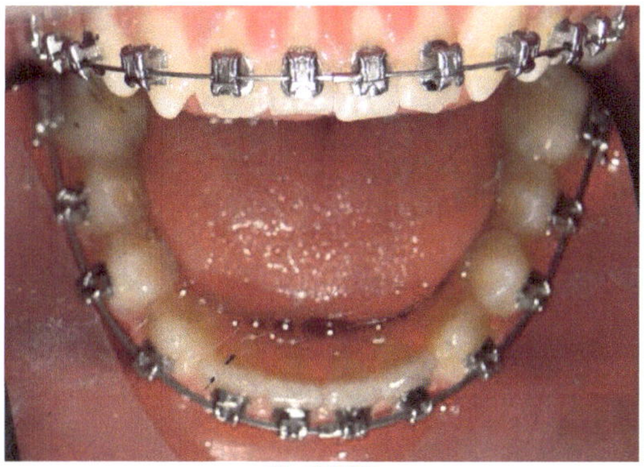

Fig. 3.7.73

En un paso siguiente se cambian los brackets de incisivos laterales superiores, ahora en su correspondiente sector, y se involucran, por vez primera en el tratamiento, los caninos superiores utilizándose un arco Niti Cu .014 Ver Figs. 3.7.74 a 3.7.78

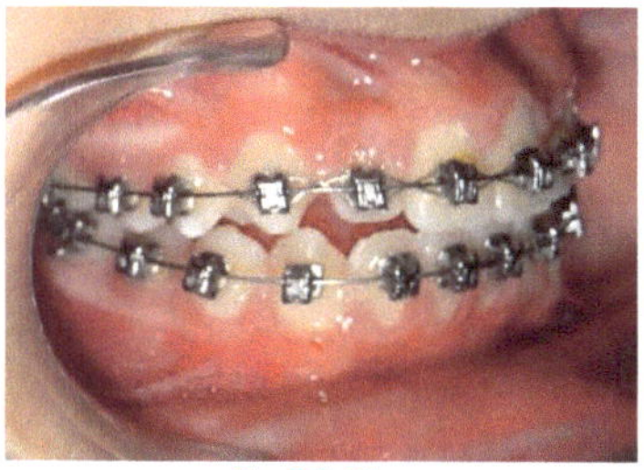

Fig. 3.7.74

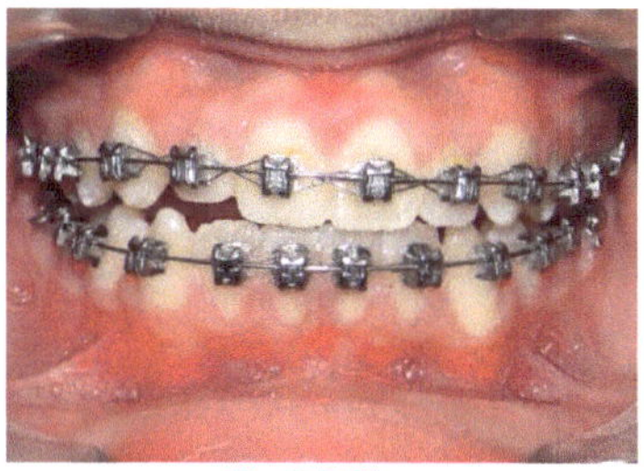

Fig. 3.7.75

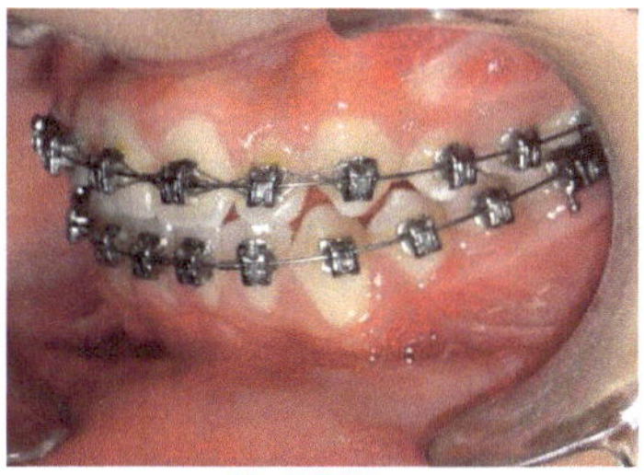

Fig. 3.7.76

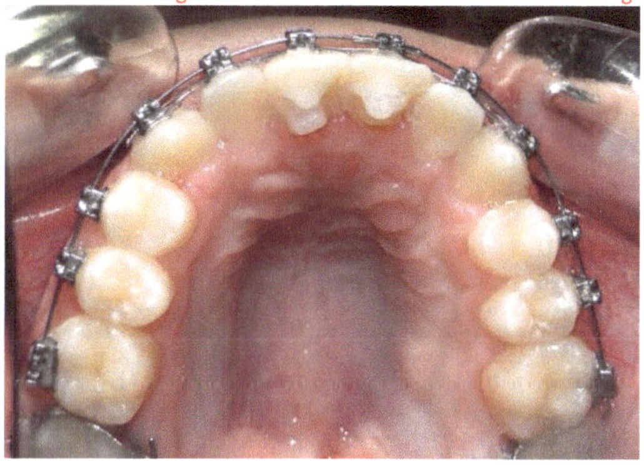

Fig. 3.7.77

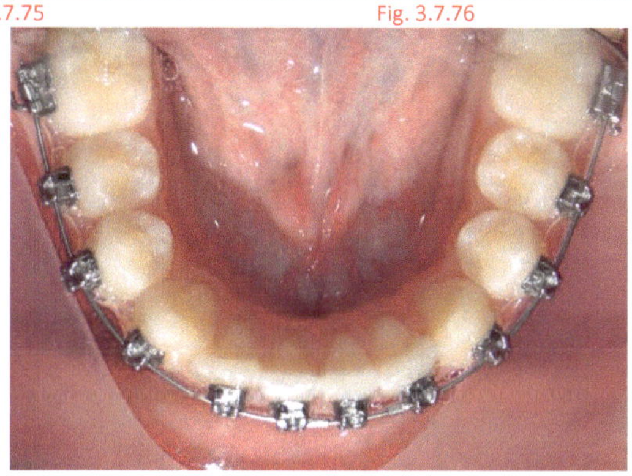

Fig. 3.7.78

El tratamiento y el crecimiento nos mostraban cambios faciales bien perceptibles que reafirmaban nuestras convicciones en el éxito del plan instaurado. Ver Figs. 3.7.79 a 3.7.82

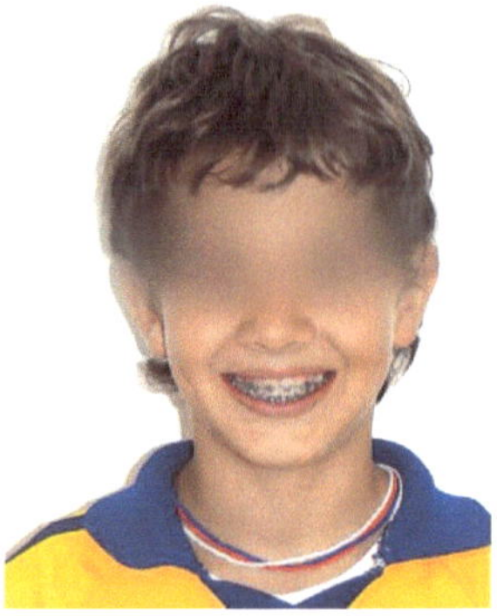

Fig. 3.7.79

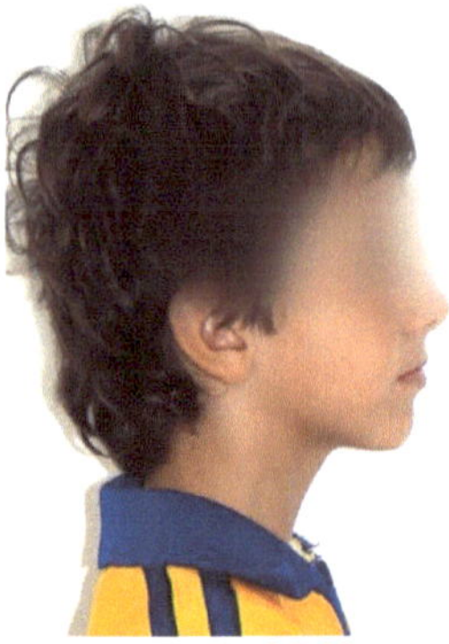

Fig. 3.7.80

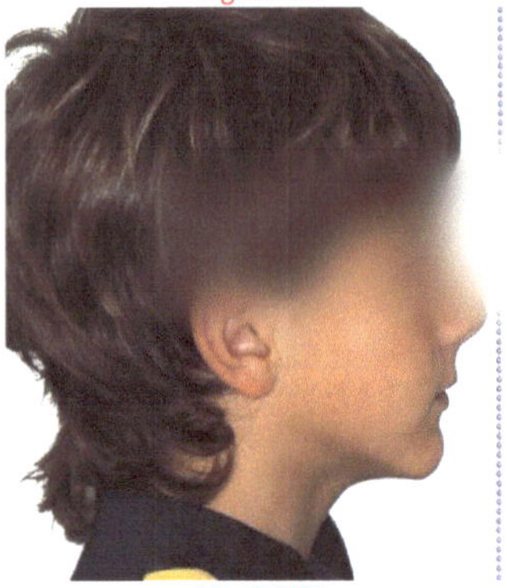

Fig. 3.7.81

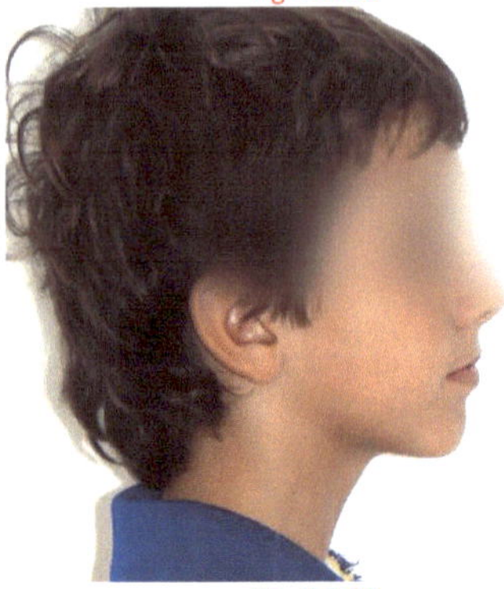

Fig. 3.7.82

Dos meses más tarde se cambió el posicionamiento de brackets 1.3 y 2.3 con progresión a arcos Niti Cu .018 en ambas arcadas; dichos arcos fuero, seis semanas después, sustituidos por .016 x .025 también Niti Cu.

Posteriormente existió una breve etapa de arcos de acero .019 x .025, postes (Mecánica Mayor) y un detallado final con elásticos 3/16" 4 oz, intermaxilares con arcos de baja relación carga-deflexión de sección redonda (.016 Niti Cu). Como fue señalado con anterioridad, al finalizar la etapa "activa" del tratamiento se adhirieron retenciones fijas anteriores en ambas arcadas.

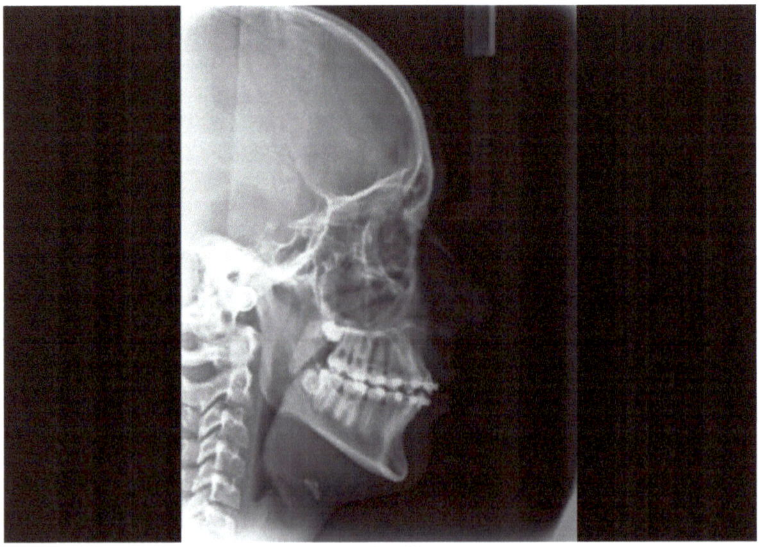

Fig. 3.7.83

Ricketts para Biotipo Facial

Trata.Frank 100.60%
01-17-2013 13 Ans 9 Me

Rangos	Menor	Mayor	Valor
Eje Facial	86.5	93.5	84.9
Angulo facial	85.3	91.3	88.9
Ang.Plano Mandibular	20.3	29.3	28.7
Altura Facial Infer.	43.0	51.0	48.2
Arco Mandibular	24.5	32.5	31.9
Convexidad Facial (A)	-0.8	3.2	2.4
Profundidad Maxilar	87.0	93.0	90.8
Inc Inf a A Po(protr)	-1.0	3.0	3.8
Inclinacion Incis.Inf	18.0	26.0	29.7
1er Molar Sup a Ptv	13.0	19.0	16.8
Inc Inf.al Plano Oclu	-0.7	3.3	3.3
Angulo Interincisivo	124.0	136.0	120.0
Protrusion Labio Inf	-4.0	0.0	-0.6
Linea MacNamara a A	0.0	4.0	1.0
Linea Mac Namara a Po	-4.0	0.0	-2.5

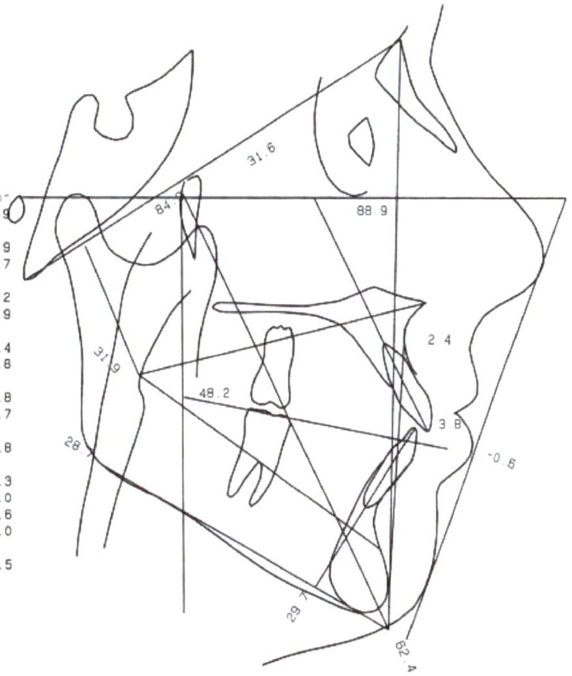

Fig. 3.7.84

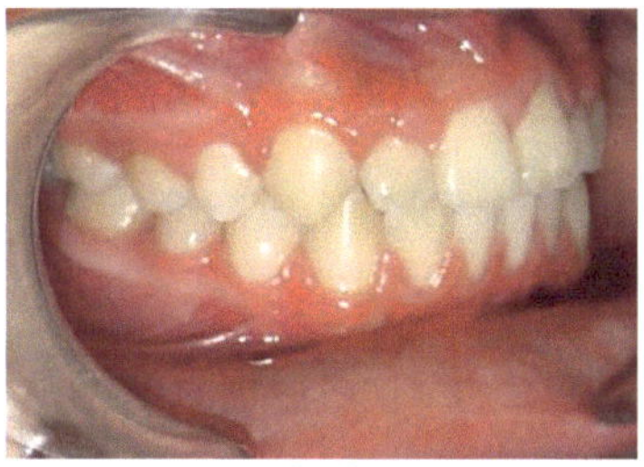

Fig. 3.7.85

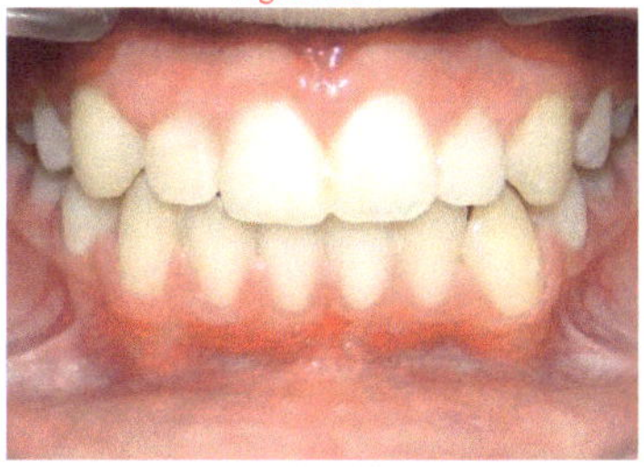

Fig. 3.7.86

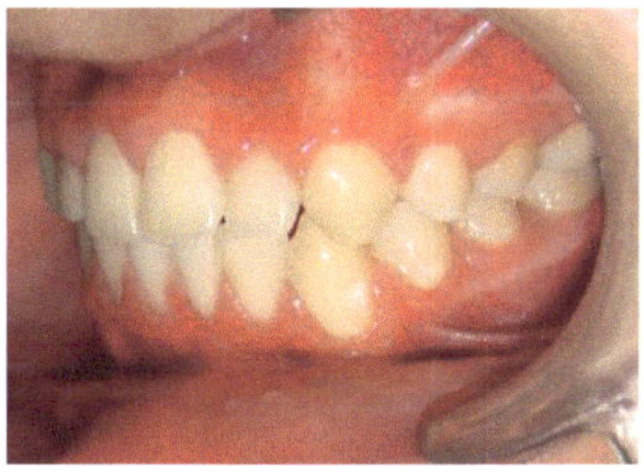

Fig. 3.7.87

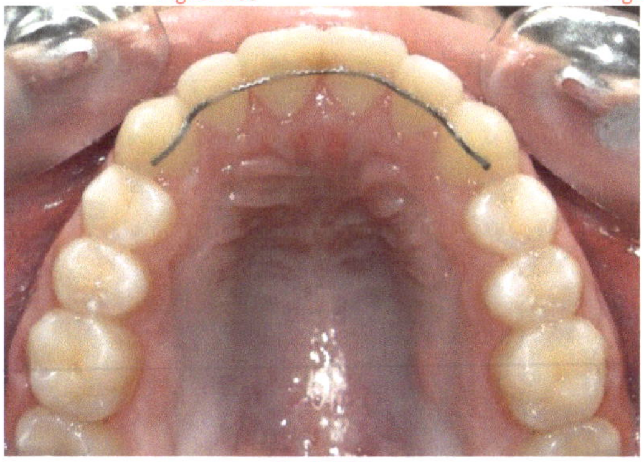

Fig. 3.7.88

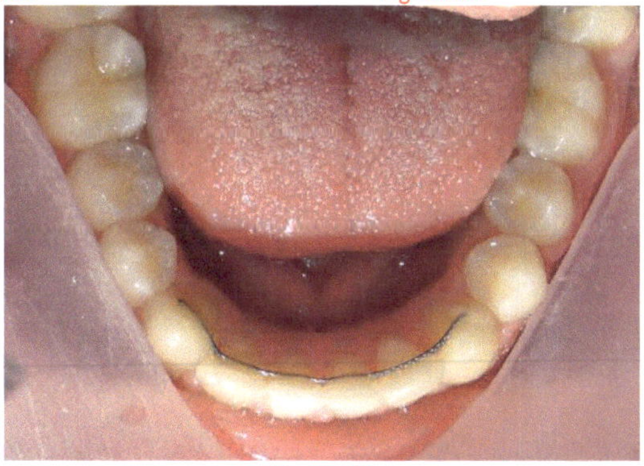

Fig. 3.7.89

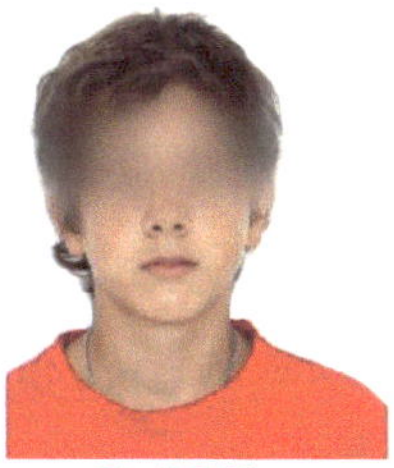

Fig. 3.7.90

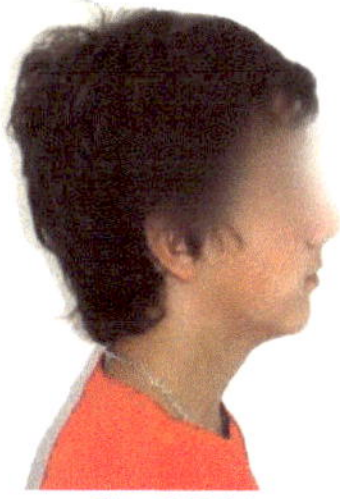

Fig. 3.7.91

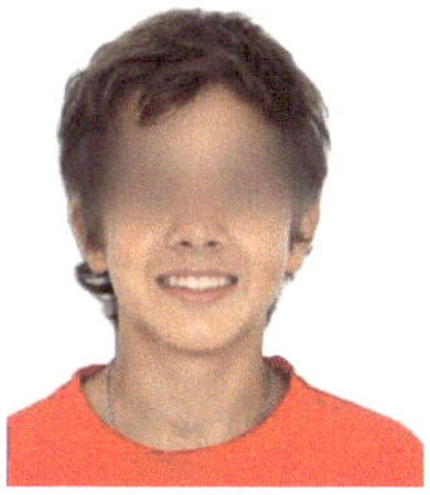

Fig. 3.7.92

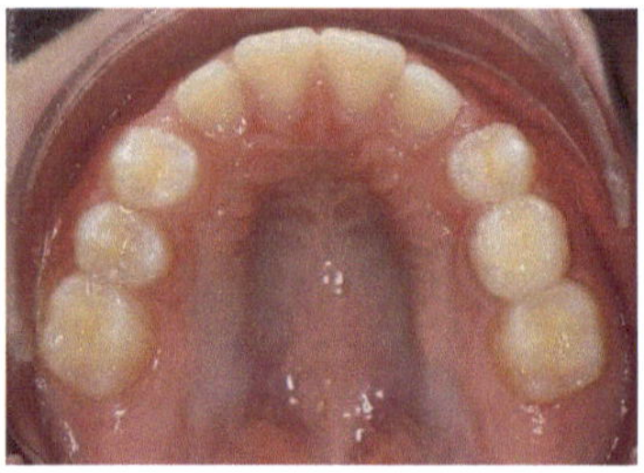
Fig. 3.7.93

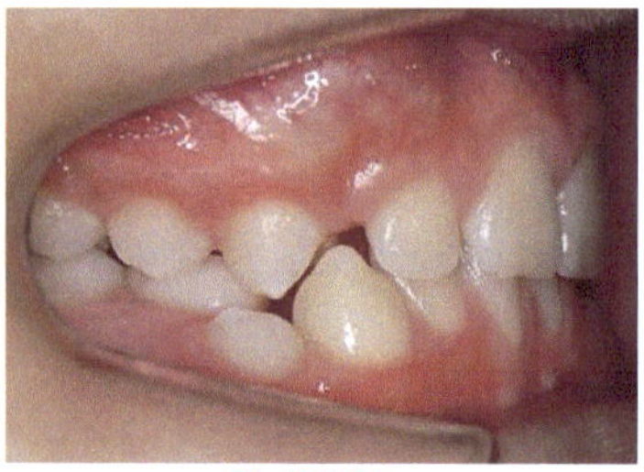
Fig. 3.7.94

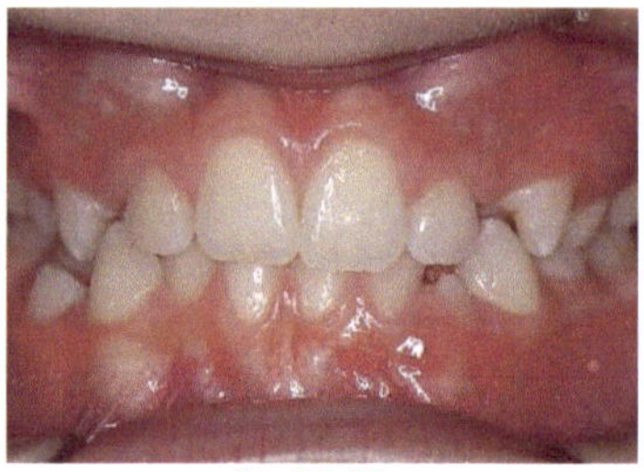
Fig. 3.7.95

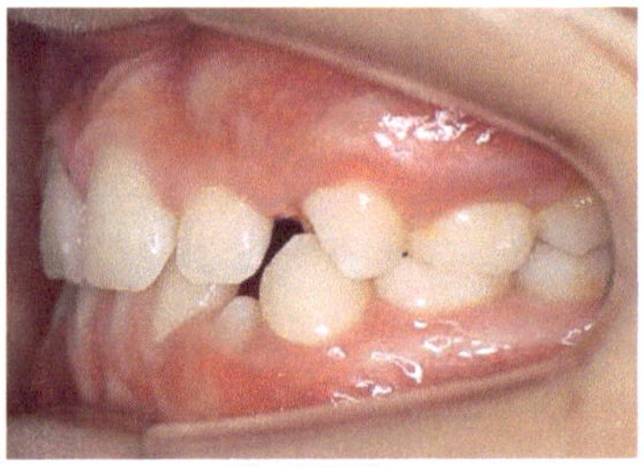
Fig. 3.7.96

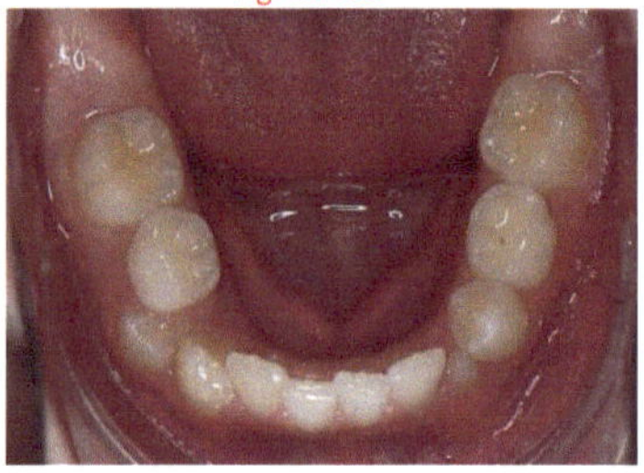
Fig. 3.7.97

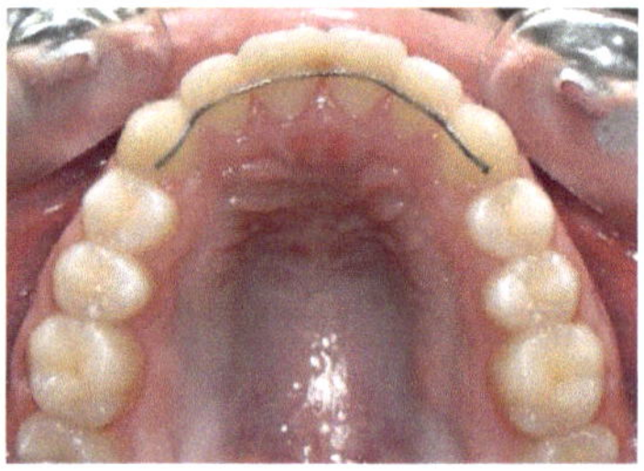
Fig. 3.7.98

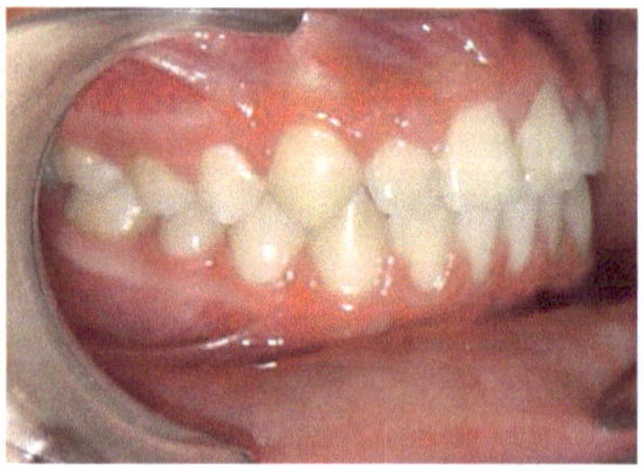
Fig. 3.7.99

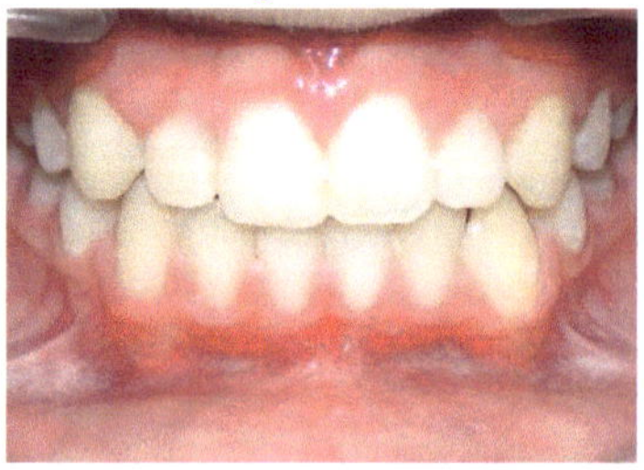
Fig. 3.7.100

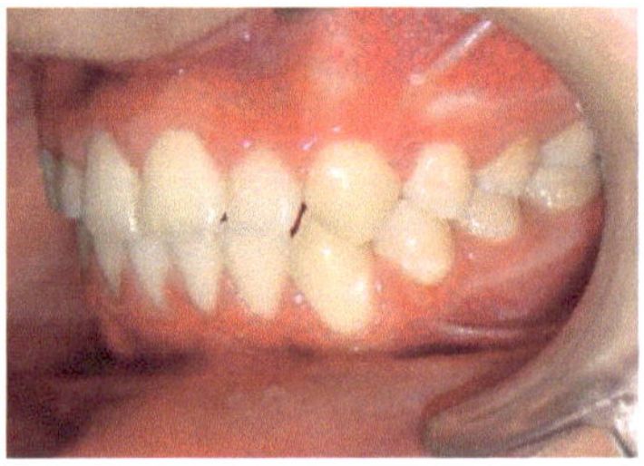
Fig. 3.7.101

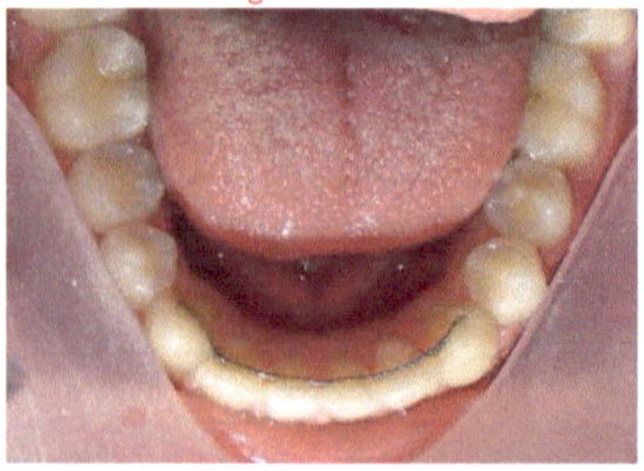
Fig. 3.7.102

5. PERLAS DIAGNÓSTICAS Y/O MECÁNICA/S

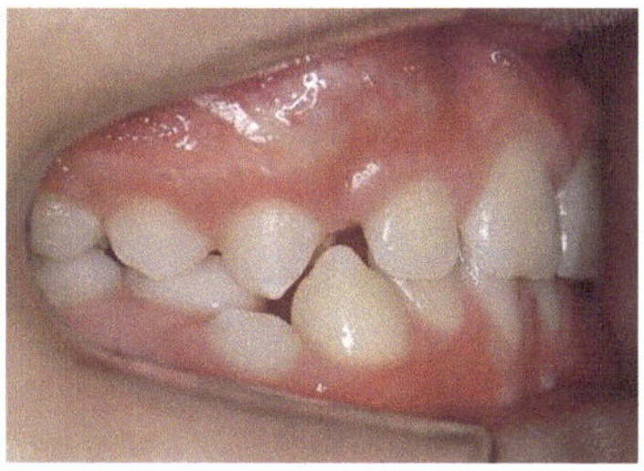
Fig. 3.7.103

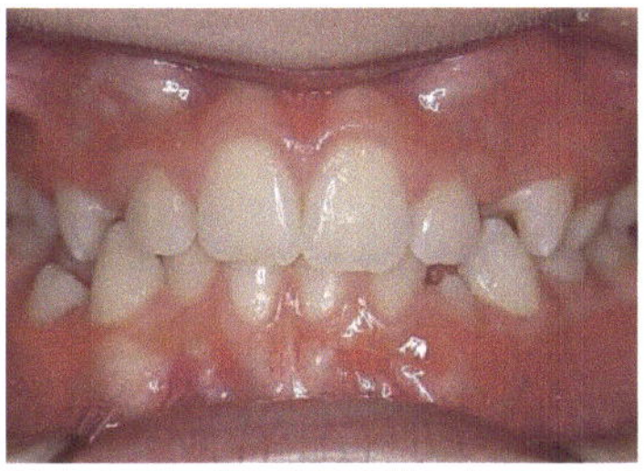
Fig. 3.7.104

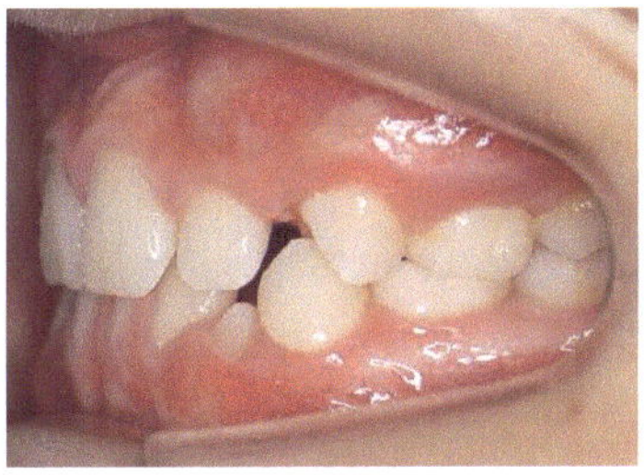
Fig. 3.7.105

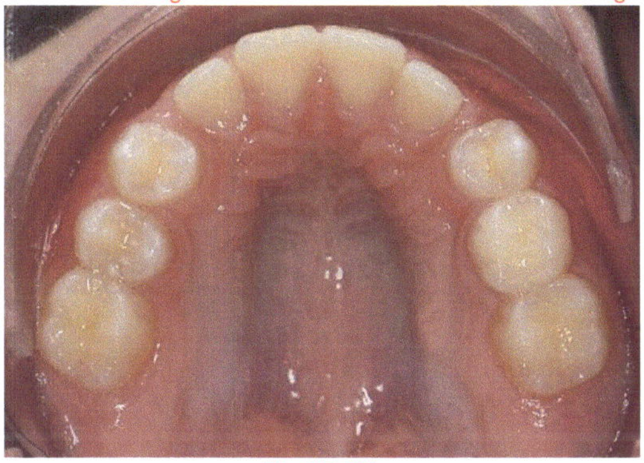
Fig. 3.7.106

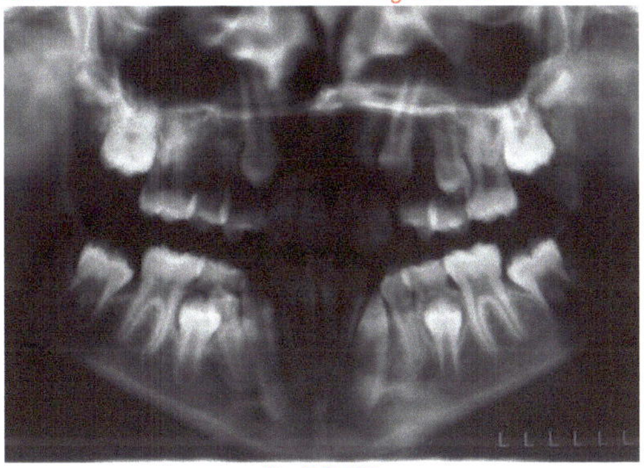
Fig. 3.7.107

5A. PERLA/S DIAGNÓSTICA/S

Dentro de las particularidades diagnósticas de nuestro paciente hay una que resaltaba en cuanto a su incidencia en el plan de tratamiento y mecánica a seguir; ella era el posicionamiento, y estado radicular tanto de los caninos superiores retenidos como de las piezas vecinas.

Para esta evaluación sugerimos remitirnos al ISAS (Impactations Specific Assesment System), ya que creemos que es un apoyo diagnóstico interesante en este tipo de situaciones Ortodónticas, dicho índice lo hemos estudiado y aplicado luego de la lectura de uno de los hermosos libros del Prof. Dr. Chris Chang.

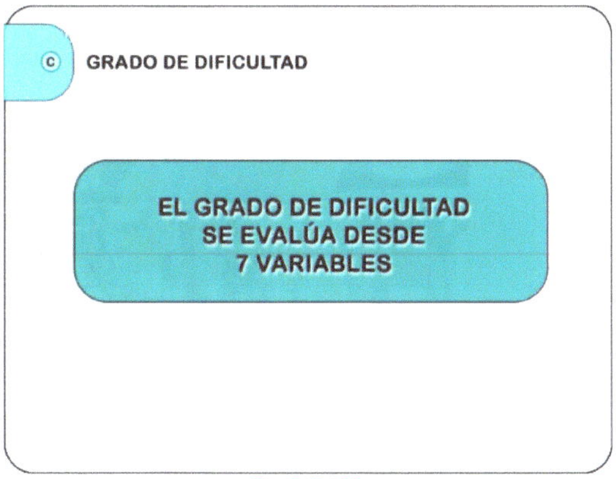

Fig. 3.7.108

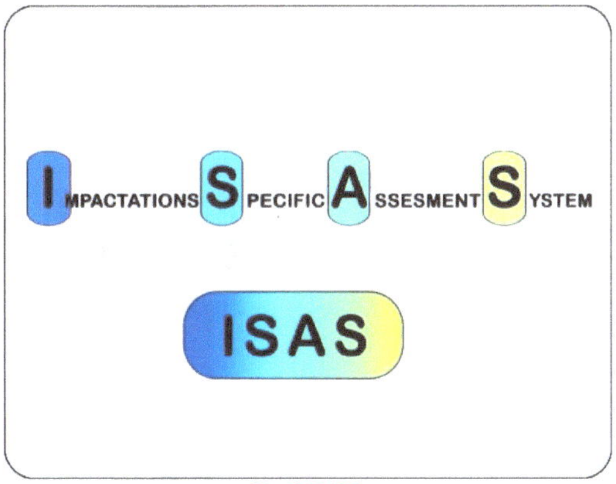

Fig. 3.7.109

Este paciente tiene en

1	**Angulación del canino con respecto a la línea media.**	**Grado 1 0º a 15º**	**1 punto**
2	**Distancia vertical del plano oclusal**	Grado 2 por encima de nivel amelocementario pero menos que la mitad de raíz adyacente	**2 puntos**
3	**Posición coronaria mesiodistal de la impactación**	Grado 1 sin sobreposición horizontal de piezas vecinas	**1 punto**
4	**Posición anteroposterior de impactación del ápice radicular.**	Grado 2 – por encima de la zona de una pieza vecina	**2 puntos**
5	**Reabsorción radicular de dientes "vecinos"**	"irregularidad" apical pero de longitud radicular original correcta	**1 punto**
6	**Edad "Relativa" a la completa formación radicular**	9–11 años antes de la completa formación radicular de incisivos laterales	**1 punto**
7	**Posición vestíbulo-palatina de la impactación**	No daríamos puntaje a esta evaluación ya que los caninos se observaban sin desvíos a palatino o vestibular hecho que se comprobó al erupcionar dichas piezas en un correcto posicionamiento vestíbulo-palatino.	
Como conclusión final estos caminos están retenidos en un posicionamiento y entorno muy favorable y las 7 evaluaciones nos dan índices muy bajos de dificultad.			

5B. PERLA/S DIAGNÓSTICAS

Producto del diagnóstico clínico e imagenológico teníamos una identificación bastante certera tanto del posicionamiento de los caninos superiores como de su relacionamiento , este caso bastante cercano, con las raíces de los incisivos laterales; la mecánica debía obtener espacio hacia la protrusión–distalamiento pero, en el movimiento de proinclinación generaba un riesgo de "contacto" entre las raíces del 1.2 y 2.2 con los caninos y es por esta razón que se opta por un cementado de brackets contralaterales en dichas piezas dentarias a los efectos de obtener una angulación negativa, inversa, con menor riesgo de lesión radicular en incisivos laterales.

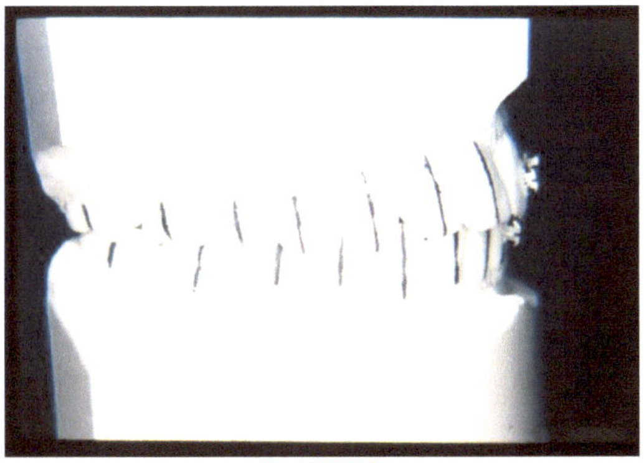
Fig. 3.7.110

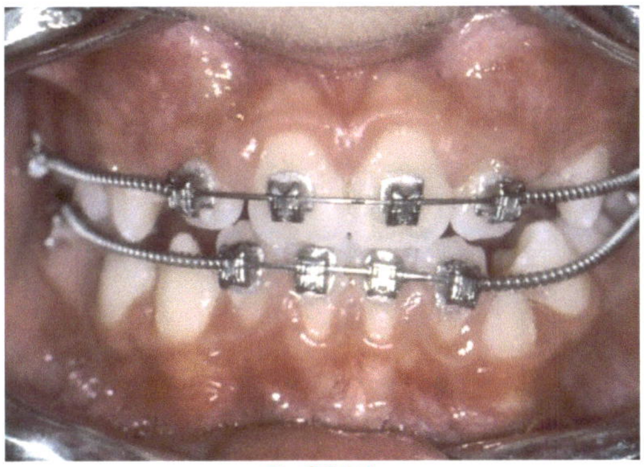
Fig. 3.7.111

En los casos no tratados que fueron "piedra fundacional" del Arco Recto, todas las piezas mostraban una angulación positiva; el "cambiar" un bracket a la hemiarcada opuesta genera una negativa

Ese posicionamiento atípico es sustituido cuando se aprecia la erupción de los caninos superiores y se recomienza el camino ETAPA INICIAL – INTERMEDIA – MECÁNICA – DETALLES. Ver Figs. 3.7.112 a 3.7.121

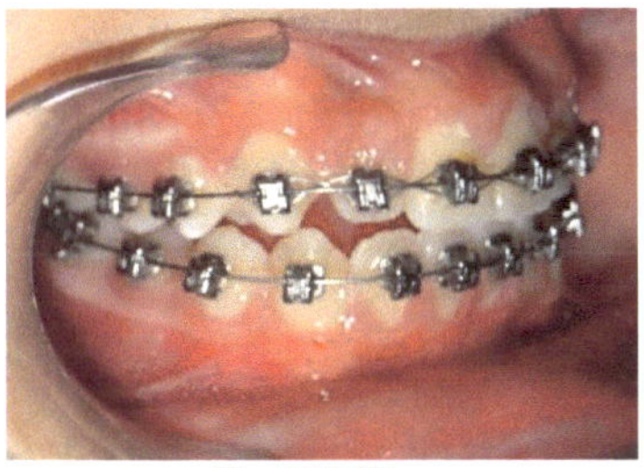
Fig. 3.7.112

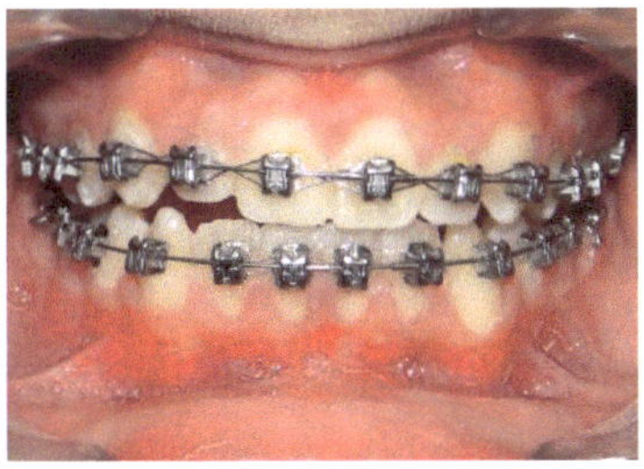
Fig. 3.7.113

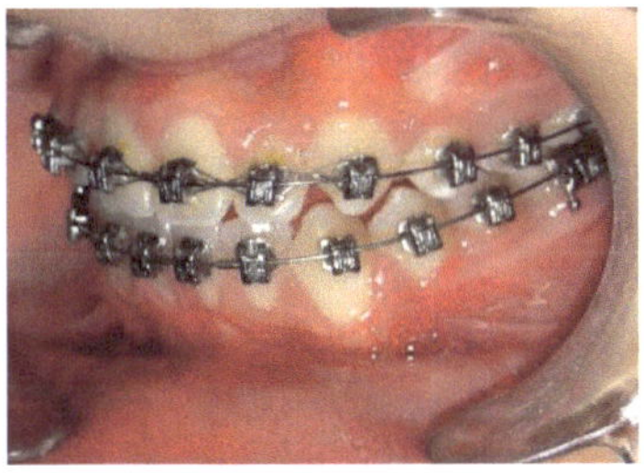
Fig. 3.7.114

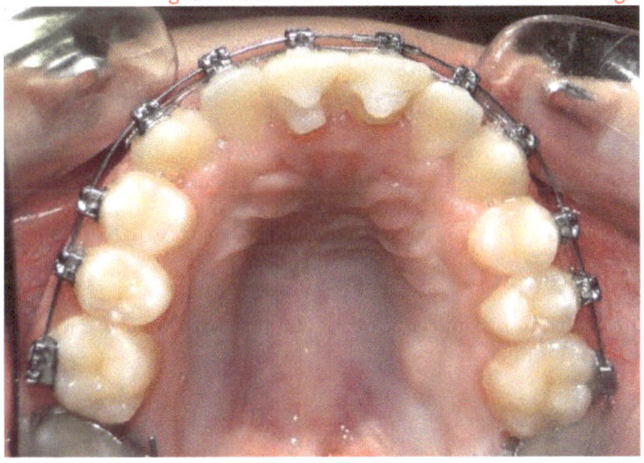
Fig. 3.7.115

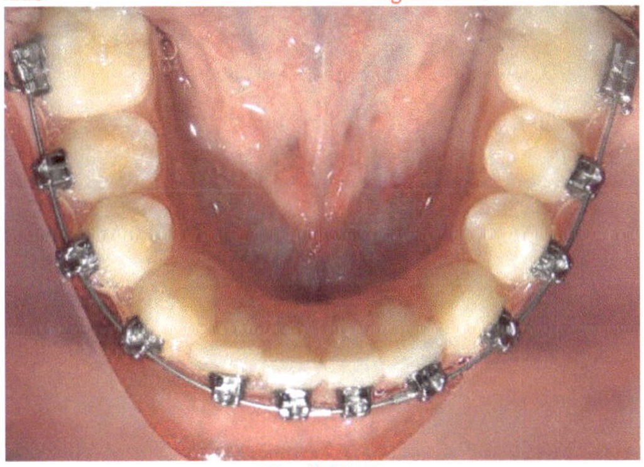
Fig. 3.7.116

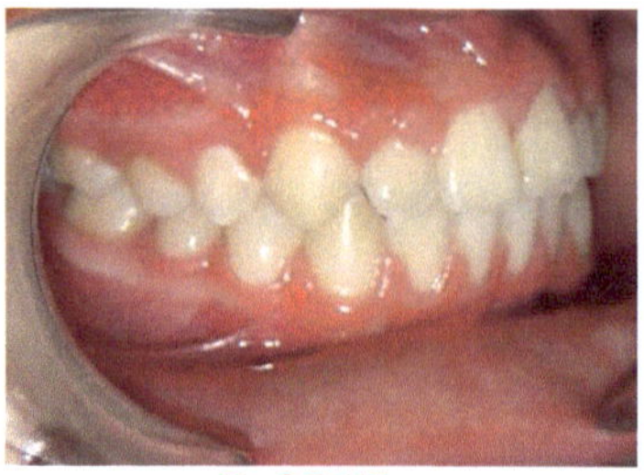
Fig. 3.7.117

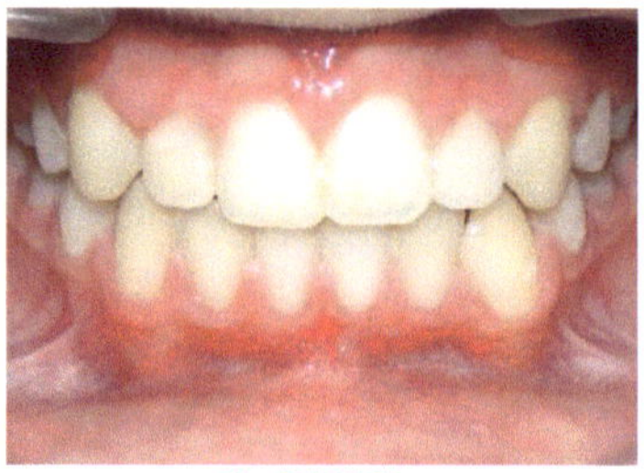
Fig. 3.7.118

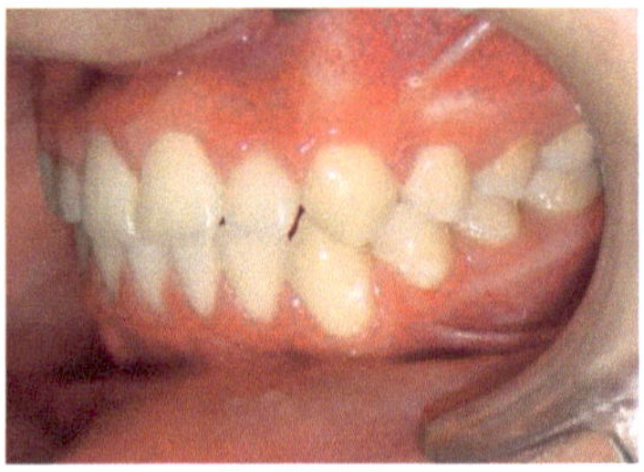
Fig. 3.7.119

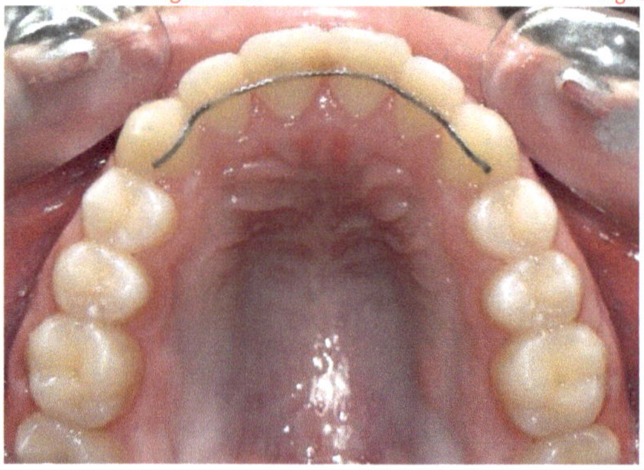
Fig. 3.7.120

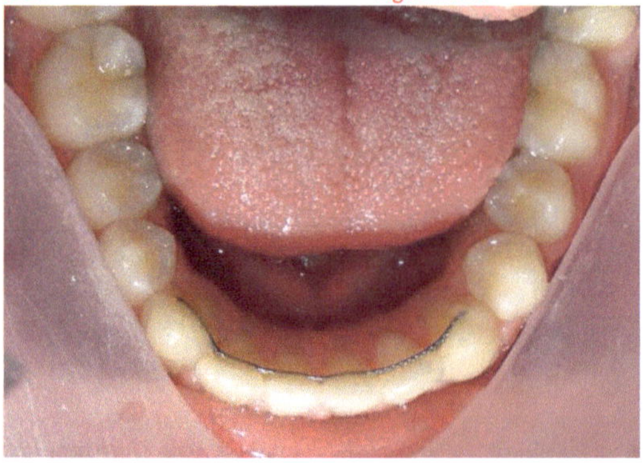
Fig. 3.7.121

Sección 3ª

ESPACIO Y TIEMPO EN LA DISCREPANCIA DIENTE – HUESO

Capítulo 8º

CASO 05

Las personas cambian con el tiempo… o el tiempo te muestra lo que en realidad son.

Autor Anónimo

"Si no tardas mucho, te espero toda la vida"

Oscar Wilde

Escritor, poeta y dramaturgo irlandés (1854-1900)

Sección 3ª

Capítulo 8º

CASO 05

INTRODUCCIÓN

En esta sección continuamos con una temática que proseguirá en la siguiente ("**el tiempo en pequeños espacios**") y que sería verdaderamente interminable para los ortodoncistas si presentásemos casos con las mil y un variables de la falta de **espacio** en la discrepancia diente-hueso así como **tiempo** apropiado para abordarla.

El paciente Nº3 mostrado en esta sección fue típicamente de Fase I y su discrepancia dentaria negativa superior fue resuelta, de acuerdo a las características del caso, con una combinación ortopédica-ortodóntica mientras que la inferior sería abordada en Fase II.

En el paciente Nº4, algo mayor en edad que el anterior, se resolvieron los problemas de espacio en ambas arcadas, comenzando en dentición mixta y finalizando en la permanente; en él se priorizó la obtención de espacio tanto inferior como superior hacia el incremento anteroposterior en el perímetro de arco y el vehículo terapéutico fue exclusivamente ortodóntico.

En el caso que presentaremos cambiamos de sexo, aumentamos algo la edad, ya directamente trabajamos en Fase II, y la obtención de espacio, como verán, se enfocará hacia un incremento transversal de los arcos. Ver Figs. 3.8.01 a 3.8.21

Figs. 3.8.01 a 3.8.21

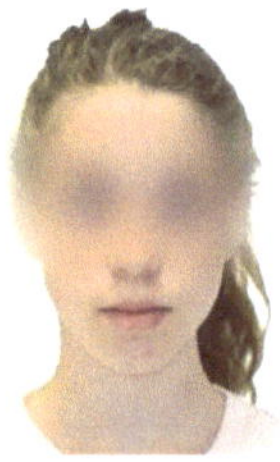
Fig. 3.8.01

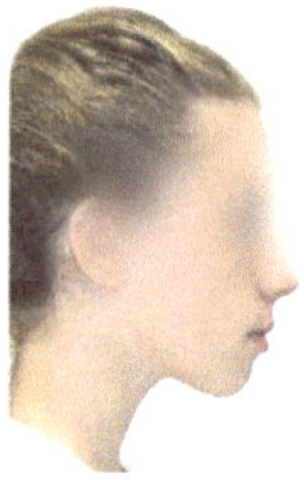
Fig. 3.8.02

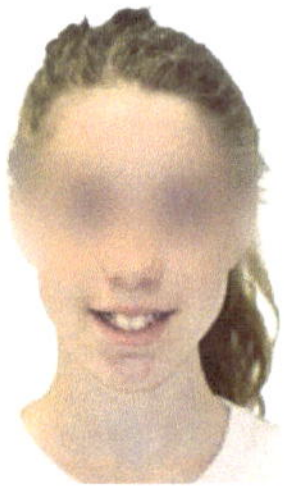
Fig. 3.8.03

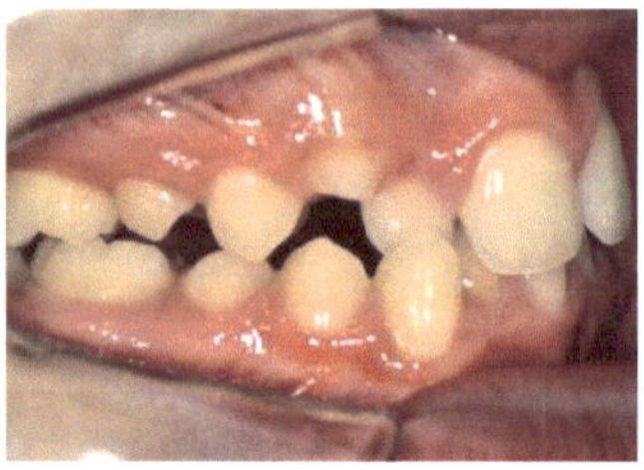
Fig. 3.8.04

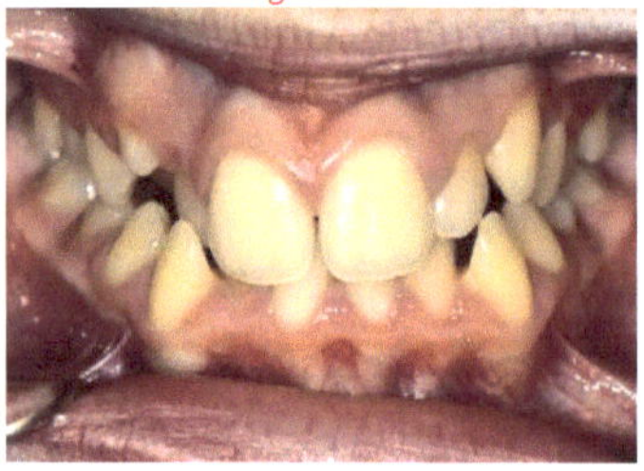
Fig. 3.8.05

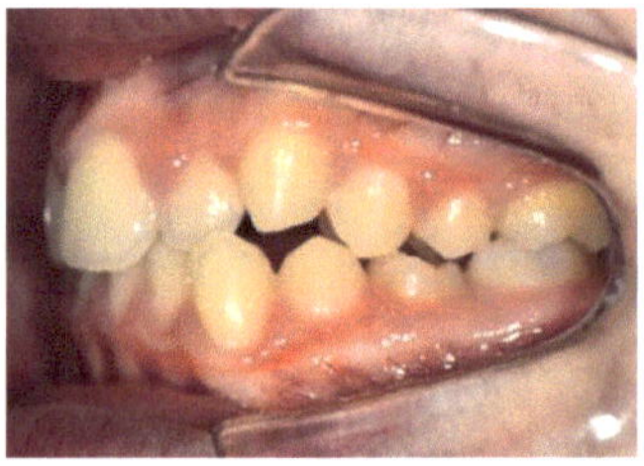
Fig. 3.8.06

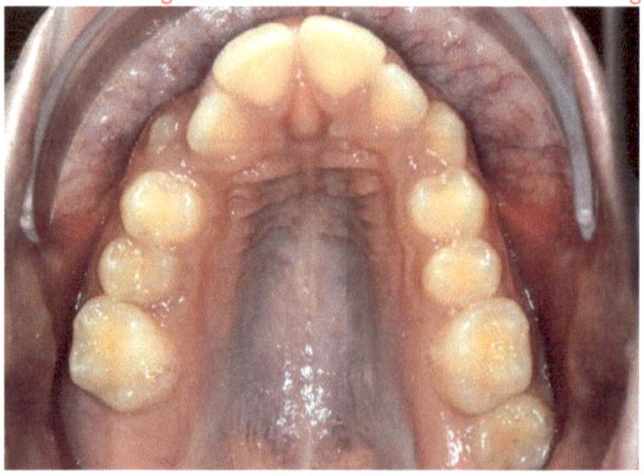
Fig. 3.8.07

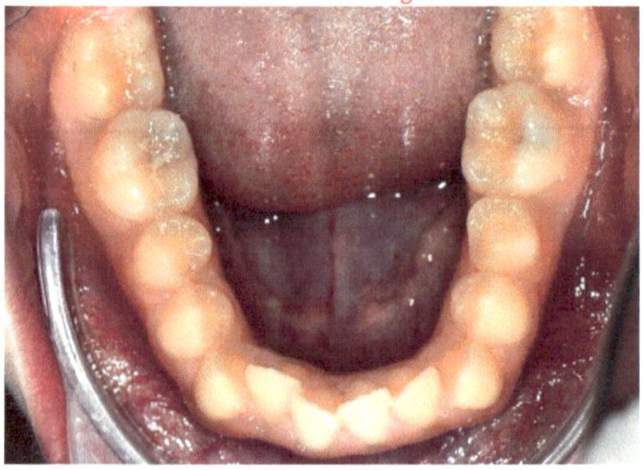
Fig. 3.8.08

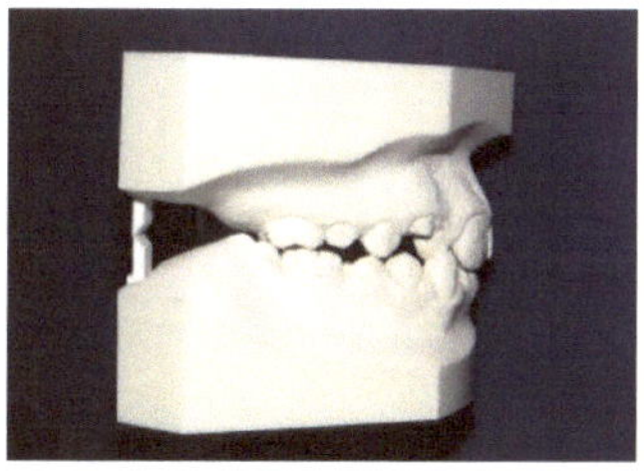

Fig. 3.8.09

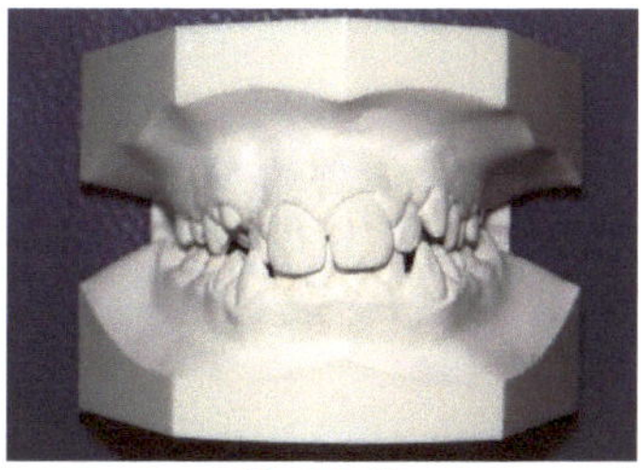

Fig. 3.8.10

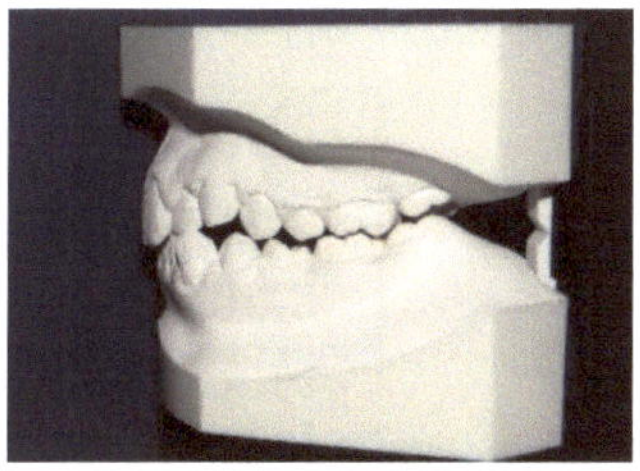

Fig. 3.8.11

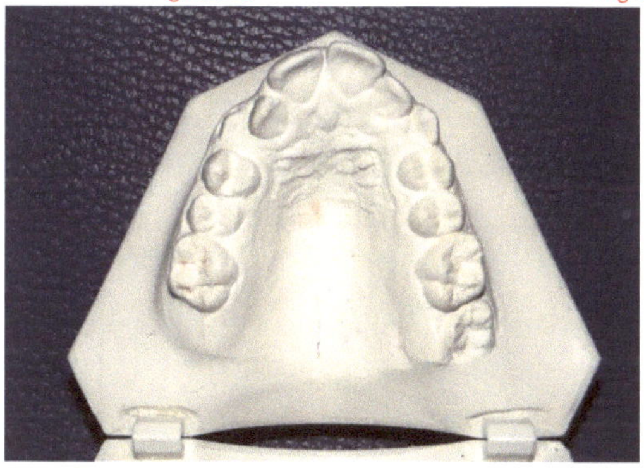

Fig. 3.8.12

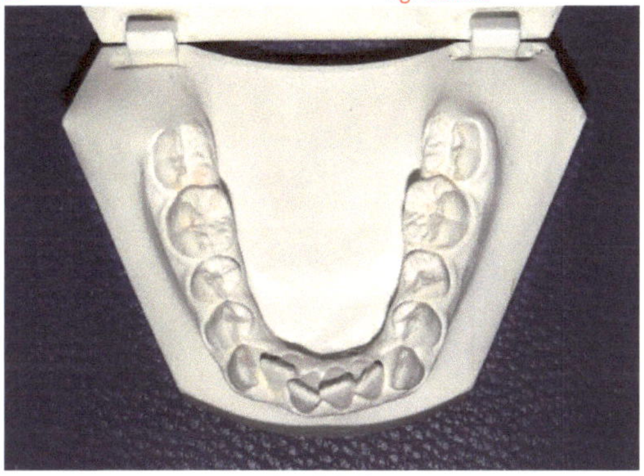

Fig. 3.8.13

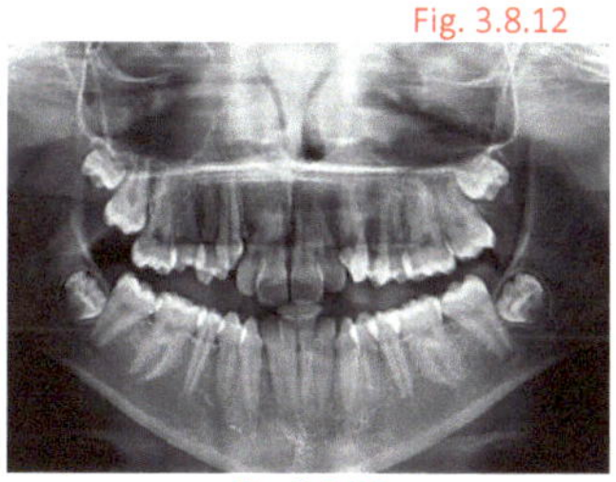

Fig. 3.8.14

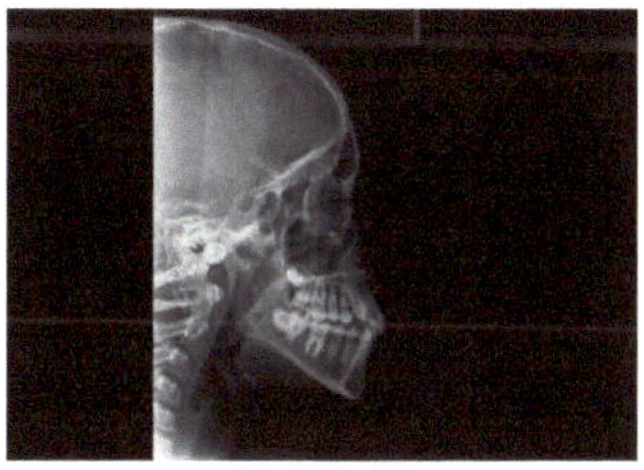

Fig. 3.8.15

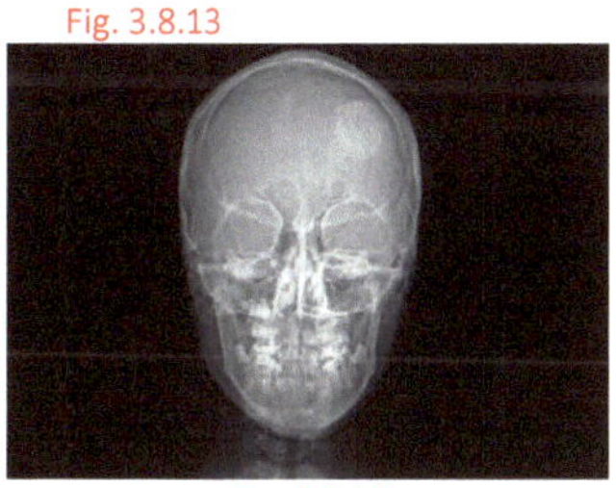

Fig. 3.8.16

Ricketts para Biotipo Facial

PRETRATAMIENTO 100.80%
03-01-2012 13 Ans 3 Me

Rangos	Menor	Mayor	Valor
Eje Facial	86.5	93.5	85.1
Angulo facial	85.3	91.3	88.6
Ang Plano Mandibular	20.3	29.3	34.2
Altura Facial Infer	43.0	51.0	45.5
Arco Mandibular	24.5	32.5	23.3
Convexidad Facial (A)	-0.8	3.2	6.9
Profundidad Maxilar	87.0	93.0	94.7
Inc Inf a A Po(protr)	-1.0	3.0	3.1
Inclinacion Incis Inf	18.0	26.0	16.4
1er Molar Sup a Ptv	13.0	19.0	14.9
Inc Inf al Plano Oclu	-0.7	3.3	2.9
Angulo Interincisivo	124.0	136.0	135.6
Protrusion Labio Inf	-4.0	0.0	[illegible]
Linea MacNamara a A	0.0	4.0	5.3
Linea Mac Namara a Po	-4.0	0.0	-3.1

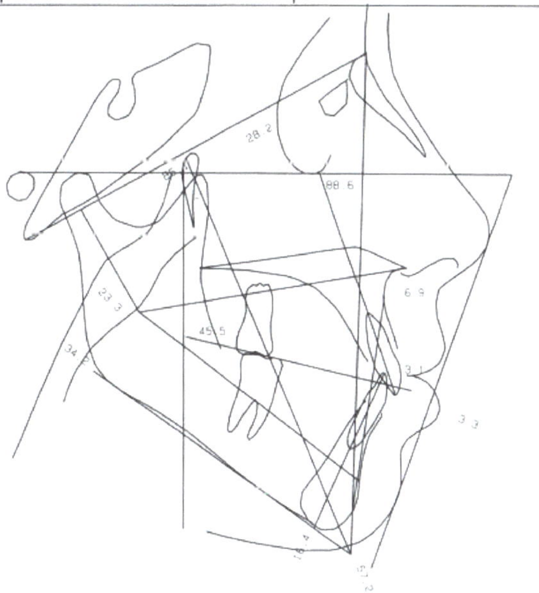

02.08 03-02-2012

Fig. 3.8.17

MAXILAR INFERIOR	Norma	Inicial	Diferencia	Tendencia
1. Eje Facial	90,00° ± 3	85,00°	-5,00	DOLI
2. Prof. facial (ang. facial)	88,50° ± 3	89,00°	0,50	BRAQUI
3. Angulo Plano Mandibular	24,50° ± 4	34,00°	9,50	DOLI
4. Altura Facial Inferior	47,00° ± 4	46,00°	-1,00	BRAQUI
5. Arco Mandibular	28,50° ± 4	23,00°	-5,50	DOLI
MAXILAR SUPERIOR				Interpretación
6. Convexidad Facial	2,00mm ± 2	6,90mm	4,90	PATRON CLASE II ESQ
7. Profundidad Maxilar	90,00° ± 3	95,00°	5,00	PROTRUSION Maxilar
DIENTES				Interpretación
8. Incisivo Inferior A A-Po	1,00mm ± 2	3,10mm	2,10	Incisivo PROTRUIDO
9. Inclinación Incicivo Inferior	22,00° ± 4	16,00°	-6,00	RETROINCLINACION
10. 1er. Molar Superior a Ptv	edad+3 mm ± 3	15,00mm	-2,00	NORMOPOSICION
11. Inc. Inf. al Plano Oclusal	1,25mm ± 2	2,90mm	1,65	NORMAL
12. Angulo Interincisivo	130,00° ± 6	136,00°	6,00	NORMAL
PERFIL BLANDO				Interpretación
13. Protusión Labio Inferior	-2,00mm ± 2	3,30mm	5,30	PROQUELIA
14. Linea Mc Namara - Pto A	1,00mm ± 1	5,30mm	4,30	PROTRUSION Maxilar
15. Linea Mc Namara - Po	-2,00mm ± 2	-3,10mm	-1,10	NORMAL

DETERMINACION DEL BIOTIPO FACIAL — **TENDENCIAS PACIENTE**

FACTORES	NORMA	DESV EST	AJUSTE POR EDAD	MEDIDAS PAC	DIFERENCIA	DESVIACIONES
1 Eje Facial	90°	±3.0°	0,00	85,00°	-5,00	-1.67
2 Prof. facial (áng. facial)	87°	±3.0°	1,50	89,00°	0,50	0.17
3 Angulo plano mandibular	26°	±4.0°	-1,50	34,00°	9,50	-2.38*
4 Altura facial inferior	47°	±4.0°	0,00	46,00°	-1,00	0.25*
5 Arco mandibular	26°	±4.0°	2,50	23,00°	-5,50	-1.38

DOLICO BRAQUI

* El valor cambió de signo MESO

SUMA ALGEBRAICA / 5 = -5,00 / 5 = -1,00

DOLICO SEVERO	DOLICO	DOLICO SUAVE	MESOFACIAL	BRAQUI	BRAQUI SEVERO
-2.0	-1.0	-0.5	0.0	+0.5	+1.0

Descripción: *Estudio realizado el 02/03/2012*

VERT: -1,00 DOLICO SUAVE *a las 13:38:02*

Emisión: 02/03/2012 Versión Enero 2002

Fig. 3.8.18

ANALISIS BJORK/JARABAK

PRETRATAMIENTO 100.80%
03-01-2012 13 Ans 3 Me

Rangos	Menor	Mayor	Valor
Angulo Ar-S-N /silla	118.0	128.0	132.8
Ang Articular S-Ar-Go	137.0	149.0	138.9
Ang Goniaco Ar-Go-Me	123.0	137.0	135.4
Suma Ang.Silla,Art,Go	396.0	396.0	406.8
Base craneal horiz.SN	68.0	74.0	69.0
Base craneo Vert S-Ar	29.0	35.0	32.3
Ang.Gon.Sup. Ar-Go-N	52.0	55.0	52.6
Ang.Gon.Inf. N-Go-Me	70.0	75.0	82.8
Alt Rama mand Ar-Go	39.0	49.0	42.9
Longitud Cuerpo.Go-Me	66.0	76.0	74.7
Alt.Facial Post. S-Go	70.0	85.0	70.5
Alt.Facial Ant N-Me	105.0	120.0	127.9
Radio Alt.Fac Ant+Pos	63.0	68.0	55.1
Plano Facial S-N-Po	77.0	80.0	75.8

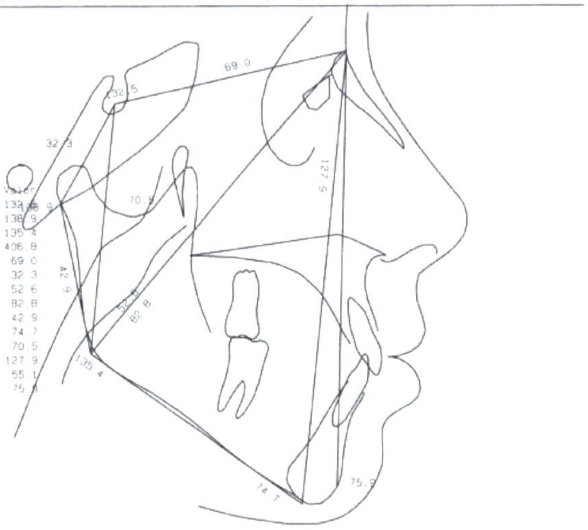

02:09 03-02-2012

Fig. 3.8.19

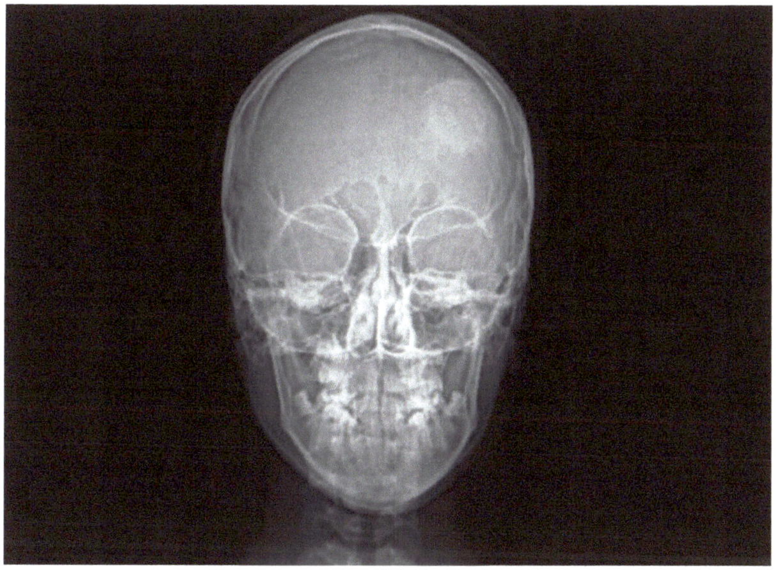

Fig. 3.8.20

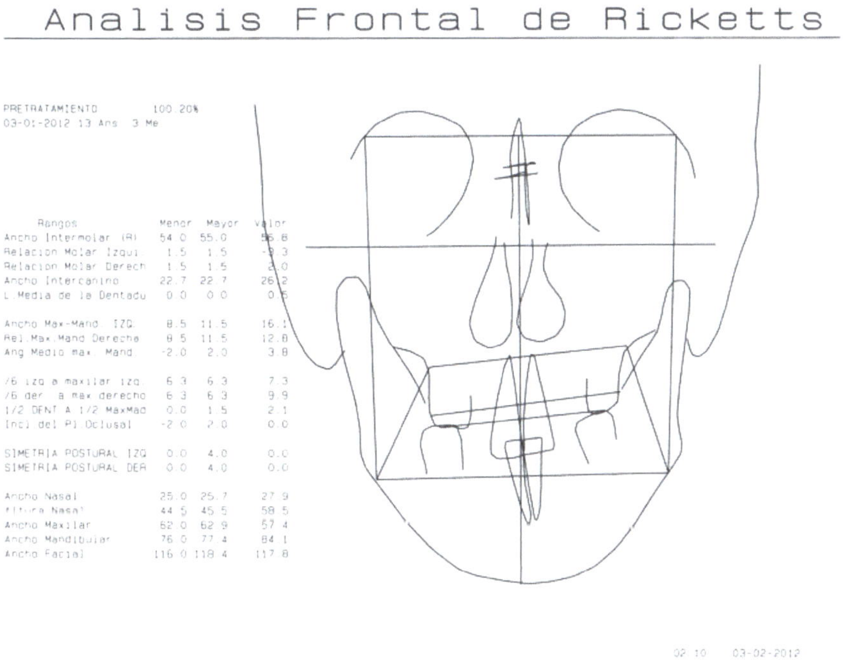

Fig. 3.8.21

1. DIAGNÓSTICO.

1A. REQUERIMIENTOS DEL PACIENTE.

Al progresar en edad, nuestra paciente comenzó el tratamiento a los 13 años y medio, ya existieron de su parte, requerimientos eminentemente estéticos ante las malposiciones dentarias existentes.

1B. EDAD Y BIOTIPO.

Como fue señalado, con 13 años y pocos meses, fue iniciado este tratamiento el que en el tiempo podríamos catalogar de una joven Fase II.

Biotipológicamente se ubicaba en dólico o rotacional posterior de Jarabak Ver Figs. 3.8.22 a 3.8.30

Figs. 3.8.22 a 3.8.30

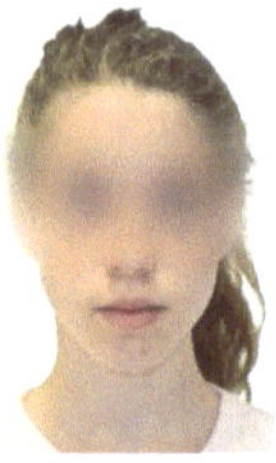

Fig. 3.8.22

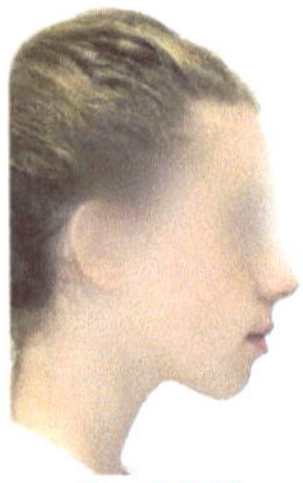

Fig. 3.8.23

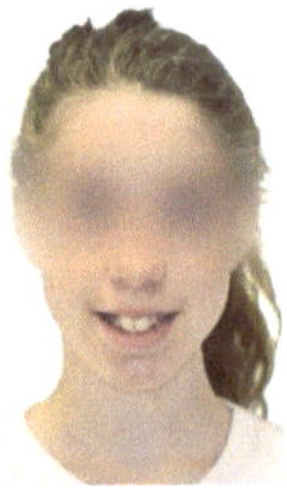

Fig. 3.8.24

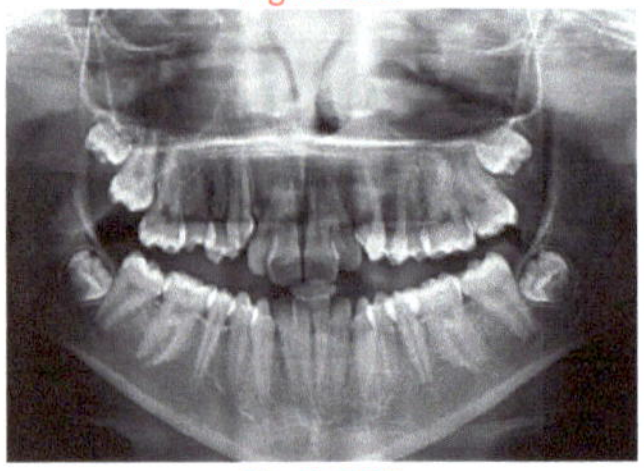

Fig. 3.8.25

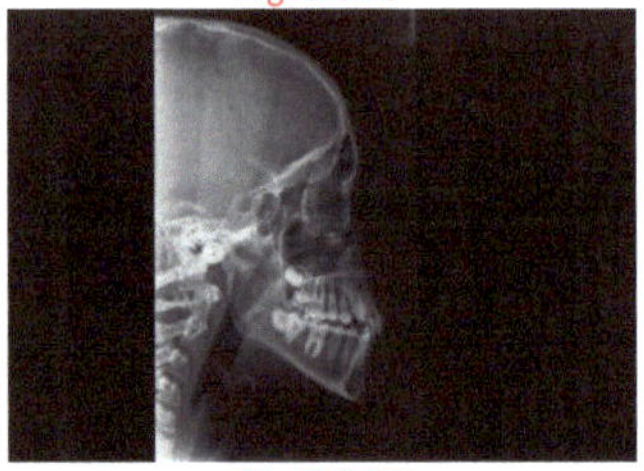

Fig. 3.8.26

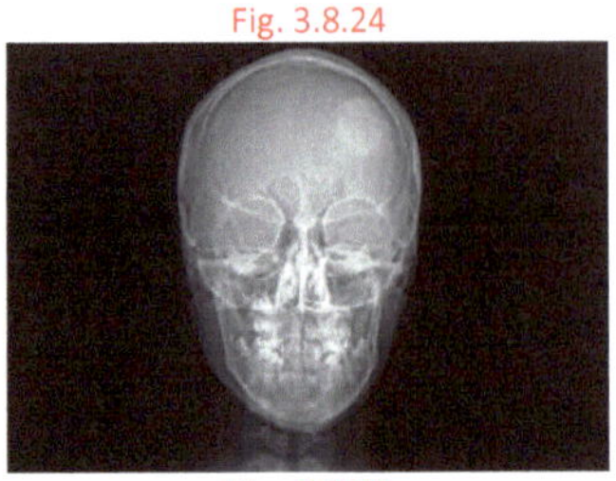

Fig. 3.8.27

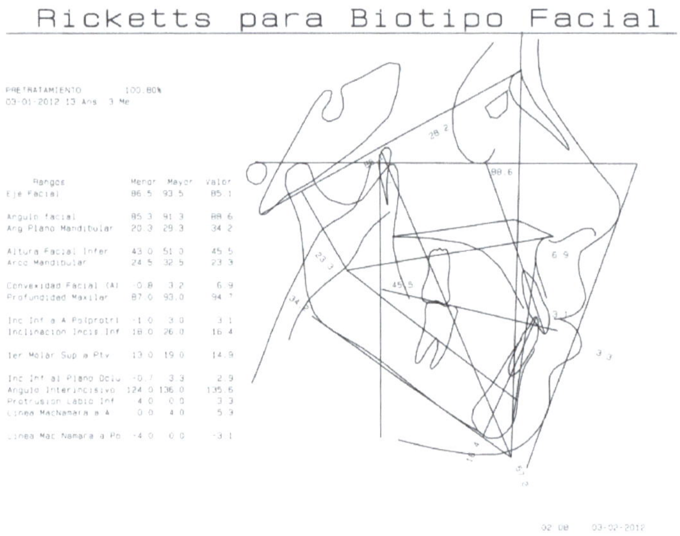

Fig. 3.8.28

MAXILAR INFERIOR	Norma	Inicial	Diferencia	Tendencia
1. Eje Facial	90,00° ± 3	85,00°	-5,00	DOLI
2. Prof. facial (ang. facial)	88,50° ± 3	89,00°	0,50	BRAQUI
3. Angulo Plano Mandibular	24,50° ± 4	34,00°	9,50	DOLI
4. Altura Facial Inferior	47,00° ± 4	46,00°	-1,00	BRAQUI
5. Arco Mandibular	28,50° ± 4	23,00°	-5,50	DOLI

MAXILAR SUPERIOR				Interpretación
6. Convexidad Facial	2,00mm ± 2	6,90mm	4,90	PATRON CLASE II ESQ
7. Profundidad Maxilar	90,00° ± 3	95,00°	5,00	PROTRUSION Maxilar

DIENTES				Interpretación
8. Incisivo Inferior A A-Po	1,00mm ± 2	3,10mm	2,10	Incisivo PROTRUIDO
9. Inclinación Incicivo Inferior	22,00° ± 4	16,00°	-6,00	RETROINCLINACION
10. 1er. Molar Superior a Ptv	edad+3 mm ± 3	15,00mm	-2,00	NORMOPOSICION
11. Inc. Inf. al Plano Oclusal	1,25mm ± 2	2,90mm	1,65	NORMAL
12. Angulo Interincisivo	130,00° ± 6	136,00°	6,00	NORMAL

PERFIL BLANDO				Interpretación
13. Protusión Labio Inferior	-2,00mm ± 2	3,30mm	5,30	PROQUELIA
14. Linea Mc Namara - Pto A	1,00mm ± 1	5,30mm	4,30	PROTRUSION Maxilar
15. Linea Mc Namara - Po	-2,00mm ± 2	-3,10mm	-1,10	NORMAL

DETERMINACION DEL BIOTIPO FACIAL — **TENDENCIAS PACIENTE**

FACTORES	NORMA	DESV EST	AJUSTE POR EDAD	MEDIDAS PAC	DIFERENCIA		DESVIACIONES
1 Eje Facial	90°	±3.0°	0,00	85,00°	-5,00	-1.67	
2 Prof. facial (ang. facial)	87°	±3.0°	1.50	89.00°	0,50	0.17	
3 Angulo plano mandibular	26°	±4.0°	-1.50	34.00°	9,50	-2.38*	
4 Altura facial inferior	47°	±4.0°	0.00	46,00°	-1,00	0.25*	
5 Arco mandibular	26°	±4.0°	2,50	23,00°	-5,50	-1.38	

DOLICO BRAQUI
* El valor cambió de signo MESO

SUMA ALGEBRAICA / 5 = -5,00 / 5 = -1,00

DOLICO SEVERO	DOLICO	DOLICO SUAVE	MESOFACIAL	BRAQUI	BRAQUI SEVERO
-2.0	-1.0	-0.5	0.0	+0.5	+1.0

Descripción: Estudio realizado el 02/03/2012
VERT: -1,00 DOLICO SUAVE a las 13:38:02

Emisión: 02/03/2012 Versión Enero 2002

Fig. 3.8.29

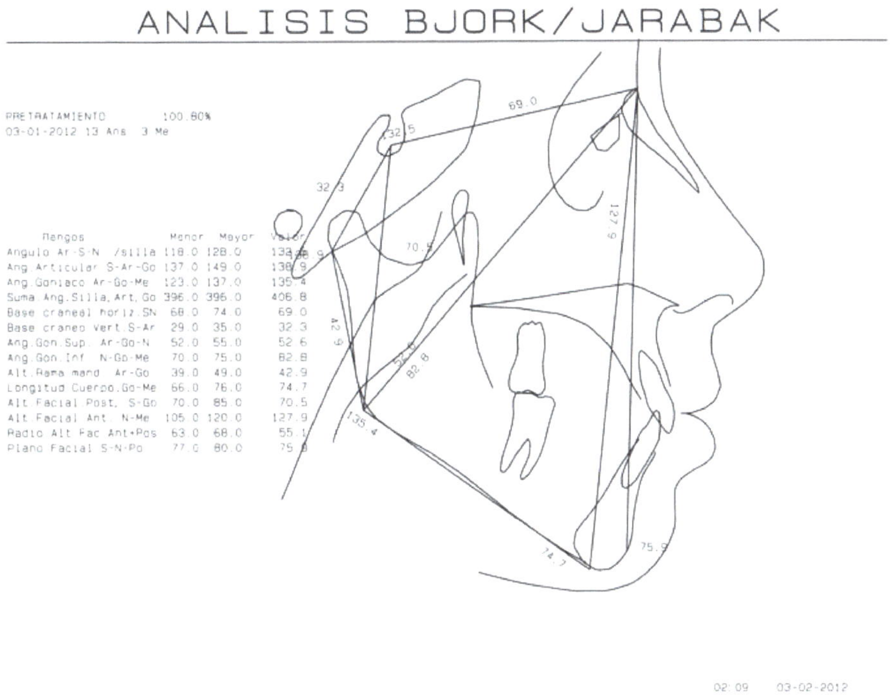

Fig. 3.8.30

1C. ESTÉTICA.

1 C1. MACROESTÉTICA.
1 C2. MINIESTÉTICA.

1 C1. MACROESTÉTICA.

Se observa en tercio inferior de cara mayor que el medio, un detalle típico de los biotipos dólicos o rotacionales posteriores.

En fotos frontales, tanto en oclusión máxima como en sonrisa, se aprecia una pequeña asimetria, probablemente esqueletal en donde el sector derecho es algo mayor que el izquierdo.

En el perfil es correcto el ángulo nasolabial y curvatura del labio superior apreciándose un buen cierre labial (que es parte del diagnóstico funcional). Ver Figs. 3.8.31 a 3.8.33

Figs. 3.8.31 a 3.8.33

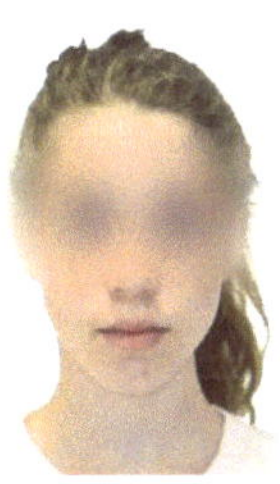

Fig. 3.8.31

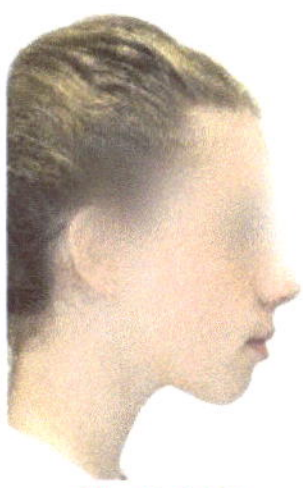

Fig. 3.8.32

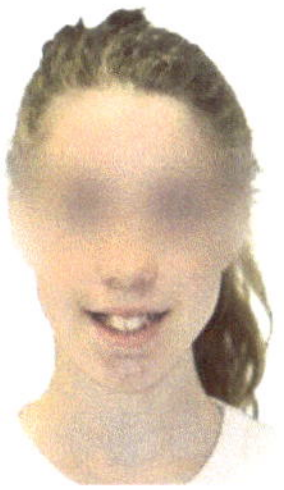

Fig. 3.8.33

1 C2. MINIESTÉTICA.

Un aspecto importante de este apartado es la imagen frontal en sonrisa en donde se aprecian los "corredores negros", laterales, típicos de arcadas estrechas; en la misma toma se observa un desvío hacia la derecha de la línea media dentaria superior lo que nos hacía presumir una asimetría dentaria.

1D. ESQUELETAL

1 D1. EDAD ESQUELETAL.
1 D2. VERTICAL.
1 D3. ANTEROPOSTERIOR.
1 D4. TRANSVERSAL Y SIMETRÍA.

1 D1. EDAD ESQUELETAL.

Por la observación de la Rx perfil lateral deducimos que nuestra paciente estaba en etapa 4 de la maduración vertebral. Ver Fig. 3.8.34.

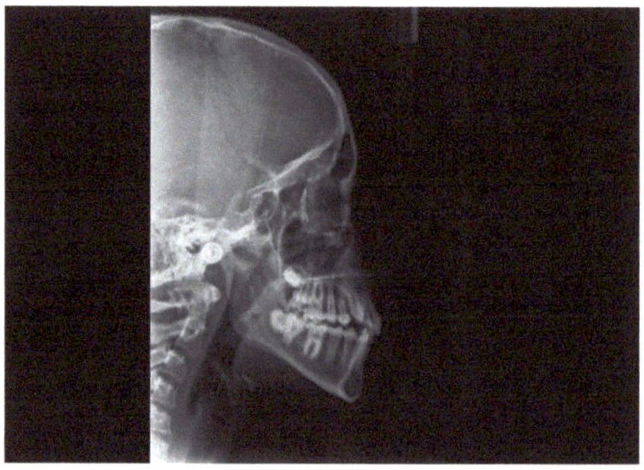

Fig. 3.8.34

1 D2 Y 1D3. VERTICAL Y ANTEROPOSTERIOR

Jarabak nos muestra la tendencia rotacional posterior a la que nos habíamos referido en el diagnostico biotipológico (55% en la relación S-Go vs N-Me).

Ricketts nos confirma cierta apreciación de la macroestética en el perfil ya que muestra una convexidad aumentada, +6.9, de Clase II, debido esencialmente a ser una paciente divergente (ángulo del plano mandibular 34º).

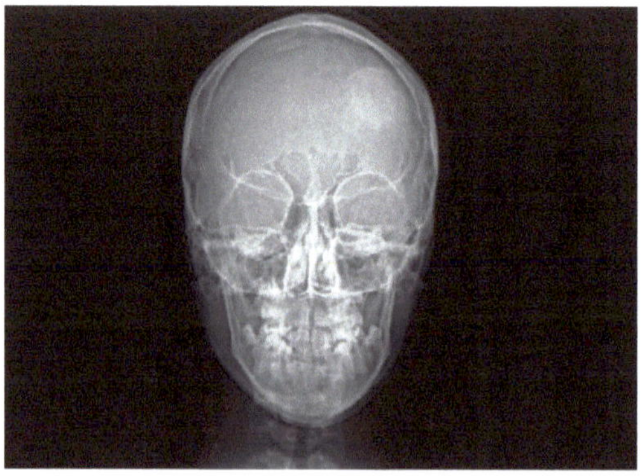

Fig. 3.8.35

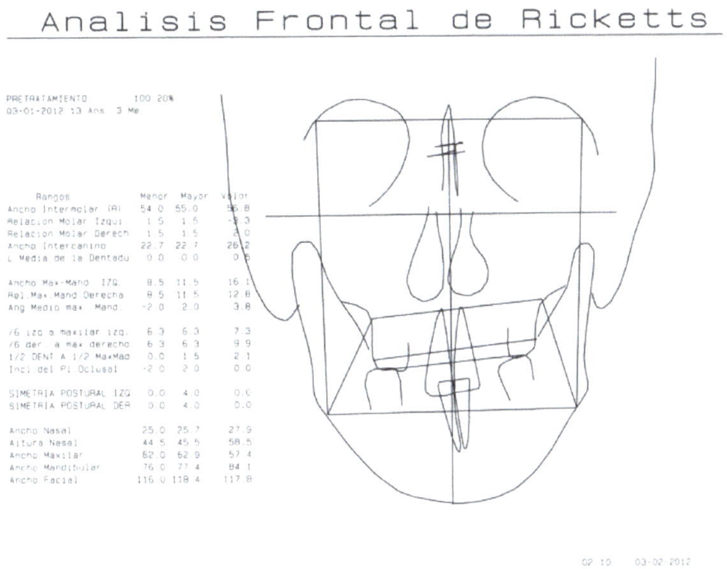

Fig. 3.8.36

1 D4. TRANSVERSAL Y SIMETRÍA.

En la Rx frontal se constataba una pequeña asimetría en donde el sector derecho es apenas mayor que el izquierdo mientras que la proporción entre ancho maxilar y mandibular superaba ligeramente el 70%. Ver Figs. 3.8.35 y 3.8.36

1E. DENTARIO

1 E1. ARCO INFERIOR
1 E2. ARCO SUPERIOR
1 E3. RELACIONAMIENTO INTERARCADA.

Tanto las formas frontales en sonrisa y de boca así como las oclusales nos muestran una clara estrechez de las arcadas dentarias. Ver Figs. 3.8.37 a 3.8.40

Figs. 3.8.37 a 3.8.40

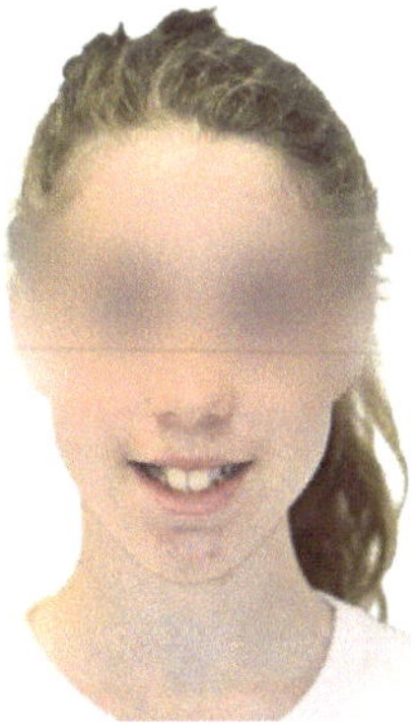

Fig. 3.8.37

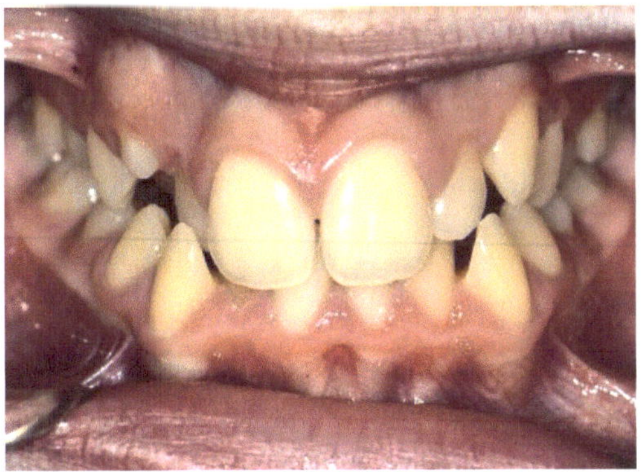

Fig. 3.8.38

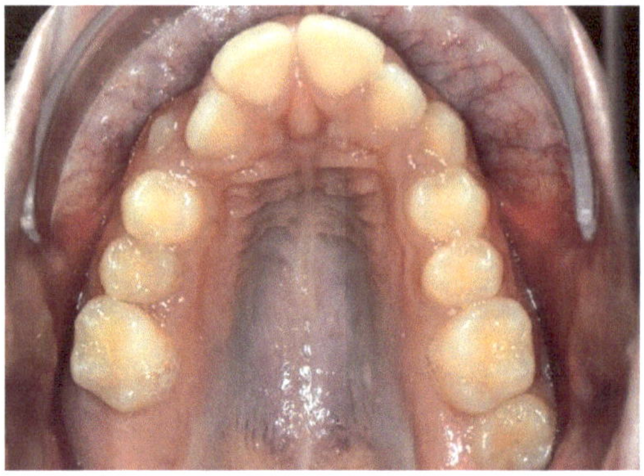

Fig. 3.8.39

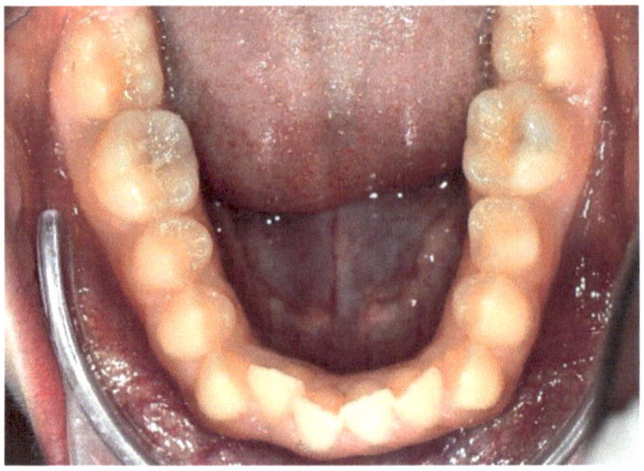

Fig. 3.8.40

1 E1. ARCO INFERIOR

Los sectores posterolaterales inferiores se encontraban claramente inclinados hacia lingual situación que es percibida especialmente en la toma intraoral frontal en donde se observan las distancias aumentadas entre los centros de las coronas clínicas y el reborde Wala. Ver Figs. 3-8-48 a 3-8-54.

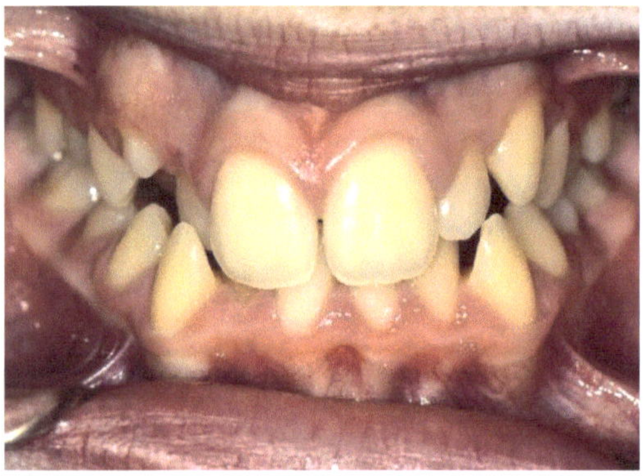

Fig. 3.8.41

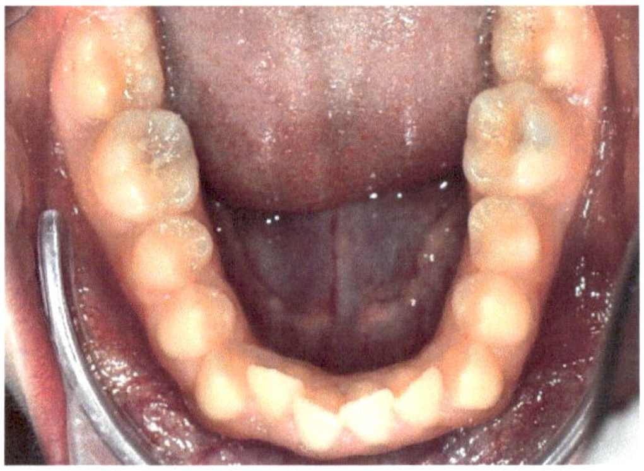

Fig. 3.8.42

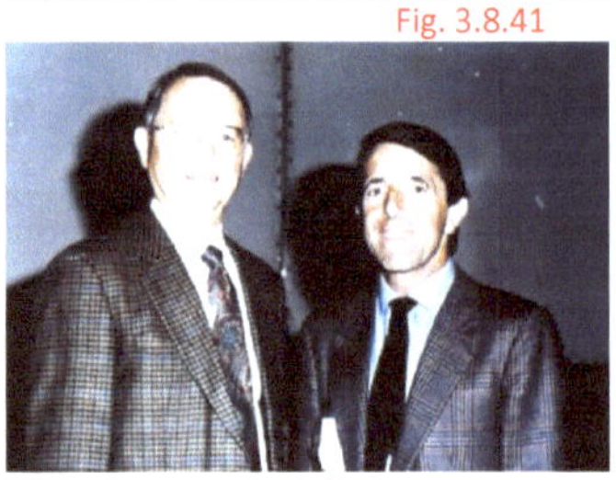

Fig. 3.8.43

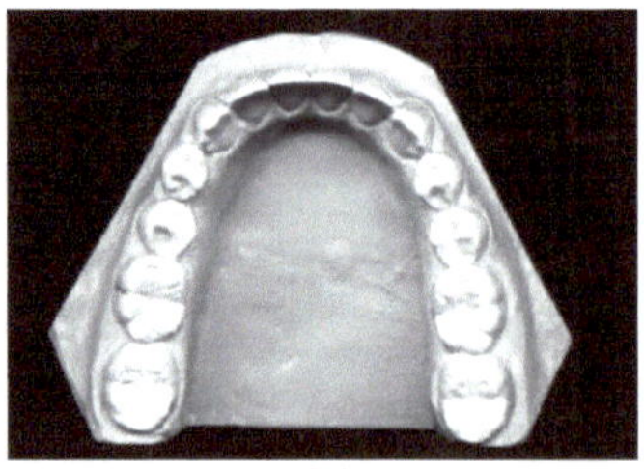

Fig. 3.8.44

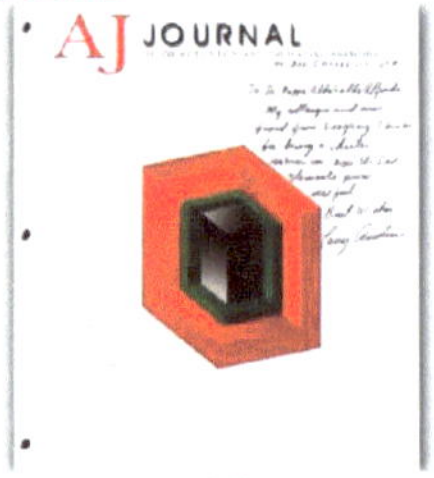

Fig. 3.8.45

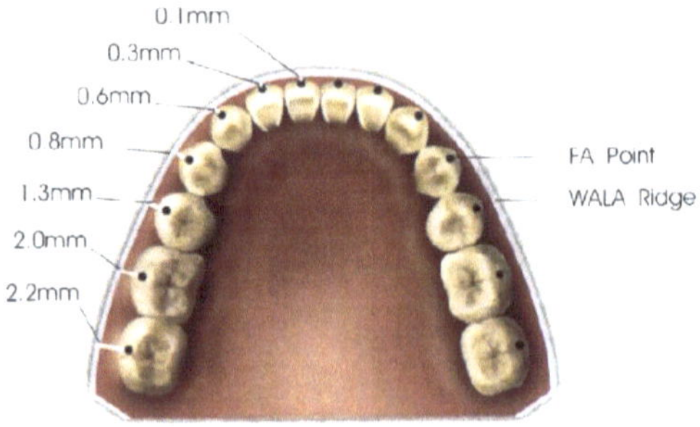

Fig. 3.8.46

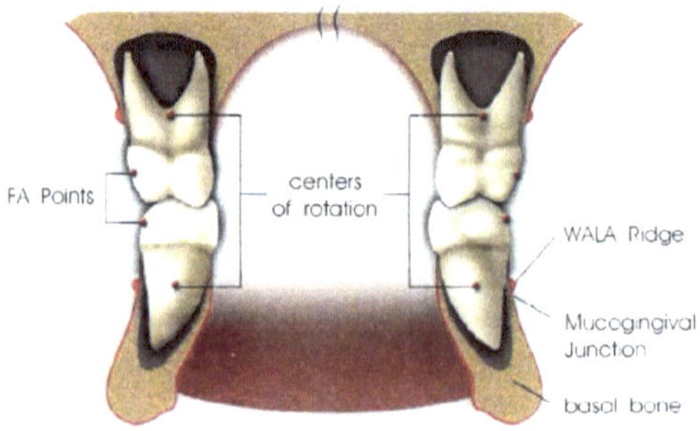

Fig. 3.8.47

En un artículo de su "AJ Journal of Orthodontics and Oro Facial Harmony" que data del año 2000, el Dr. Lawrence Andrews señala que en los 120 casos no tratados, piedra fundamental del Arco recto, se observaban distancias muy constantes entre los centros de las coronas clínicas y el reborde Wala; dicha referencia por otra parte, está situada verticalmente al mismo nivel que los centros de rotación de las piezas inferiores y el mismo "limite" tanto muco gingival como dentoalveolar y basal mandibular.
En esta paciente, debido a un desbalance muscular, producto a su vez de la respiración bucal (ver diagnóstico funcional) las piezas inferiores se encontraban notoriamente inclinadas hacia lingual.

El déficit de espacio en el arco inferior se podría catalogar de -7 mm en el sector anterior pero existía una ganancia de poco más de 1 mm en la zona de 3.5 habida cuenta que se encontraba rotado por lo que estimamos que la discrepancia era cercana a los -6mm. Ver Figs 3.8.48 y 3.8.49

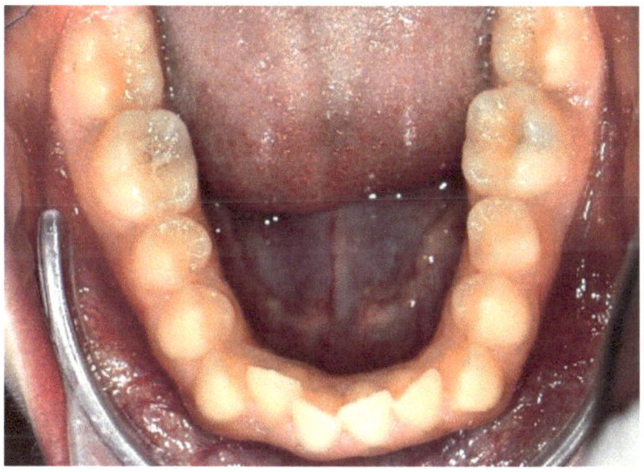
Fig. 3.8.48

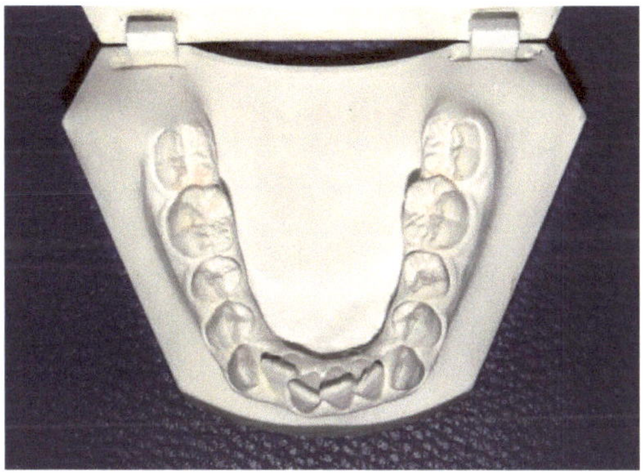
Fig. 3.8.49

1 E2. ARCO SUPERIOR
En el arco superior se observa un desvío de la línea media dentaria hacia la derecha (asimetría dentaria) observable, especialmente, en la foto facial en sonrisa y la oclusal superior. Ver Figs. 3.8.50 a 3.8.52

Figs. 3.8.50 a 3.8.52

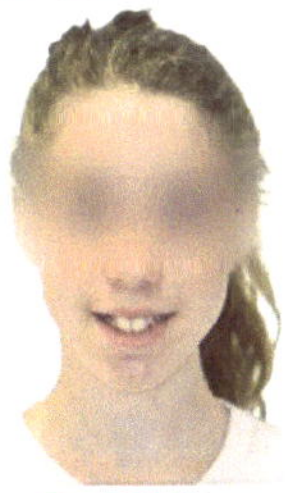
Fig. 3.8.50

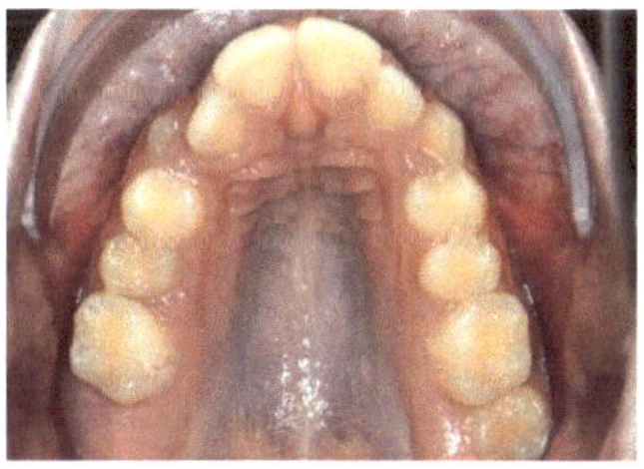
Fig. 3.8.51

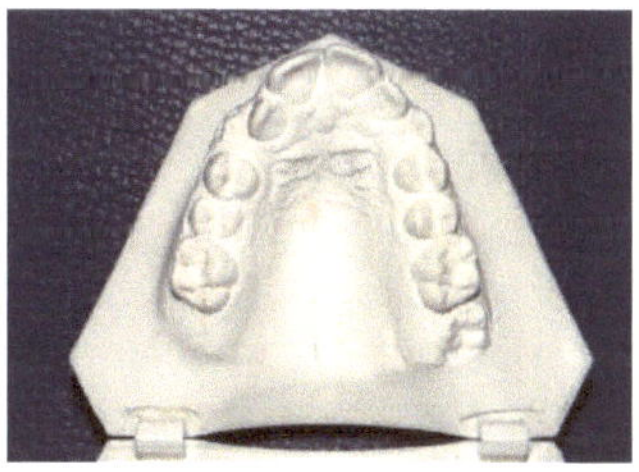
Fig. 3.8.52

También en el arco superior se constatan las malposiciones de los incisivos laterales, fundamentalmente del derecho ubicado en oclusión máxima por palatino del 4.3, y la falta de **espacio** para ambos caninos especialmente el 1.3.

1 E3. RELACIONAMIENTO INTERARCADA.

En el relacionamiento interarcada, transversalmente, nos percatábamos de la inclinación negativa exagerada de ambas y el desfasaje entre las líneas medias en oclusión máxima. Ver Fig. 3.8.53

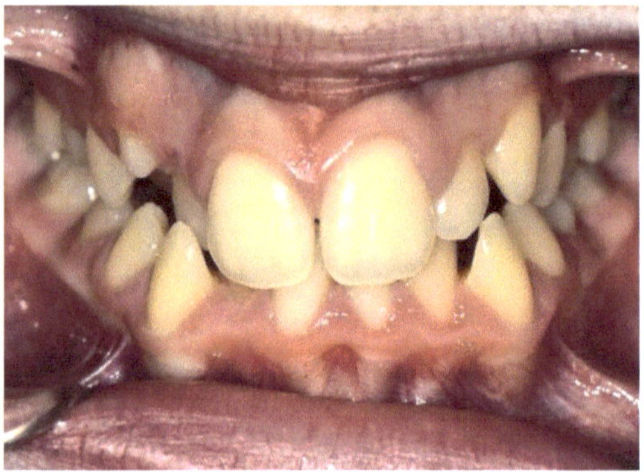

Fig. 3.8.53

El relacionamiento interarcada anteroposterior en máxima intercuspidación era de clase III en el sector derecho y clase I en el sector izquierdo con, repetimos, una no coincidencia de líneas medias dentarias.

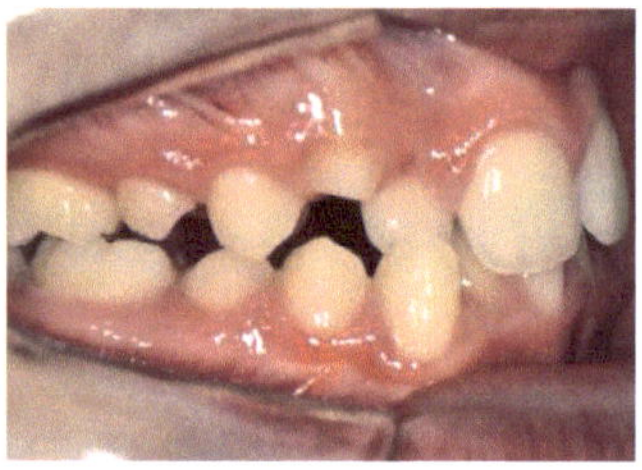

Fig. 3.8.54

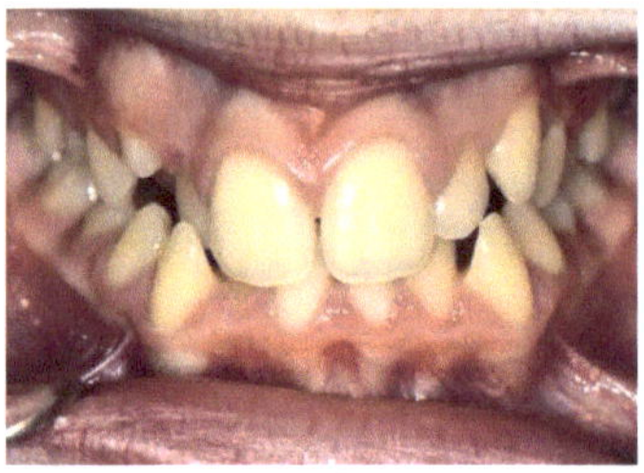

Fig. 3.8.55

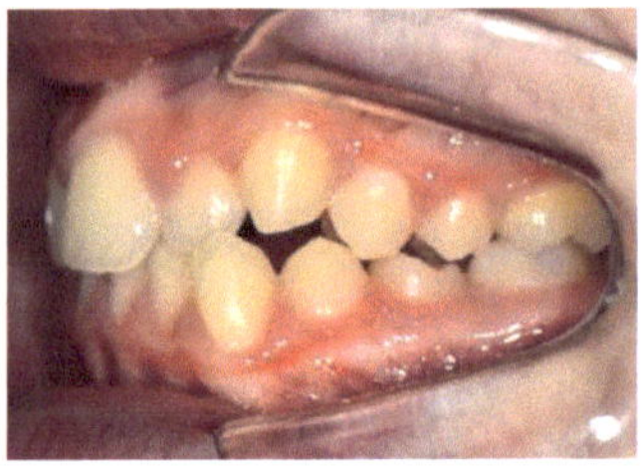

Fig. 3.8.56

Los problemas interarcada serán analizados algo más profundamente en el diagnóstico funcional del caso pero, desde ya adelantamos, que nos enfrentábamos a una combinación de una pequeña triple asimetría, dentaria, funcional, y esqueletal.

1F. DIAGNÓSTICO FUNCIONAL

1 F1. RESPIRATORIO
1 F2. CIERRE LABIAL.
1 F3. OCLUSAL

1 F1. RESPIRATORIO

La paciente presentaba antecedente de respiración bucal y se encontraba en tratamiento por un especialista en otorrinolaringología al comenzar esta fase ortodóntica; dicha disfunción genera, inevitablemente, desbalances musculares que a su vez afectan tanto a la morfología de las arcadas como a su interrelación. Ver Figs. 3.8.57 a 3.8.63

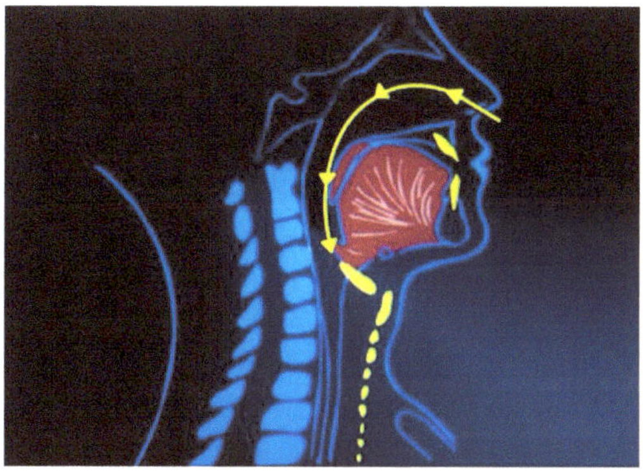

Fig. 3.8.57

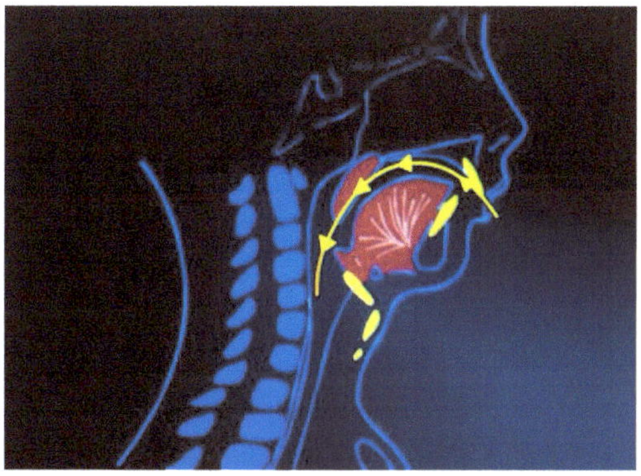

Fig. 3.8.58

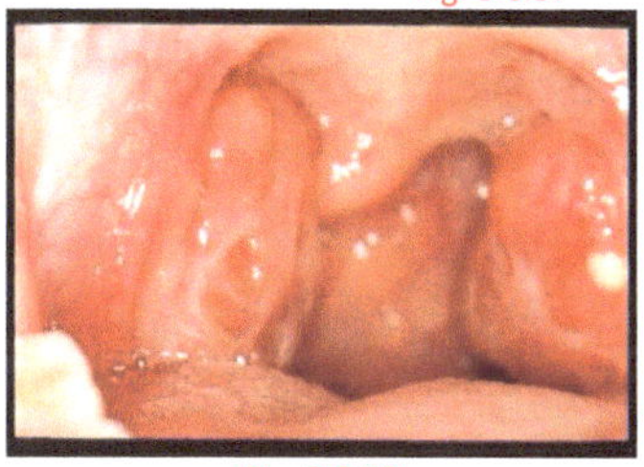

Fig. 3.8.59

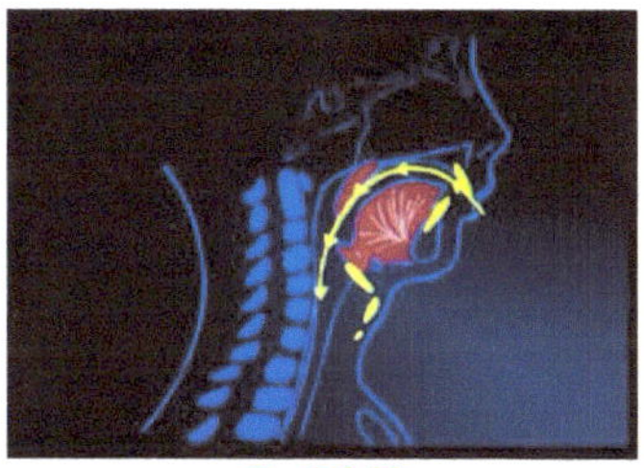

Fig. 3.8.60

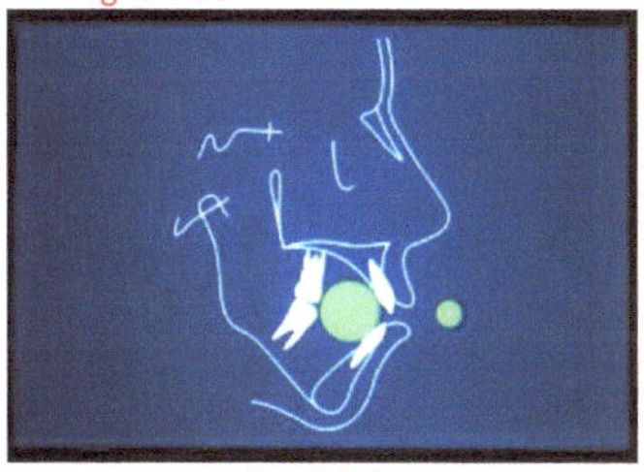

Fig. 3.8.61

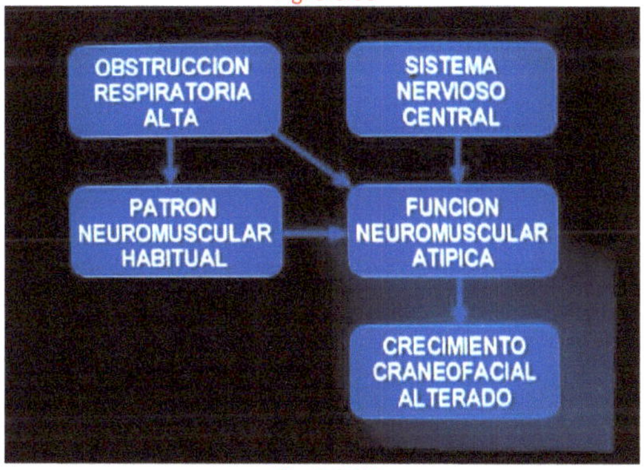

Fig. 3.8.62

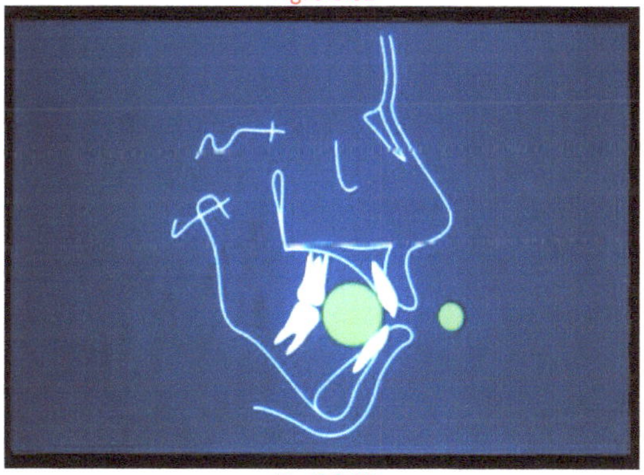

Fig. 3.8.63

1 F2. CIERRE LABIAL.

Un cierre labial sin contracción de "musculatura accesoria" es parte del análisis postratamiento; en el inciden varios factores, uno de ellos es la permeabilidad o no de la vía aérea, otro es el posicionamiento de los incisivos.

En el caso de la paciente que hemos tratado podríamos afirmar que este cierre labial era correcto y necesario mantenerlo en el postratamiento. Ver Figs. 3.8.31 a 3.8.32

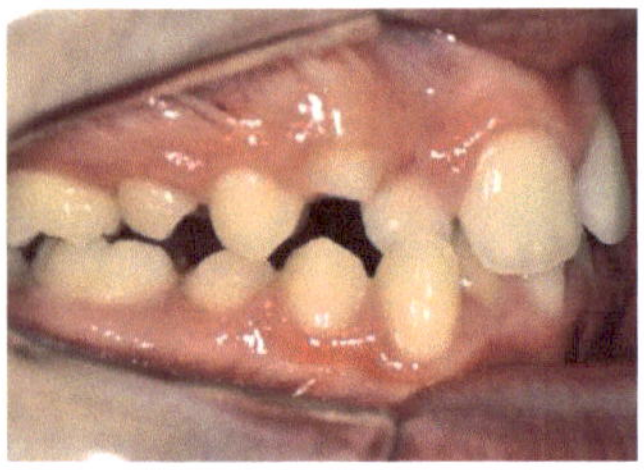

Fig. 3.8.64

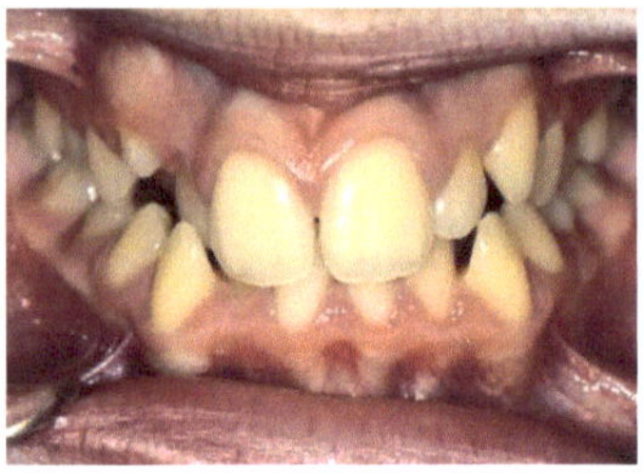

Fig. 3.8.65

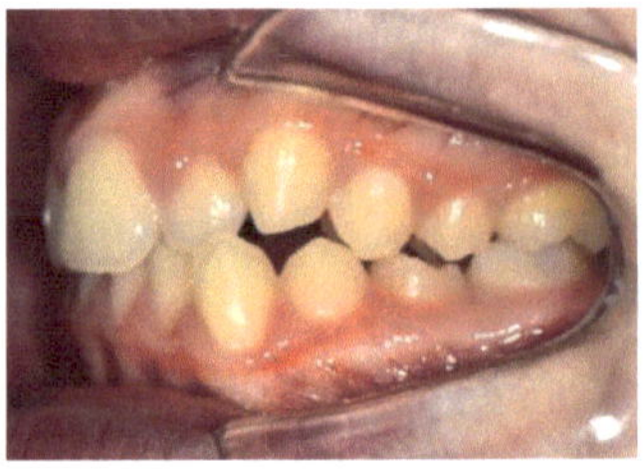

Fig. 3.8.66

1 F3. OCLUSAL

Existía un contacto prematuro de vertiente palatina de cúspide vestibular de 1.4 con vertiente vestibular de igual cúspide del 4.5; dicho contacto desplazaba ligeramente la mandíbula en sentido opuesto, es decir hacia la izquierda, en oclusión máxima. Ver Figs. 3.8.64 a 3.8.66

2. PLAN DE TRATAMIENTO.

2A. CORRECCIONES A EFECTUAR.

Tanto la corrección de las malposiciones, requerida por la paciente en sus objetivos estéticos, mas todos los aspectos analizados fundamentalmente en el diagnóstico dentario, necesitaban la generación de **espacio** como elemento clave del tratamiento.
En la introducción a esta sección (tiempo y espacio en la discrepancia diente-hueso), hemos establecido que en estas situaciones existe una primer decisión y ella es referida a la extracción o no de piezas dentarias como solución al problema de la falta de espacio; pero, si nuestra postura es antiextraccionista surge una segunda elección en la priorización de qué tipo de camino nos puede conducir hacia la obtención del espacio requerido.

En el primer caso presentado en la sección fue utilizada una combinación de acción ortopédico-ortodónticas, mientras que en el segundo optamos por un "D" Gainer, generando una suave expansión pasiva con, esencialmente, una protusión-distalamiento activo; esas diferentes mecánicas eran producto de lo observado en las áreas diagnósticas de dichos pacientes.

Este tercer caso mostraba características diferentes a los anteriores, el **espacio** debía conseguirse, fundamentalmente, por adaptación funcional transversal posterior (Dr. Damon) y, solo secundariamente, adicionar stripping anterior con mínima protrusión.
En el apartado -4- Tratamiento y sus Etapas, explicaremos y documentaremos con imágenes como fue trabajado el caso a los efectos de corregir la línea media superior, las malposiciones, solucionar el contacto deflectivo lateral mandibular y "camouflar", todo lo posible, la pequeña asimetría esqueletal existente.

Resumiendo, la lista de correcciones a efectuar eran eminentemente dentoalveolares y basadas en suaves cambios transversales de las arcadas con ligero stripping anterior.

Correcciones a efectuar:

- Centrado de la línea media dentaria superior.
- Posicionamiento adecuado de los grupos dentarios incisivo-caninos tanto superiores como inferiores.
- Intercoordinación transversal de los arcos solucionando el contacto interfiriente observable entre 1.4 y 4.5.
- Disimular "en lo posible", la pequeña asimetría esqueletal y corregir tanto la dentaria como la funcional.

2B. ASPECTOS A PROTEGER

Al corregir discrepancias dentarias negativas con un camino de **no** extracciones existen aspectos de salud y funcionales a proteger, referencias que, por otra parte, se hacen presentes en absolutamente todos los tratamientos ortodónticos.

Más allá de medidas cefalométricas más o menos discutibles existía la exigencia funcional de que el caso finalizara con una buena guía oclusiva anterior, salud periodontal y buen cierre labial, como requisitos o condiciones a proteger.

2C. LIMITACIONES A UN PLAN IDEAL

En forma muy resumida el caso se nos presentaba con discrepancias negativas en ambas arcadas, asimetría dentaria superior con desvío de la línea media hacia la derecha y una "combinación" de lateralización mandibular con pequeña asimetría esqueletal.

De todos esos aspectos determinantes del diagnóstico, hay uno solo que puede limitar una solución exclusivamente ortodóntica y lo es la simetría esqueletal; no obstante por lo tenue de su magnitud se podía aspirar a un final oclusal casi ideal.

2D. PLAN DE CONTENCIÓN

Se planificaron, y luego de finalizado el tratamiento se adhirieron, dos retenedores fijos, uno por arcada, de canino a canino de alambre trenzado. Ver Figs. 3.8.67 a 3.8.68

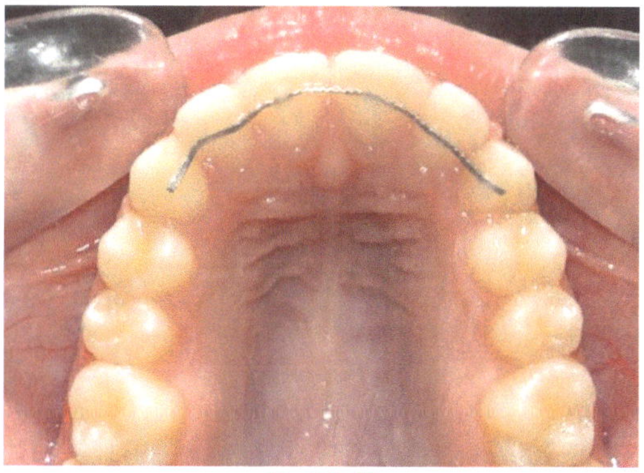

Fig. 3.8.67

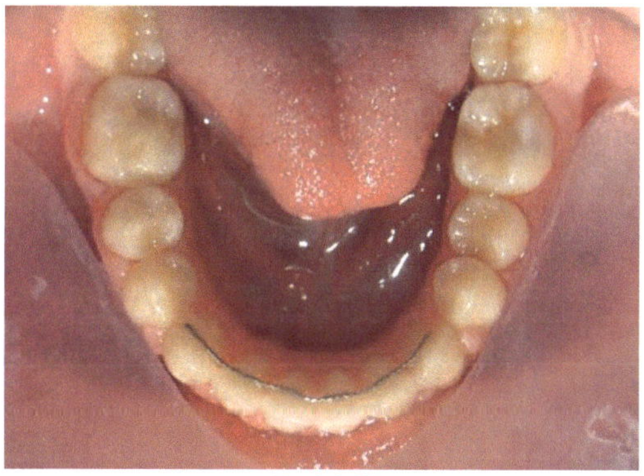

Fig. 3.8.68

3. VEHÍCULO TERAPÉUTICO

Se empleó Sistema Damon modelo Q con prescripción de bajo torque en incisivos superiores exceptuando la pieza 1.2, en la que fue cementado un bracket standard girado 180º.

En el sector anteroinferior la elección recayó en prescripción de bajo torque (-11) en los cuatro incisivos.

En caninos superiores fueron utilizados brackets de supertorque (+11º), en los inferiores si optó por similar elección (+13º) y, como consecuencia, en los primeros premolares de esa arcada se adhirieron brackets de -5º.

Los arcos, desoclusiones y elásticos también son parte del "vehículo terapéutico" pero serán descriptos en el apartado siguiente de esta sección.

4. TRATAMIENTO Y SUS ETAPAS

4A. ETAPA INICIAL

Si bien todas las etapas son importantes, entre otras cosas porque no existe una cadena más fuerte que su eslabón más débil, le asignamos a esta fase la nominación de "actriz principal" en este tratamiento que se expone; ciertos detalles de ella también serán explicados en "perlas mecánicas", otro apartado de este capítulo.

Si la intención de obtener espacio para las piezas dentarias malposicionadas era priorizando lo transversal, o sea la adaptación funcional posterior, se debía trabajar en esta etapa minimizando el "binding" (atrapamiento del arco) y favoreciendo la disminución de la fricción.

Por estas razones, los NiTi Cu .014, los primeros arcos utilizados, tuvieron vínculos en principio indirectos con ciertas piezas dentarias de ambas arcadas, situación que se observa en las Figs. 3.8.69 a 3.8.106

Figs 3.8.69 a 3.8.106

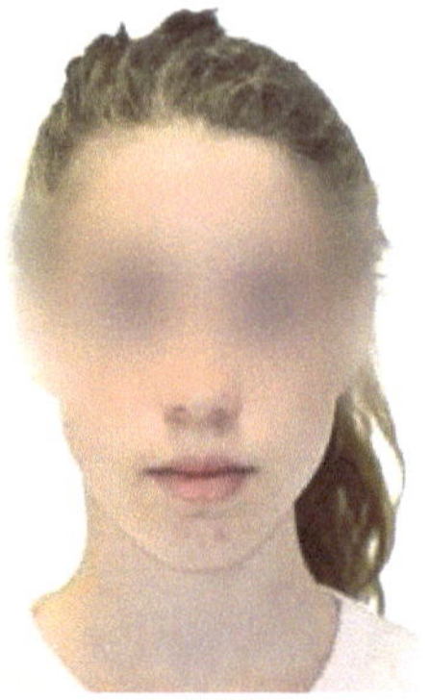

Fig. 3.8.69

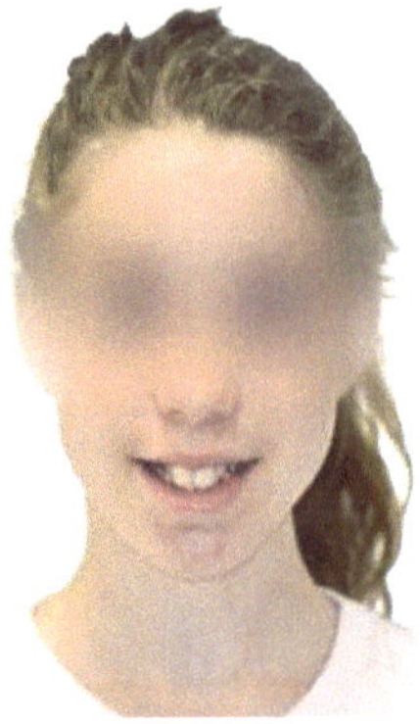

Fig. 3.8.70

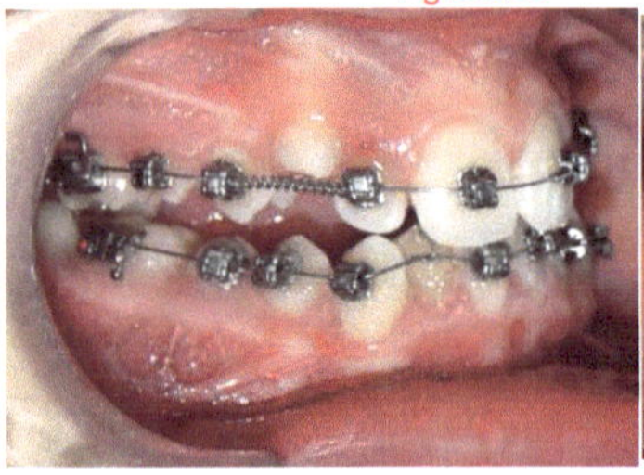

Fig. 3.8.71

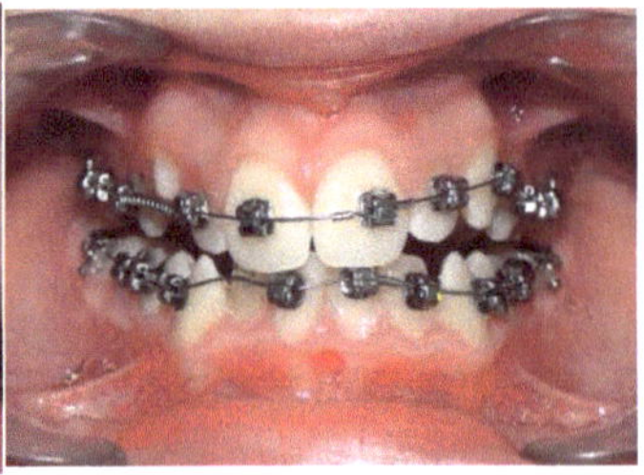

Fig. 3.8.72

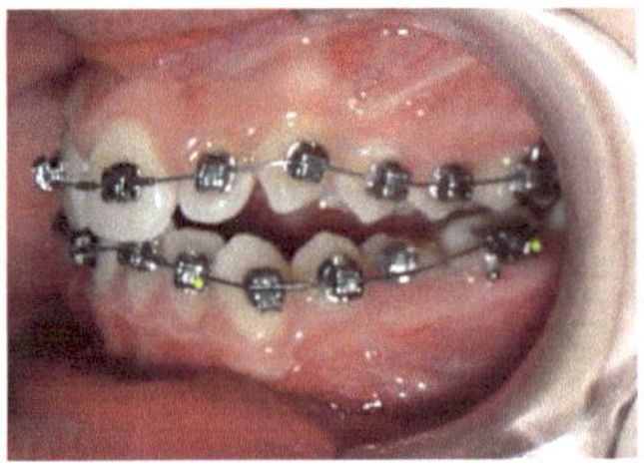

Fig. 3.8.73

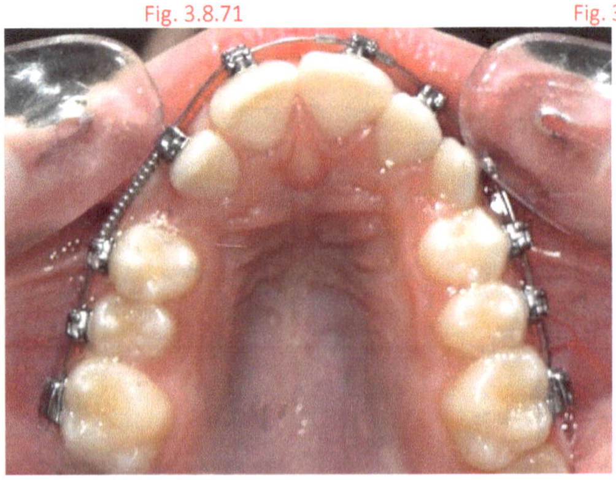

Fig. 3.8.74

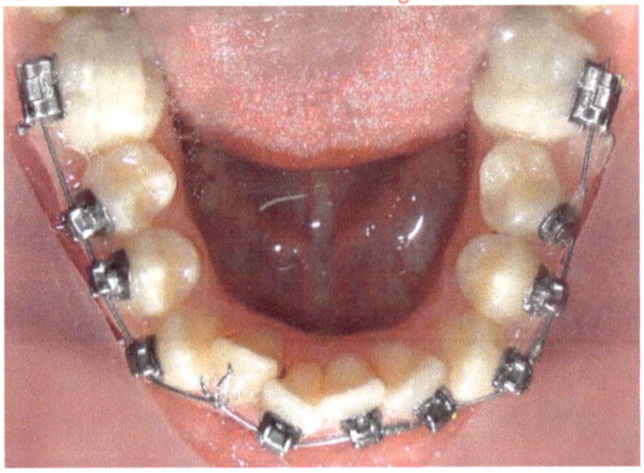

Fig. 3.8.75

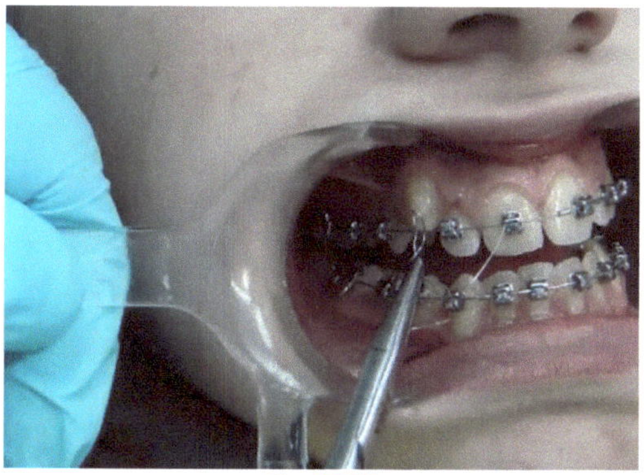

Fig. 3.8.76

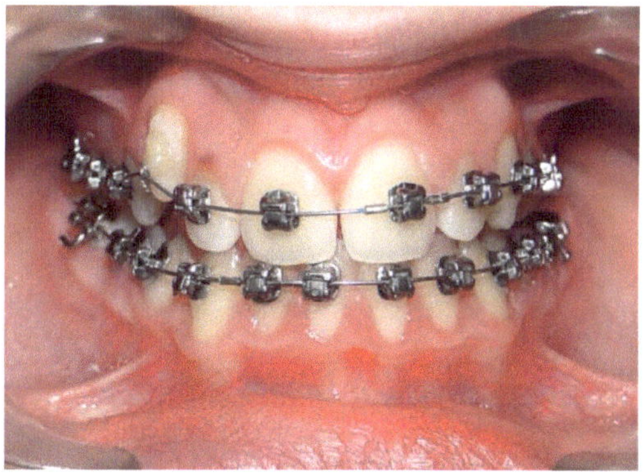

Fig. 3.8.77

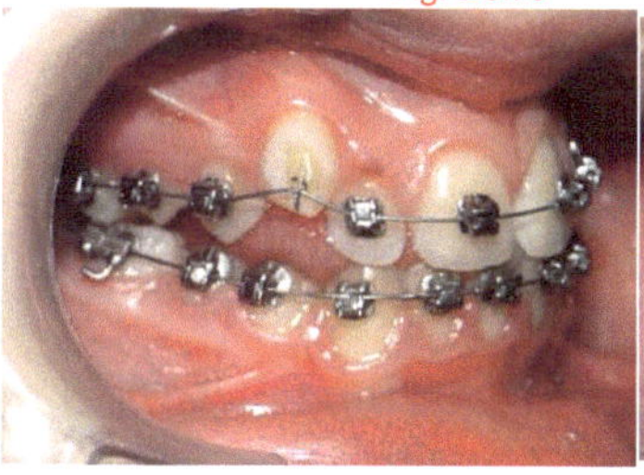

Fig. 3.8.78

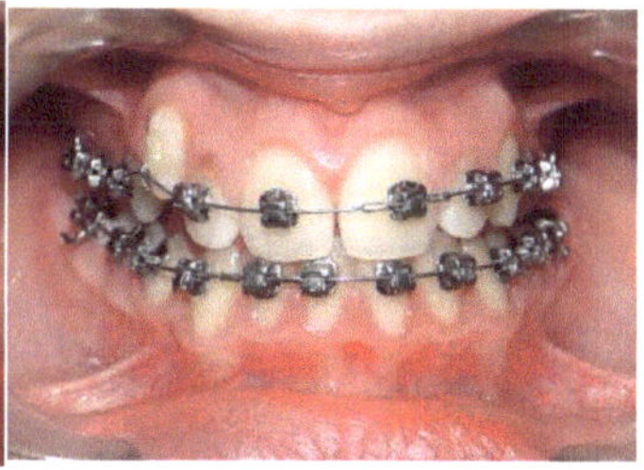

Fig. 3.8.79

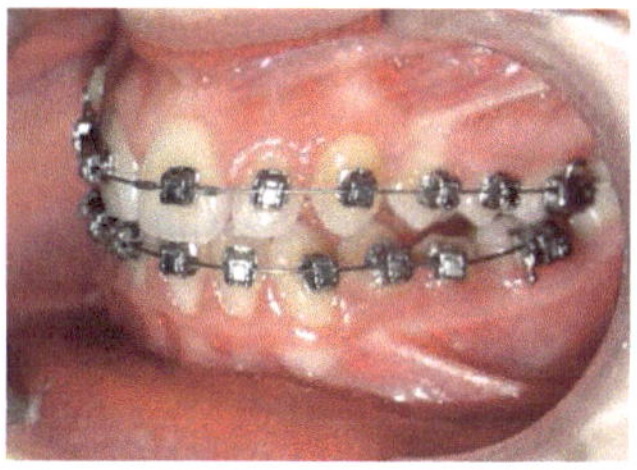

Fig. 3.8.80

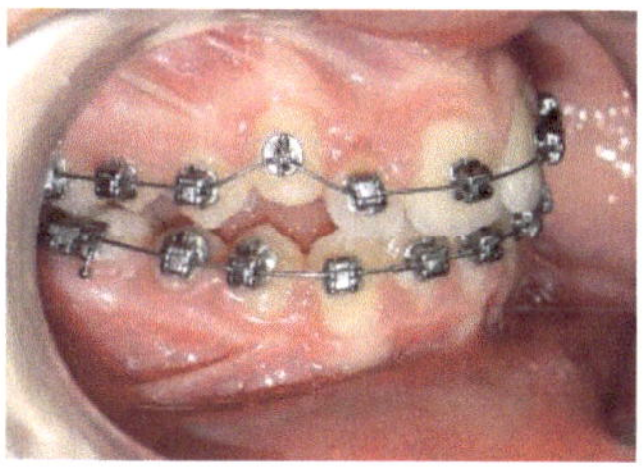

Fig. 3.8.81

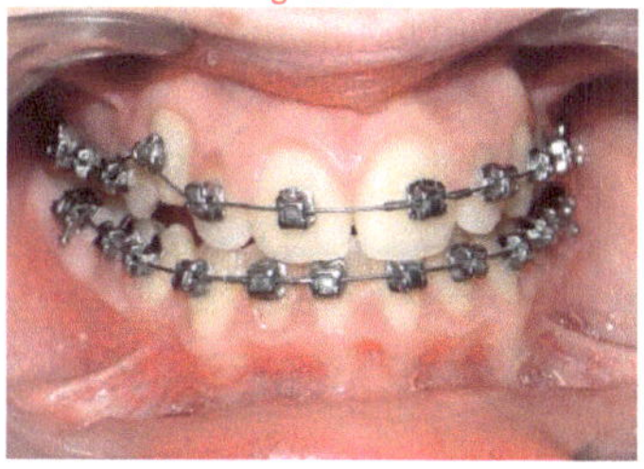

Fig. 3.8.82

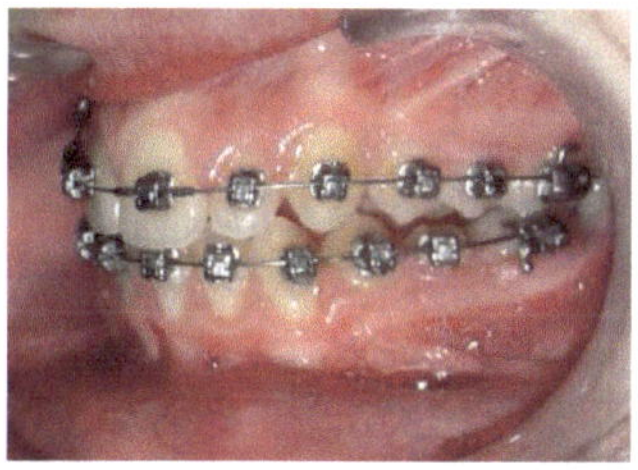

Fig. 3.8.83

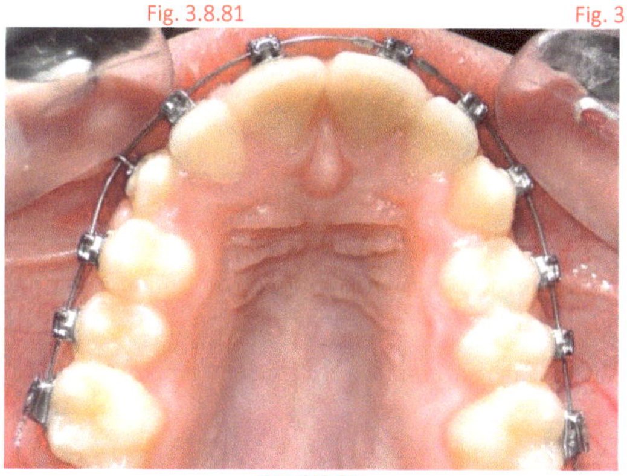

Fig. 3.8.84

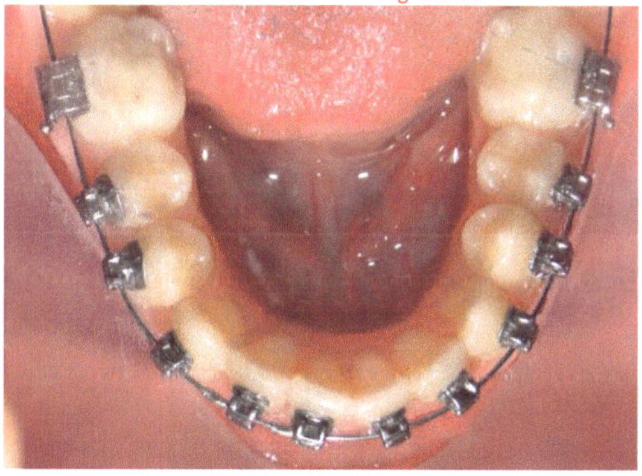

Fig. 3.8.85

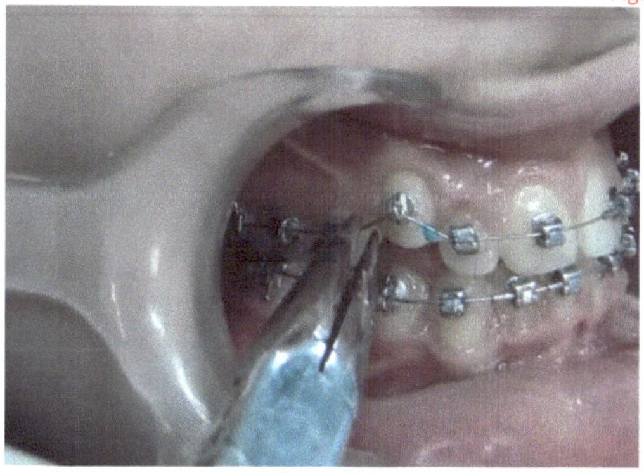

Fig. 3.8.86

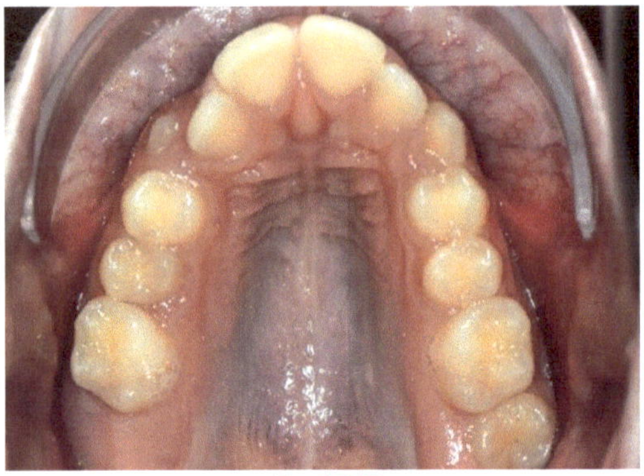

Fig. 3.8.87

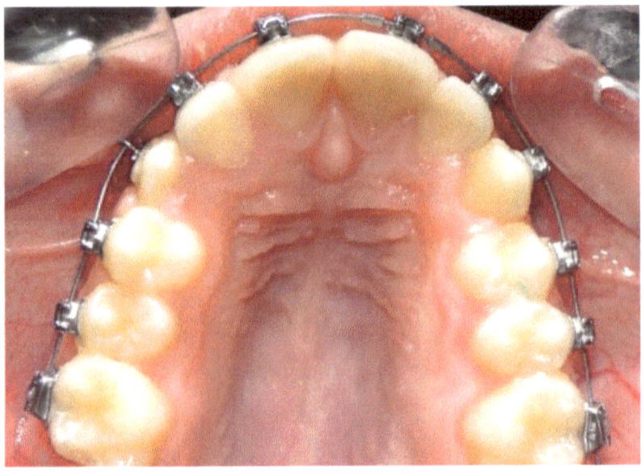

Fig. 3.8.88

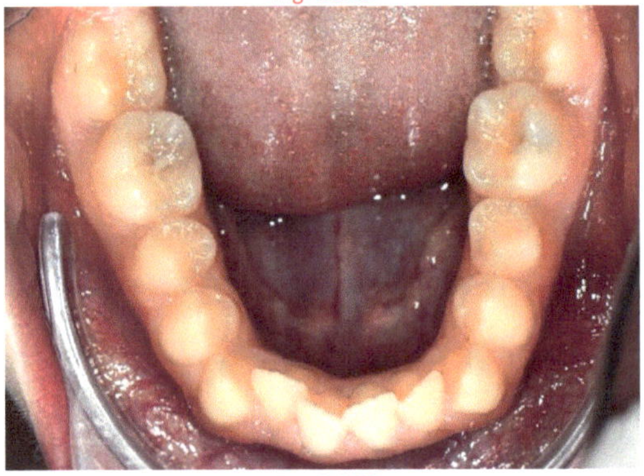

Fig. 3.8.89

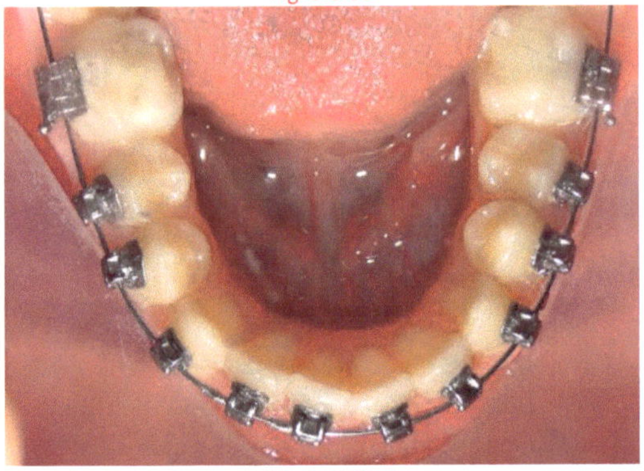

Fig. 3.8.90

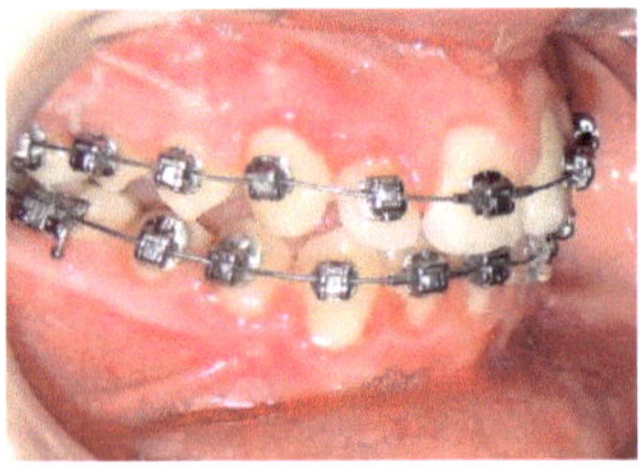

Fig. 3.8.91

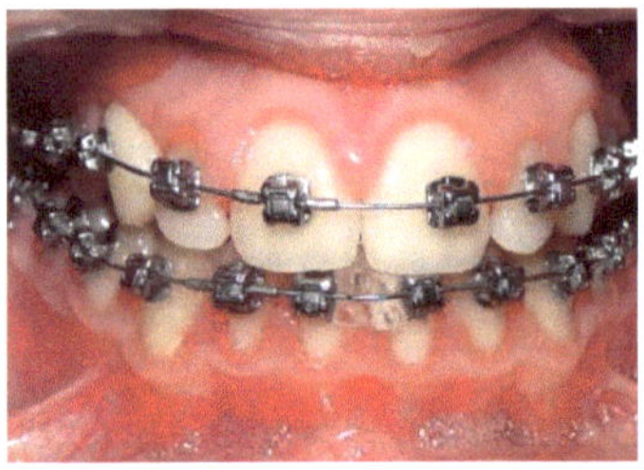

Fig. 3.8.92

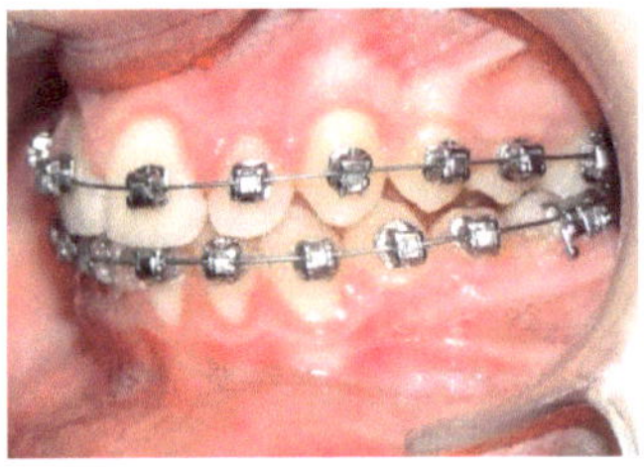

Fig. 3.8.93

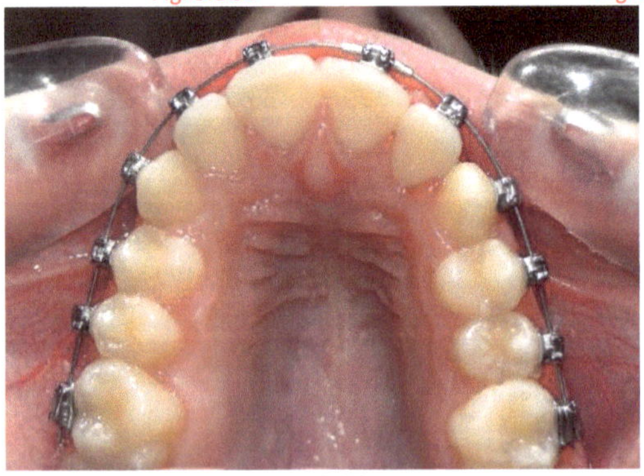

Fig. 3.8.94

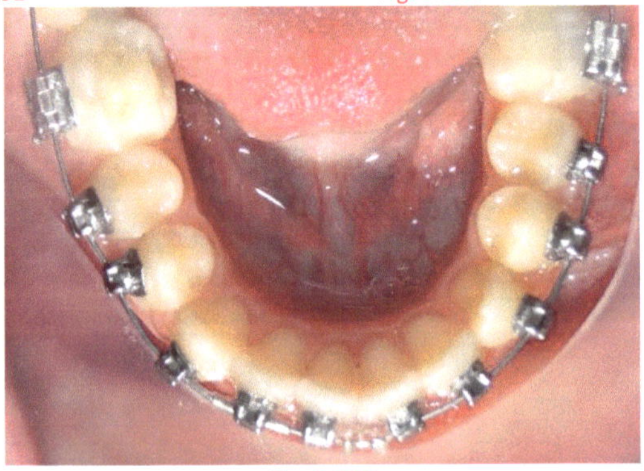

Fig. 3.8.95

Todos los cambios observados en las imágenes permanecen a ETAPA INICIAL y arcos .014 NiTi Cu.

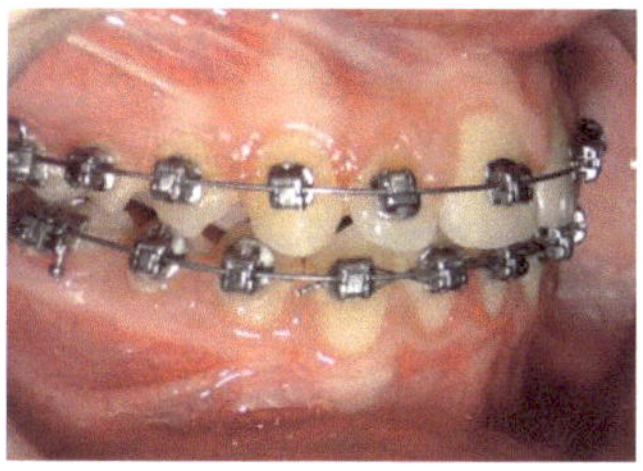
Fig. 3.8.96

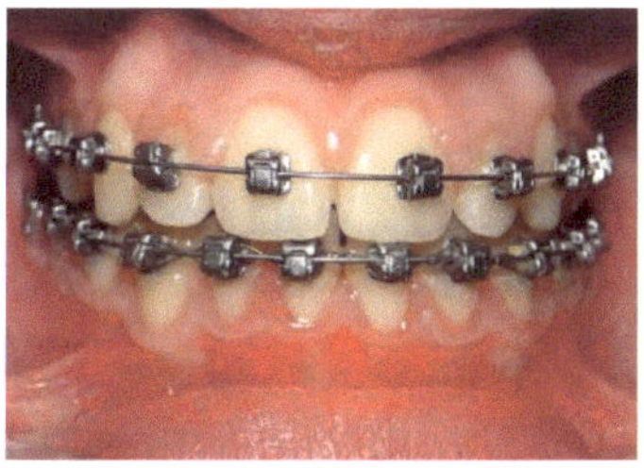
Fig. 3.8.97

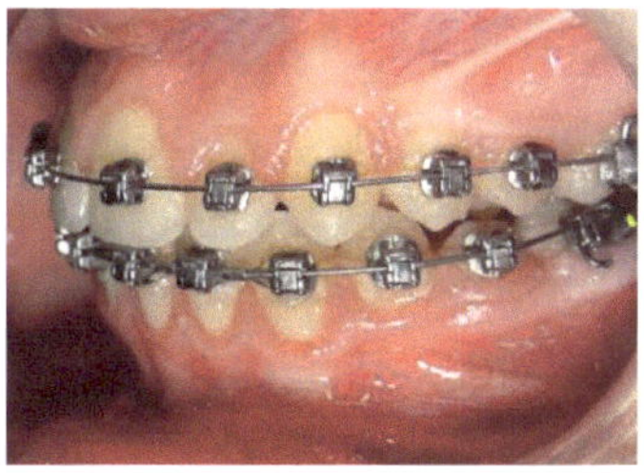
Fig. 3.8.98

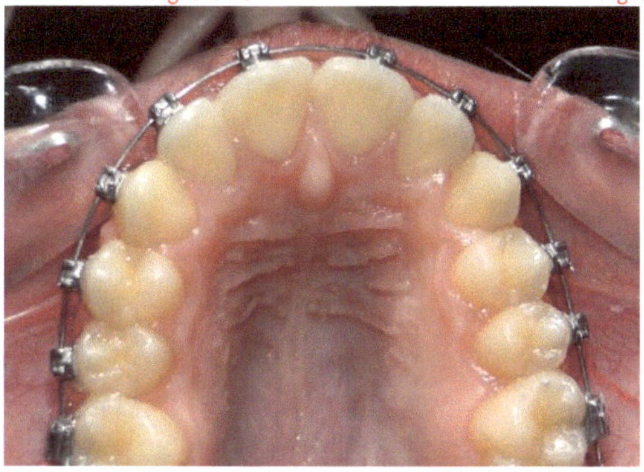
Fig. 3.8.99

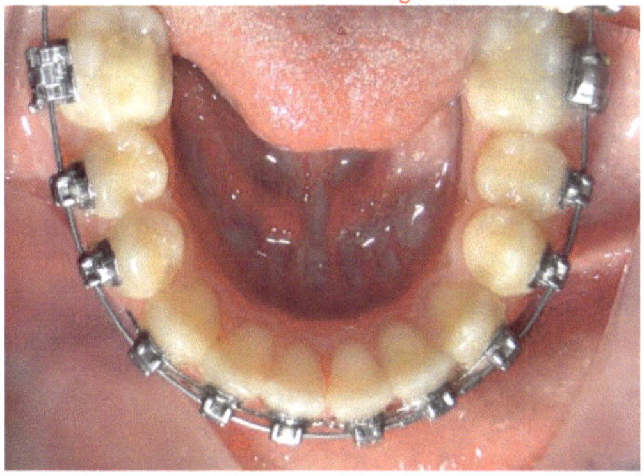
Fig. 3.8.100

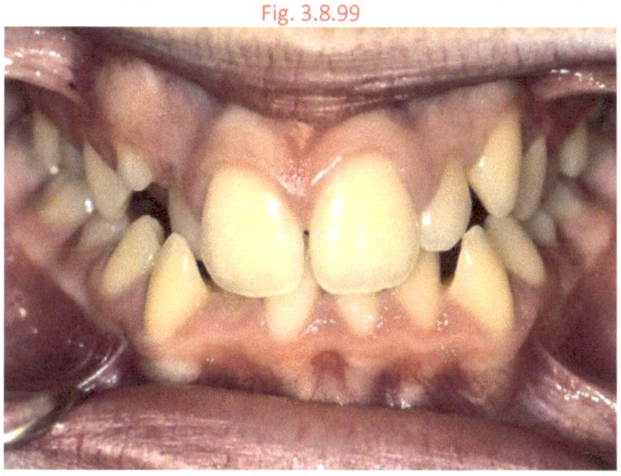
Fig. 3.8.101

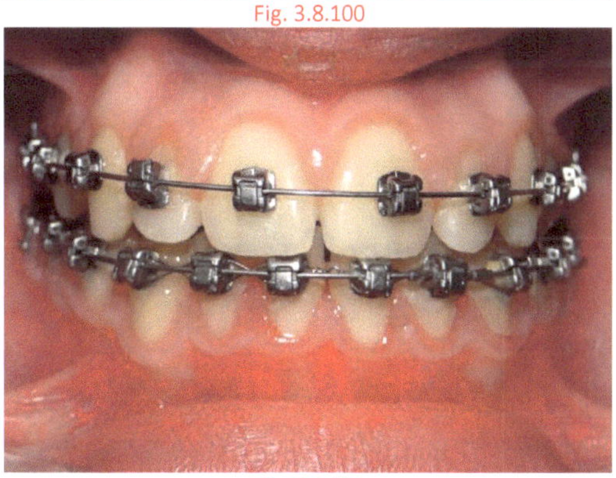
Fig. 3.8.102

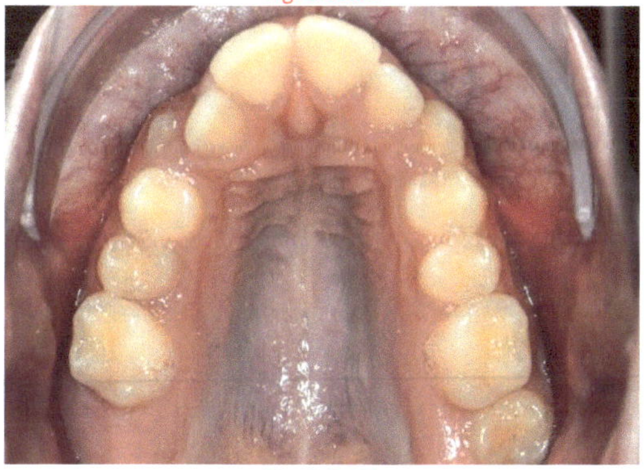
Fig. 3.8.103

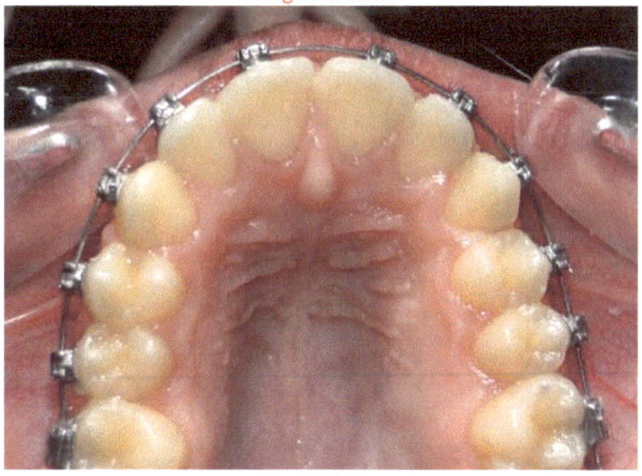
Fig. 3.8.104

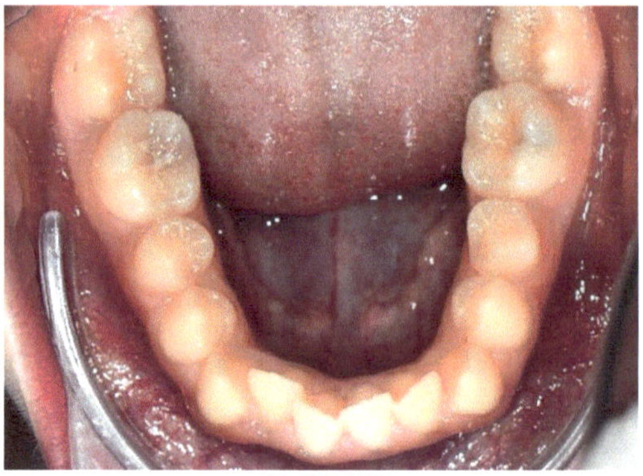

Fig. 3.8.105

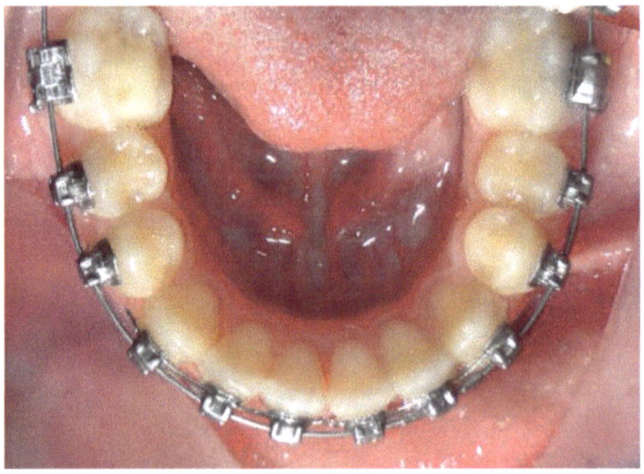

Fig. 3.8.106

Cinco meses más tarde recién se progresó a un último arco redondo NiTi Cu .018 como paso previo a la fase INTERMEDIA; las imágenes comparativas de la forma del pretratamiento como del final de la etapa responden al porqué le llamamos "actriz principal" en la obtención del espacio a esta ETAPA INICIAL.

4B. ETAPA INTERMEDIA

El "corazón y alma" del sistema (denominación del Dr. Damon) o sea la de arcos rectangulares de alta tecnología fue cumplida con NiTi Cu .016 x 025 Ver Figs. 3.8.107 a 3.8.109

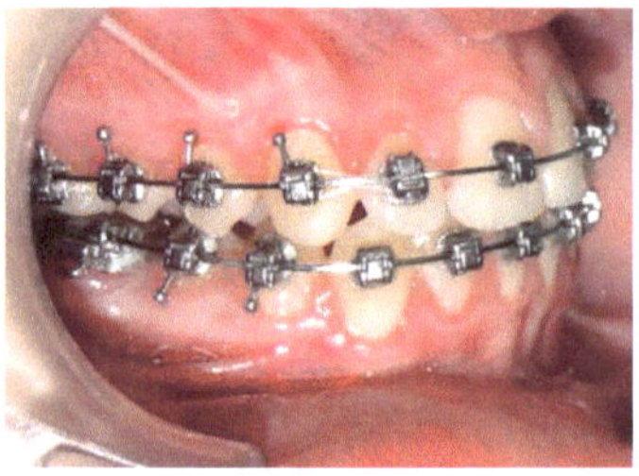

Fig. 3.8.107

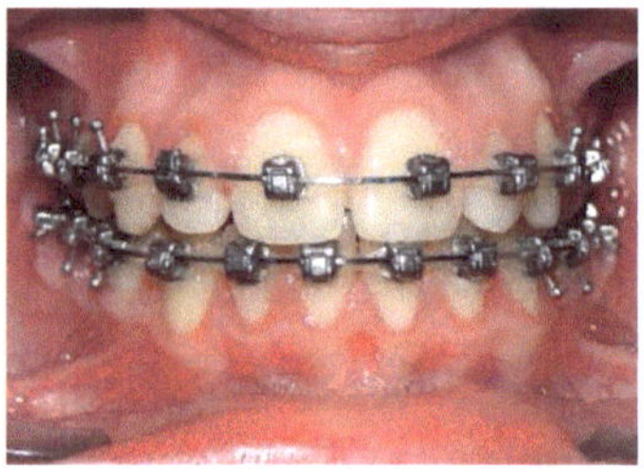

Fig. 3.8.108

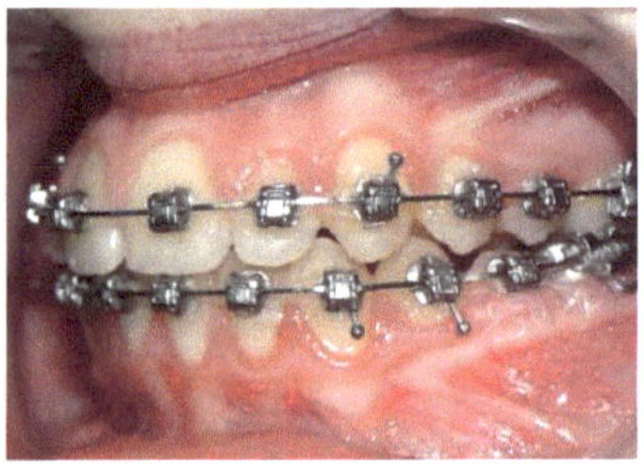

Fig. 3.8.109

4C. MECÁNICA

En Mecánica se utilizaron arcos de acero .019 x .025 con postes, siendo su forma individualizada intercoordinada; durante 5 semanas se dispusieron elásticos 5/16" 4 oz Clase III en sector derecho y Clase II en el izquierdo. Ver Figs. 3.8.110 a 3.8.114

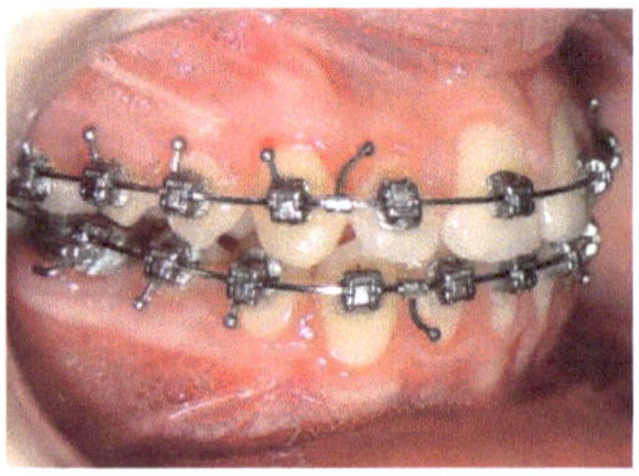

Fig. 3.8.110

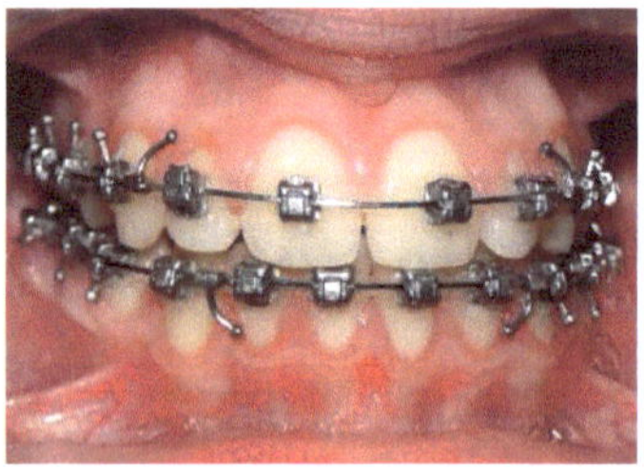

Fig. 3.8.111

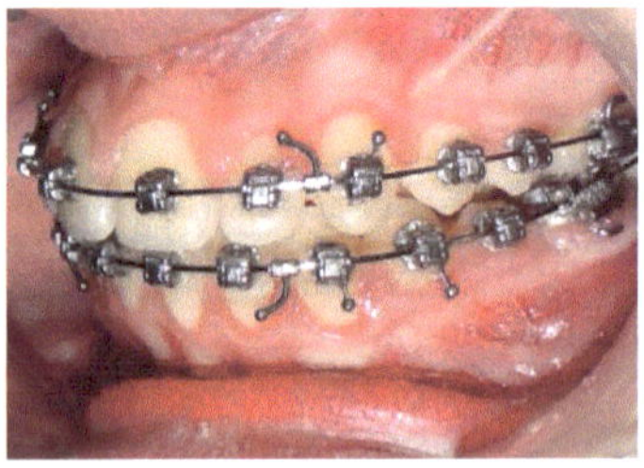

Fig. 3.8.112

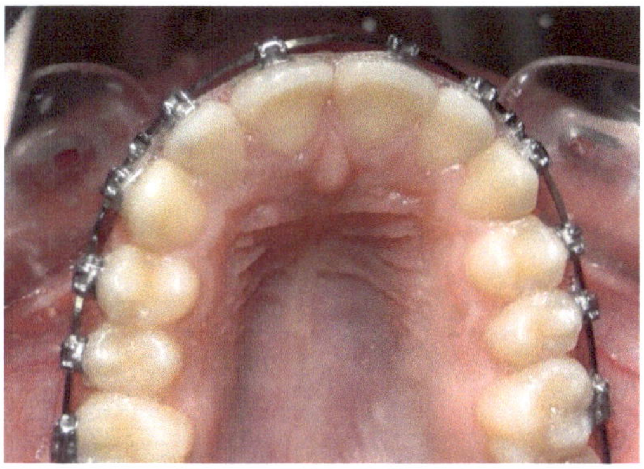

Fig. 3.8.113

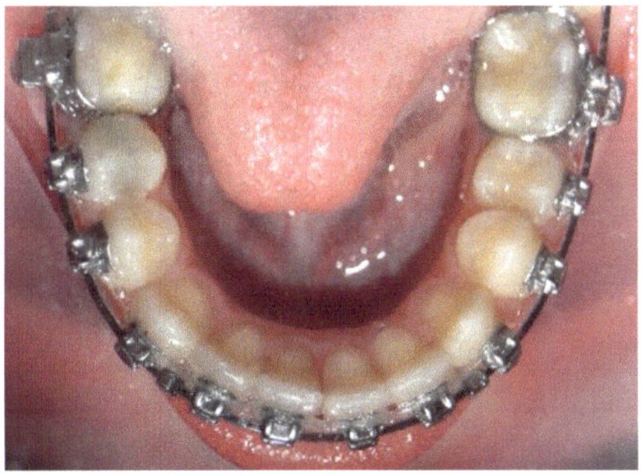

Fig. 3.8.114

4D. DETALLES

En detalles se propuso un asentamiento oclusal lateral con elásticos 3/16" 4 oz y arcos flexibles; también se quitaron las desoclusiones y se realizaron pequeños desgastes dentarios para ajustes oclusales. Ver Figs. 3.8.115 a 3.8.125

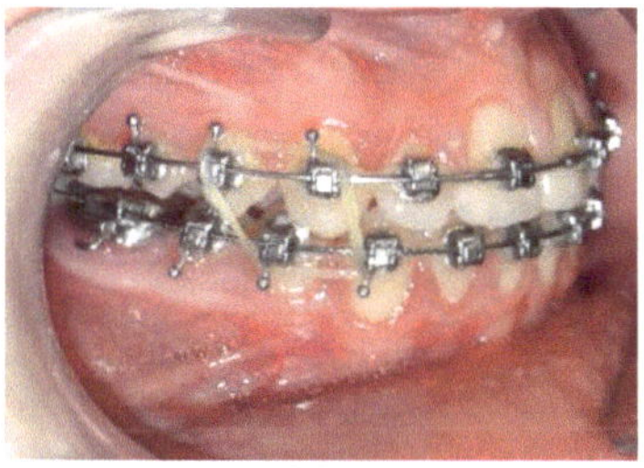

Fig. 3.8.115

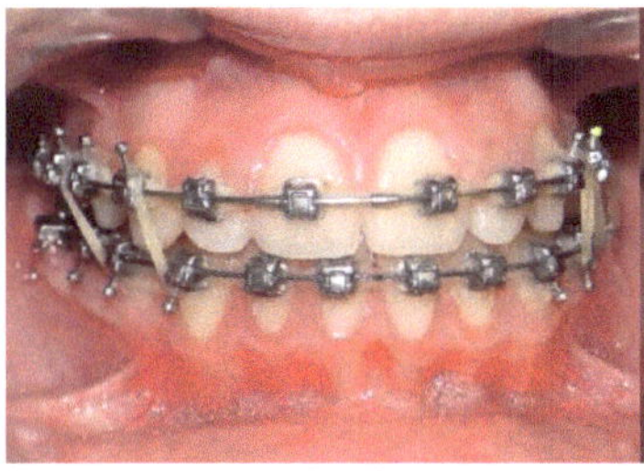

Fig. 3.8.116

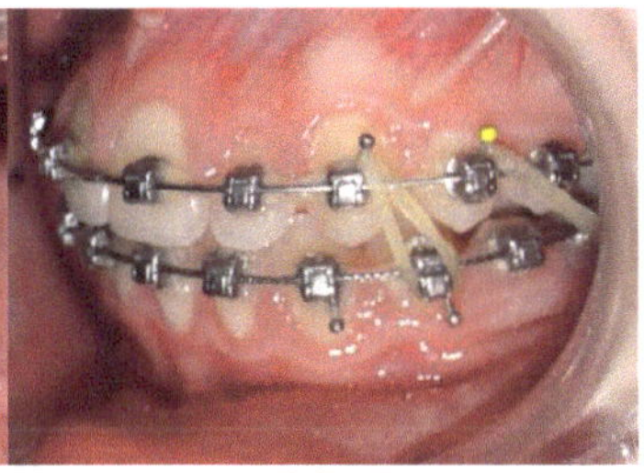

Fig. 3.8.117

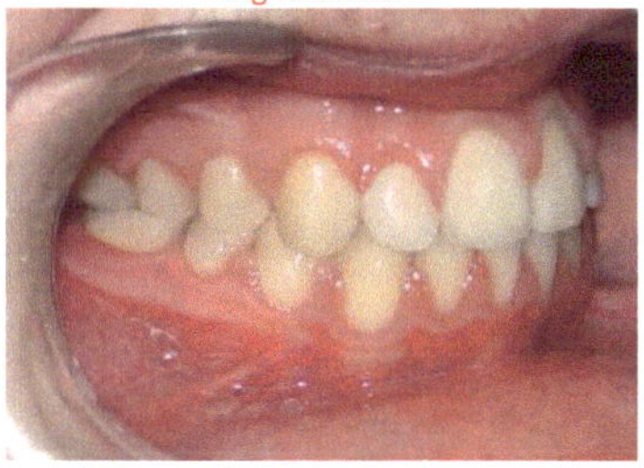

Fig. 3.8.118

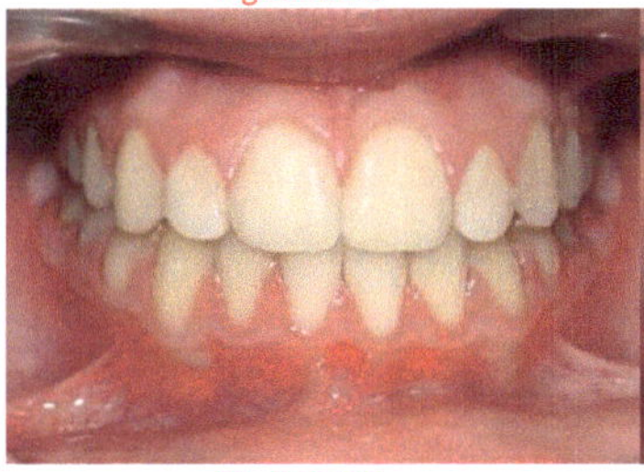

Fig. 3.8.119

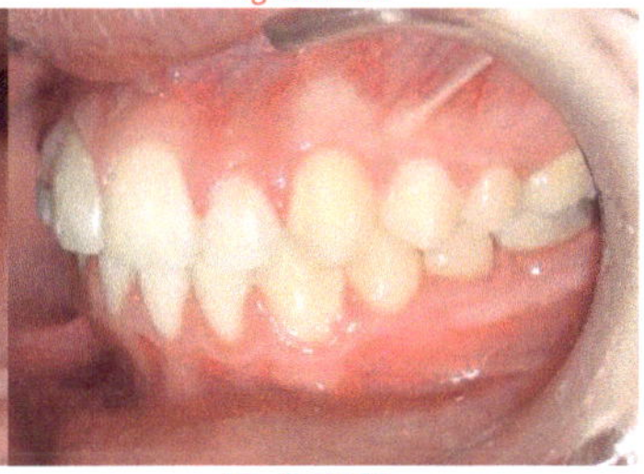

Fig. 3.8.120

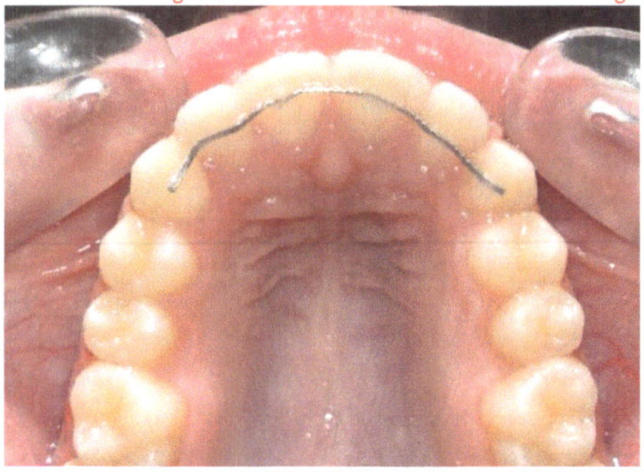

Fig. 3.8.121

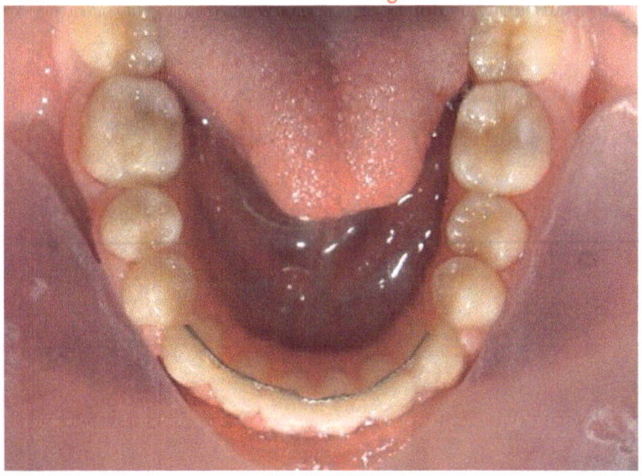

Fig. 3.8.122

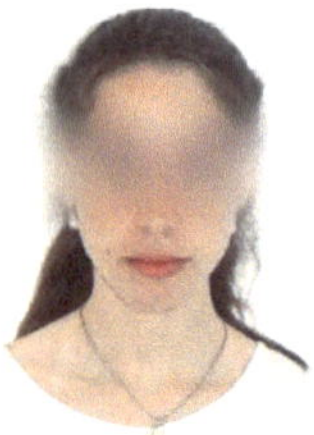

Fig. 3.8.123

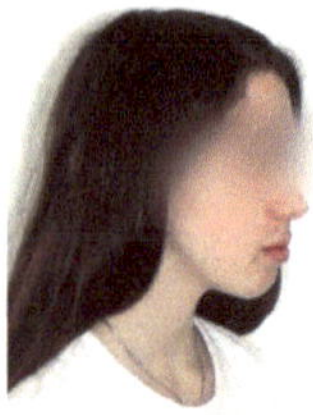

Fig. 3.8.124

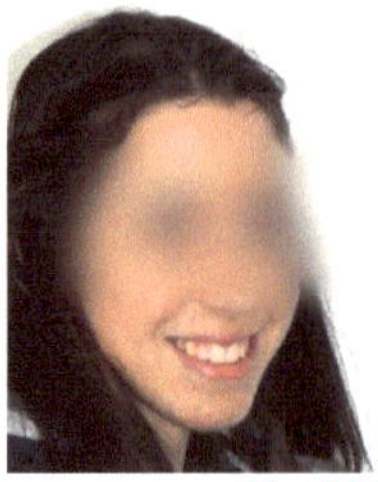

Fig. 3.8.125

5. PERLA/s DIAGNÓSTICA/s y/o MECÁNICA/S

5A. PERLA/s DIAGNÓSTICA

5B. PERLAS MECÁNICAS

5A. PERLA/s DIAGNÓSTICA

En este caso la "Perla diagnóstica" va en negativo y tiene su vínculo con el análisis del arco inferior en el Sistema Damon; dicha "ayuda" diagnóstica nos aproxima tanto al espacio que se gana en lo transversal (Adaptación Funcional Posterior) como a estimar la protrusión incisiva prevista.

El método es autoría de uno de los autores de este libro (Dr. Alfredo Nappa) y si bien algunas de sus pautas ya las insinuamos en el Diagnóstico Dentario del Arco Inferior, se volverá más detalladamente a dicho análisis en los capítulos referidos a "El tiempo en los pequeños espacios".

Retornando a la reflexión de la "Perla diagnóstica negativa" señalamos que el análisis del arco inferior necesita 9 (nueve) medidas y 4 (cuatro) de ellas son realizadas sobre el Reborde Wala (Dr. Andrews); como apreciarán los lectores el laboratorio nos proporcionó unos modelos muy prolijos pero con dicho reborde desgastado por lo que fue imposible realizar el diagnóstico sobre el arco inferior. Ver Figs. 3.8.126 a 3.8.128

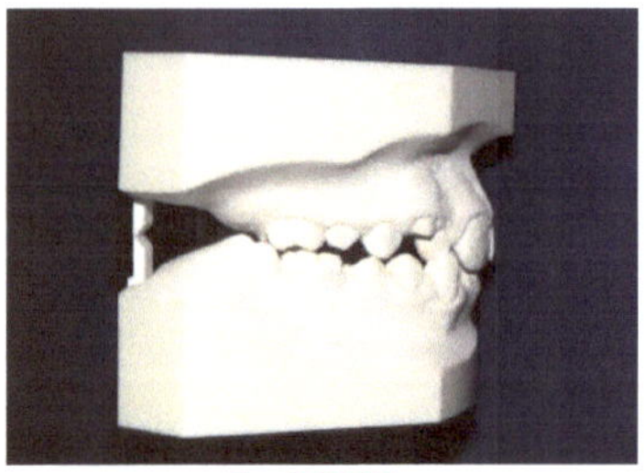

Fig. 3.8.126

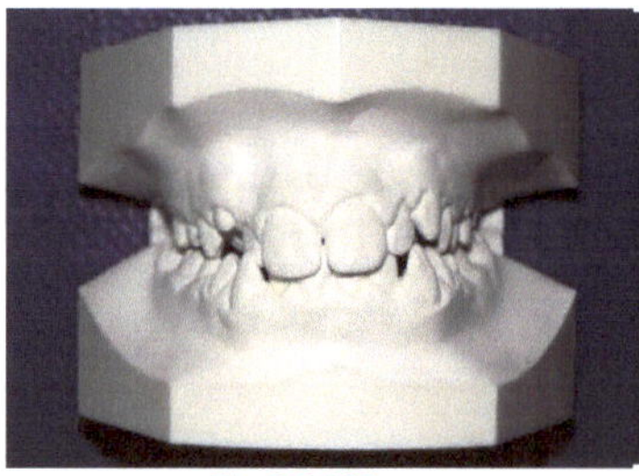

Fig. 3.8.127

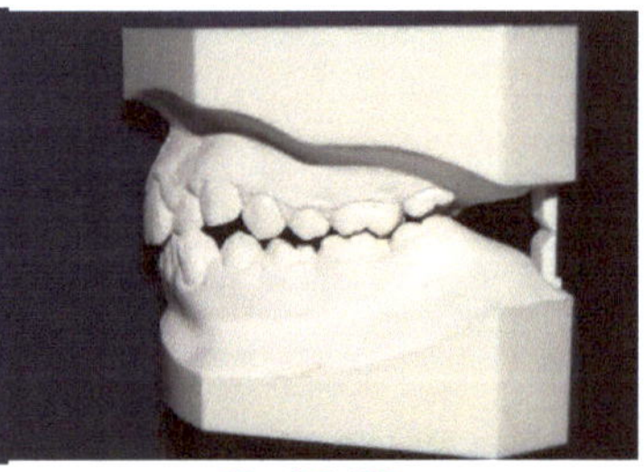

Fig. 3.8.128

5B. PERLAS MECÁNICAS

5B1. PRESCRIPCIÓN DE PIEZA 1.2

5B2. ETAPA INICIAL

5B1. PRESCRIPCIÓN DE PIEZA 1.2

El incisivo lateral superior derecho más allá de necesitar **espacio** para su correcta ubicación se encontraba, en el pretratamiento, hacia palatino con respecto al posicionamiento de las restantes piezas anterosuperiores.

Las fuerzas ejercidas por los suaves arcos de Etapa Inicial (sección redonda) generan sobre dicha pieza un cambio de inclinación que un colega, amigo y colaborador docente, el Dr. Gustavo "Coco" Arjona denomina Torque Indirecto; dicho movimiento es corono vestibular y la raíz queda, inevitablemente, en un posicionamiento hacia palatino.

Era necesario, entonces, inducirle al 1.2 un movimiento "compensatorio" radicular hacia vestibular con el propósito de mejor salud periodontal, mejor "estética rosa" de tejidos gingivales y mayor estabilidad postratamiento en el posicionamiento de dicho incisivo.

Con dichos objetivos es necesario actuar con torque negativo en el incisivo "problema"; para dicho propósito existen, desde el punto de vista mecánico, las siguientes alternativas:

a. Bracket con Torque Negativo
b. Doblez en el sector del arco
c. Resorte individualizado de torque

Se optó por la primera alternativa (a), que a su vez en el modelo Q del Sistema Damon presentaba las siguientes posibles variantes:

1. Prescripción de Bajo Torque de incisivo lateral superior		**-5º**
2. Prescripción Standard girada 180 º	**+6** ↶	**-6º**
3. Prescripción Supertorque girada 180º	**+13** ↶	**-13**

Aclaración pertinente: Cuando un bracket se gira 180º el **Tip o angulación permanece incambiado** mientras que el torque se torna inverso.

En este caso se optó por cementar un bracket Standard girado 180º ver Figs. 3.8.129 a 3.8.130

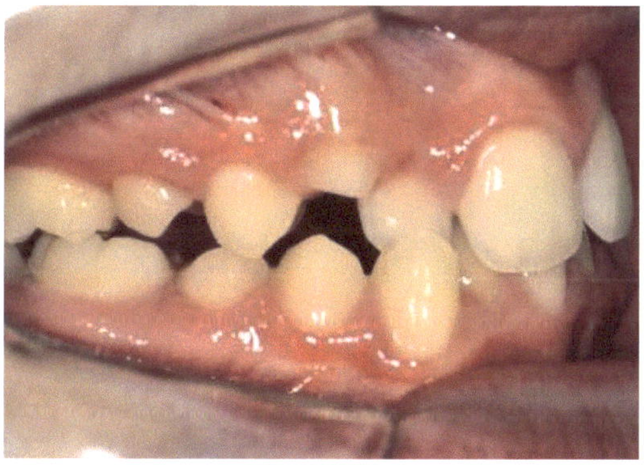

Fig. 3.8.129

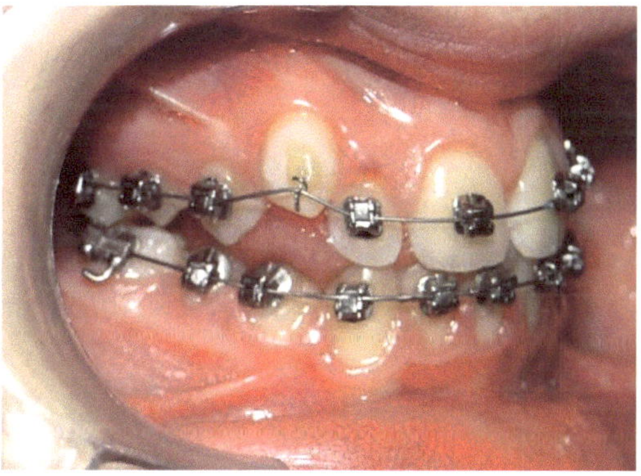

Fig. 3.8.130

5B2. ETAPA INICIAL

Como fue establecido en Etapas del Tratamiento, la "intención", en este caso, era la de favorecer la Adaptación Funcional Posterior y, para ello, debíamos minimizar el atrapamiento del arco (Binding) en la Etapa Inicial.

A tales efectos les recordamos todas las imágenes de la progresión del caso con arcos de sección redonda y los consiguientes suaves cambios transversales obtenidos; una de las "perlas" son entonces estos vínculos sin demasiada deflexión del arco que facilita su deslizamiento, potencia lo transversal y minimiza su "atrapamiento" ver Figs. 3.8.131 a 3.8.161

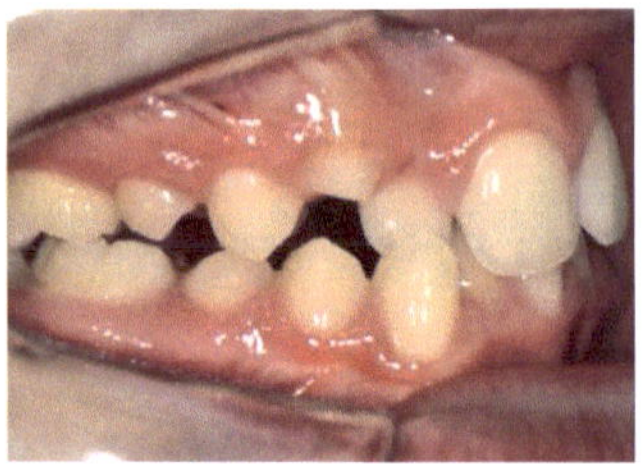
Fig. 3.8.131

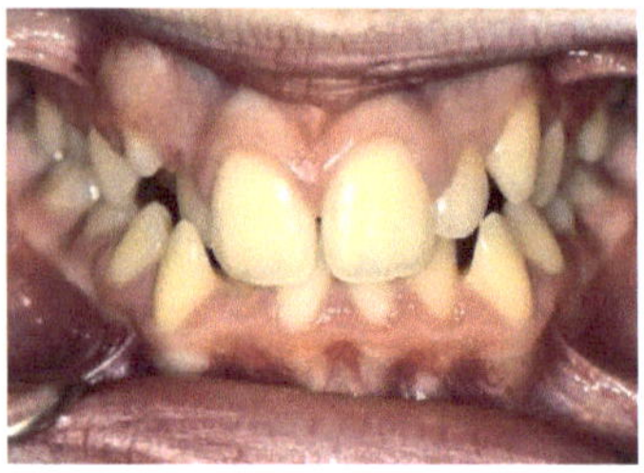
Fig. 3.8.132

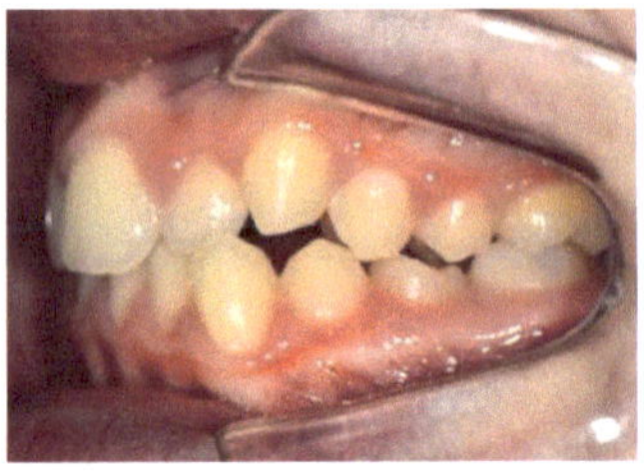
Fig. 3.8.133

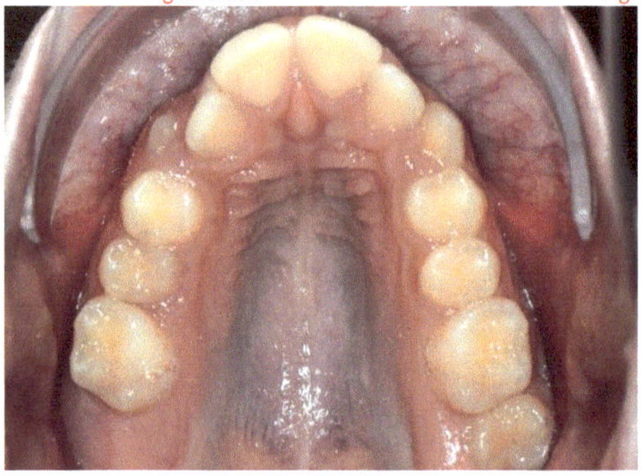
Fig. 3.8.134

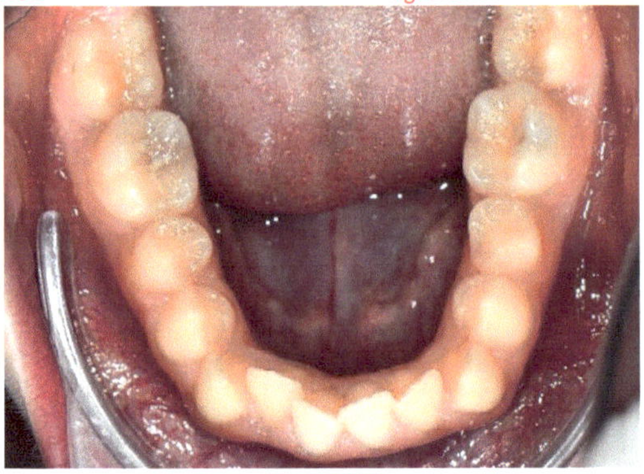
Fig. 3.8.135

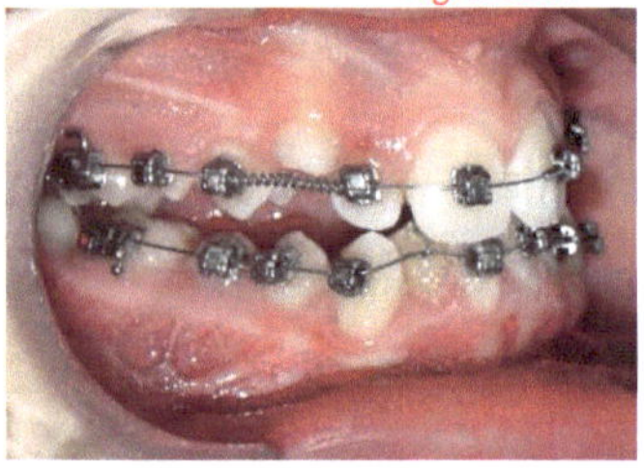
Fig. 3.8.136

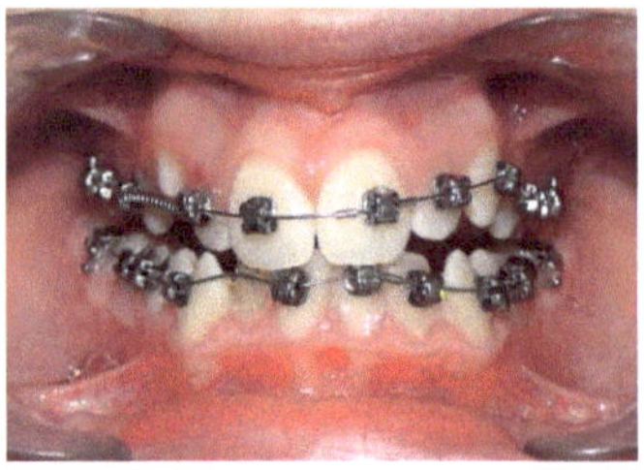
Fig. 3.8.137

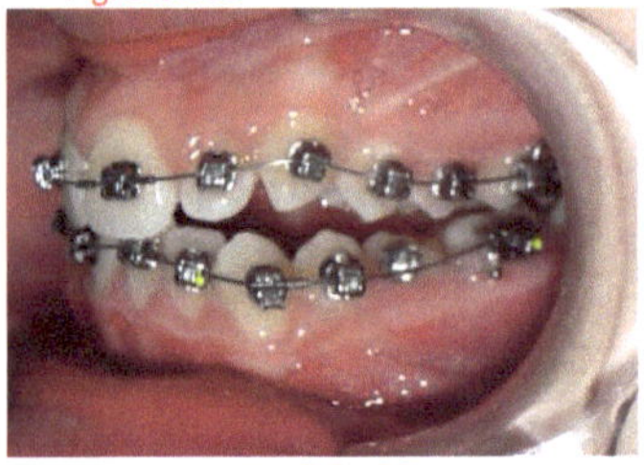
Fig. 3.8.138

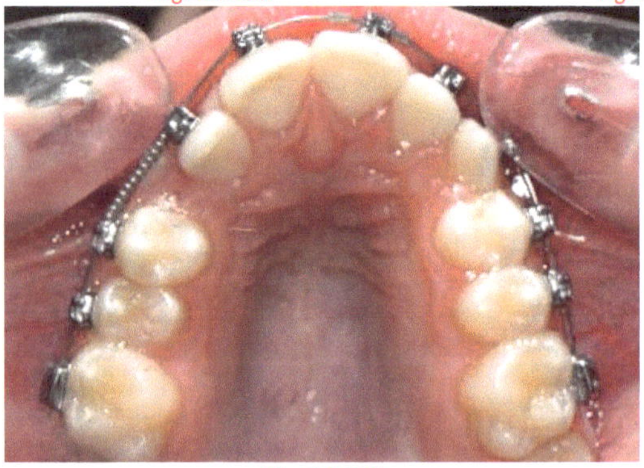
Fig. 3.8.139

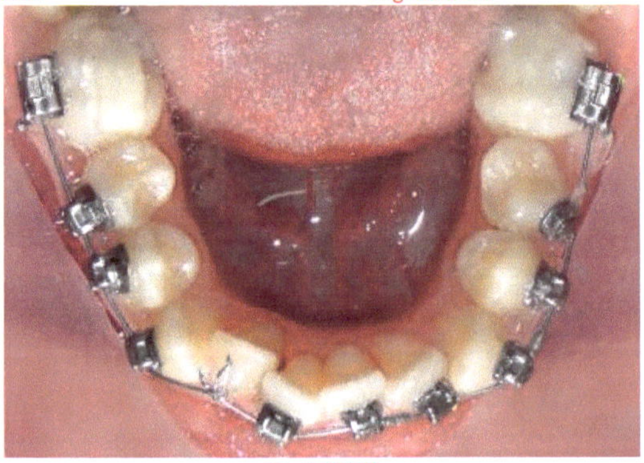
Fig. 3.8.140

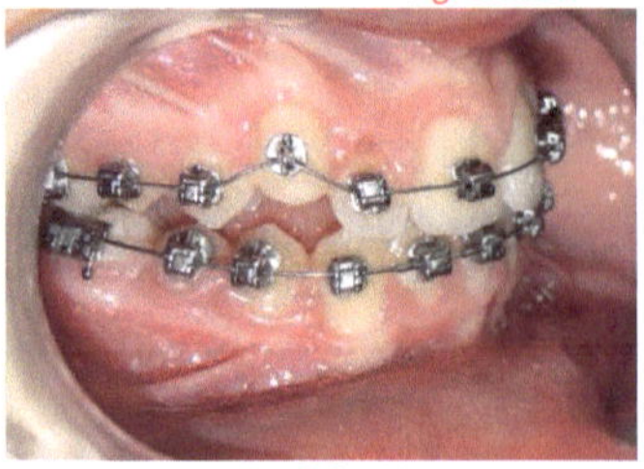
Fig. 3.8.141

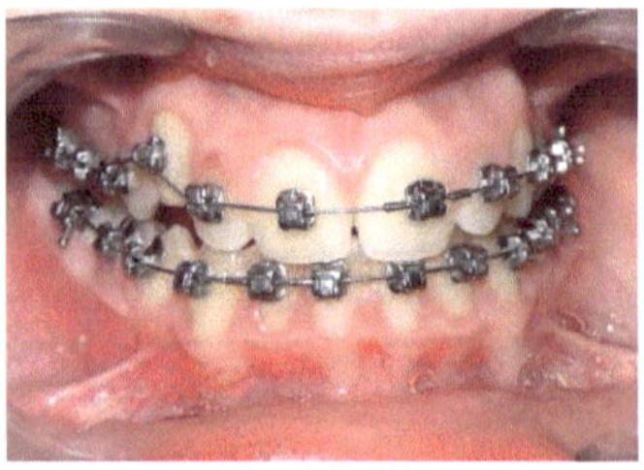
Fig. 3.8.142

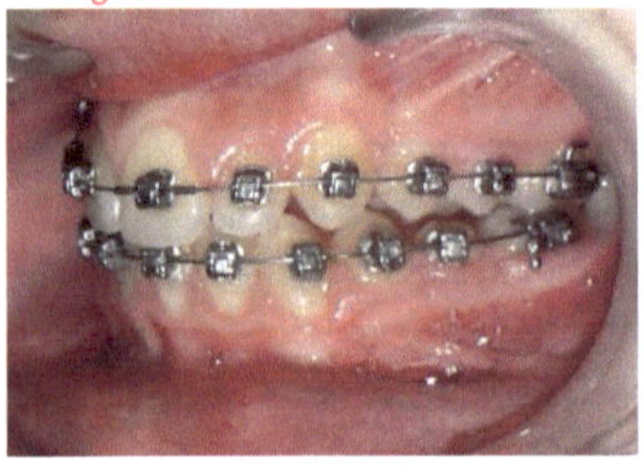
Fig. 3.8.143

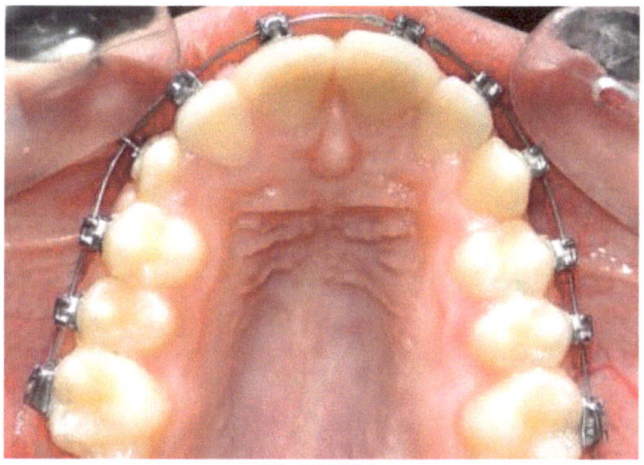
Fig. 3.8.144

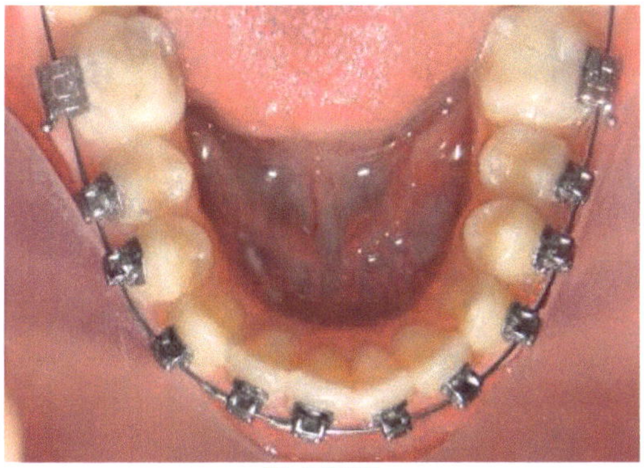
Fig. 3.8.145

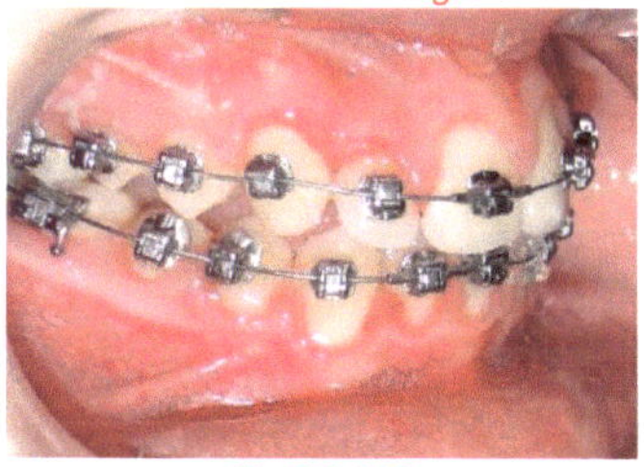
Fig. 3.8.146

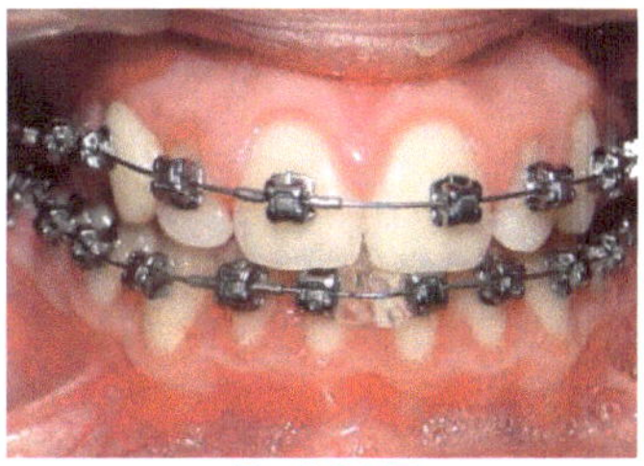
Fig. 3.8.147

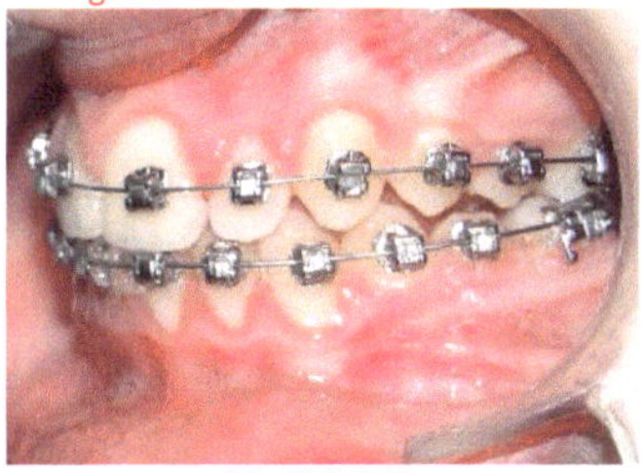
Fig. 3.8.148

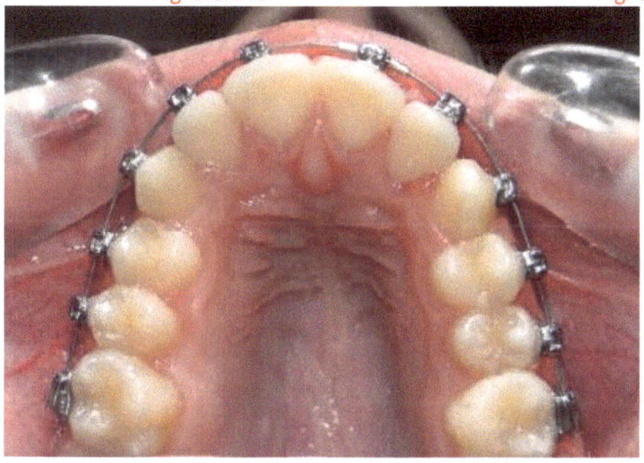
Fig. 3.8.149

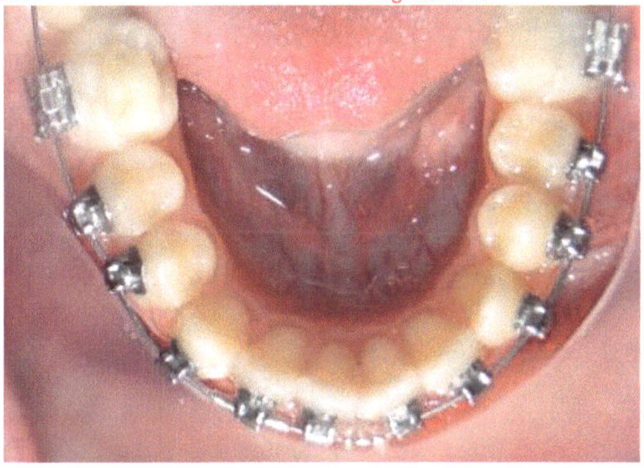
Fig. 3.8.150

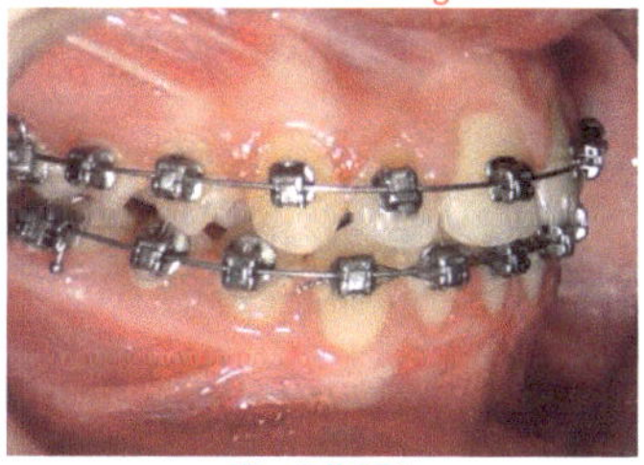
Fig. 3.8.151

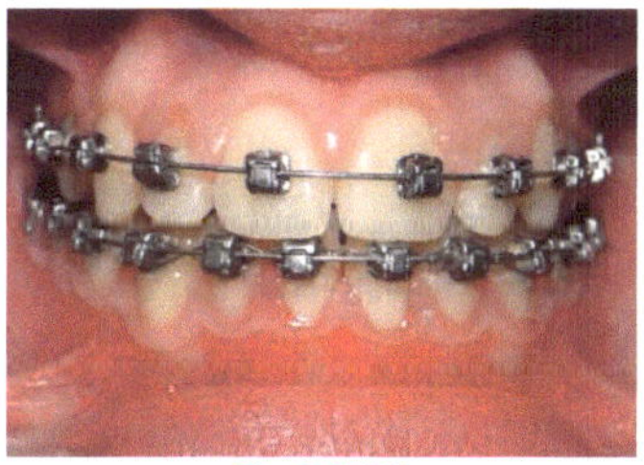
Fig. 3.8.152

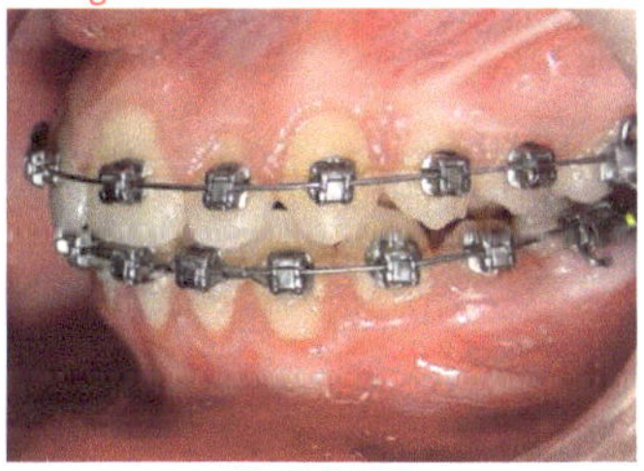
Fig. 3.8.153

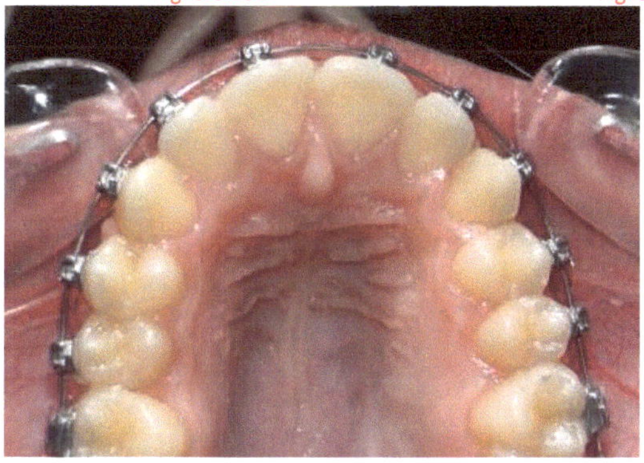
Fig. 3.8.154

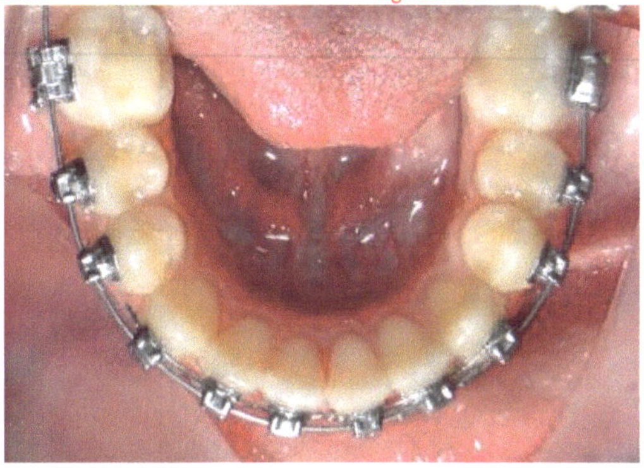
Fig. 3.8.155

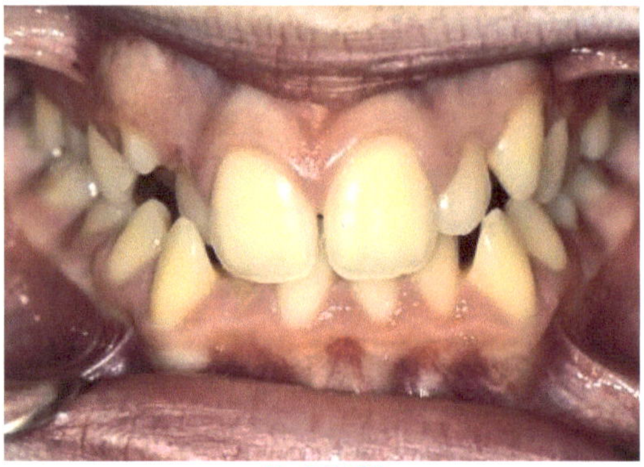
Fig. 3.8.156

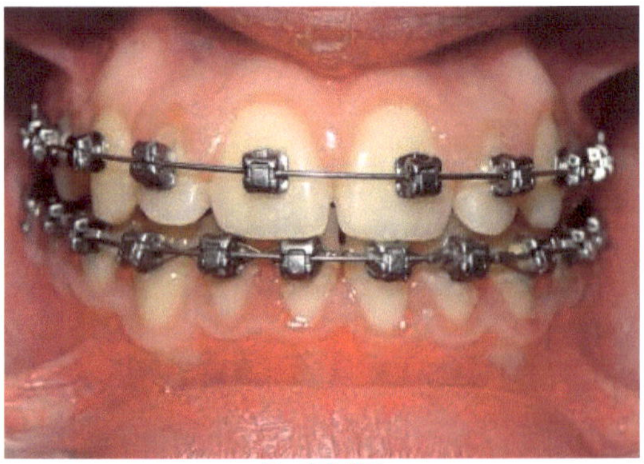
Fig. 3.8.157

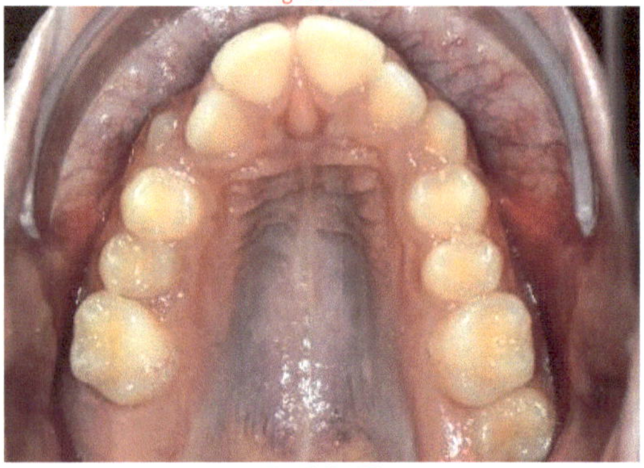
Fig. 3.8.158

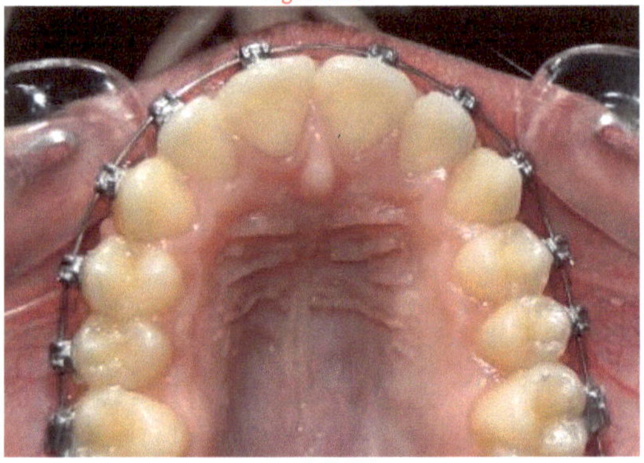
Fig. 3.8.159

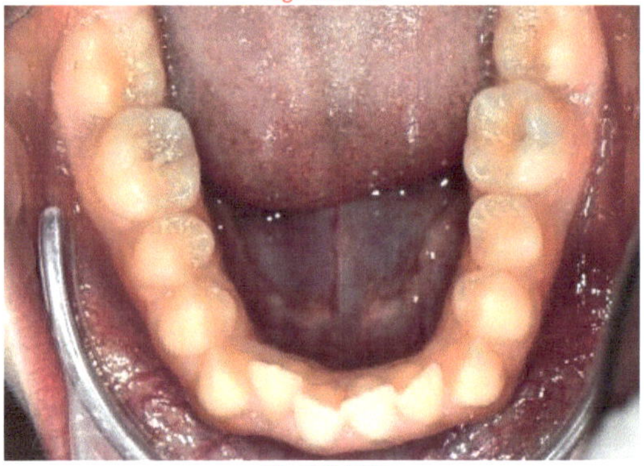
Fig. 3.8.160

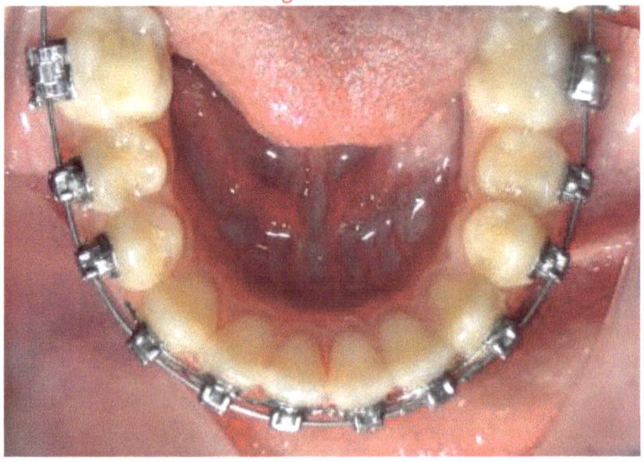
Fig. 3.8.161

BIBLIOGRAFIA DE APOYO

SECCIÓN 3

- Howe RP,McNamara JA Jr,O´Connor K;(1983), An examination of dental Crowding and its relationship to tooth size an arch dimension ; Am J Orthodontics , Vol. 83 pp363-373.

- Susami R.(1967); A cephalometric study of dentofacial growth in mandibular prognatism; Jpn J Orthod Soc. ; Vol. 26 pp 1-34.

- Mitani H.(1981); Prepuberal growth of mandibular prognatism; Am J. Orthod.; Vol.80, pp546-553.

- Susuki N.(1972); A cephalometric observation on the effect of the chin cap; Jpn J Orthod Soc.; Vol.31 pp64-74.

- Baccetti T, Franchi L, De Toffol L, Ghiozzi B, Cozza P. The diagnostic performance of chronologic age in the assessment of skeletal maturity. ProgOrthod. 2006;7(2):176-88.

- Oltramari-Navarro PV, de Almeida RR, Conti AC, Navarro Rde L, de Almeida MR, Fernandes LS.; EarlytreatmentprotocolforskeletalClass III malocclusion; BrazDent J. 2013;24(2):167-173. doi: 10.1590/0103-6440201301588.

- Cordasco G, Matarese G, Rustico L, Fastuca S, Caprioglio A, Lindauer SJ, Nucera R.; Efficacy of orthopedic treatment with protraction facemask on skeletal Class III malocclusion: a systematic review and meta-analysis; OrthodCraniofac Res. 2014 Aug;17(3):133-143. doi: 10.1111/ocr.12040. Epub 2014 Apr 14.

- Chang JZ, Chang HP, Chen YJ, Yao JC, Liu PH, Chang FH.; Evaluation of the changes in midfacial configuration after face mask therapy in skeletal Class III growing patients by morphometric analysis techniques; J Formos Med Assoc. 2005 Dec;104(12):935-941.

- DevrimIsci, Tamer Turk and Selma Elekdag-Turk. Activation–deactivation rapid palatal expansion and reverse headgear in Class III cases; European Journal of Orthodontics 32 (2010) 706–715 doi:10.1093/ejo/cjq006

- Turley P K Treatment of the Class III malocclusion with maxillary expansion and protraction. Seminars in Orthodontics 13. 143–157; (2007).

Sección 4ª

EL TIEMPO EN EL CIERRE DE PEQUEÑOS ESPACIOS

Capítulo 9º

INTRODUCCIÓN
CASO 06

Es posible que el saber no ocupe lugar, pero lo que es tiempo ...

Jorge Wagensberg

Profesor, investigador y escritor español nacido en Barcelona (1948)

El paso del tiempo hace que las horas nos parezcan cada vez más largas y que los años nos parezcan cada vez más cortos.

Jorge Wagensberg

Profesor, investigador y escritor español nacido en Barcelona (1948)

Sección 4º

Capítulo 9º

EL TIEMPO EN EL CIERRE DE PEQUEÑOS ESPACIOS

INTRODUCCIÓN

Existe una expresión, muy utilizada por nosotros en los cursos que dictamos, y ella es el Manejo de los Espacios en los tratamientos de Ortodoncia.

Han perimido aquellos tiempos en donde el terapeuta solamente pensaba en extracciones cuando el espacio faltaba para el buen ordenamiento dentario o, por el contrario, se dedicaba a un cierre indiscriminado de ellos en la alternativa opuesta; hoy en día el ortodoncista es parte de un equipo en donde según las características del caso a tratar puede necesitar abrir un espacio, mantenerlo, o, en otras circunstancias, cerrarlo. ver Fig. 4.9.01

Fig. 4.9.01

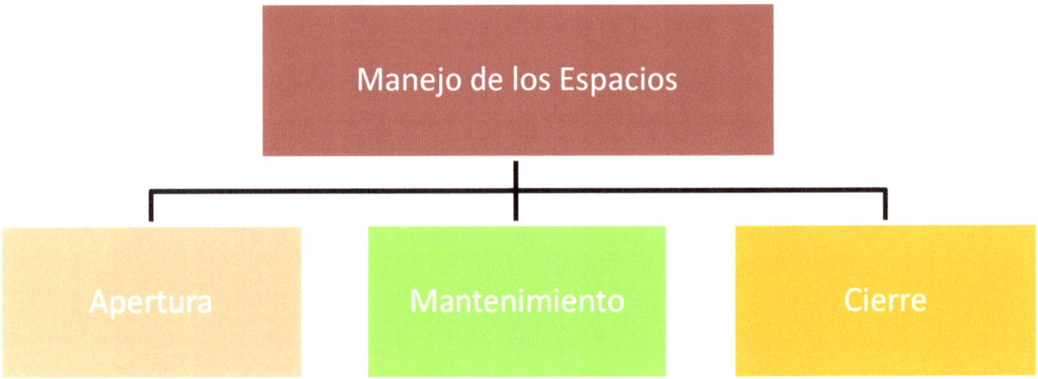

Una típica situación de manejo de los espacios se puede apreciar en el caso 6 que se expone en las ver Figs. 4.9.02 a 4.9.55

CASO 06

Figs. 4.9.02 a 4.9.55

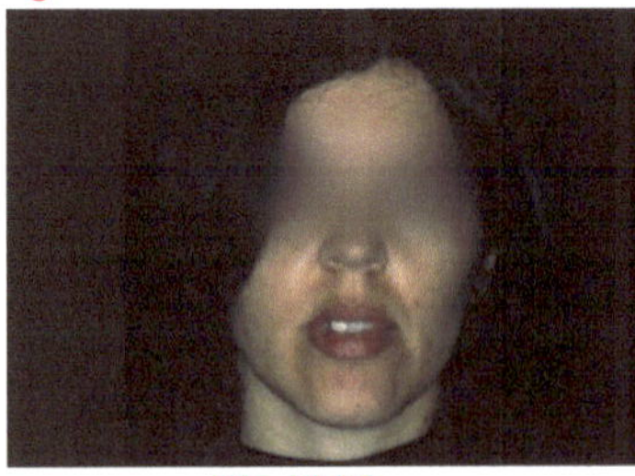
Fig. 4.9.02

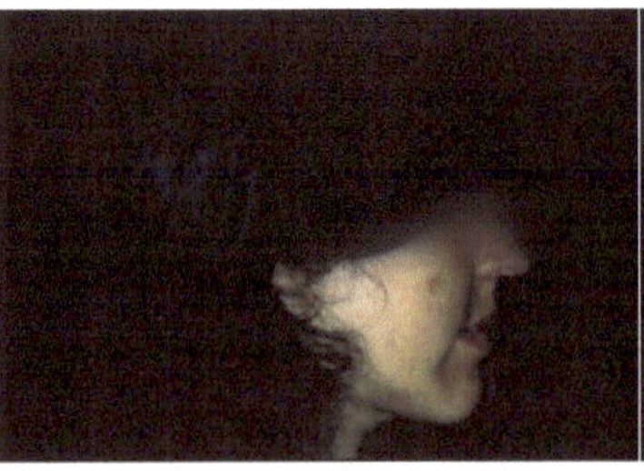
Fig. 4.9.03

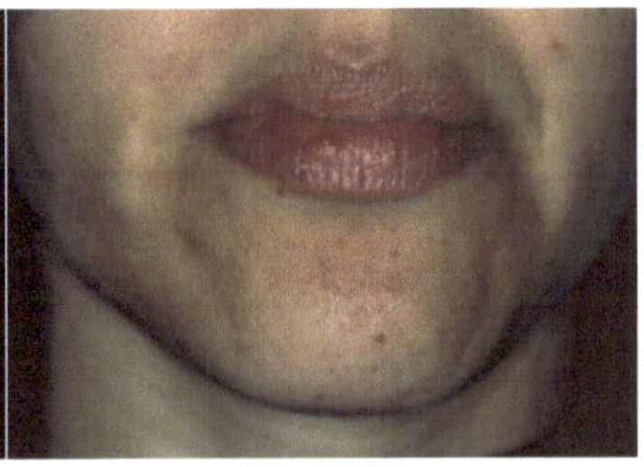
Fig. 4.9.04

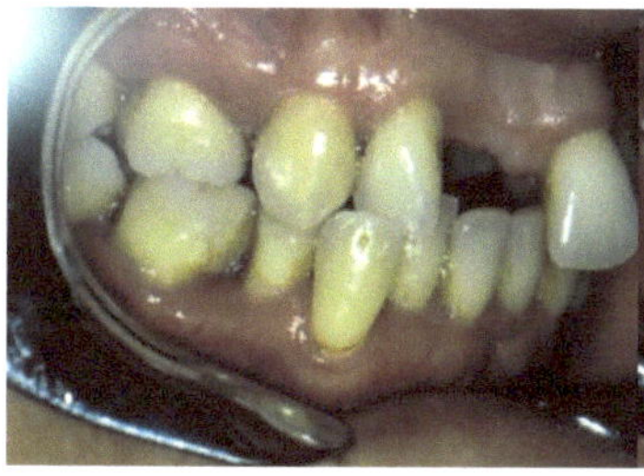

Fig. 4.9.05

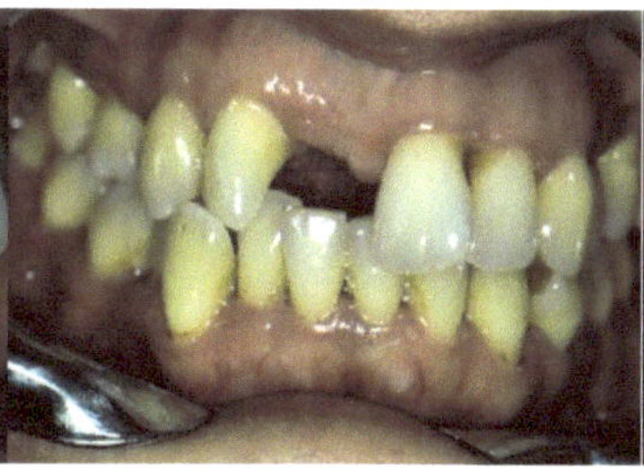

Fig. 4.9.06

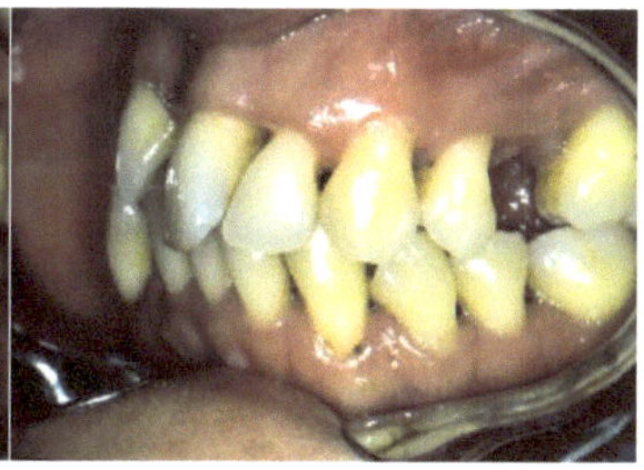

Fig. 4.9.07

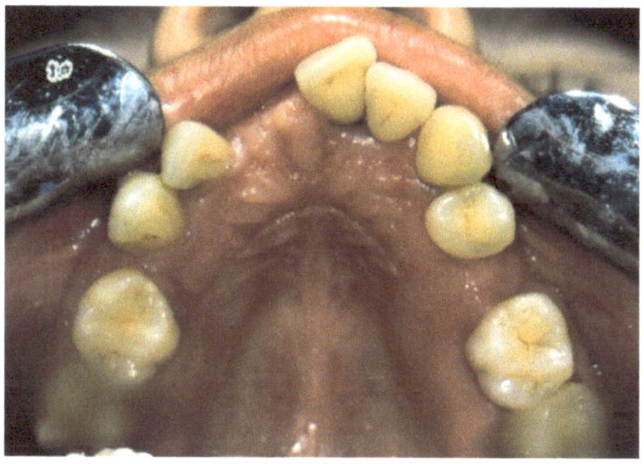

Fig. 4.9.08

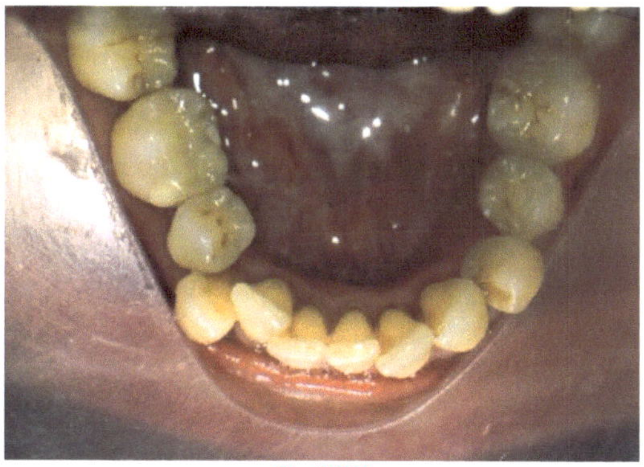

Fig. 4.9.09

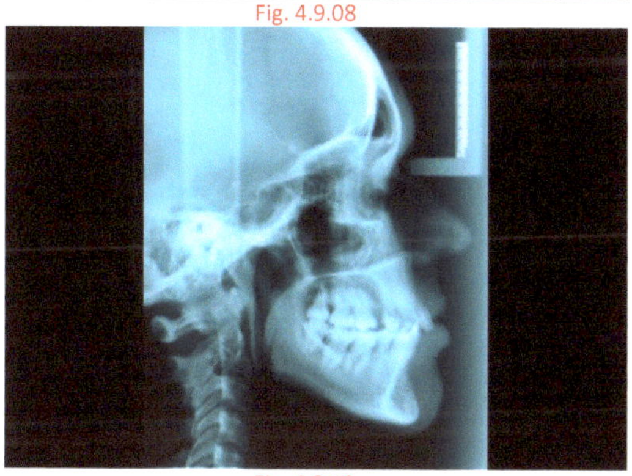

Fig. 4.9.10

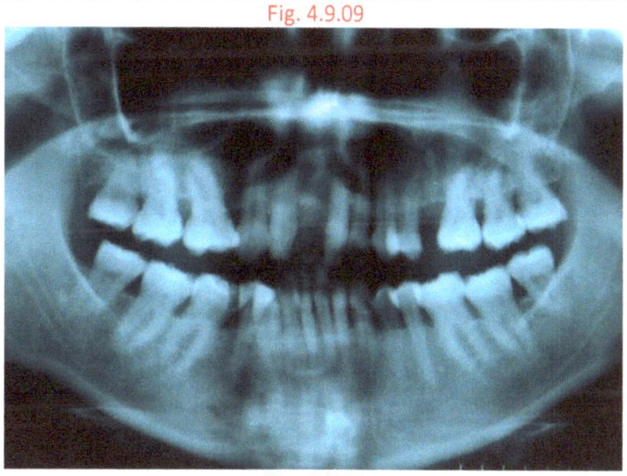

Fig. 4.9.11

ANALISIS BJORK/JARARAK

PRETRATAMIENTO 99.60%
04-17-2007 39 Ans 8 Mo

Rangos	Menor	Mayor	Valor
Angulo Ar-S-N /silla	118.0	128.0	120.0
Ang.Articular S-Ar-Go	137.0	149.0	147.7
Ang.Goniaco Ar-Go-Me	123.0	137.0	126.2
Suma.Ang.Silla,Art,Go	396.0	396.0	393.9
Base craneal horiz.SN	68.0	74.0	75.7
Base craneo Vert.S-Ar	29.0	35.0	37.0
Ang.Gon.Sup. Ar-Go-N	52.0	55.0	49.9
Ang.Gon.Inf. N-Go-Me	70.0	75.0	76.3
Alt.Rama mand. Ar-Go	39.0	49.0	52.1
Longitud Cuerpo.Go-Me	66.0	76.0	78.0
Alt.Facial.Post. S-Go	70.0	85.0	85.7
Alt.Facial Ant. N-Me	105.0	120.0	130.5
Radio.Alt.Fac.Ant+Pos	63.0	68.0	65.7
Plano Facial S-N-Po	77.0	80.0	81.8

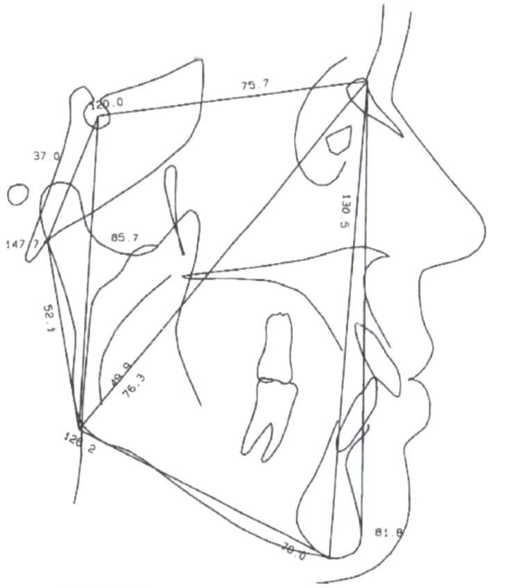

Fig. 4.9.12

Ricketts para Biotipo Facial

PRETRATAMIENTO 99.60%
04-17-2007 39 Ans 9 Me

Rangos	Menor	Mayor	Valor
Eje Facial	86.5	93.5	88.5
Angulo facial	87.0	93.0	89.3
Ang.Plano Mandibular	18.8	27.8	26.4
Altura Facial Infer.	43.0	51.0	52.5
Arco Mandibular	27.0	35.0	30.5
Convexidad Facial (A)	-2.0	2.0	-0.5
Profundidad Maxilar	87.0	93.0	88.8
Inc Inf a A Po (protr)	-1.0	3.0	3.2
Inclinacion Incis.Inf	18.0	26.0	25.8
1er Molar Sup a Ptv	18.0	23.0	26.1
Inc Inf.al Plano Oclu	-0.7	3.3	2.9
Angulo Interincisivo	124.0	136.0	124.2
Protrusion Labio Inf	-4.0	0.0	-1.7
Linea MacNamara a A	0.0	4.0	-1.1
Linea Mac Namara A Po	-6.0	0.0	-1.4

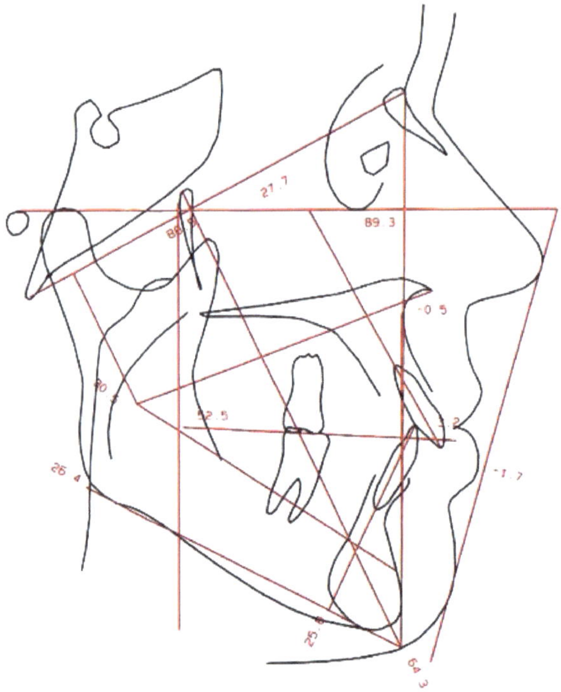

Fig. 4.9.13

MAXILAR INFERIOR	Norma	Inicial	Diferencia	Tendencia
1. Eje Facial	90,00° ± 3	88,00°	-2,00	DOLI
2. Prof. facial (ang. facial)	88,50° ± 3	89,00°	0,50	BRAQUI
3. Angulo Plano Mandibular	24,50° ± 4	26,00°	1,50	DOLI
4. Altura Facial Inferior	47,00° ± 4	52,00°	5,00	DOLI
5. Arco Mandubular	28,50° ± 4	30,00°	1,50	BRAQUI
MAXILAR SUPERIOR				Interpretación
6. Convexidad Facial	2,00mm ± 2	-0,50mm	-2,50	PATRON CLASE III ESQ.
7. Profundidad Maxilar	90,00° ± 3	89,00°	-1,00	NORMOGNATIA Sup.
DIENTES				Interpretación
8. Incicivo Inferior A A-Po	1,00mm ± 2	3,20mm	2,20	Incisivo PROTRUIDO
9. Inclinación Incicivo Inferior	22,00° ± 4	26,00°	4,00	NORMOINCLINACION
10. 1er. Molar Superior a Ptv	edad+3 mm ±3	26,00mm	8,00	MESIOPOSICION
11. Inc. Inf. al Plano Oclusal	1,25mm ± 2	2,90mm	1,65	NORMAL
12. Angulo Interincisivo	130,00° ± 6	124,00°	-6,00	NORMAL
PERFIL BLANDO				Interpretación
13. Protusión Labio Inferior	-2,00mm ± 2	-1,70mm	0,30	NORMOQUELIA
14. Línea Mc Namara - Pto A	1,00mm ± 1	-1,10mm	-2,10	RETRUSION Maxilar
15. Línea Mc Namara - Po	-2,00mm ± 2	-1,40mm	0,60	NORMAL

DETERMINACION DEL BIOTIPO FACIAL — **TENDENCIAS PACIENTE**

FACTORES	NORMA	DESV. EST.	AJUSTE POR EDAD	MEDIDAS PAC.	DIFERENCIA	DESVIACIONES
1. Eje Facial	90°	±3.0°	0,00	88,00°	-2,00	-0.67
2. Prof. facial (áng. facial)	87°	±3.0°	1,50	89,00°	0,50	0.17
3. Angulo plano mandibular	26°	±4.0°	-1,50	26,00°	1,50	-0.38*
4. Altura facial inferior	47°	±4.0°	0,00	52,00°	5,00	-1.25*
5. Arco mandibular	26°	±4.0°	2,50	30,00°	1,50	0.38

DOLICO MESO BRAQUI

* El valor cambió de signo

SUMA ALGEBRAICA / 5 = -1,75 / 5 = -0,35

DOLICO SEVERO	DOLICO	DOLICO SUAVE	MESOFACIAL	BRAQUI	BRAQUI SEVERO
-2.0	-1.0	-0.5	0.0	+0.5	+1.0

Descripción: *Estudio realizado el 18/04/2007*

VERT: -0,35 MESOFACIAL *a las 15:14:36*

Fig. 4.9.14

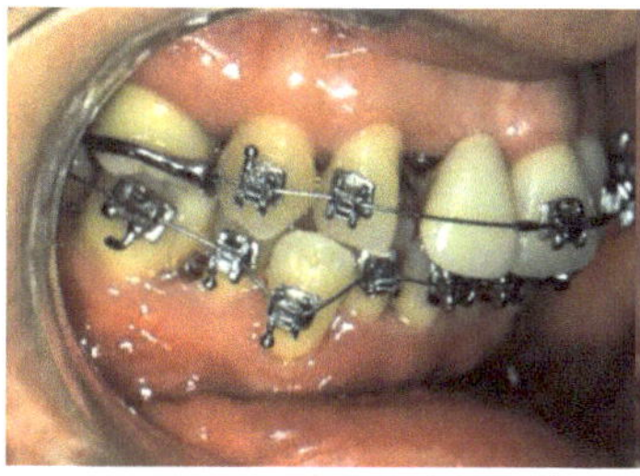
Fig. 4.9.15

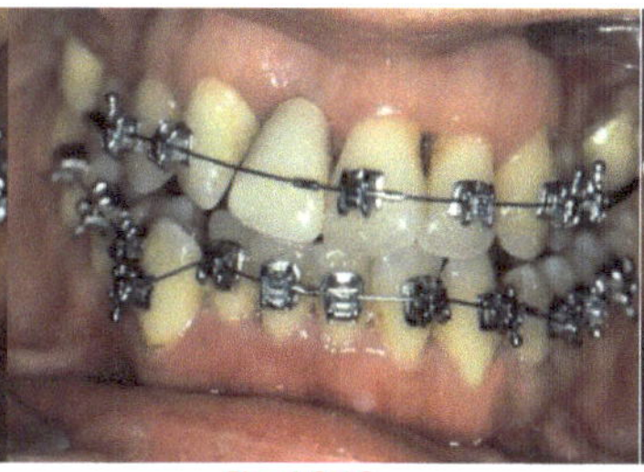
Fig. 4.9.16

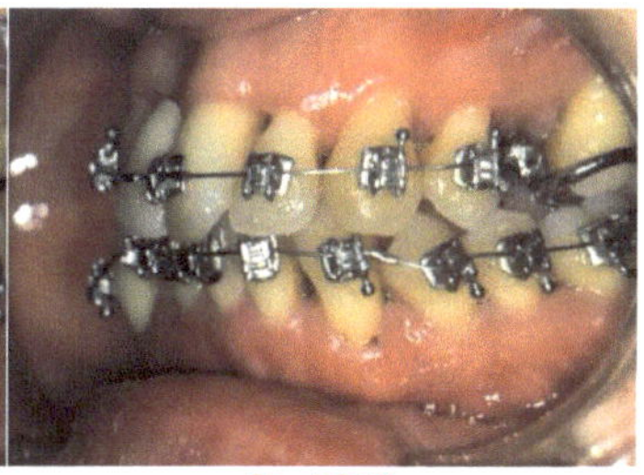
Fig. 4.9.17

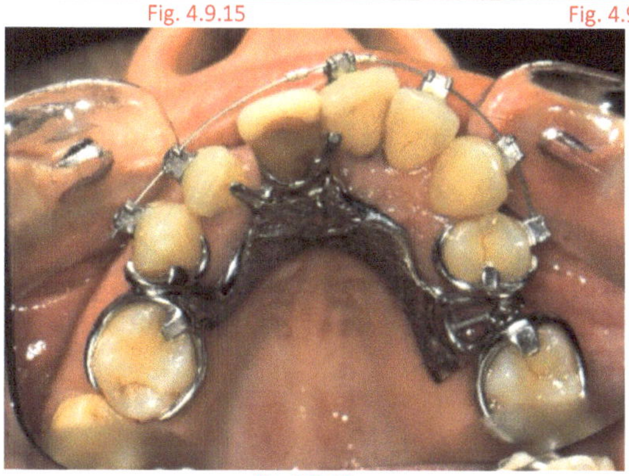
Fig. 4.9.18

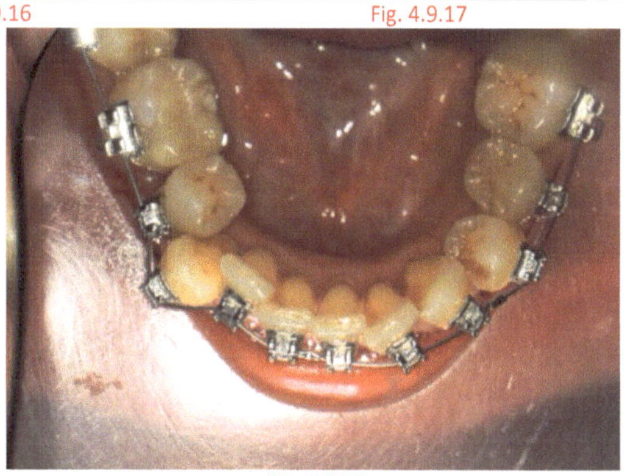
Fig. 4.9.19

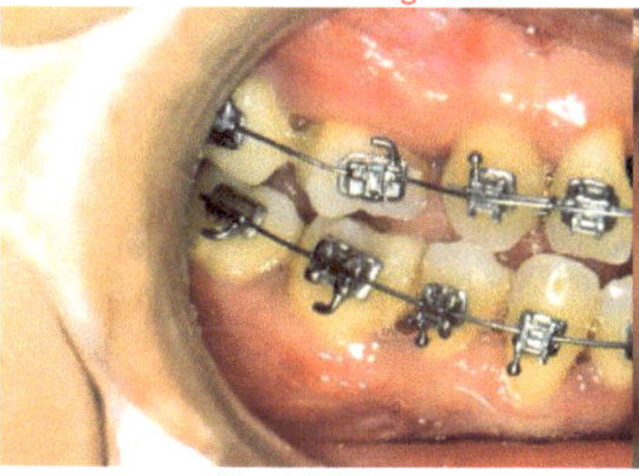
Fig. 4.9.20

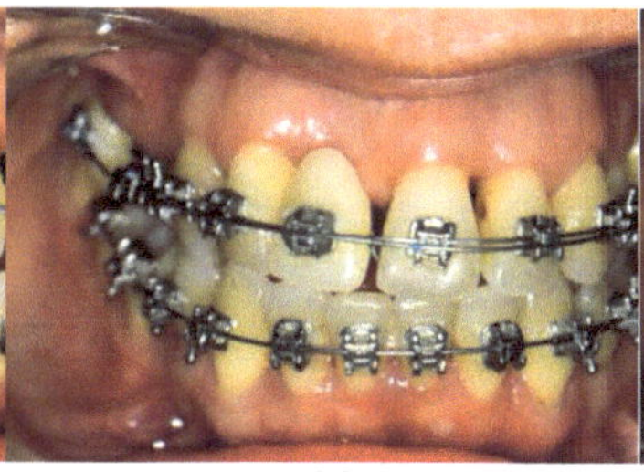
Fig. 4.9.21

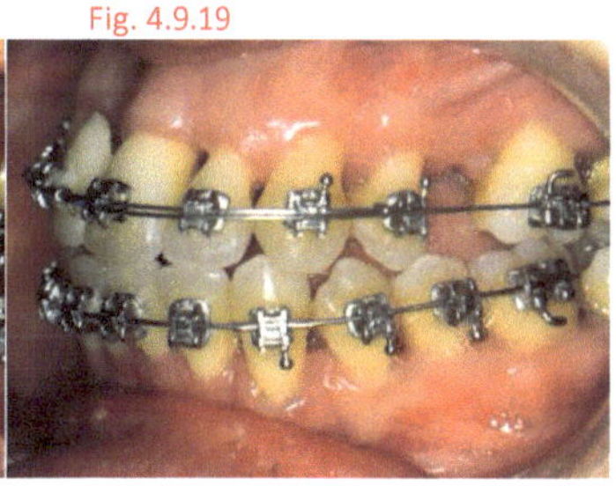
Fig. 4.9.22

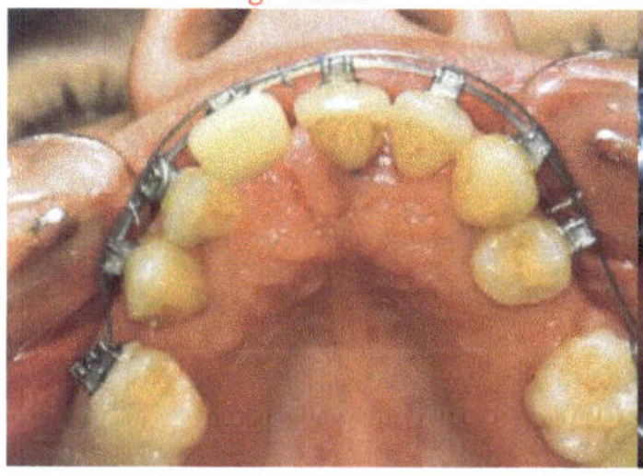
Fig. 4.9.23

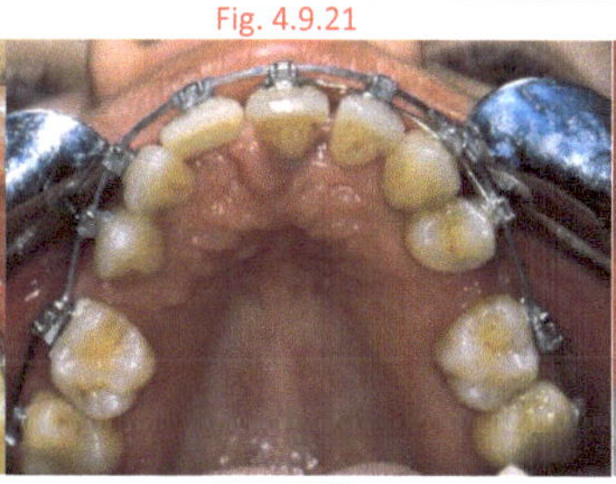
Fig. 4.9.24

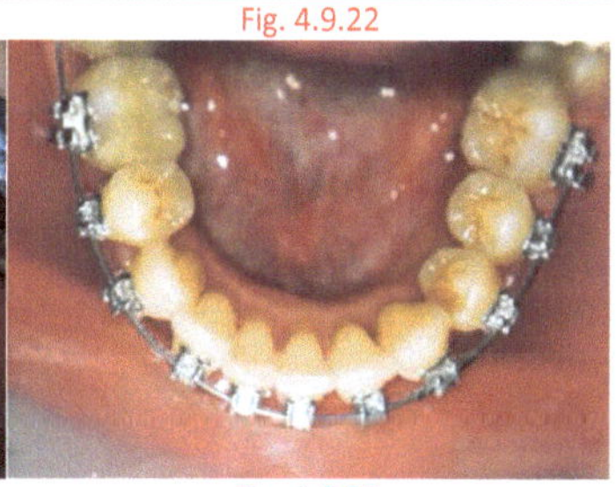
Fig. 4.9.25

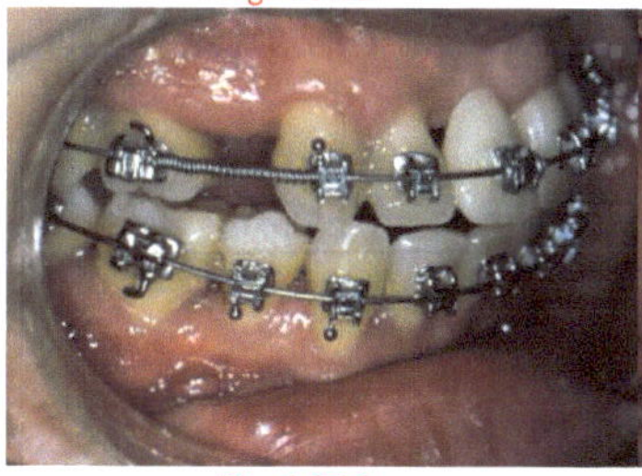
Fig. 4.9.26

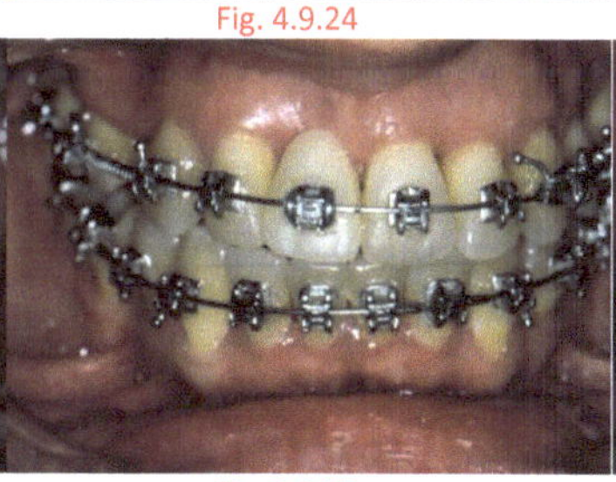
Fig. 4.9.27

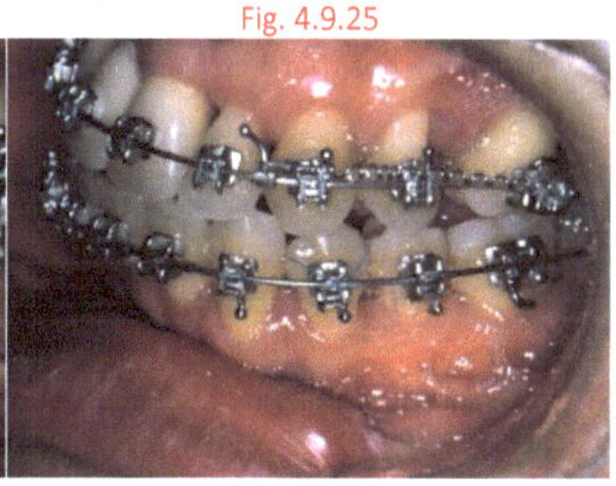
Fig. 4.9.28

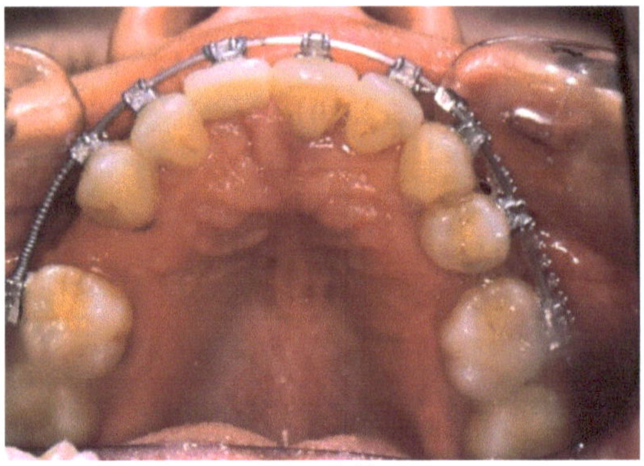
Fig. 4.9.29

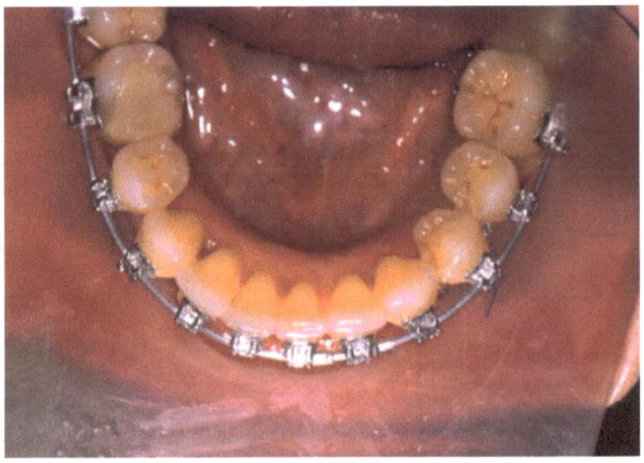
Fig. 4.9.30

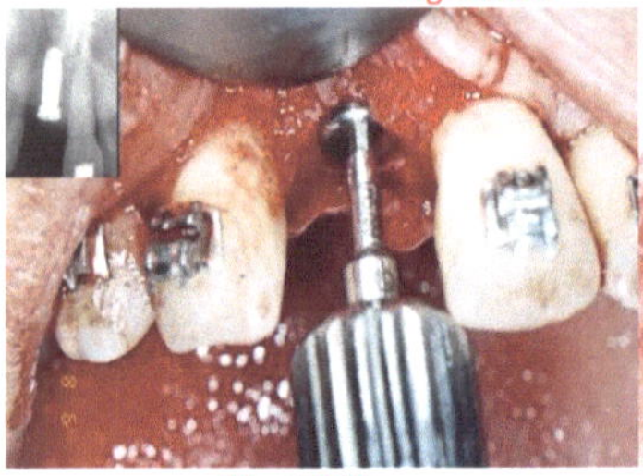
Fig. 4.9.31

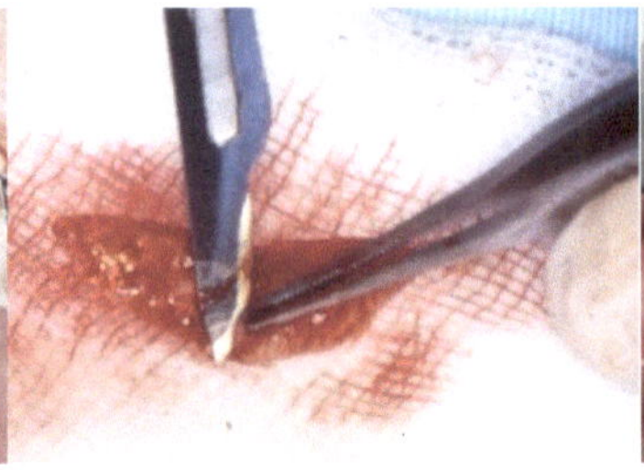
Fig. 4.9.32

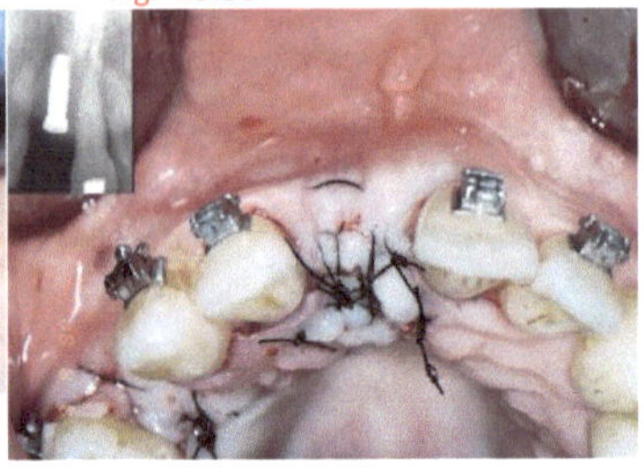
Fig. 4.9.33

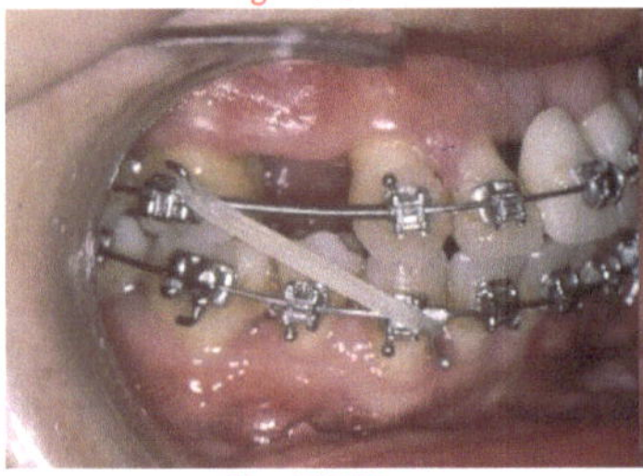
Fig. 4.9.34

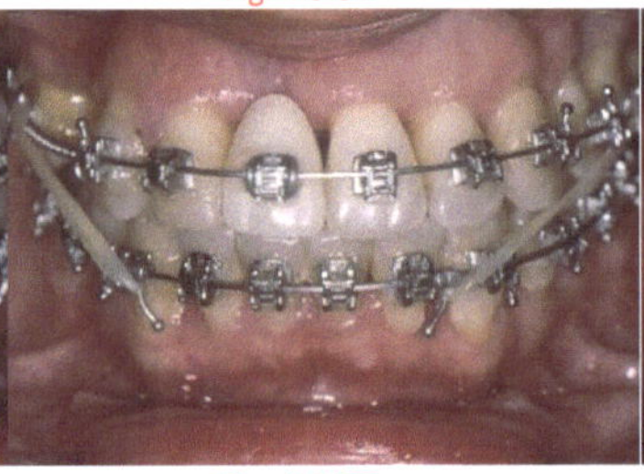
Fig. 4.9.35

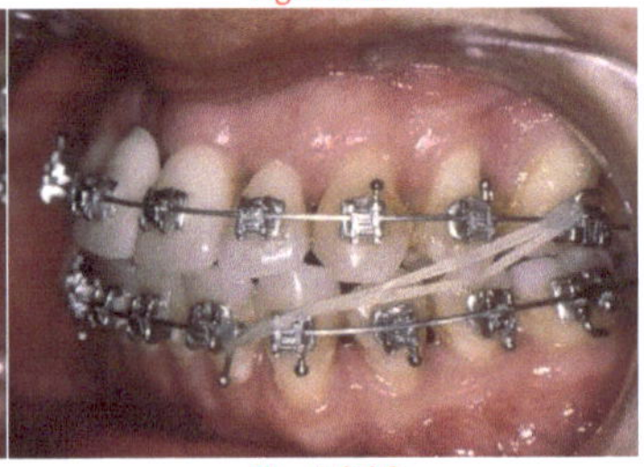
Fig. 4.9.36

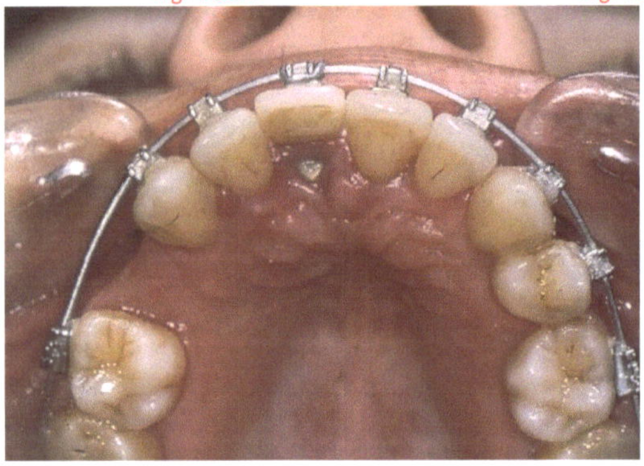
Fig. 4.9.37

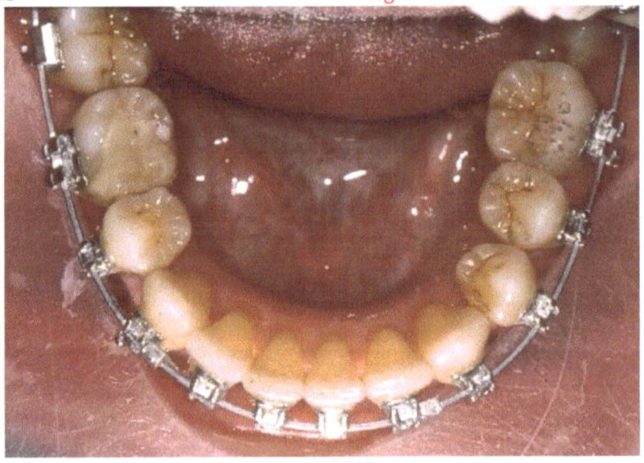
Fig. 4.9.38

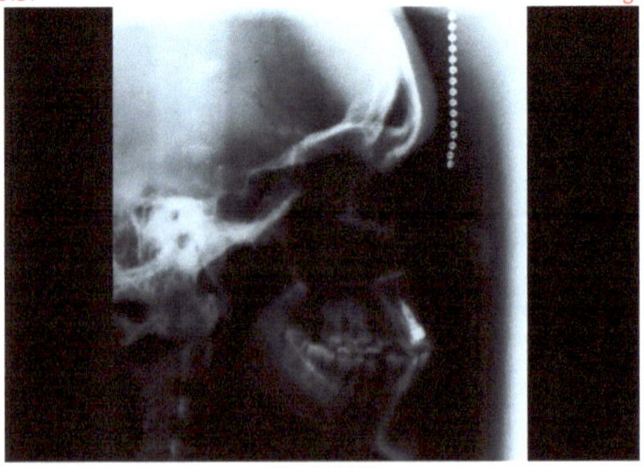
Fig. 4.9.39

Ricketts para Biotipo Facial

PRETRAT HOR.VERDAD 100 30%
06-09-2009 41 Ans 11 Me

Rangos	Menor	Mayor	Valor
Eje Facial	86.5	93.5	89.9
Angulo facial	87.0	93.0	88.8
Ang.Plano Mandibular	18.8	27.8	25.[illegible]
Altura Facial Infer.	43.0	51.0	51.8
Arco Mandibular	27.0	35.0	30.6
Convexidad Facial (A)	-2.0	2.0	0.9
Profundidad Maxilar	87.0	93.0	89.7
Inc Inf a A Po(protr)	-1.0	3.0	4.8
Inclinacion Incis.Inf	18.0	26.0	31.3
1er Molar Sup a Ptv	18.0	23.0	28.0
Inc Inf.al Plano Oclu	-0.7	3.3	0.2
Angulo Interincisivo	124.0	136.0	115.7
Protrusion Labio Inf	-4.0	0.0	-2.5
Linea MacNamara a A	0.0	4.0	-0.3
Linea Mac Namara A Po	-4.0	0.0	-2.6

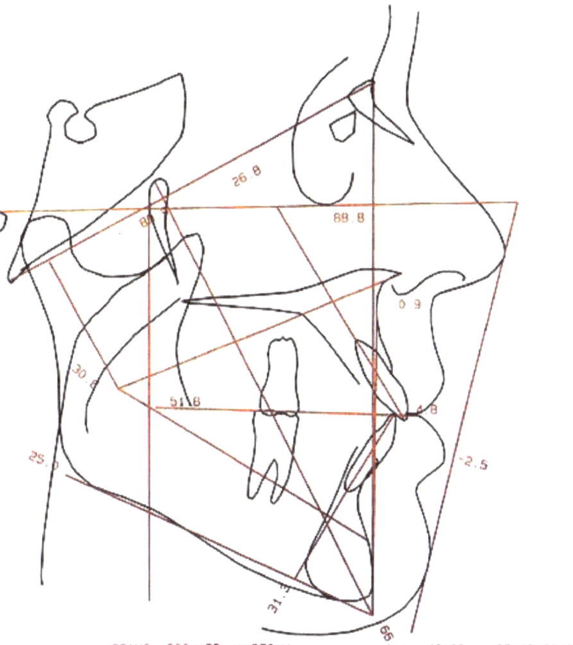

SPAN6 RICHARD JAUREGUY 10:28 06-10-2009

Fig. 4.9.40

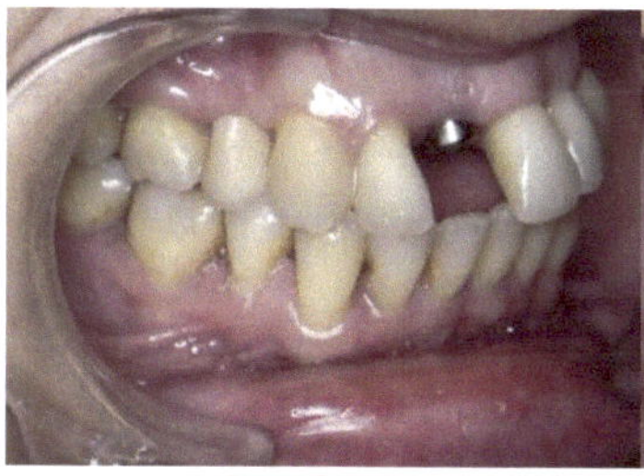

Fig. 4.9.41

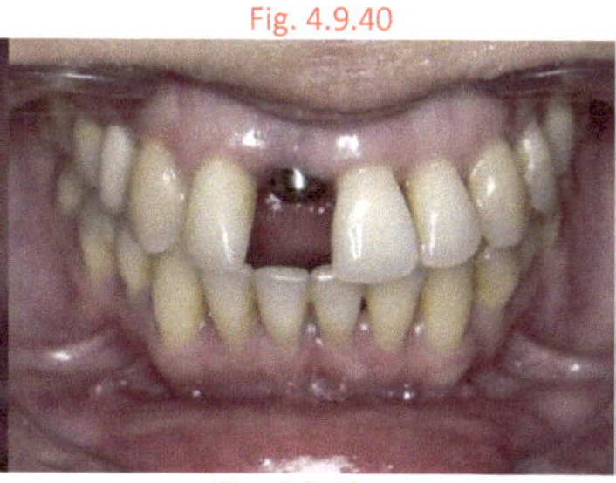

Fig. 4.9.42

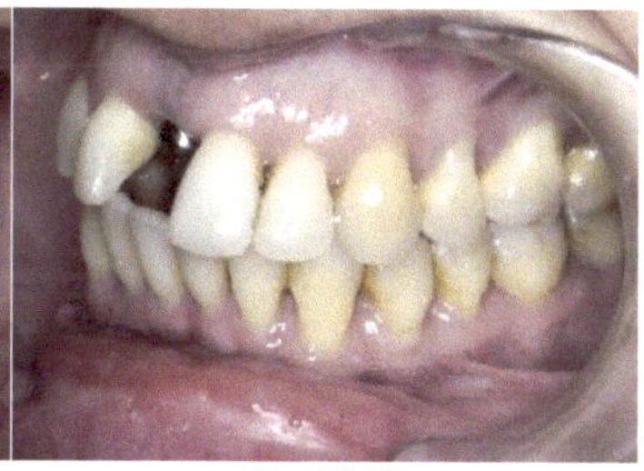

Fig. 4.9.43

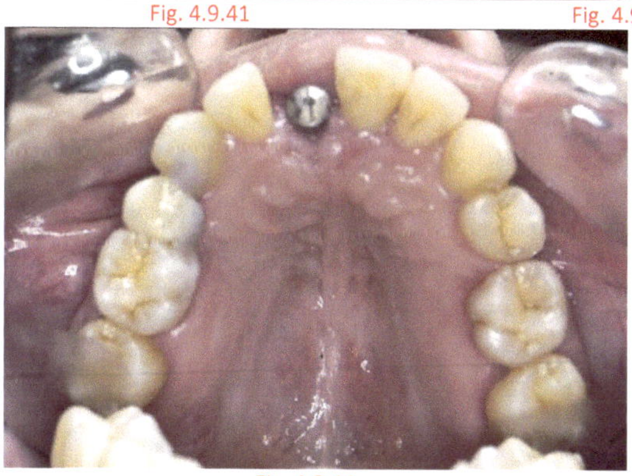

Fig. 4.9.44

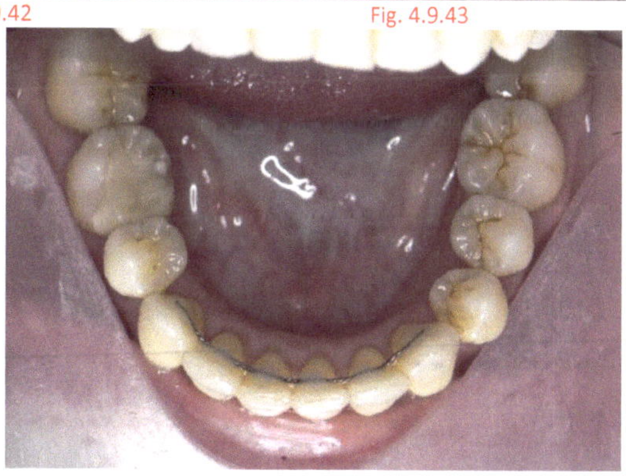

Fig. 4.9.45

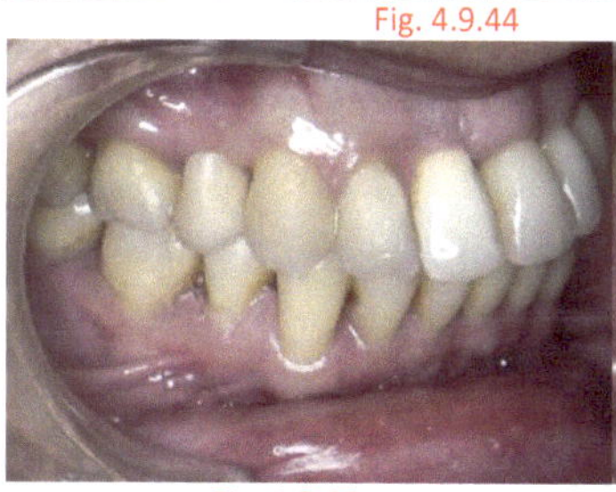

Fig. 4.9.46

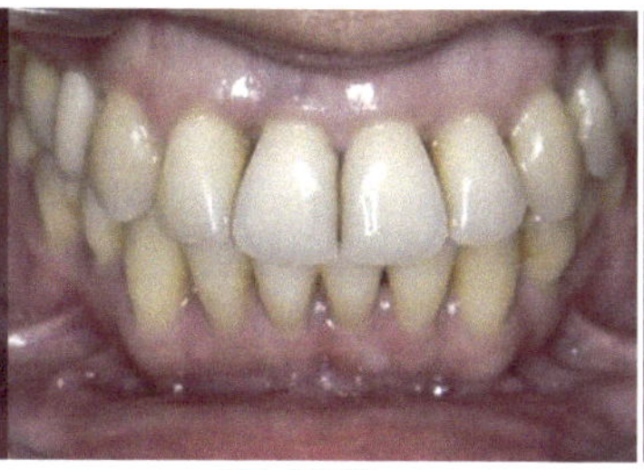

Fig. 4.9.47

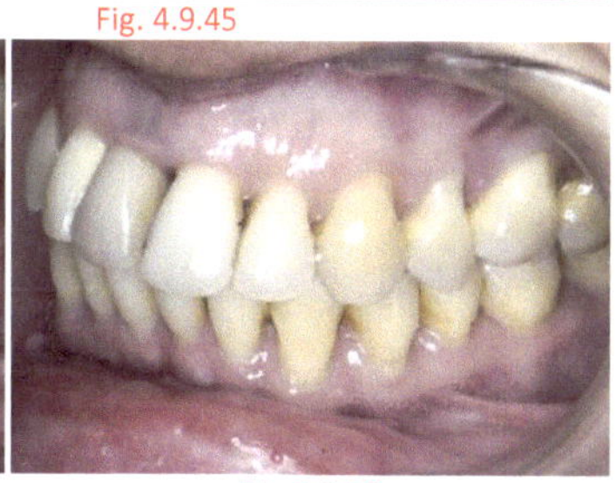

Fig. 4.9.48

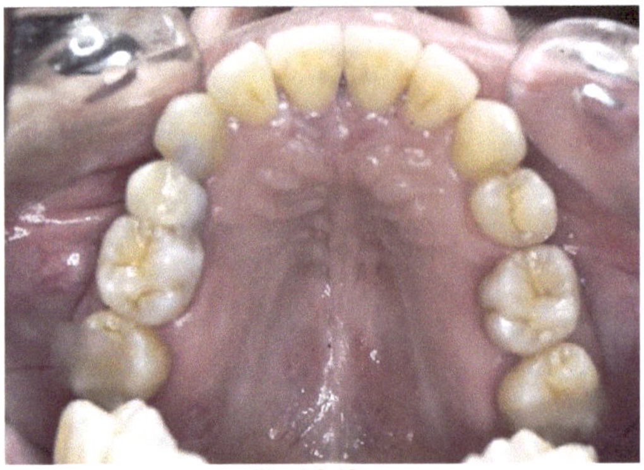

Fig. 4.9.49

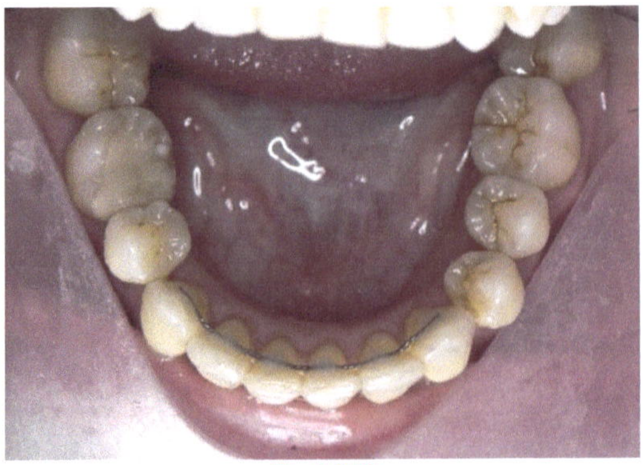

Fig. 4.9.50

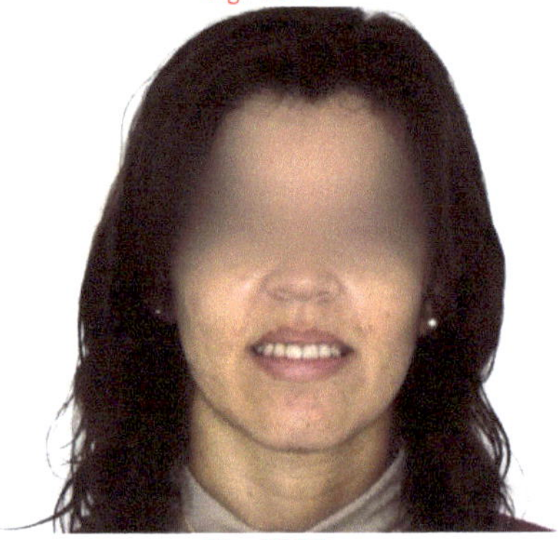

Fig. 4.9.51

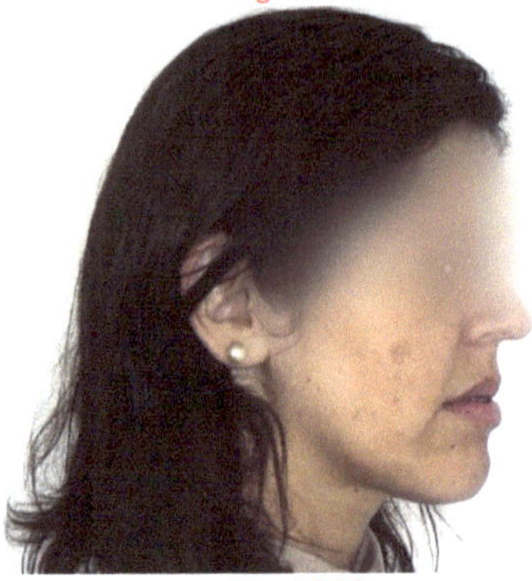

Fig. 4.9.52

En el tratamiento expuesto se abrió espacio para implante a nivel del 1.4, se centró la línea media dentaria superior y se cerró con anclaje mínimo en el sector del cuadrante superior izquierdo; a su vez con stripping, adaptación funcional posterior y ligera protrusión se generó el espacio para solucionar la discrepancia dentaria negativa de la arcada inferior.

Por un lado el cierre de espacios podría clasificarse en relación a su cuantía o magnitud pero también en la intención de cierre anteroposterior. ver Figs. 4.9.54 a 4.9.56

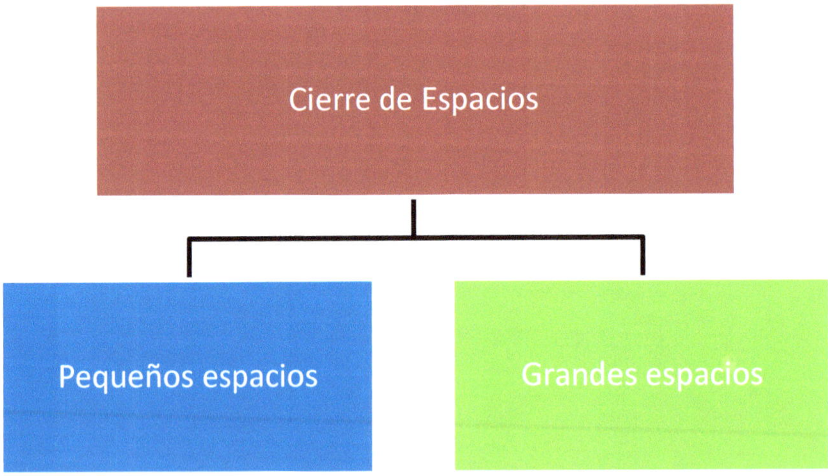

Figs. 4.9.53

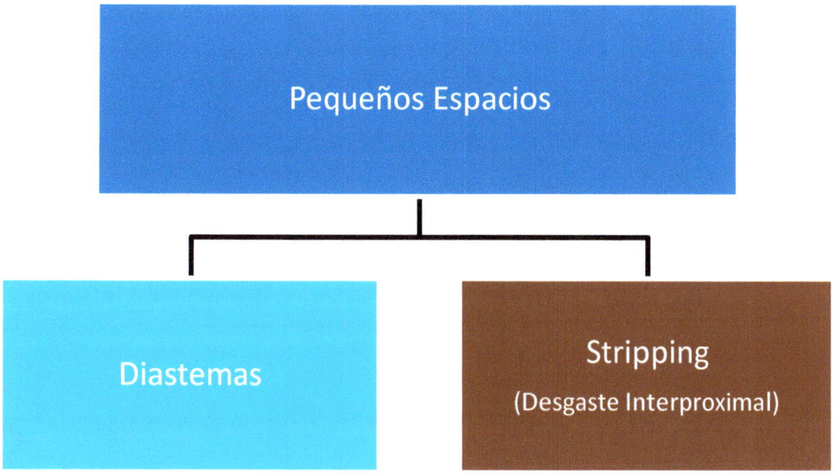

Figs. 4.9.54

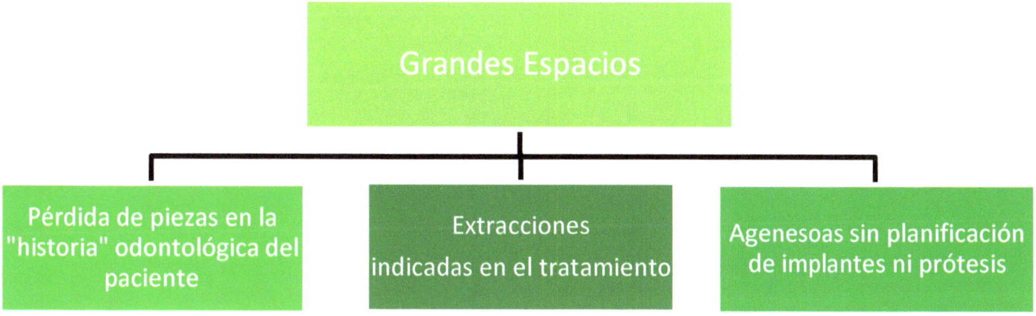

Figs. 4.9.55

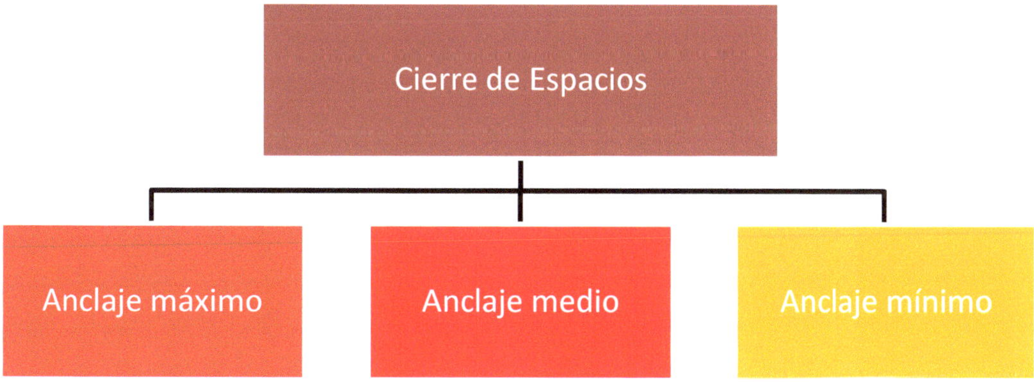

Figs. 4.9.56

Más allá de su magnitud un espacio puede cerrase con criterio de **anclaje máximo** (retraer lo anterior con pequeña o nula respuesta posterior), **medio** (cierre por partes iguales de ambos sectores) o **mínimo** (movimiento hacia mesial de la/s pieza/s dentarias ubicadas a distal del espacio).

En el plan de tratamiento debe existir, en primera instancia, la decisión por parte del ortodoncista del criterio de anclaje basada en objetivos estéticos, funcionales, de salud, estabilidad y de requerimientos particulares del paciente, para luego instrumentar una mecánica acorde a las metas planteadas.

El cierre de espacio/s, técnicamente, conviene efectivizarlo en la tercer etapa de los tratamientos (Mecánica Mayor), con arcos de acero de sección adecuada a la ranura y características de los brackets utilizados; con esta elección perseguimos un buen control coronoradicular de los movimientos y menos fricción ya que esta aleación es la que presenta una superficie más pulida.

Como siempre repetimos, no debemos confundir el plan con el vehículo o medio terapéutico para que ese proyecto pueda cumplirse; es así que en el cierre de espacios podemos enumerar una serie de factores a tener en cuenta por el ortodoncista para que su cierre sea ordenado y responda a los objetivos del tratamiento.

Esquema 4.9.01

Factores incidentes en el cierre anteroposterior de espacios.
f. "Valor" de las unidades dentarias a ambos lados del espacio a cerrar
g. Fricción selectiva
h. Valor y lugar de aplicación de la/s fuerza/s de cierre
i. Elementos mecánicos accesorios
j. Utilización de TADS
k. Evaluación de factores biológicos influyentes

Los factores a evaluar tanto sea para utilizar o evitar, en los cierres de espacios (pequeños o grandes) y con criterio de anclaje máximo, medio o mínimo se enumeran en el esquema 4-9-1.

El analizar cada una de las variables expuestas implicaría, de por sí, un nuevo libro, pero procuraremos con la sucesión de imágenes y sus breves comentarios ilustrar algo estos conceptos.

1. "Valor" de las unidades dentarias a ambos lados del espacio a cerrar

El Dr. Ricketts estimaba que la fuerza ortodóntica ideal estaba muy cercana a los 100 grs por cm2 de superficie radicular enfrentada al movimiento dentario.	De acuerdo a sus estudios presentó una escala de valores para las raíces en los movimientos anteroposteriores.
Figs. 4.9.57	Figs. 4.9.58

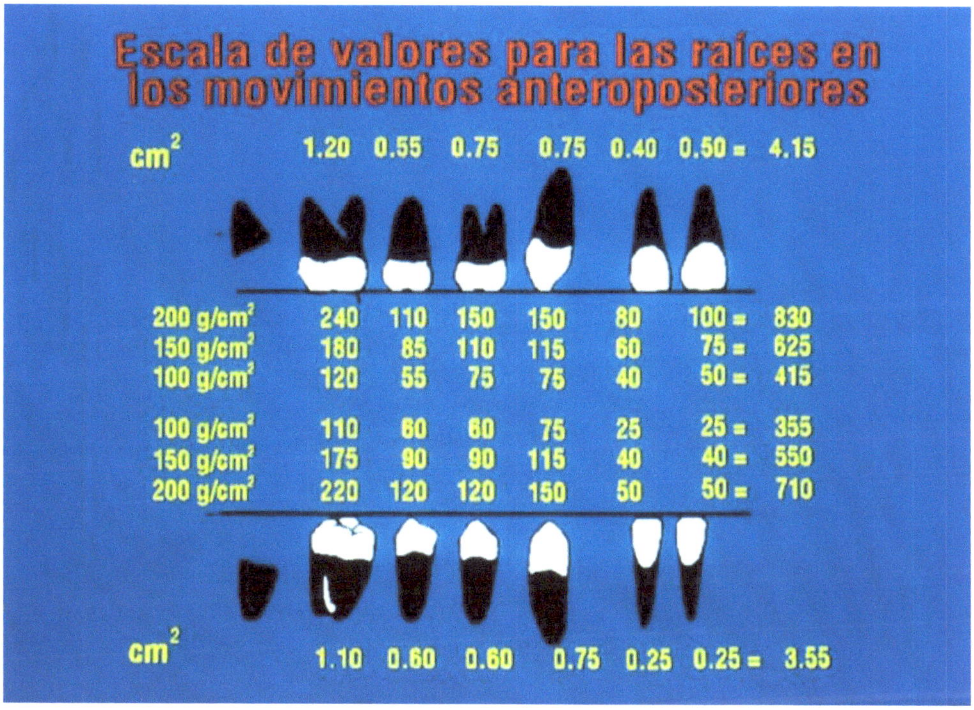

Figs. 4.9.59

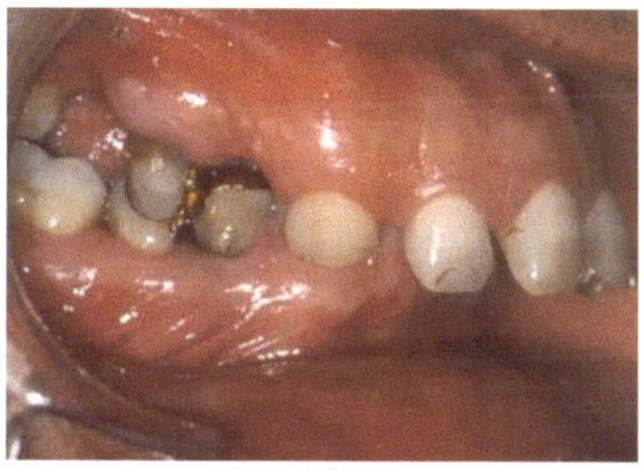

Figs. 4.9.60

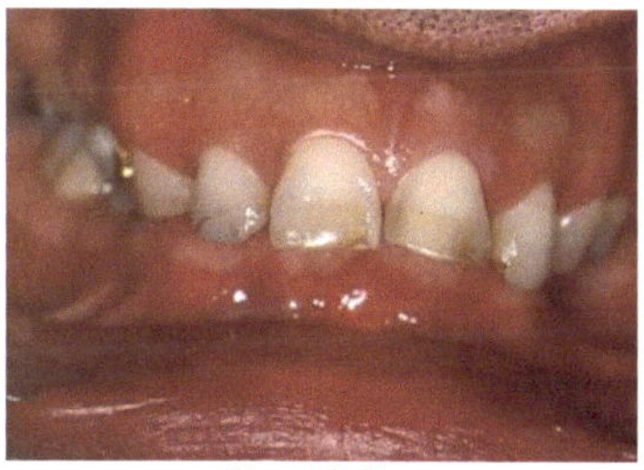

Figs. 4.9.61

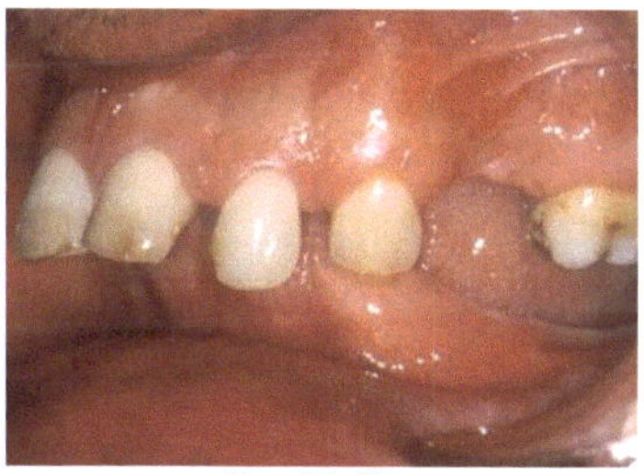

Figs. 4.9.62

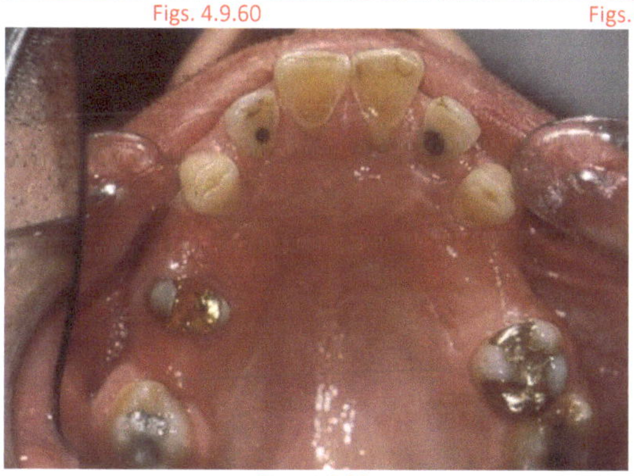

Figs. 4.9.63

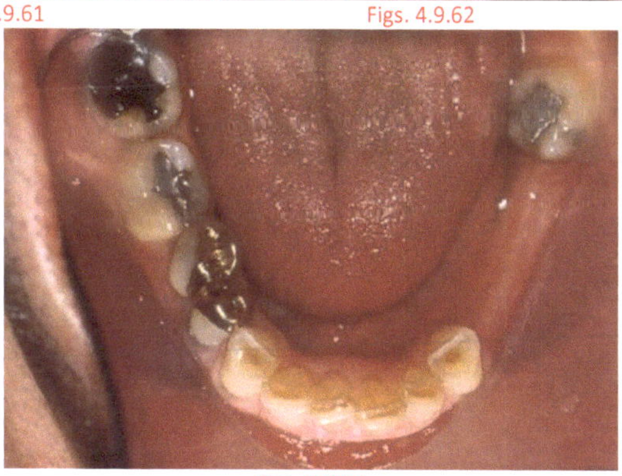

Figs. 4.9.64

Figs. 4.9.60 a 4.9.64

Imposible retraer el sector anteroposterior con anclaje máximo en el consumo del espacio valiéndose solamente de las unidades dentarias posteriores.

Figs. 4.9.65 a 4.9.76

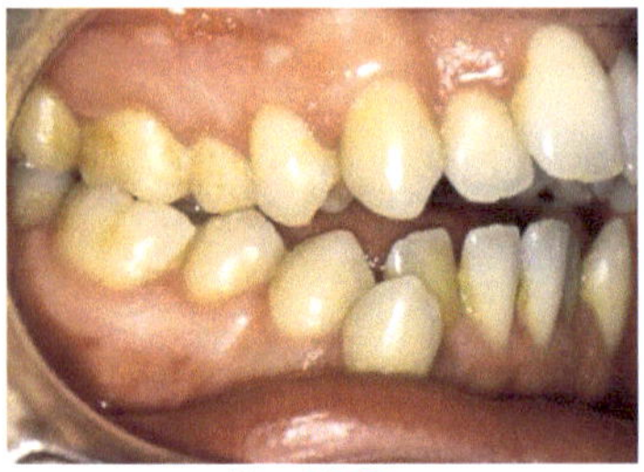

Figs. 4.9.65

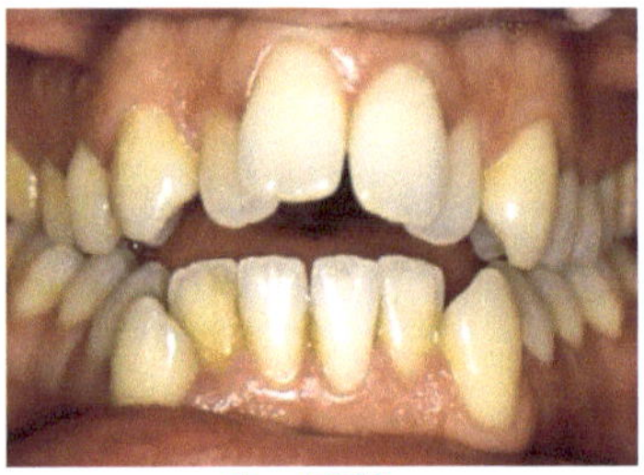

Figs. 4.9.66

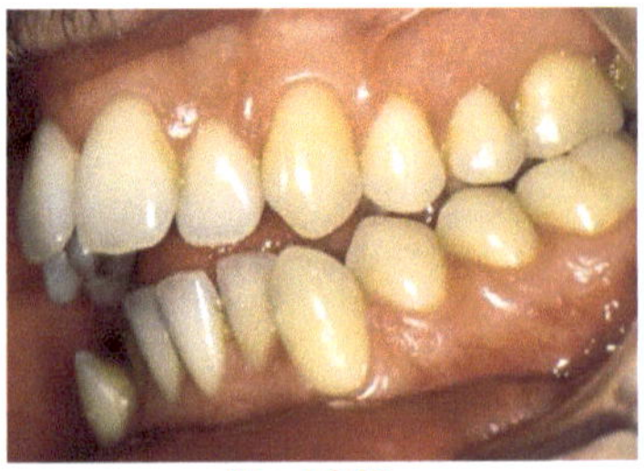

Figs. 4.9.67

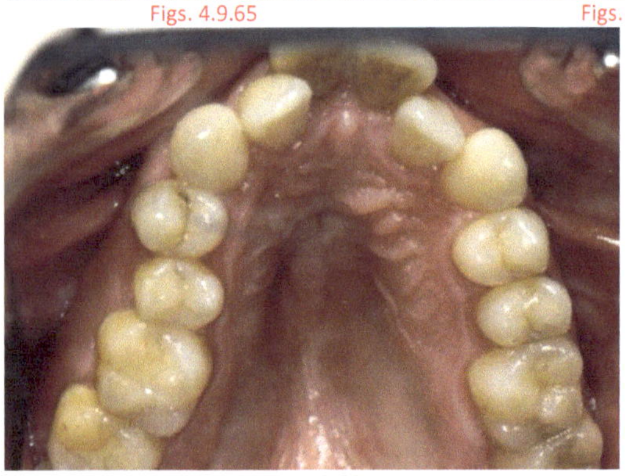

Figs. 4.9.68

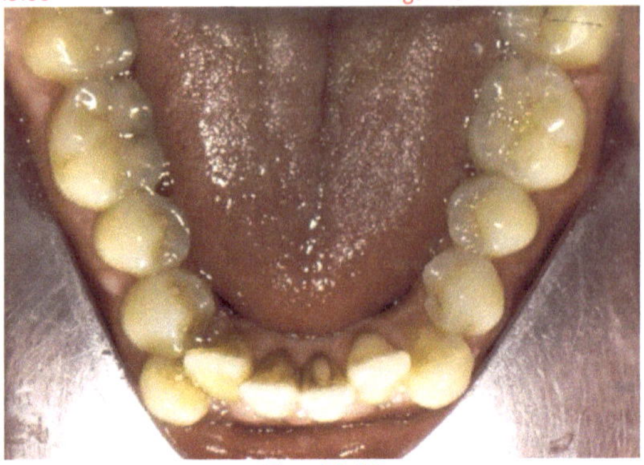

Figs. 4.9.69

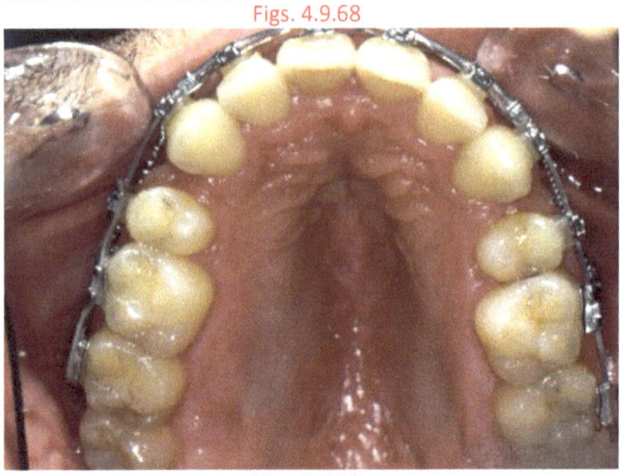

Figs. 4.9.70

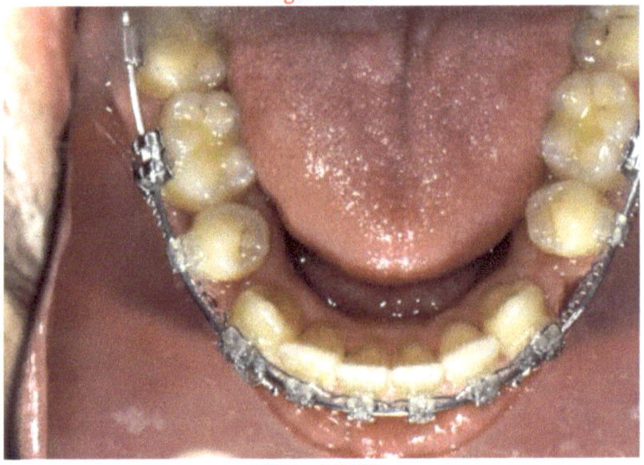

Figs. 4.9.71

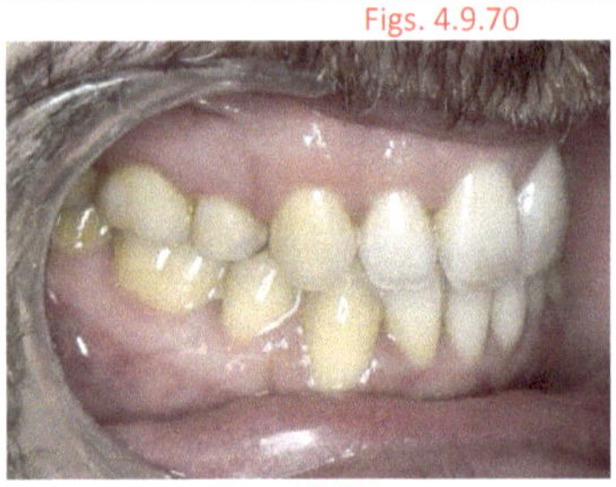

Figs. 4.9.72

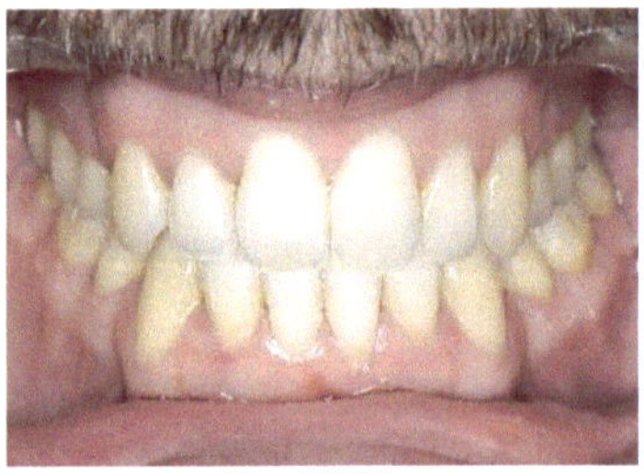

Figs. 4.9.73

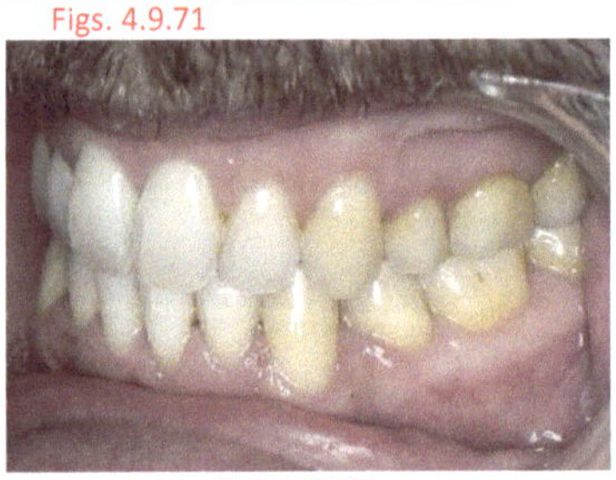

Figs. 4.9.74

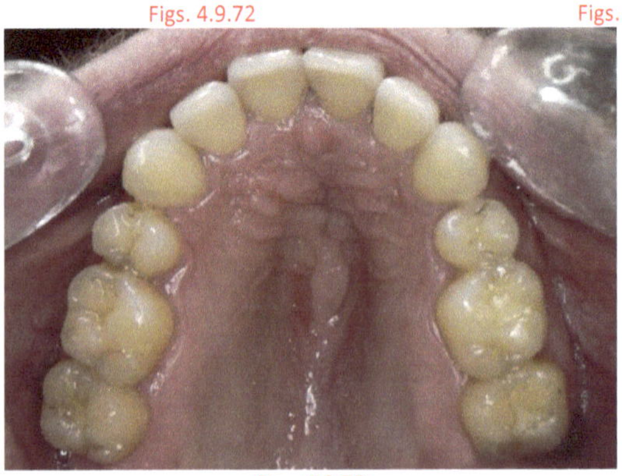

Figs. 4.9.75

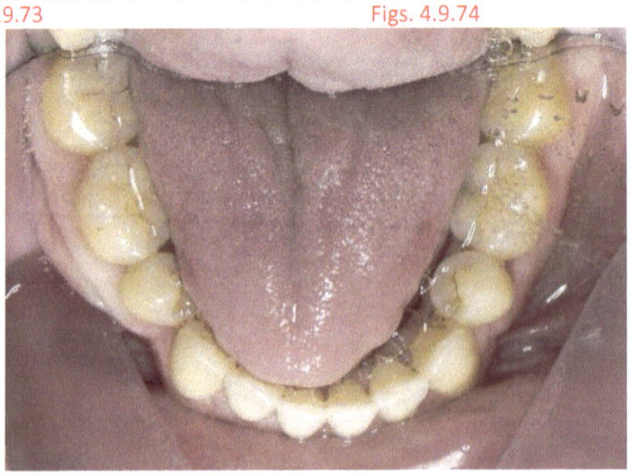

Figs. 4.9.76

Es posible retraer los sectores anteriores con anclaje máximo.

2. Fricción selectiva

Fig. 4.9.77

Las piezas dentarias tienden a moverse más fácilmente hacia los sitios de menor fricción.

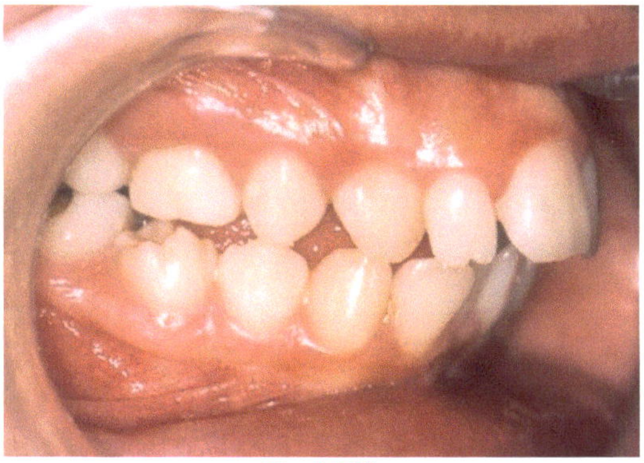

Figs. 4.9.78

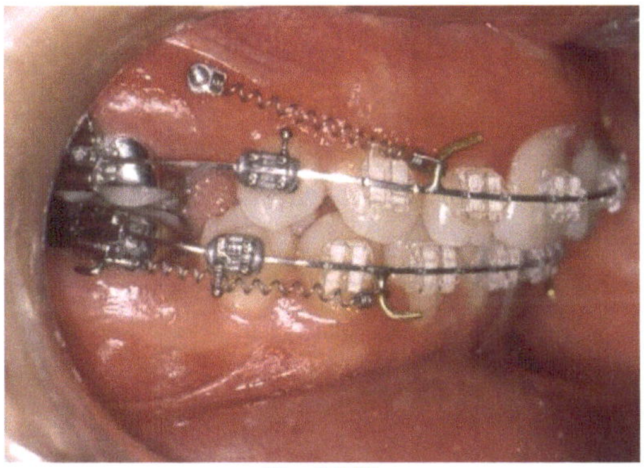

Figs. 4.9.79

La “variable” friccional está en contra del anclaje máximo superior ya que en los sectores posteriores están cementadas bandas (“autoligantes pasivos”) mientras que a mesial del espacio los arcos están ligados con elastómeros.

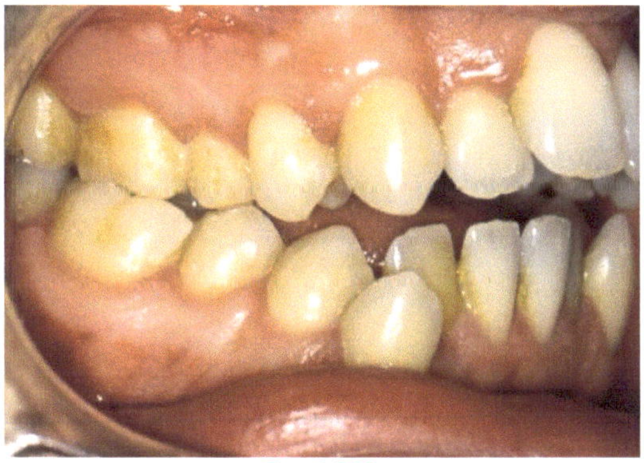

Figs. 4.9.80

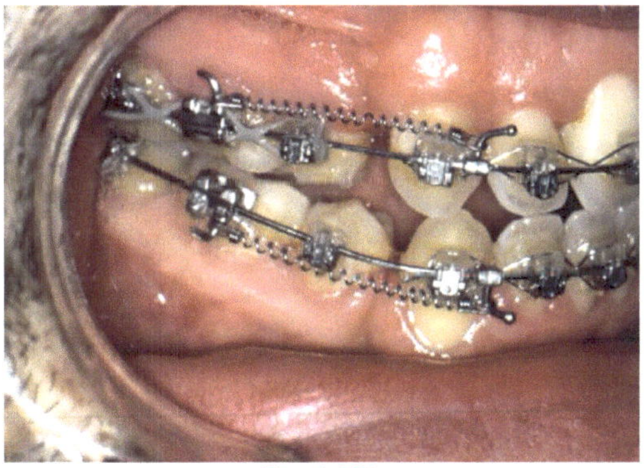

Figs. 4.9.81

Fricción “selectiva” empleada para un cierre superior con Sistema Damon; el sector posterosuperior está “ligado” externamente, mientras que en el anterior la ligadura en 8 está dispuesta por debajo del arco.

3. Valor y lugar de aplicación de la/s fuerza/s de cierre

Se pueden combinar el valor y lugar de la aplicación de las fuerzas de cierre de manera que las resultantes sean subumbrales u óptimas en magnitud de acuerdo a las necesidades del caso.

Una combinación muy usual que utilizamos son los resortes de 100 grs. y los elásticos de 4 oz (112grs).

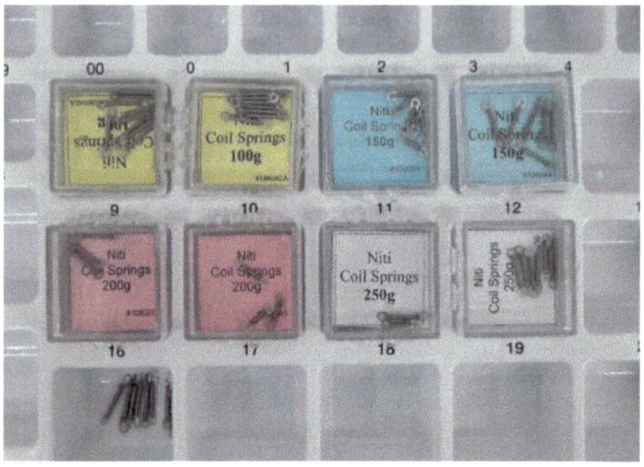

Figs. 4.9.82

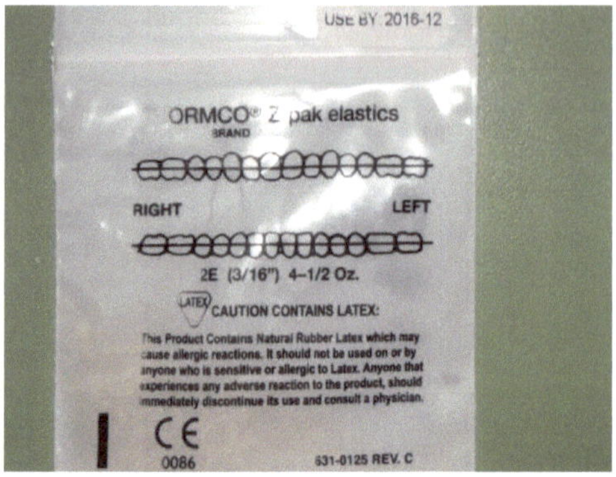

Figs. 4.9.83

Figs. 4.9.84 a 4.9.99

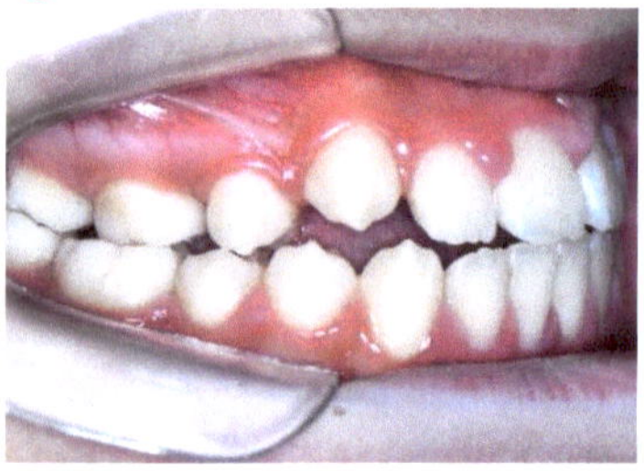

Figs. 4.9.84

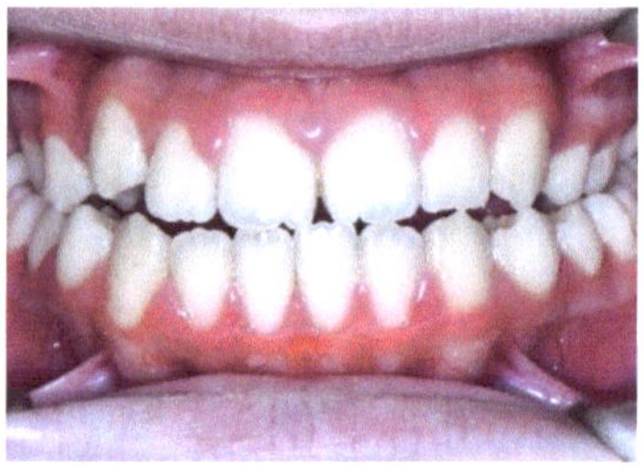

Figs. 4.9.85

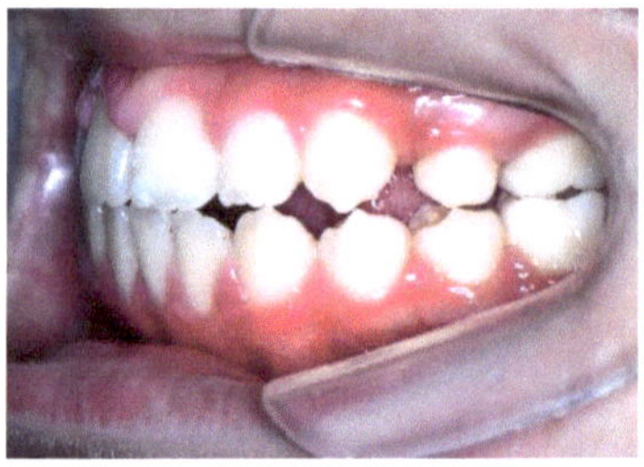

Figs. 4.9.86

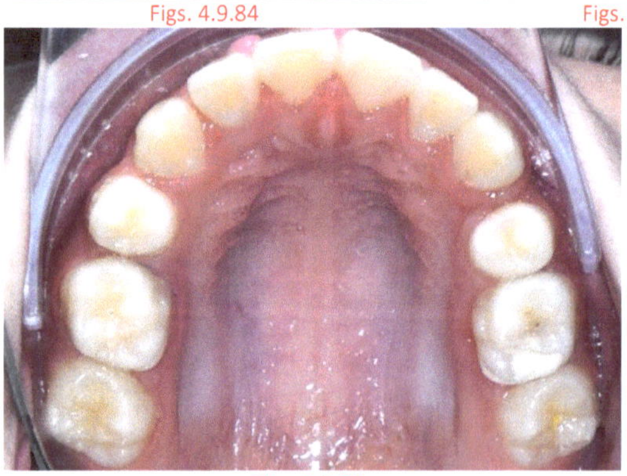

Figs. 4.9.87

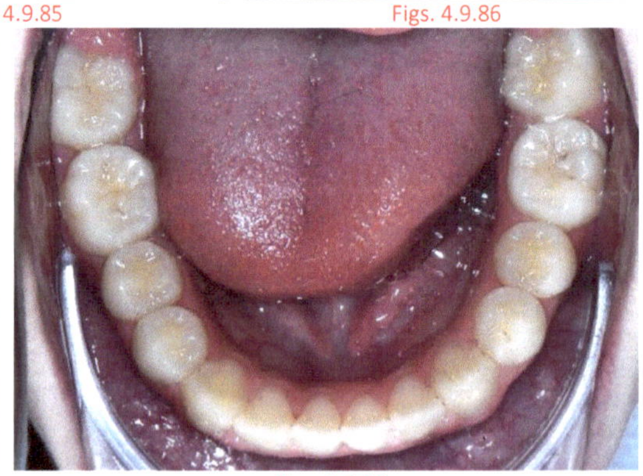

Figs. 4.9.88

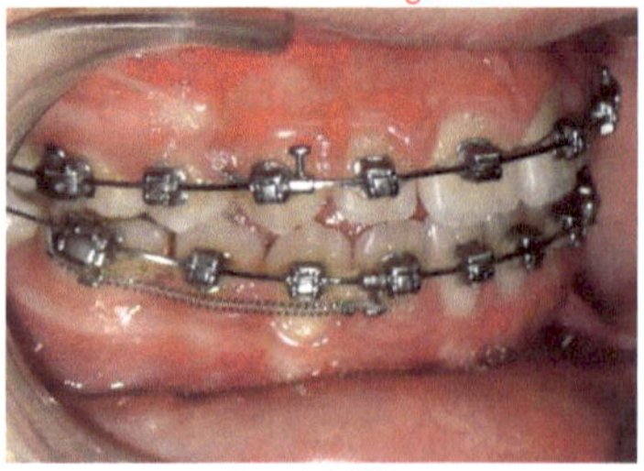

Figs. 4.9.89

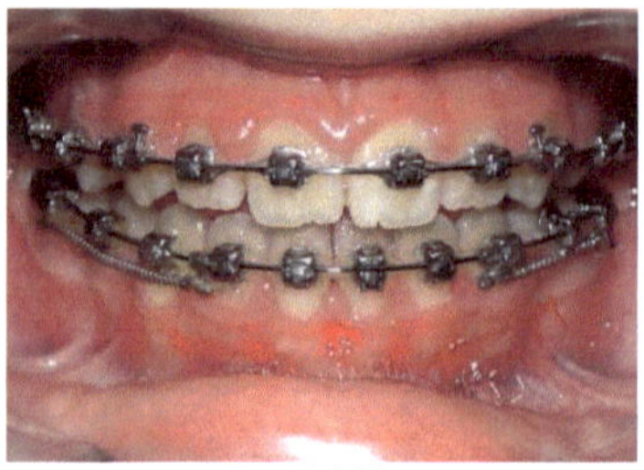

Figs. 4.9.90

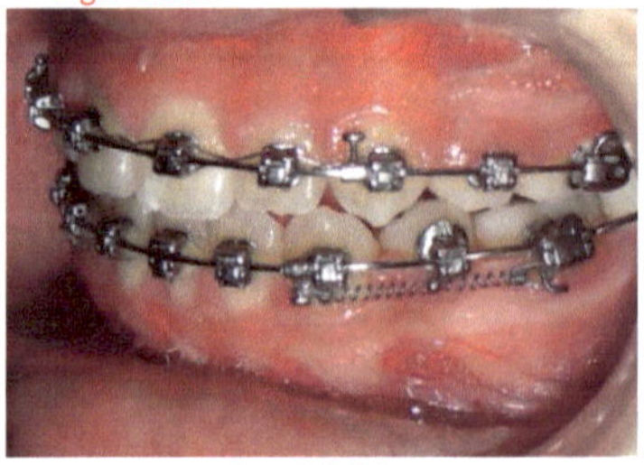

Figs. 4.9.91

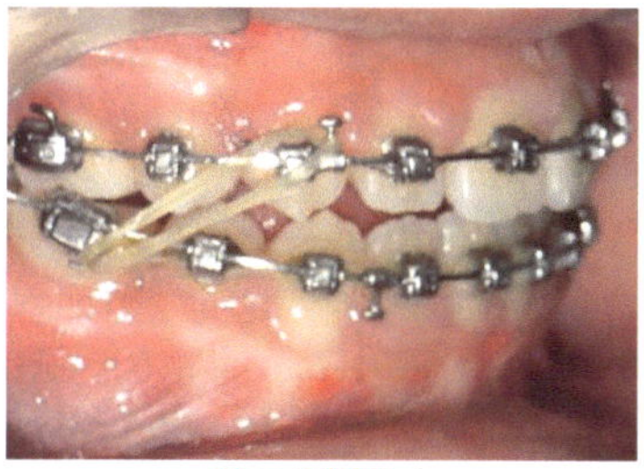

Figs. 4.9.92

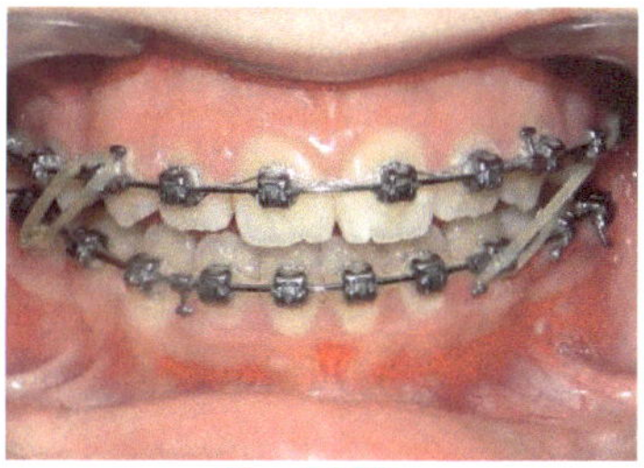

Figs. 4.9.93

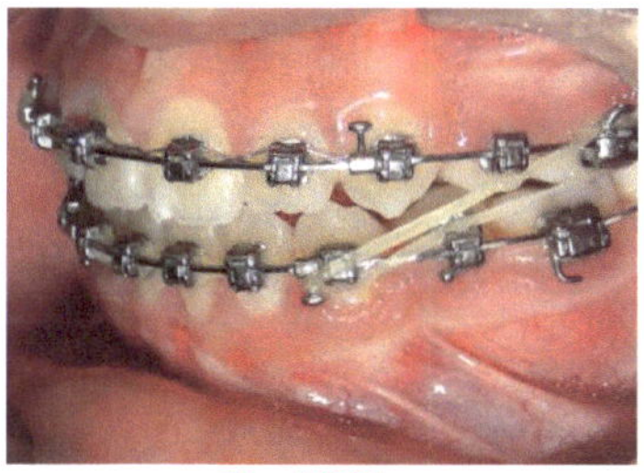

Figs. 4.9.94

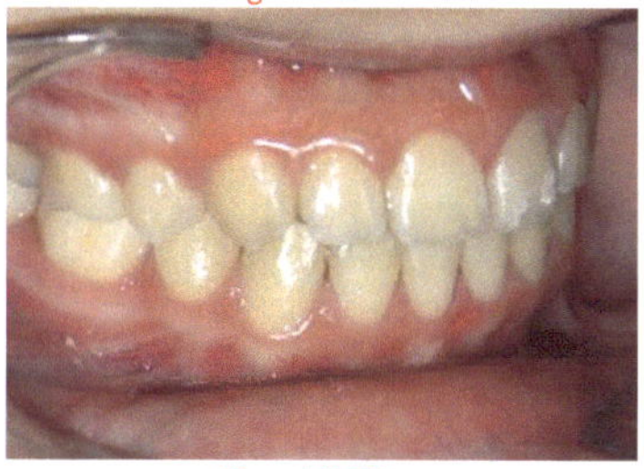

Figs. 4.9.95

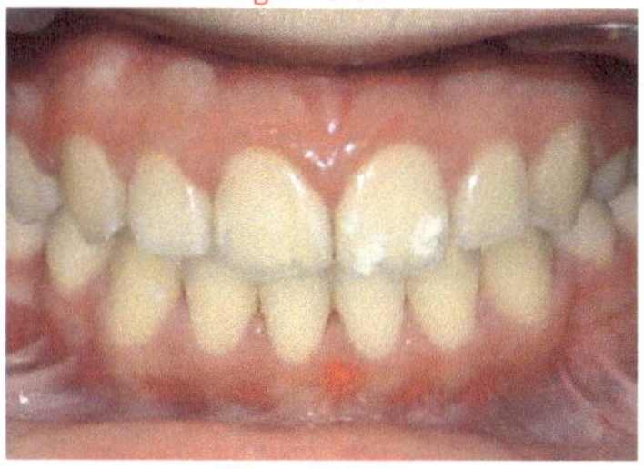

Figs. 4.9.96

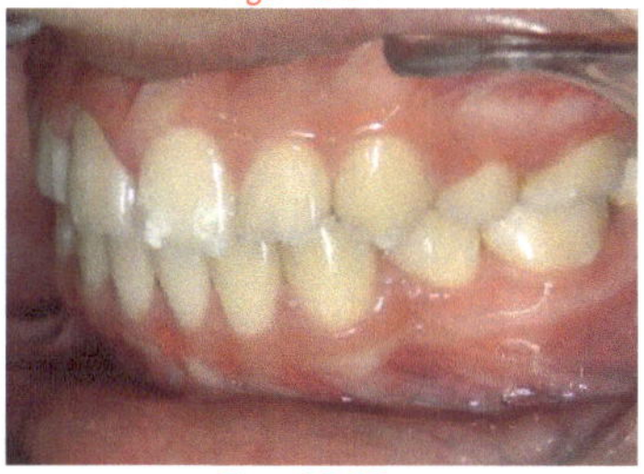

Figs. 4.9.97

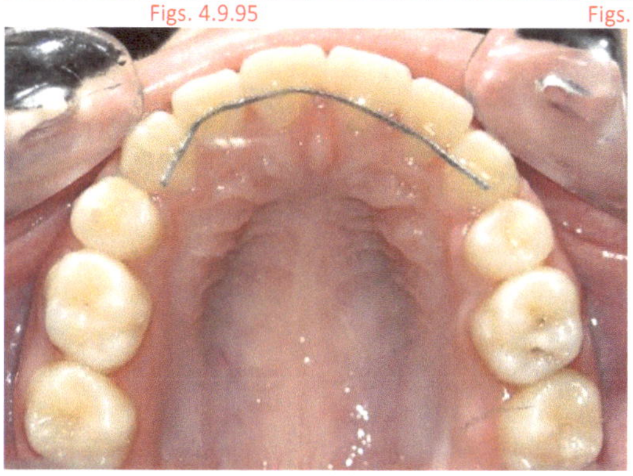

Figs. 4.9.98

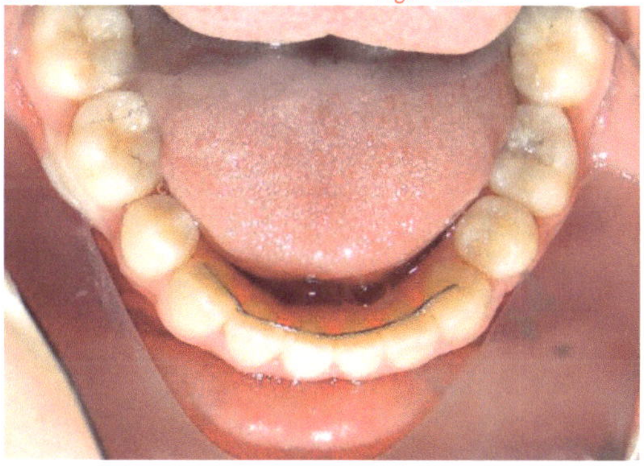

Figs. 4.9.99

Este caso es expuesto en la última sección de este libro en donde se dan las explicaciones diagnósticas y mecánicas de cierres de espacio en donde se combinaron acciones y reacciones derivados de la utilización de resortes de 100 grs. con eláticos 3/16 4 oz.

4. Elementos mecánicos accesorios

Figs. 4.9.100 a 4.9.104

La utilización de elementos mecánicos accesorios al control del cierre de espacios ha variado con el tiempo, las escuelas y las "filosofías" de tratamiento.

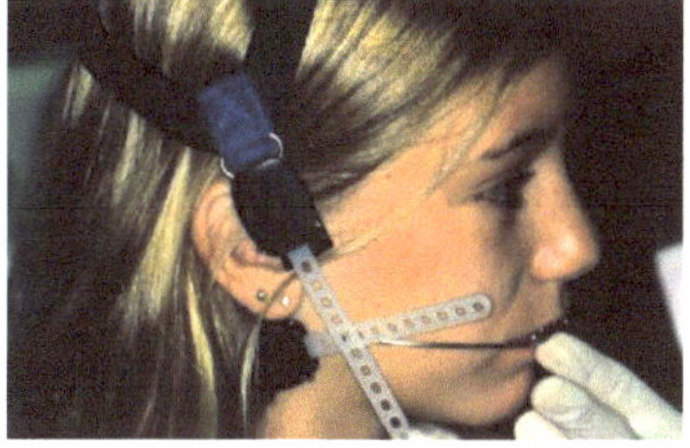

Figs. 4.9.100

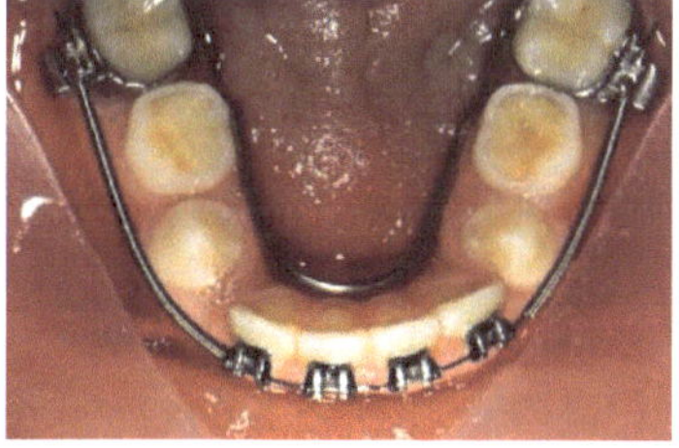

Figs. 4.9.101

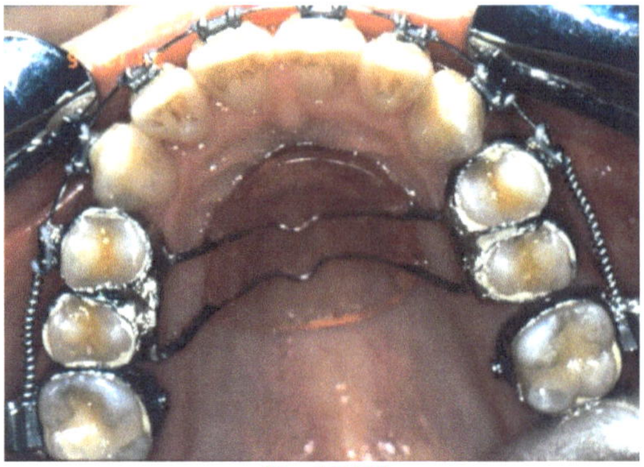
Figs. 4.9.102

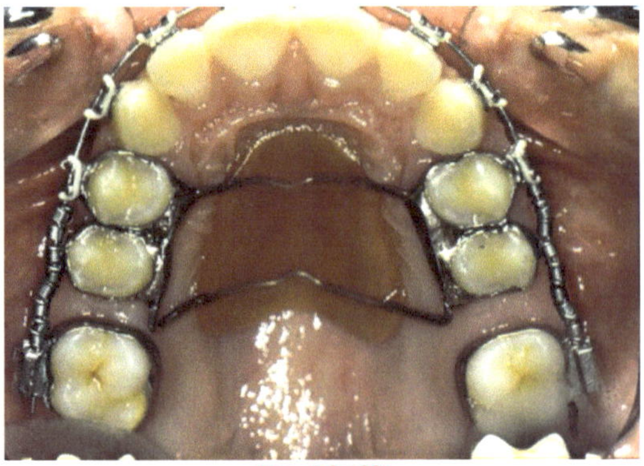
Figs. 4.9.103

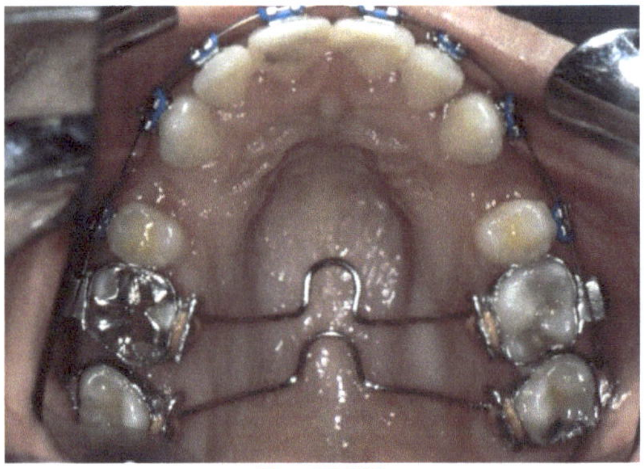
Figs. 4.9.104

5. Utilización de TADS

La utilización adecuada de dispositivos de Anclaje Temporario (TADS) es de enorme utilidad en una multiplicidad de situaciones clínicas, entre ellas el control anteroposterior de movimientos dentarios.

Figs. 4.9.105 a 4.9.115

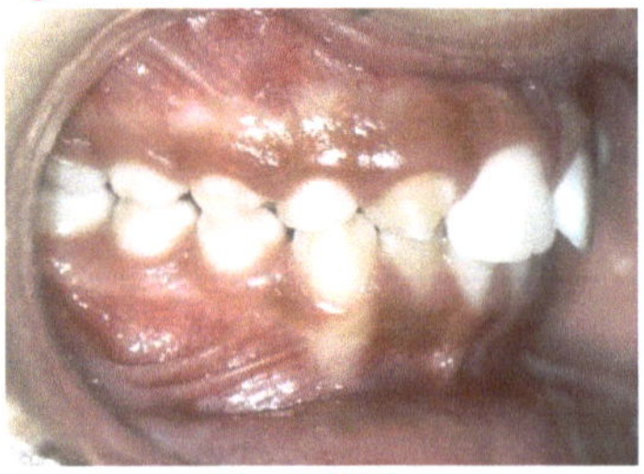
Figs. 4.9.105

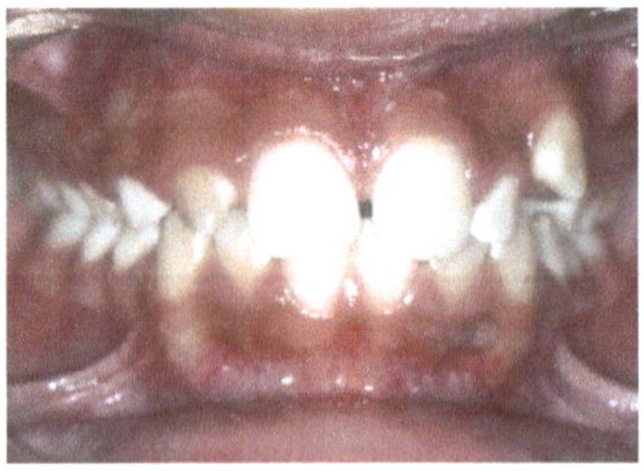
Figs. 4.9.106

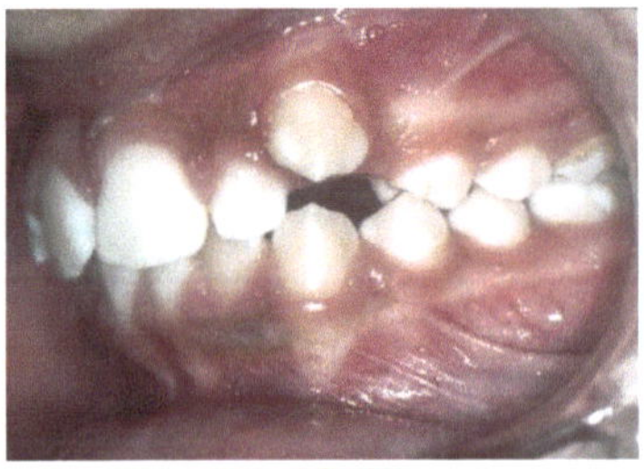
Figs. 4.9.107

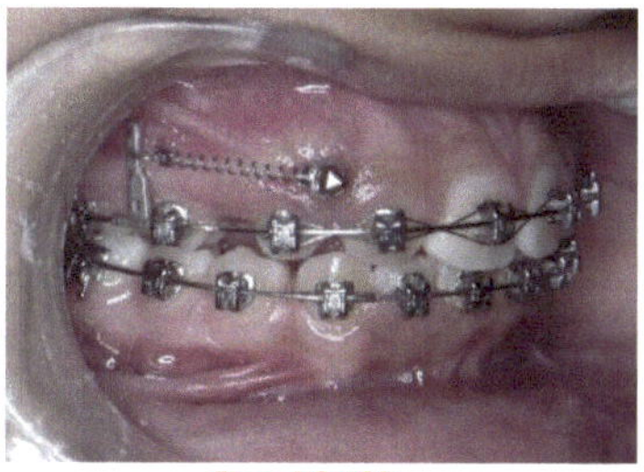
Figs. 4.9.108

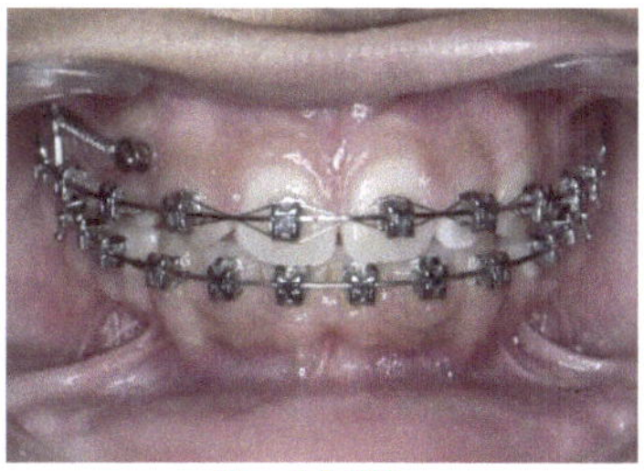
Figs. 4.9.109

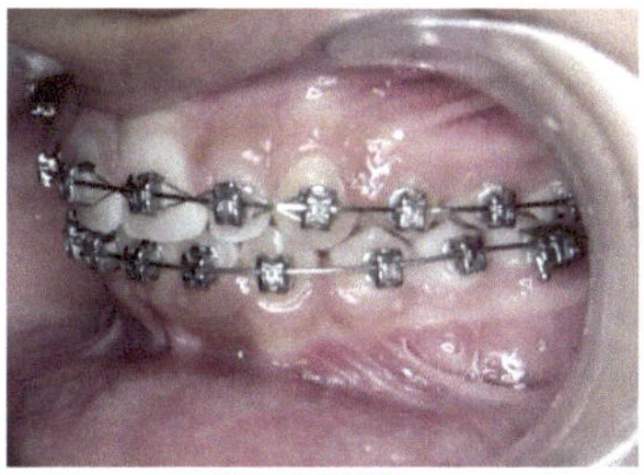
Figs. 4.9.110

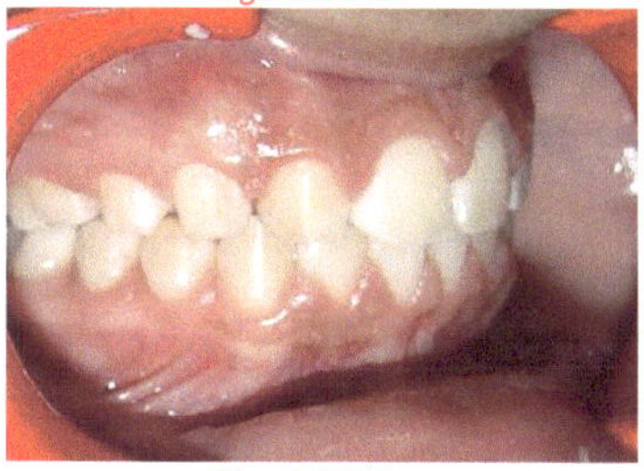
Figs. 4.9.111

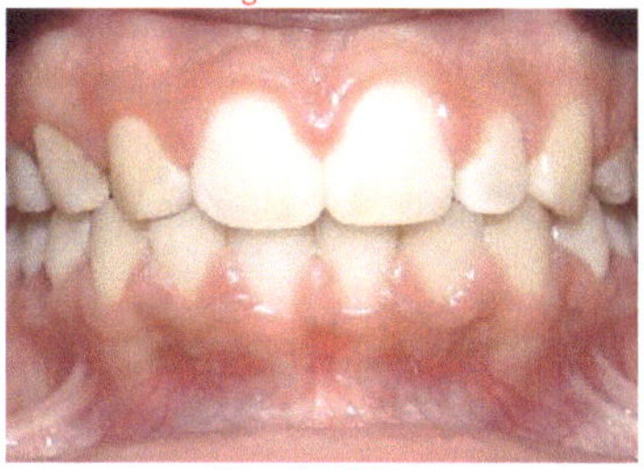
Figs. 4.9.112

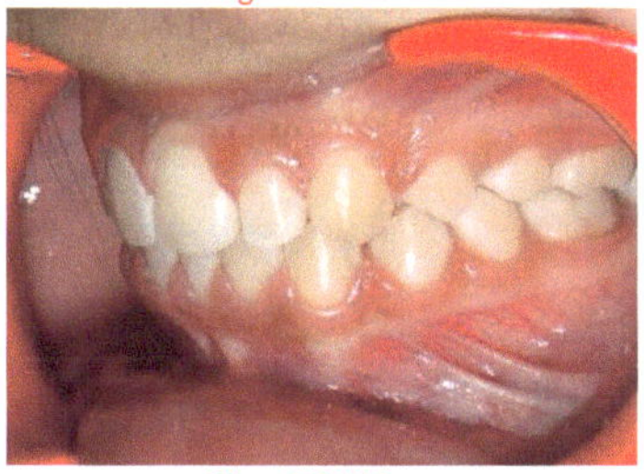
Figs. 4.9.113

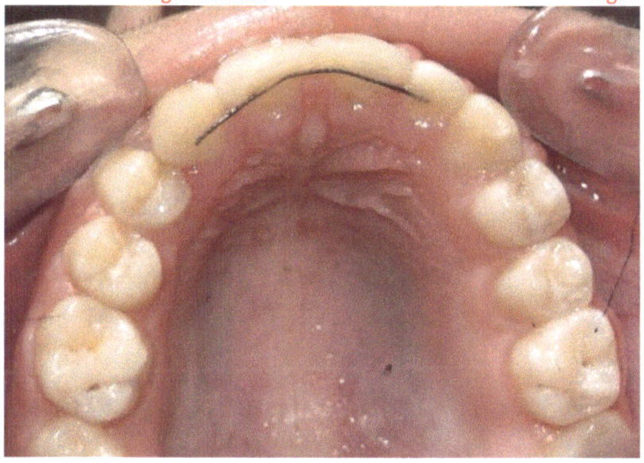
Figs. 4.9.114

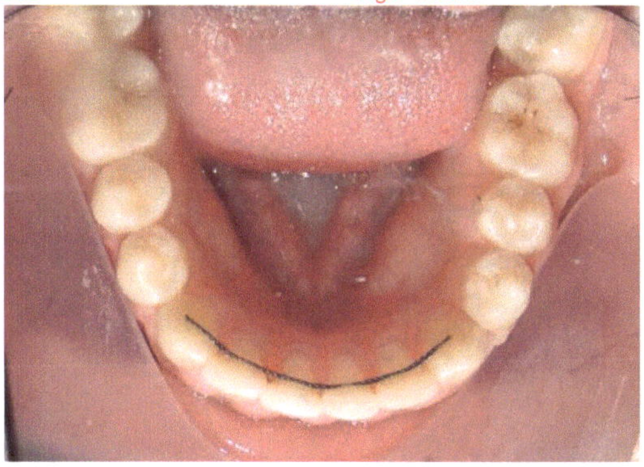
Figs. 4.9.115

Figs. 4.9.105 a 4.9.115

Caso de agenesia de 1.2 con planificación y cierre de espacios con anclaje mínimo; el microimplante ha sido de utilidad en la mecánica.

Figs. 4.9.116 a 4.9.124

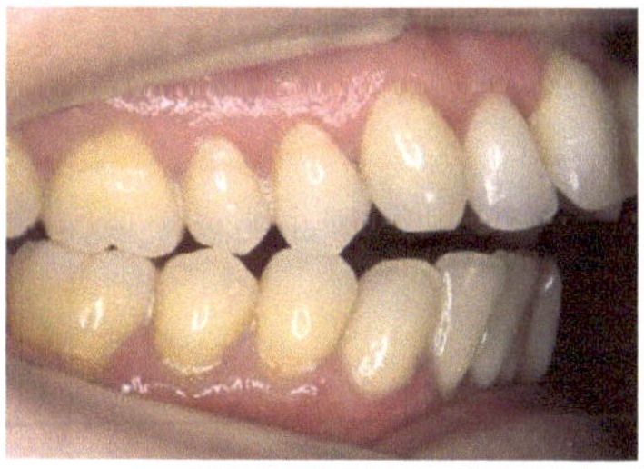
Figs. 4.9.116

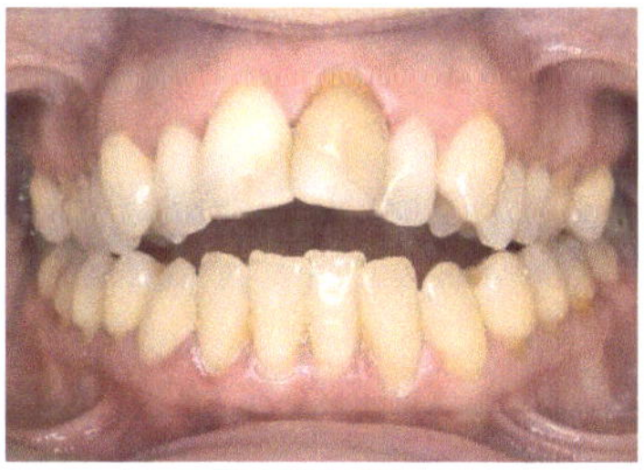
Figs. 4.9.117

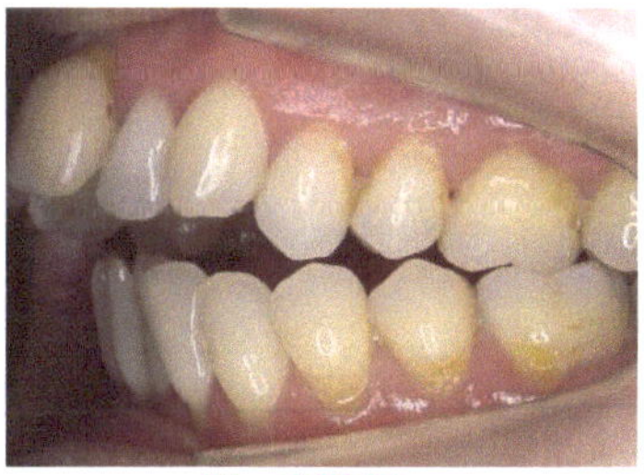
Figs. 4.9.118

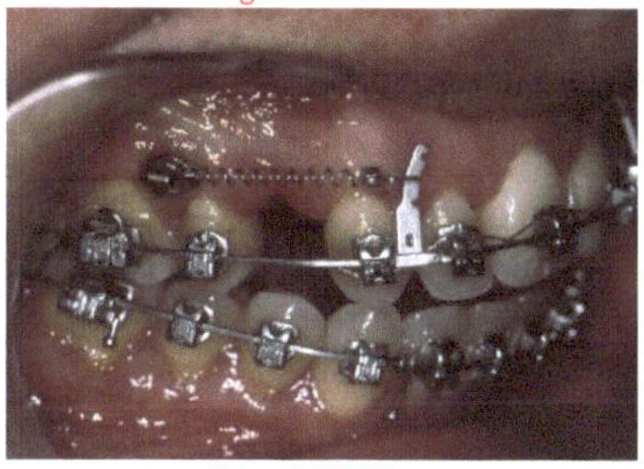
Figs. 4.9.119

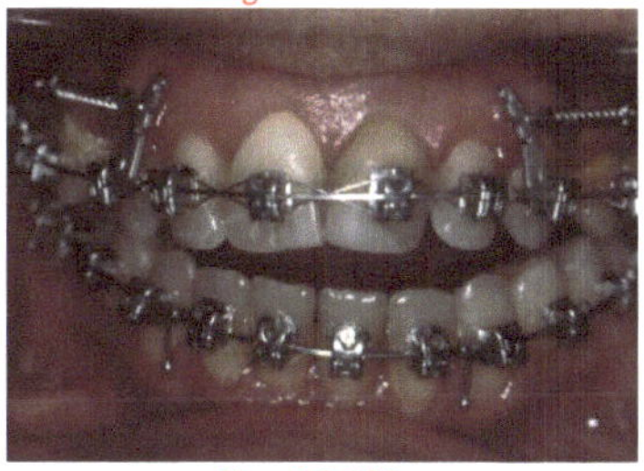
Figs. 4.9.120

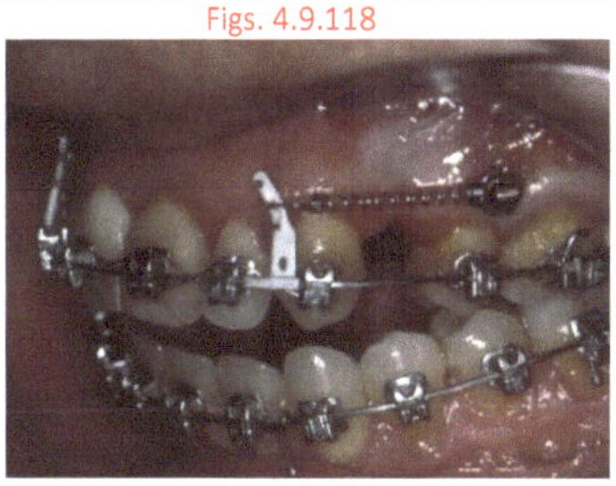
Figs. 4.9.121

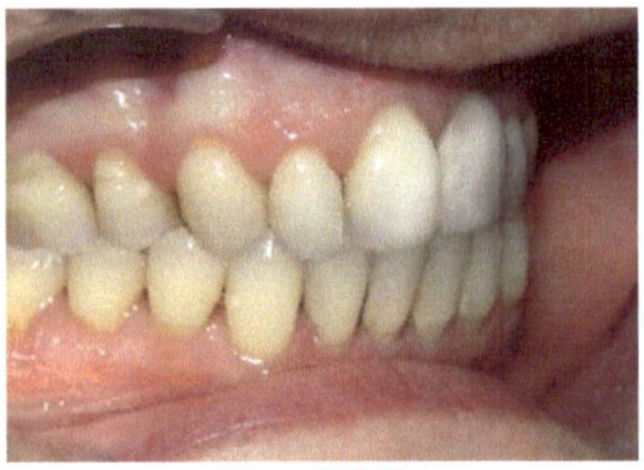

Figs. 4.9.122

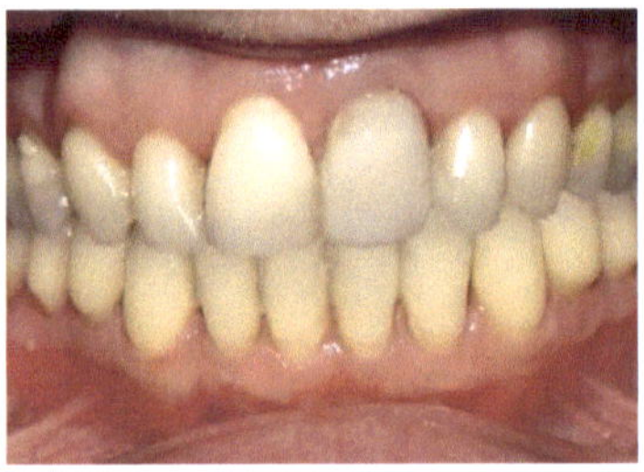

Figs. 4.9.123

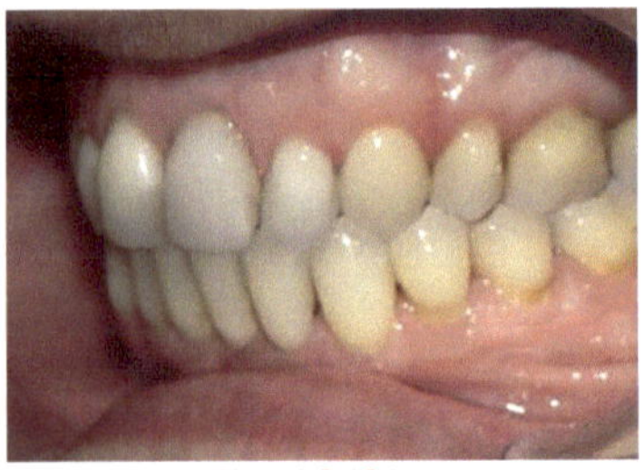

Figs. 4.9.124

Figs. 4.9.116 a 4.9.124

Caso de extracciones de 1.4 y 2.4 con criterio de anclaje máximo en el cierre de espacios; los microimplantes fueron auxiliares muy útiles en la retracción anterosuperior.

Figs. 4.9.125 a 4.9.136

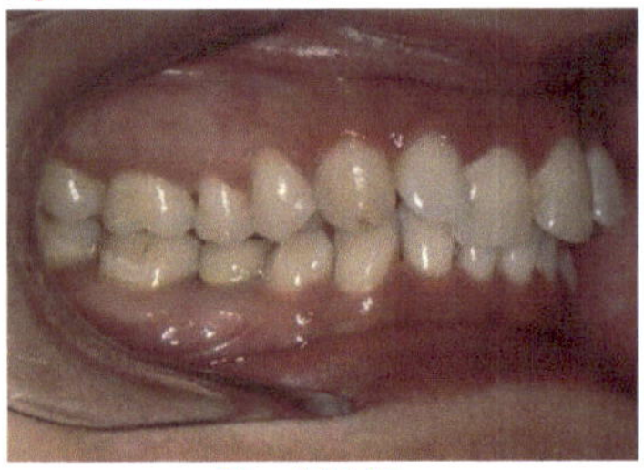

Figs. 4.9.125

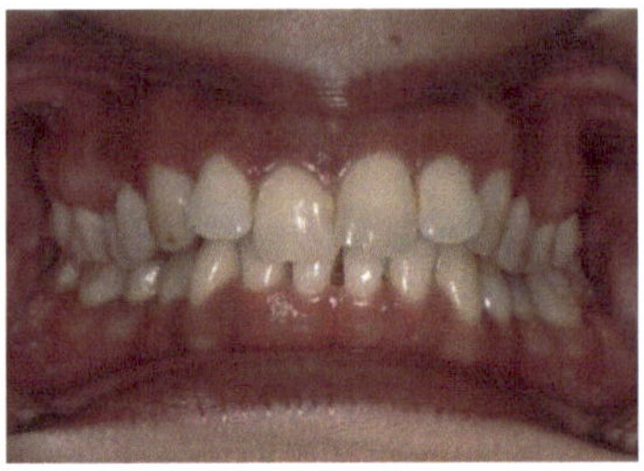

Figs. 4.9.126

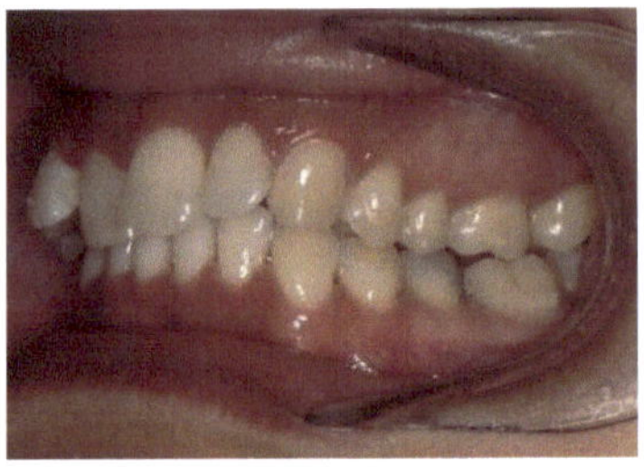

Figs. 4.9.127

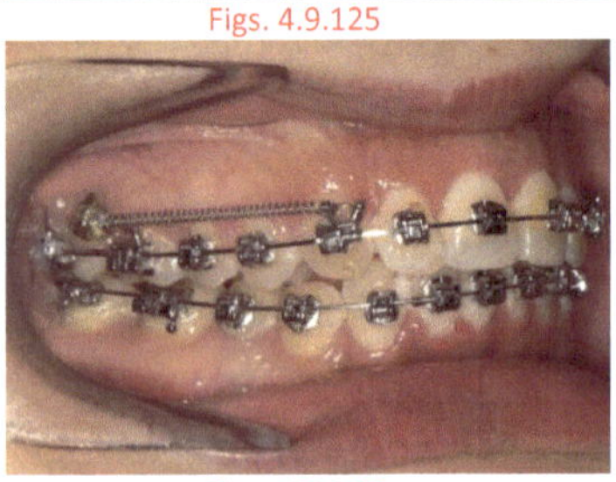

Figs. 4.9.128

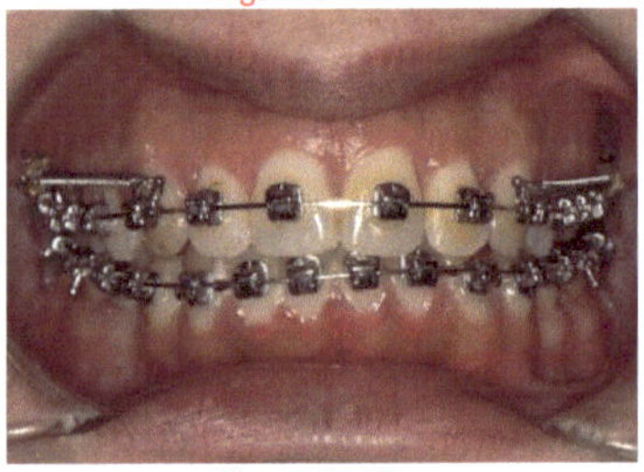

Figs. 4.9.129

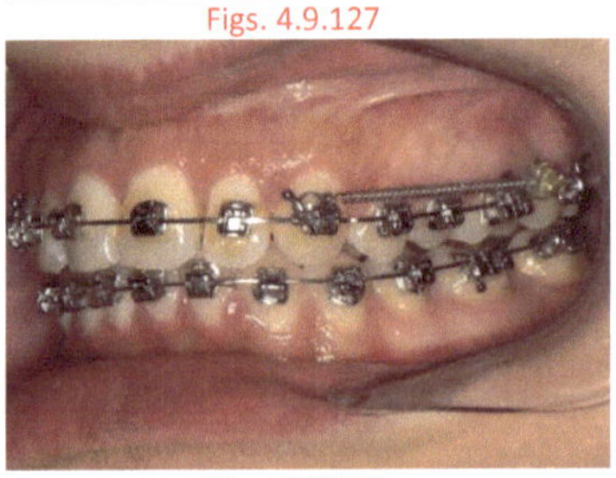

Figs. 4.9.130

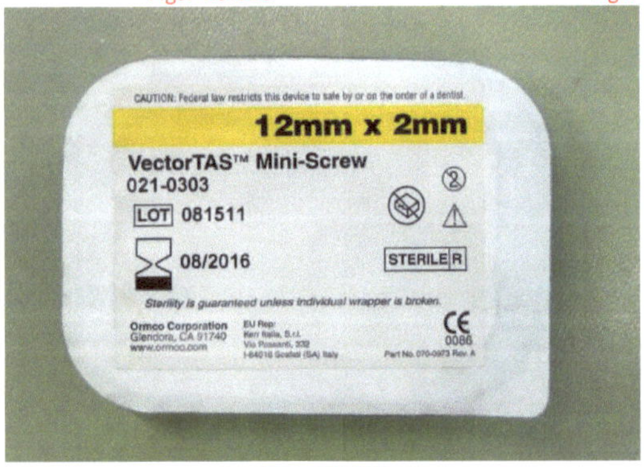

Figs. 4.9.131

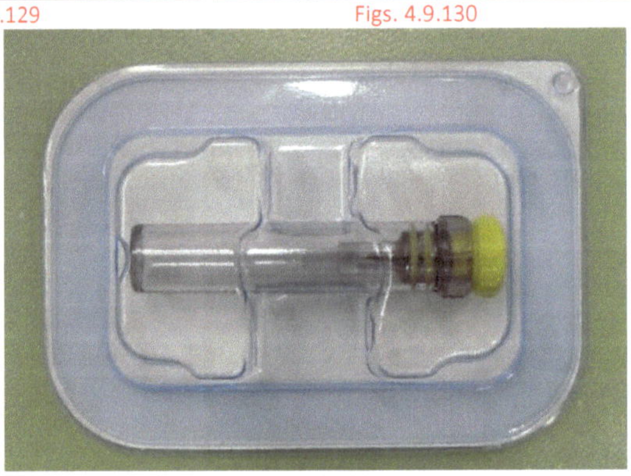

Figs. 4.9.132

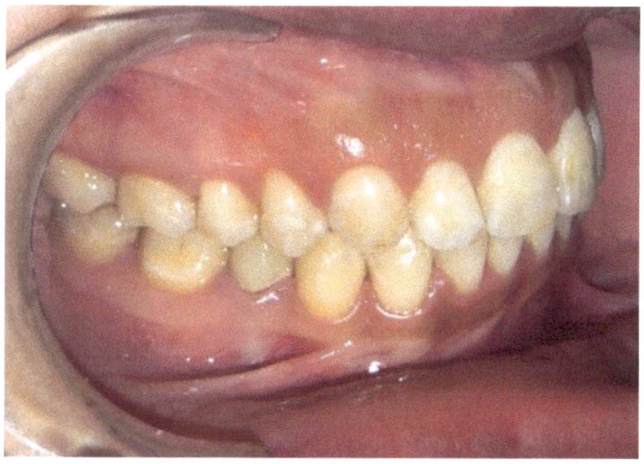

Figs. 4.9.133

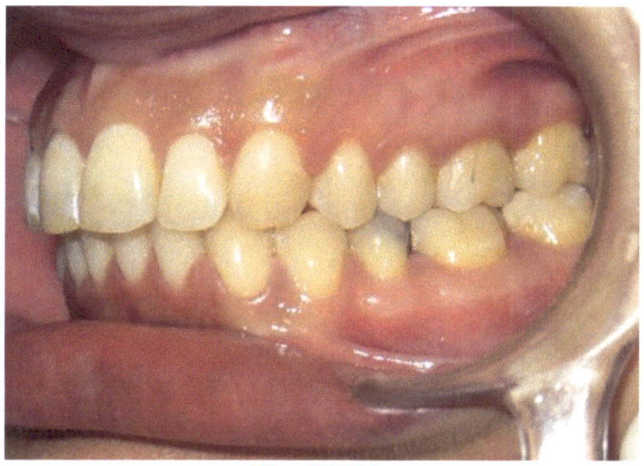

Figs. 4.9.134

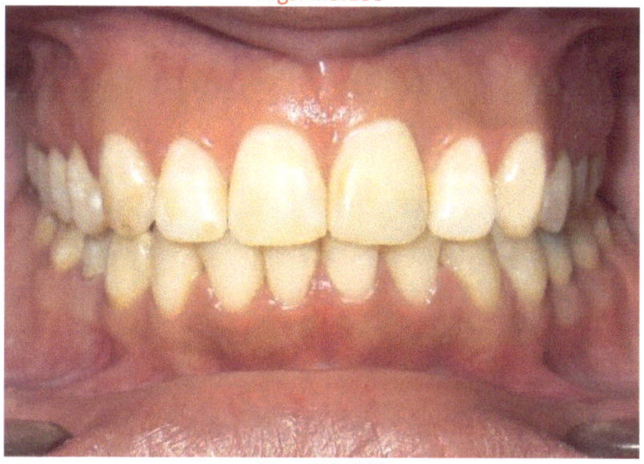

Figs. 4.9.135

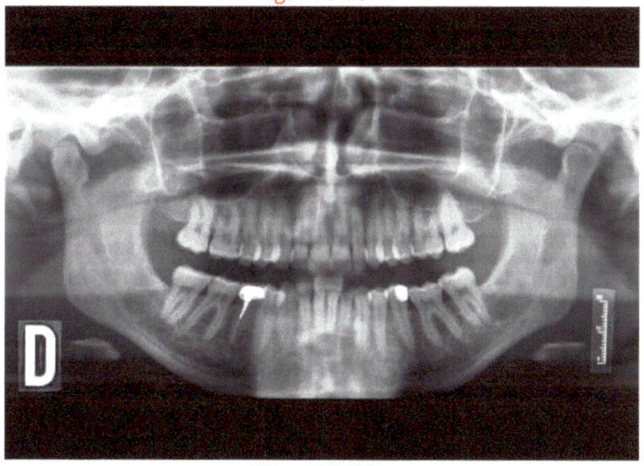

Figs. 4.9.136

Figs. 4.9.125 a 4.9.136

Caso Clase II tratado con elásticos "tempranos" y mecánca de distalamiento, se "invadieron" espacios en sectores posteriores con la colaboración de minimplantes infracigomáticos (ver detalles de esta mecánica en la sección 5)

6. Evaluación de factores biológicos influyentes

A modo de síntesis citaremos dos factores que pueden incidir en nuestra ejecución del plan de tratamiento; ellos son:

6 a. "RELOJ DE ARENA" EN LA ARCADA INFERIOR.

Figs. 4.9.137 a 4.9.140

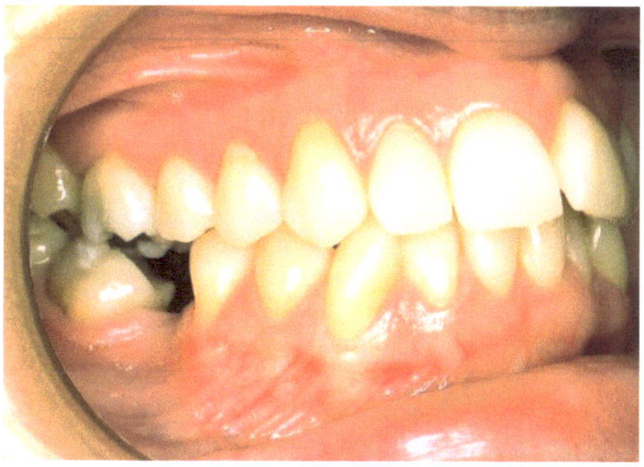

Figs. 4.9.137

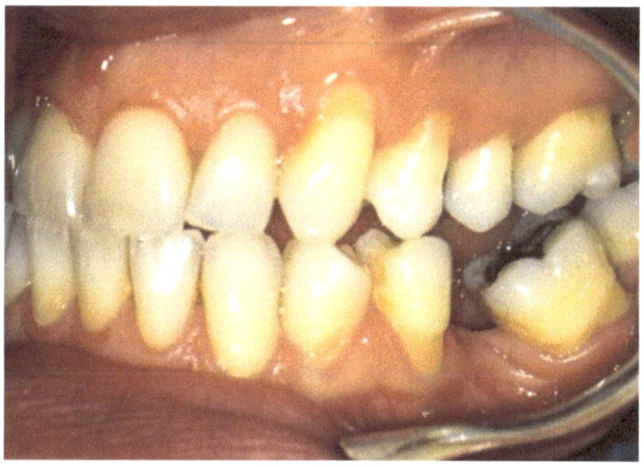

Figs. 4.9.138

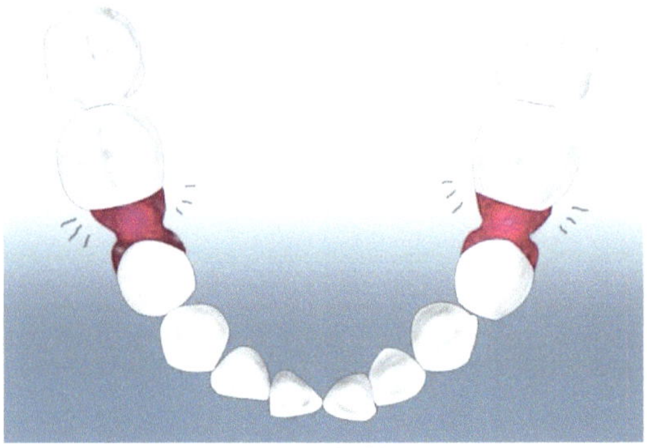

Figs. 4.9.139

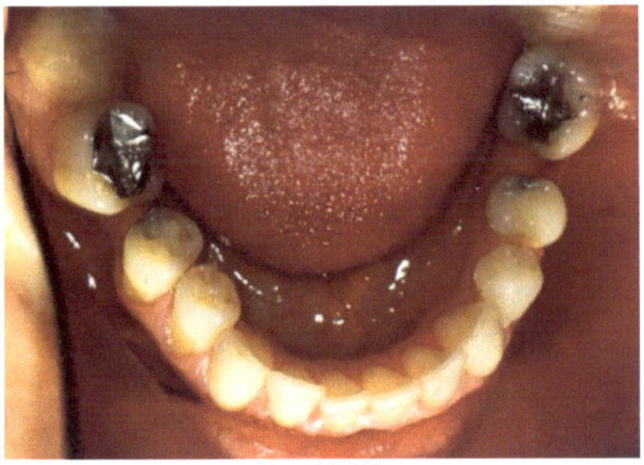

Figs. 4.9.140

La/s extracción/es dentaria/s en la arcada inferior generan, con el **tiempo**, un escenario descripto como "reloj de arena" en donde las tablas óseas externa e interna llegan a estar casi en contacto con mínima interposición de esponjosa; ello trae aparejado dificultades en el manejo del cierre del espacio, especialmente apreciablke si el objetivo es un movimiento hacia mesial /anclaje mínimo)

6 b. HIPERTROFIA DE TEJIDOS BLANDOS

La hipertrofia de tejidos blandos puede tener causales diversas citándose como más frecuentes la mala higiene, factores hormonales, y la ingesta, por parte del paciente, de ciertos medicamentos; dicha situación genera dificultades en el cierre de espacios especialmente constatables su se opta por una mecánica de deslizamiento.

Figs. 4.9.141 a 4.9.156

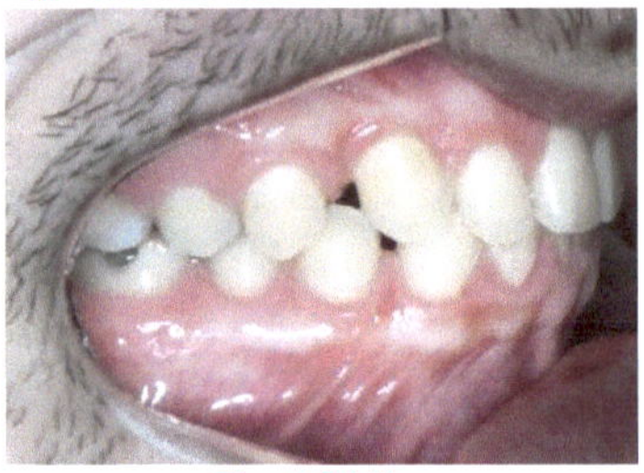

Figs. 4.9.141

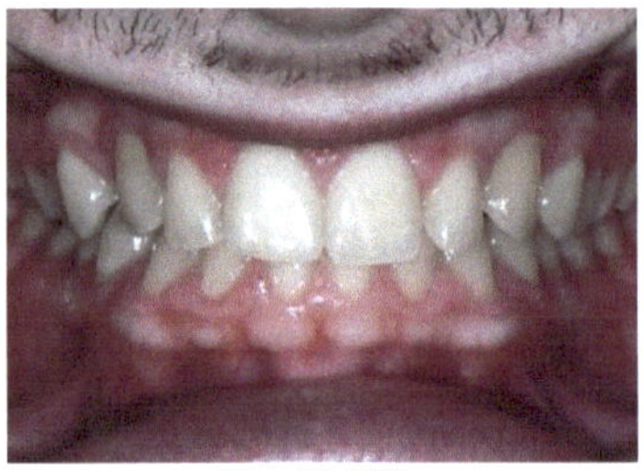

Figs. 4.9.142

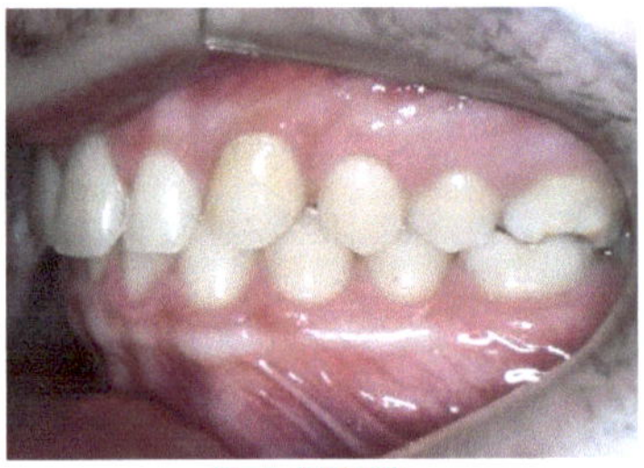

Figs. 4.9.143

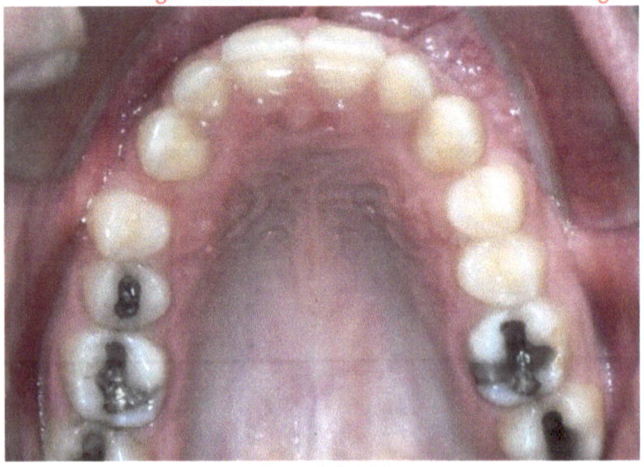

Figs. 4.9.144

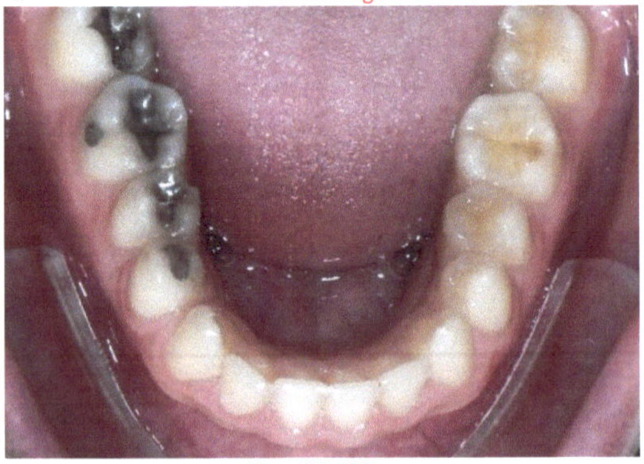

Figs. 4.9.145

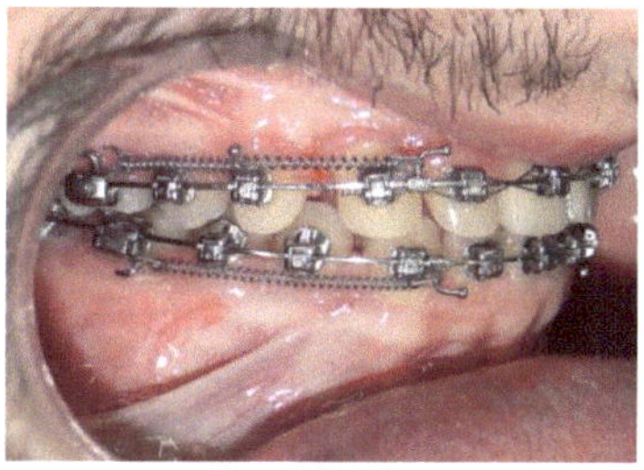

Figs. 4.9.146

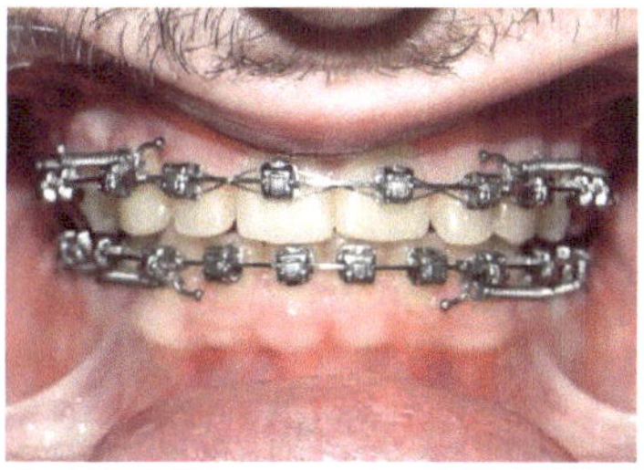

Figs. 4.9.147

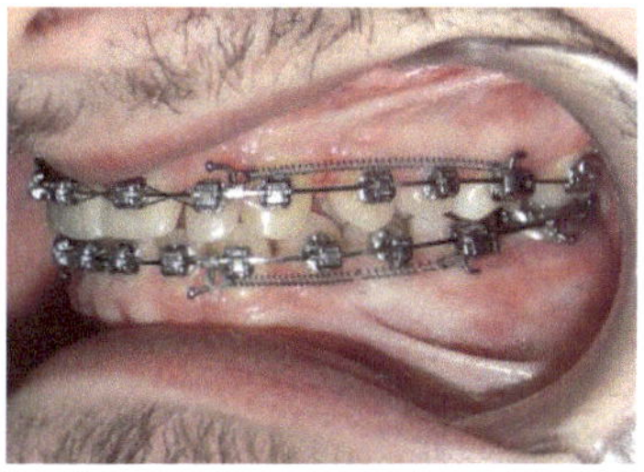

Figs. 4.9.148

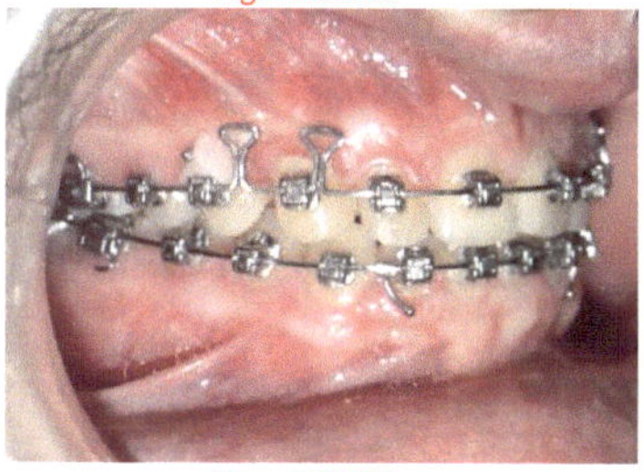

Figs. 4.9.149

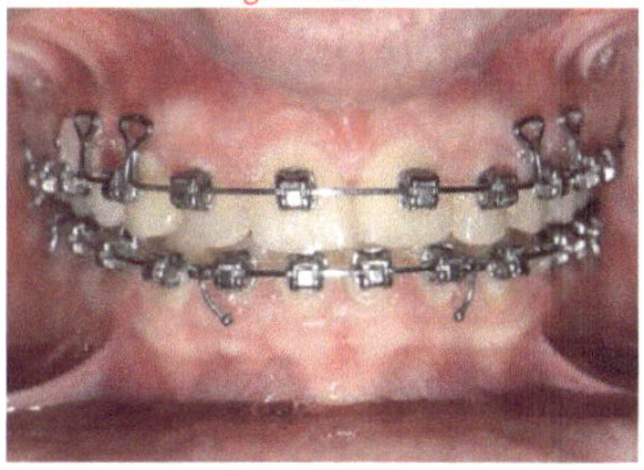

Figs. 4.9.150

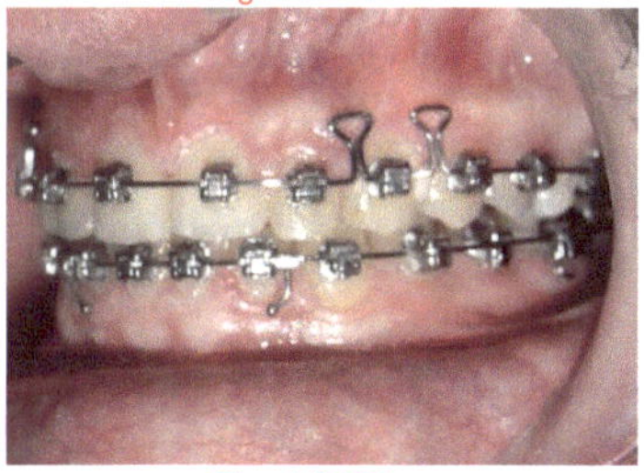

Figs. 4.9.151

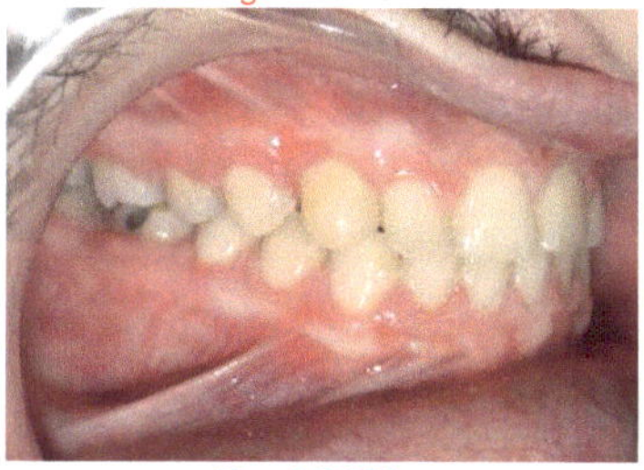

Figs. 4.9.152

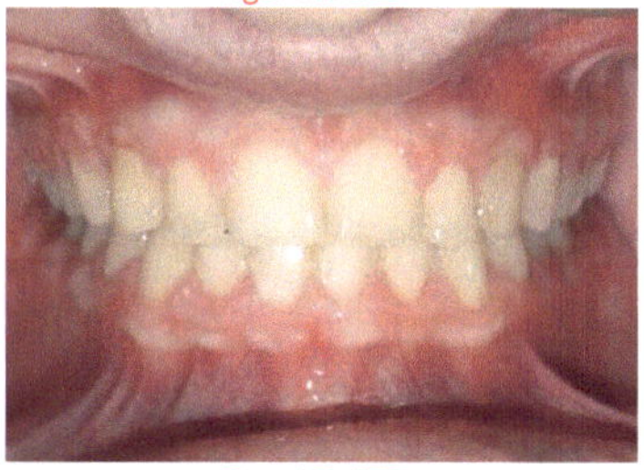

Figs. 4.9.153

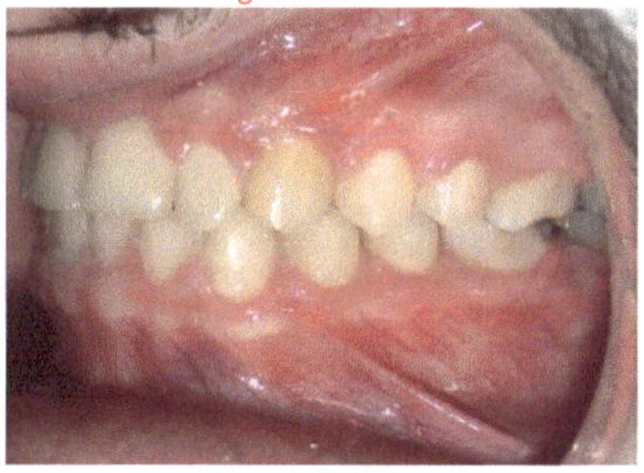

Figs. 4.9.154

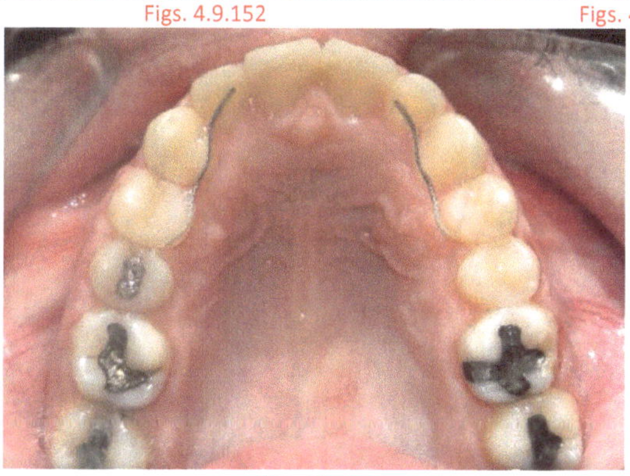

Figs. 4.9.155

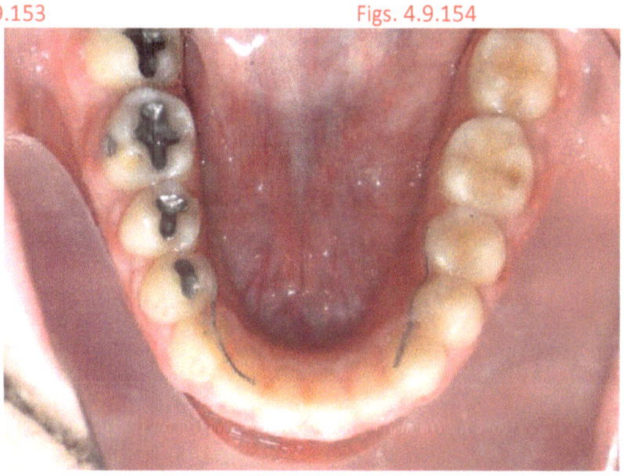

Figs. 4.9.156

Figs. 4.9.141 a 4.9.156

Caso en donde por motivos de dificultades mecánicas del cierre de espacios por deslizamiento derivadas de hipertrofia gingival se opta por un cierre con activación de figuras (Arco D.K.L. .019 x .025 de acero)

Realizada esta más que necesaria introducción de la sección, señalaremos que en ella se exponen casos con cierre de pequeños espacios generados por desgaste interproximal; dicho procedimiento es avalado por todas las escuelas de Ortodoncia y puede ser realizado en pos de diferentes objetivos:

- **a.** Solución total o parcial de la discrepancia dentaria negativa.
- **b.** Solución total o parcial de pequeños "triángulos negros" a gingival de punto de contacto (estética "rosa" vs estética "blanca").
- **c.** Equilibrar un mal relacionamiento de tamaños dentarios interarcada (Bolton) cuando el desgaste sea la solución adecuada al caso.
- **d.** Permitir la "expresión" del torque negativo en los sectores anterosuperiores y/o anteroinferiores inducidos por la interacción brackets – arcos pero necesitados de pequeños espacios para su efectivización.

Los pacientes presentados en la sección "El tiempo en los pequeños espacios", son casos en donde el stripping ha sido realizado con el propósito de ser parte de la solución a discrepancias dentarias negativas evitando las extracciones; dichas soluciones, discutibles y opinables, debían correlacionarse con un diagnóstico apropiado y una mecánica de cierre de pequeños espacios con anclaje máximo. El desgaste interproximal fue realizado en todos los pacientes desde sectores posteriores, pero mientras en el primer caso el procedimiento fue muy "clásico", con movimientos hacia distal pieza por pieza y un tiempo de consumo de espacios de 6 meses, en los restantes pacientes se utilizaron TADS en el control de anclaje posterior lo que permitió el desgaste en una sola sesión y el consumo de espacios se redujo, en el **tiempo**, a 6 semanas.

EL TIEMPO EN EL CIERRE DE PEQUEÑOS ESPACIOS

Capítulo 10º

CASO 07

"El tiempo no es sino el espacio entre nuestros recuerdos"

Henri Frédéric Amiel

Filósofo, moralista y escritor suizo (1821-1881)

"El tiempo pasa tan rápido que el conocimiento envejece en apenas un parpadeo"

Jorge Valdano

Ex futbolista y entrenador (1955)

CASO 07

Figs. 4.10.01 a 4.10.14

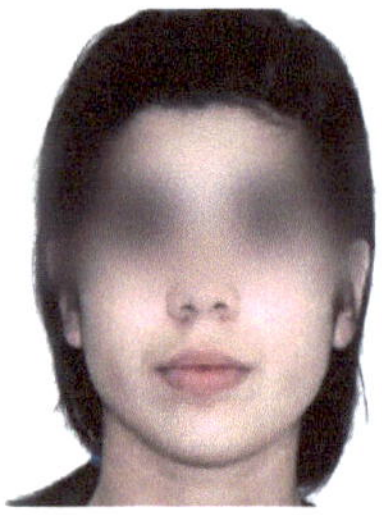

Fig. 4.10.01

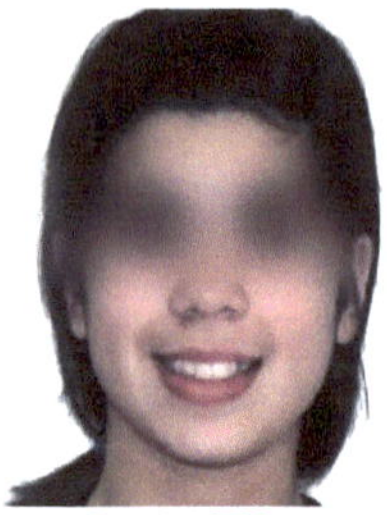

Fig. 4.10.02

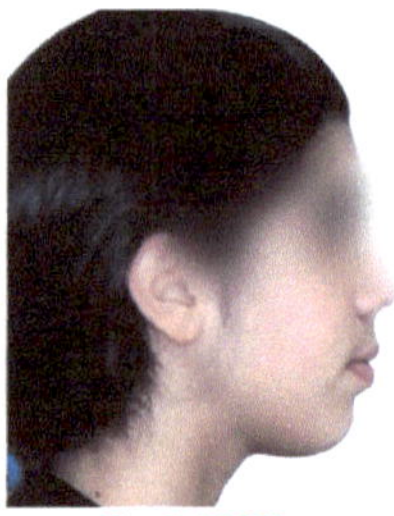

Fig. 4.10.03

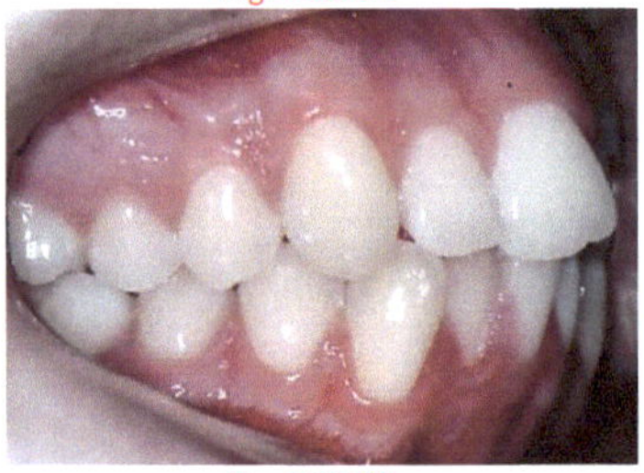

Fig. 4.10.04

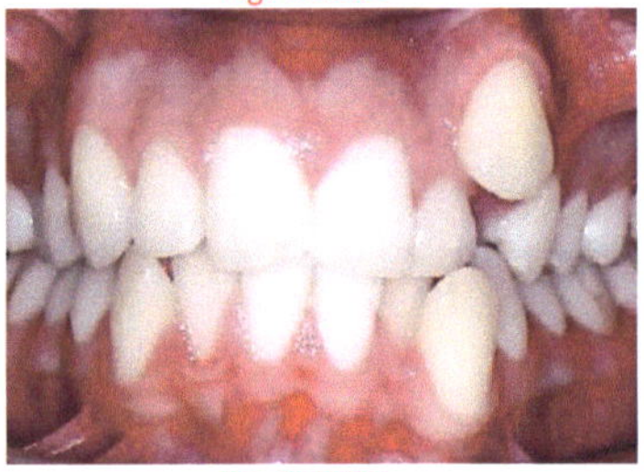

Fig. 4.10.05

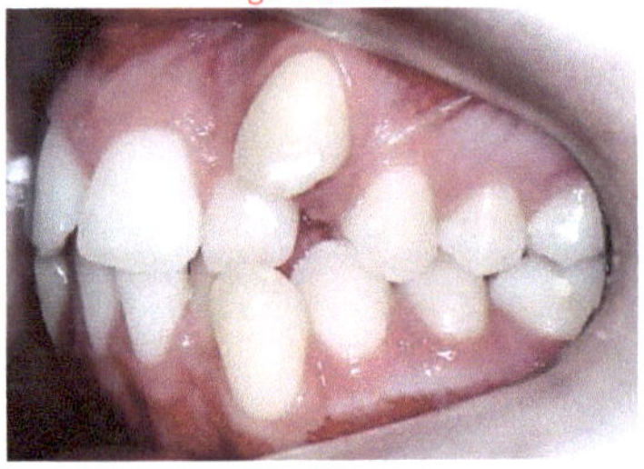

Fig. 4.10.06

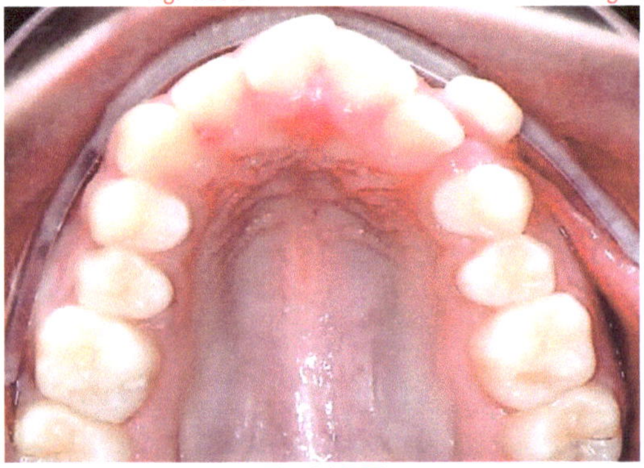

Fig. 4.10.07

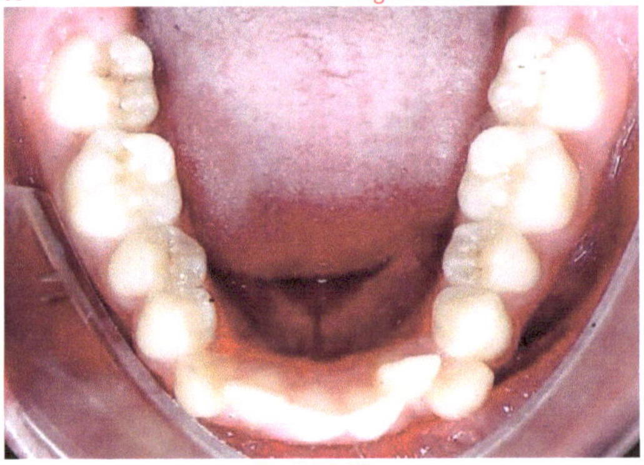

Fig. 4.10.08

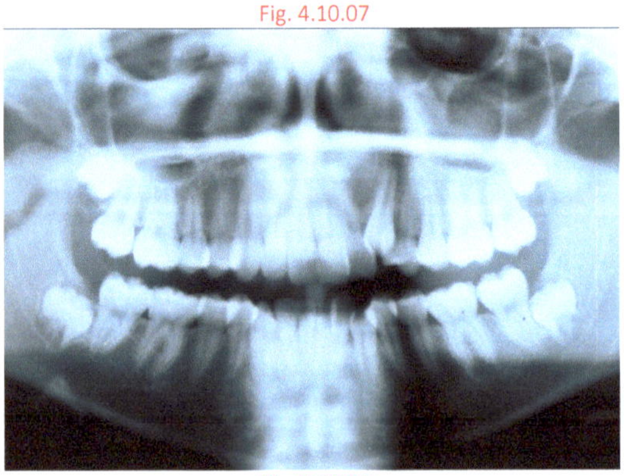

Fig. 4.10.09

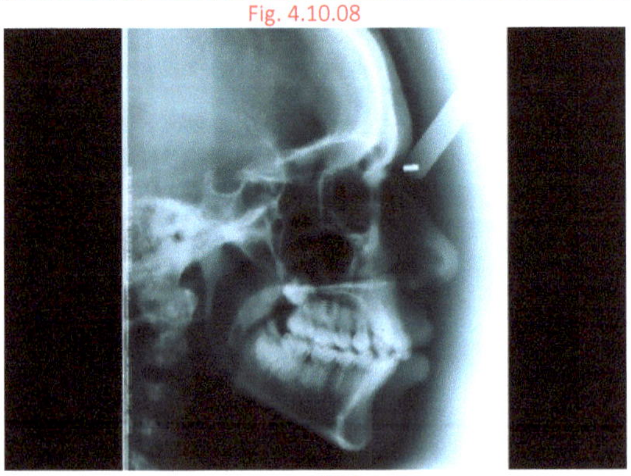

Fig. 4.10.10

PRETRATAMIENTO 100.40%
05-27-2009 13 Ans 8 Me

Rangos	Menor	Mayor	Valor
Angulo Ar-S-N /silla	118.0	128.0	118.2
Ang.Articular S-Ar-Go	137.0	149.0	154.0
Ang.Goniaco Ar-Go-Me	123.0	137.0	122.8
Suma.Ang.Silla,Art,Go	396.0	396.0	395.0
Base craneal horiz.SN	68.0	74.0	75.8
Base craneo Vert.S-Ar	29.0	35.0	35.2
Ang.Gon.Sup. Ar-Go-N	52.0	55.0	46.0
Ang.Gon.Inf. N-Go-Me	70.0	75.0	76.8
Alt.Rama mand. Ar-Go	39.0	49.0	53.4
Longitud Cuerpo.Go-Me	66.0	76.0	69.8
Alt.Facial.Post. S-Go	70.0	85.0	86.4
Alt.Facial Ant. N-Me	105.0	120.0	130.0
Radio.Alt.Fac.Ant+Pos	63.0	68.0	66.5
Plano Facial S-N-Po	77.0	80.0	78.0

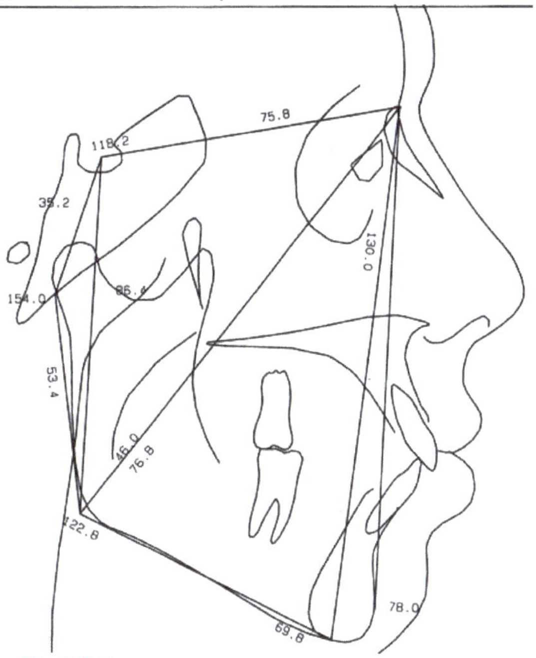

Fig. 4.10.11

PRETRATAMIENTO 100.40%
05-27-2009 13 Ans 8 Me

Rangos	Menor	Mayor	Valor
Eje Facial	86.5	93.5	84.5
Angulo facial	85.3	91.3	86.9
Ang.Plano Mandibular	20.3	29.3	26.1
Altura Facial Infer.	43.0	51.0	50.0
Arco Mandibular	24.5	32.5	35.7
Convexidad Facial (A)	-0.8	3.2	4.8
Profundidad Maxilar	87.0	93.0	91.4
Inc Inf a A Po (protr)	-1.0	3.0	6.7
Inclinacion Incis.Inf	18.0	26.0	29.9
1er Molar Sup a Ptv	13.0	19.0	17.4
Inc Inf.al Plano Oclu	-0.7	3.3	1.6
Angulo Interincisivo	124.0	136.0	117.5
Protrusion Labio Inf	-4.0	0.0	3.8
Linea MacNamara a A	0.0	4.0	1.5
Linea Mac Namara A Po	-4.0	0.0	-6.7

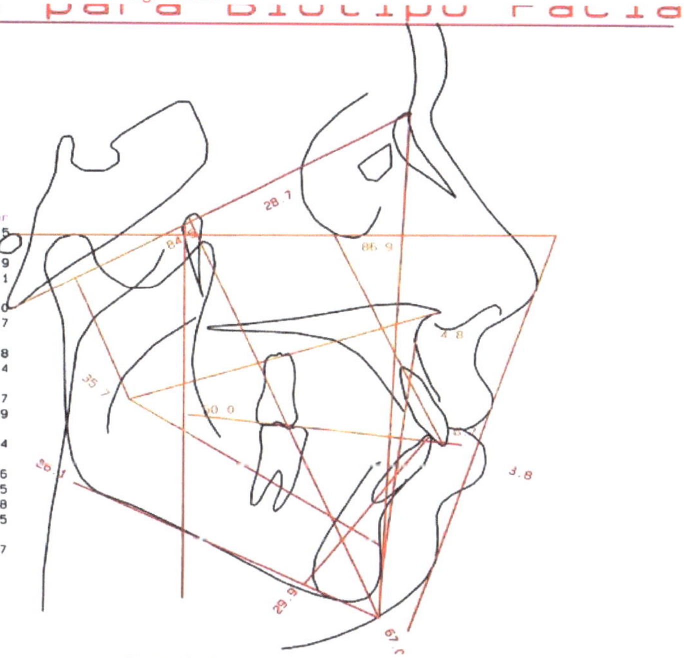

Fig. 4.10.12

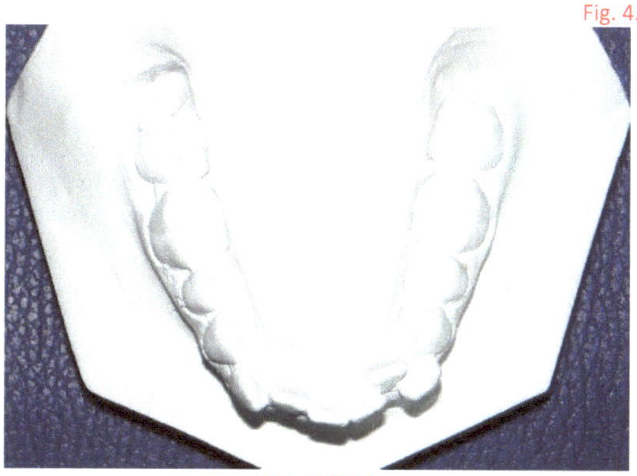

Fig. 4.10.13

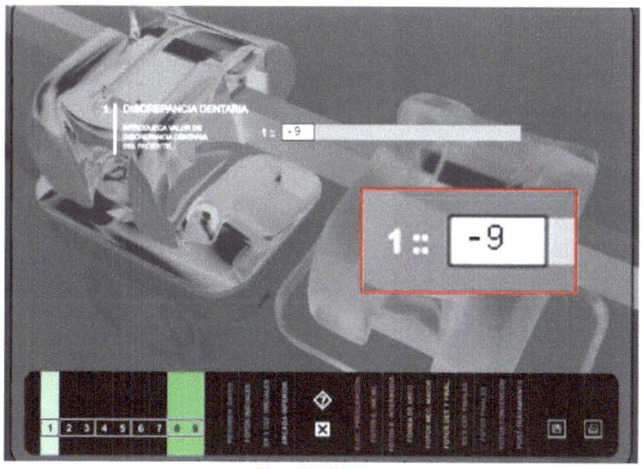

Fig. 4.10.14

1. DIAGNÓSTICO

1 a. Requerimientos del/la paciente.

La existencia de distintas malposiciones especialmente del 2.3, y el desvío de la línea media dentaria superior derivaban de requerimientos en principio estéticos por parte de la paciente.

También de su parte y entorno familiar existía el interrogante de poder obviar las extracciones dentarias como parte del tratamiento.

1 b. Edad y Biotipo.

Su edad estaba cercana a los 14 años con una biotipología mesofacial lo que hacía presumir un pequeño remanante de crecimiento equilibrado en sentido vertical y anteroposterior.

1 c. Estética.

La paciente presentaba una agradable estética facial en la consideración macro, es decir buena proporción de tercios faciales, proyección nasal, curvatura y ángulo nasolabial.
En la miniestética se observaba un desvío de la línea media dentaria superior hacia la izquierda. Ver Figs. 4.10.15 a 4.10.18

Figs. 4.10.15 a 4.10.18

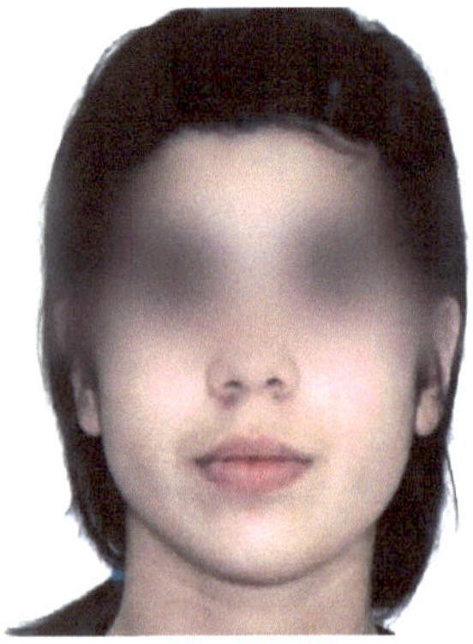
Fig. 4.10.15

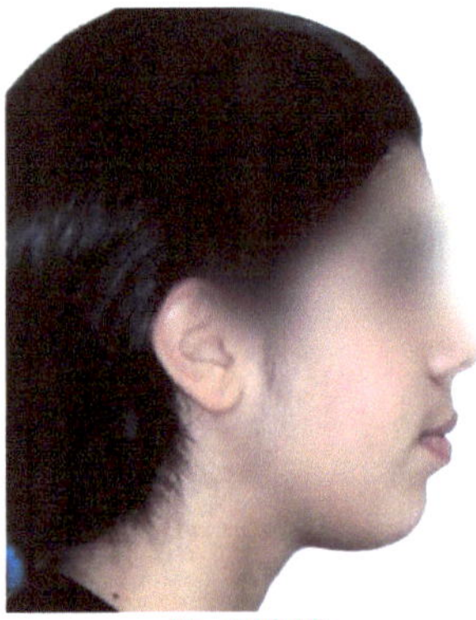
Fig. 4.10.16

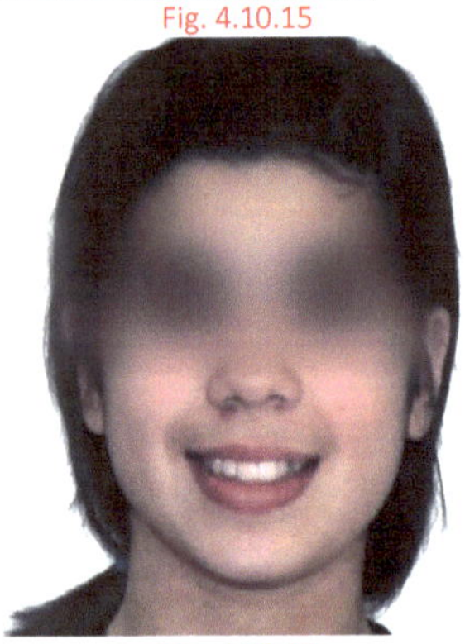
Fig. 4.10.17

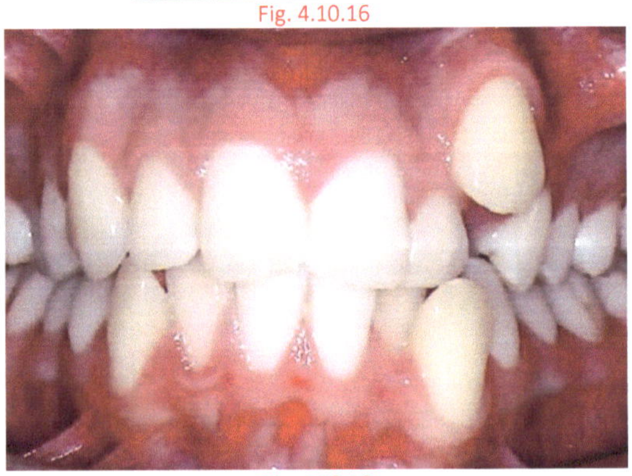
Fig. 4.10.18

1 d. Esqueletal.

En la Rx de perfil se aprecia una edad esqueletal "ubicada" en el 5º estado de maduración vertebral (Drs. Lorenzo Franchi y Tiziano Baccetti). Ver Figs. 4.10.19 a 4.10.22

Figs. 4.10.19 a 4.10.22

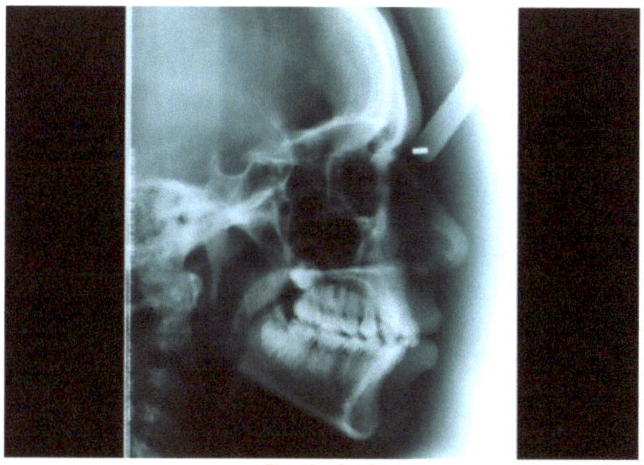

Fig. 4.10.19

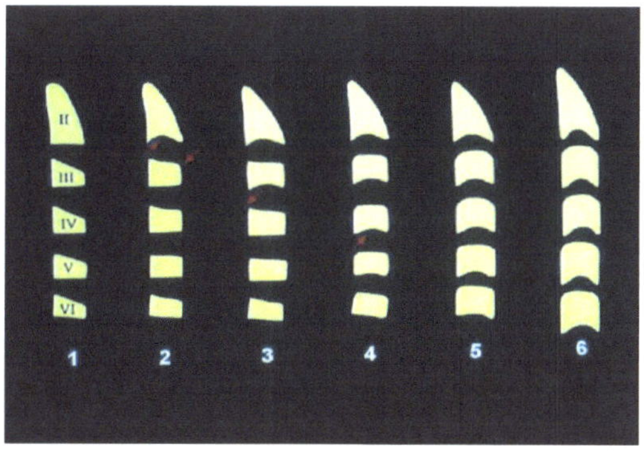

Fig. 4.10.20

En lo relativo al relacionamiento interbasal se observaba un muy pequeño incremento de la divergencia vertical (Altura facial inferior – Ricketts 50º), una ligera convexidad de Clase II (+4.8) y una buena proporción (66%) entre Altura facial posterior (S-Go) y Altura facial anterior (N-Me).

PRETRATAMIENTO 100.40%
05-27-2009 13 Ans 8 Me

Rangos	Menor	Mayor	Valor
Eje Facial	86.5	93.5	84.5
Angulo facial	85.3	91.3	86.9
Ang.Plano Mandibular	20.3	29.3	26.1
Altura Facial Infer.	43.0	51.0	50.0
Arco Mandibular	24.5	32.5	35.7
Convexidad Facial (A)	-0.8	3.2	4.8
Profundidad Maxilar	87.0	93.0	91.4
Inc Inf a A Po (protr)	-1.0	3.0	6.7
Inclinacion Incis.Inf	18.0	26.0	29.9
1er Molar Sup a Ptv	13.0	19.0	17.4
Inc Inf.al Plano Oclu	-0.7	3.3	1.6
Angulo Interincisivo	124.0	136.0	117.5
Protrusion Labio Inf	-4.0	0.0	3.8
Linea MacNamara a A	0.0	4.0	1.5
Linea Mac Namara A Po	-4.0	0.0	-6.7

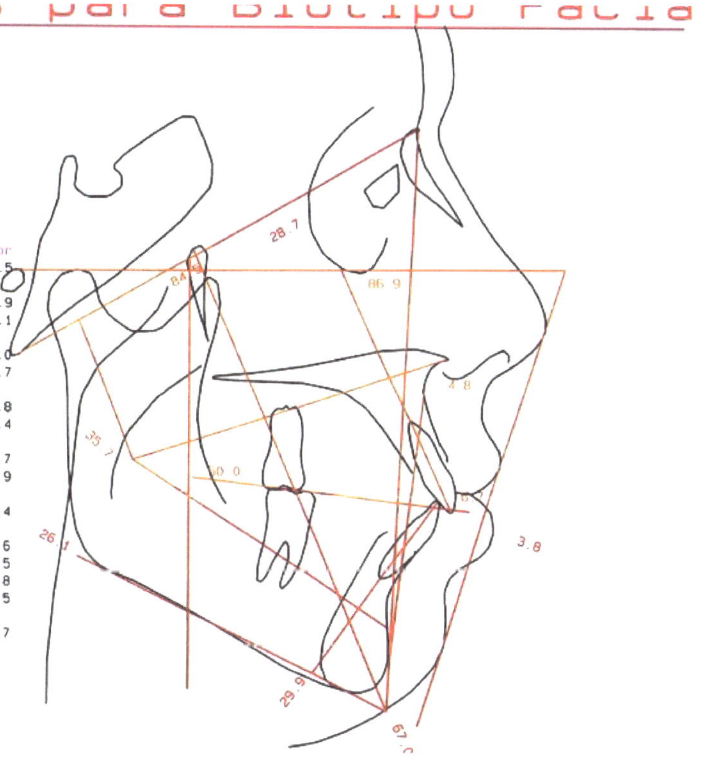

Fig. 4.10.21

PRETRATAMIENTO 100.40%
05-27-2009 13 Ans 8 Me

Rangos	Menor	Mayor	Valor
Angulo Ar-S-N /silla	118.0	128.0	118.2
Ang.Articular S-Ar-Go	137.0	149.0	154.0
Ang.Goniaco Ar-Go-Me	123.0	137.0	122.8
Suma.Ang.Silla,Art,Go	396.0	396.0	395.0
Base craneal horiz.SN	68.0	74.0	75.8
Base craneo Vert.S-Ar	29.0	35.0	35.2
Ang.Gon.Sup. Ar-Go-N	52.0	55.0	46.0
Ang.Gon.Inf. N-Go-Me	70.0	75.0	76.8
Alt.Rama mand. Ar-Go	39.0	49.0	53.4
Longitud Cuerpo.Go-Me	66.0	76.0	69.8
Alt.Facial.Post, S-Go	70.0	85.0	86.4
Alt.Facial Ant. N-Me	105.0	120.0	130.0
Radio.Alt.Fac.Ant+Pos	63.0	68.0	66.5
Plano Facial S-N-Po	77.0	80.0	78.0

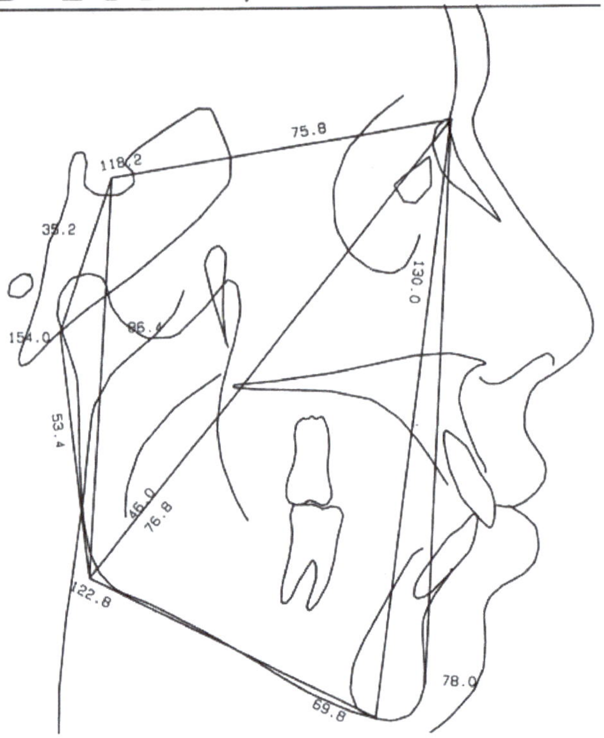

Fig. 4.10.22

1 e. Dentaria.

Existieron cuatro variables a destacar dentro del área dentaria del diagnóstico; ellas son relativas a asimetrías, magnitud de la discrepancia dentaria inferior, guía oclusiva anterior y la angulación de incisivos inferiores.

El caso presentaba una doble asimetría dentaria, superior e inferior, con ambas líneas medias desviadas hacia la izquierda. Ver Figs. 4.10.23 a 4.10.33

Figs. 4.10.23 a 4.10.29

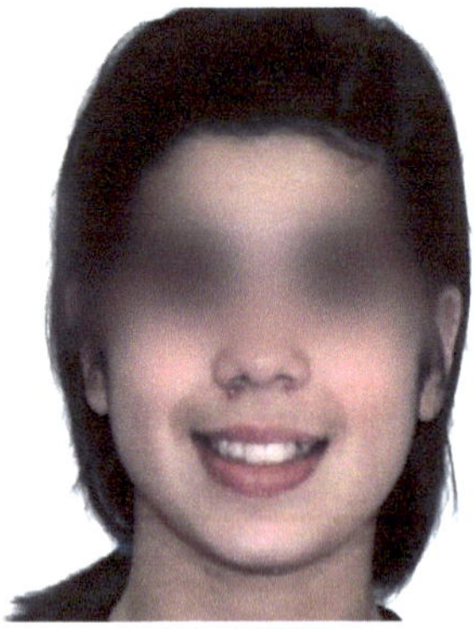

Fig. 4.10.23

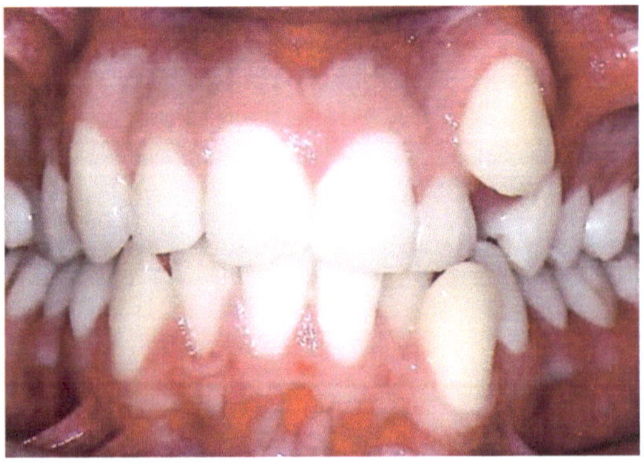

Fig. 4.10.24

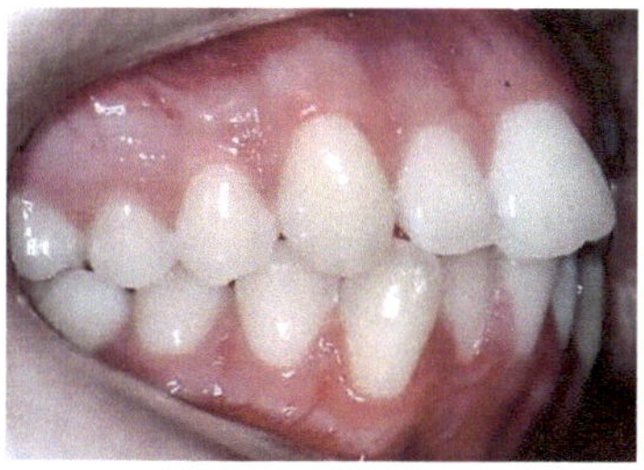
Fig. 4.10.25

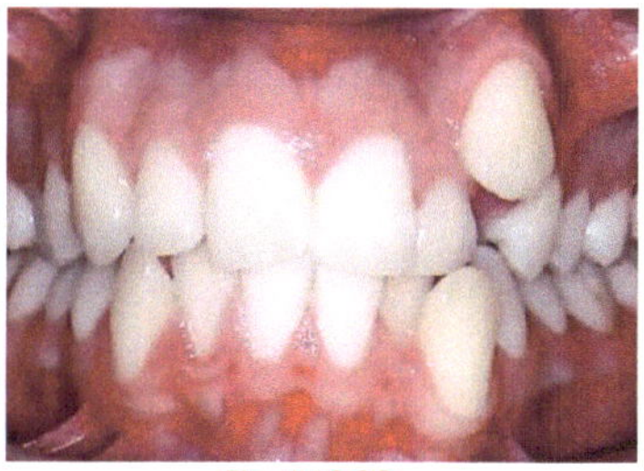
Fig. 4.10.26

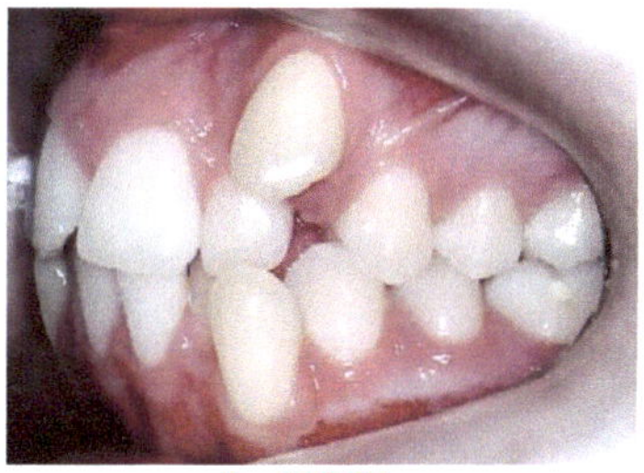
Fig. 4.10.27

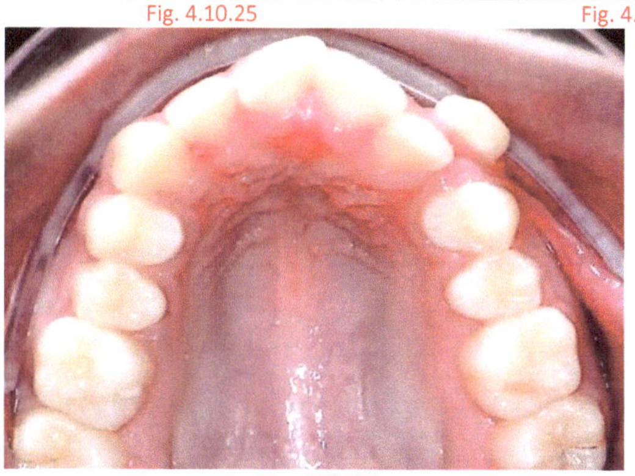
Fig. 4.10.28

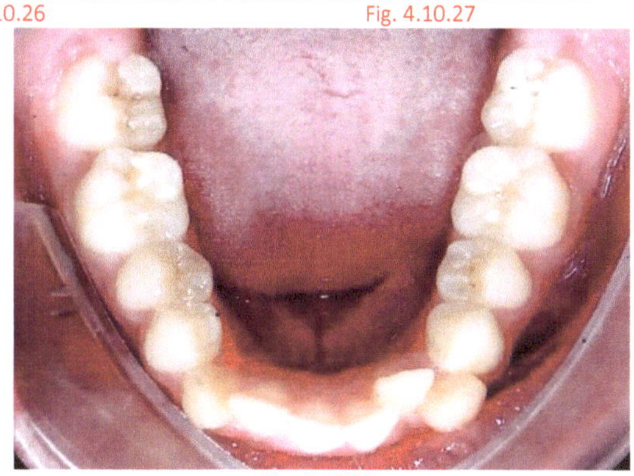
Fig. 4.10.29

La magnitud de la discrepancia dentaria inferior se estimó aproximadamente en -9 mm.
Ver Figs. 4.10.30 a 4.10.32

Figs. 4.10.30 a 4.10.32

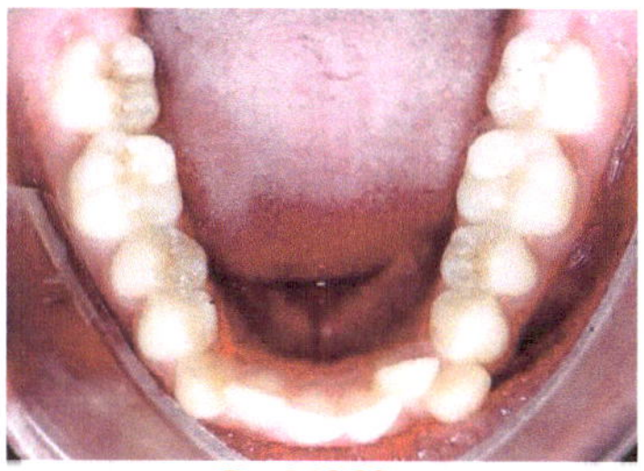
Fig. 4.10.30

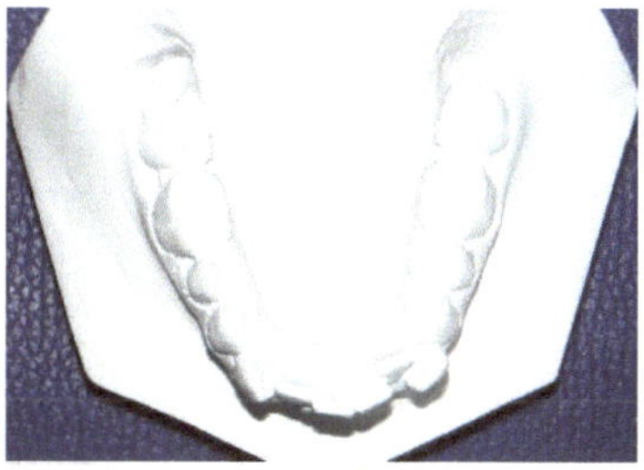
Fig. 4.10.31

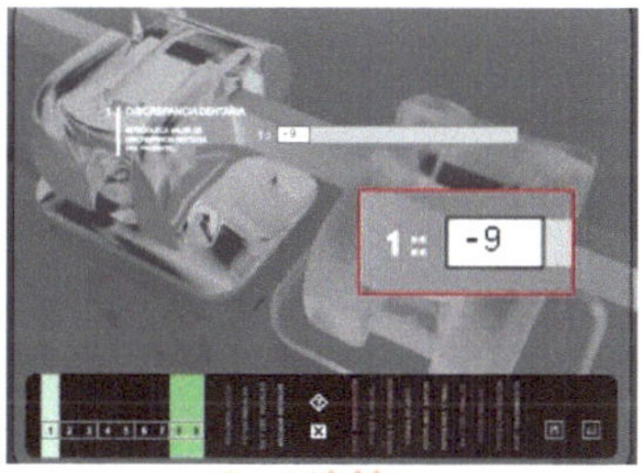

Fig. 4.10.32

En lo concerniente a la guía oclusiva anterior y el overbite, considerábamos que eran ligeramente insuficientes y debíamos, por objetivos funcionales, incrementarlas ligeramente.

Otro aspecto de importancia en la evaluación pretratamiento es la angulación incisiva inferior a la basal mandibular, su valor óptimo se estima en 95º; nuestra paciente excedía dicha angulación situándose en los 100º.

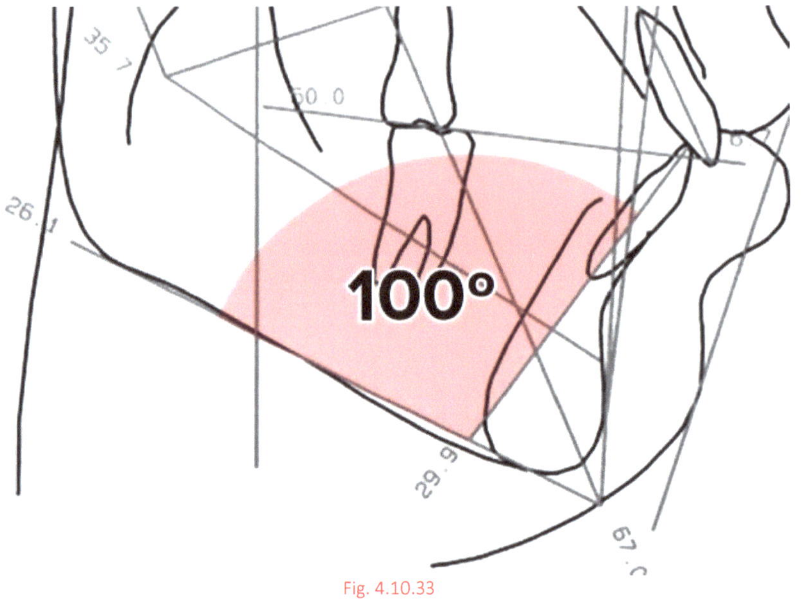

Fig. 4.10.33

Una variable clave en la decisión del plan de tratamiento es el cálculo del espacio que pudiese generarse con la adaptación funcional posterior (Sistema Damon), y allí evaluar alternativas en la planificación; dicha estimación es explicitada en el apartado "Perla/s Diagnóstica/s

1 f. FUNCIONAL

Desde la óptica funcional dos consideraciones se imponen, una de ellas es el "cierre labial", bueno pero diríamos que "justo" y no admitiendo protrusión dentaria que pudiese comprometer ese delicado equilibrio muscular anterior. Ver Figs. 4.10.34 a 4.10.35

Figs. 4.10.34 a 4.10.35

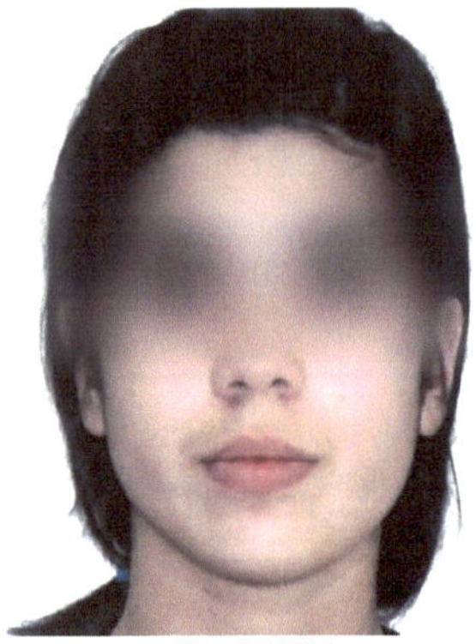

Fig. 4.10.34

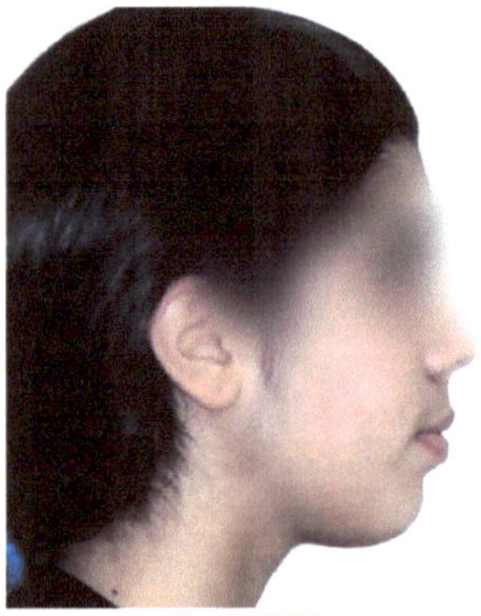

Fig. 4.10.35

El segundo aspecto a considerar ya fue citado en el área de diagnóstico dentario y es referido tanto al overbite como a la guía oclusiva anterior; ambos necesitarían un pequeño incremento al ser ligeramente insuficientes.

Resumen diagnóstico y problemática a resolver en el plan de tratamiento y su ejecución.

La corrección de ambas asimetrías, así como de las malposiciones dentarias en sí mismas, implicaban una necesidad de espacio para su solución; dicho espacio puede conseguirse aumentando el arco en lo transversal y/o anteroposteriormente, o disminuyendo el material dentario por desgaste o extracciones. Ver esquema 4-10-1

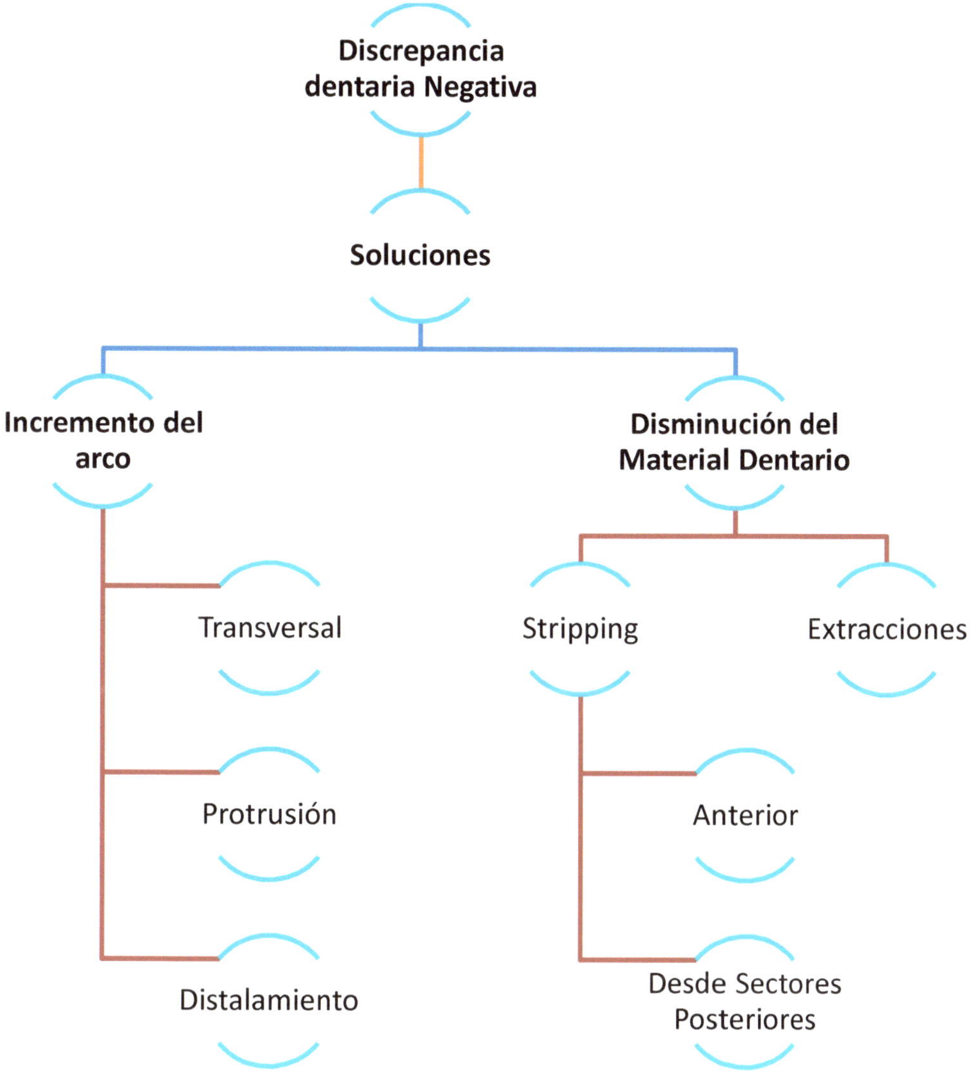

Por razones que han sido expuestas en las áreas estética, dentaria y funcional, un "camino" de los expuestos está totalmente vedado y es el del aumento del arco por protrusión.

En esta decisión diagnóstica es clave el análisis del arco inferior y luego sus consecuencias sobre el superior; la fundamentación de la decisión será expuesta en ***Perla/s Diagnóstica/s***, pero en este desarrollo mostraremos el cuadro del arco inferior del cual se infiere que el espacio fue obtenido por la sumatoria de Adaptación Funcional Posterior + Stripping.

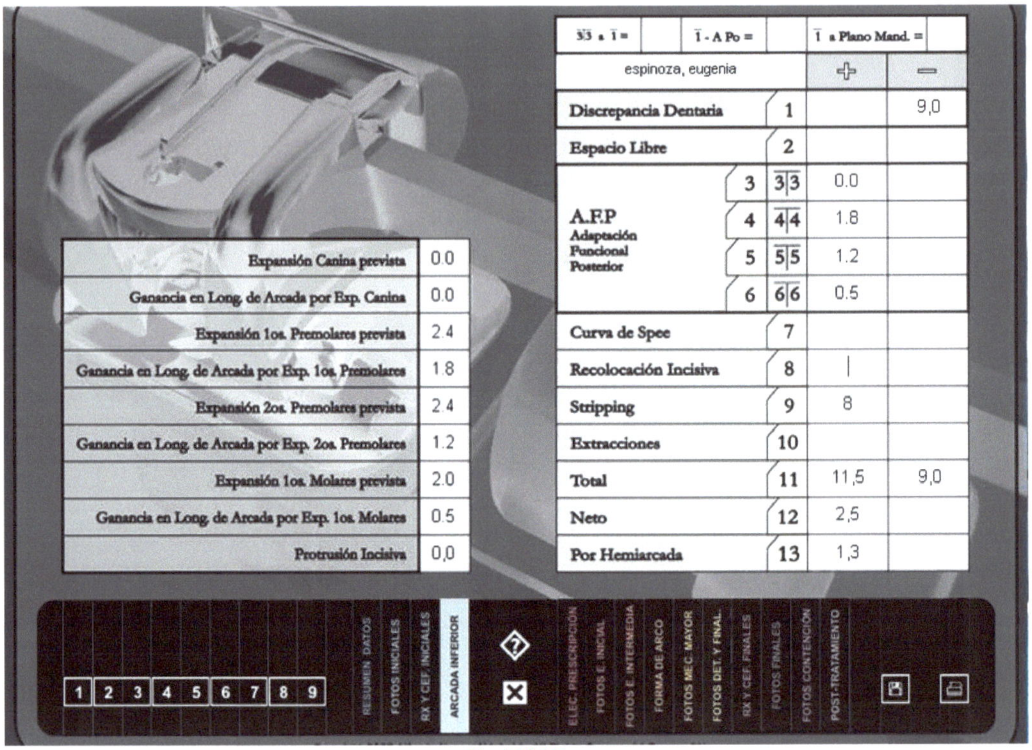

Fig. 4.10.36

PLAN DE TRATAMIENTO

2 a. Correcciones a efectuar.

2 b. Aspectos a proteger.

Generalmente estos dos puntos del plan de tratamiento son abordados por separado, pero en esta paciente se presentan tantos vínculos entre sí que resolvimos realizar un breve desarrollo de ambos en conjunto. Ya fueron señalados en el diagnóstico los problemas y correcciones a efectuar los que, sin embargo; volveremos a citar.

a. Corregir asimetría dentaria superior.
b. Corregir asimetría dentaria inferior.
c. Resolver las malposiciones o sea la discrepancia dentaria negativa en ambas arcadas.

Estos objetivos implicaban, como fue establecido, una cierta necesidad de espacio, pero, en igual medida la imposibilidad de generarlo hacia la protrusión de los sectores incisivos por la necesidad de proteger un adecuado cierre labial, un correcto ángulo nasolabial, un muy "justo" overbite, y no incrementar una inclinación de las piezas anteriores ya de por si algo protruidas.

Al analizar los probables caminos de solución del caso que contemplara a la vez las correcciones a efectuar y los aspectos a proteger, quedaron dos alternativas posibles de ser aplicadas:

1- Extracción de 1.4, 2.4, 3.4, y 4.4.

El espacio generado por las extracciones de premolares en los cuatro cuadrantes podría ser utilizado para resolver las asimetrías y retruir ligeramente los sectores incisivos generando una mejor guía anterior y overbite; no olvidemos que por cada 1 mm de "retrusión cefalométrica" son necesarios 2 mm. de espacio físico.

El esquema diagnóstico del arco inferior en esta opción está expuesto en la figura 4-10-37.

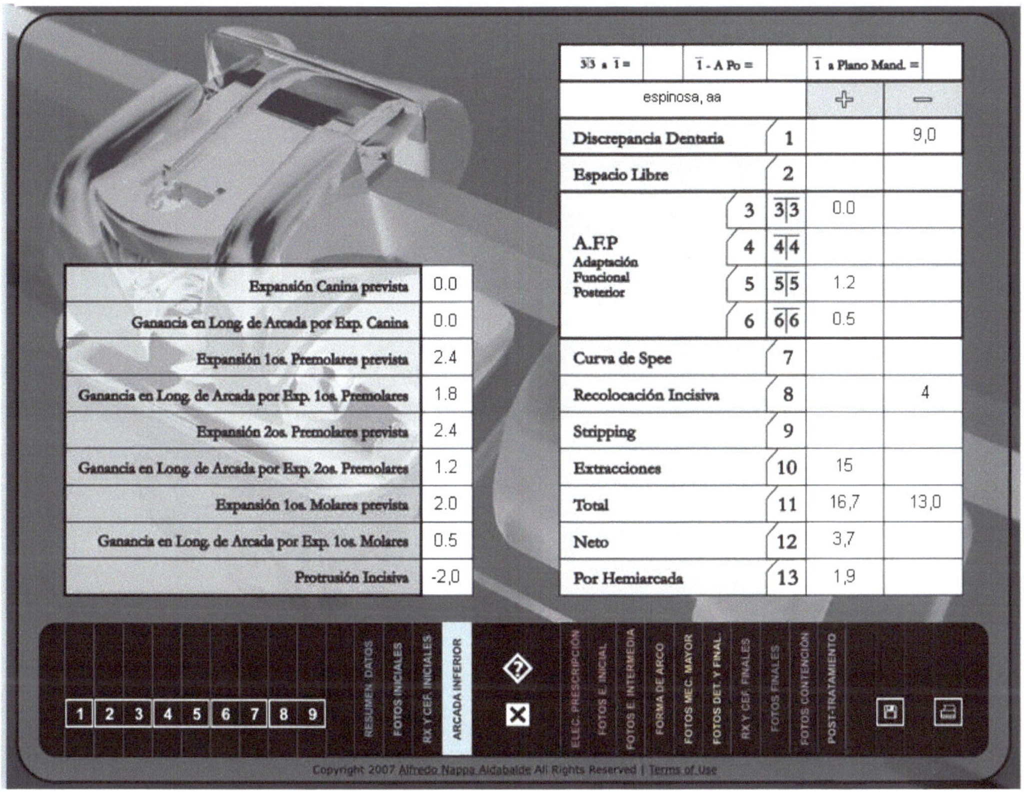

Fig. 4.10.37

2- Resolver el caso sin extracciones

Resolver el caso sin extracciones era un fuerte requerimiento familiar y era necesario evaluar profundamente como y de donde obtener el espacio necesario para las metas “no negociables” que nos habíamos impuesto en este tratamiento.

El camino alternativo, el plan B a las extracciones de premolares incluía protrusión cero y la generación de espacio por Adaptación Funcional Posterior (Sistema Damon), y desgastes dentarios (Stripping) que involucraban también a las piezas posteriores, ya que el cálculo estimado de este procedimiento era de 8 mm.

Como fue señalado algunas líneas atrás esta vía de tratamiento tendrá su explicitación más detallada en ***5- Perla/s Diagnóstica/s y Mecánicas***. Ver Fig. 4.10.38

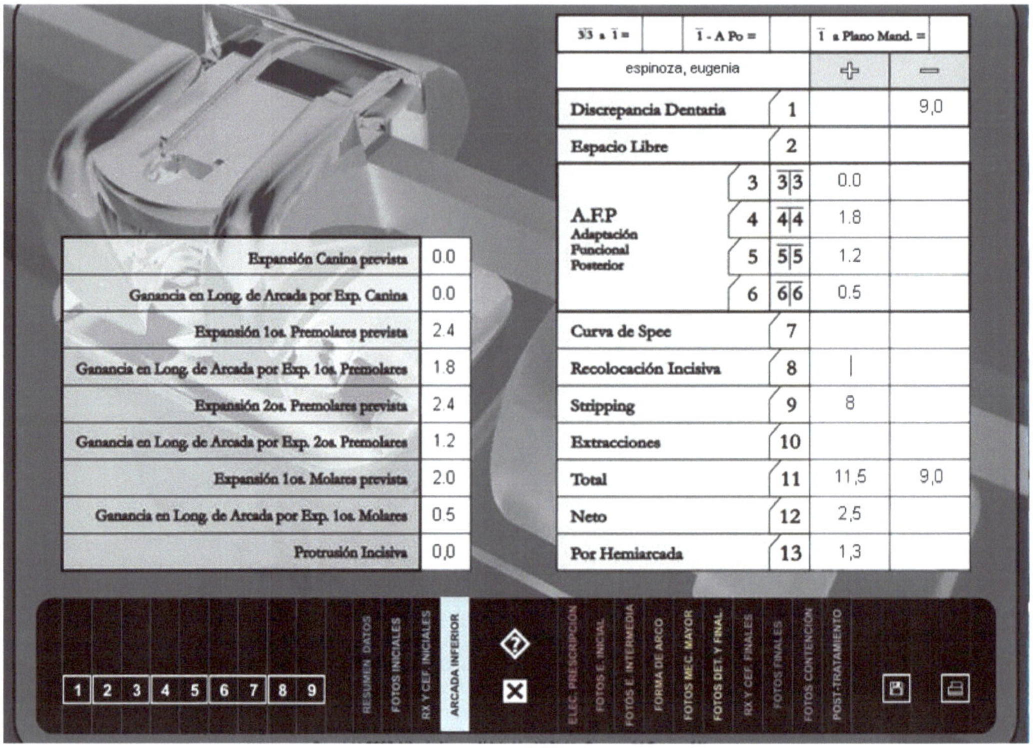

Expansión Canina prevista	0.0
Ganancia en Long. de Arcada por Exp. Canina	0.0
Expansión 1os. Premolares prevista	2.4
Ganancia en Long. de Arcada por Exp. 1os. Premolares	1.8
Expansión 2os. Premolares prevista	2.4
Ganancia en Long. de Arcada por Exp. 2os. Premolares	1.2
Expansión 1os. Molares prevista	2.0
Ganancia en Long. de Arcada por Exp. 1os. Molares	0.5
Protrusión Incisiva	0,0

33 a 1 =		1 - A Po =		1 a Plano Mand. =	

espinoza, eugenia			+	−
Discrepancia Dentaria	1			9,0
Espacio Libre	2			
A.F.P Adaptación Funcional Posterior	3	3|3	0.0	
	4	4|4	1.8	
	5	5|5	1.2	
	6	6|6	0.5	
Curva de Spee	7			
Recolocación Incisiva	8		|	
Stripping	9		8	
Extracciones	10			
Total	11		11,5	9,0
Neto	12		2,5	
Por Hemiarcada	13		1,3	

Fig. 4.10.38

Esta última vía, fue, finalmente, la elegida como opción más válida a todos los requerimientos que presentaba el caso.

2 c. Limitaciones a un plan ideal.

Al presentar una correcta estética, equilibrado esqueletal, y buenas condiciones de salud tanto general como bucal no existían limitaciones al plan establecido.

2 d. Plan de contención.

Al no existir, en el pretratamiento, grandes compromisos de discrepancias anteroposteriores y/o verticales no existió un plan de contención intermaxilar, pero si, intrarcada ya que debido a las importantes malposiciones y correcciones a efectuar sería imprescindible la adhesión de retenedores fijos cementados en lingual de los sectores incisivo-canino.

3 VEHICULO TERAPEUTICO

Este tratamiento se enmarcaba dentro de los parámetros de Fase II (Ortodoncia en adolescentes y/o adultos) y el vehículo terapéutico elegido fue el Sistema Damon modelo Q prescripción de bajo torque en incisivos superiores e inferiores; en ambas arcadas se optó por torque standard.

El desgaste interproximal fue realizado desde sectores posteriores con utilización de turbina, fresas (carburo y diamante) y refrigeración apropiada. Ver Figs. 4.10.39 a 4.10.42

Cuadro 4.10.38

MATERIALES
SISTEMA SHERIDAN (A.R.S.)
699 L (CARBURO DE TUNGSTENO)
FRESA FINA DE DIAMANTE

Cuadro 4.10.40

FRESAS
ALTA VELOCIDAD.
POSIBILIDAD DE LESIÓN EN TEJIDOS BLANDOS (USAR ALAMBRE PROTECTOR DE ENCÍA).
SE PUEDE DESGASTAR LA CANTIDAD PERO CON MUCHA PRECAUCIÓN
USAR UN MUY BUEN PUNTO DE APOYO
SE DEBEN SEPARAR PREVIAMENTE LAS PIEZAS DENTARIAS A DESGASTAR
BUEN CONTORNEADO DEL ESMALTE

SI LA MAGNITUD DEL DESGASTE NECESARIO ENTRE LOS 4 y 8 mm, **DEBO** REALIZARLO DESDE SECTORES POSTERIORES Y CON UNA SECUENCIA ORDENADA.	**A.R.S.** Dr. JACK SHERIDAN
Fig. 4.10.41	Fig. 4.10.42

De todos modos el instrumental más empleado en nuestra consulta para realizar desgaste interproximal en sus diferentes indicaciones es el empleo de limas de la firma ORTHOCARE; dichos elementos se presentan en 5 tipos de medidas y de grano de diamante con acción de corte por las dos o una cara según opción del ortodoncista; actúan "asociadas" a un micromotor Kavo Eva 61 LRG con un sistema "ida y vuelta" de 0.8 mm, a velocidades entre 10.000 y 20.000 rpm. Ver Figs. 4.10.43 a 4.10.46

Figs. 4.10.43 a 4.10.46

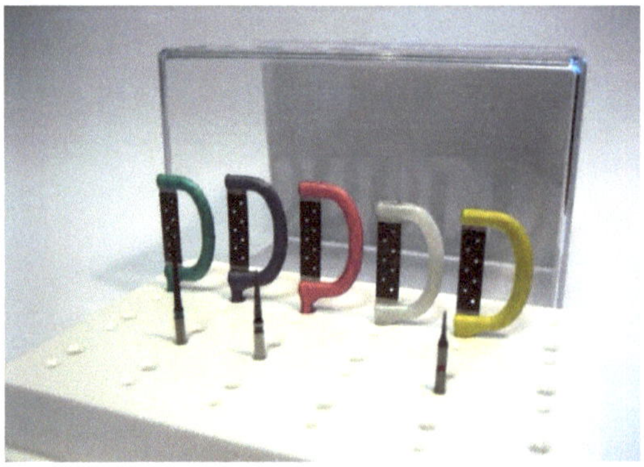

Fig. 4.10.43

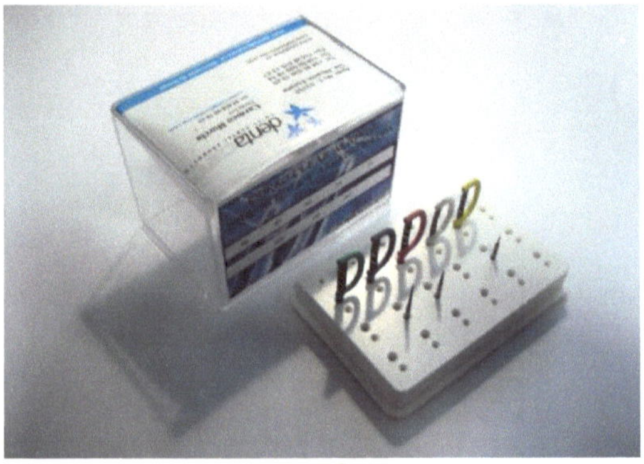

Fig. 4.10.44

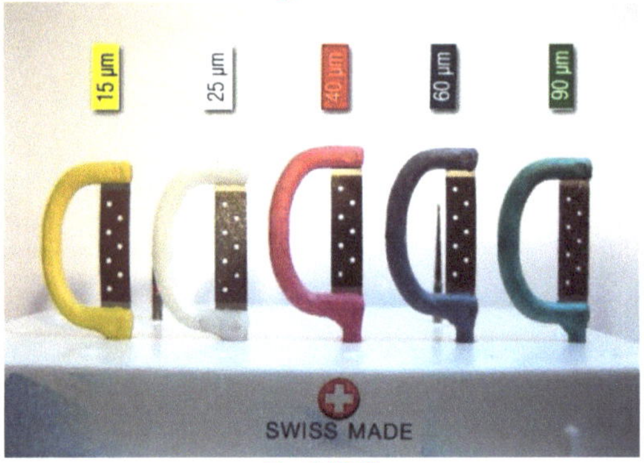

Fig. 4.10.45

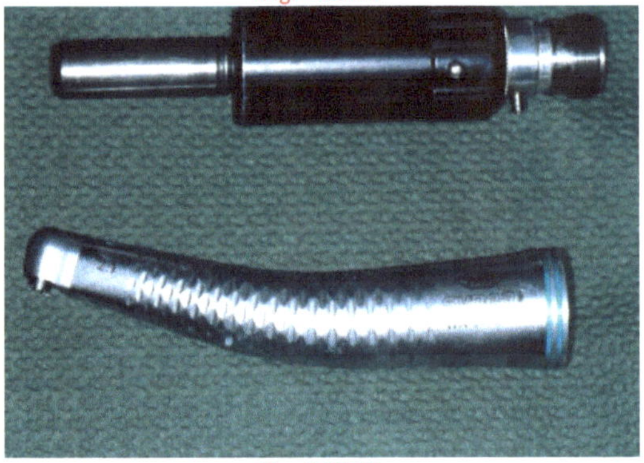

Fig. 4.10.46

4 EL TRATAMIENTO Y SUS ETAPAS

4A INTRODUCCIÓN

Establecido el plan de tratamiento de manera diríamos que global y conceptual, faltaba definir otro aspecto muy discutido como lo es, en qué etapa realizar los desgastes desde sectores posteriores; el efectuarlos desde un inicio tenía la ventaja de no provocar proinclinación incisiva en su alineado y nivelado; pero la enorme desventaja tanto de la falta de exactitud en el desgaste, como del control anteroposterior de los pequeños espacios.

El stripping en Mecánica Mayor, a su vez, tenía ventajas e inconvenientes inversos a los expuestos anteriormente pero, finalmente, fue la opción elegida priorizando la mayor precisión de los desgastes luego de ordenadas las piezas dentarias y mayor control corono-radicular en sus pequeños movimientos retrusivos. Ver Figs. 4.10.47 a 4.10.69

4B ETAPA INICIAL

Figs. 4.10.47 a 4.10.69

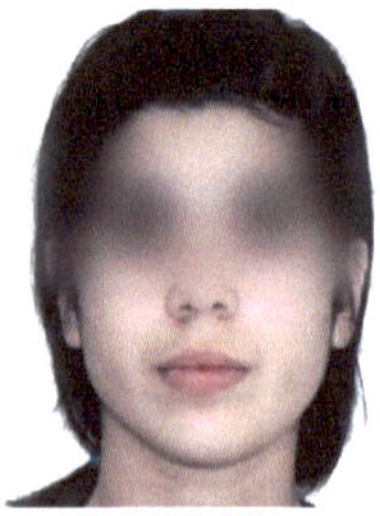

Fig. 4.10.47

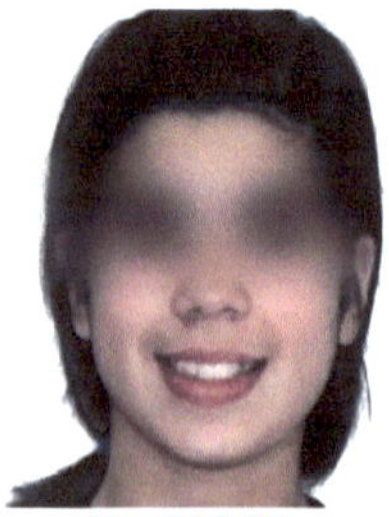

Fig. 4.10.48

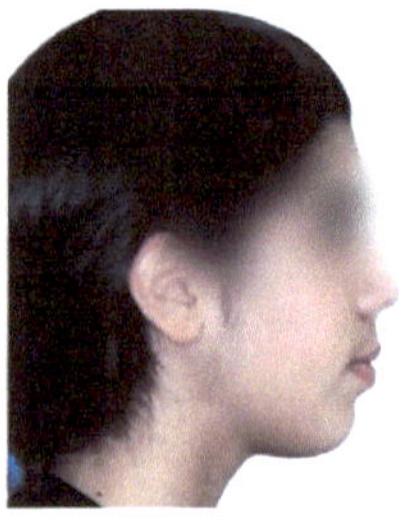

Fig. 4.10.49

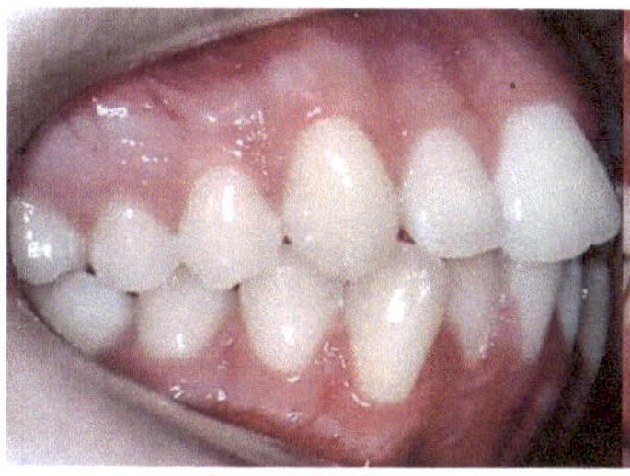

Fig. 4.10.50

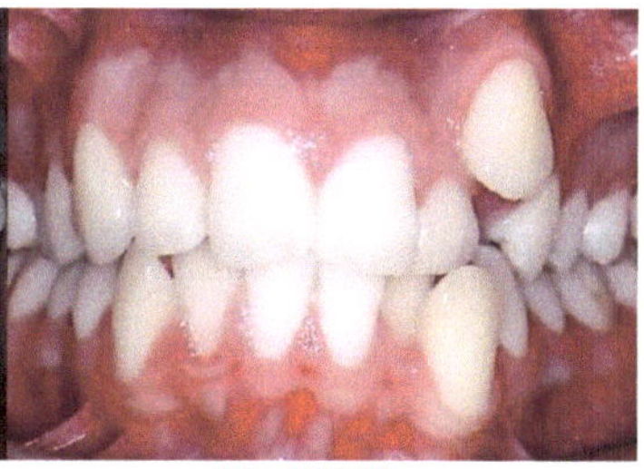

Fig. 4.10.51

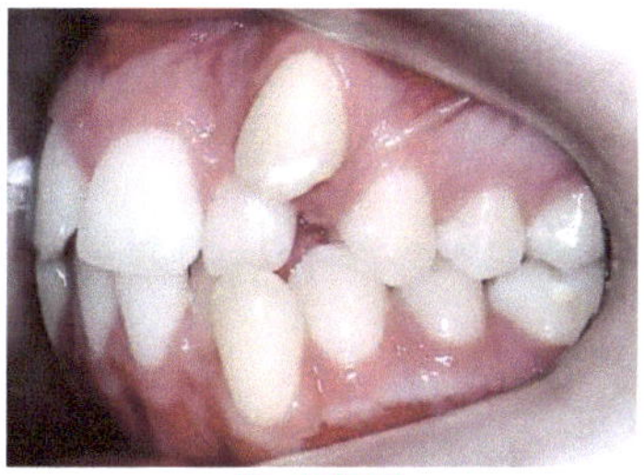

Fig. 4.10.52

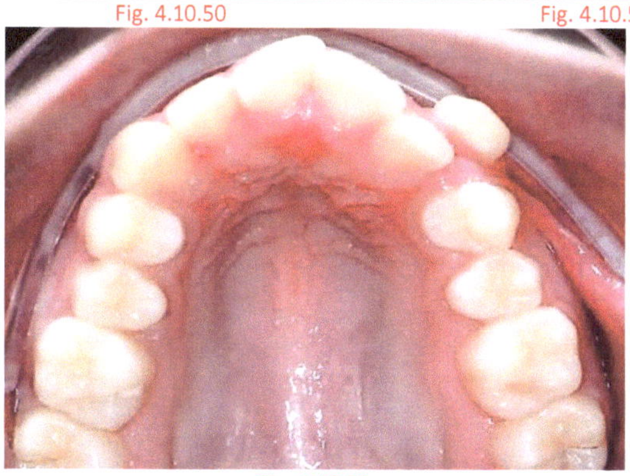

Fig. 4.10.53

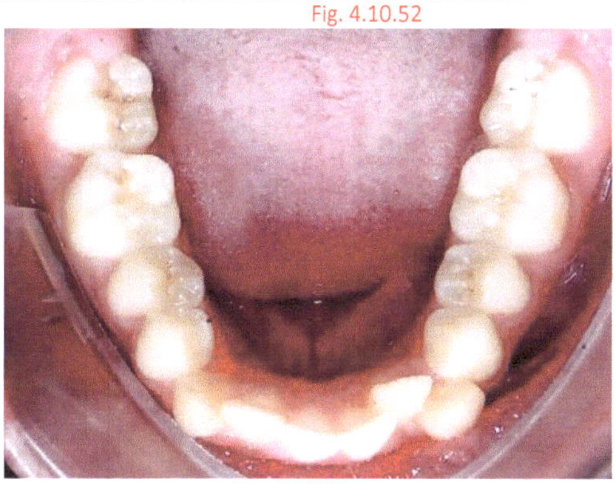

Fig. 4.10.54

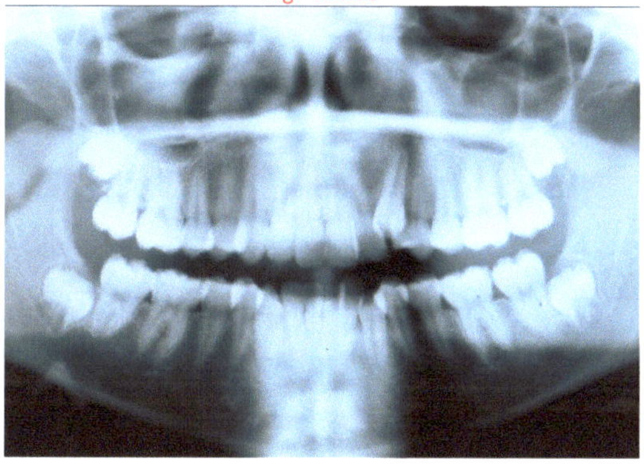

Fig. 4.10.55

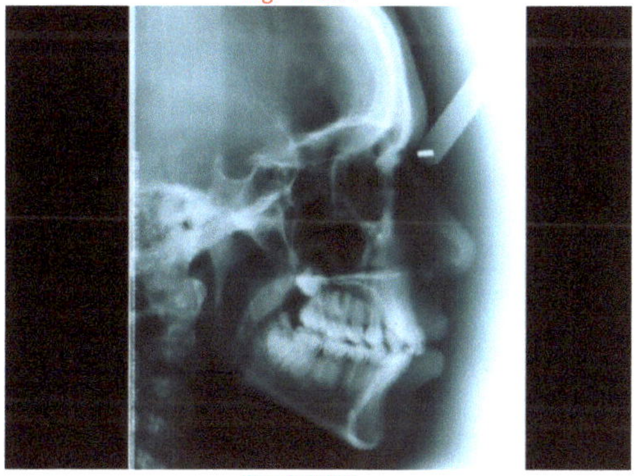

Fig. 4.10.56

PRETRATAMIENTO 100.40%
05-27-2009 13 Ans 8 Me

Rangos	Menor	Mayor	Valor
Eje Facial	86.5	93.5	84.5
Angulo facial	85.3	91.3	86.9
Ang.Plano Mandibular	20.3	29.3	26.1
Altura Facial Infer.	43.0	51.0	50.0
Arco Mandibular	24.5	32.5	35.7
Convexidad Facial (A)	-0.8	3.2	4.8
Profundidad Maxilar	87.0	93.0	91.4
Inc Inf a A Po(protr)	-1.0	3.0	6.7
Inclinacion Incis.Inf	18.0	26.0	29.9
1er Molar Sup a Ptv	13.0	19.0	17.4
Inc Inf.al Plano Oclu	-0.7	3.3	1.6
Angulo Interincisivo	124.0	136.0	117.5
Protrusion Labio Inf	-4.0	0.0	3.8
Linea MacNamara a A	0.0	4.0	1.5
Linea Mac Namara A Po	-4.0	0.0	-6.7

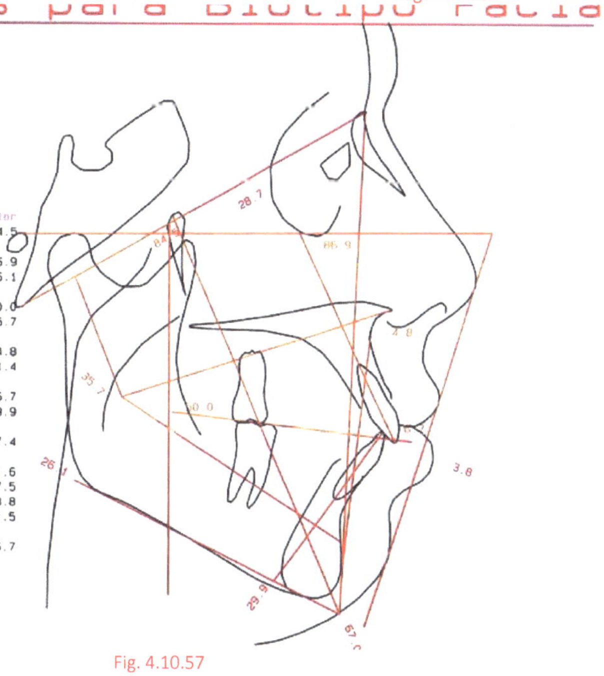

Fig. 4.10.57

ANALISIS BJORK/JARABAK

PRETRATAMIENTO 100.40%
05-27-2009 13 Ans 8 Me

Rangos	Menor	Mayor	Valor
Angulo Ar-S-N /silla	118.0	128.0	118.2
Ang.Articular S-Ar-Go	137.0	149.0	154.0
Ang.Goniaco Ar-Go-Me	123.0	137.0	122.8
Suma.Ang.Silla,Art,Go	396.0	396.0	395.0
Base craneal horiz.SN	68.0	74.0	75.8
Base craneo Vert.S-Ar	29.0	35.0	35.2
Ang.Gon.Sup. Ar-Go-N	52.0	55.0	46.0
Ang.Gon.Inf. N-Go-Me	70.0	75.0	76.8
Alt.Rama mand. Ar-Go	39.0	49.0	53.4
Longitud Cuerpo.Go-Me	66.0	76.0	69.8
Alt.Facial.Post. S-Go	70.0	85.0	86.4
Alt.Facial Ant. N-Me	105.0	120.0	130.0
Radio.Alt.Fac.Ant•Pos	63.0	68.0	66.5
Plano Facial S-N-Po	77.0	80.0	78.0

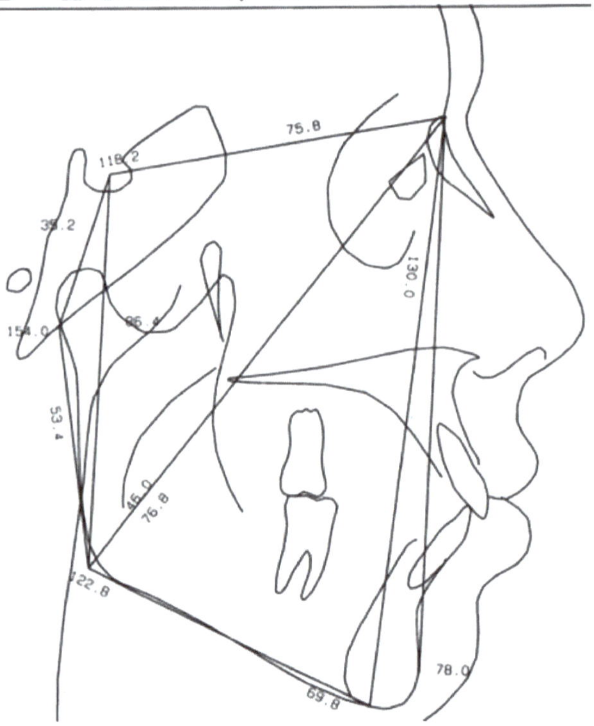

Fig. 4.10.58

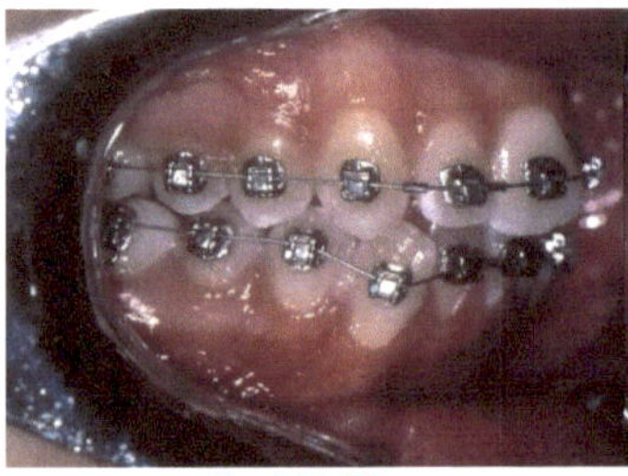

Fig. 4.10.59

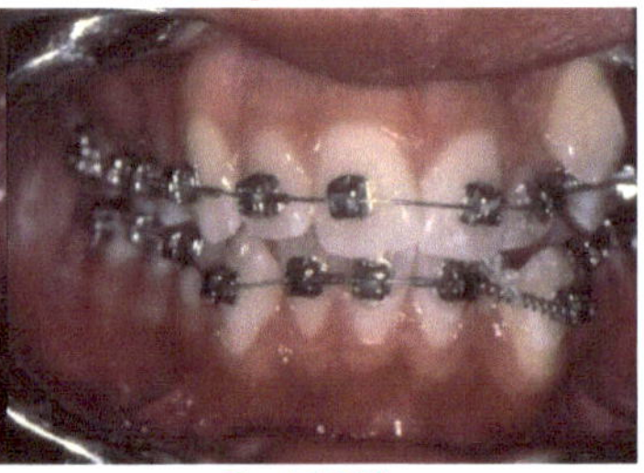

Fig. 4.10.60

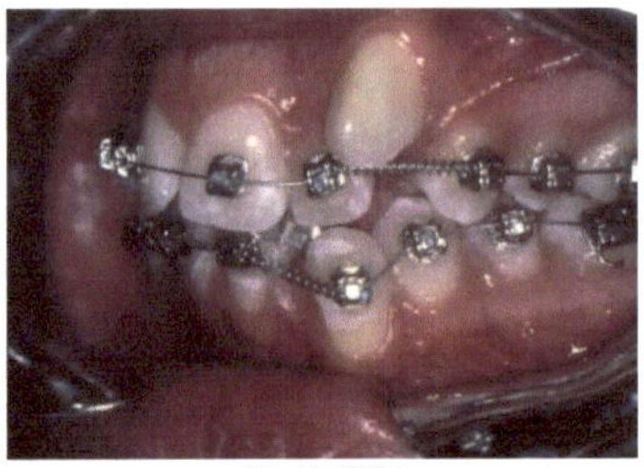

Fig. 4.10.61

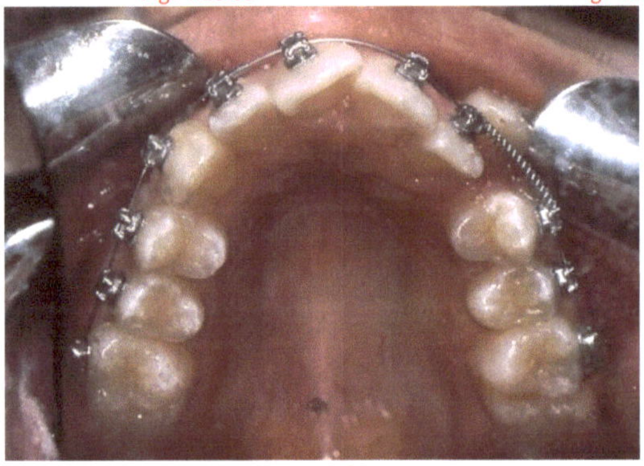

Fig. 4.10.62

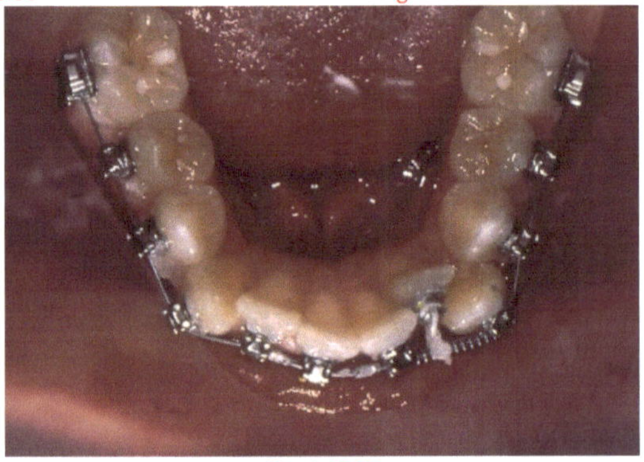

Fig. 4.10.63

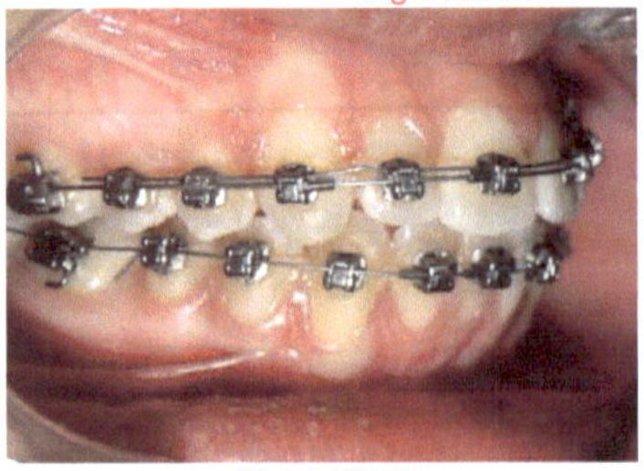

Fig. 4.10.64

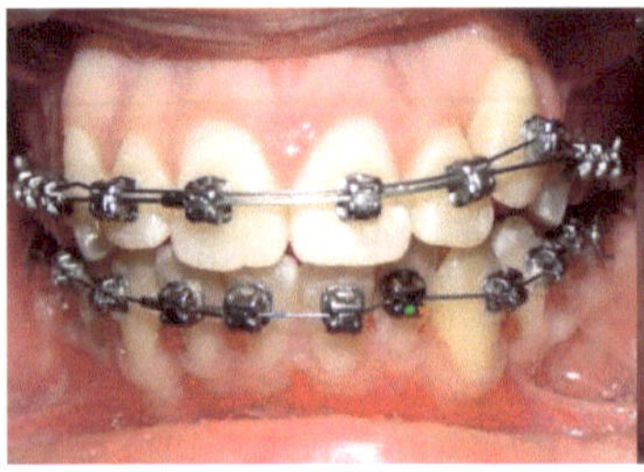

Fig. 4.10.65

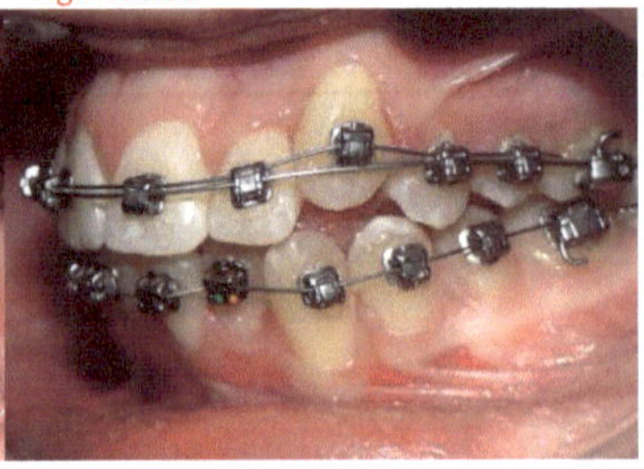

Fig. 4.10.66

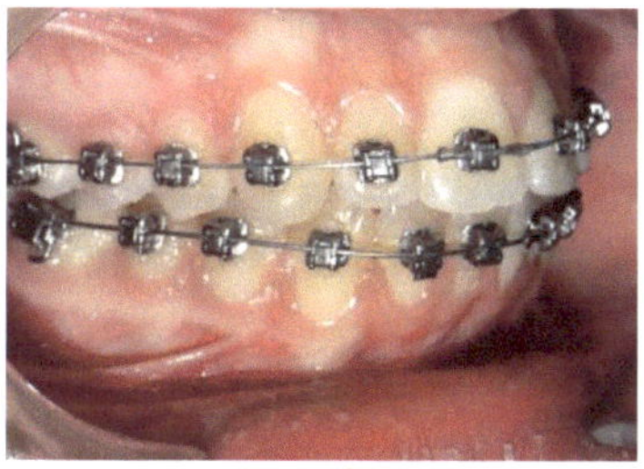

Fig. 4.10.67

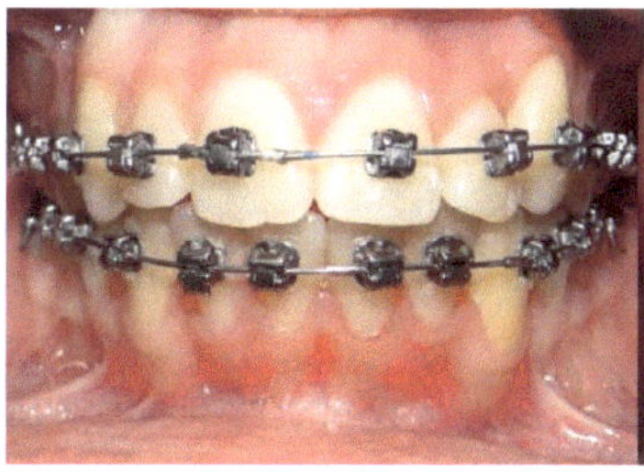

Fig. 4.10.68

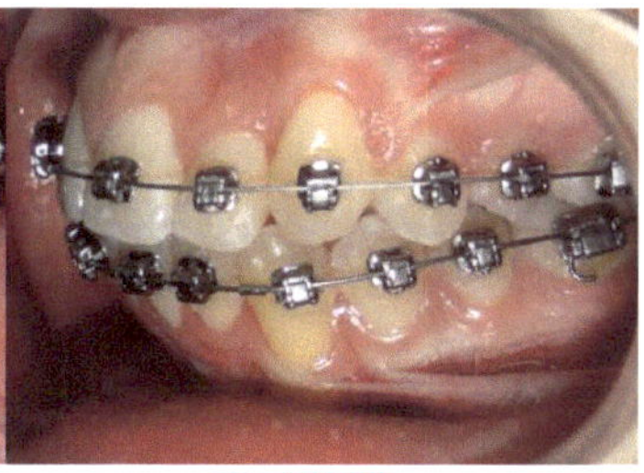

Fig. 4.10.69

Se comenzó la etapa con arco Niti Cu, Damon, en ambas arcadas; en la superior fue enhebrado un resorte Niti de espiras abiertas entre las piezas 2.2 y 2.4 mientras que en la inferior similar dispositivo fue ubicado entre 3.1 y 3.3. Ver Figs. 4.10.59 a 4.10.63

Algo más avanzada la etapa, el canino superior izquierdo fue involucrado con un arco .013 en carácter de "overlay", y en el incisivo lateral inferior fue cementado un bracket de bajo torque (-11º) permaneciendo el arco .014 Niti Cu. Ver Figs. 4.10.64 a 4.10.66

Finalmente dos arcos Niti Cu .018 finalizaron el estadio de tratamiento con arcos de sección redonda. Ver Figs. 4.10.67 a 4.10.69

4C ETAPA INTERMEDIA

Aquí terminan de desarrollarse las arcadas en su diámetro y perímetro; en esta paciente la etapa se cumplió con arcos rectangulares Niti Cu de secciones .014x.025 (6 semanas) y .018x.025 (5 semanas).

Como será explicado en el apartado 5) Perlas Diagnósticas, el Sistema Damon, tiene una expansión (Adaptación Funcional Posterior) autolimitante que es variable individualmente y que permite obtener cierto espacio de la discrepancia dentaria negativa; pero si aún existe un déficit de él, se observa una protrusión incisiva ya que no existe un efecto "bumper labial" absoluto en los casos de no extracción, aspecto que sí sucede en los casos de avulsiones.

En las figuras se observan las Rx laterales pretratamiento y terminada la Etapa Intermedia donde notamos la proinclinación de los grupos dentarios anteriores "camino" que estaba vedado en el plan de tratamiento por las características del caso a tratar. Ver Figs. 4.10.70 a 4.10.73

Figs. 4.10.70 a 4.10.73

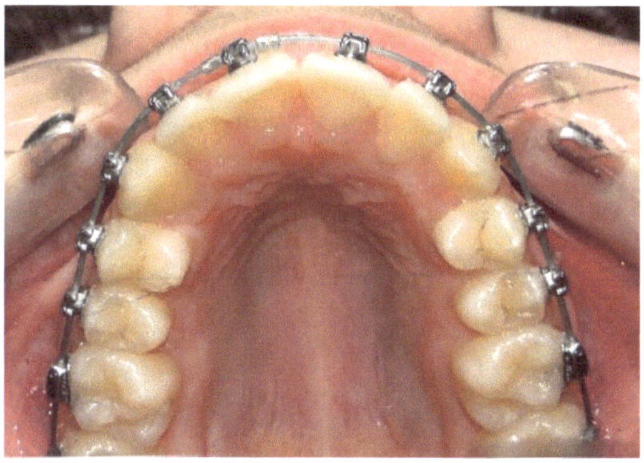

Fig. 4.10.70

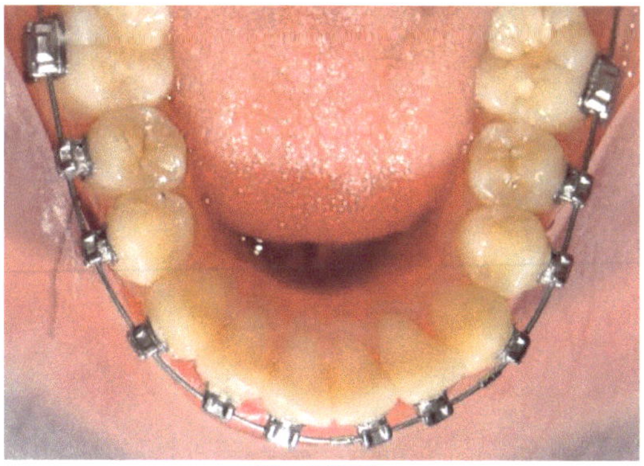

Fig. 4.10.71

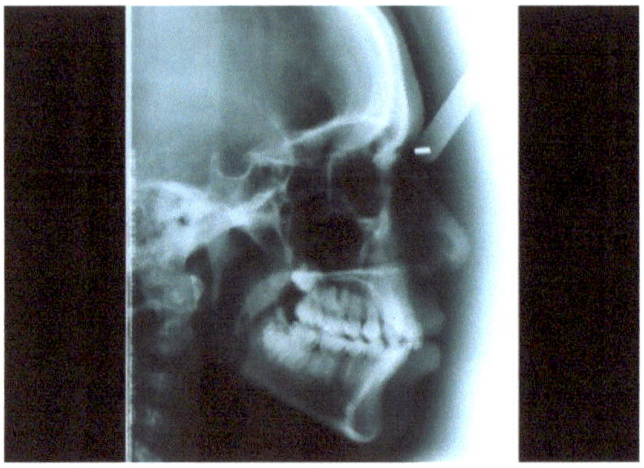

Fig. 4.10.72

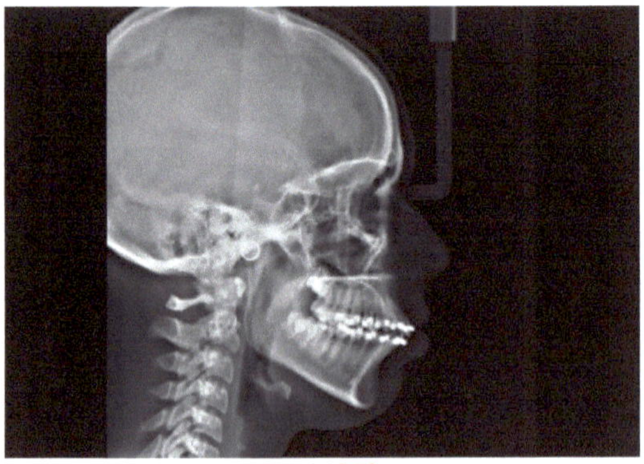

Fig. 4.10.73

4D MECÁNICA MAYOR

En este caso tuvo mucha importancia la Mecánica empleada para el "consumo" de los pequeños espacios obtenidos por desgaste interproximal; dicho procedimiento, como se apreciará en las fotos, fue realizado desde sectores posteriores, en forma progresiva, y sin utilización de T.A.D.S.

La etapa comienza con la instalación de arcos de acero .019 x .025 de forma individualizada e intercoordinando el arco superior con el inferior. Ver Figs. 4.10.74 a 4.10.75

Figs. 4.10.74 a 4.10.75

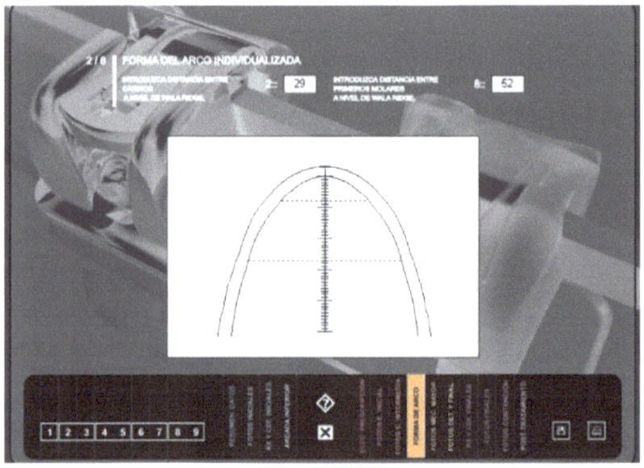

Fig. 4.10.74

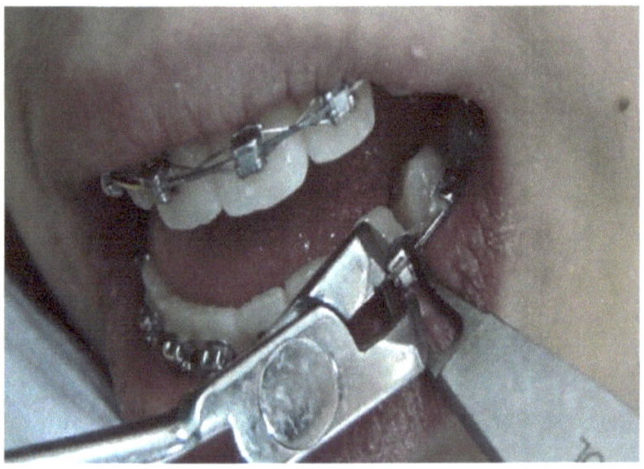

Fig. 4.10.75

Luego de 3 semanas de permitir pequeños movimientos dentarios inducidos por el nuevo arco, se insertan módulos de separar a mesial de los primeros molares en los cuatro cuadrantes dentarios y se citó a la paciente para la primera sesión de desgaste 24 horas después. Ver Figs. 4.10.76 a 4.10.77

Figs. 4.10.76 a 4.10.77

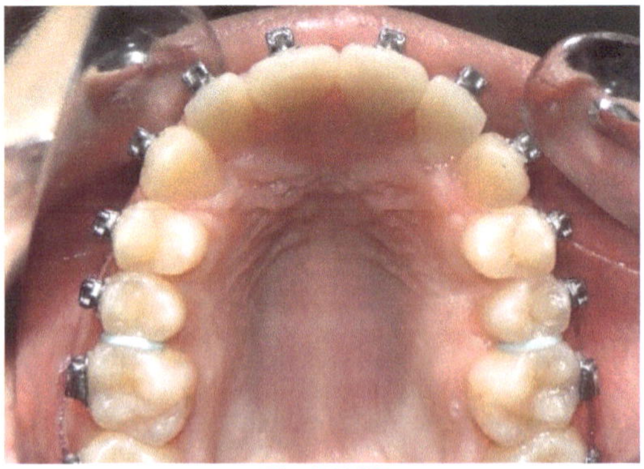

Fig. 4.10.76

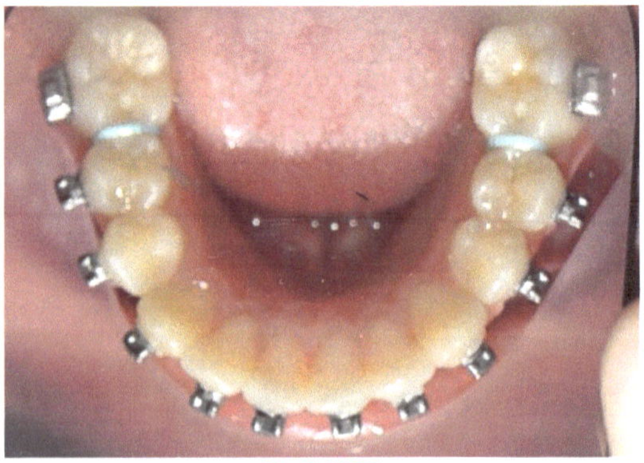

Fig. 4.10.77

Los primeros desgastes fueron realizados con fresa y turbina (ver Vehículo Terapéutico) en las superficies mesiales de los primeros molares y distales de los segundos premolares; la magnitud de dicho stripping, es de 0,5mm en cada pieza dentaria y, por tanto, se quitaba 1 mm de material dentario por hemiarcada, este procedimiento es calibrado, con "hojas de medición". Ver Figs. 4.10.78 a 4.10.80

Figs. 4.10.78 a 4.10.80

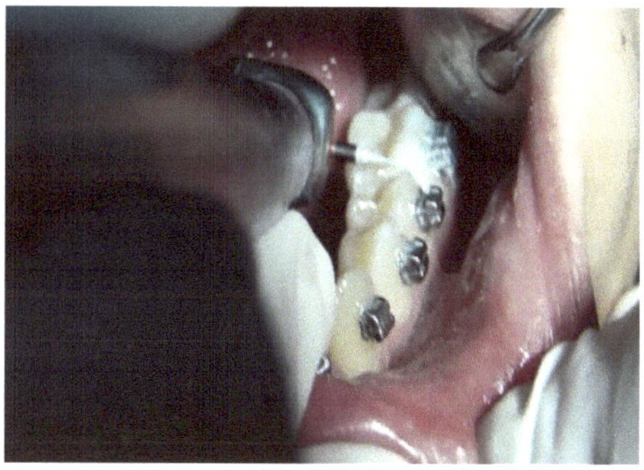

Fig. 4.10.78

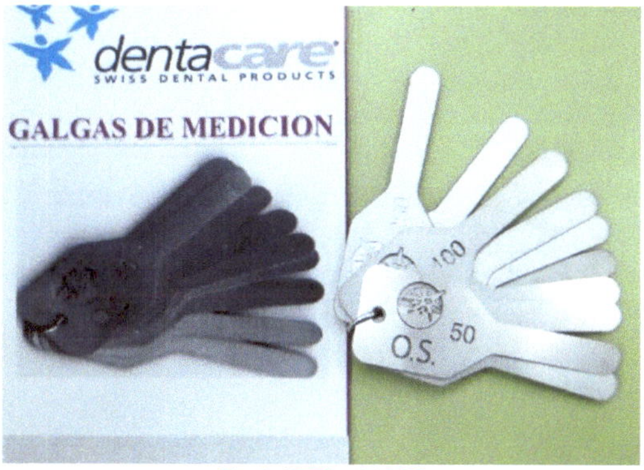

Fig. 4.10.79 - 4.10.80

Luego de realizadas los 4 primeros desgastes existen (sin utilizar T.A.D.S) 2 vías de consumo de esos espacios con criterio de anclaje máximo es decir desplazando los segundos premolares hacia distal. Los dos caminos posibles están expuestos en las fotos 4.10.81 y 4.10.84, trataremos de realizar una sencilla explicación de ellos.

Ver Figs. 4.10.81 a 4.10.84

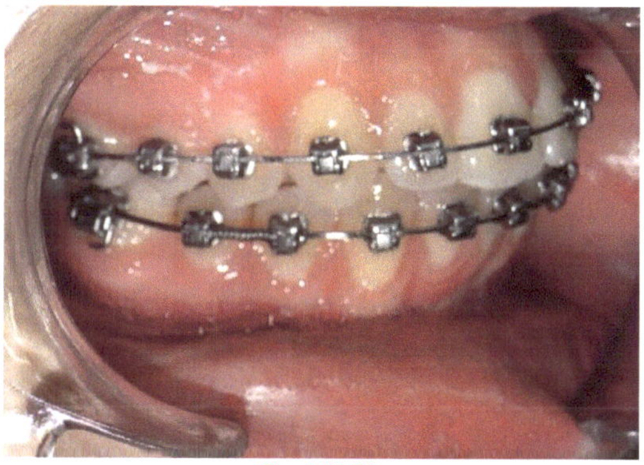

Fig. 4.10.81

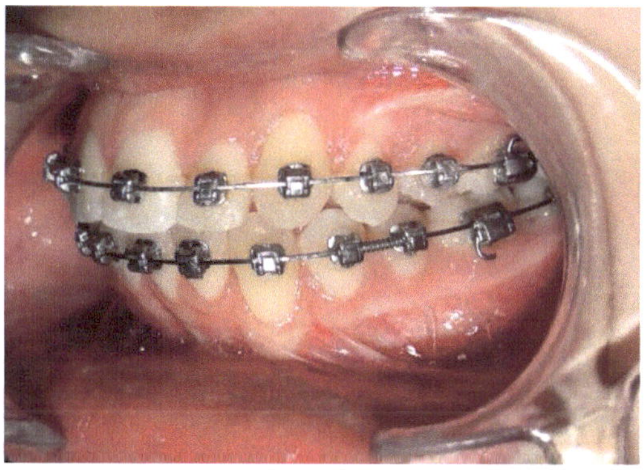

Fig. 4.10.82

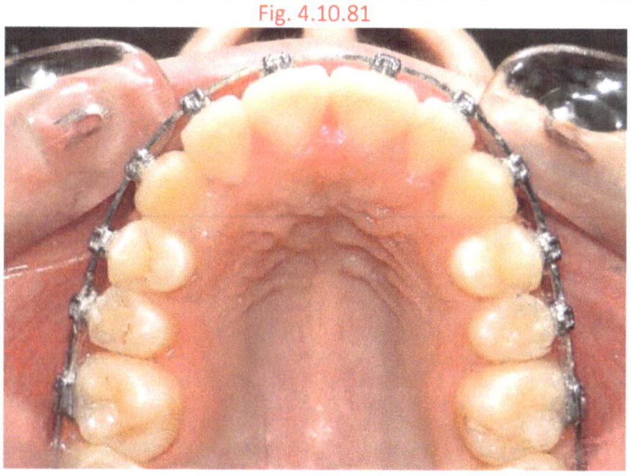

Fig. 4.10.83

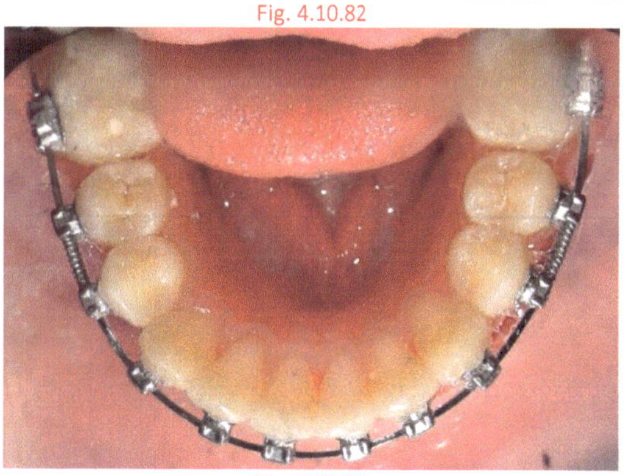

Fig. 4.10.84

En las fotos se aprecia que en la arcada inferior se enhebraron resortes Niti de espiras abiertas comprimidas entre brackets de ambos premolares; en esta variante este dispositivo con activación de 50 grs ejerce fuerzas entre las piezas 3.5 y 4.5 ubicadas a distal de los resortes y todo el conjunto dentario situado a mesial de ellos; como fue establecido en la Introducción de esta sección (cap. 9), existe un evidente predominio de valores en unidades dentarias para que el pequeño espacio del desgaste sea consumido con el movimiento de los segundos premolares hacia distal, y mínimas consecuencias reactivas hacia mesial.

Mientras que en la arcada inferior se utilizó el sistema de control antes expuesto, en la superior se optó por otra variante; aclaremos que esto sucedió por razones pedagógicas, docentes, y no porque en esta etapa el primer método fuese desaconsejable; el sistema de retracción fue la utilización de cadena elástica que involucra los segundos y primeros molares y " atrapaba" los segundos premolares, este dispositivo de cierre es instalado por debajo de los brackets a los efectos de un deslizamiento con menor fricción.

El stripping se realiza en forma progresiva desde sectores posteriores hacia anteriores, moviendo, hacia distal, en cada cuadrante, las piezas previamente desgastadas; los controles de consulta para ir progresando en la retracción dentaria individual son realizados aproximadamente cada 5 (cinco) semanas, ese es el tiempo promedio necesario para cada movimiento que consume el espacio de 1 mm generado por el desgaste de 0.5 mm en cada una de las superficies dentarias adyacentes a él.

Con este ritmo se desgastan progresivamente las superficies distales y mesiales de premolares y caninos.

Las fotos 4-10-85 a 4-10-92 nos muestran, por un lado los dos procedimientos diferentes de stripping (fresas y limas) y por otro, como se realizaba la retracción individual con cadena elástica de las piezas (en estas fotos de los caninos) valiéndose del anclaje posterior, piezas ya distalizadas.

Ver Figs. 4.10.85 a 4.10.92

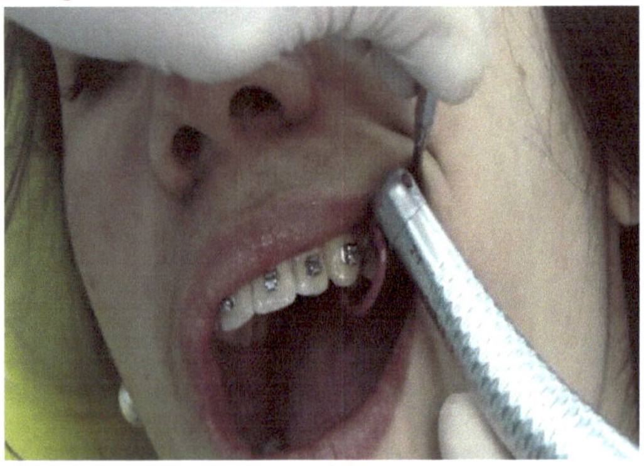

Fig. 4.10.85

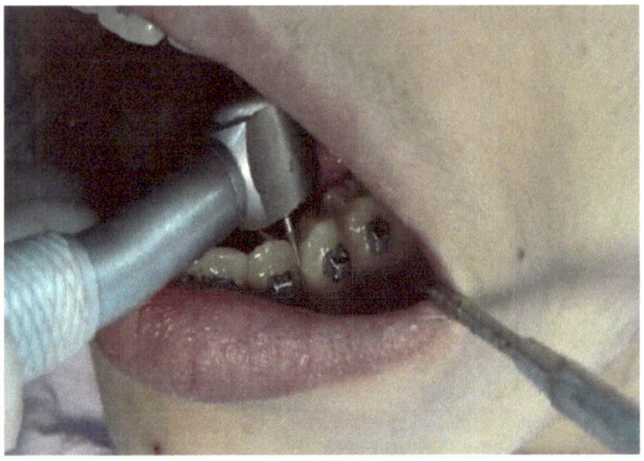

Fig. 4.10.86

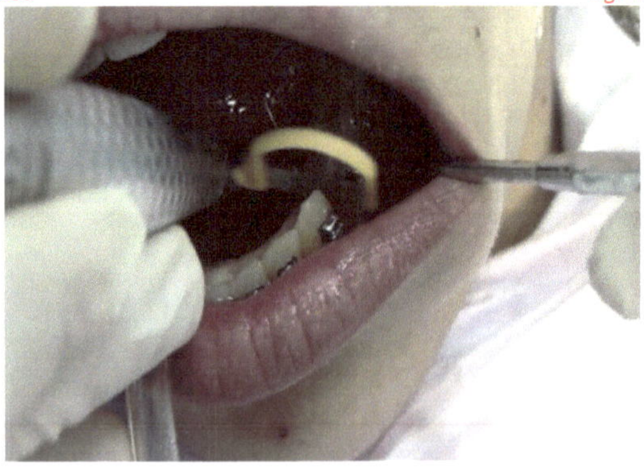

Fig. 4.10.87

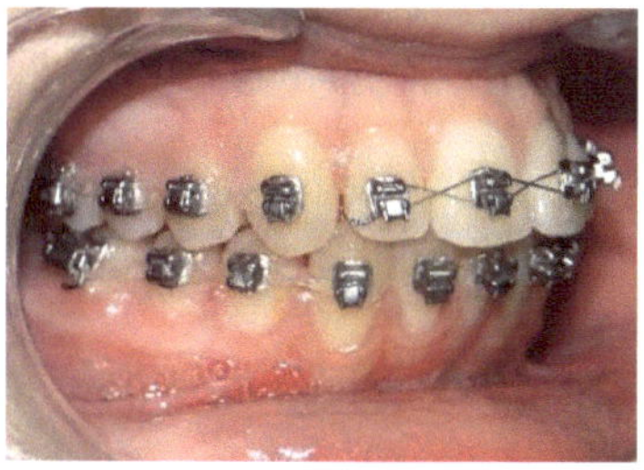

Fig. 4.10.88

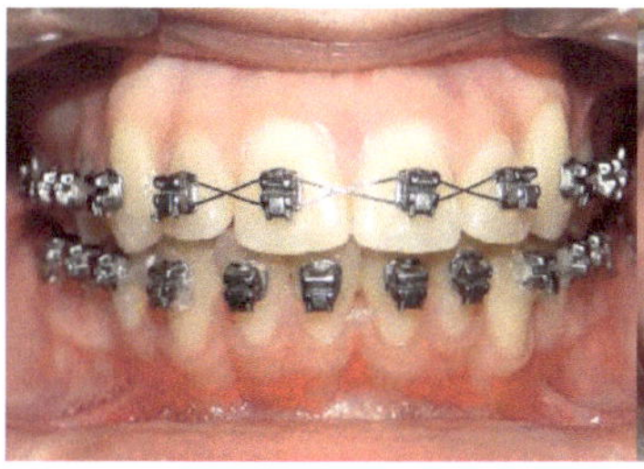

Fig. 4.10.89

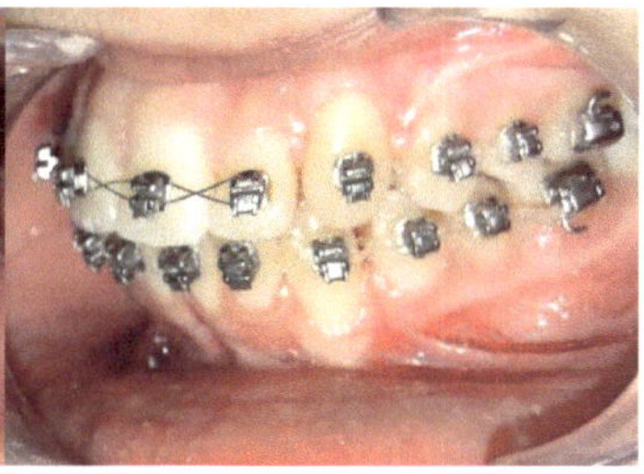

Fig. 4.10.30

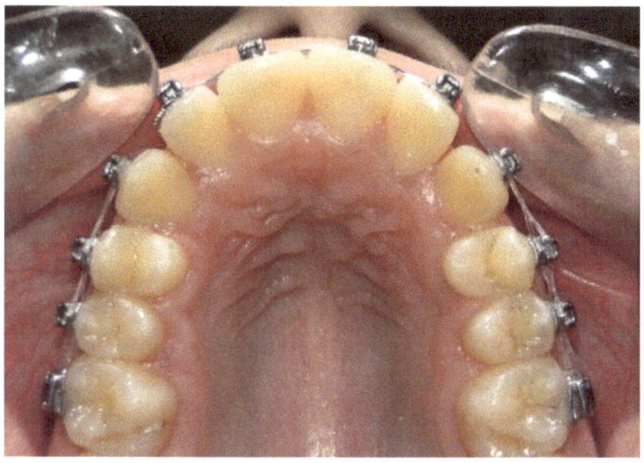

Fig. 4.10.91

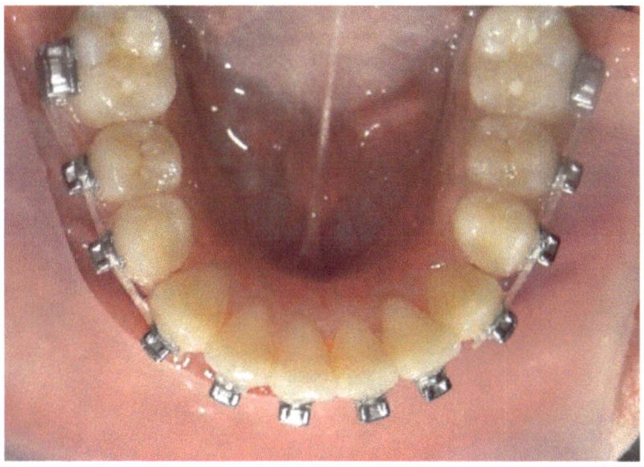

Fig. 4.10.92

El desgaste por arcada incluyendo caninos pero sin involucrar todavía los incisivos era de 7 mm.

Cinco semanas más tarde se disponen módulos de separación dentaria a mesial y distal de los incisivos superiores e inferiores y ahora se utiliza cadena elástica en la totalidad de los arcos. Ver Figs. 4.10.93 a 4.10.94

Figs. 4.10.93 a 4.10.94

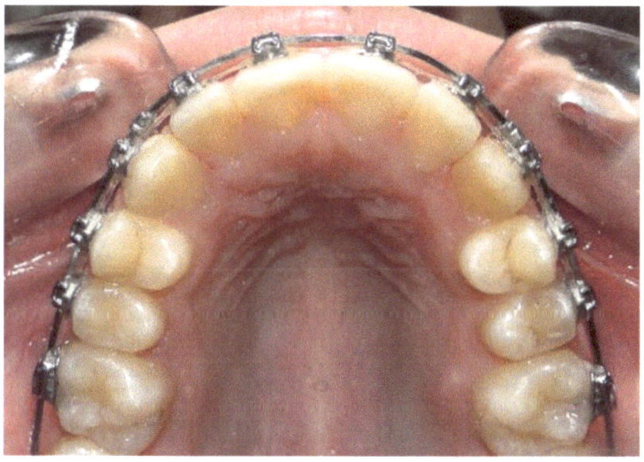

Fig. 4.10.93

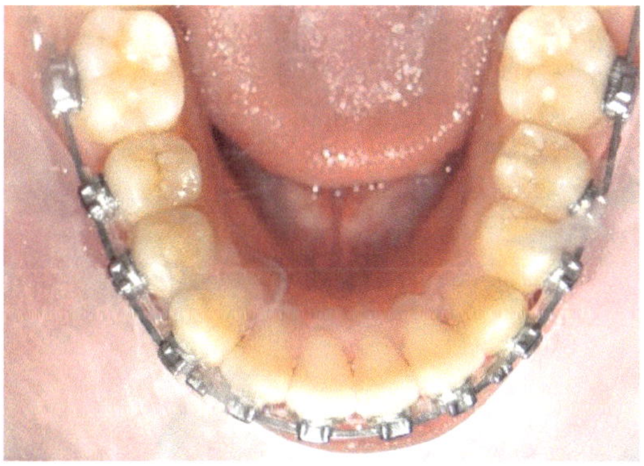

Fig. 4.10.94

En esta etapa de Mecánica con retracción y cierre de pequeños espacios insumió un tiempo algo mayor de los 6 meses

4E DETALLES Y FINALIZACIÓN

Luego de cumplidas las metas de la etapa anterior se indican los controles radiográficos mostrados en las figuras 4.10.97 a 4.10.99

Figs. 4.10.95 a 4.10.99

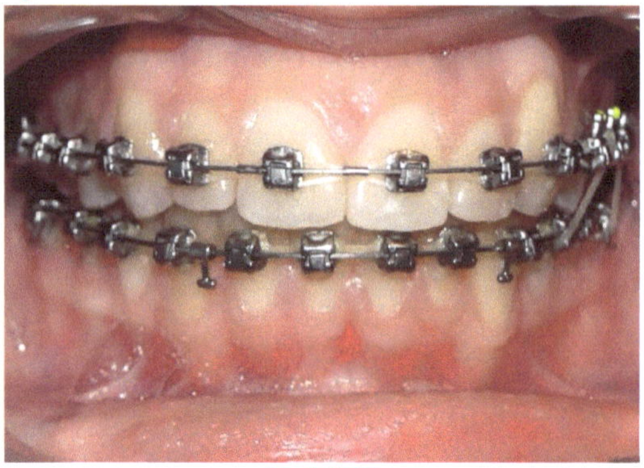

Fig. 4.10.95

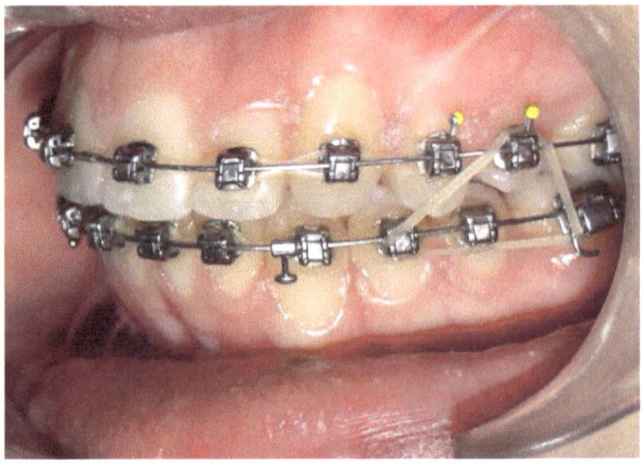

Fig. 4.10.96

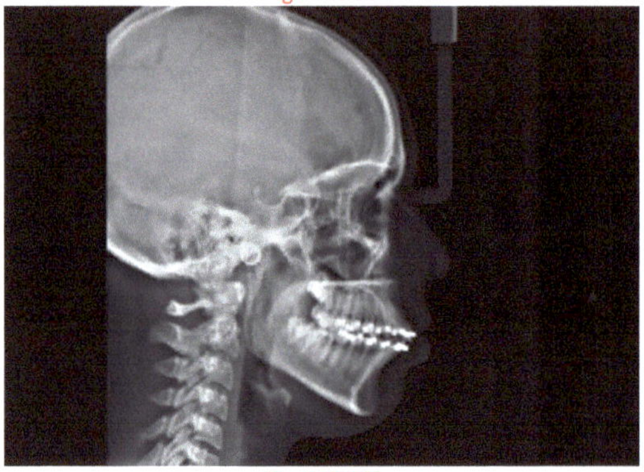

Fig. 4.10.97

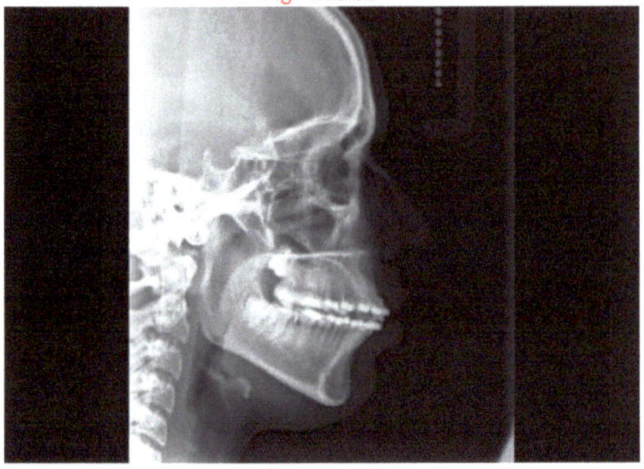

Fig. 4.10.98

Ricketts para Biotipo Facial

INTRATRATAMIENTO 101.00%
09-09-2011 16 Ans 0 Me

Rangos	Menor	Mayor	Valor
Eje Facial	86.5	93.5	84.7
Angulo facial	86.3	92.3	87.5
Ang.Plano Mandibular	19.4	28.4	25.0
Altura Facial Infer.	43.0	51.0	49.5
Arco Mandibular	26.0	34.0	37.3
Convexidad Facial (A)	-1.4	2.6	6.8
Profundidad Maxilar	87.0	93.0	94.0
Inc Inf a A Po (protr)	-1.0	3.0	6.4
Inclinacion Incis.Inf	18.0	26.0	29.1
1er Molar Sup a Ptv	16.0	22.0	18.7
Inc Inf.al Plano Oclu	-0.7	3.3	2.4
Angulo Interincisivo	124.0	136.0	118.4
Protrusion Labio Inf	-4.0	0.0	4.3
Linea MacNamara a A	0.0	4.0	4.2
Linea Mac Namara a Po	-4.0	0.0	-5.3

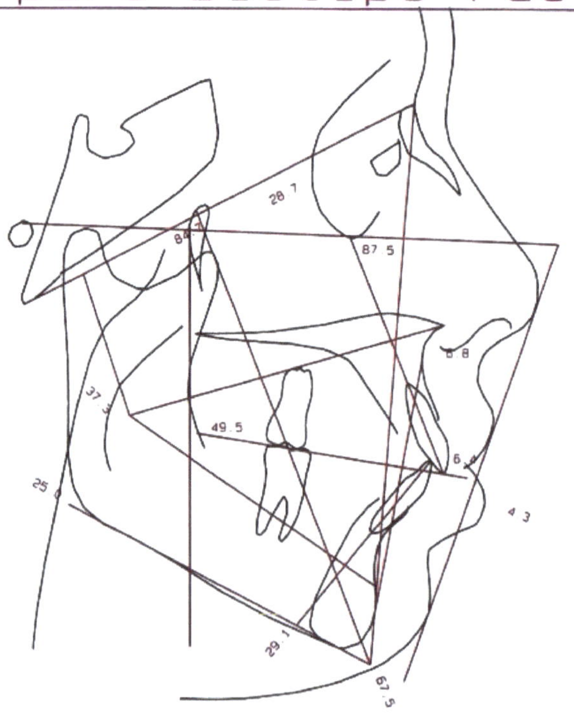

Fig. 4.10.99

En dichos chequeos se observa haber cumplido aceptablemente los objetivos propuestos en el plan de tratamiento; resolver las asimetrías y las malposiciones pero sin extracciones ni protrusión incisiva con respecto a los registros iniciales.

En esta etapa se realiza un cierto asentamiento vertical de la pieza 2.5 utilizando un elástico 3/16" 4 oz dispuesto entre ella y el sector premolar-molar de la arcada inferior. Ver Figs. 4.10.95 a 4.10.96

PRETRATAMIENTO 100.40%
05-27-2009 13 Ans 8 Me

Rangos	Menor	Mayor	Valor
Eje Facial	86.5	93.5	84.5
Angulo facial	85.3	91.3	86.9
Ang.Plano Mandibular	20.3	29.3	26.1
Altura Facial Infer.	43.0	51.0	50.0
Arco Mandibular	24.5	32.5	35.7
Convexidad Facial (A)	-0.8	3.2	4.8
Profundidad Maxilar	87.0	93.0	91.4
Inc Inf a A Po (protr)	-1.0	3.0	6.7
Inclinacion Incis.Inf	18.0	26.0	29.9
1er Molar Sup a Ptv	13.0	19.0	17.4
Inc Inf.al Plano Oclu	-0.7	3.3	1.6
Angulo Interincisivo	124.0	136.0	117.5
Protrusion Labio Inf	-4.0	0.0	3.8
Linea MacNamara a A	0.0	4.0	1.5
Linea Mac Namara A Po	-4.0	0.0	-6.7

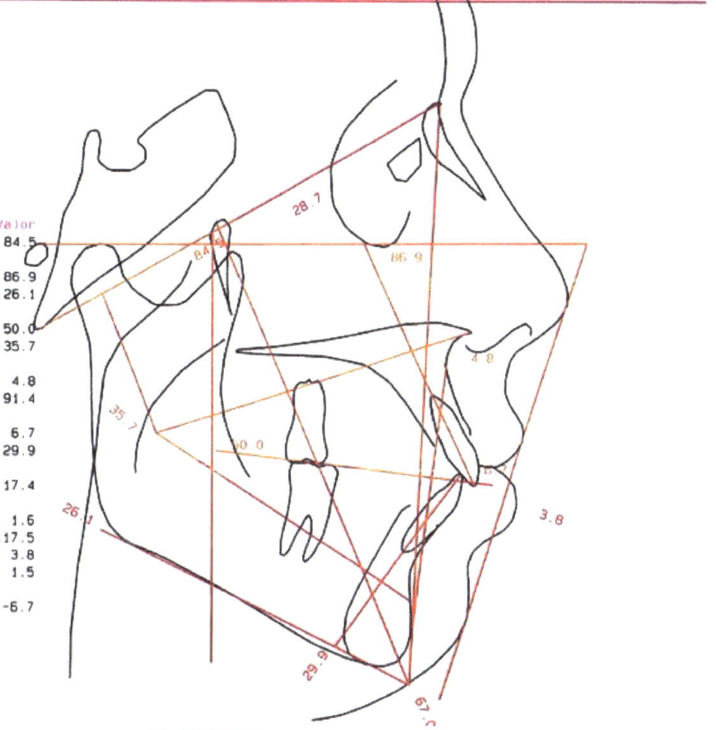

Fig. 4.10.100

Ricketts para Biotipo Facial

INTRATRATAMIENTO 101.00%
09-09-2011 16 Ans 0 Me

Rangos	Menor	Mayor	Valor
Eje Facial	86.5	93.5	84.7
Angulo facial	86.3	92.3	87.5
Ang.Plano Mandibular	19.4	28.4	25.0
Altura Facial Infer.	43.0	51.0	49.5
Arco Mandibular	26.0	34.0	37.3
Convexidad Facial (A)	-1.4	2.6	6.8
Profundidad Maxilar	87.0	93.0	94.0
Inc Inf a A Po (protr)	-1.0	3.0	6.4
Inclinacion Incis.Inf	18.0	26.0	29.1
1er Molar Sup a Ptv	16.0	22.0	18.7
Inc Inf.al Plano Oclu	-0.7	3.3	2.4
Angulo Interincisivo	124.0	136.0	118.4
Protrusion Labio Inf	-4.0	0.0	4.3
Linea MacNamara a A	0.0	4.0	4.2
Linea Mac Namara a Po	-4.0	0.0	-5.3

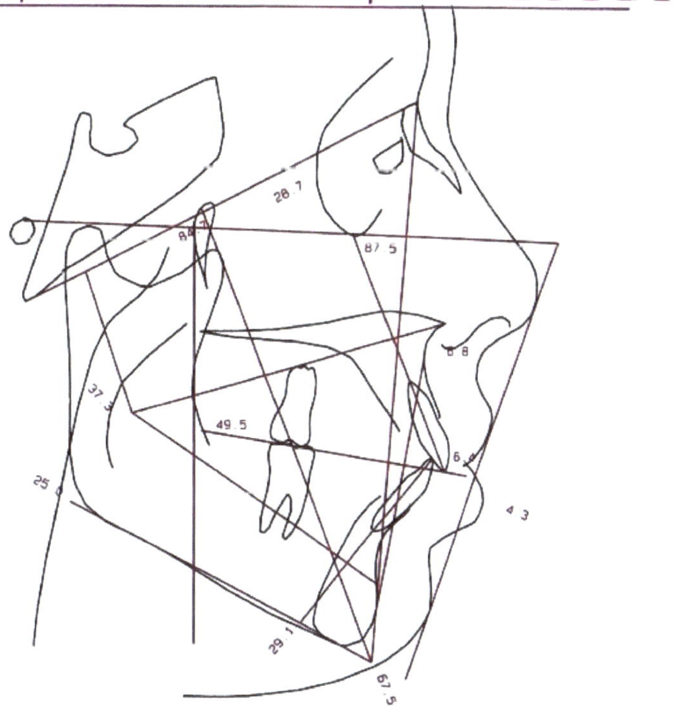

Fig. 4.10.101

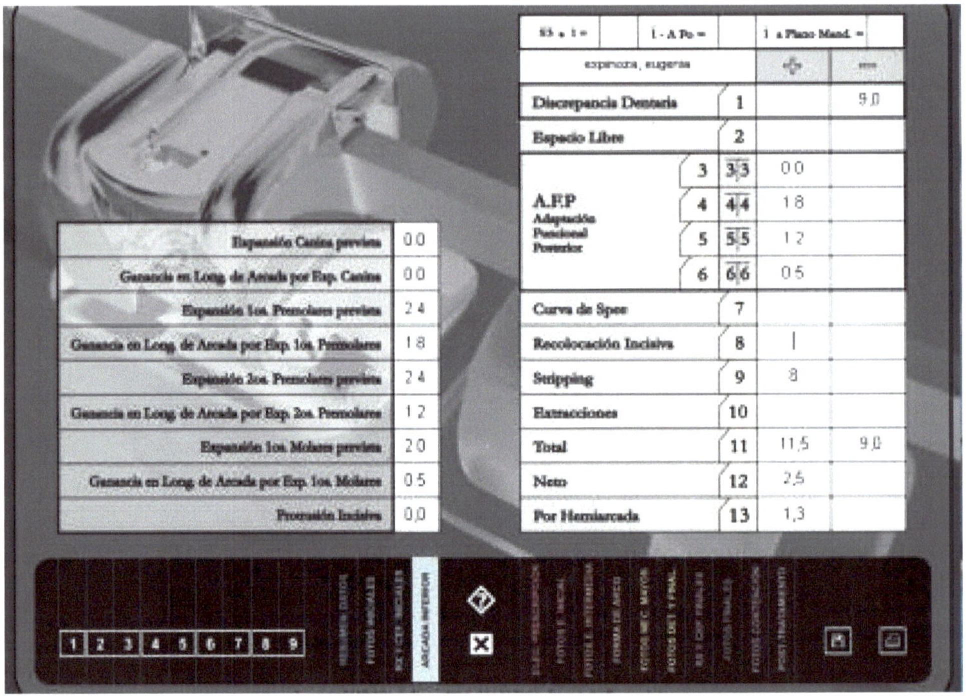

Fig. 4.10.102

En las fotos finales intrabucales se aprecia correcto resalte y sobremordida anterior y un muy ligero desfasaje entre líneas medias superior e inferior. Ver Figs. 4.10.103 a 4.10.110

Figs. 4.10.103 a 4.10.110

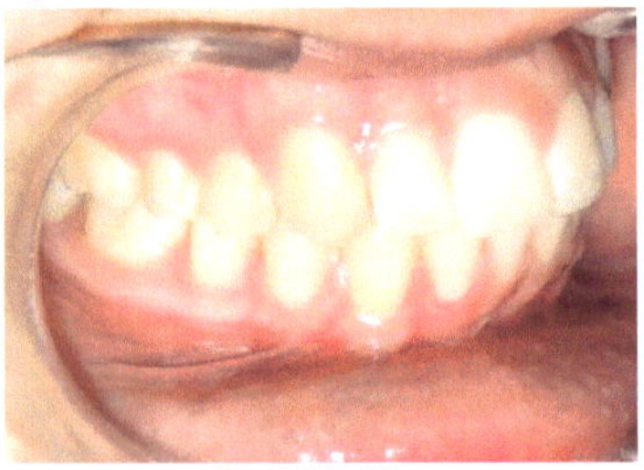

Fig. 4.10.103

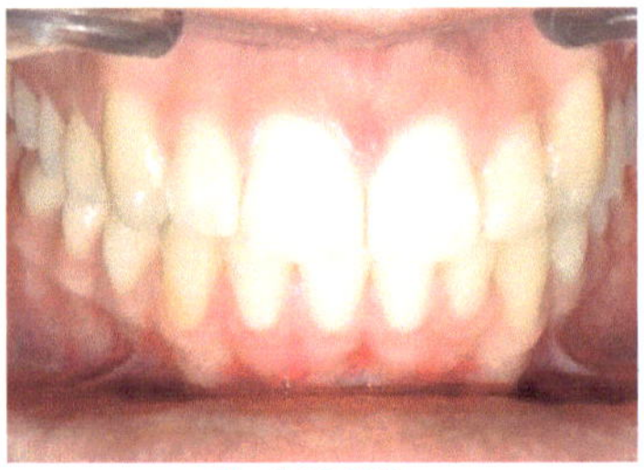

Fig. 4.10.104

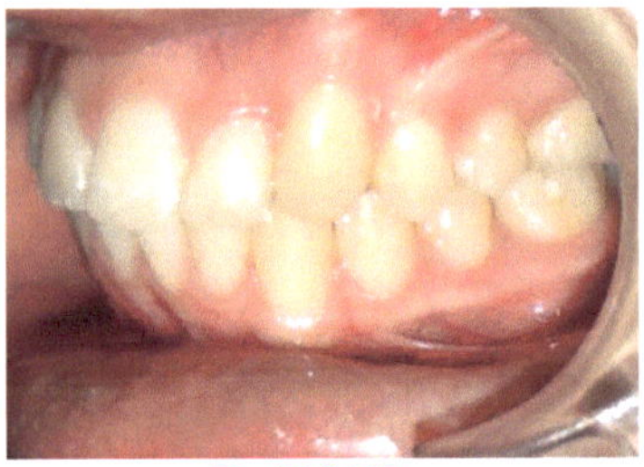

Fig. 4.10.105

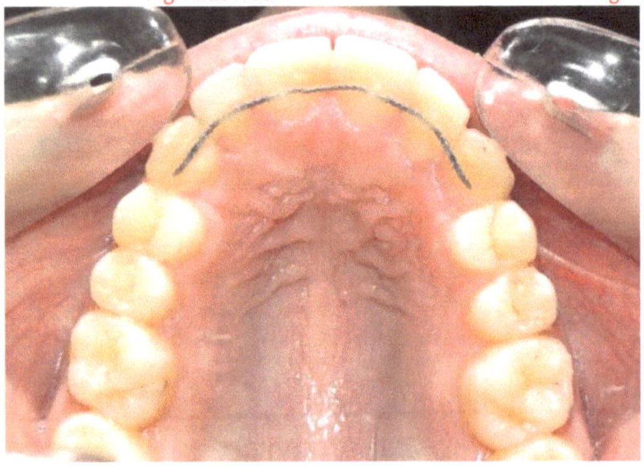

Fig. 4.10.106

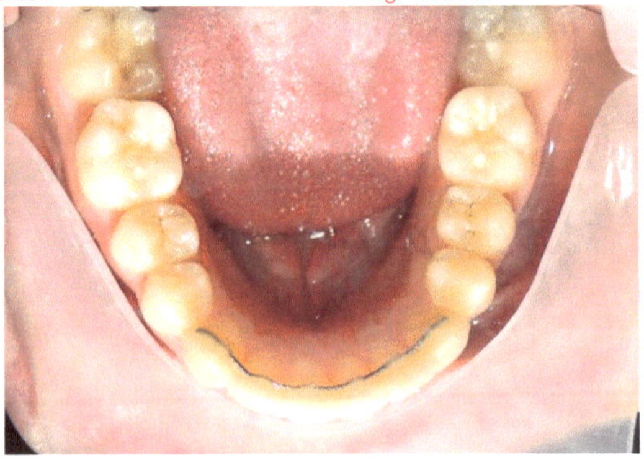

Fig. 4.10.107

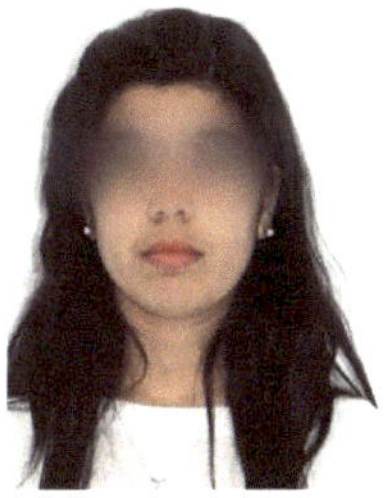

Fig. 4.10.108

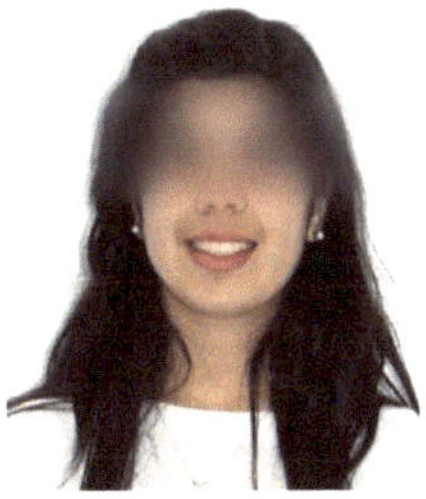

Fig. 4.10.109

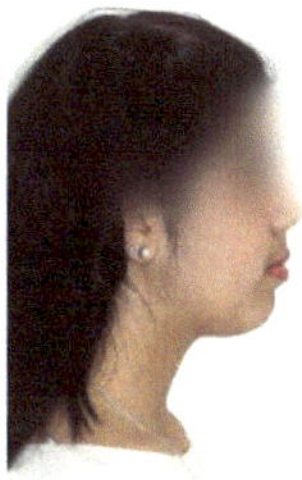

Fig. 4.10.110

En los registros faciales es apreciable el restablecimiento de la línea media dentaria superior y un control labial natural, sin contracción de musculatura accesoria

5 PERLAS DIAGNOSTICA/S Y/O MECÁNICA/S

Habida cuenta que nos hemos explayado en la mecánica empleada para la resolución de este caso, es nuestra intención la de "apuntar las baterías" hacia un aspecto diagnóstico muy importante para esta paciente, el Análisis del Arco Inferior.

Este punto diagnóstico reviste ciertas particularidades en el Sistema Damon y ha sido objeto de una "investigación" que llevó a publicaciones sobre el tema realizadas por uno de los autores de este libro el Dr. Alfredo Nappa; dicho estudio ha sido aplicado por diversos colegas lo que ha generado en nosotros por un lado una alegría, y por otro un agradecimiento al ser recordado como su autor. Ver Figs. 4.10.111 a 4.10.112

Figs. 4.10.111 a 4.10.112

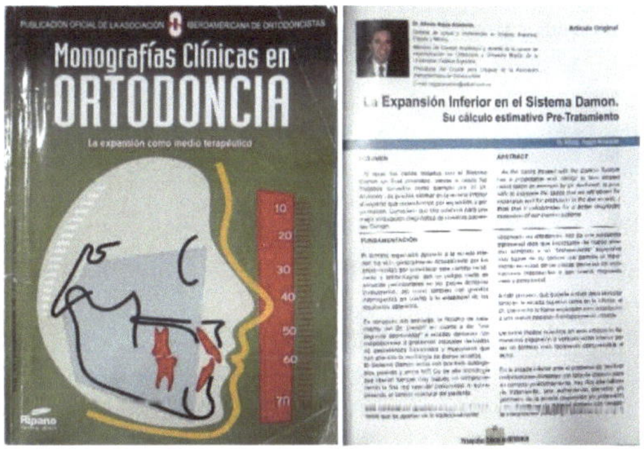

Fig. 4.10.111

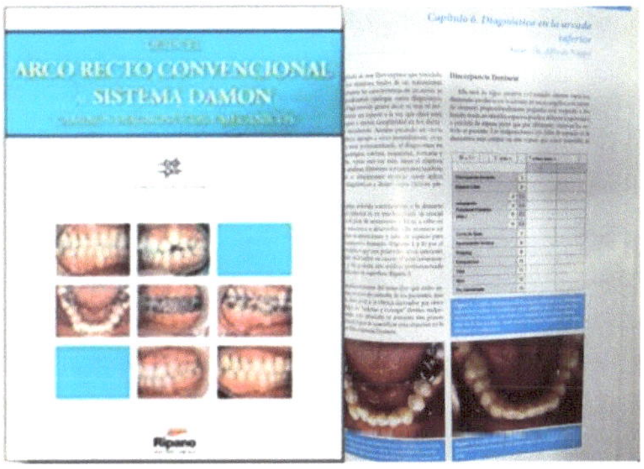

Fig. 4.10.112

Realizadas estas pequeñas precisiones iniciales diremos que el desarrollo de esta "Perla Diagnóstica" es, por un lado repetitiva, pero por otro, necesaria; la primer consideración es válida ya que transcribiremos la Fundamentación de nuestro Software diagnóstico sobre el tema; dicha ayuda diagnóstica fue diseñada bajo nuestras instrucciones por nuestros amigos Raúl y Fernando Foglino; allí expondremos nuevamente aspectos relativos a la Adaptación Funcional Posterior en el Sistema Damon.

A la vez creemos necesaria esta repetición para entender las decisiones adoptadas tanto en este tratamiento como en el caso que exponemos en el capítulo siguiente.

SOFTWARE

El examen total de la arcada inferior nos es útil en pacientes con discrepancia dentaria negativa ya que puede significar consecuencias en aspectos relativos a la elección de la prescripción incisiva inferior, posibilidades de Stripping o la necesidad de realizar extracciones.

En muchos de nuestros pacientes este análisis total con 9 datos, será, en gran medida, superfluo debido a lo tenue de su discrepancia dentaria, pero en todos los casos necesitaremos la Forma Individualizada e

Intercoordinada de arco para Mecánica Mayor; dicha forma es generada con la introducción de solamente dos medidas.

El término expansión aplicado a la arcada inferior, ha sido generalmente descalificado por los ortodoncistas por considerar este camino recidivante y antibiológico, con un peligro cierto de secuelas periodontales en las piezas dentarias involucradas, así como también con grandes interrogantes en cuanto a la estabilidad de los resultados obtenidos.

Es conocido sin embargo, la filosofía de tratamiento del Dr. Damon en cuanto a dar "una segunda oportunidad" a arcadas dentarias con malposiciones o problemas oclusales derivados de desbalances funcionales y musculares que han alterado la morfología de dichas arcadas.

El Sistema Damon actúa con brackets autoligables pasivos y arcos NiTi Cu de alta tecnología que liberan fuerzas muy suaves no comprometiendo la fina red vascular periodontal, ni sobrepasando el control muscular del paciente.

Esta combinación (Brackets-Arcos) brinda resultados que se apartan de lo tradicionalmente observado en ortodoncia, nos da una respuesta transversal más que interesante del hueso alveolar sometido a un "tironeamiento" expansivo muy suave de su cortical que permite el movimiento en masa de las piezas dentarias sin inclinaciones indeseables y con buena respuesta ósea y periodontal.

A este proceso, que sucede a nivel dentoalveolar tanto en la arcada superior como en la inferior, el Dr. Damon no le llama expansión sino adaptación a una nueva posición fisiológicamente estable; Adaptación Funcional Posterior (A.F.P)

En la arcada inferior ante el problema de resolver malposiciones dentarias con falta de espacio para su correcto posicionamiento, hay dos alternativas de tratamiento, una aumentando diámetro y/o perímetro de la arcada; otra disminuyendo material dentario con desgaste interproximal (stripping) o extracciones.

¿COMO CONSEGUIR ESPACIO EN CASOS DE MALPOSICIONES DENTARIAS POR DISCREPANCIA DIENTE-HUESO EN LA ARCADA INFERIOR?		
SE ACTUA SOBRE EL ARCO	GANANCIA POR A.F.P	(CANINA-PREMOLAR-MOLAR)
	GANANCIA POR PROTRUSIÓN	(INCISIVA)
SE ACTUA DISMINUYENDO EL MATERIAL DENTARIO	STRIPPING	
	EXTRACCIONES	

Para examinar primero y preveer después, es decir tener un camino diagnóstico de la arcada inferior, tomaré como base un estudio del Dr. Lawrence Andrews sobre los modelos inferiores de sus 120 casos no tratados ortodónticamente y con oclusión ideal que fueron piedra fundamental en el desarrollo del Arco Recto.

En dicho trabajo se constataban distancias constantes, persistentes, entre los centros de las coronas clínicas (puntos F.A o C.C) y la línea mucogingival inferior a la que llamó Wala Ridge; esas distancias en una vista oclusal son: Ver Fig. 4.10.113

Canino – "Wala Ridge" = 0,6 mm.
(Tomaremos en los cálculos como si fuese 0,5 mm.)
1os Premolares – "Wala Ridge" = 0,8 mm.
2os Premolares – "Wala Ridge" = 1,3 mm.
1os Molares – "Wala Ridge" = 2 mm.

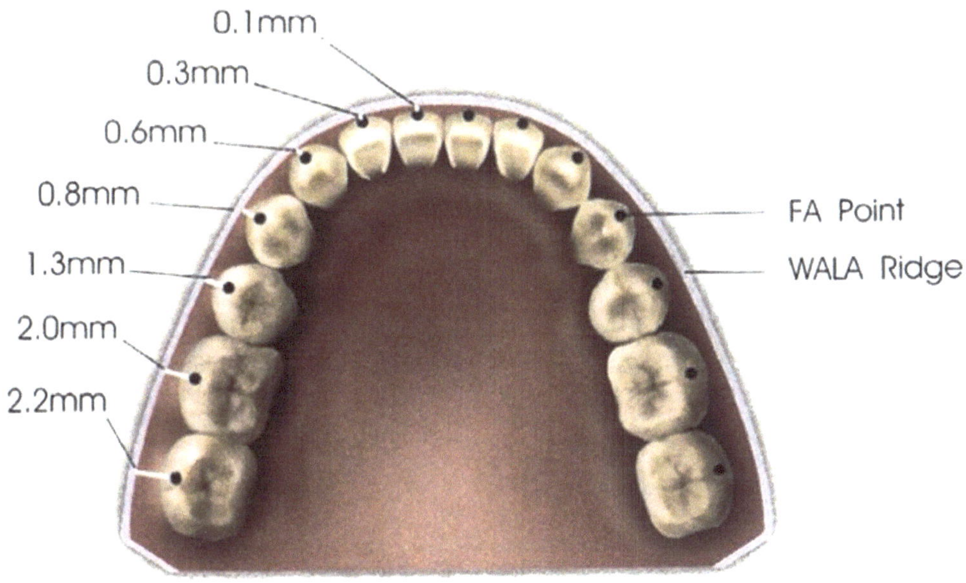

Fig. 4.10.113

Puntualicemos que el "Wala Ridge", unión mucogingival, es prácticamente una bisagra entre hueso basal y alveolar; además está prácticamente al mismo nivel que el centro de rotación de las piezas dentarias inferiores. Ver Fig. 4.10.114 y 4.10.115

Figs. 4.10.114 a 4.10.115

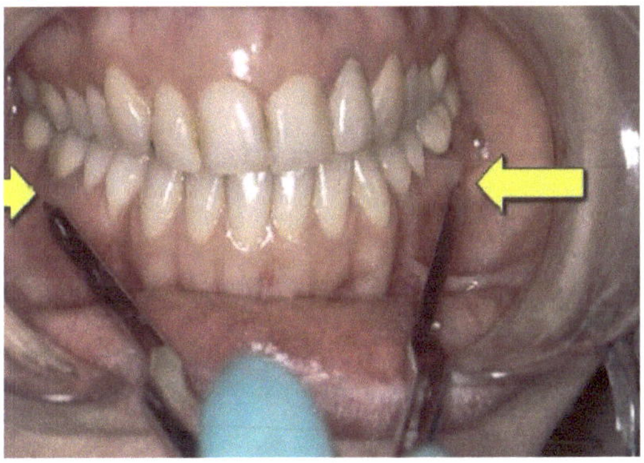

Fig. 4.10.114

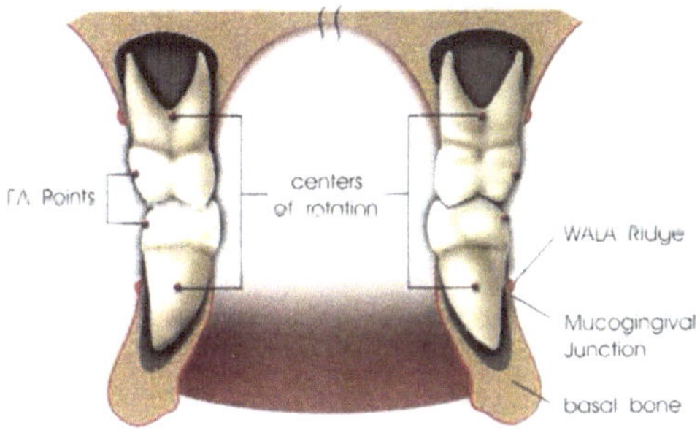

Fig. 4.10.115

He apreciado, y espero que también el lector lo haga, una gran similitud en las vistas oclusales de los casos ejemplo no tratados del Dr. Andrews, y los casos postratamiento con el Sistema Damon. Ver Fig. 4.10.116

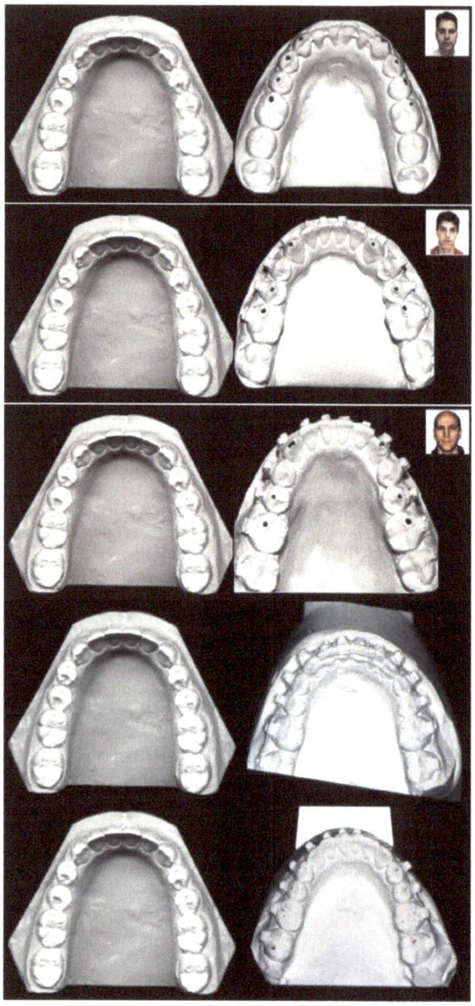

Fig. 4.10.116

Testeando estas y otras vistas de casos tratados se llega a la conclusión de que el Sistema Damon realiza una expansión autolimitante con un final plenamente previsible y un inicio muy variable tanto como pacientes hay. Es decir que habrá casos de arcadas con mayor inclinación lingual de las piezas inferiores debido a desbalances musculares en donde se obtendrán, por tratamiento, mayor expansión o adaptación funcional que en otros casos con un inicio de piezas dentarias inferiores mejor posicionadas bucolingualmente.

2. CALCULO DE LA ADAPTACIÓN FUNCIONAL POSTERIOR (A.F.P)

Para realizarla necesitamos como materiales el modelo inferior de nuestro paciente (aunque el cálculo puede realizarse con mediciones clínicas), un compás de puntas secas y una regla milimetrada o un calibrador medidor; También puede medirse con modelos digitales.

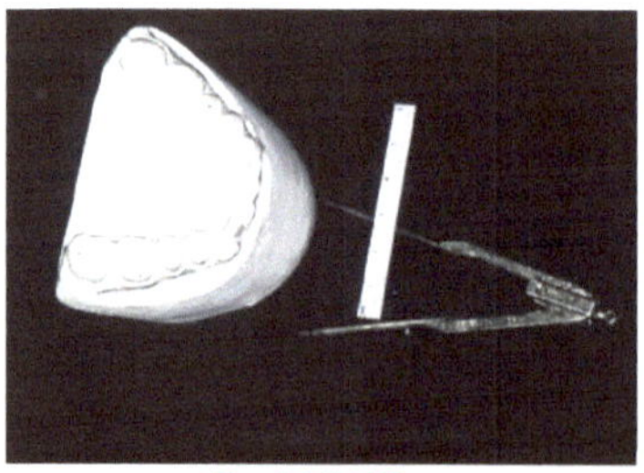

Fig. 4.10.117

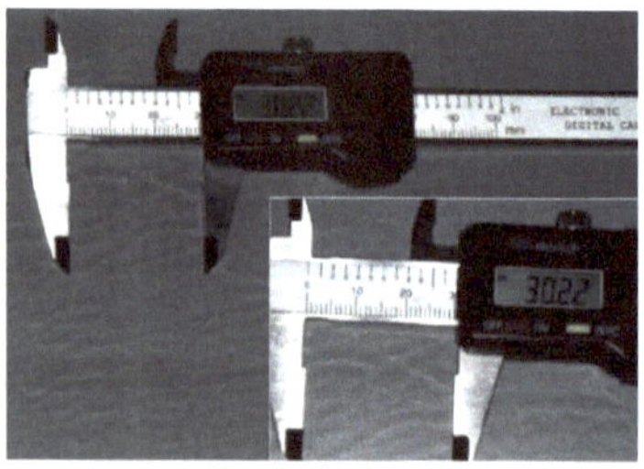

Fig. 4.10.118

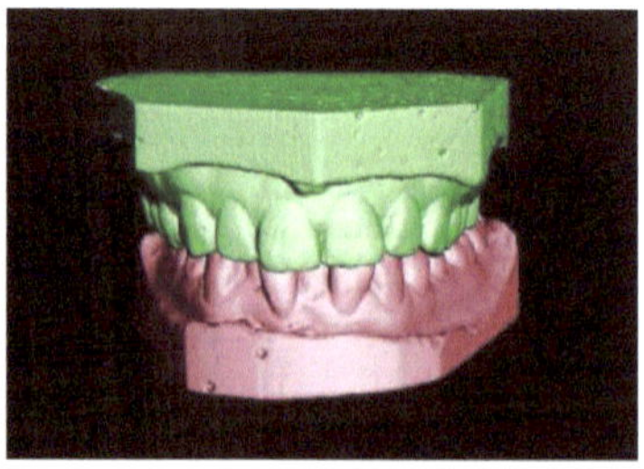

Fig. 4.10.119

Es de hacer notar también que no hay una relación 1 a 1 entre expansión y ganancia en longitud de arcada, sino que de acuerdo a la pieza en cuestión, y según un estudio del Dr. Ricketts, la relación por cada 1 mm. de A.F.P es la siguiente: Ver Figs. 4.10.120 y 4.10.21

RELACIÓN DE EXPANSIÓN CON LONGITUD DE ARCADA MANDIBULAR		
PIEZA DENTARIA.	EXPANSIÓN.	INCREMENTO EN LONGITUD DE ARCADA.
CANINOS	1 mm.	x 1
1os. PREMOLARES	1 mm.	x 0,75
2os. PREMOLARES	1 mm.	x 0,5
MOLARES	1 mm.	x 0,25

Fig. 4.10.120

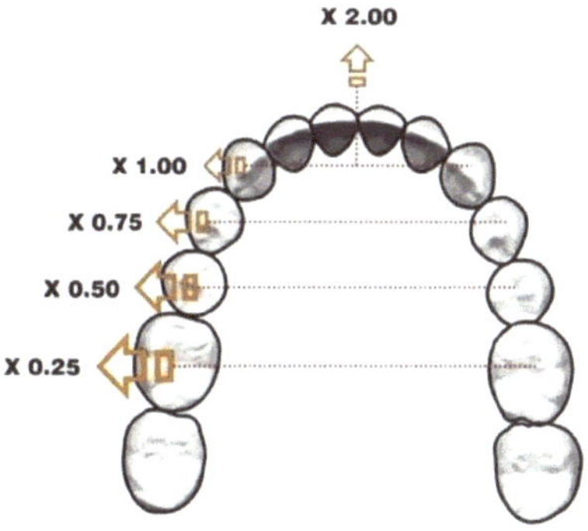

Fig. 4.10.121

PASOS A SEGUIR EN EL CÁLCULO DEL ESPACIO QUE SE CONSEGUIRÁ POR EXPANSIÓN O ADAPTACIÓN FUNCIONAL INFERIOR.

- Marcar el "Wala Ridge en el modelo inferior.
- Sobre esta línea y a la altura de los caninos, primeros premolares, segundos premolares y molares realizar una marca.
- Marcar centro de la corona clínica (Punto F.A o C.C) en caninos, primeros premolares, segundos premolares y primeros molares. Ver Fig. 4.10.122

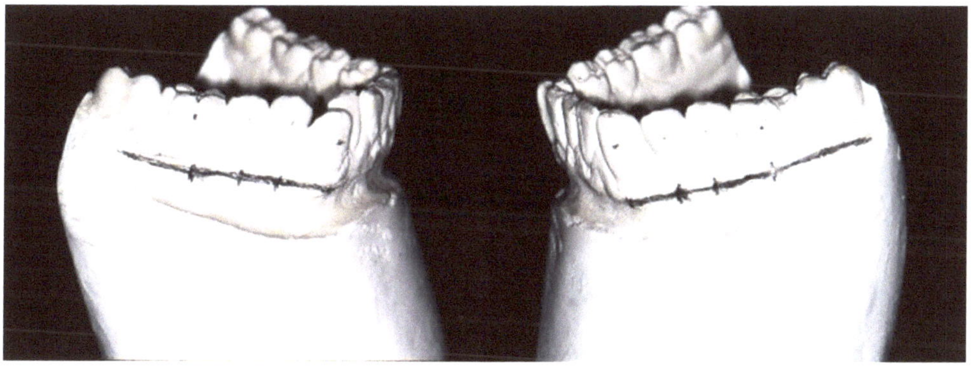

Fig. 4.10.122

CÁLCULO DEL ESPACIO POR EXPANSIÓN DE CANINOS.

1. Medir la distancia entre caninos a nivel de "Wala Ridge" y restarle 1 mm. (Hay 0,5 mm. de cada lado como distancia ideal entre el "Wala Ridge" y el centro de la corona clínica).
2. Medir la distancia entre centro de coronas clínicas de caninos.
3. Si ambas medidas coinciden no habrá cambios en el ancho intercanino con el tratamiento. Si hay diferencia entre ambas medidas, dicha diferencia corresponderá al incremento en ancho intercanino que se producirá por tratamiento. Esta situación se da en casos con uno o ambos caninos inclinados hacia lingual y que adoptan, postratamiento una posición más biológica con respecto a su base ósea, con menor riesgo, incluso, de recesión gingival. El incremento en ancho, de producirse, tiene una relación de 1 a 1 con respecto al aumento en longitud de arcada. Ver Fig. 4.10.123

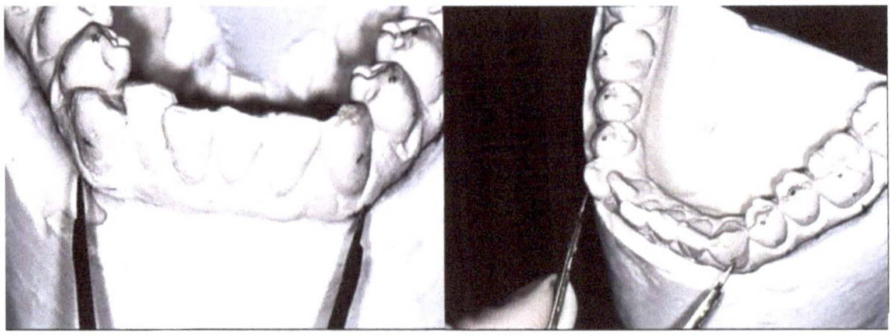

Fig. 4.10.123

CÁLCULO DEL ESPACIO POR EXPANSIÓN DE PRIMEROS PREMOLARES.

1. Medir la distancia entre primeros premolares a nivel de "Wala Ridge" y restarle 1,6 mm. (Hay 0,8 mm. por cada lado como distancia ideal entre el "Wala Ridge" y el centro de la corona clínica).
2. Medir la distancia entre centro de coronas clínicas de primeros premolares.
3. Si hay diferencia entre ambas medidas, dicha diferencia corresponderá al incremento por tratamiento en el ancho entre los primeros premolares. Esta diferencia hay que multiplicarla por 0,75 para obtener el incremento en longitud de arcada. Ver Fig. 4.10.124

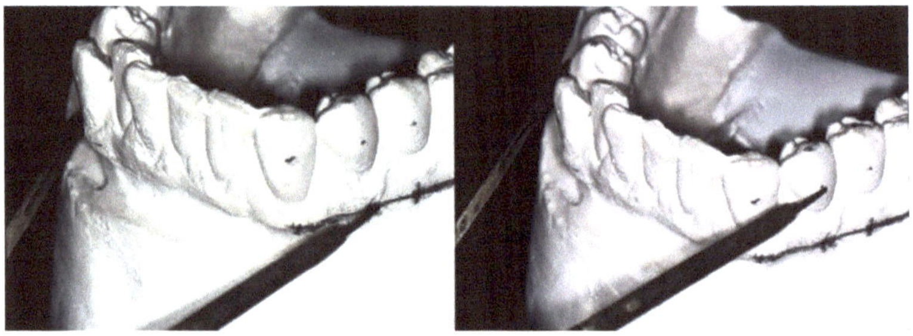

Fig. 4.10.124

CÁLCULO DEL ESPACIO POR EXPANSIÓN DE SEGUNDOS PREMOLARES.

1. Medir la distancia entre segundos premolares a nivel de "Wala Ridge" y restarle 2,6 mm. (Hay 1,3 mm. por cada lado como distancia ideal entre el "Wala Ridge" y el centro de la corona clínica).
2. Medir la distancia entre centro de coronas clínicas y segundos premolares.
3. Si hay diferencia entre ambas medidas, dicha diferencia corresponderá al incremento por tratamiento en el ancho entre los segundos premolares. Esta diferencia hay que multiplicarla por 0,5 para obtener el incremento en longitud de arcada. Ver Fig. 4.10.125

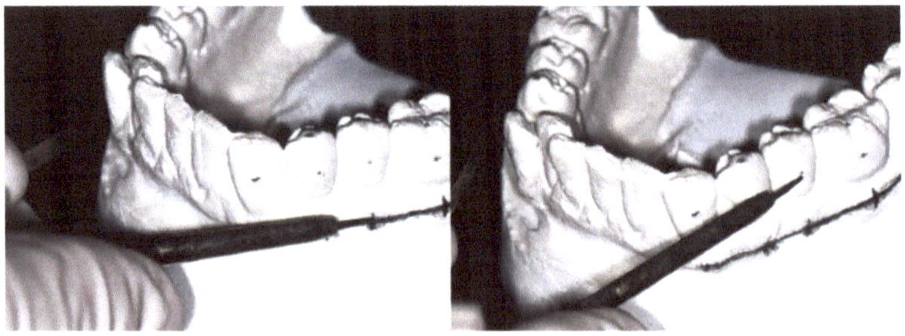

Fig. 4.10.125

CÁLCULO DEL ESPACIO POR EXPANSIÓN DE PRIMEROS MOLARES.

1. Medir la distancia entre primeros molares a nivel de "Wala Ridge" y restarle 4 mm. (Hay 2 mm. por cada lado como distancia ideal entre el "Wala Ridge" y el centro de la corona clínica).
2. Medir la distancia entre centros de coronas clínicas de primeros molares.
3. Si hay diferencia entre ambas medidas, dicha diferencia corresponderá al incremento por tratamiento en el ancho entre los primeros molares. Esta diferencia hay que multiplicarla por 0,25 para obtener el incremento en longitud de arcada. Ver Fig. 4.10.126

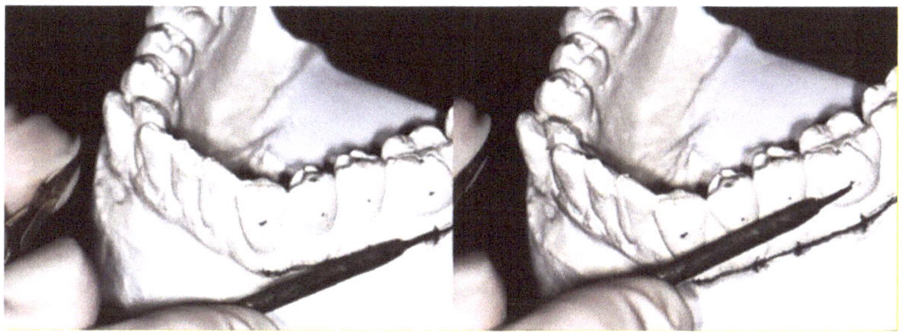

Fig. 4.10.126

CÁLCULO DE LA PROTRUSIÓN INCISIVA PREVISTA (P.I.P)

Repito que el Sistema Damon es autolimitante transversalmente, pero si resta discrepancia dentaria negativa por solucionar, ella se resuelve por protrusión incisiva recordando que por cada 1 milímetro de este movimiento se ganan 2 milímetros en longitud de arcada.

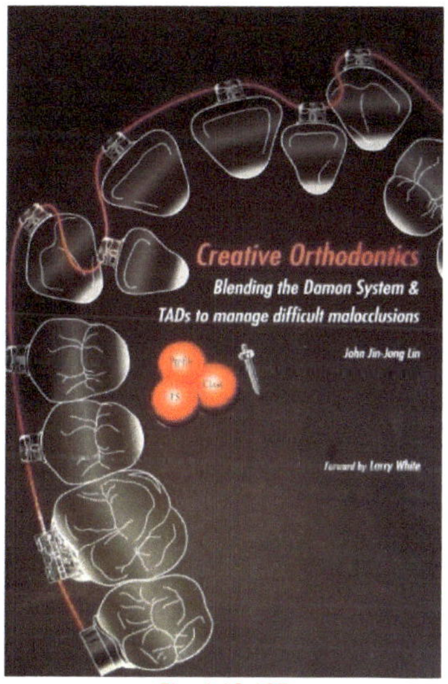

Fig. 4.10.127

En este aspecto estoy plenamente de acuerdo con el Dr. John Jin – Jong Lin (autor del libro Creative Orthodontics) de que, en casos sin extracciones, no existe un control "lip bumper" total en el posicionamiento incisivo. Ver Fig. 4.10.127

Este aspecto lo he podido corroborar en mis pacientes tratados pero también es apreciable en los casos presentados en el Workbook, uno de cuyos ejemplos (caso T.B) expongo aquí: Ver Figs. 4.10.128 a 4.10.133

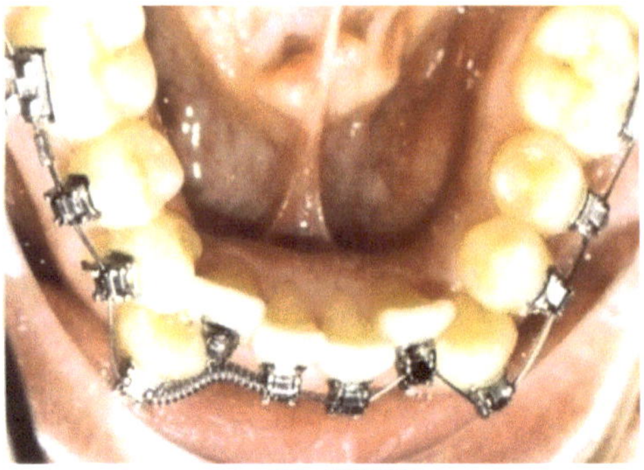

Fig. 4.10.128

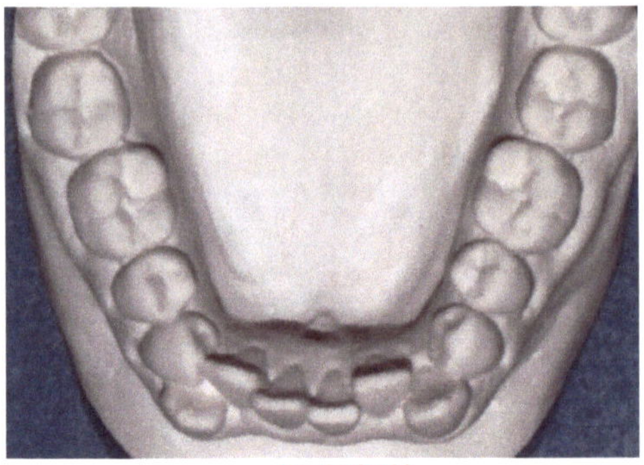

Fig. 4.10.129

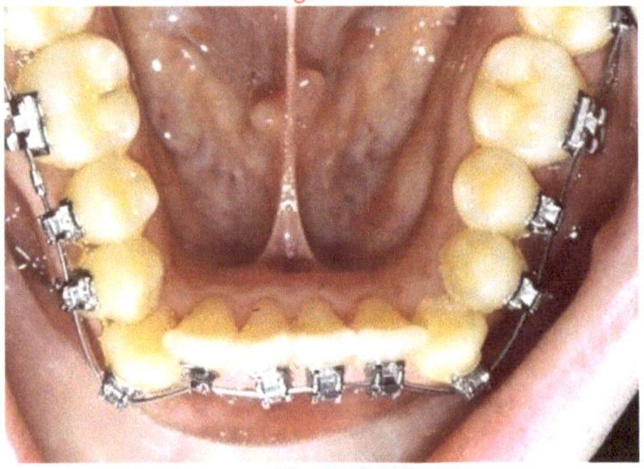

Fig. 4.10.130

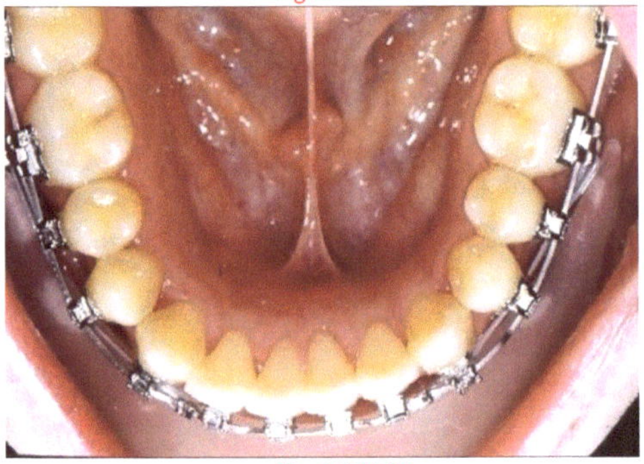

Fig. 4.10.131

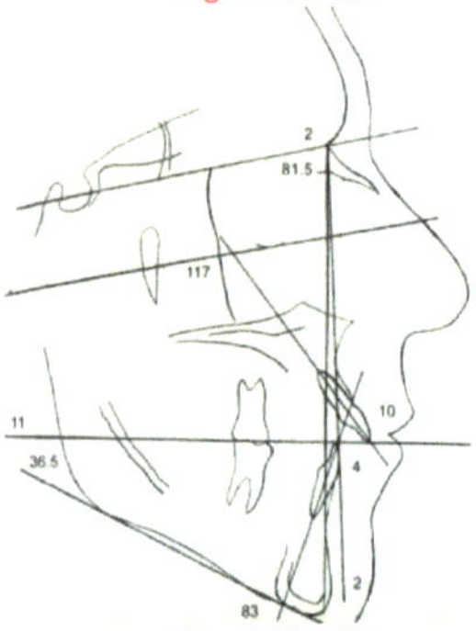

Fig. 4.10.132

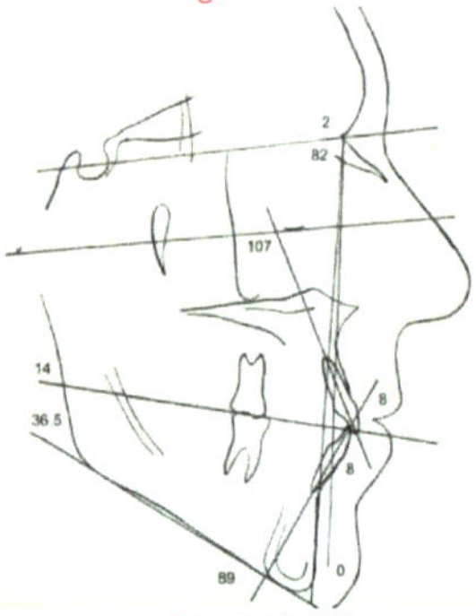

Fig. 4.10.133

PASOS A SEGUIR EN EL CÁLCULO DE LA PROTRUSIÓN INCISIVA PREVISTA

Estimar la discrepancia dentaria negativa del caso en particular.

A esta cifra anteriormente estimada restarle la ganancia en longitud de arcada por expansión inferior y dividirla entre dos. Esta cantidad en milímetros es lo que aproximadamente se protruirán los incisivos inferiores con el tratamiento Damon.
Esa protrusión Incisiva será considerada buena o indeseable por el ortodoncista considerando factores como estética facial, cierre labial, guía anterior, parámetros cefalométricos, salud periodontal, etc.

$$\textbf{PROTRUSIÓN INCISIVA PREVISTA} = \frac{\textbf{DISCREPANCIA DENTARIA} - \textbf{A.F.P}}{\textbf{2}}$$

Ver Figs. 4.10.134 a 4.10.167

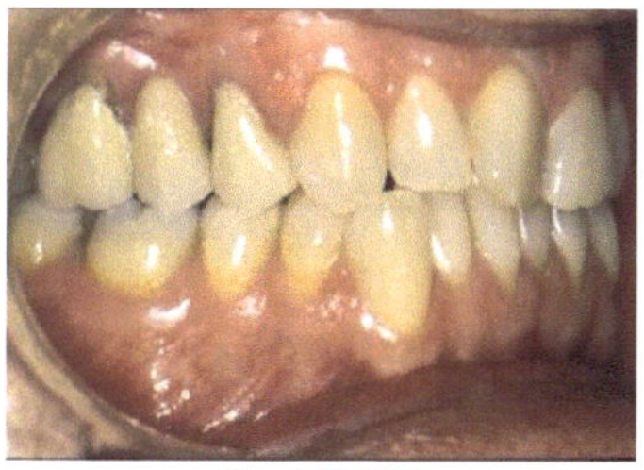

Fig. 4.10.134

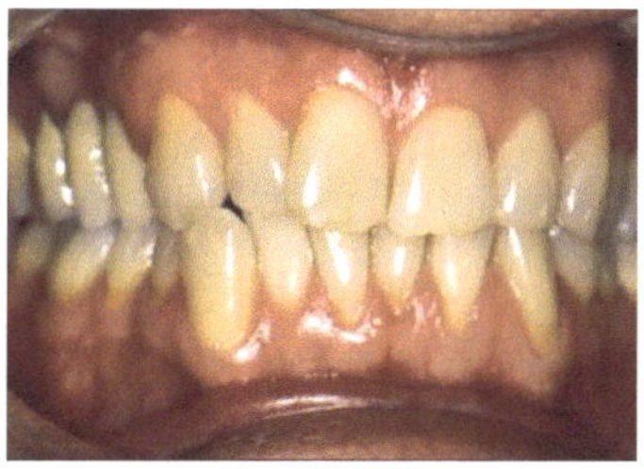

Fig. 4.10.135

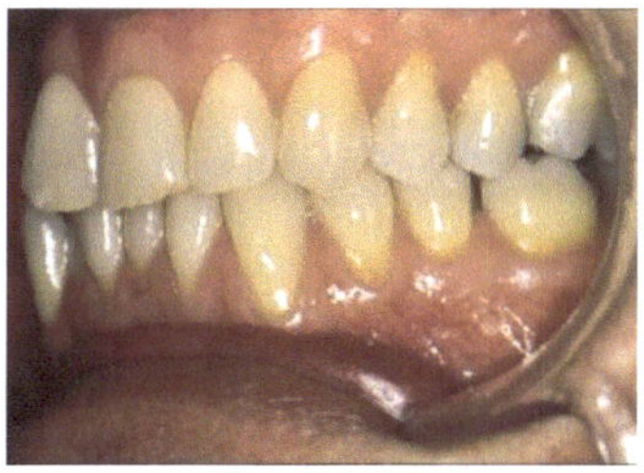

Fig. 4.10.136

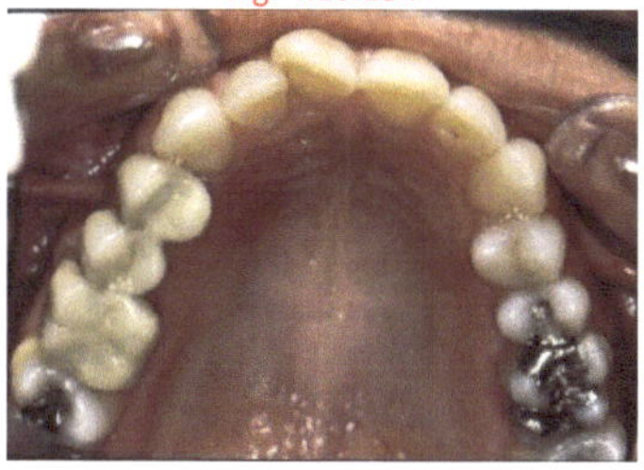

Fig. 4.10.137

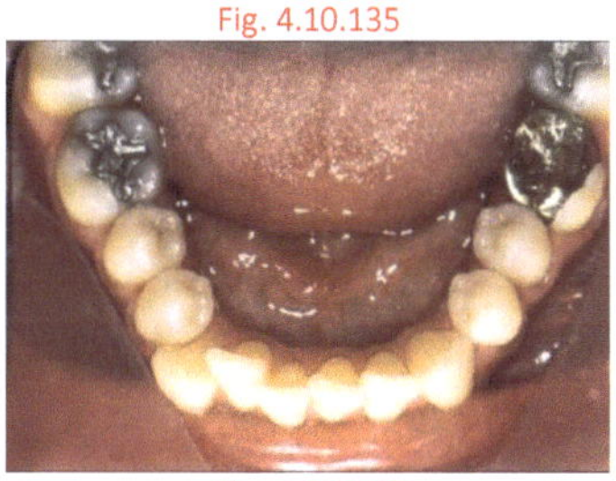

Fig. 4.10.138

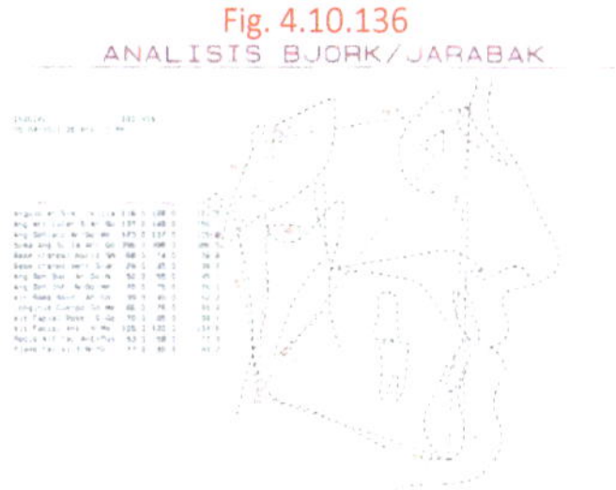

Fig. 4.10.139
Análisis Bjork/Jarabal ini

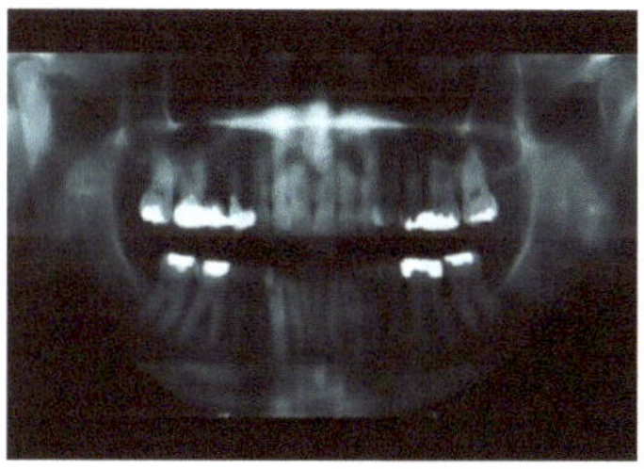

Fig. 4.10.140
Rx Panorámica ini

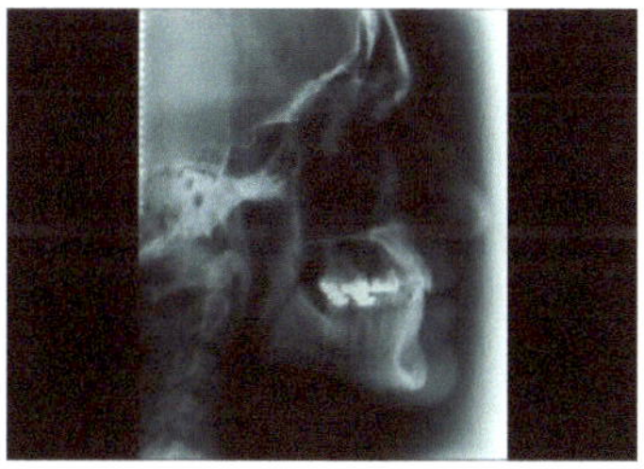

Fig. 4.10.141
Rx Perfil ini

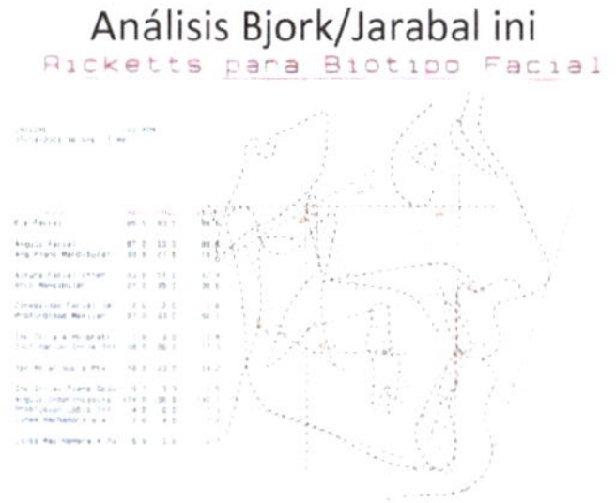

Fig. 4.10.142
Análisis Ricketts ini

CÁLCULO DE ESPACIO QUE SE OBTENDRÁ POR A.F.P

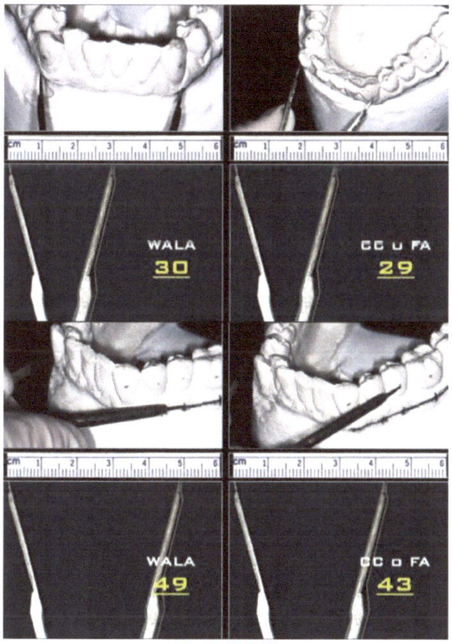

Fig. 4.10.143

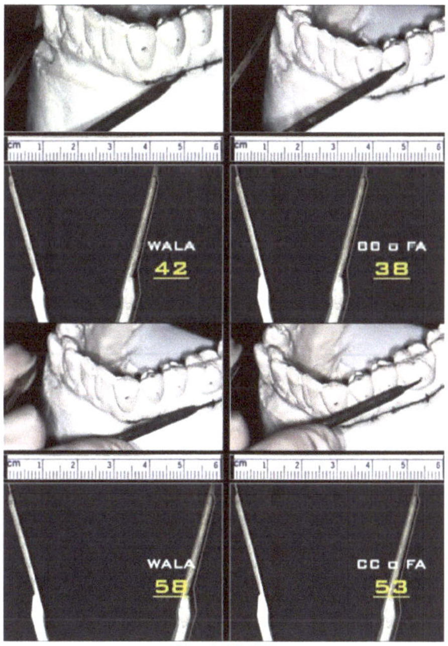

Fig. 4.10.144

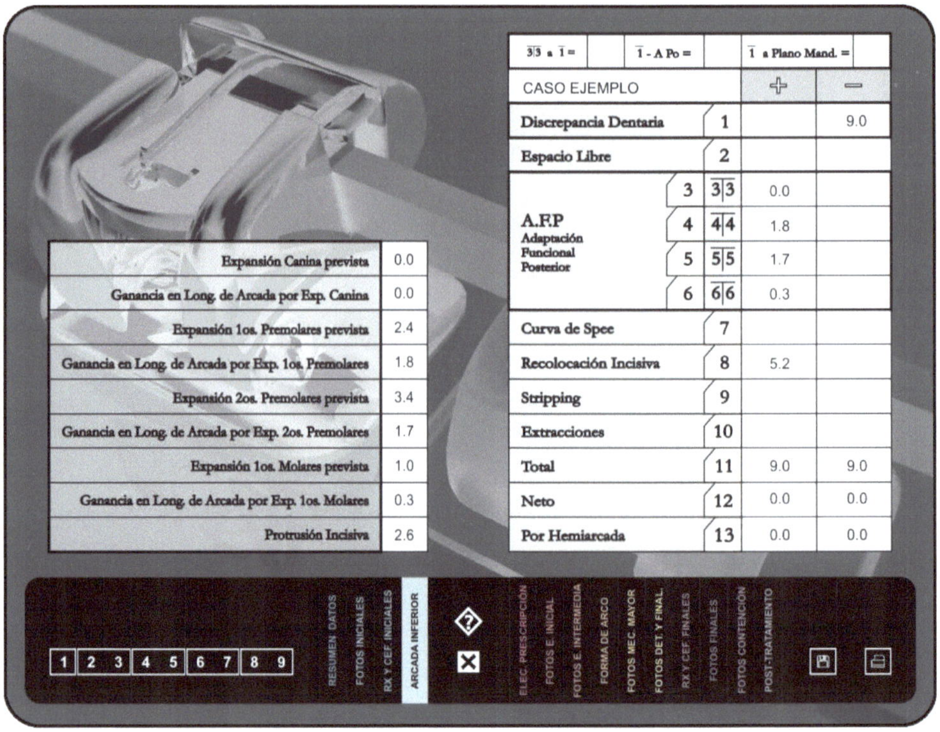

Fig. 4.10.145

ETAPA INICIAL: .014 NiTi Cu Superior e Inferior

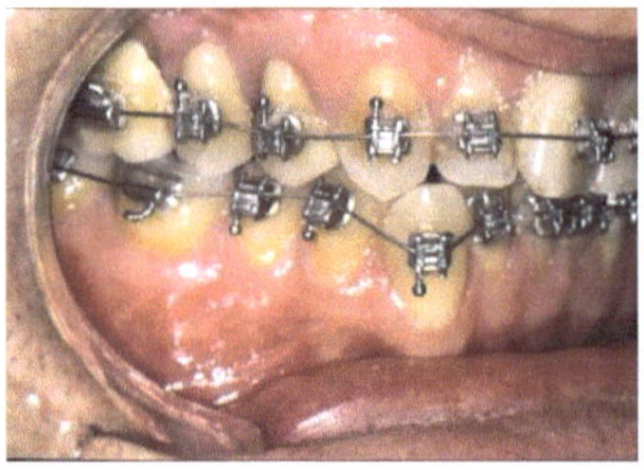

Fig. 4.10.146

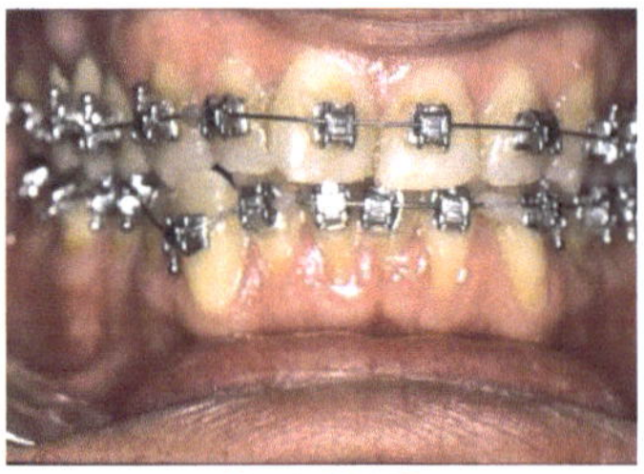

Fig. 4.10.147

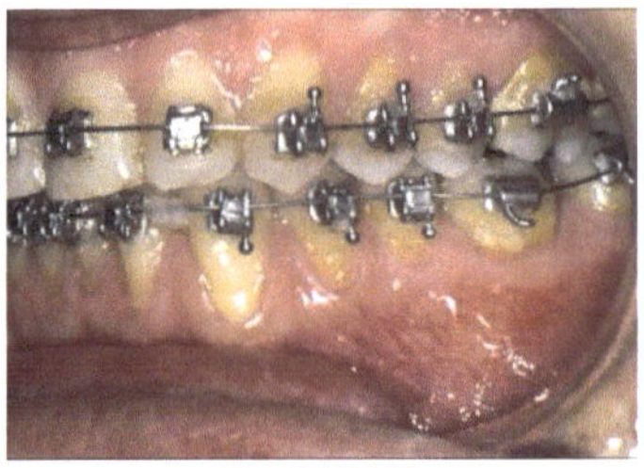

Fig. 4.10.148

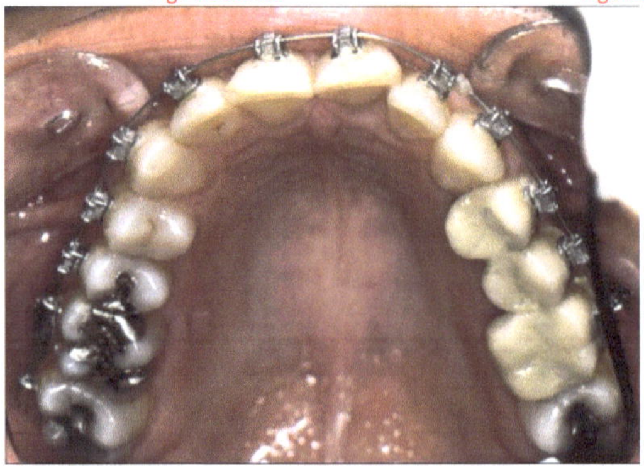

Fig. 4.10.149

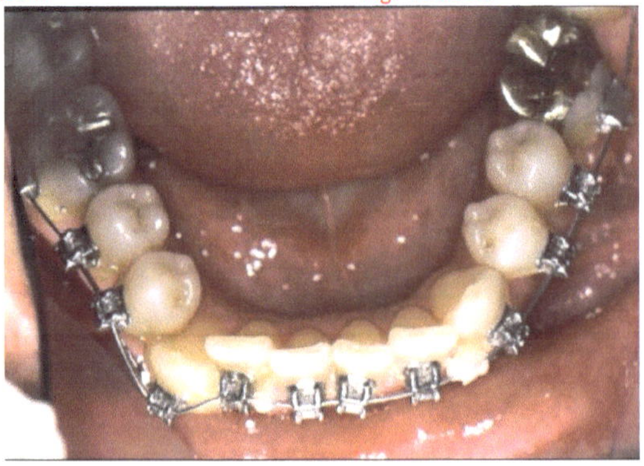

Fig. 4.10.150

ELÁSTICOS 6 oz. 5 / 16"

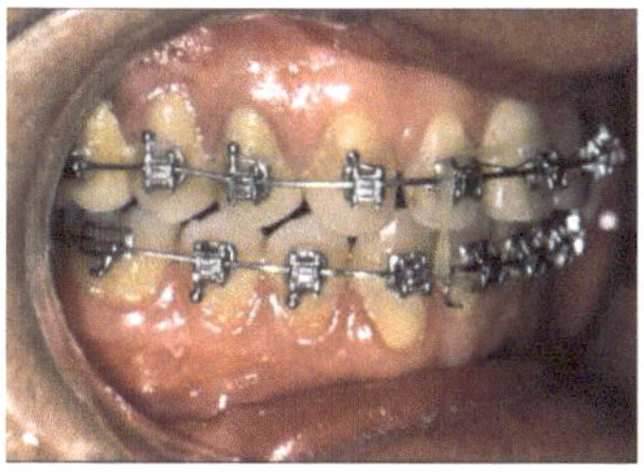

Fig. 4.10.151

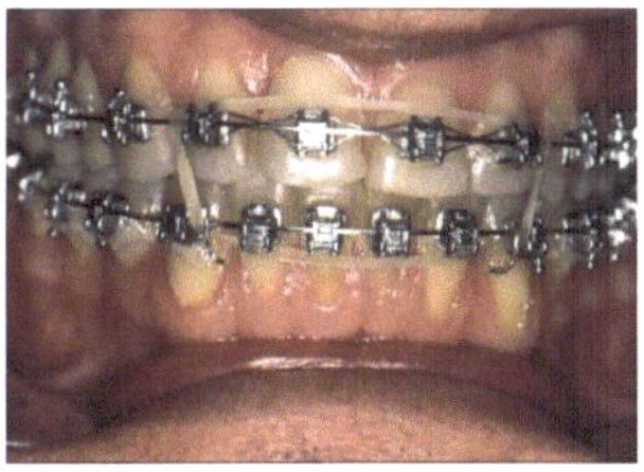

Fig. 4.10.152

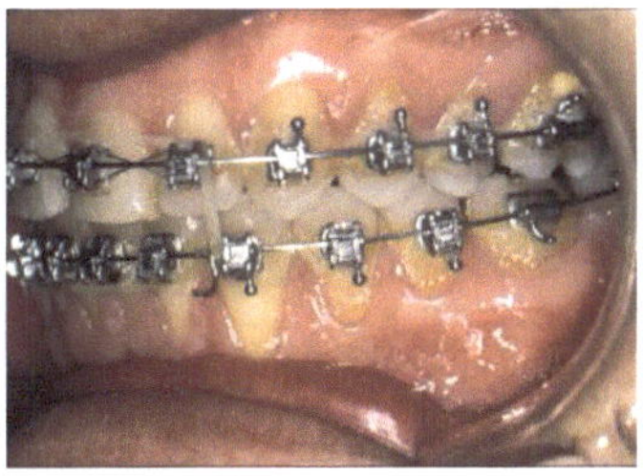

Fig. 4.10.153

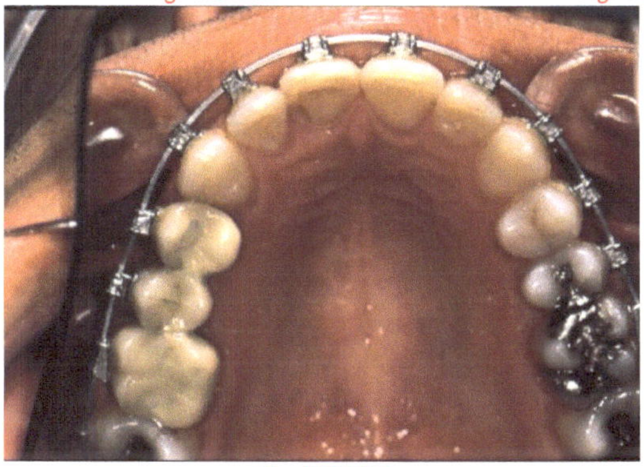

Fig. 4.10.154

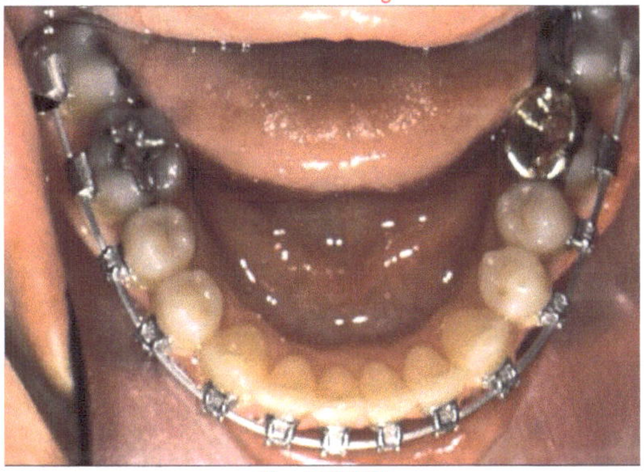

Fig. 4.10.155

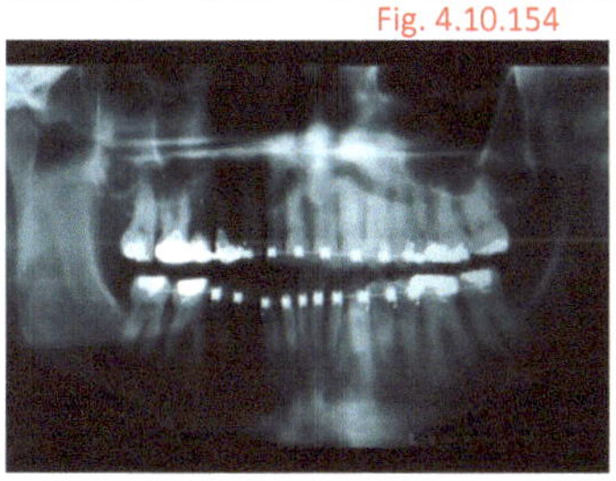

Fig. 4.10.156

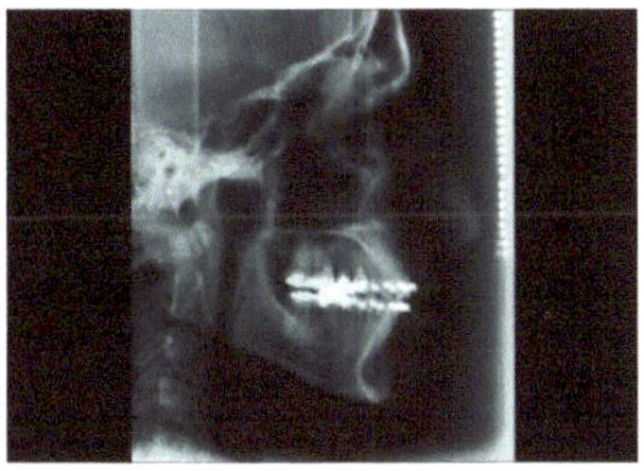

Fig. 4.10.157

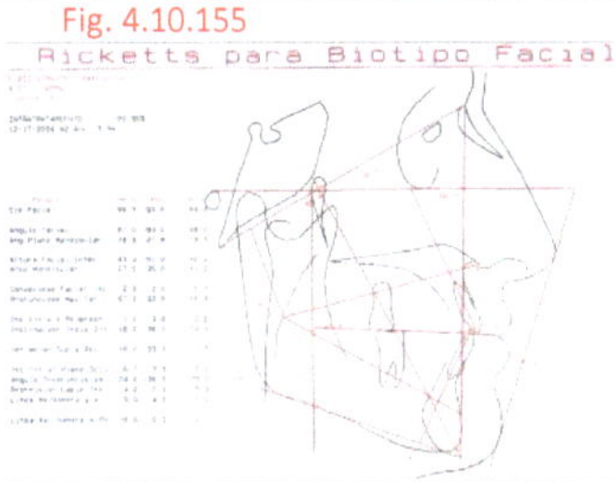

Fig. 4.10.158

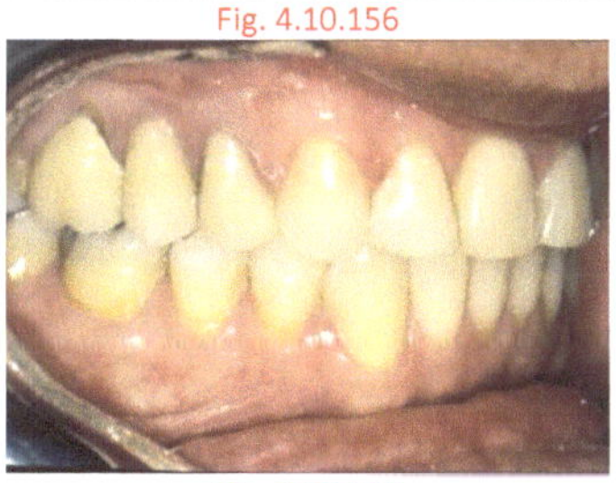

Fig. 4.10.159

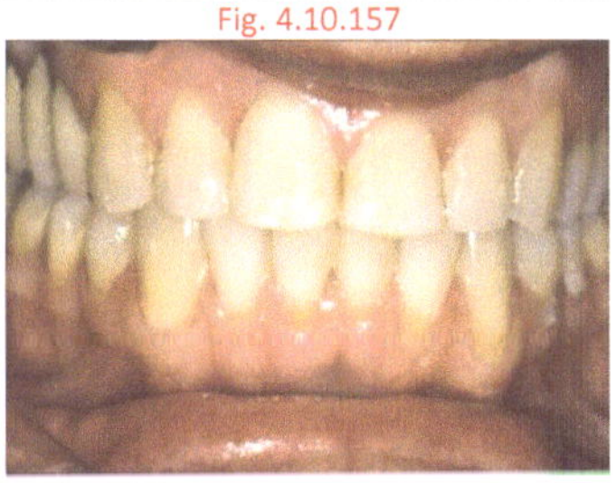

Fig. 4.10.160

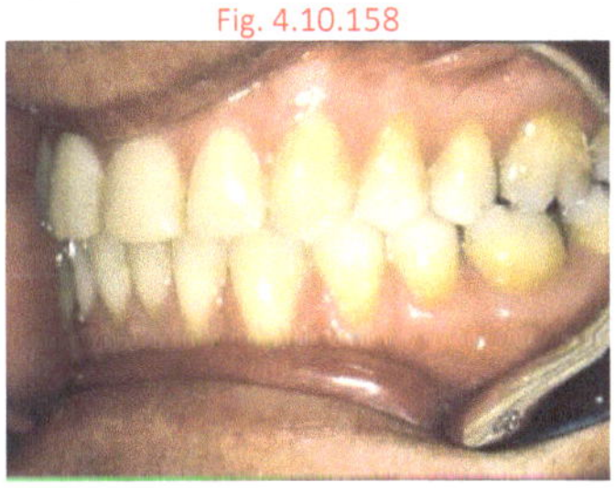

Fig. 4.10.161

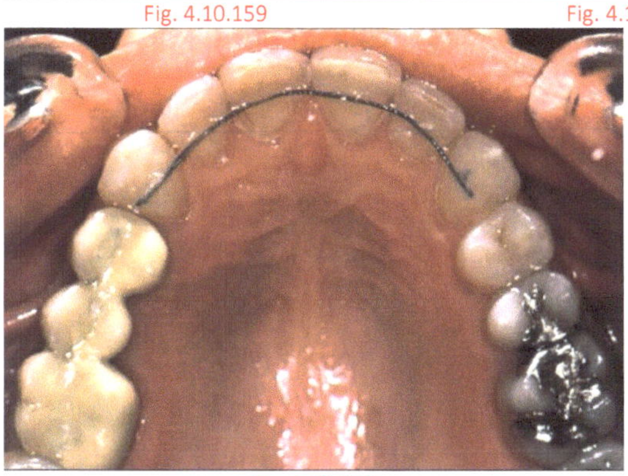

Fig. 4.10.162

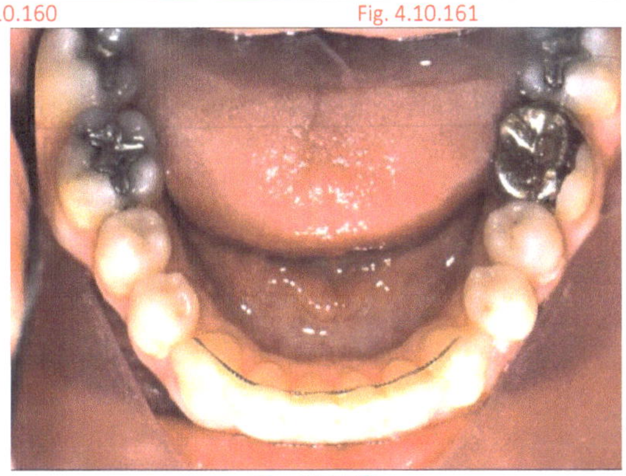

Fig. 4.10.163

Resultados obtenidos Postratamiento vs Resultados Programados Pretratamiento

A los efectos de que sean más apreciables por el lector en una vista oclusal, estas medidas de expansión fueron tomadas fuera de los centros de las coronas clínicas.

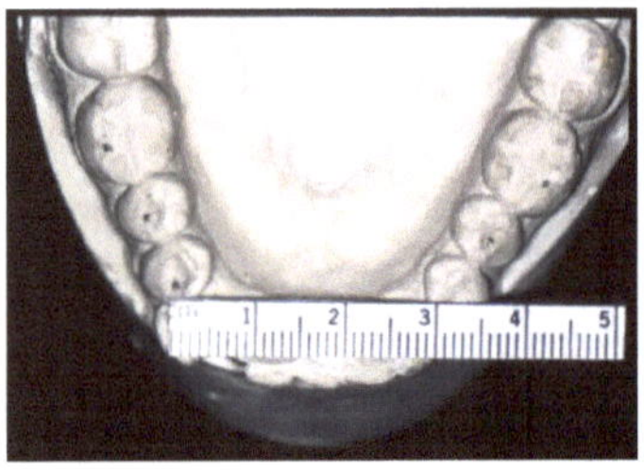

PRE-TRATAMIENTO: 30 mm.

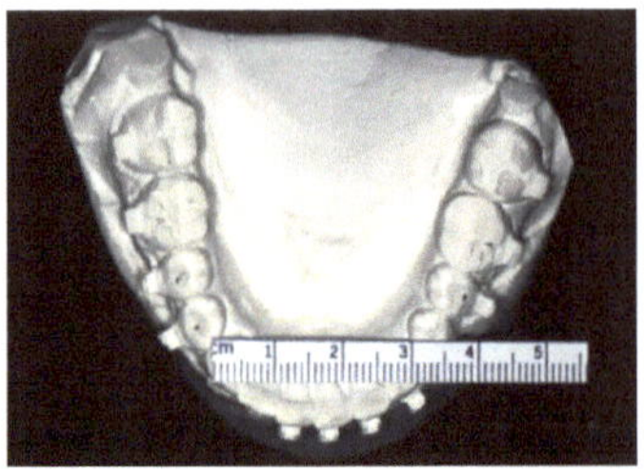

POST-TRAT.: 30 mm.

1: ESPACIO POR A.F.P EN CANINOS 3|3

RESULTADOS REALES POSTRATAMIENTO EXPANSIÓN REAL: **0**
INCREMENTO REAL EN LONG. DE ARCADA: **0**

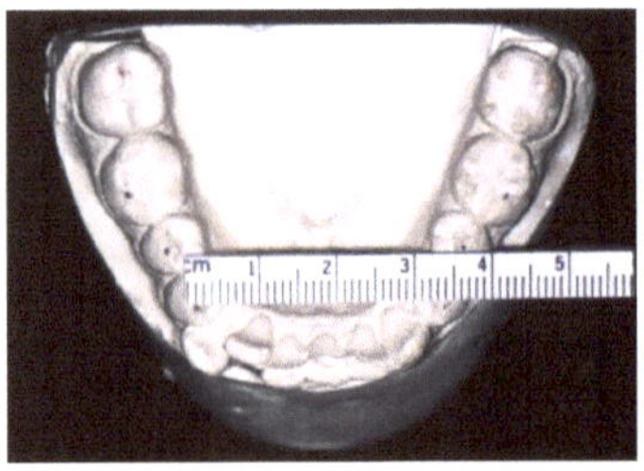

PRE-TRATAMIENTO: 34 mm.

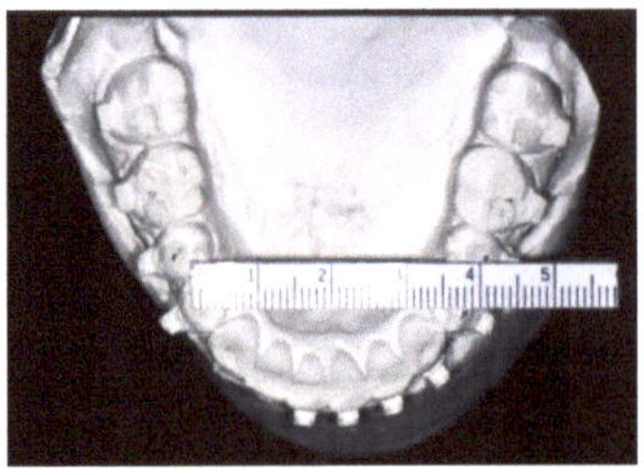

POST-TRAT.: 36,5 mm.

2: ESPACIO POR A.F.P EN 1os. PREMOLARES 4|4

RESULTADOS REALES POSTRATAMIENTO EXPANSIÓN REAL: **2,5**
INCREMENTO REAL EN LONG. DE ARCADA: **1,875**

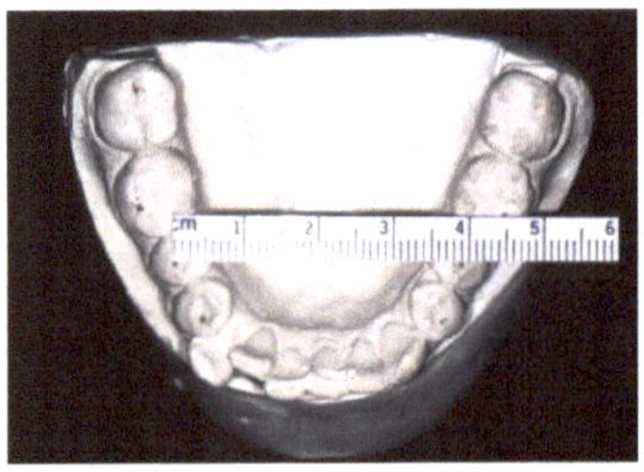

PRE-TRATAMIENTO: 39 mm.

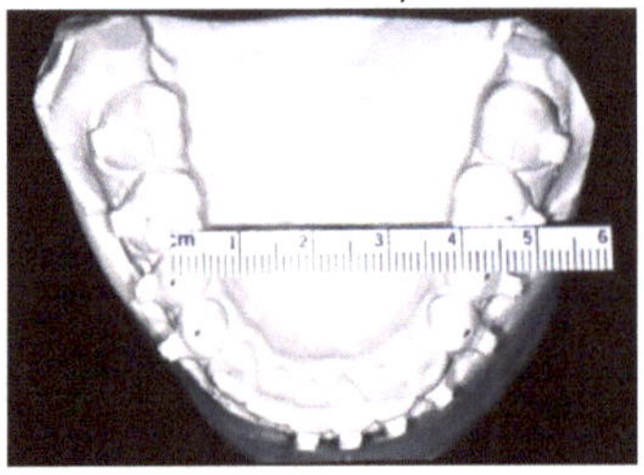

POST-TRAT.: 42,5 mm.

3: ESPACIO POR A.F.P EN 2os. PREMOLARES 5|5

RESULTADOS REALES POSTRATAMIENTO EXPANSIÓN REAL: **3,5**
INCREMENTO REAL EN LONG. DE ARCADA: **1,75**

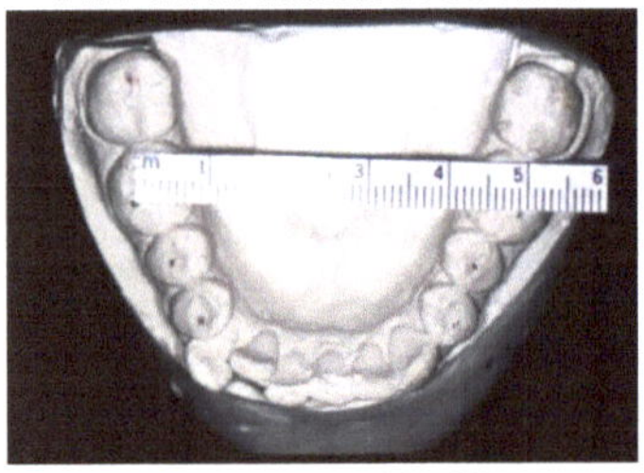

PRE-TRATAMIENTO: 49 mm.

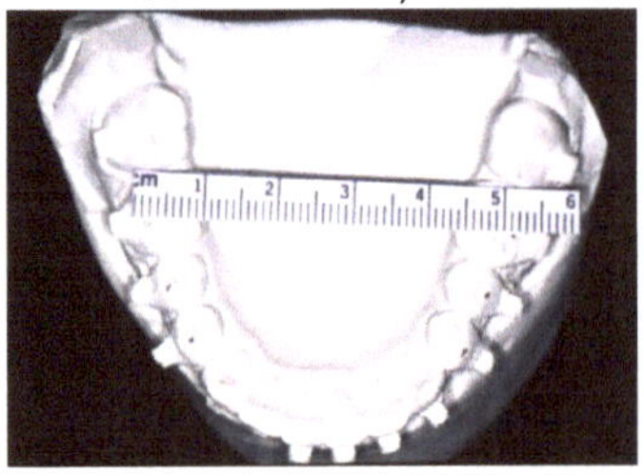

POST-TRAT.: 49,5 mm.

4: ESPACIO POR A.F.P EN 1os. MOLARES 6|6

RESULTADOS REALES POSTRATAMIENTO EXPANSIÓN REAL: **0,5**
INCREMENTO REAL EN LONG. DE ARCADA: **0,1**

Fig. 4.10.164

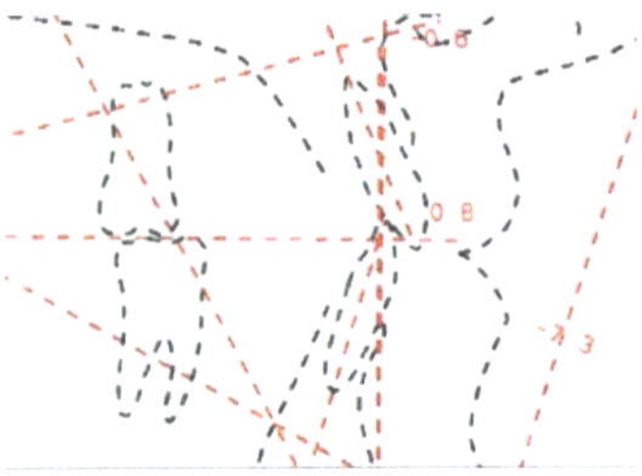

PRE-TRATAMIENTO: 0,8 mm.

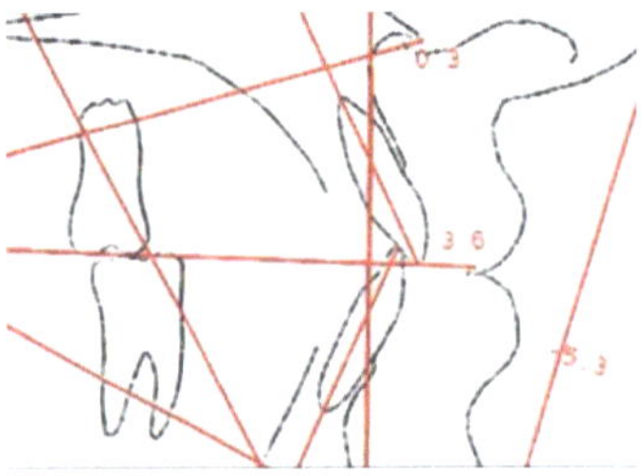

POST-TRAT.: 3,6 mm.

PROTRUSIÓN INCISIVA

RESULTADOS REALES POSTRATAMIENTO
PROTRUSIÓN INCISIVA REAL: **2,8 mm.**

Fig. 4.10.165

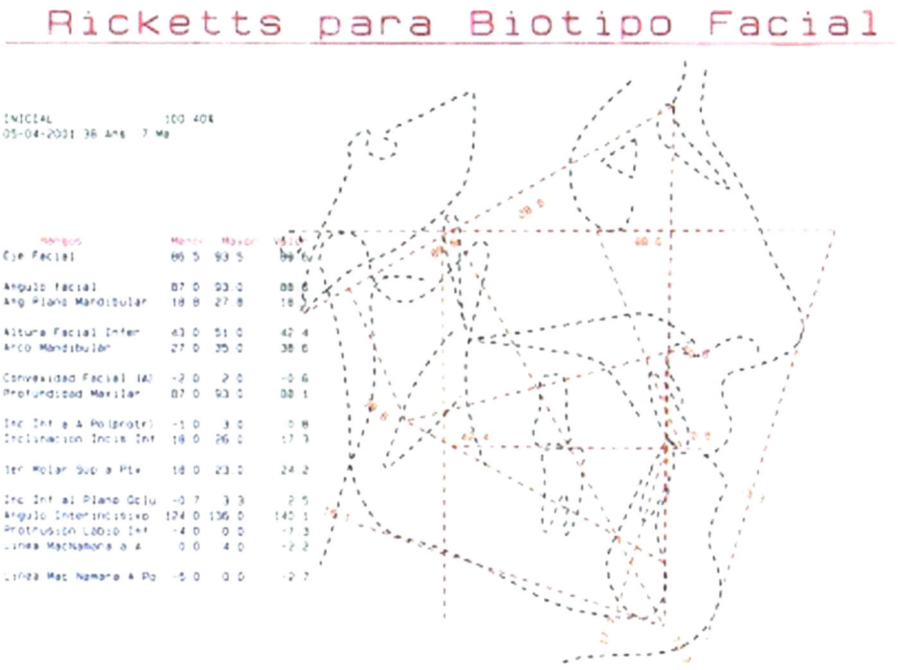

Fig. 4.10.166

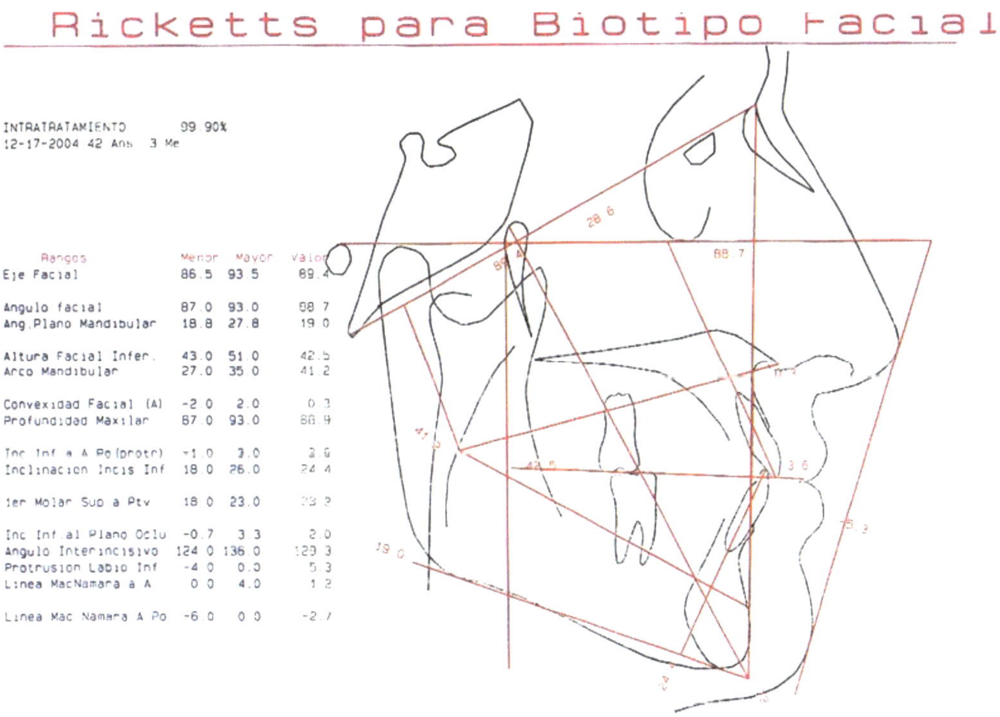

Fig. 4.10.167

Repasemos nuevamente las nueve mediciones necesarias en el análisis del arco inferior realizadas en esta paciente: Ver Figs. 4.10.168 a 4.10.183

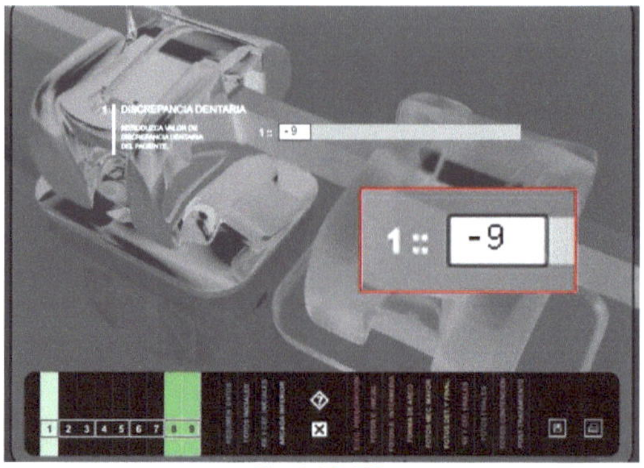

Fig. 4.10.168

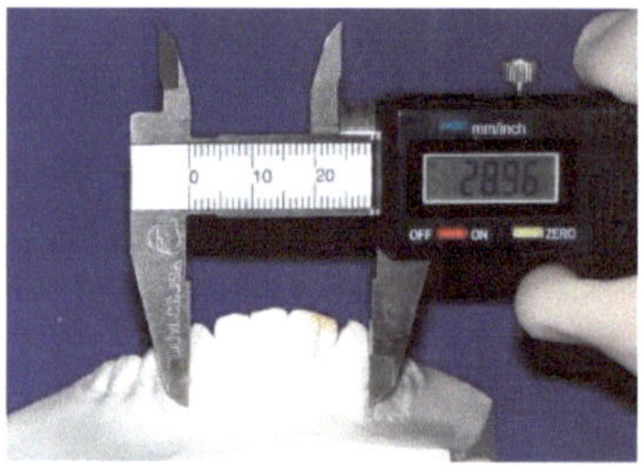

Fig. 4.10.169

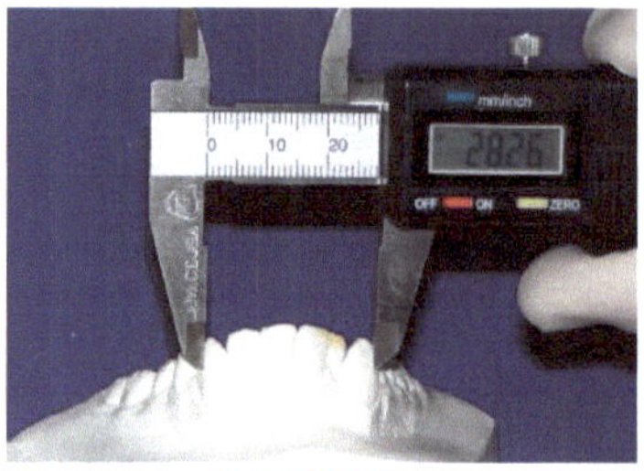

Fig. 4.10.170

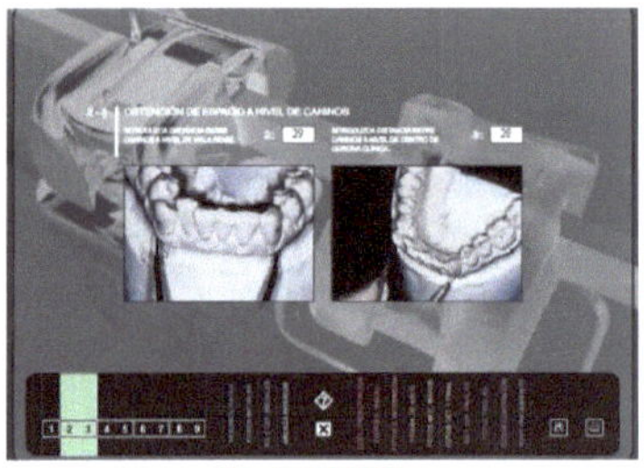

Fig. 4.10.171

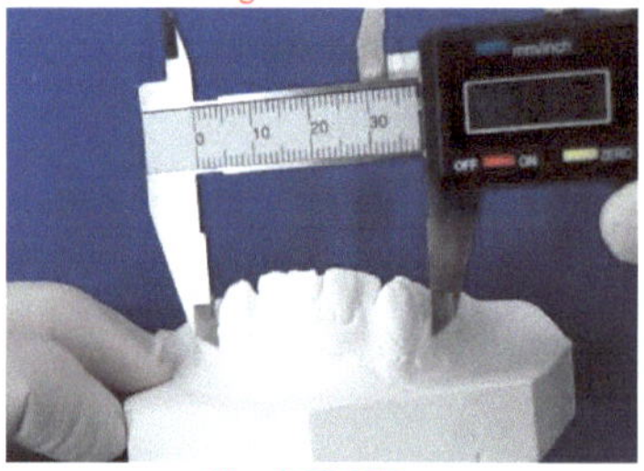

Fig. 4.10.172

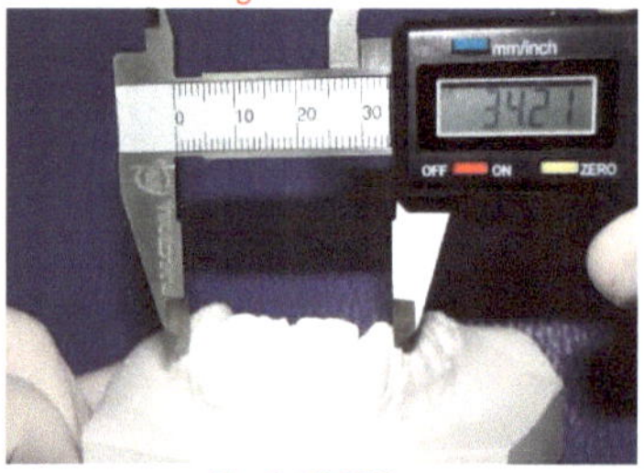

Fig. 4.10.173

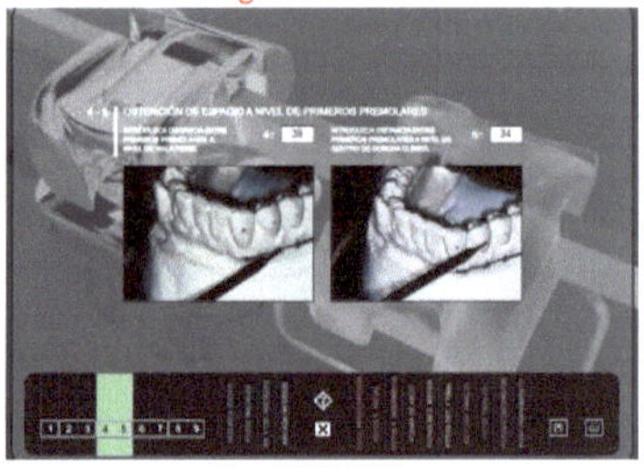

Fig. 4.10.174

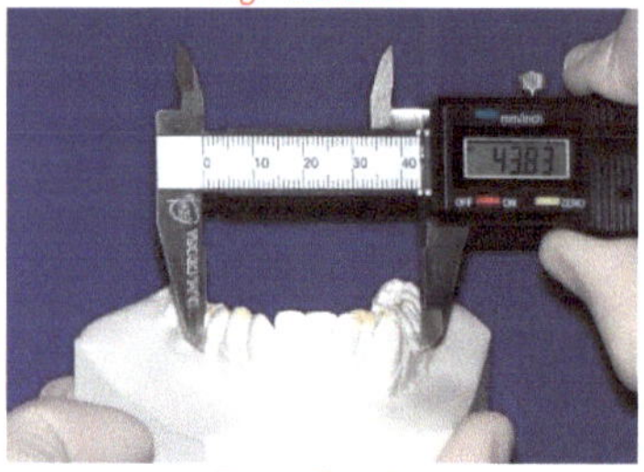

Fig. 4.10.175

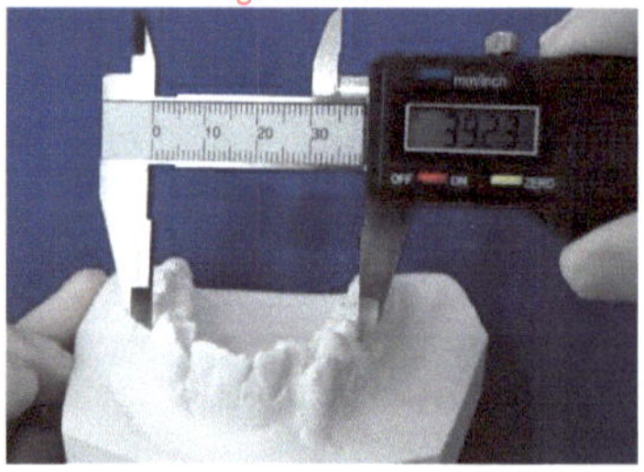

Fig. 4.10.176

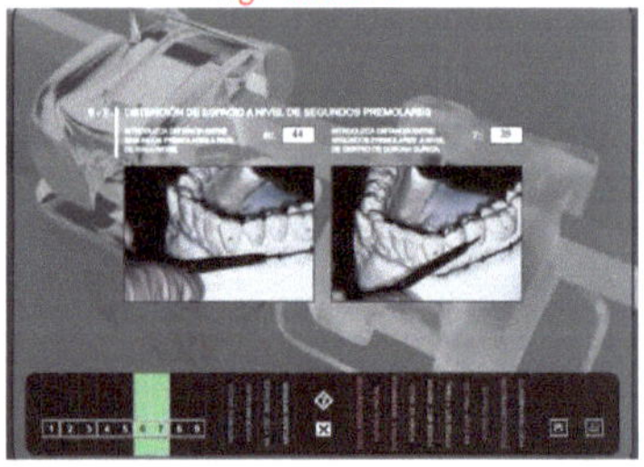

Fig. 4.10.177

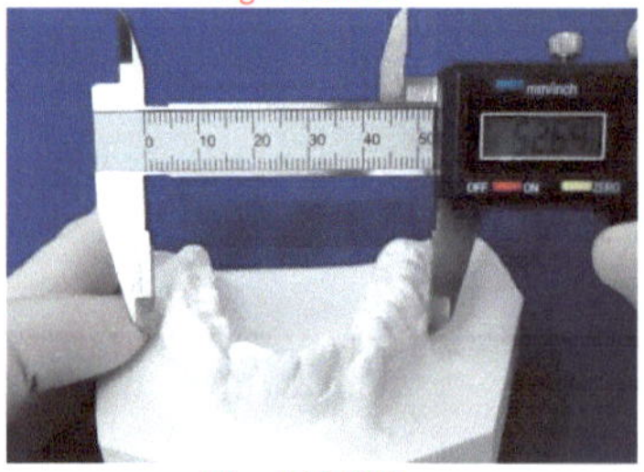

Fig. 4.10.178

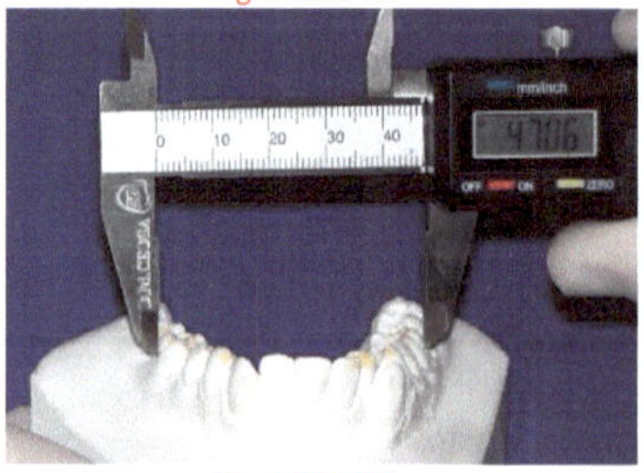

Fig. 4.10.179

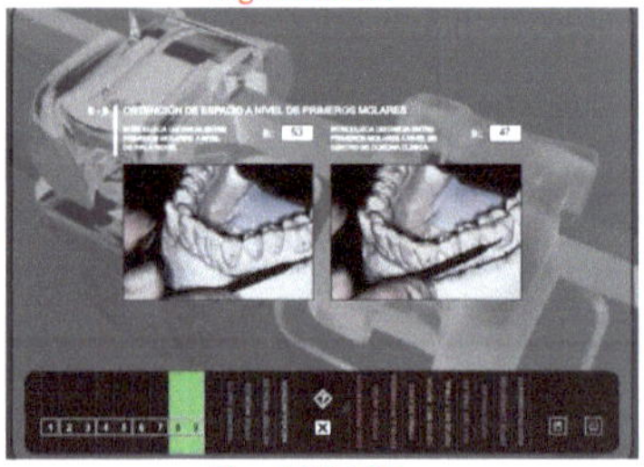

Fig. 4.10.180

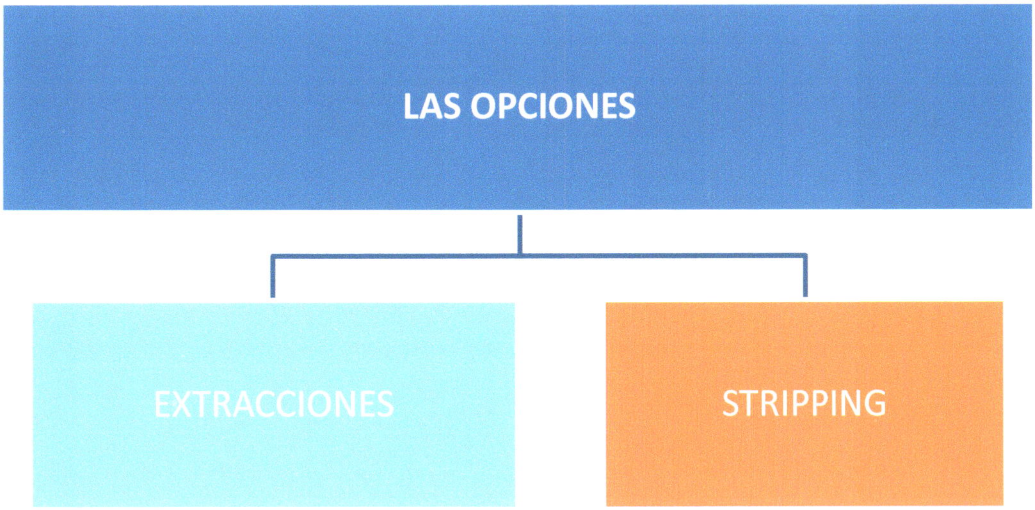

Fig. 4.10.181

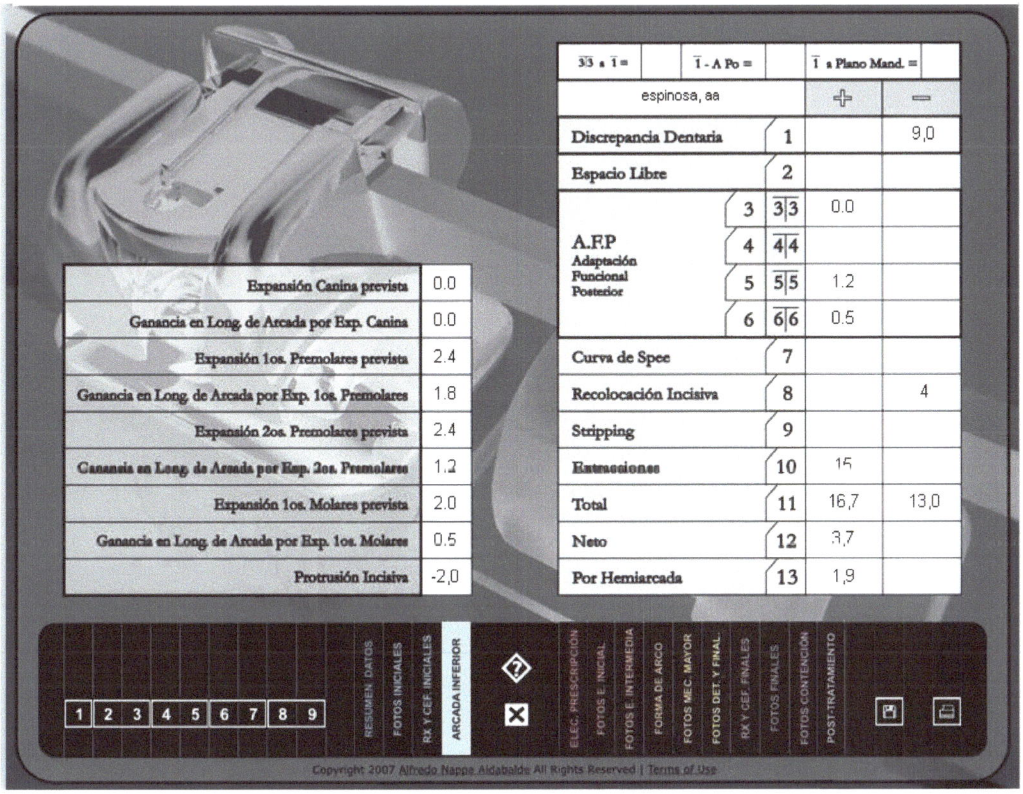

Fig. 4.10.182

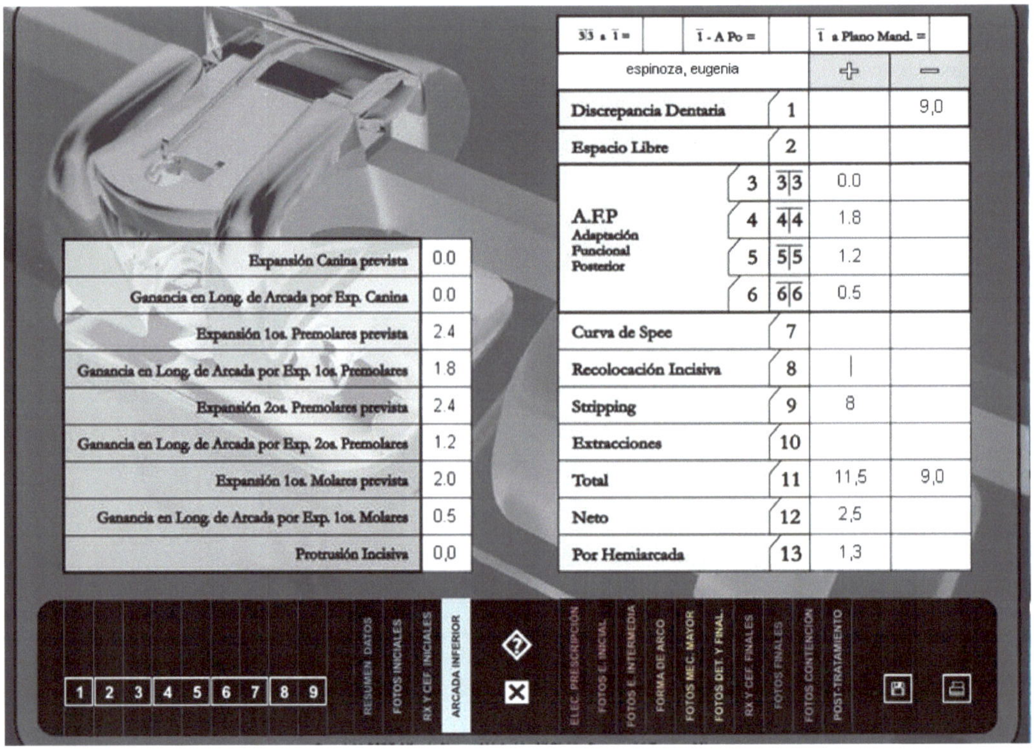

Expansión Canina prevista	0.0
Ganancia en Long. de Arcada por Exp. Canina	0.0
Expansión 1os. Premolares prevista	2.4
Ganancia en Long. de Arcada por Exp. 1os. Premolares	1.8
Expansión 2os. Premolares prevista	2.4
Ganancia en Long. de Arcada por Exp. 2os. Premolares	1.2
Expansión 1os. Molares prevista	2.0
Ganancia en Long. de Arcada por Exp. 1os. Molares	0.5
Protrusión Incisiva	0,0

3̄3 a 1̄ =		1̄ - A Po =		1̄ a Plano Mand. =	
espinoza, eugenia				+	−
Discrepancia Dentaria			1		9,0
Espacio Libre			2		
A.F.P Adaptación Funcional Posterior	3	3̄|3̄		0.0	
	4	4̄|4̄		1.8	
	5	5̄|5̄		1.2	
	6	6̄|6̄		0.5	
Curva de Spee			7		
Recolocación Incisiva			8	|	
Stripping			9	8	
Extracciones			10		
Total			11	11,5	9,0
Neto			12	2,5	
Por Hemiarcada			13	1,3	

Fig. 4.10.183

Sección 4ª

EL TIEMPO EN EL CIERRE DE PEQUEÑOS ESPACIOS

Capítulo 11º

CASO 08

El mareo es al espacio lo que la impaciencia al tiempo.

Arthur Schnitzler

Dramaturgo Austríaco (1862-1931)

Las orejas y la nariz del hombre siguen creciendo durante toda la vida, esta es una de las razones por la que no aconsejamos la vida eterna.

Autor Anónimo

INTRODUCCIÓN

En el capítulo anterior expusimos un caso de Stripping desde sectores posteriores en donde los pequeños espacios del desgaste fueron consumidos de manera progresiva, desde distal a mesial, y sin utilización de T.A.D.S; dicha retracción secuenciada , realizada en la Etapa de Mecánica Mayor, necesitó de un tiempo aproximado de seis meses para completarla.

El caso Nº 8 presenta algunos aspectos diagnósticos en común a los de la paciente expuesta en el capítulo anterior, sin embargo con la utilización de T.A.D.S y determinados detalles de la mecánica que serán más adelante descriptos, el **tiempo** de consumo de esos pequeños **espacios**, se redujo de seis a un mes y medio

CASO 08

1 DIAGNÓSTICO

Figs. 4.11.01 a 4.11.16

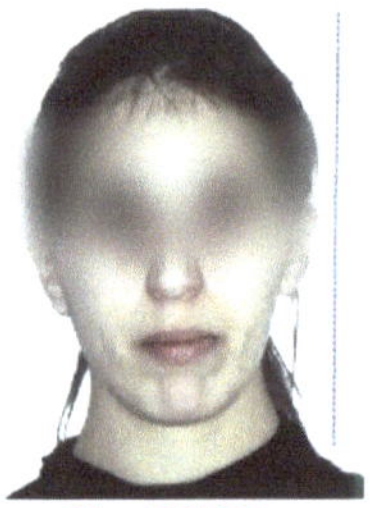
Fig. 4.11.01

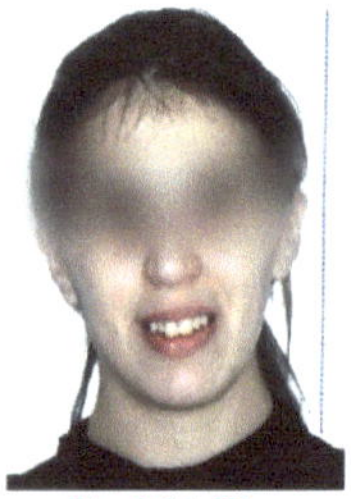
Fig. 4.11.02

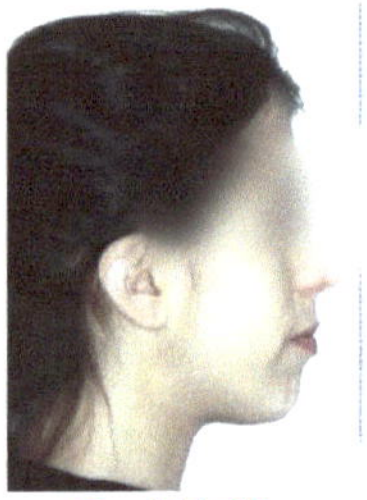
Fig. 4.11.03

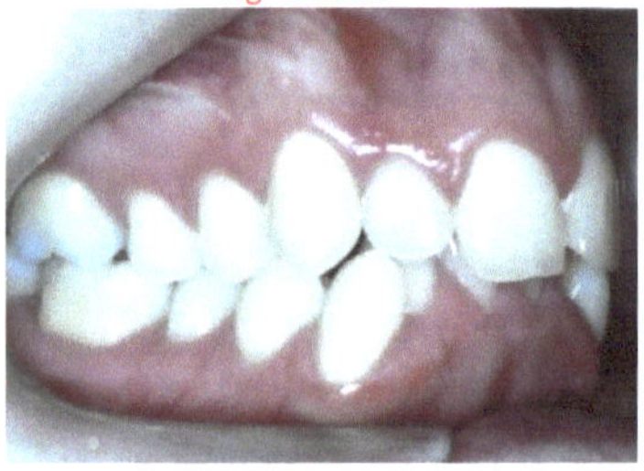
Fig. 4.11.04

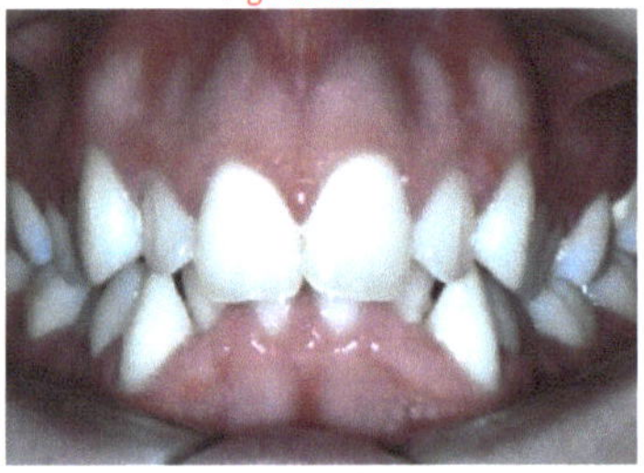
Fig. 4.11.05

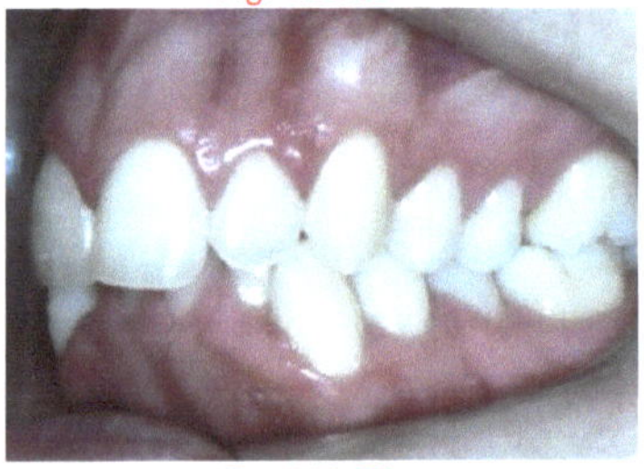
Fig. 4.11.06

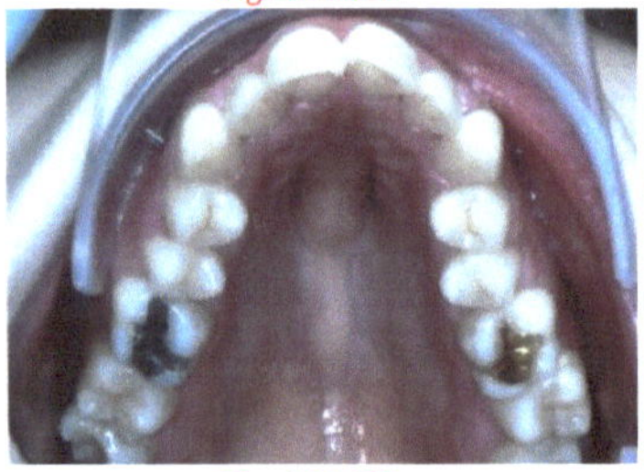
Fig. 4.11.07

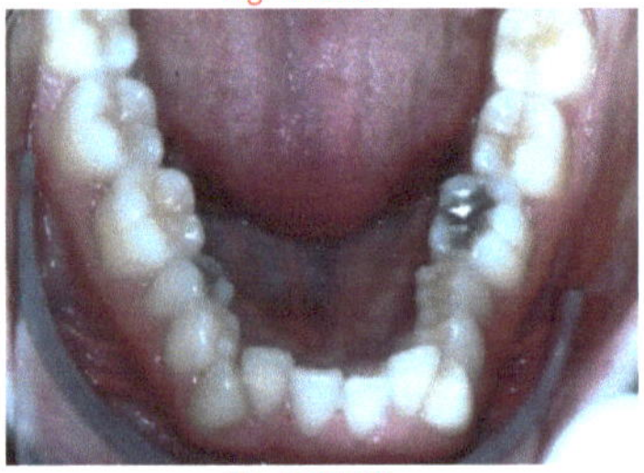
Fig. 4.11.08

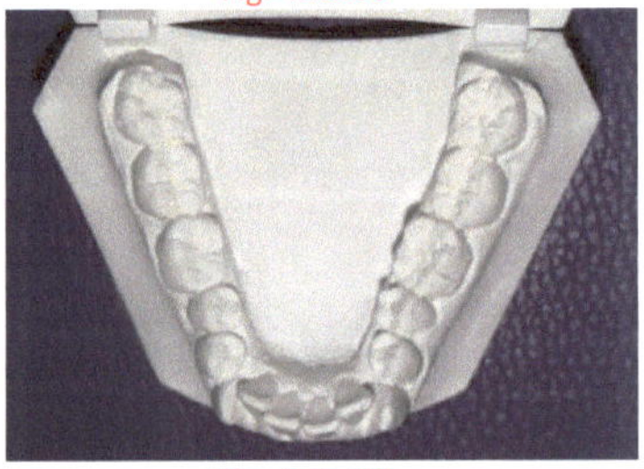
Fig. 4.11.09

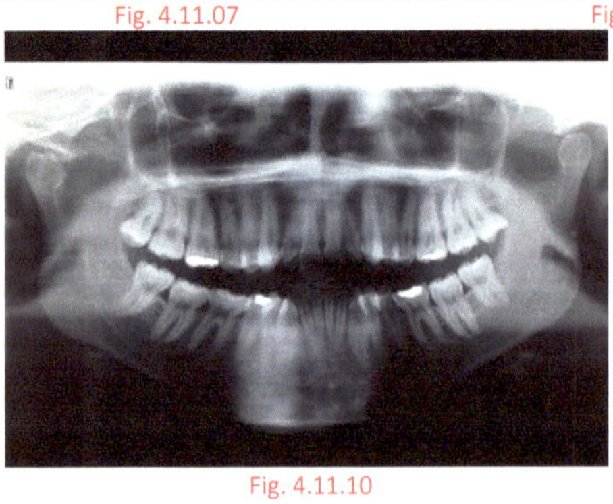
Fig. 4.11.10

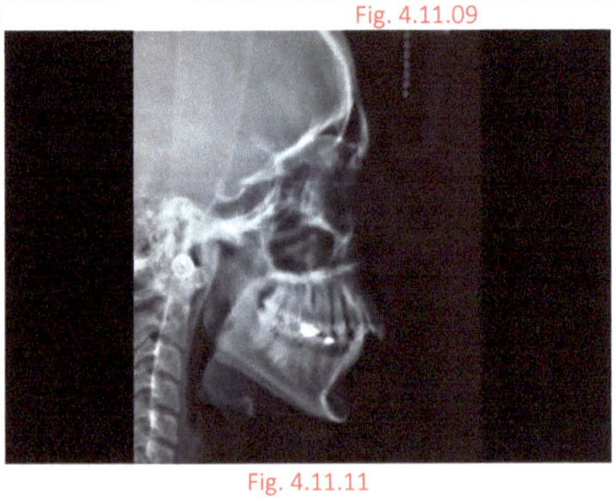
Fig. 4.11.11

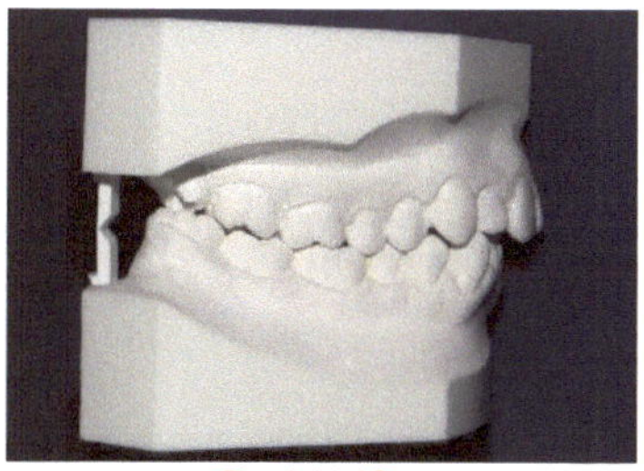

Fig. 4.11.12

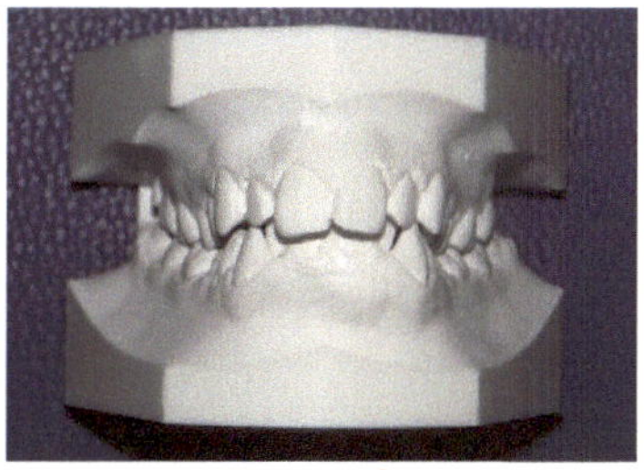

Fig. 4.11.13

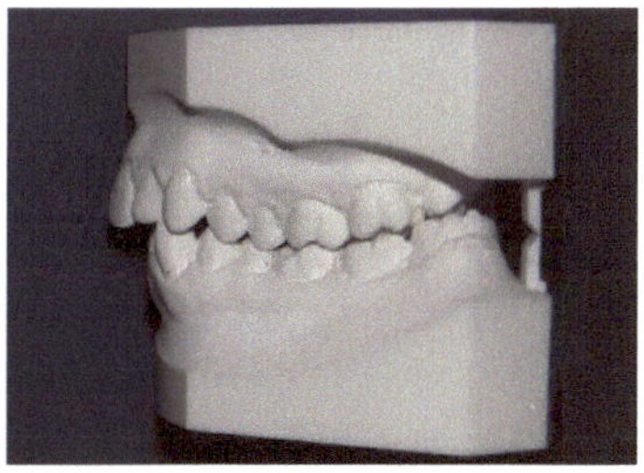

Fig. 4.11.14

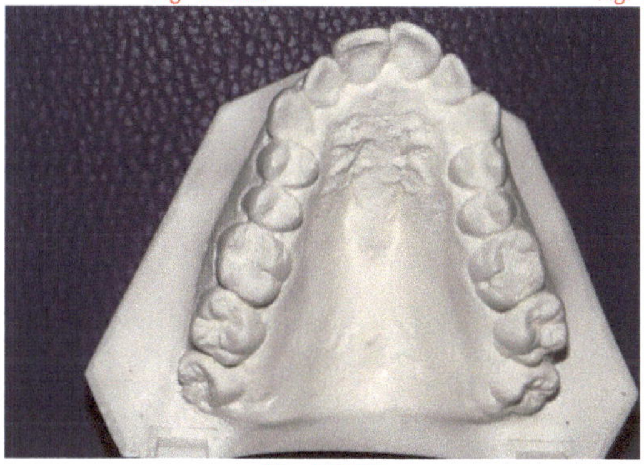

Fig. 4.11.15

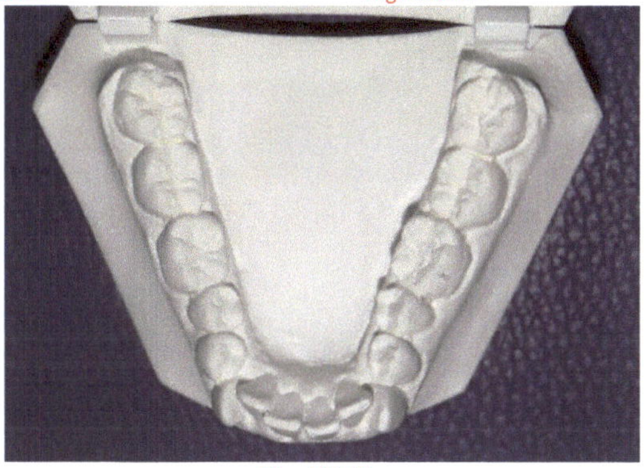

Fig. 4.11.16

1A REQUERIMIENTOS DE LA PACIENTE

La paciente reclamaba, de su parte, un tratamiento que mejorara su estética dental y que evitara las extracciones ya que por las características del caso era la solución elegida por otros colegas de la especialidad a quienes había consultado previamente.

1B DIAGNÓSTICO EDAD Y BIOTIPO

Era un caso de tratamiento de fase II, adulta 27 años y biotipología dólica.

1C DIAGNÓSTICO ESTÉTICO

Era apreciable cierta depresión del tercio medio de cara, así como son perceptibles en la foto de sonrisa los "corredores negros" laterales clásicamente presentes en arcadas estrechas transversalmente. Ver Figs. 4.11.01 a 4.11.03 y 4.11.17

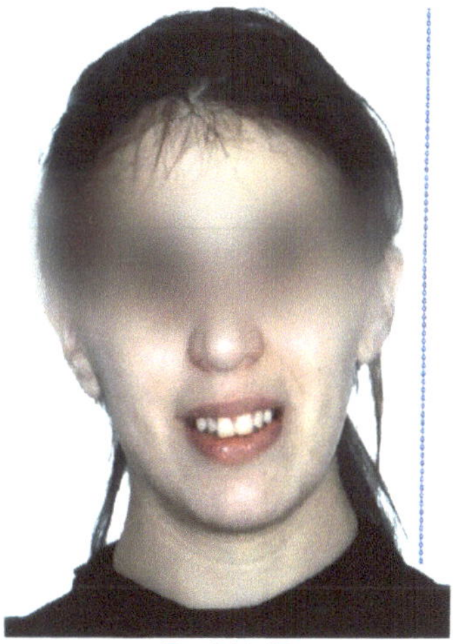

Fig. 4.11.17

1D DIAGNÓSTICO ESQUELETAL

Estábamos ante un estado 6 de maduración vertebral que se condice con su edad civil o sea paciente sin crecimiento futuro.
Como fue establecido en el biotipo era una paciente de basales ligeramente divergentes y convexidad facial de clase I (+ 3 mm de Ricketts) Ver Figs. 4.11.18 a 4.11.19

Figs. 4.11.18 a 4.11.19

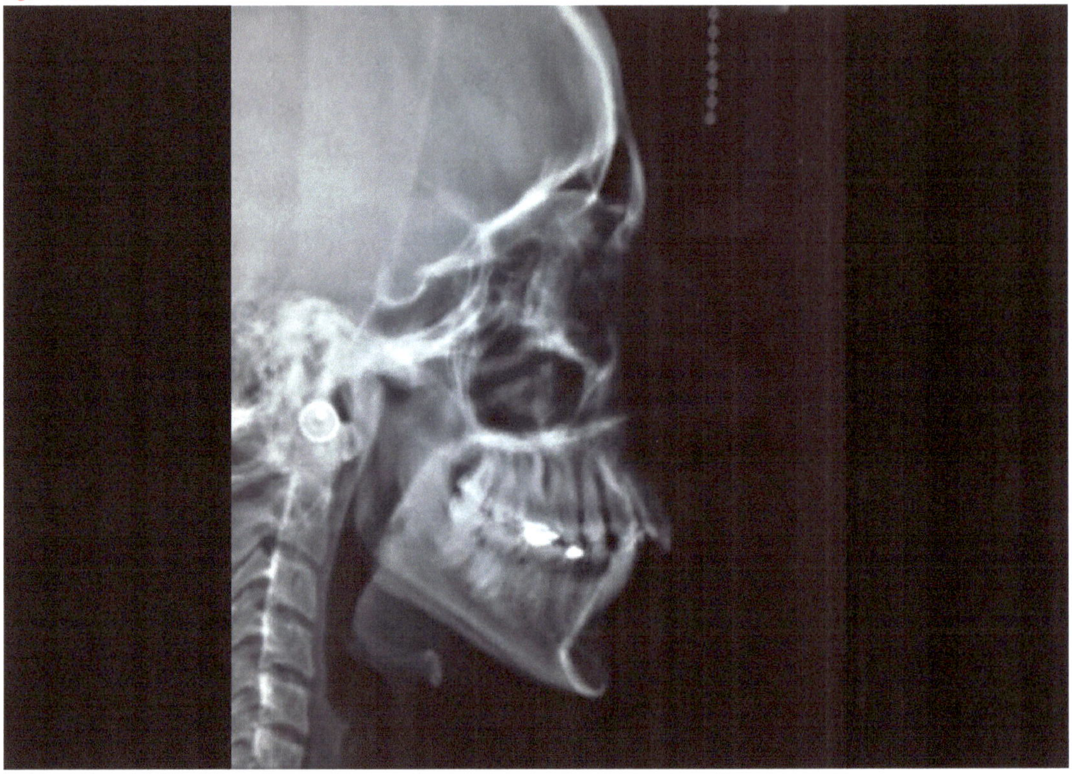

Fig. 4.11.18

Ricketts para Biotipo Facial

Rangos	Menor	Mayor	Valor
Eje Facial	86.5	93.5	83.1
Angulo facial	87.0	93.0	88 2
Ang Plano Mandibular	18 8	27.8	29 0
Altura Facial Infer.	43.0	51.0	55 1
Arco Mandibular	27.0	35.0	31.2
Convexidad Facial (A)	-2.0	2.0	3.1
Profundidad Maxilar	87.0	93.0	90.9
Inc Inf a A Po(protr)	-1 0	3 0	6 3
Inclinacion Incis Inf	18.0	26 0	31 3
1er Molar Sup a Ptv	18.0	23 0	17.7
Inc Inf al Plano Oclu	-0.7	3 3	1.0
Angulo Interincisivo	124.0	136 0	116.9
Protrusion Labio Inf	-4.0	0 0	1 6
Linea MacNamara a A	0 0	4 0	1 0
Linea Mac Namara a Po	-4.0	0.0	-4.3

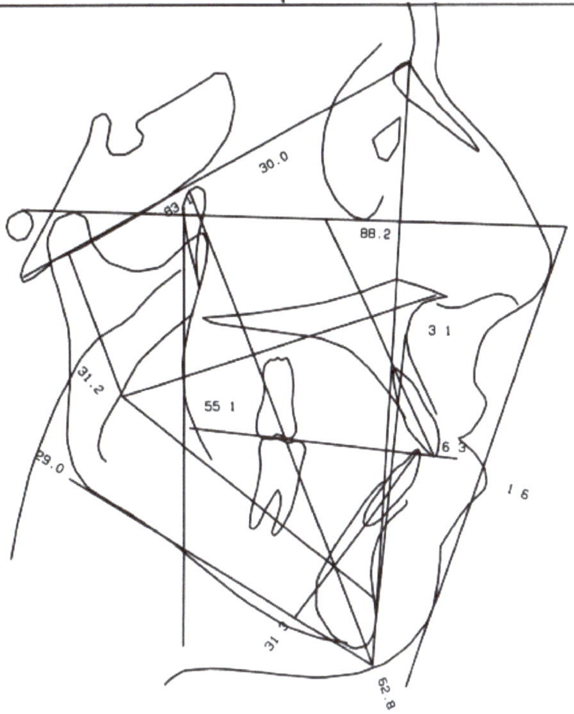

Fig. 4.11.19

1E DIAGNÓSTICO DENTARIO

Cuatro diferentes aspectos eran resaltables en el diagnóstico dentario:

- **Discrepancia dentaria**
- **Inclinación incisiva inferior**
- **Morfología de las arcadas**
- **Terceros molares.**

La discrepancia dentaria en negativo o sea la falta de espacio para una correcta ubicación de las piezas en las arcadas es uno de los motivos de consulta más comunes en la práctica de la Ortodoncia; este caso no era la excepción a la regla y estimamos que el déficit en la arcada Inferior se situaba en – 13 mm lo que constituía de por sí, una cifra de entidad.

Ya nos hemos explayado tanto en la sección anterior (Espacio y Tiempo en la discrepancia diente-hueso) como en la introducción y caso Nº 7, en aspectos "filosóficos" y "caminos" posibles de solución a esta problemática tan frecuentemente vista en nuestra especialidad. Ver Figs. 4.11.20 a 4.11.25

Figs. 4.11.20 a 4.11.25

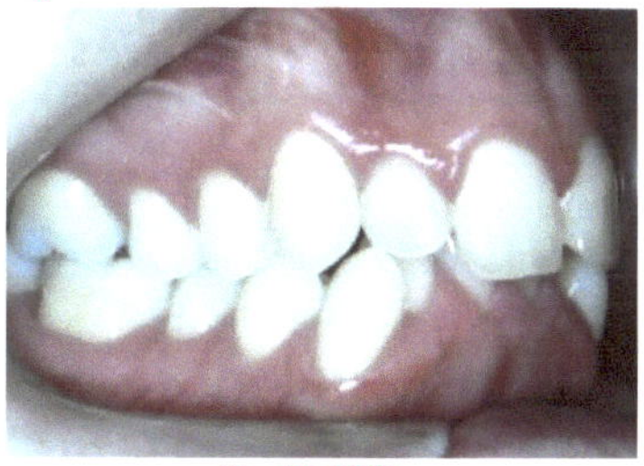
Fig. 4.11.20

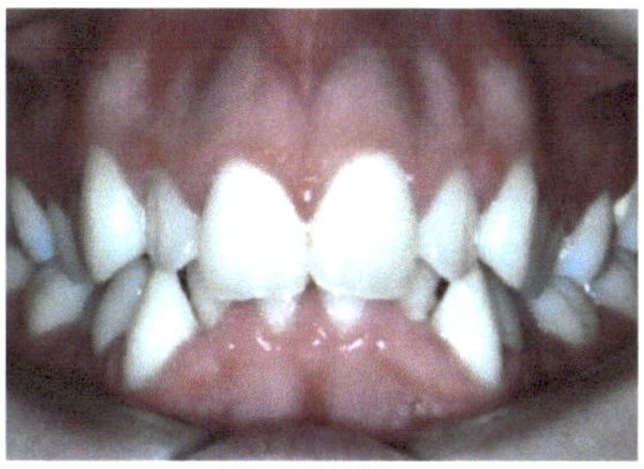
Fig. 4.11.21

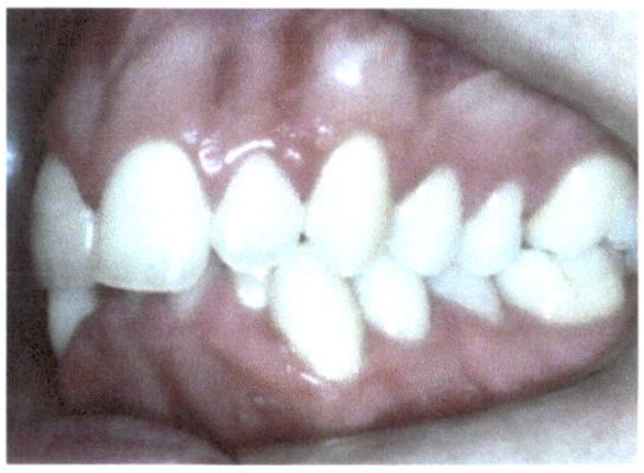
Fig. 4.11.22

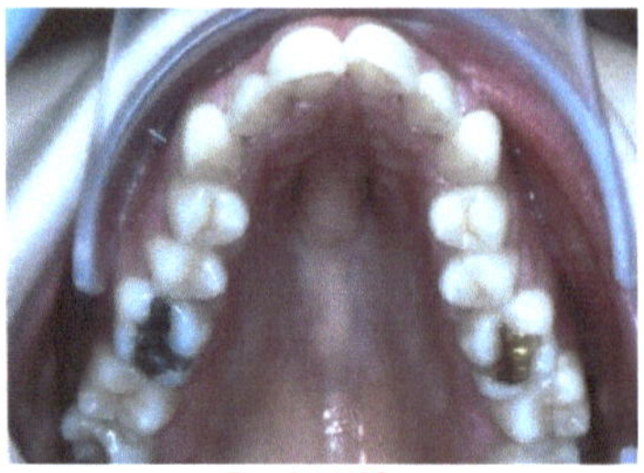

Fig. 4.11.23

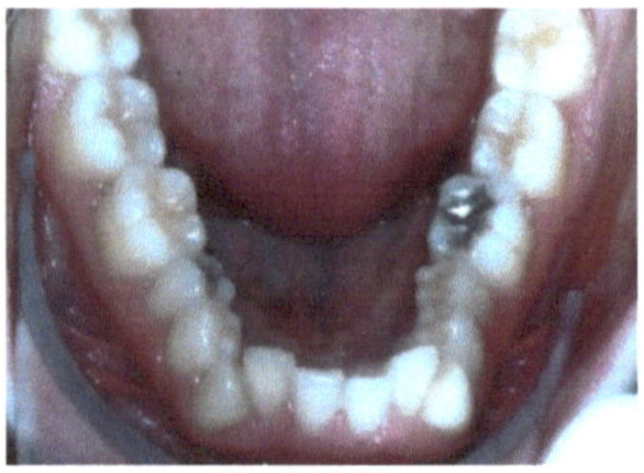

Fig. 4.11.24

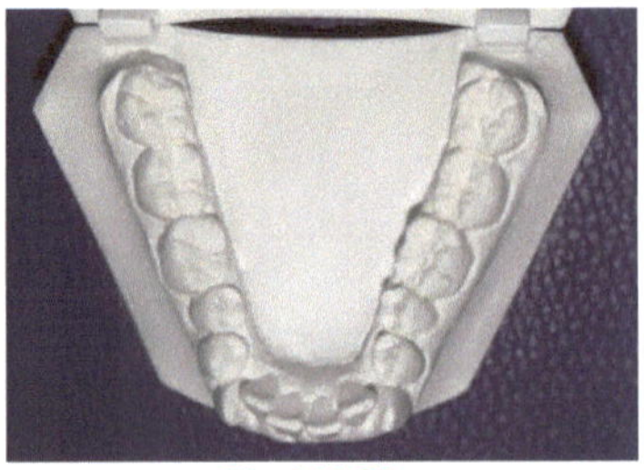

Fig. 4.11.25

La inclinación incisiva inferior constatada en la cefalometría pretratamiento era correcta, 94º al plano mandibular, ver Figs. 4.11.26 y 4.11.27, pero también nos mostraba cierta inconveniencia de proyectar, en nuestro planteo terapéutico, un incremento protrusivo de dicha referencia; por tanto es otro caso en donde evaluar la cuantía aproximada del espacio a obtener por ADAPTACION FUNCIONAL POSTERIOR en el Sistema Damon, resultaba de extrema importancia en las decisiones a tomar.

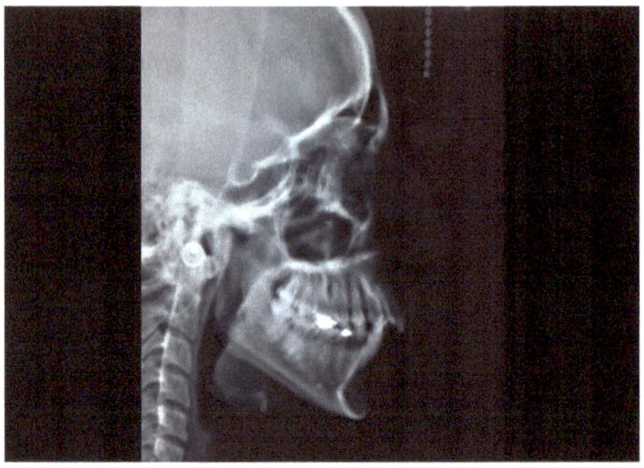

Fig. 4.11.26

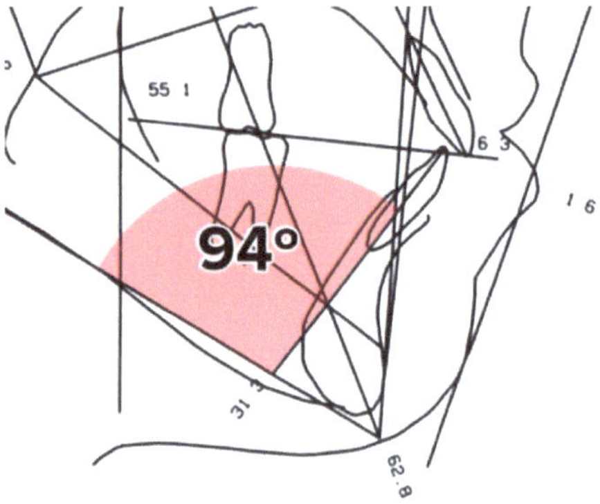

Fig. 4.11.27

De acuerdo a nuestros registros expuestos entre las fotos 4.11.28 a 4.11.36 las nueve mediciones necesarias para realizar el análisis del arco inferior eran:

1. **Discrepancia dentaria inferior -13 mm.** Fig. 4.11.28
2. **Wala intercaninos 31 mm.** Fig. 4.11.29
3. **Centro coronas clínicas caninos 29 mm.** Fig. 4.11.30
4. **Wala primeros premolares 37 mm.** Fig. 4.11.31
5. **Centro coronas clínicas primeros premolares 33 mm.** Fig. 4.11.32
6. **Wala segundos premolares 42 mm.** Fig. 4.11.33
7. **Centro coronas clínicas segundos premolares 35 mm.** Fig. 4.11.34
8. **Wala primeros molares 51 mm.** Fig. 4.11.35
9. **Centro coronas clínicas primeros molares 43 mm.** Fig. 4.11.36

Figs. 4.11.28 - 4.11.36

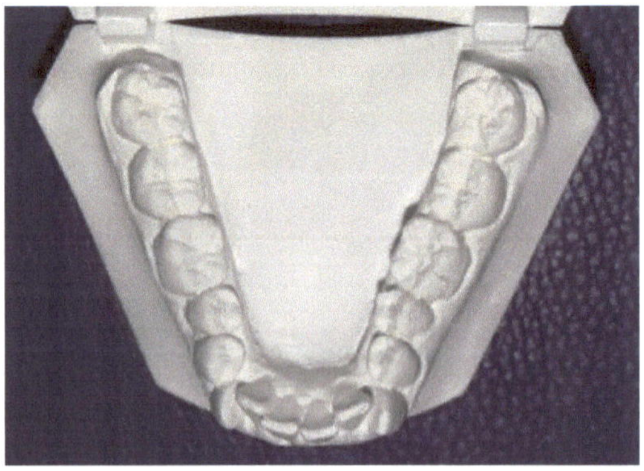

Fig. 4.11.28

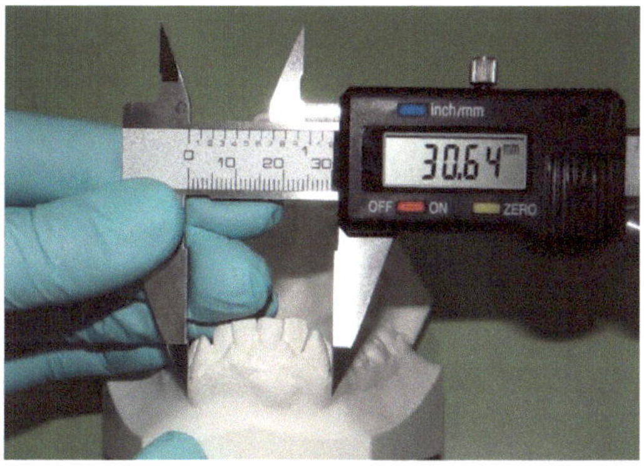

Fig. 4.11.29

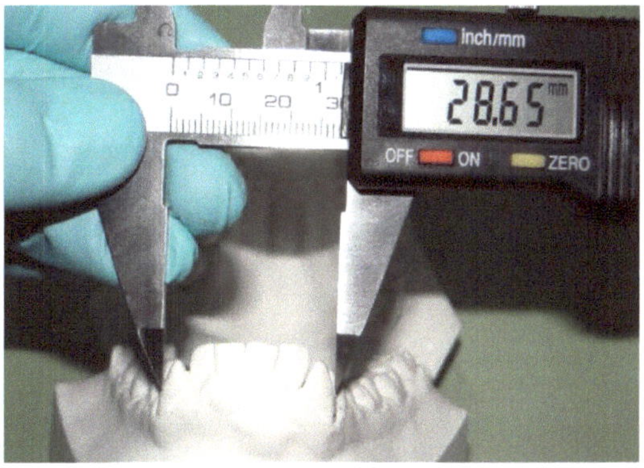

Fig. 4.11.30

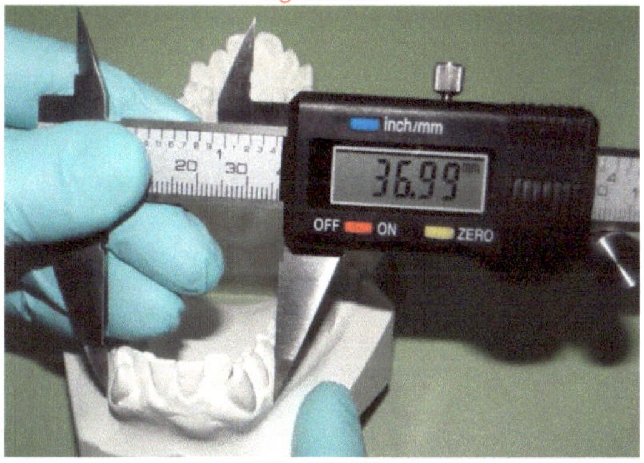

Fig. 4.11.31

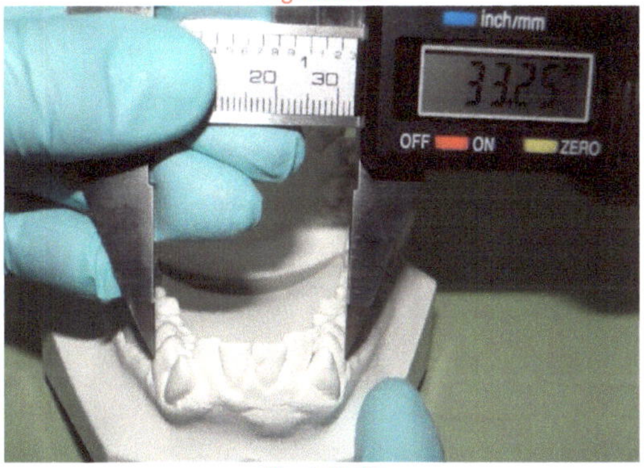

Fig. 4.11.32

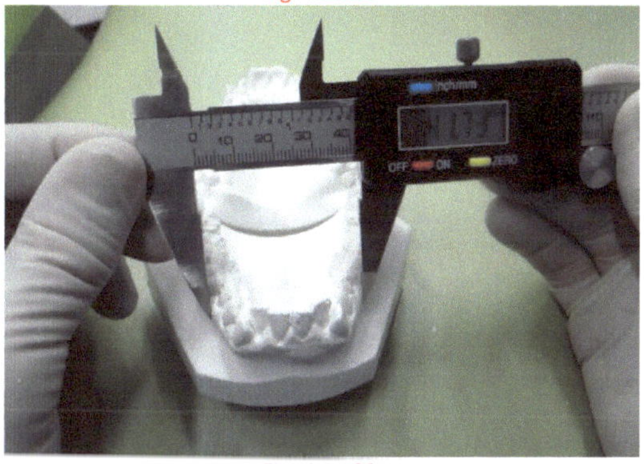
Fig. 4.11.33

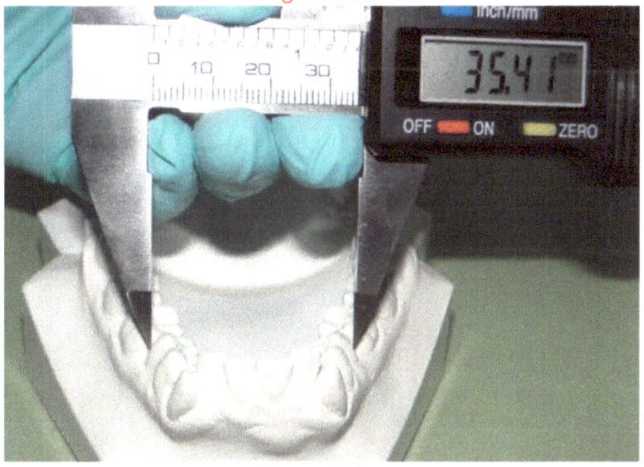

Fig. 4.11.34

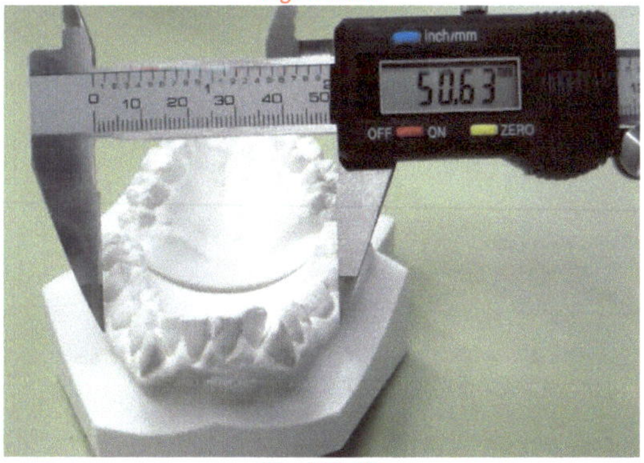

Fig. 4.11.35

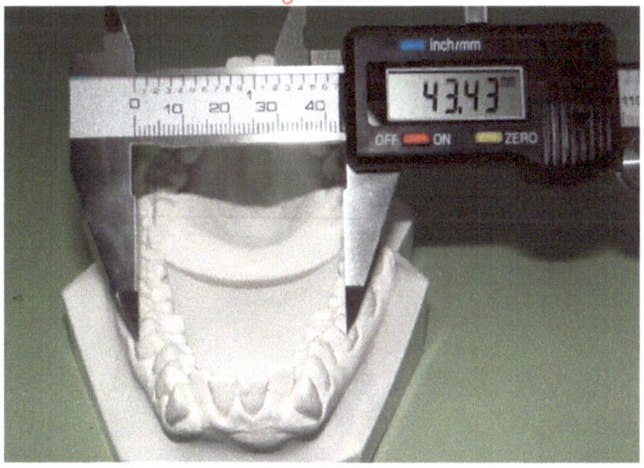

Fig. 4.11.36

Por el análisis nos percatábamos de que la Adaptación Funcional Posterior nos solucionaba aproximadamente 6 de los 13 mm de discrepancia que presentaba el caso y que los 7 restantes implicaban una protrusión incisiva estimada entre 3 a 4 mm. Ver Figs. 4.11.37

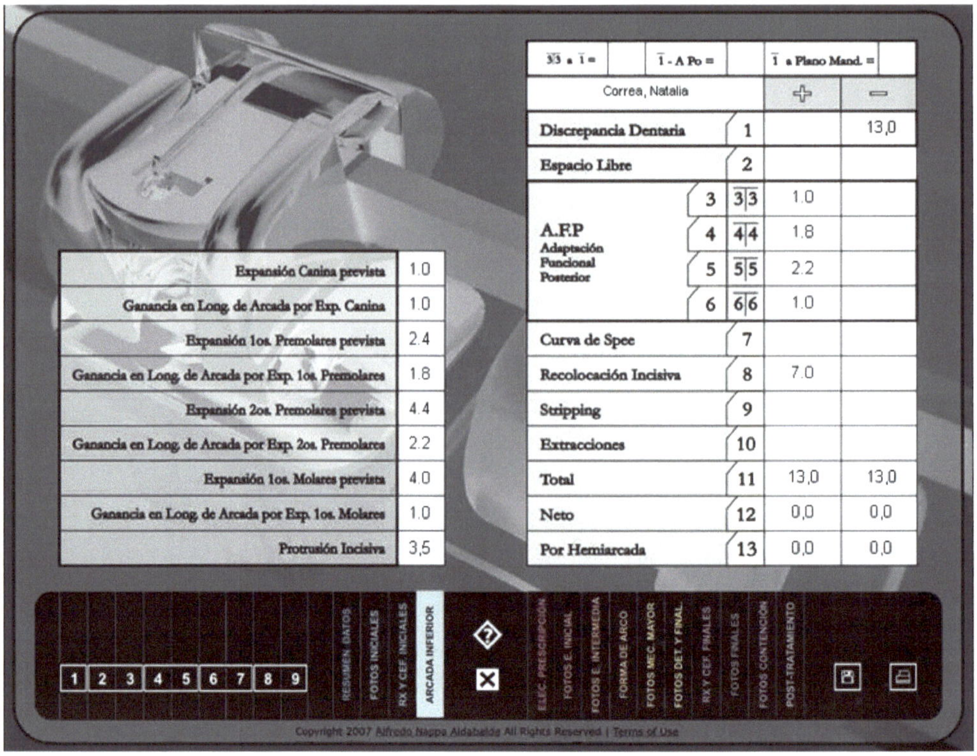

Fig. 4.11.37

La “segunda oportunidad” (Dr. Damon) era viable, porque también apreciábamos una estrechez muy particular de las arcadas producto de desbalances musculares consecuencia, a su vez, de la respiración bucal que afectó durante años a nuestra paciente ver Figs. 4.11.38 a 4.11.44

Figs. 4.11.38 a 4.11.44

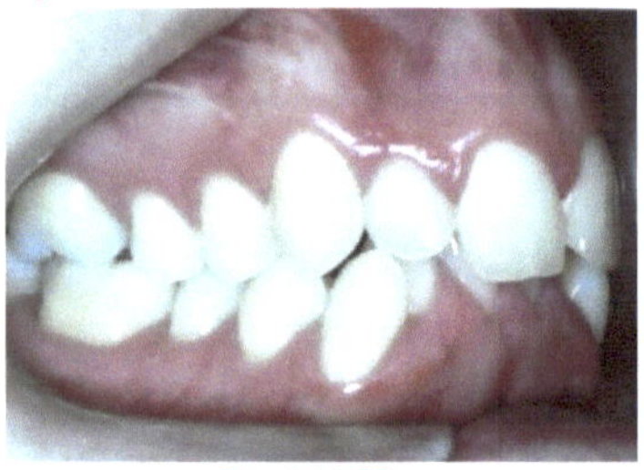

Fig. 4.11.38

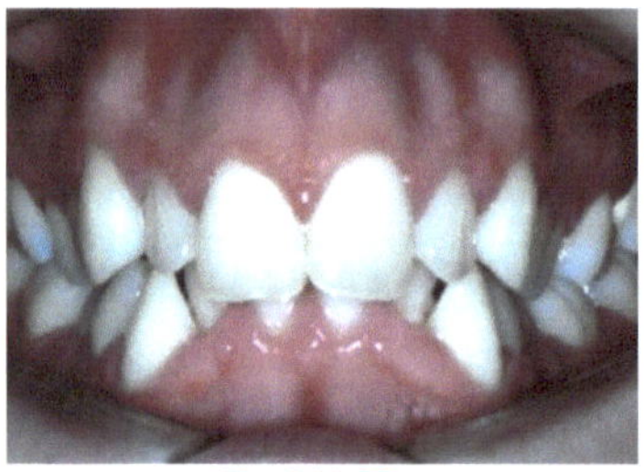

Fig. 4.11.39

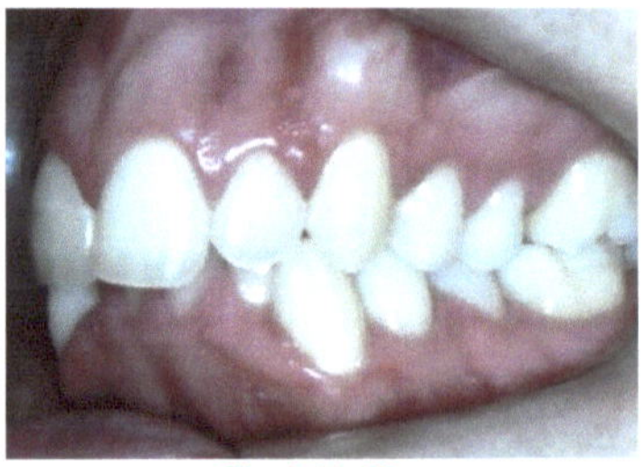

Fig. 4.11.40

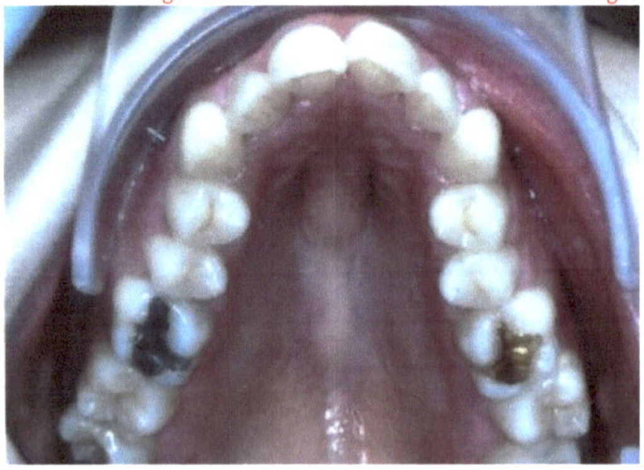

Fig. 4.11.41

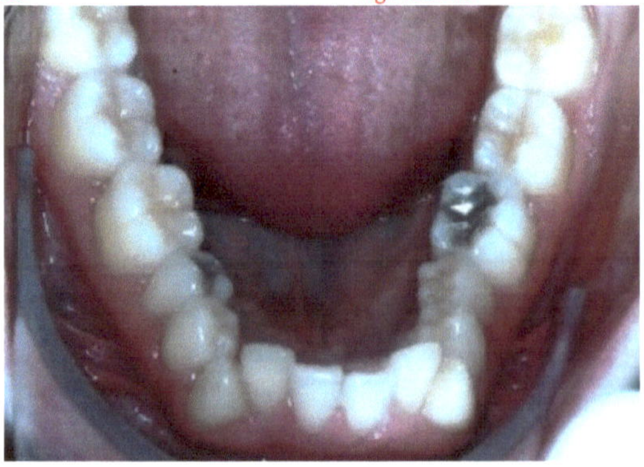

Fig. 4.11.42

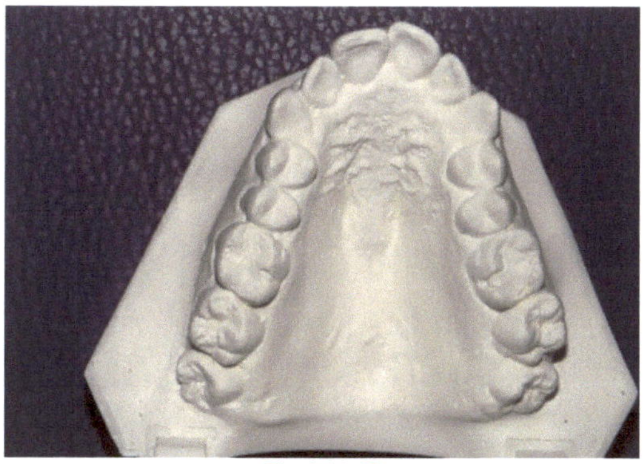

Fig. 4.11.43

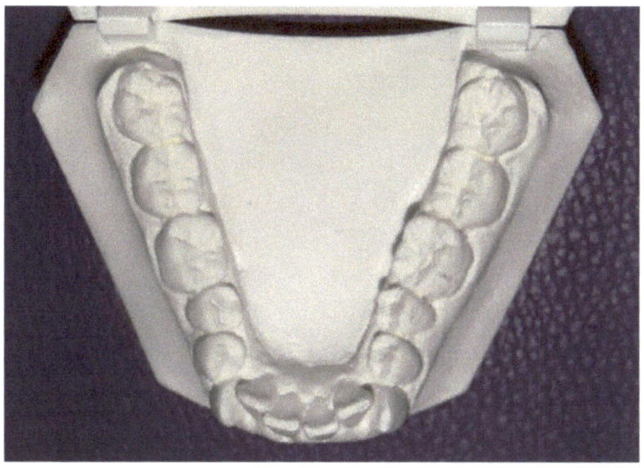

Fig. 4.11.44

Los suaves cambios transversales son muy predecibles en la arcada inferior, y en este caso expuesto nos resolvían parte (6 mm) de la discrepancia dentaria negativa (-13mm), a la vez era necesario encontrar una vía alternativa a la protrusión incisiva que considerábamos inconveniente; dicho camino que evitaba las extracciones y protrusión incisiva, no era otro que el desgaste interproximal desde sectores posteriores en una magnitud aproximada de 8 mm. Ver Fig. 4.11.45

Fig. 4.11.45

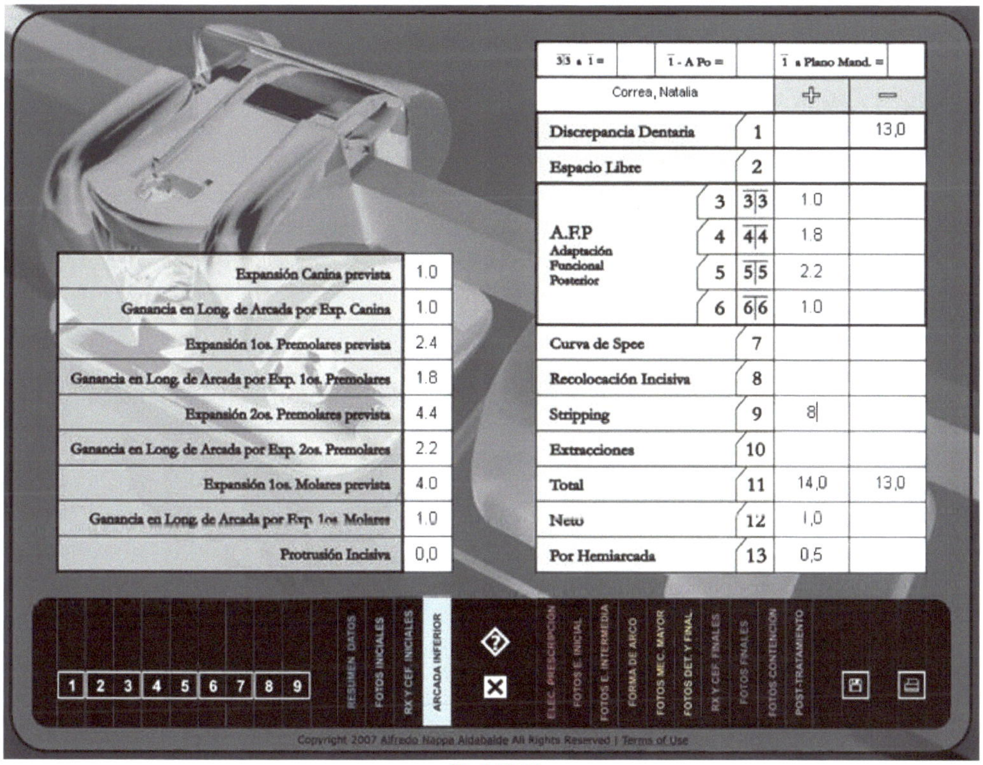

Fig. 4.11.45

En este caso, como en muchos, evaluar cuidadosamente alguna/s áreas de diagnóstico nos ubican en un camino, que estimamos el mejor, a seguir en el plan de tratamiento.
Por último la presencia y posicionamiento de los terceros molares la consideramos inconveniente para la resolución y estabilidad postratamiento del caso. Ver figs. 4.11.4 a 4.11.48

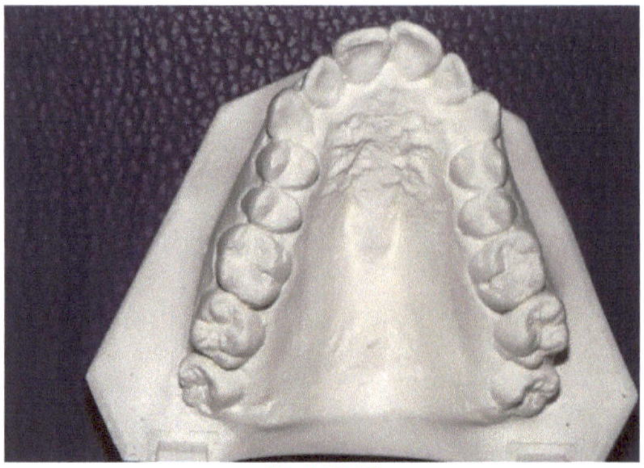

Fig. 4.11.46

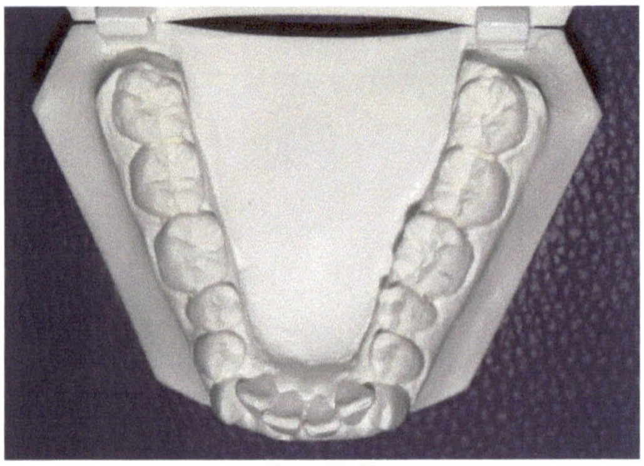

Fig. 4.11.47

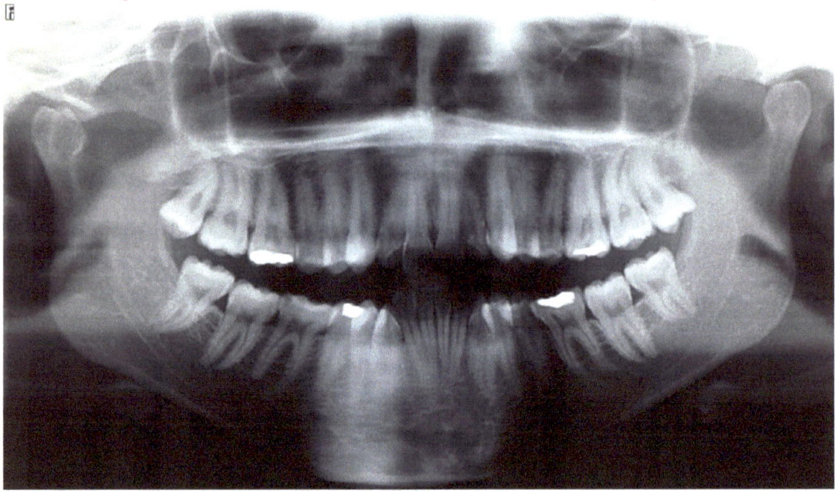

Fig. 4.11.48

1E DIAGNÓSTICO FUNCIONAL

En el área funcional existía un pasado de respiración bucal no resuelto en un 100%; dicho "costado" diagnóstico no era un tema menor si pretendíamos una estabilidad aceptable de los resultados en el tiempo, es decir en el postratamiento; por dicho motivo era necesario motivar e inducir a la paciente a consultas con profesionales de la especialidad.

Si el funcionalismo respiratorio era mejorado también podíamos "dar una segunda oportunidad" a la forma de las arcadas dentarias e incluso realizar ejercitación y fortalecimiento del cierre labial por parte de la fonoaudiología o logopedia

2 PLAN DE TRATAMIENTO

2A CORRECCIONES A EFECTUAR

2B ASPECTOS A PROTEGER

Como hemos expuesto tanto en los requerimientos de la paciente como en el Diagnóstico Dentario el solucionar las malposiciones superiores y, especialmente las inferiores (discrepancia -13mm.), era la prioridad uno del tratamiento.

Este camino debía transitarse con un final sin protrusión incisiva con respecto al pretratamiento a los efectos de proteger la guía oclusiva anterior, el cierre labial, y la misma salud periodontal; también esta paciente indagaba por una posibilidad terapéutica sin extracciones hecho muy frecuente y hasta lógico en las consultas ortodónticas.

El colega lector puede, entonces, remitirse al área de diagnóstico dentario de este mismo capítulo, y apreciará que tanto para satisfacer los requerimientos de la paciente, (las malposiciones), como para proteger los ya citados aspectos, era necesario tener un plan de tratamiento en donde la falta de espacio apreciado en especial en la arcada inferior fuera solucionada con la sumatoria de ADAPTACION FUNCIONAL POSTERIOR + STRIPPING desde sectores posteriores. Ver Fig. 4.11.49

Fig. 4.11.49

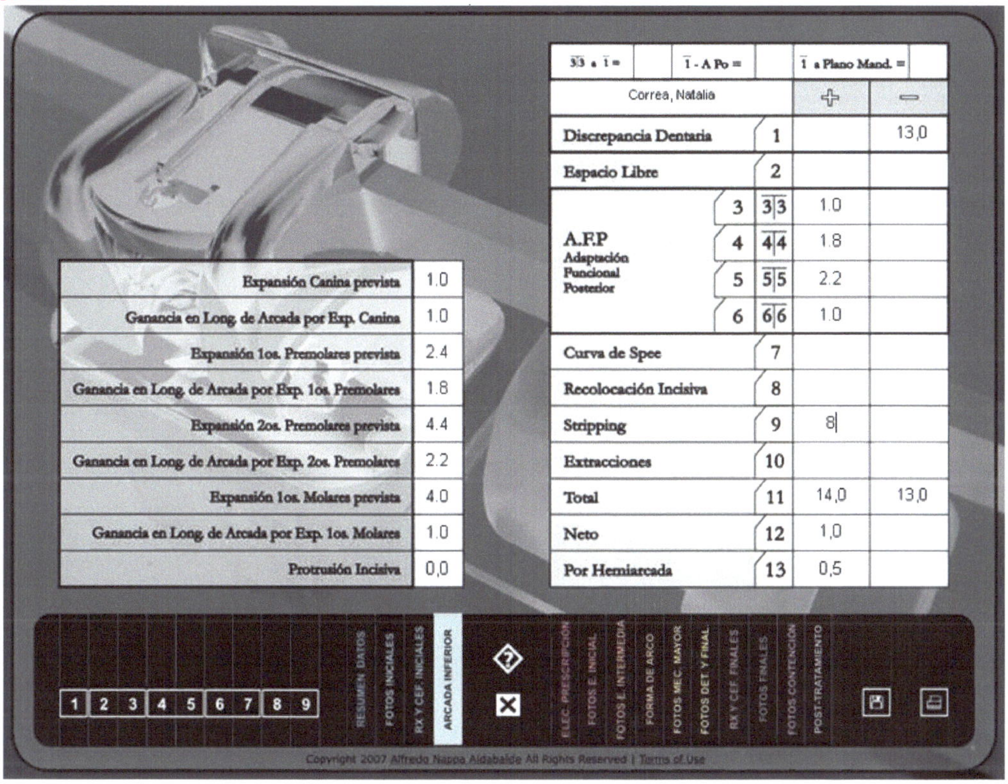

Fig. 4.11.49

La situación no difería mayormente de la expuesta en el caso del Capítulo 10, pero ustedes apreciarán en los apartados Etapas del tratamiento y Perlas Diagnósticas y/o Mecánicas, un método diferente en el consumo de los pequeños espacios generados por desgaste a los efectos de acelerar los tiempos en el tratamiento.

2C LIMITACIONES A UN PLAN IDEAL

Al no existir desbalances esqueletales de importancia, ni obstáculos de salud tanto general como bucal, se estimó que no existían limitaciones para conseguir un buen final en este tratamiento.

2D PLAN DE CONTENCIÓN

Como sabemos el plan de contención se enfoca, en todos los casos, a minimizar causales recidivantes que presumiblemente pueden presentarse en el paciente a tratar; más allá de los retenedores fijos cementados en superficies palatinas y linguales de los grupos dentarios anteriores, era necesario un apoyo de otras disciplinas como la Medicina Otorrino-Laringológica y la Logopedia como "aliados" necesarios de la estabilidad postratamiento.

3 VEHÍCULO TERAPÉUTICO

Podríamos citar a tres "vehículos terapéuticos" de principal importancia en los logros mecánicos de este tratamiento:

3A SISTEMA DAMON

3B MATERIAL PARA DESGASTE INTERPROXIMAL

3C T.A.D.S INFRACIGOMÁTICOS Y EN EL "BALCÓN VESTIBULAR" INFERIOR

3A

El consumo de pequeños espacios tiene también sus "secretos" y "trucos "mecánicos que en ocasiones nosotros, los ortodoncistas hemos, de alguna manera, desvalorizado a nuestro juicio equivocadamente.

Los tres pequeños-grandes detalles de estos particulares cierres de espacio estaban centrados en lograr movimientos corono-radiculares, a buena velocidad, y con fácil control anteroposterior de anclaje.

A nuestro entender la utilización de un Sistema ortodóntico de baja fricción como el Damon es un vehículo terapéutico muy apropiado, no el único, a los proyectos que fueron citados

3B

La utilización de un adecuado material para el desgaste interproximal es de una importancia capital en este tipo de tratamiento; dichos dispositivos ya fueron descriptos en el capítulo anterior por lo que sugerimos al colega remitirse al caso Nº 7.

3C

Quienes completaron el equipamiento necesario para el tratamiento que estamos describiendo son cuatro T.A.D.S de 12 mm. de longitud y 2 mm. de diámetro; ver Figs. 4.11.50 a 4.11.53 dos de ellos fueron insertos en la zona infracigomática, los otros dos en el "balcón vestibular" óseo a distal de los primeros molares inferiores.

La utilización de éstos "vehículos terapéuticos" aumenta costos en el tratamiento pero como expresamos ya en la Introducción de este capítulo, por un lado disminuye el tiempo de consumo de éstos pequeños espacios, y por otro aumenta la exactitud de la retracción con anclaje máximo.

Figs. 4.11.50 a 4.11.53

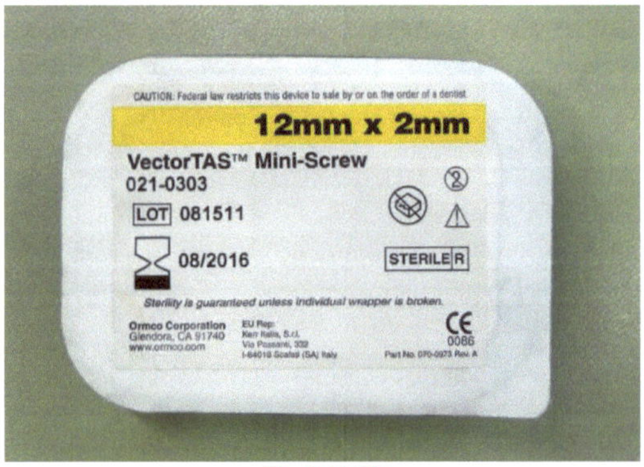

Fig. 4.11.50

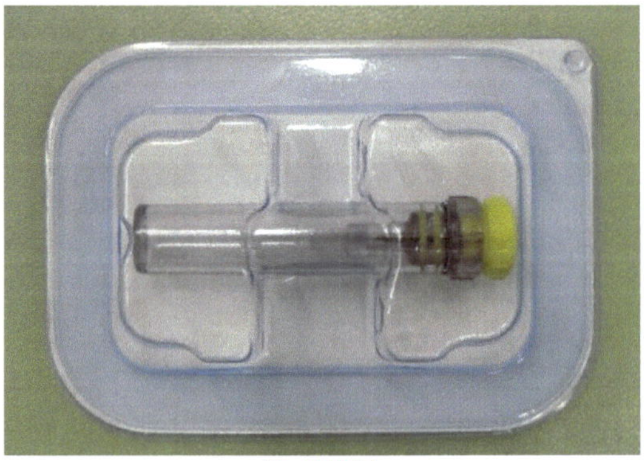
Fig. 4.11.51

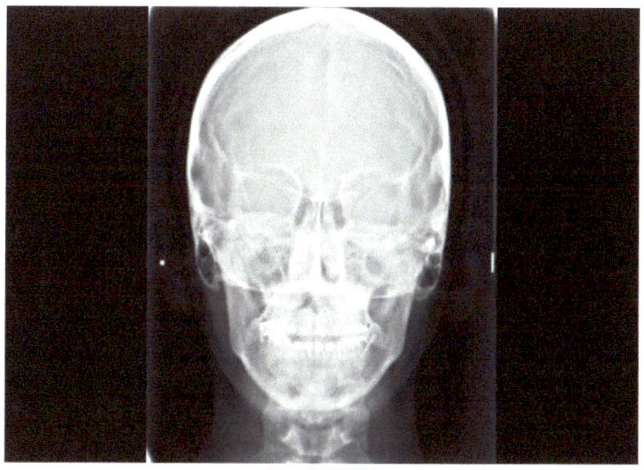

Fig. 4.11.52

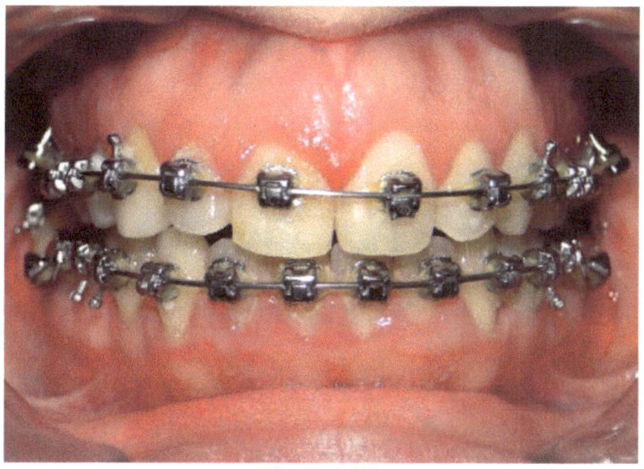

Fig. 4.11.53

4 EL TRATAMIENTO Y SUS ETAPAS

Si bien el tratamiento, como es costumbre, constó de cuatro etapas, haremos hincapié en detalles de la primera (Inicial) y la tercera (Mecánica Mayor).

Otro "costado" del análisis es a partir desde el mismísimo plan de tratamiento que habíamos propuesto en el apartado 2 de este capítulo, en él se establecía que la obtención del espacio para la discrepancia dentaria negativa iba a ser generada por la sumatoria de Adaptación Funcional Posterior (cambios transversales) y desgaste interproximal desde sectores posteriores. Ver Fig. 4.11.54

Figs. 4.11.54

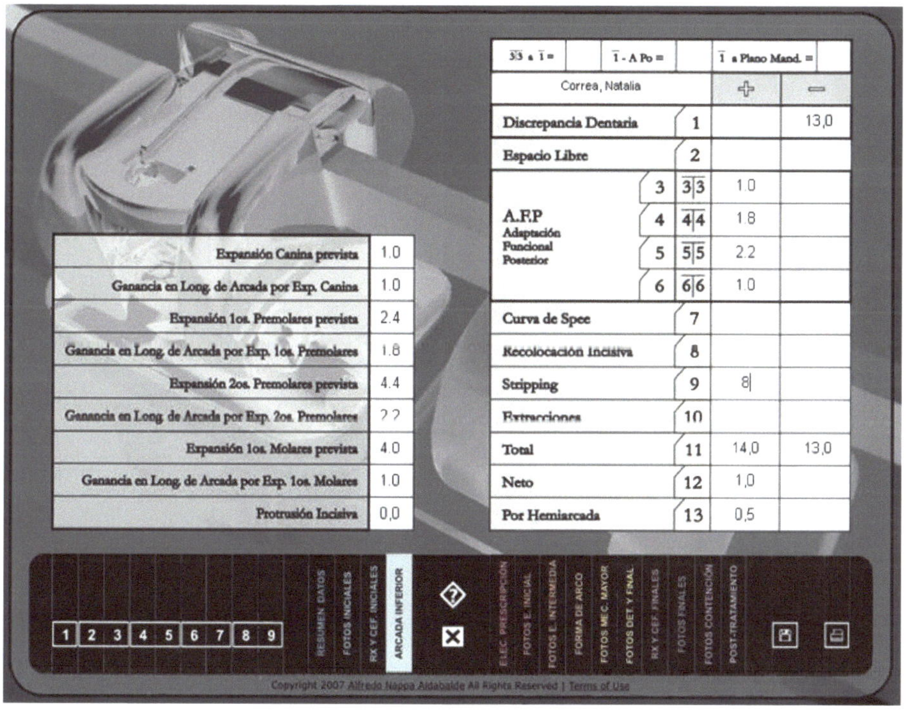

Fig. 4.11.54

Este esquema es referido al arco inferior pero tiene un efecto "espejo" en el superior.

ETAPA INICIAL

Figs. 4.11.55 – 4.11.71

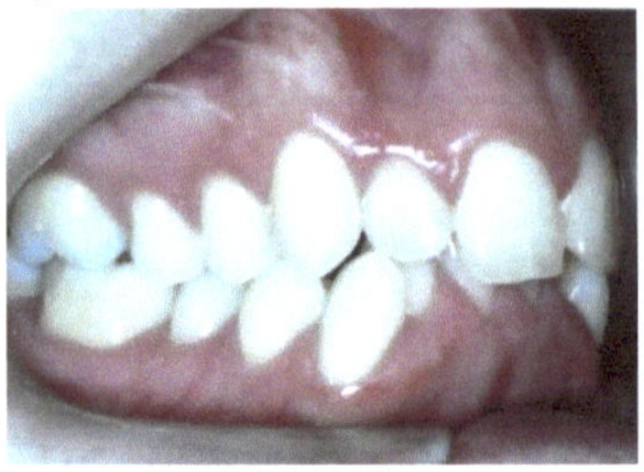
Fig. 4.11.55

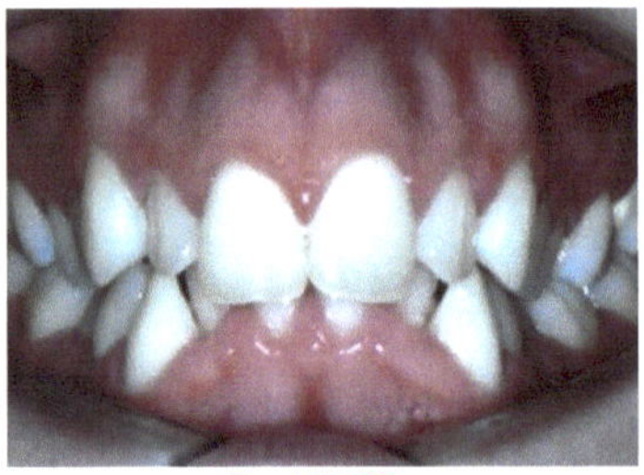
Fig. 4.11.56

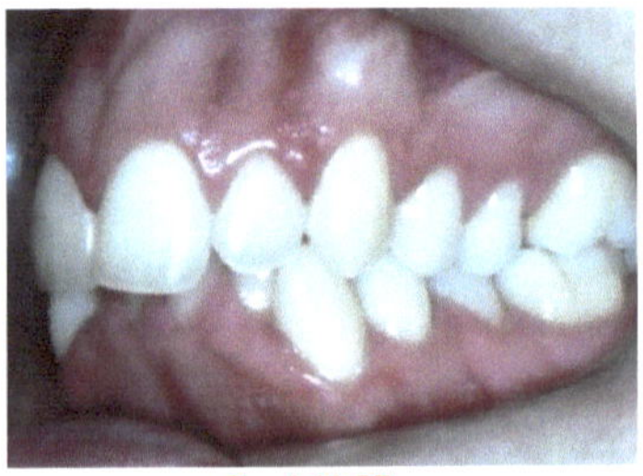
Fig. 4.11.57

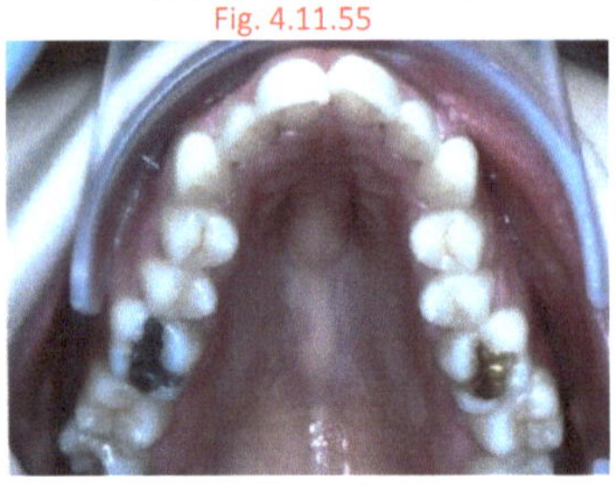
Fig. 4.11.58

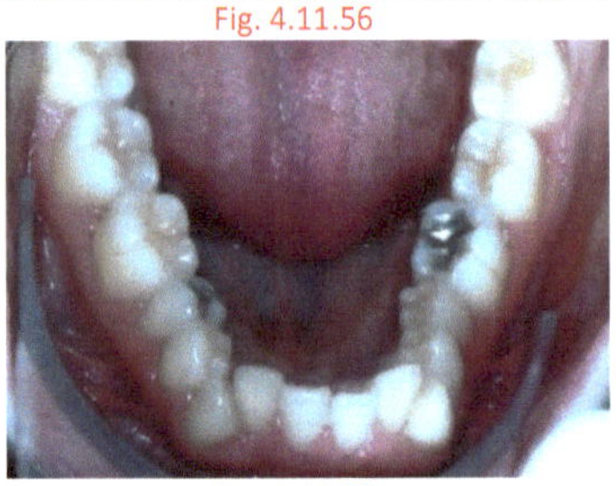
Fig. 4.11.59

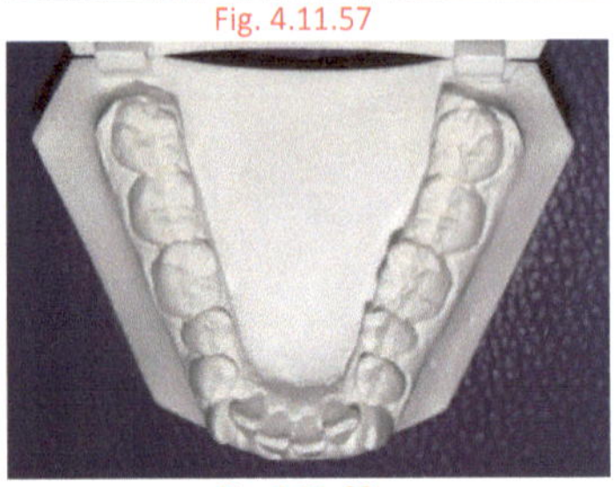
Fig. 4.11.60

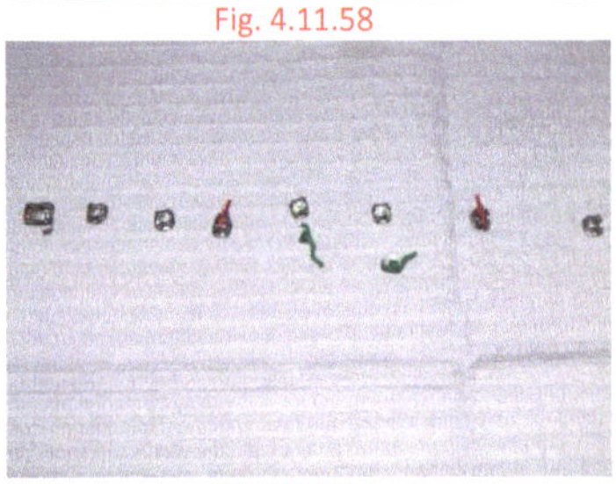
Fig. 4.11.61

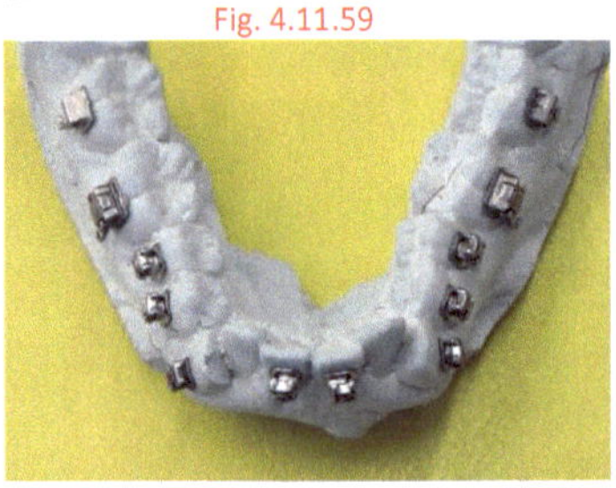
Fig. 4.11.62

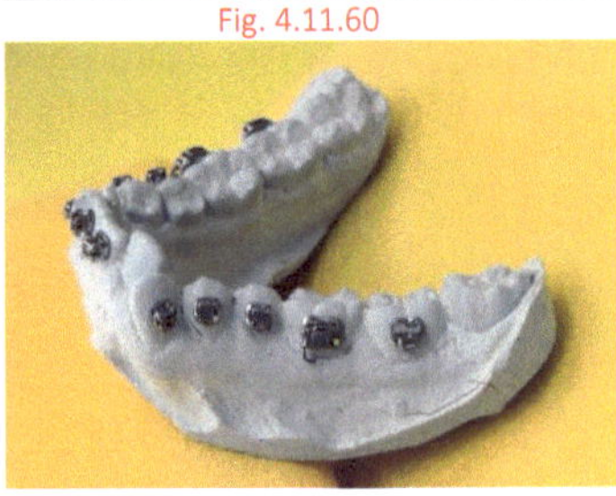
Fig. 4.11.63

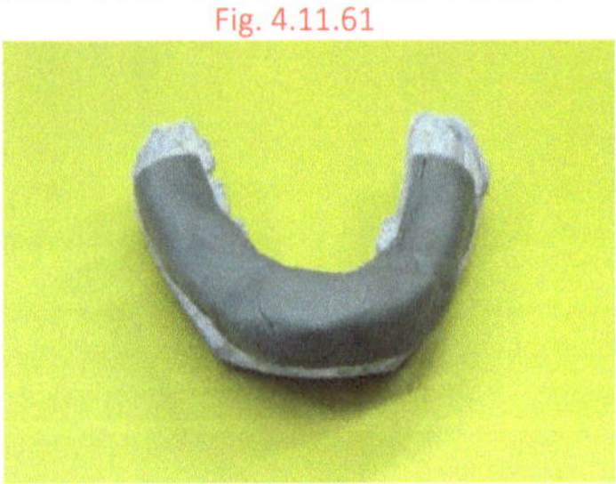
Fig. 4.11.64

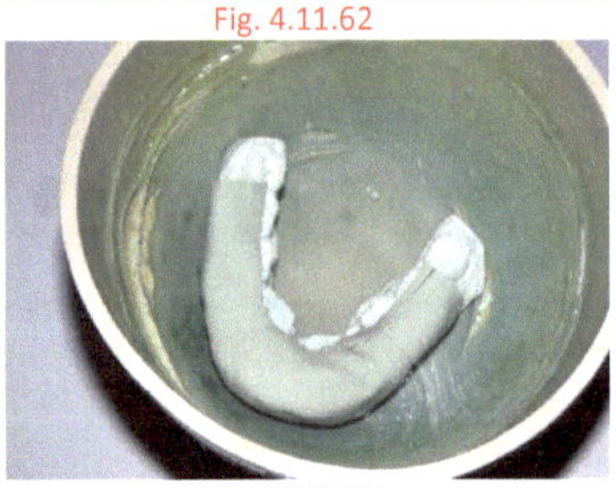
Fig. 4.11.65

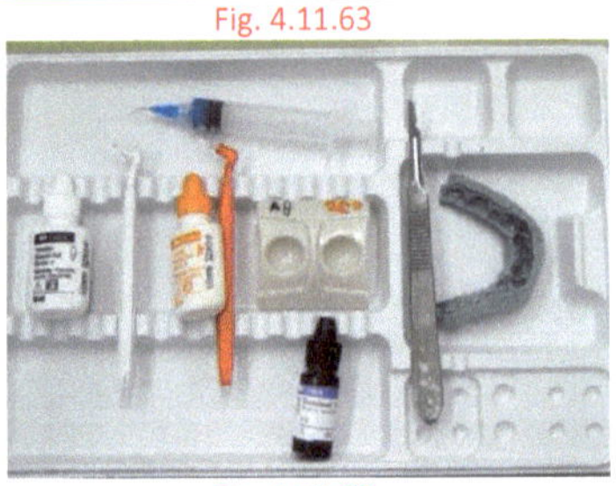
Fig. 4.11.66

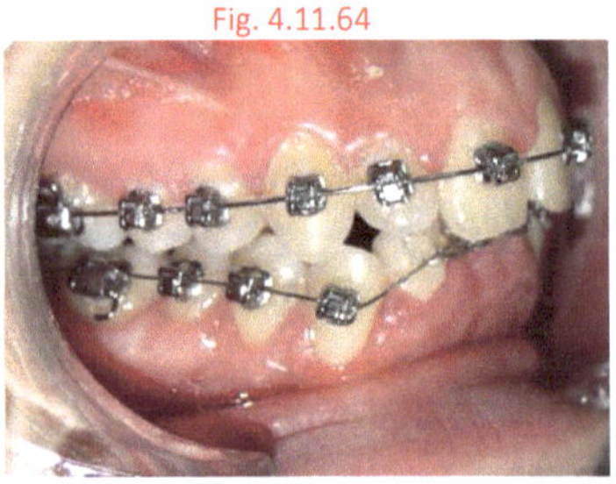
Fig. 4.11.67

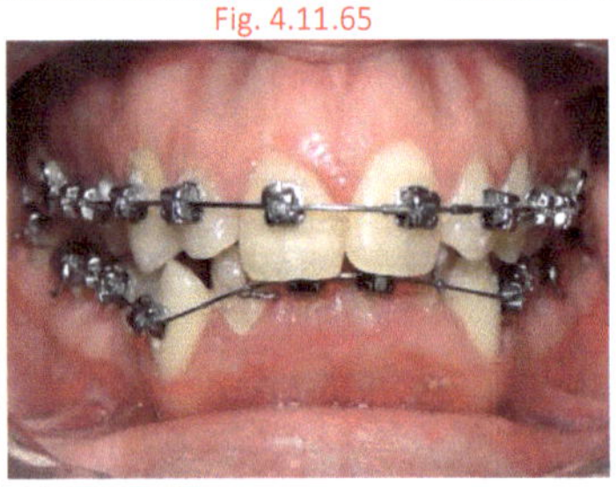
Fig. 4.11.68

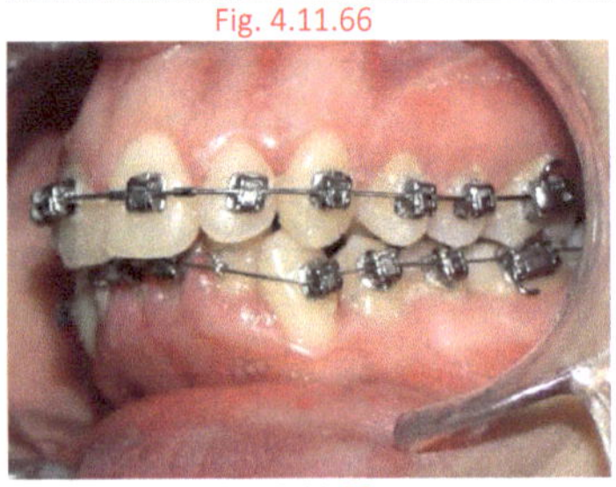
Fig. 4.11.69

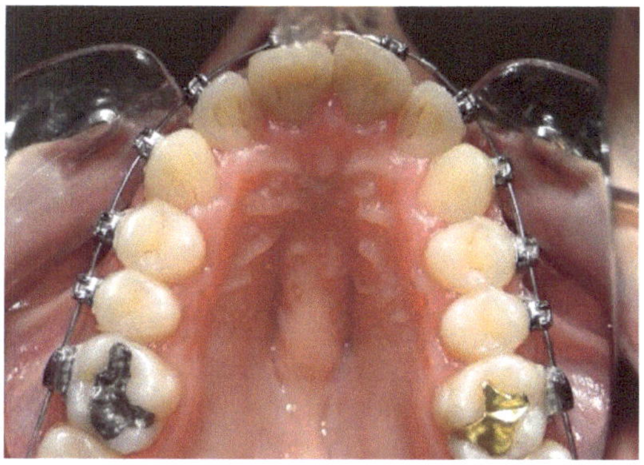

Fig. 4.11.70

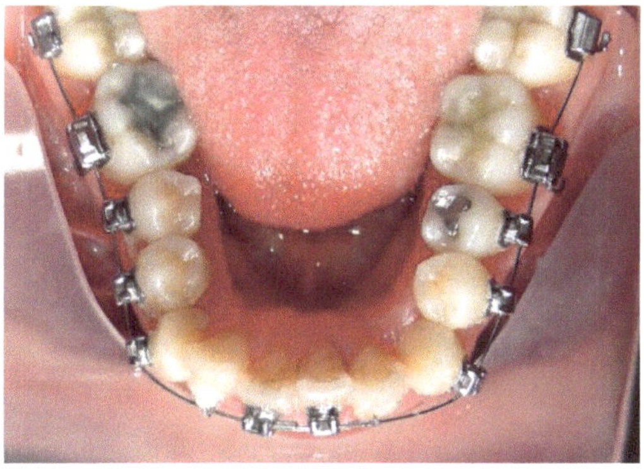

Fig. 4.11.71

En la adhesión de brackets y tubos se realizó Método Indirecto con la particularidad de que las piezas 3.2 y 4.2 fueron vinculadas al arco por alambre .025 de ligadura con una muy "tímida" deflexión del arco NIti Cu .014 a los efectos de facilitar su deslizamiento y minimizar su "atrapamiento" (Binding); este práctico método ya fue expuesto en el caso 5 y es "creación" de un gran amigo, docente y colaborador en los cursos el Dr. Gustavo "Coco" Arjona Ver Figs. 4.11.55 – 4.11.71

Tres meses más tarde fueron cementadas brackets de bajo torque (-11º) en los incisivos laterales inferiores manteniéndose el mismo arco Niti Cu .014 por cinco semanas más.

Al mejorar el posicionamiento anteroinferior resolvimos realizar un desgaste interproximal de 3 mm. tanto en dicho sector como en el incisivo superior a los efectos de minimizar la proinclinación que inevitablemente se iba a generar entre esta etapa y la Intermedia cuando los arcos dentarios desarrollaran en su "segunda oportunidad", diámetro y perímetro

La etapa se completó con arcos Niti Cu .018, como es nuestra costumbre, y la paciente fue intervenida con la avulsión de piezas 1.8, 2.8, 3.8 4.8 (terceros molares superiores e inferiores).

ETAPA INTERMEDIA

Luego del trabajo realizado por los arcos de sección redonda y el desgaste interproximal en sectores incisivos se cumplió esta etapa con arcos Niti Cu, planos de sección .014 x.025 (6 semanas) y .018 x .025 (6 semanas). En el comparativo de las radiografías de perfil y el cefalograma pretratamiento con respecto a similares registros cumplida la etapa intermedia, se aprecia una protrusión incisiva de 2 mm. con proinclinación de 4º ver Figs. 4.11.72 a 4.11.75

Figs. 4.11.72 a 4.11.75

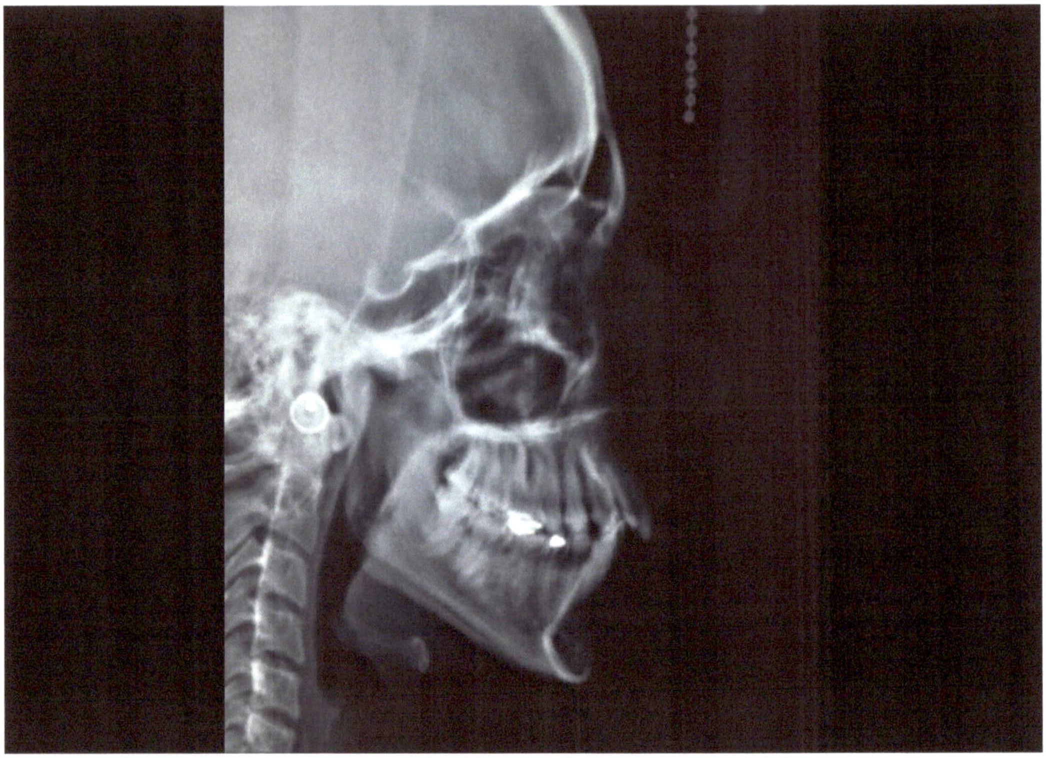

Fig. 4.11.72

Ricketts para Biotipo Facial

Rangos	Menor	Mayor	Valor
Eje Facial	86.5	93.5	83.1
Angulo facial	87.0	93.0	88 2
Ang Plano Mandibular	18 8	27.8	29 0
Altura Facial Infer.	43.0	51.0	55 1
Arco Mandibular	27.0	35.0	31.2
Convexidad Facial (A)	-2.0	2.0	3.1
Profundidad Maxilar	87.0	93.0	90.9
Inc Inf a A Po(protr)	-1 0	3 0	6 3
Inclinacion Incis Inf	18.0	26 0	31 3
1er Molar Sup a Ptv	18.0	23 0	17.7
Inc Inf al Plano Oclu	-0.7	3 3	1.0
Angulo Interincisivo	124.0	136 0	116.9
Protrusion Labio Inf	-4.0	0 0	1 6
Linea MacNamara a A	0 0	4 0	1 0
Linea Mac Namara a Po	-4.0	0.0	-4.3

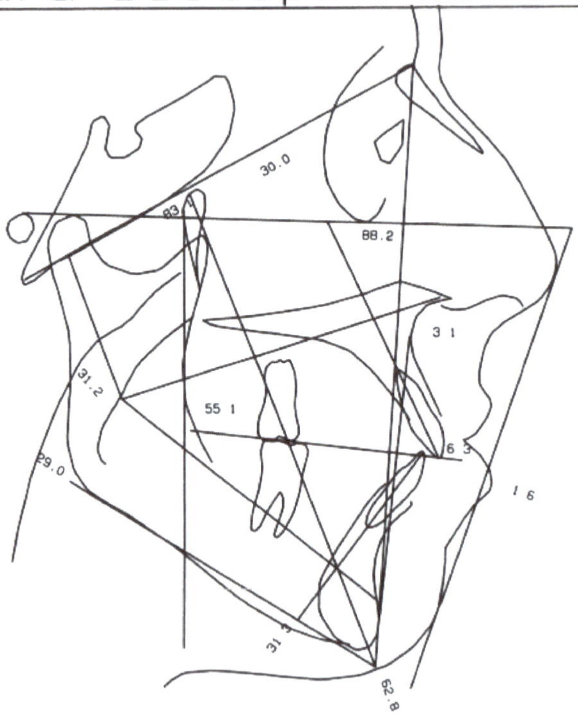

Fig. 4.11.73

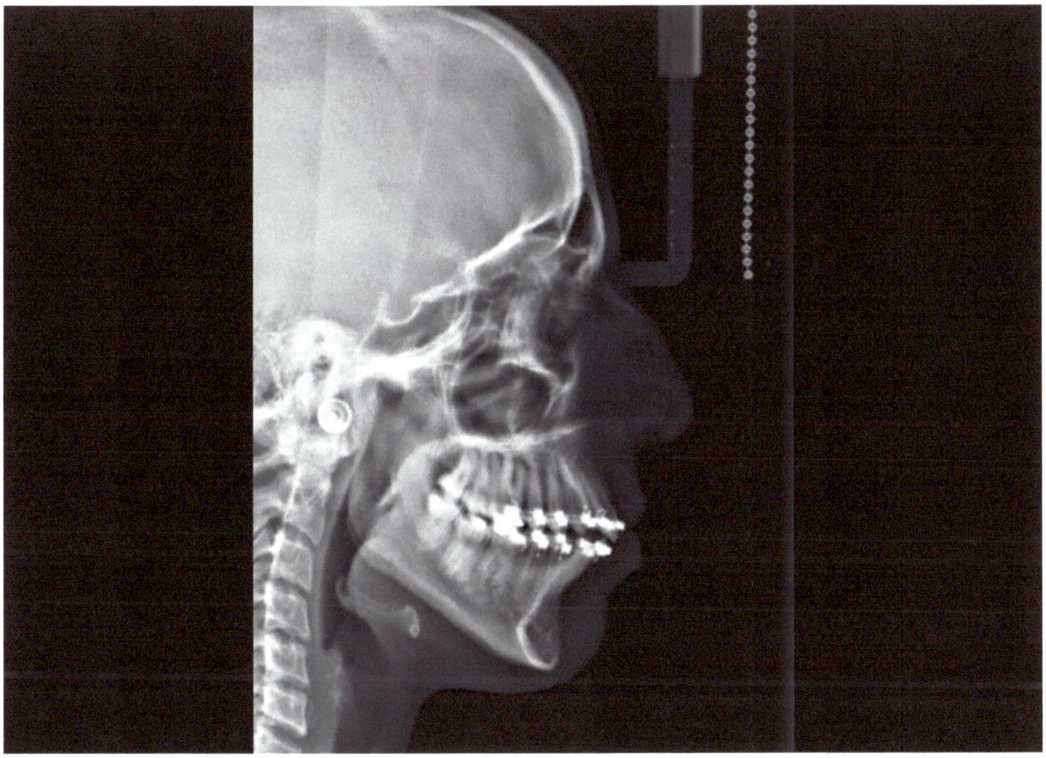

Fig. 4.11.74

Ricketts 32 Factores hoja 1

INTRATRAT.HOR.VERD 100.30%
06-13-2013 27 Ans 10 Me

Rangos	Menor	Mayor	Valor
Relacion Molar	-6.0	0.0	0.3
Overjet Incisivo	0.0	5.0	3.0
Inc Inf.al Plano Oclu	-0.7	3.3	1.0
Overbite Incisivo	0.5	4.5	2.0
Angulo Interincisivo	124.0	136.0	116.5
Convoxidad Facial (A)	-2.0	2.0	5.6
Altura Facial Infer.	43.0	51.0	52.9
Inc Inf a A Po(protr)	-1.0	3.0	8.6
1er Molar Sup a Ptv	18.0	23.0	19.5
Incis. Super. a APog.	1.0	6.0	11.8
Inclinacion Incis.Inf	18.0	26.0	33.5
inclinacion Incis.Sup	24.0	32.0	30.0
Plano Oclusal : Rama	-7.5	-1.5	-6.7
Inclinacion Plano Oc.	23.0	31.0	30.9

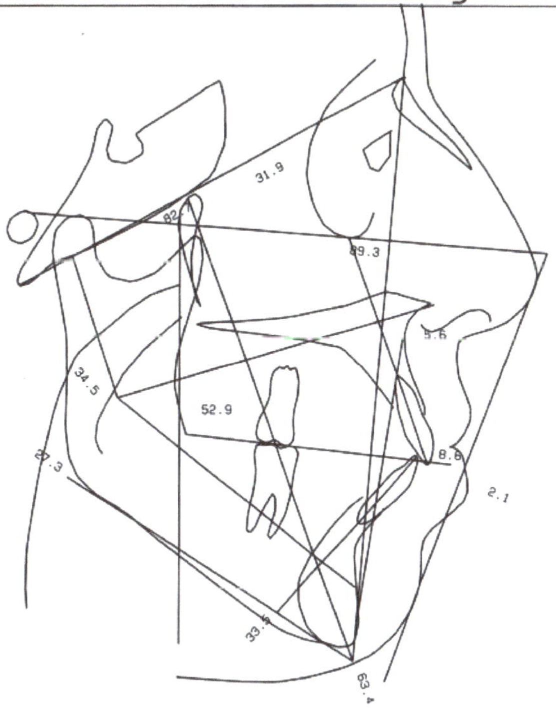

Fig. 4.11.75

MECANICA

En esta etapa se utilizaron arcos de acero .018 x .025 superior e inferior; como es de orden ellos fueron individualizados e intercoordinados ver Fig. 4-11-76 también se instalaron dos T.A.D.S infracigomáticos y otros dos en el "balcón vestibular" mandibular. Ver Figs. 4.11.77 a 4.11.78

Como explicaremos en el apartado **<u>5 Perlas diagnósticas y/o mecánicas</u>**, el desgaste interproximal posterior fue efectuado en una sola sesión y se utilizaron cadenas elásticas dispuestas por debajo de los arcos de acero e insertas en los respectivos T.A.D.S superiores e inferiores. Ver figs. 4-11-79 a 4-11-94

Figs. 4.11.76 a 4.11.94

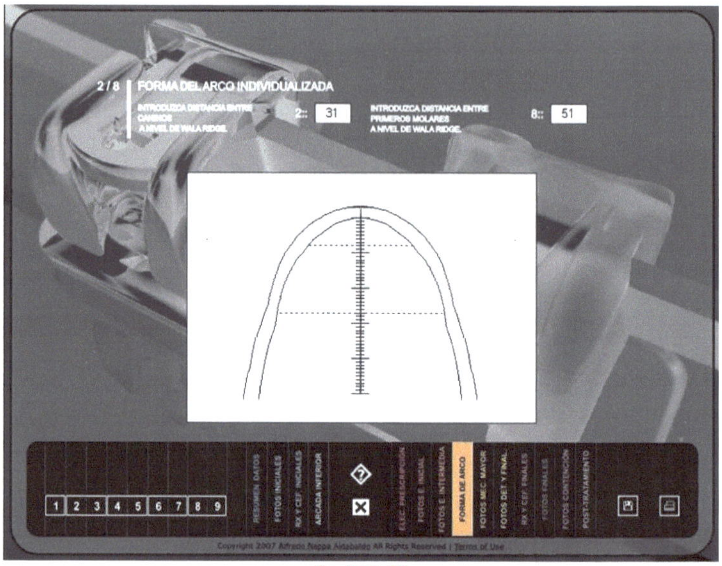

Fig. 4.11.76

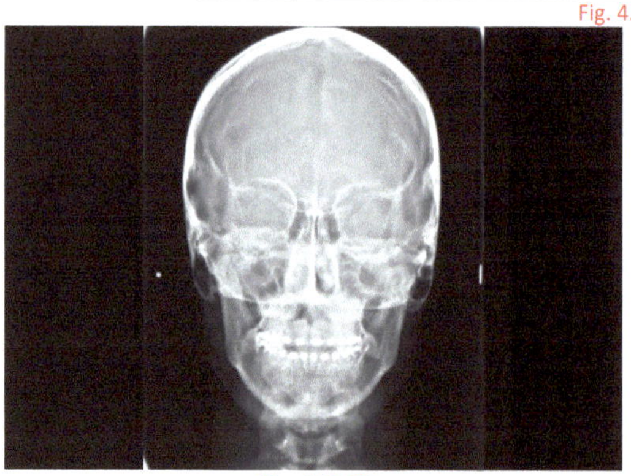
Fig. 4.11.77

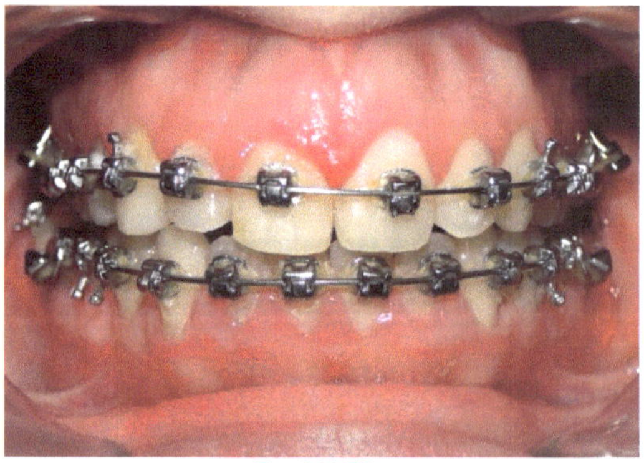
Fig. 4.11.78

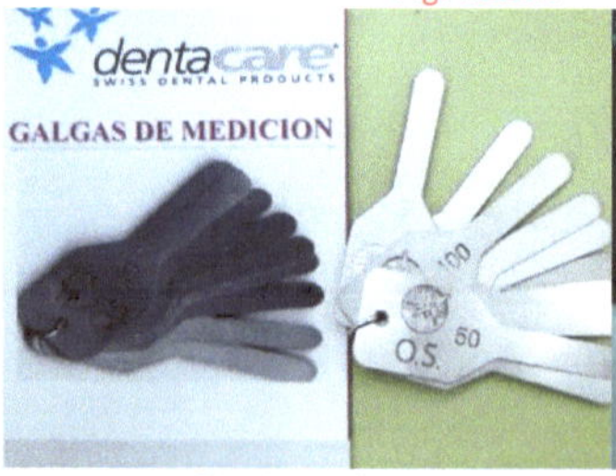

Fig. 4.11.79

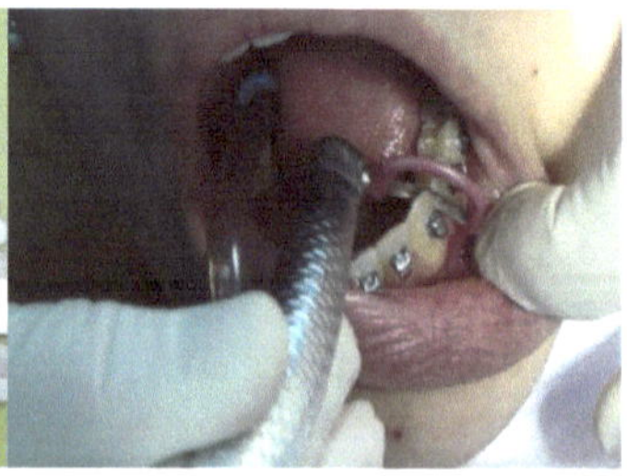
Fig. 4.11.80

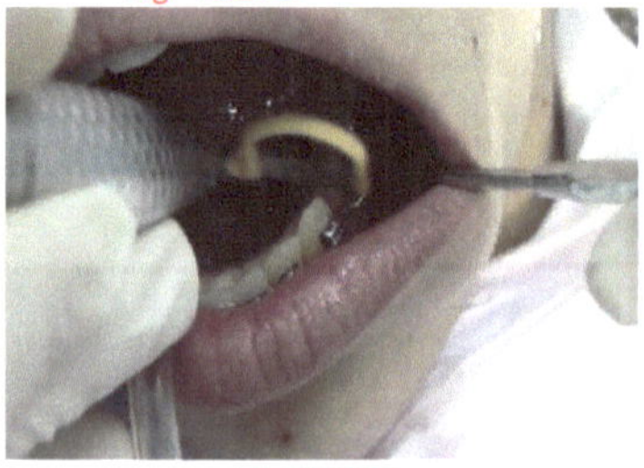
Fig. 4.11.81

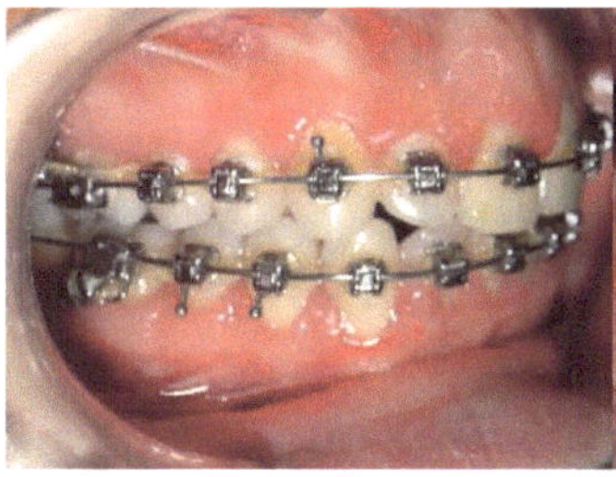
Fig. 4.11.82

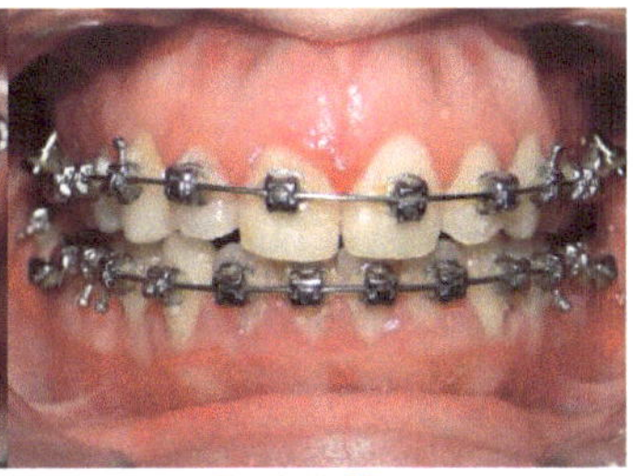
Fig. 4.11.83

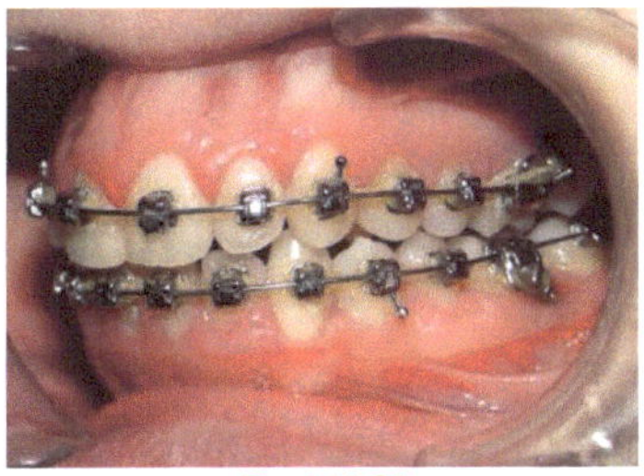
Fig. 4.11.84

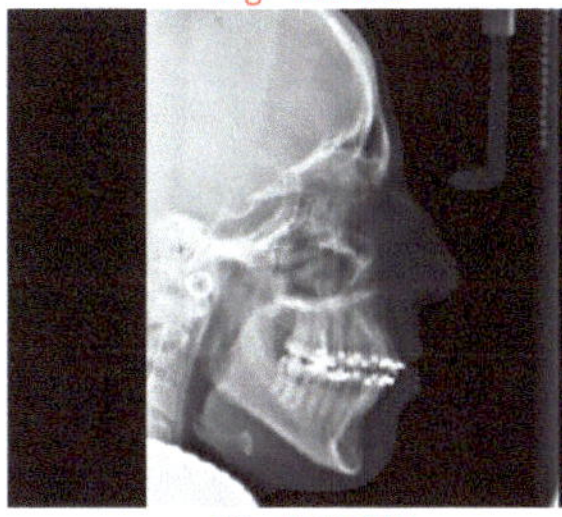
Fig. 4.11.85

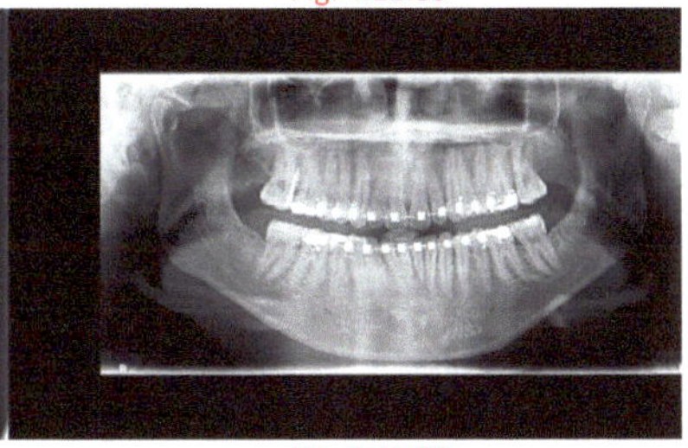
Fig. 4.11.86

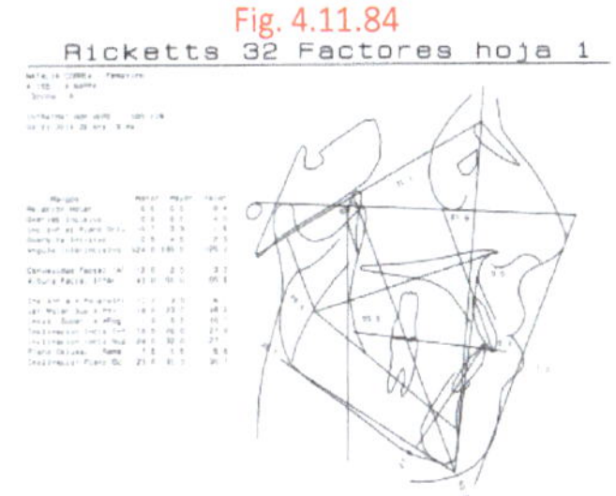

Fig. 4.11.87

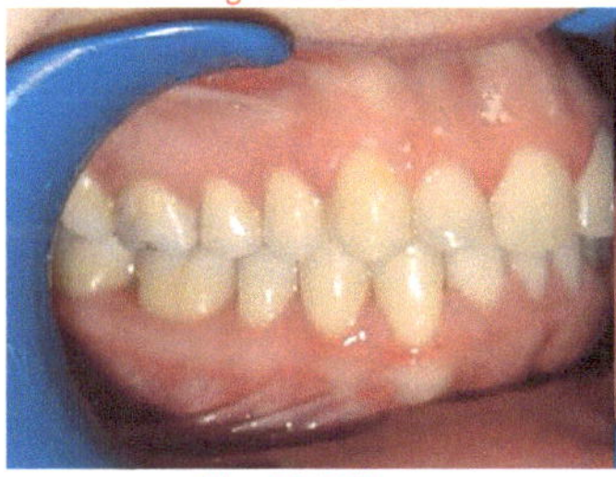
Fig. 4.11.88

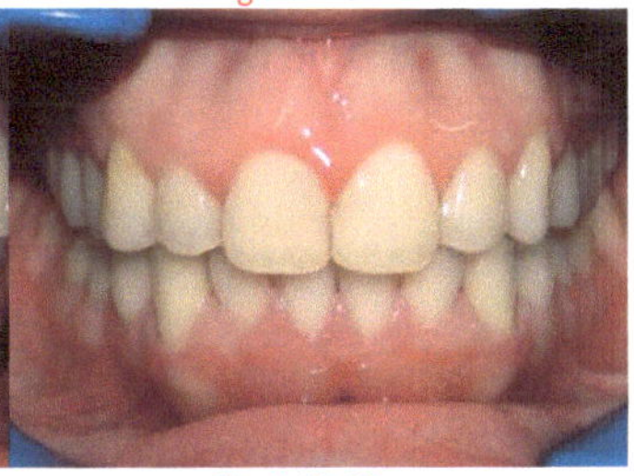
Fig. 4.11.89

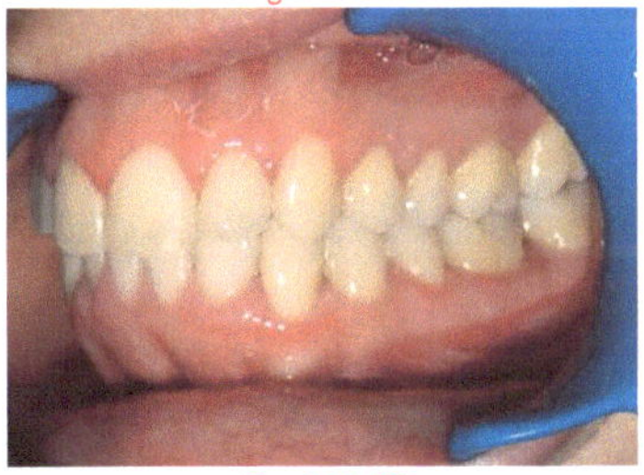
Fig. 4.11.90

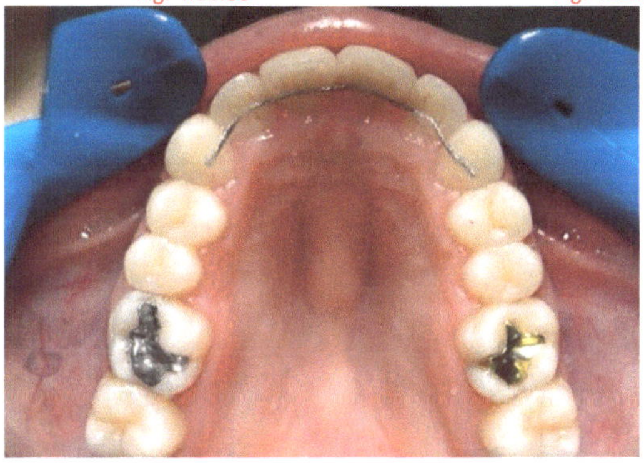
Fig. 4.11.91

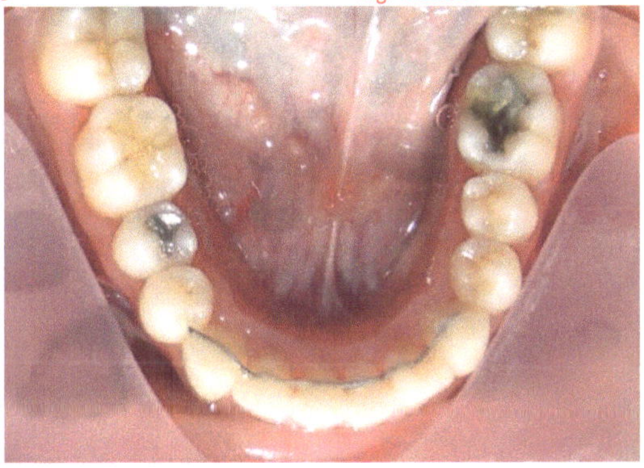
Fig. 4.11.92

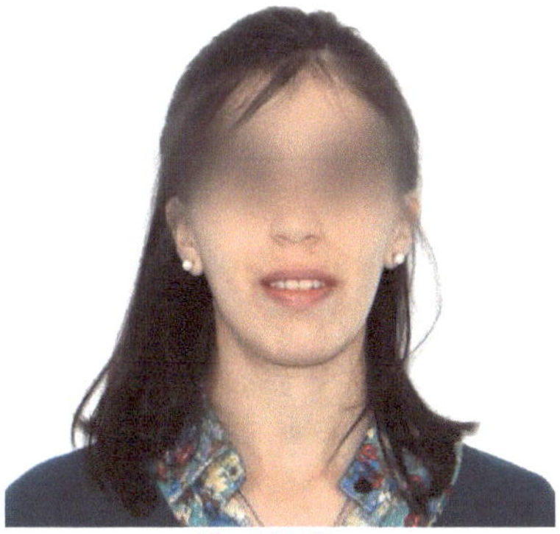
Fig. 4.11.93

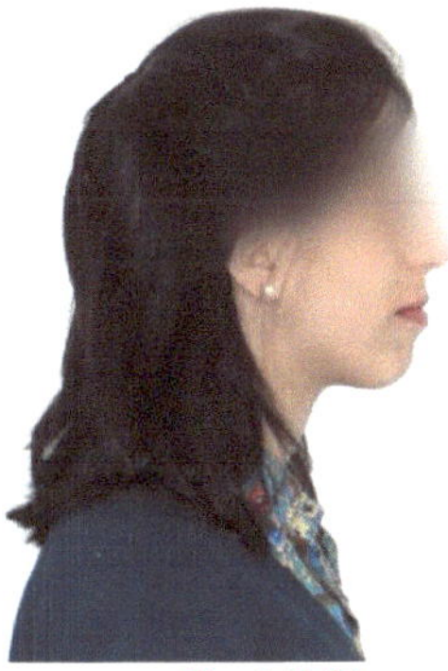
Fig. 4.11.94

5 PERLAS/S DIAGNÓSTICAS Y/O MECÁNICAS Y CASO 8

El gran objetivo de este tratamiento era conseguir un ordenamiento de los grupos incisivos, especialmente el inferior, con un posicionamiento anteroposterior similar a su inicio.

Como hemos apreciado el solucionar la discrepancia dentaria negativa en dicha arcada, un problema de espacio de -13 mm., implicó hasta la ETAPA INTERMEDIA, una combinación de 3 variables:

		obtuvo aprox.
A	Adaptacion Funcional Posterior (cambios tranversales)	6 mm
B	Desgaste interproximal de incisivos	3 mm
C	Protrusión incisiva (2 mm.)	4 mm
	Total aproximado	13 mm

Los 2 primeros caminos A y B eran bienvenidos para los objetivos de este tratamiento no así la proinclinación incisiva en la que generábamos + 4mm. de espacio aproximadamente, y estimamos que esta alternativa debía sustituirse por stripping desde sectores posteriores con un esquema diagnóstico del arco inferior al que volvemos a exponer.

DISCREPANCIA DENTARIA INFERIOR INICIAL:

-13 MM

Fig. 4.11.95

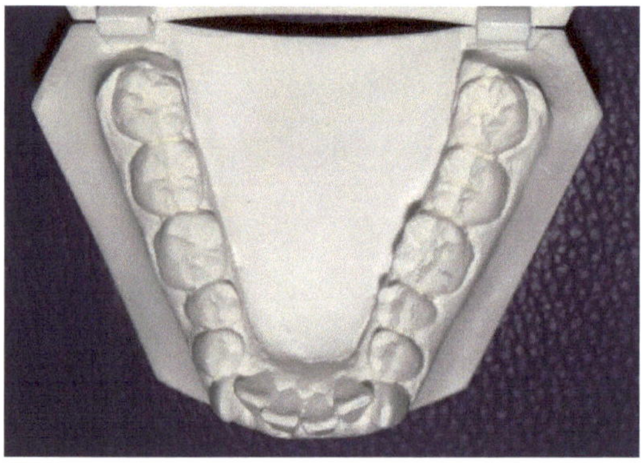

Fig. 4.11.96

OBTENCIÓN DEL ESPACIO

		obtuvo aprox.
A´	Adaptacion Funcional Posterior (cambios tranversales)	6 mm
B´	Desgaste interproximal anterior (etapa inicial)	3 mm
B´´	Desgaste interproximal posterior (mecánica)	4 mm a 5 mm
	Total aproximado	**13 mm a 14 mm**

Se generaron entre 13 a 14 mm de espacio en la sumatoria de A´, B´ y B´´; ambos "caminos" eran admitidos como válidos en los objetivos de tratamiento. Ver figs. 4.11.95 a 4.11.122

Figs. 4.11.97 – 4.11.122

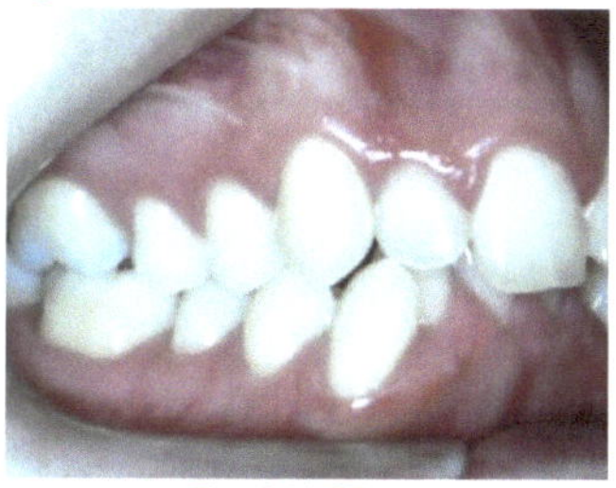
Fig. 4.11.97

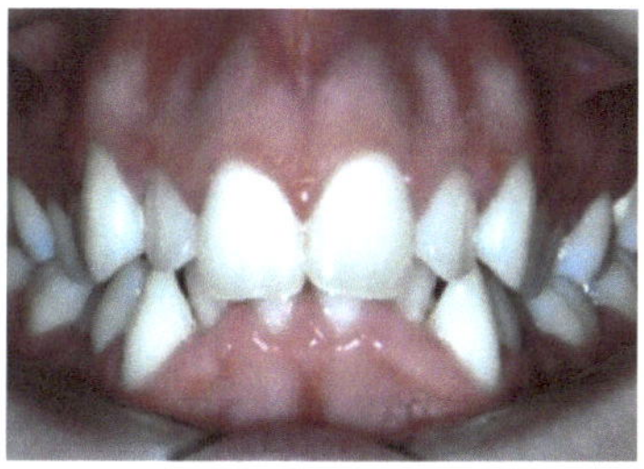
Fig. 4.11.98

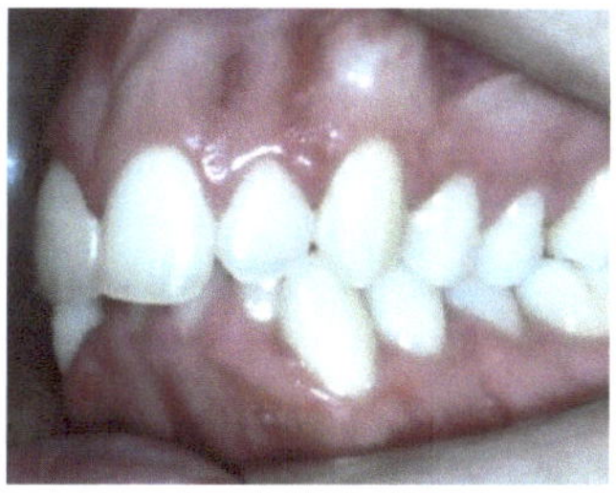
Fig. 4.11.99

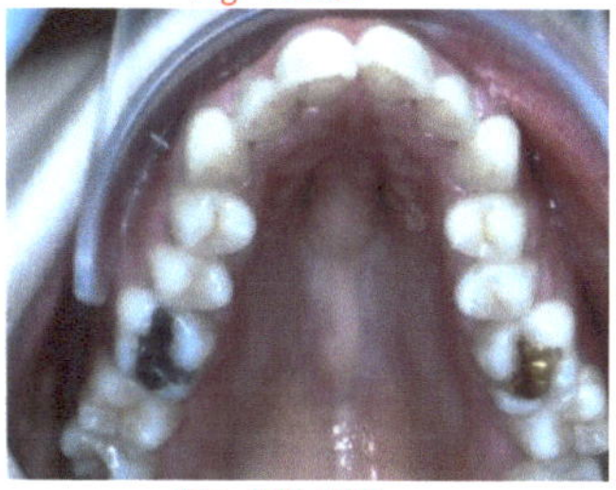
Fig. 4.11.100

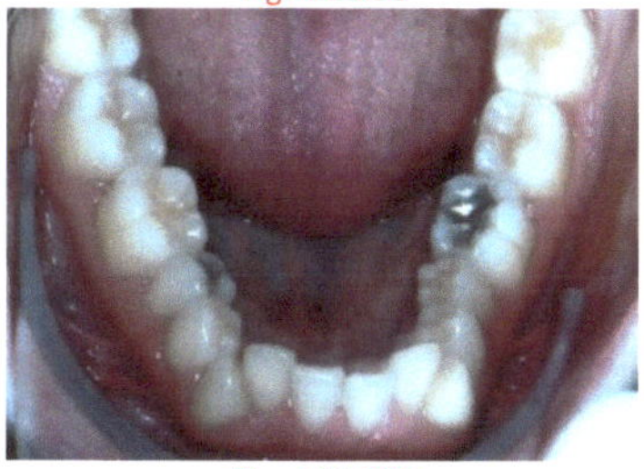
Fig. 4.11.101

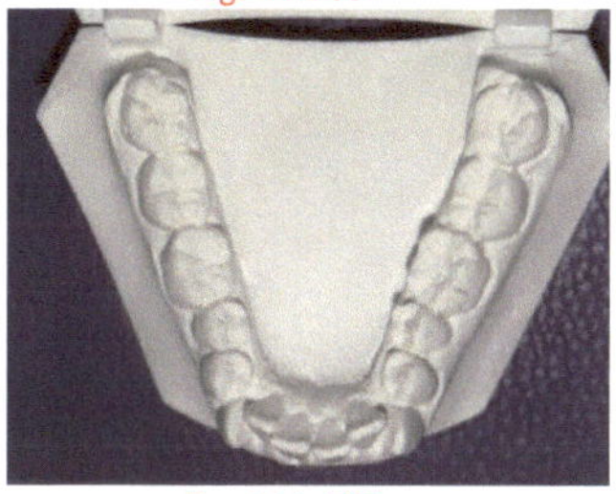
Fig. 4.11.102

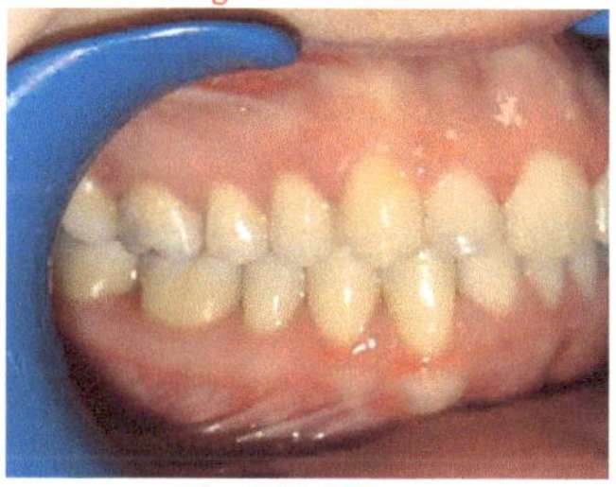
Fig. 4.11.103

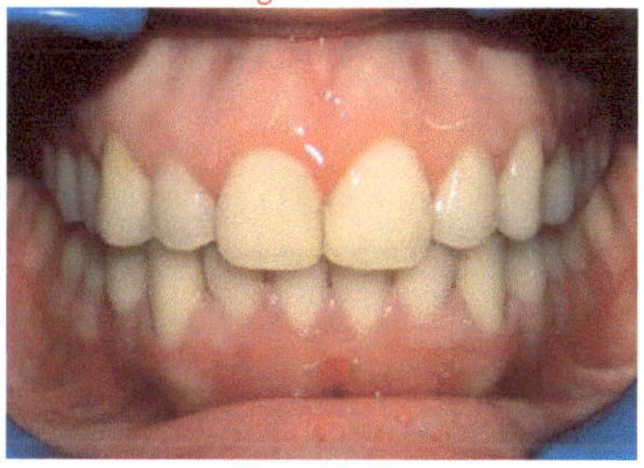
Fig. 4.11.104

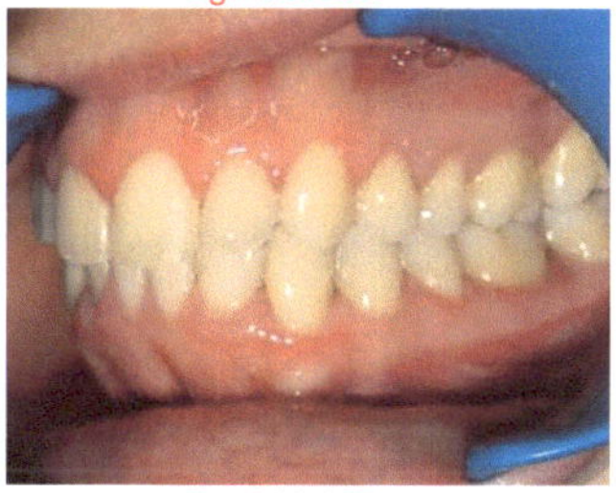
Fig. 4.11.105

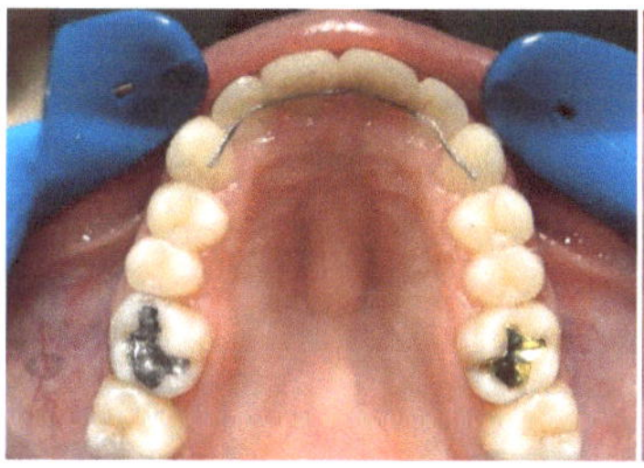
Fig. 4.11.106

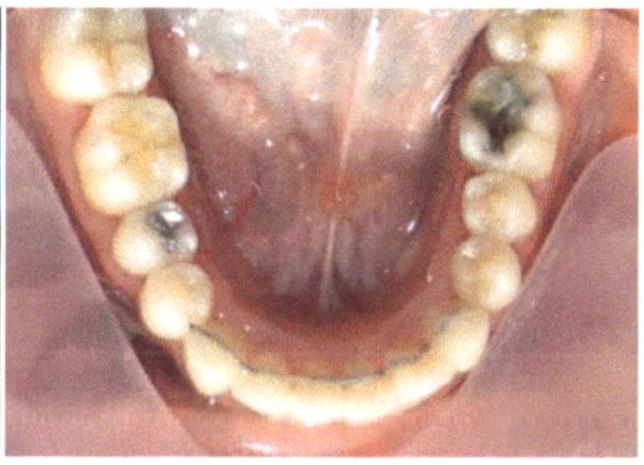
Fig. 4.11.107

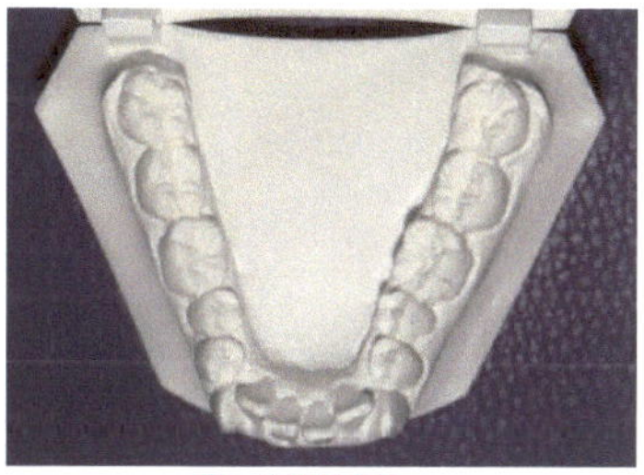
Fig. 4.11.108

¿DE DONDE SE OBTUVO EL ESPACIO?

Fig. 4.11.109

ADAPTACION FUNCIONAL PORTERIOR
+
STRIPPING

Fig. 4.11.110

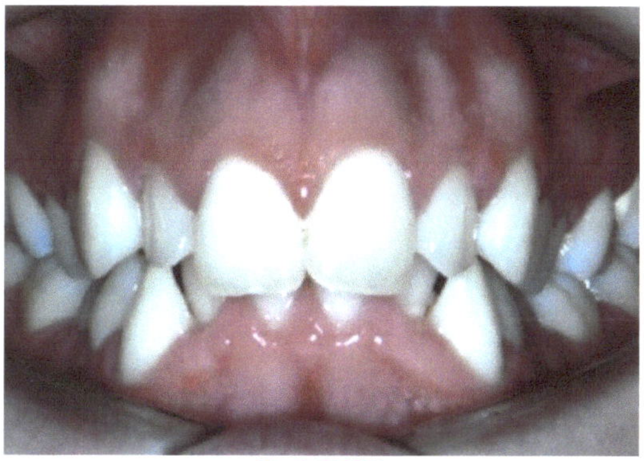
Fig. 4.11.111

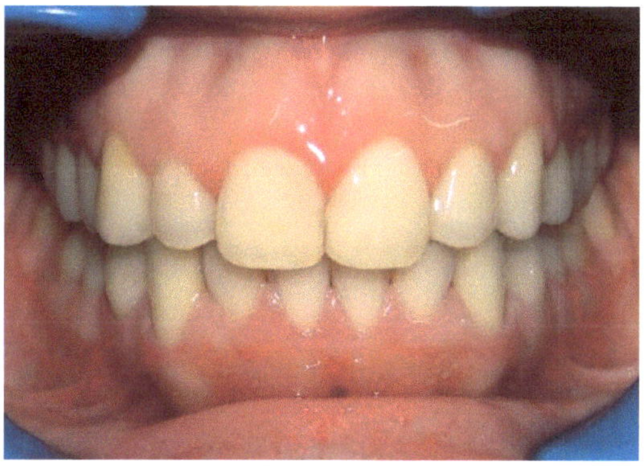
Fig. 4.11.112

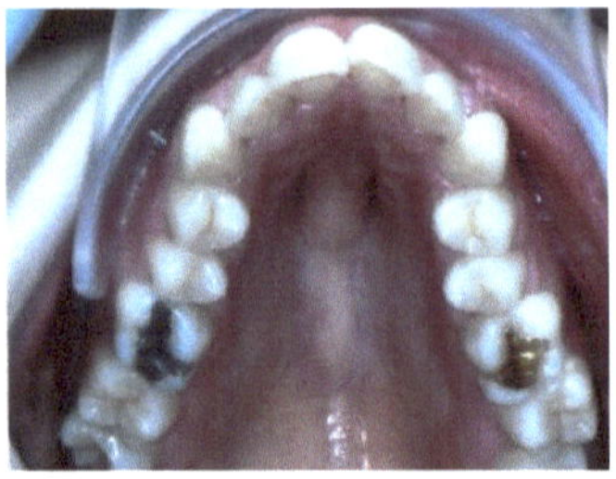
Fig. 4.11.113

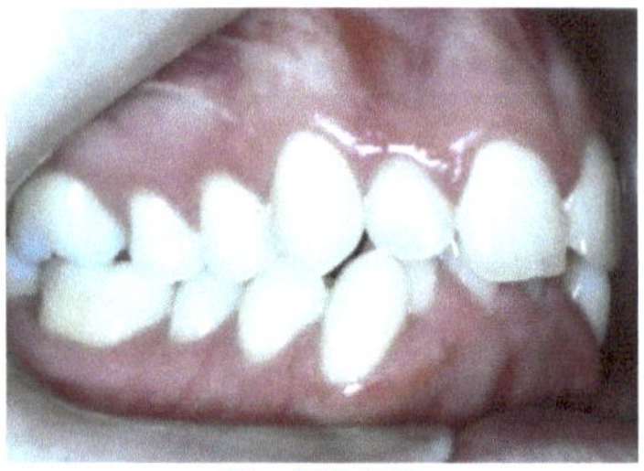
Fig. 4.11.114

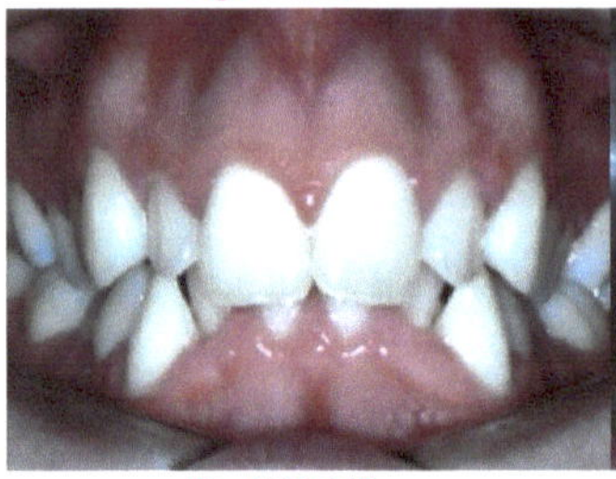
Fig. 4.11.115

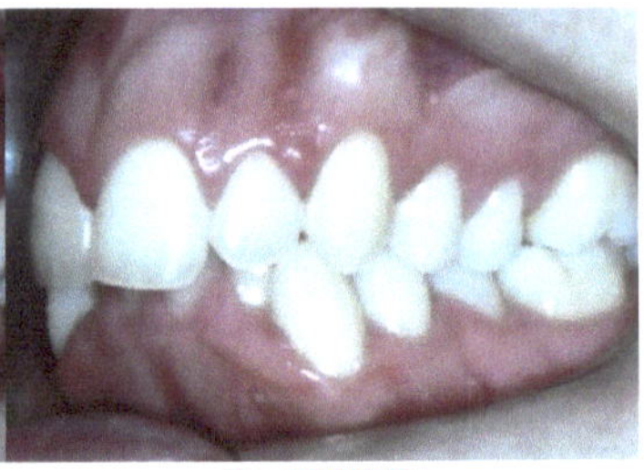
Fig. 4.11.116

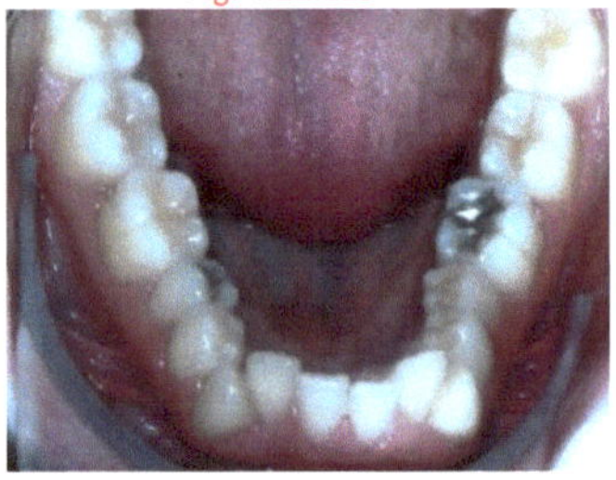
Fig. 4.11.117

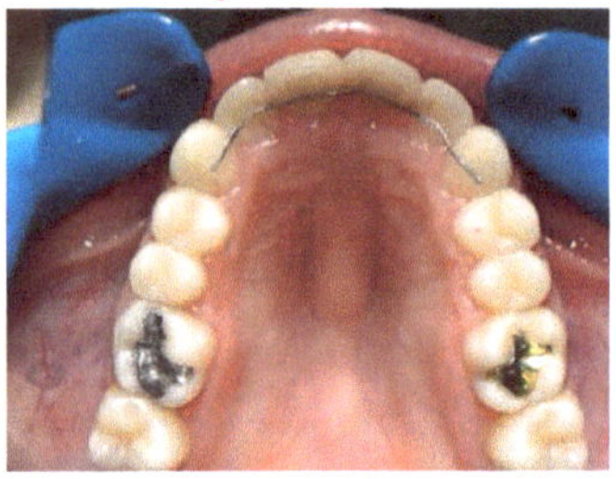
Fig. 4.11.118

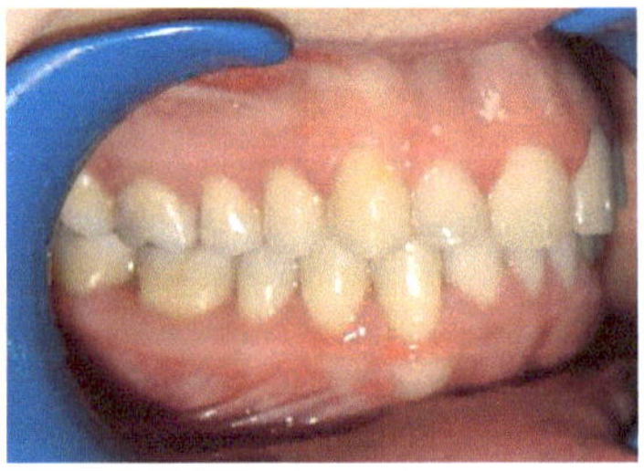
Fig. 4.11.119

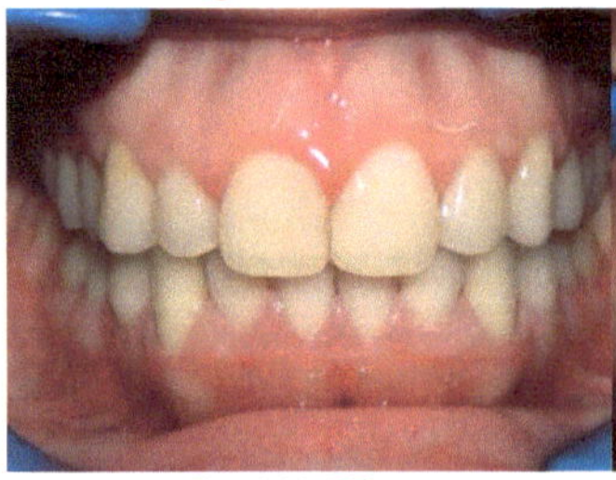
Fig. 4.11.120

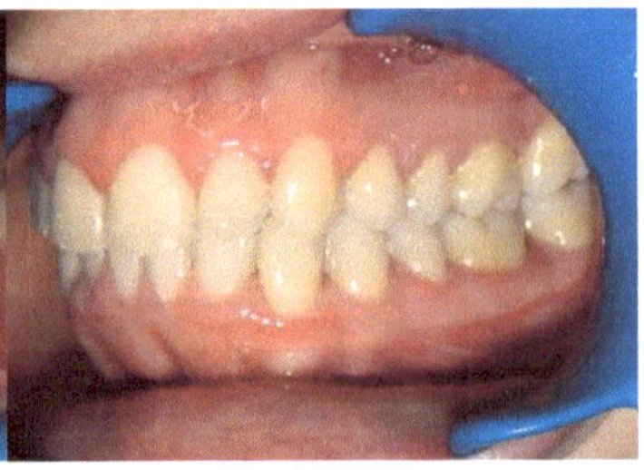
Fig. 4.11.121

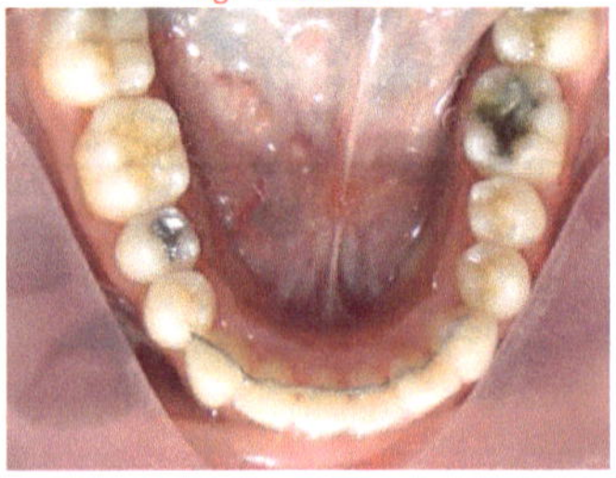
Fig. 4.11.122

El desgaste y consumo de espacios posteriores se realizó en la tercer etapa, Mecánica, con arcos de acero .018 x .025; este procedimiento fue utilizado en la paciente Nº 7 de esta misma sección, con una determinada secuencia de distalamiento individual de piezas dentarias en cada cuadrante y que implicó un lapso de tiempo de casi 6 meses.

En este caso y con el doble propósito de mejorar tanto la exactitud de la retracción como acelerar los "tiempos" del tratamiento se cumplieron los siguientes pasos:

1. Se insertaron dos T.A.D.S infracigomáticos y dos en el "balcón vestibular" mandibular
2. Se dispusieron módulos de separación interdentaria a mesial de primeros molares, segundos y primeros premolares
3. Veinticuatro horas después se realizaron todos los desgastes en zonas posteriores
4. Se instaló cadena elástica superior entre los T.A.D.S infreacigomáticos y por debajo del arco de acero .018 x .025
5. Un procedimiento similar se siguió en la arcada inferior con la cadena elástica dispuesta entre los T.A.D.S inferiores
6. Como fue señalado las cadenas elásticas estaban ubicadas por debajo de los arcos de acero; en estos últimos, así como en las ranuras de los brackets, fue "inyectado" Orthospeed también destinado a disminuir fricción y acelerar tiempos de movimiento dentario. El cierre de todos los pequeños espacios demandó, aproximadamente, 45 días con 2 recambios de las respectivas cadenas elásticas de segunda generarción superior e inferior.

SECCIÓN 4

BIBLIOGRAFIA DE APOYO

- Andrews L.,The Six Elements of Orofacial Harmony. The Andrews Journal. Volume 1, Number 1, winter 2000. Pags.12-35.

- Zachrisson BU, Nyoygaard L, Mobarak K. Dental health assessed more than 10 years after interproximal enamel reduction of mandibular anterior teeth. Am J OrthodDenotafacialOrthop 2007; 131:162-9.

- Chudasama D, Sheridan JJ. Guidelines for contemporary air rotor stripping. J ClinOrthod 2007; 41:315-320.

- Basciftci FA, Akin M, Ileri Z, Bayram S. Long-term stability of dentoalveolar, skeletal, and soft tissue changes after non-extraction treatment with a self-ligating system. Korean J Orthod. 2014 May; 44(3):119-27. doi: 10.4041/kjod.2014.44.3.119. Epub 2014 May 19.

- Mills JR. The long-term results of the proclination of lower incisors. Br Dent J. 1966; 120:355–363.

- Ileri Z, Basciftci FA, Malkoc S, Ramoglu SI. Comparison of the outcomes of the lower incisor extraction, premolar extraction and non-extraction treatments. Eur J Orthod. 2012; 34:681–685.

- EgleLapenaite, Kristina Lopatiene; Interproximal enamel reduction as a part of orthodontic treatment; Stomatologija, Baltic Dental and Maxillofacial Journal, 16: 19-24, 2014

- Stroud JL, English J, Buschang PH. Enamel thickness of the posterior dentition: its implications for nonextraction treatment. Angle Orthod. 1998; 68:141–146.

- Dr. Pablo Echarri Lobiondo. Progressive Stripping Technique. Ladent S.L http://www.ladentformacion.com

- Livas C, Jongsma AC, Ren Y.,Enamel reduction techniques in orthodontics: a literature review. Open Dent J. 2013 Oct 31; 7:146-51. doi: 10.2174/1874210601307010146. eCollection 2013.

Sección 5ª

ESPACIO Y TIEMPO DE LOS TERCEROS MOLARES

Capítulo 12º

INTRODUCCIÓN

CASO 09
CASO 10

"el que solo sabe de medicina ni de medicina sabe".

Hipócrates

Médico de la Antigua Grecia (460 A.C. - 370 A.C.)

El tiempo cura lo que la razón no puede.

Lucio Anneo Séneca

Filósofo, político, orador y escritor romano (4 A.C. – 65 D.C)

Sección 5ª

Capítulo 12º

ESPACIO Y TIEMPO DE LOS TERCEROS MOLARES

INTRODUCCIÓN

Los Ortodoncistas somos propensos a evaluar detenidamente el exceso y más aún el déficit de espacio en los sectores anteriores de ambas arcadas, esta sección sin embargo, pretende presentar una pequeña introducción y seis casos clínicos, muy diferentes ellos, en donde la evaluación de los espacios en los sectores posteriores fue determinante en la planificación de los tratamientos elaborados.

Como "Introducción de la Introducción" citaremos algunas investigaciones, de las múltiples que se han publicado, relativas a terceros molares y referidas a su desarrollo, trayectoria eruptiva, factores que pueden incidir tanto en el " tiempo como en el espacio necesario para su correcta erupción ,y la controversia sobre la incidencia de estas piezas en malposiciones dentarias anteriores ; las características del libro impiden una exposición detallada de estos estudios y simplemente los agruparemos en un sector de colegas que han sostenido la " culpabilidad" de los terceros molares en los problemas antes citados y otro núcleo de investigadores que niegan la "Pressure From Behind Theory" como factor desencadenante de los referidos desordenes dentarios.

Presentaremos en primera instancia como se relacionan espacio y tiempo en las zonas a distal de los segundos molares, también en esta Introducción son expuestos, muy resumidamente, cuatro casos clínicos ilustrativos de la temática tratada,

A1. Agenesias

A2. Evolución en el tiempo y espacio

A3. Espacio necesario

A4. Incidencia en malposiciones incisivas

A5. Factores que modifican Tiempo y Espacio de los terceros molares

A6. El efecto "domino"

A1. Agenesias

Los investigadores sitúan el porcentaje de agenesias en un 10% aproximadamente

A2. Evolución en el tiempo y espacio

En este y otros puntos siguientes seguiremos los estudios de la Dra. Margaret Richardson y col (Belfast).

El desarrollo de los gérmenes puede comenzar en los casos extremadamente precoces, a los 5 años y en otros, muy tardíos a los 16, con el porcentaje máximo de probabilidades a los 9 años.

La formación coronaria se completa entre los 12 y 18 años, mientras que la radicular tiene lugar entre los 18 y los 25.

La edad eruptiva promedio oscila entre los 20 y 24 existiendo factores que puedan generar consecuencias tanto en el espacio como en el tiempo de su erupción en boca.
La Dra. Richardson investigo el desarrollo y trayectoria eruptiva de los terceros molares inferiores entre los 10 y 15 años de edad observando que el ángulo entre la superficie oclusal de dichas piezas dentarias y el plano mandibular decrecía promedialmente en 11º. Ver Figs 5.12.01 y 5.12.02

Figs 5.12.01 a 5.12.05

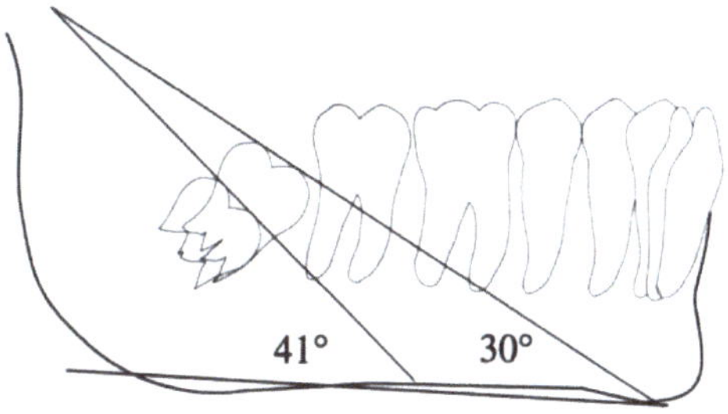

Fig. 5.12.01

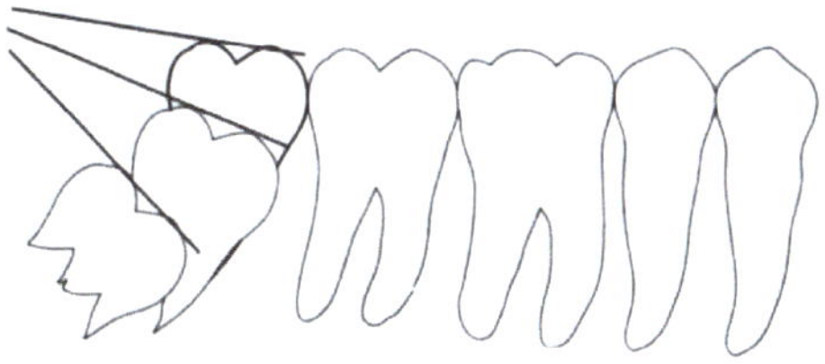
Fig. 5.12.02

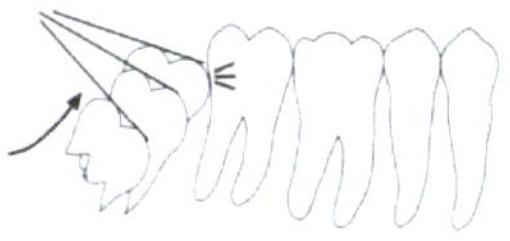
Fig. 5.12.03

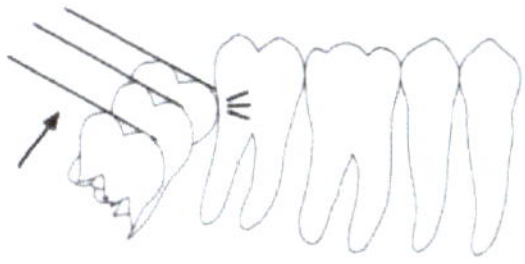
Fig. 5.12.04

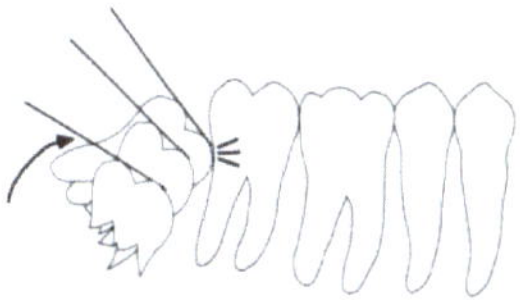
Fig. 5.12.05

Existen sin embargo situaciones de impactamiento de los terceros molares producto de falta de espacio Fig 5.12.03 o cambios a veces impredecibles en su trayectoria eruptiva Figs 5.12.04 – 5.12.05

Fig. 5.12.06

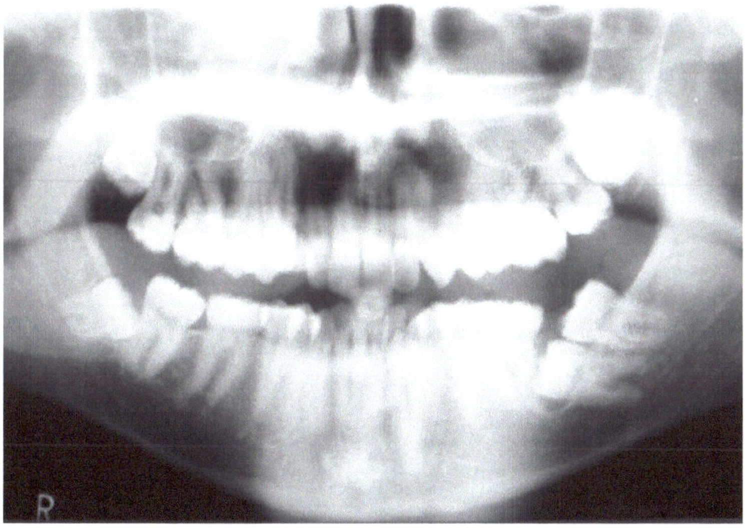

Fig. 5.12.06

A3. Espacio necesario

Si bien las posibilidades de erupción de los cordales inferiores responden a causales múltiples, la principal variable es la existencia o no de un espacio suficiente; en este tópico han estado de acuerdo investigadores de la talla de los Dres. Bjork, Rickettes y Graber.

Existe un interesante estudio del Dr. Patrick Turley considerando que un método útil en la evaluación del espacio disponible para la erupción de los terceros molares inferiores es la medición en la RX lateral de la distancia entre el punto XI mandibular y distal de segundos molares inferiores.

Esta referencia es válida en adultos y agrupa los casos de terceros molares retenidos., erupcionados en buena oclusión, y erupcionados en mal posición; las distancias promedio fueron de 21 mm para el primer grupo, 30mm en el segundo y 25mm en los de mal posicionamiento Ver figs 5.12.07 y 5.12.08

Figs. 5.12.07 y 5.12.08

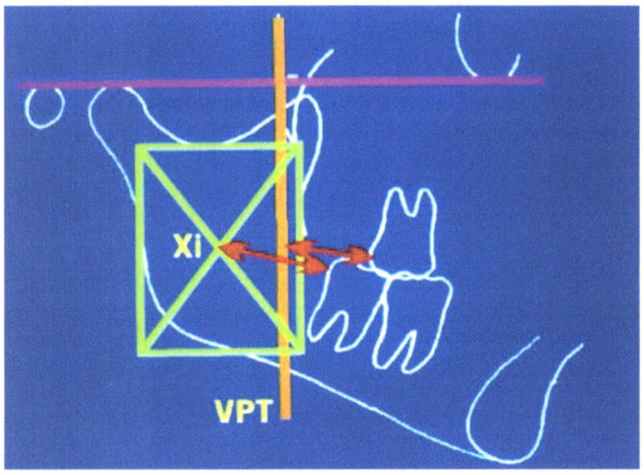

Fig. 5.12.07

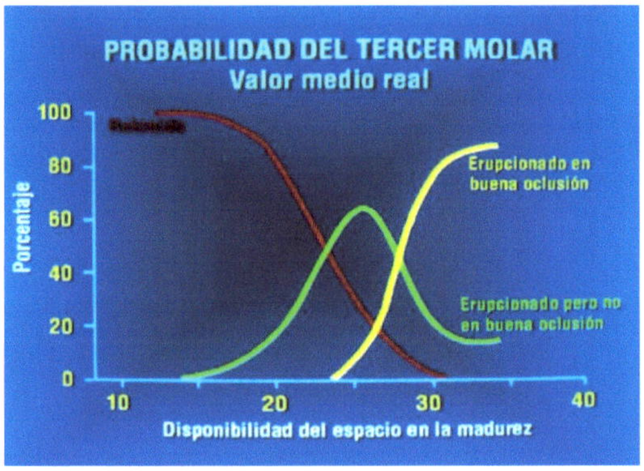

Fig. 5.12.08

Reiteramos que este estudio fue realizado en adultos , de todos modos pacientes "Teen agers" que finalizan un tratamiento activo entre los 13 y 16 años tampoco tendrían en esa zona un incremento notable del espacio por crecimiento, por tanto con distancias menores a 25 mm, son casi nulas las posibilidades de erupción y posicionamiento correcto de los terceros molares inferiores.

A4. Incidencia en malposiciones incisivas

Luego de advertida o prevista la impactación de los terceros molares inferiores es conocido que ellos pueden generar una serie de problemas odontológicos como atrapamiento de alimentos, problemas periodontales, pericoronaritis, interferencias oclusales etc. pero lo controversial es si afectan o no la estabilidad del sector dentario incisivo inferior.

No somos investigadores, simplemente exponemos referencias de trabajos con conclusiones opuestas de la incidencia o no que tendría el empuje postero anterior de los terceros molares inferiores.

Teoria de la "Presión Posterior" / "Pressure From Behind Theory"			
Vego L. Longitudinal study of mandibular arch perimeter. Angle Orthod 1962;32:187-92	Bergstrom K, Jensen R. The significance of third molars in the aetiology of crowding. Trans Europ Soc 1960;36:84-96	Richardson ME. Late lower arch crowding in relation to primary crowding. Angle Orthod 1982;52:300-12	Richardson ME. Lower arch crowding in the young adult.Am J Orthod Dentofac Orthop 1992; 101:132-7

Grupo que **NO** está de acuerdo en la incidencia de la" Presión Posterior"	
Kaplan RG. Mandibular third molars and postretetion crowding. Am J Orthod 1974; 66:411-30	Sampson WJ, Richards LC, Leigthon BC. Third molar eruption patterns and mandibular dental arch crowding. Aust Orthod J 1983;8:10-20

Las conclusiones finales de la Dra. Margaret Richardson es que existen evidencias conflictivas en este punto y que las causales de malposiciones inferiores difieren de un individuo a otro, incluso existen apiñamientos anteroinferiores en arcadas con agenesias de los terceros molares, pero no los excluye tampoco como factor o cofactor etiológico en pacientes que los presenten.

A5. Factores que modifican Tiempo y Espacio de los terceros molares

Hemos puntualizado, y es conocido por todos que la falta de espacio suficiente es un factor que afecta el tiempo y la erupción misma de los cordales inferiores.

Pero, a su vez, mencionaremos y ejemplificaremos con los casos clínicos 9, 10,11 y 12 algunas variables que repercuten en el espacio y el tiempo de la erupción de los mismos. Ver Figs. 5.12.09 a 5.12.16

Incremento del espacio para terceros molares

Crecimiento
Desgaste dentario
Extracción de premolares
Extracción de primeros o segundos molares

Figs. 5.12.09 a 5.12.16

CRECIMIENTO

Fig. 5.12.09

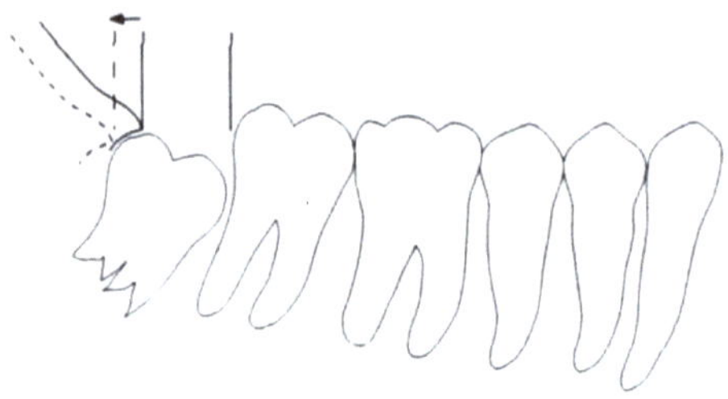

Fig. 5.12.10

DESGASTE DENTARIO

Fig. 5.12.11

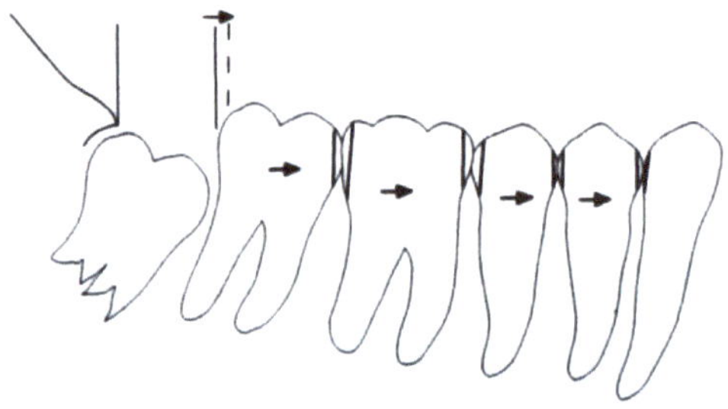

Fig. 5.12.12

EXTRACCIÓN DE PREMOLARES

Fig. 5.12.13

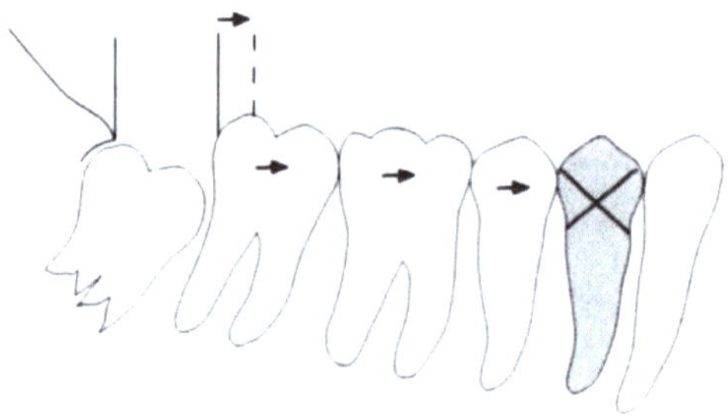

Fig. 5.12.14

EXTRACCIÓN DE SEGUNDOS MOLARES

Fig. 5.12.15

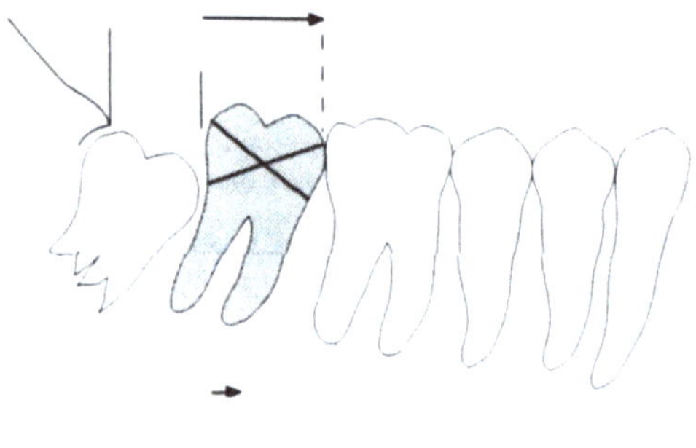

Fig. 5.12.16

Esta última variable, las extracciones en sectores posteriores, no solo aumentan el espacio, sino que aceleran notoriamente la cronología eruptiva promedio de los terceros molares, la falta de estas piezas posteriores primeros o segundos molares pueden ser consecuencia de la historia odontológica de nuestro paciente o producto del plan de tratamiento que instauramos.

Los casos 9**, 10 11 Y 12** serán expuestos con resúmenes diagnósticos y mecánicos sin seguir el orden estipulado en otros pacientes de este libro, el objetivo de su presentación es ilustrar situaciones en donde el espacio y el tiempo de los terceros molares sufrieron modificaciones que merecieron especial atención en dichos tratamientos.

Figs 5.12.17 a 5.12.26

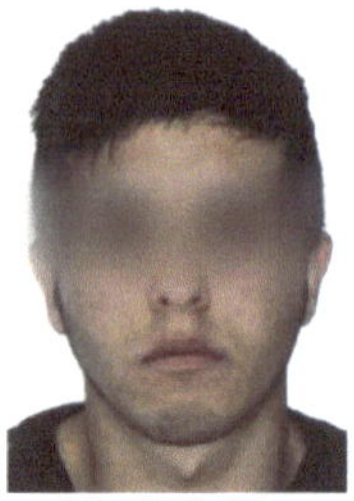

Fig. 5.12.17

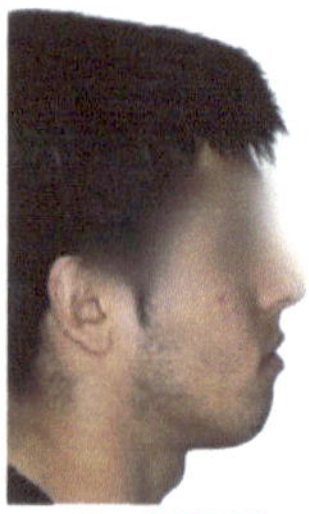

Fig. 5.12.18

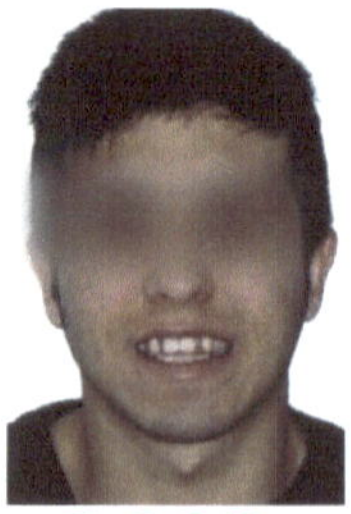

Fig. 5.12.19

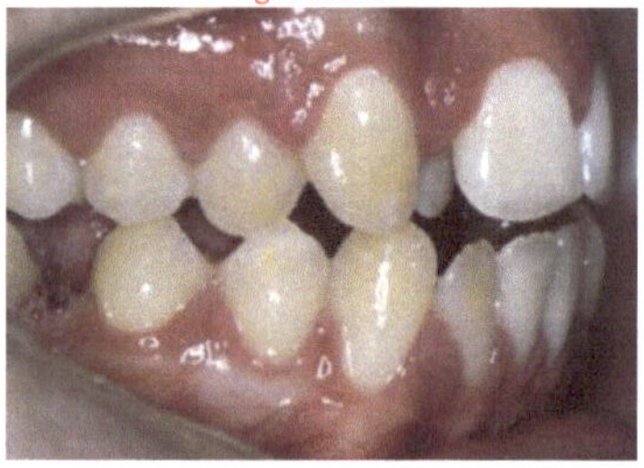

Fig. 5.12.20

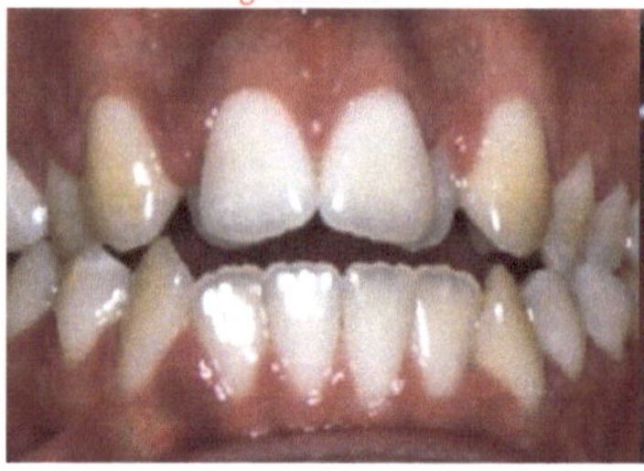

Fig. 5.12.21

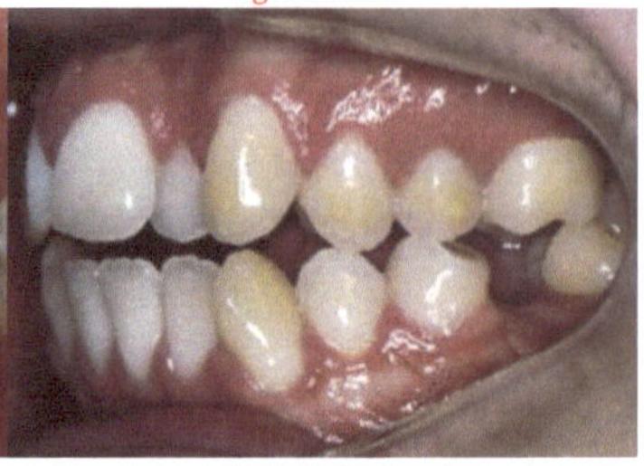

Fig. 5.12.22

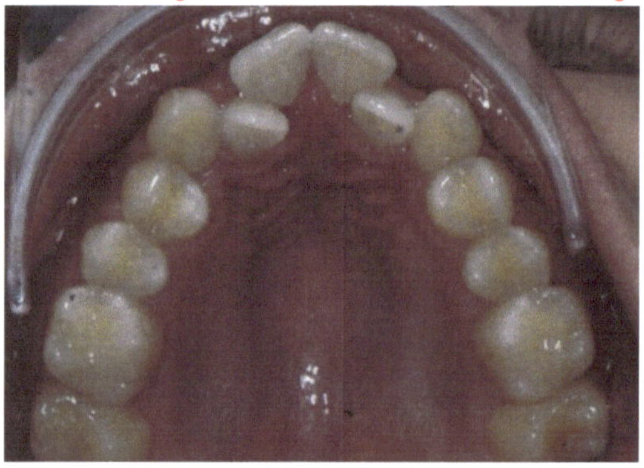

Fig. 5.12.23

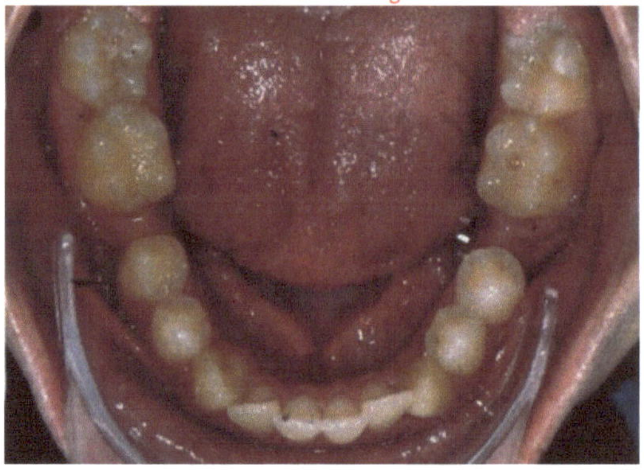

Fig. 5.12.24

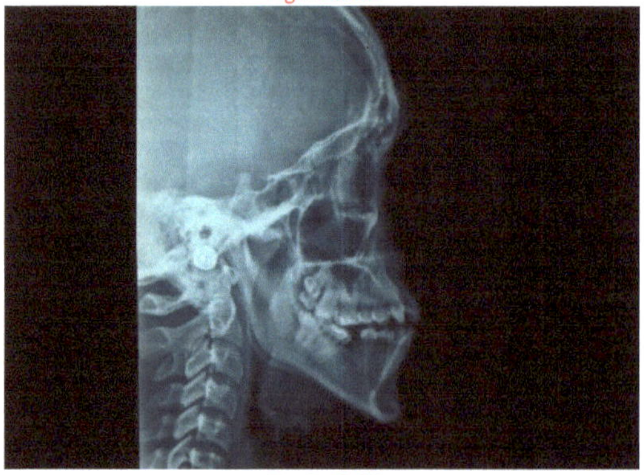

Fig. 5.12.25

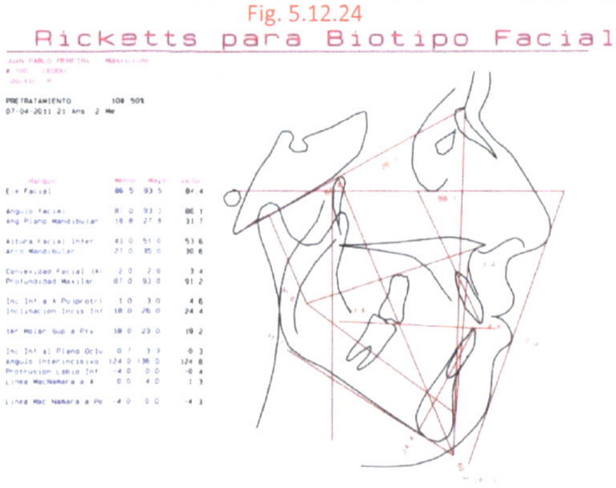

Fig. 5.12.26

RESUMEN DIAGNOSTICO

- Adulto joven Fase 2 de tratamiento
- Dólico moderado, divergente basal.
- Estrechez transversal de arcadas especialmente la superior
- Mordida abierta anterior
- Clase 2 dentaria
- Malposicionamiento de las piezas 1.2 y 2.2 ubicadas hacia palatino con falta de espacio.

- Ausencia de 36 y 46 por extracciones.
- Deglución atípica
- Terceros molares inferiores erupcionados.

En este caso en particular se vuelve a repetir un escenario en donde las extracciones prematuras de una pieza posterior (primeros o segundos molares) aumentan el espacio disponible de los terceros y también acelera la cronología de su erupción.
El tratamiento es expuesto entre las fotos 5.12.27 a 5.12.64

Figs 5.12.27 a 5.12.64

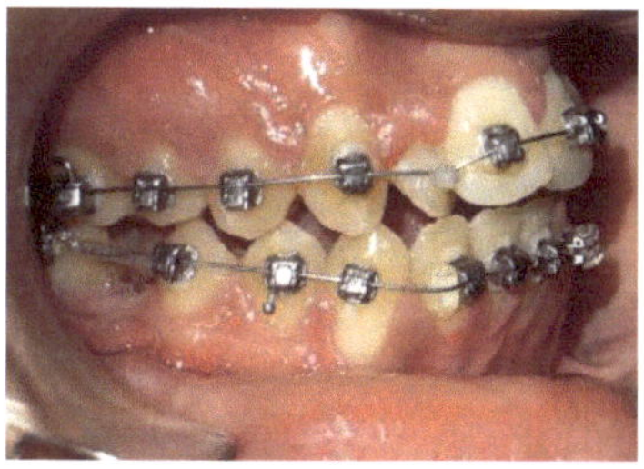
Fig. 5.12.27

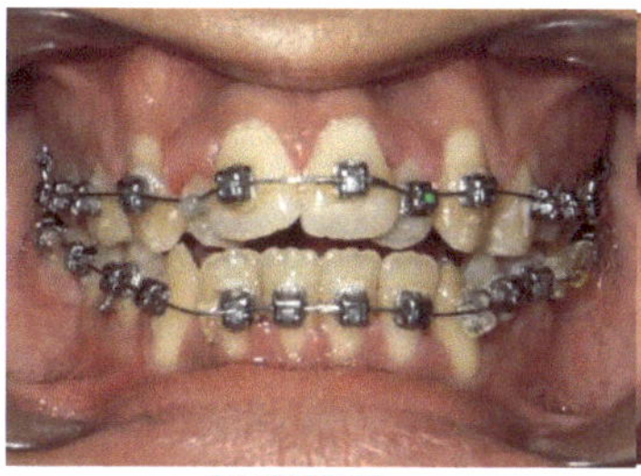
Fig. 5.12.28

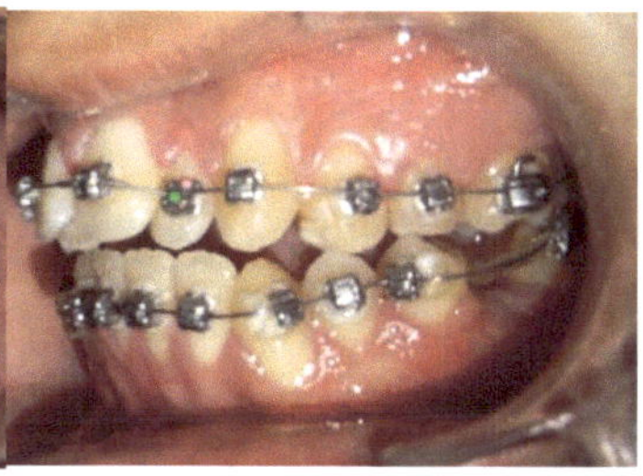
Fig. 5.12.29

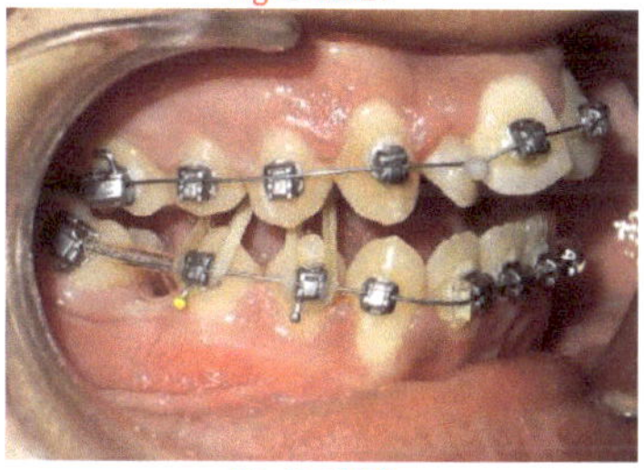
Fig. 5.12.30

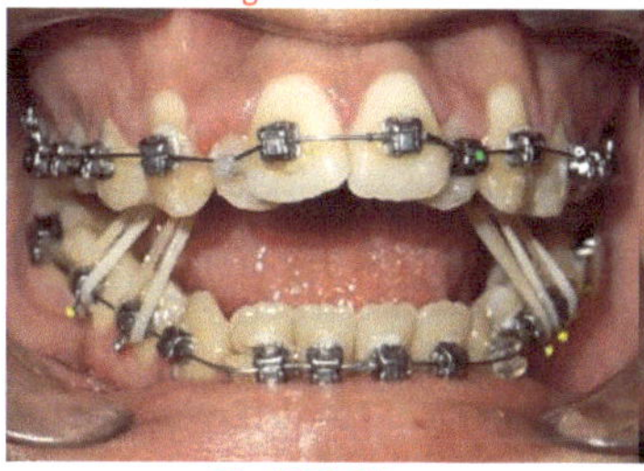
Fig. 5.12.31

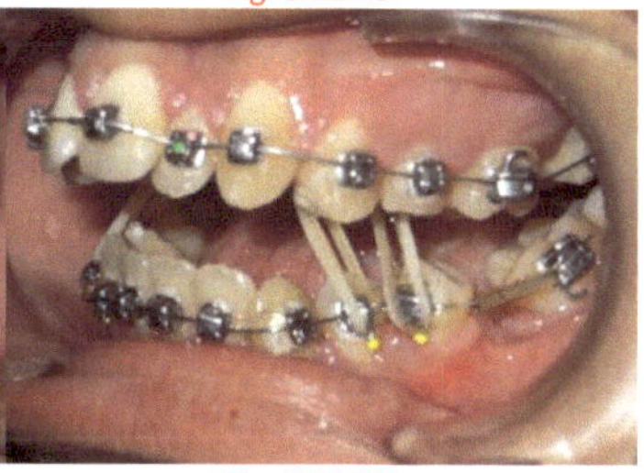
Fig. 5.12.32

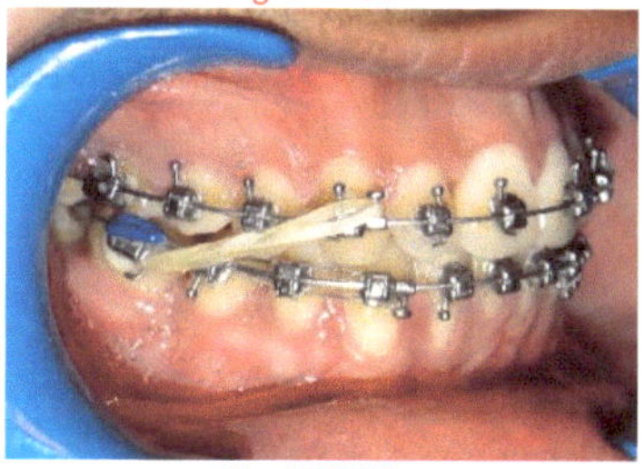
Fig. 5.12.33

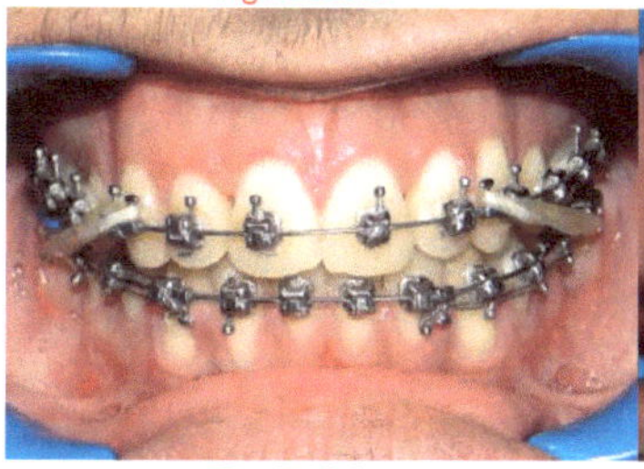
Fig. 5.12.34

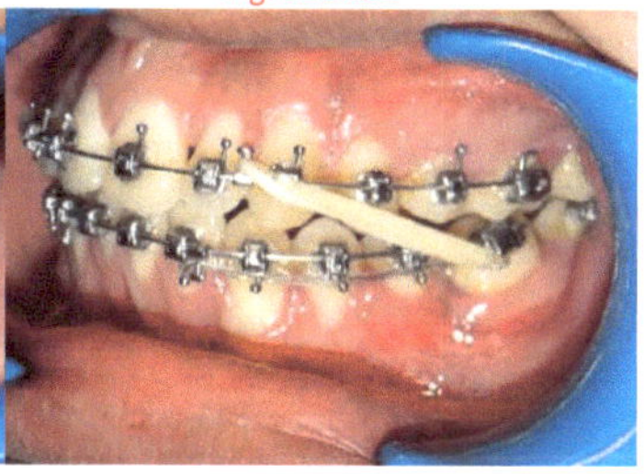
Fig. 5.12.35

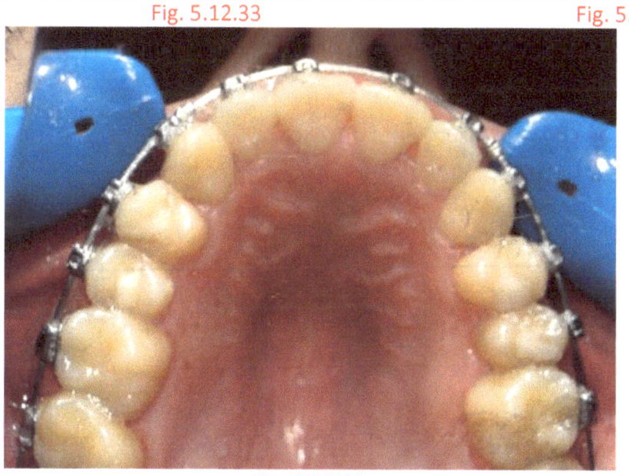
Fig. 5.12.36

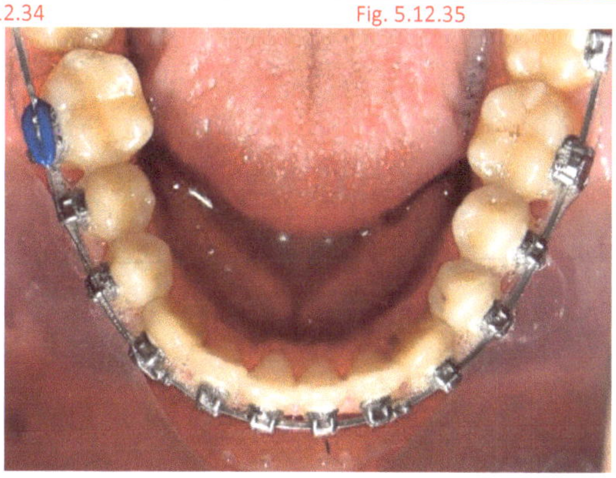
Fig. 5.12.37

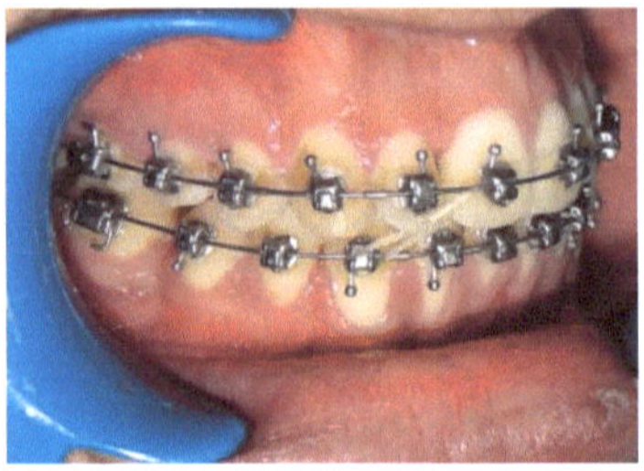
Fig. 5.12.38

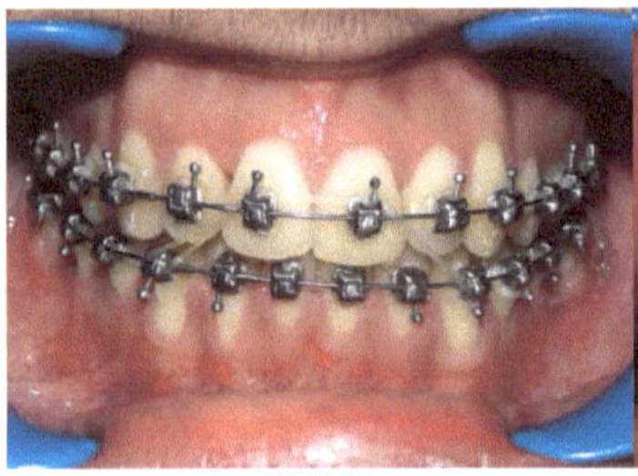
Fig. 5.12.39

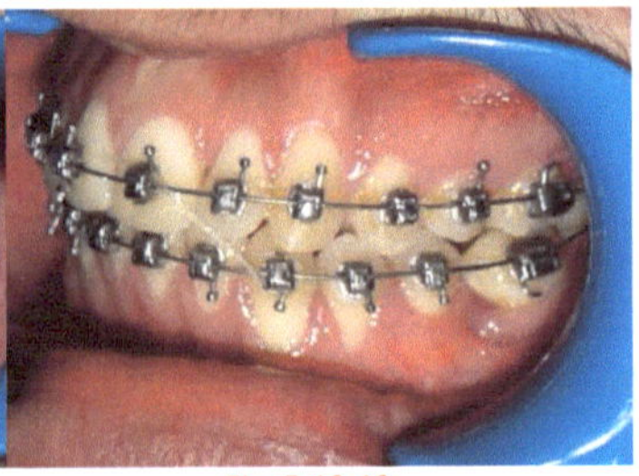
Fig. 5.12.40

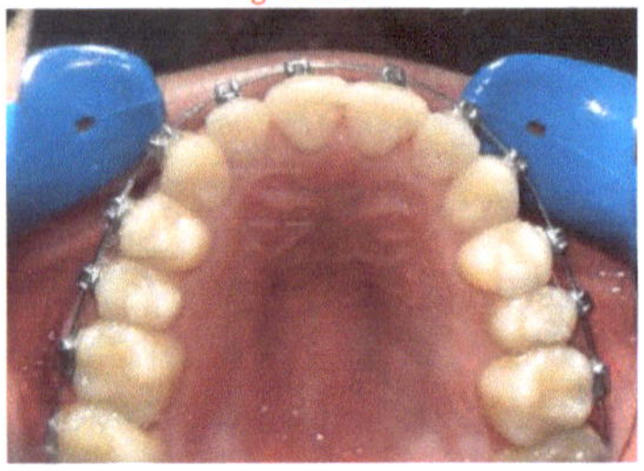
Fig. 5.12.41

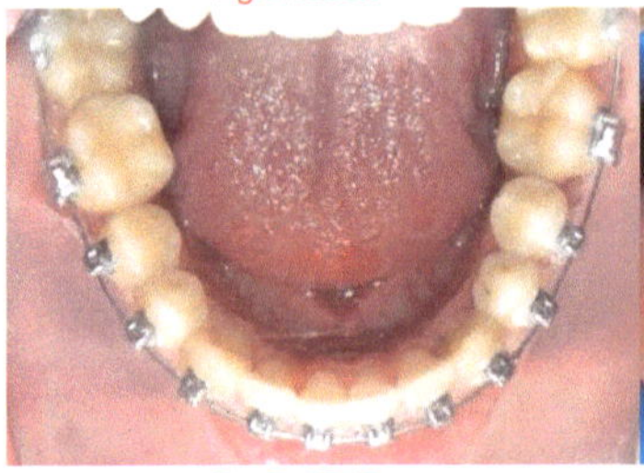
Fig. 5.12.42

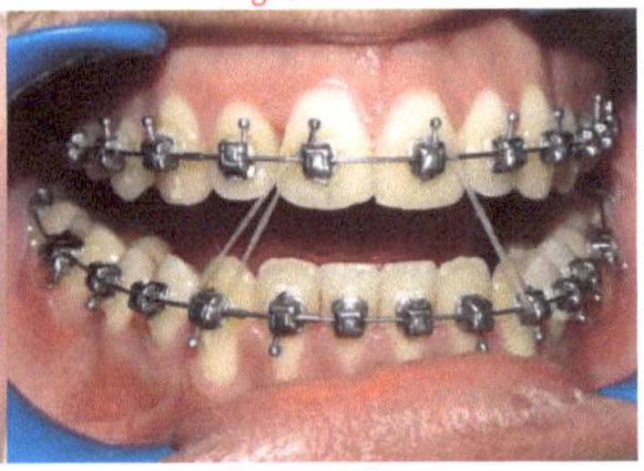
Fig. 5.12.43

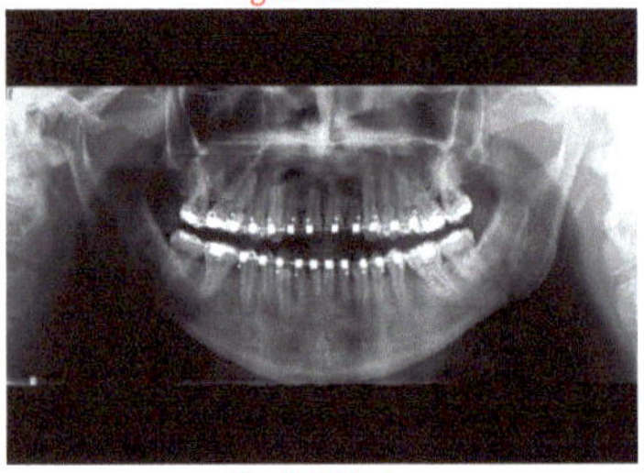
Fig. 5.12.44

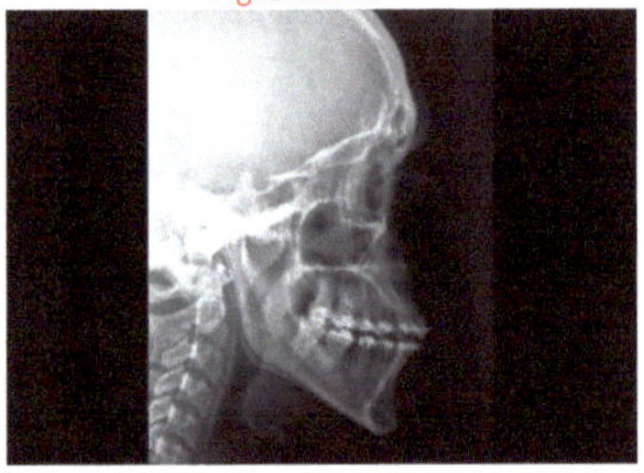
Fig. 5.12.45

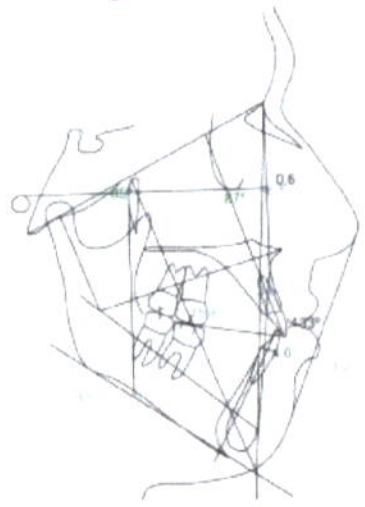
Fig. 5.12.46

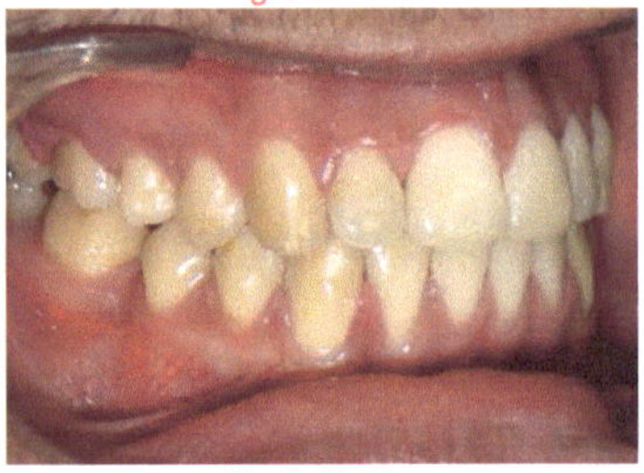
Fig. 5.12.47

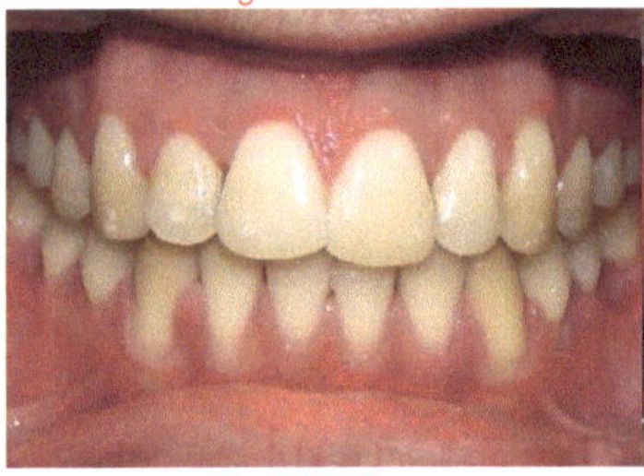
Fig. 5.12.48

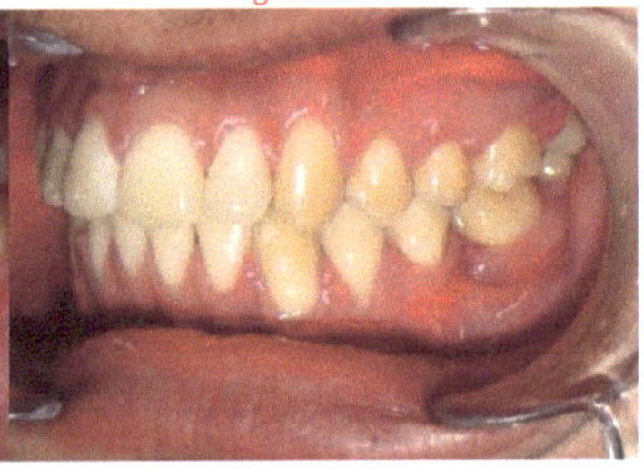
Fig. 5.12.49

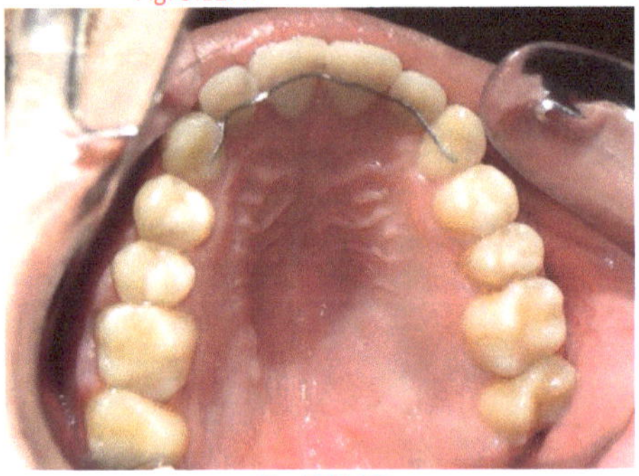
Fig. 5.12.50

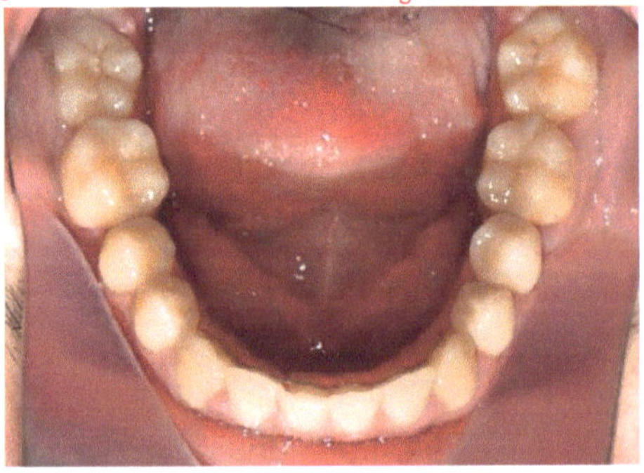
Fig. 5.12.51

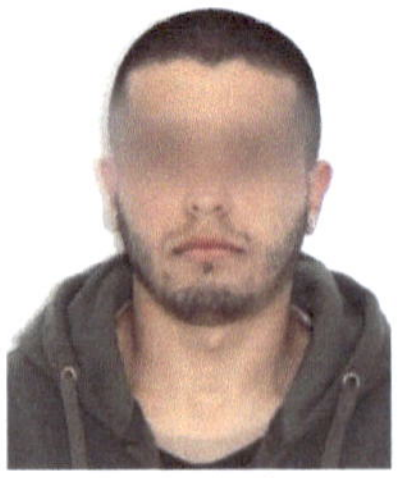
Fig. 5.12.52

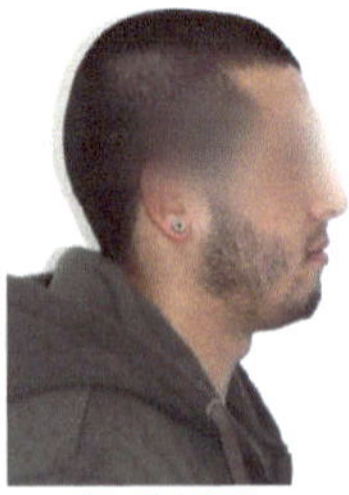
Fig. 5.12.53

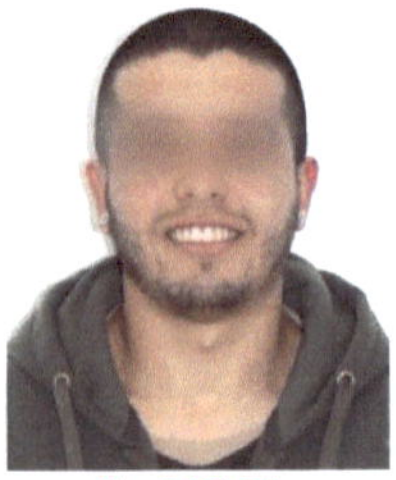
Fig. 5.12.54

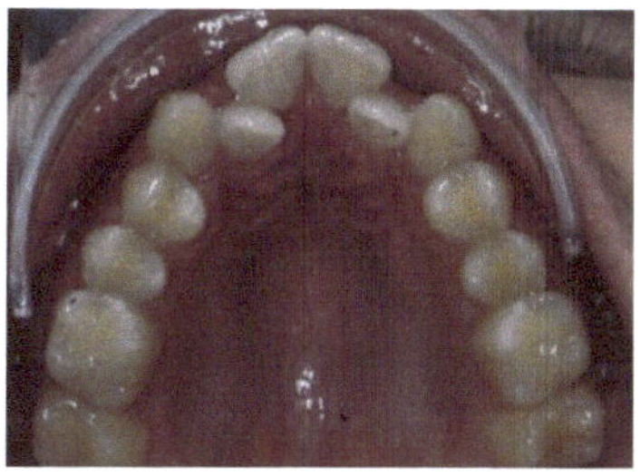
Fig. 5.12.55

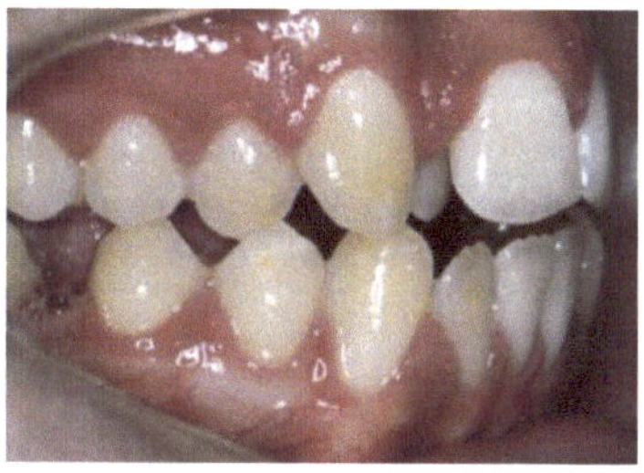
Fig. 5.12.56

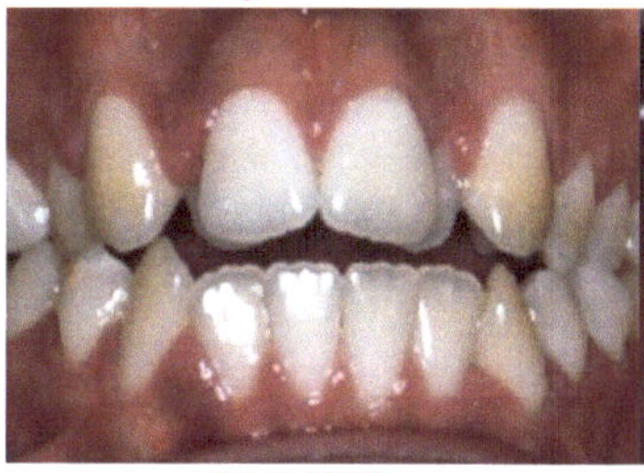
Fig. 5.12.57

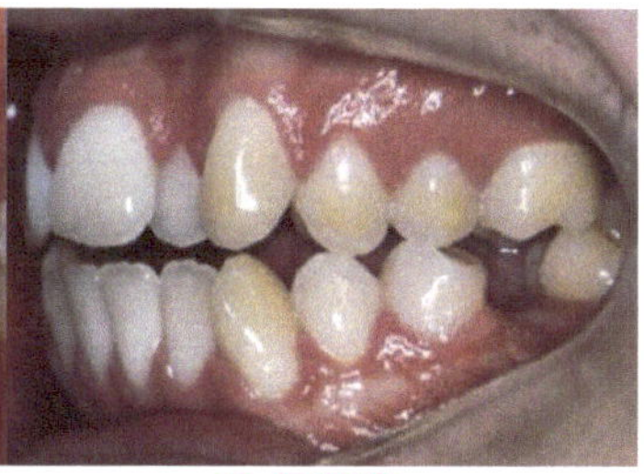
Fig. 5.12.58

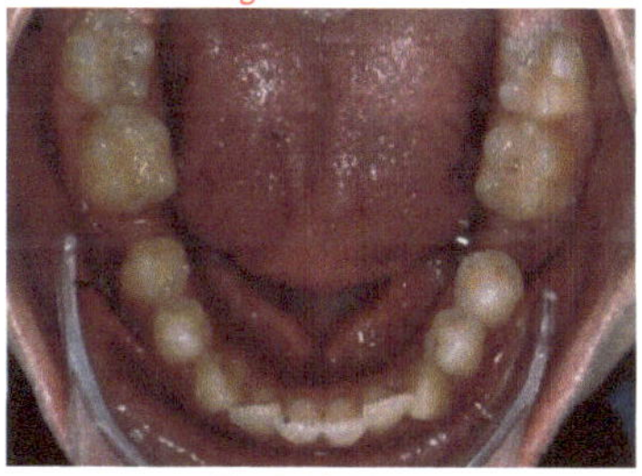
Fig. 5.12.59

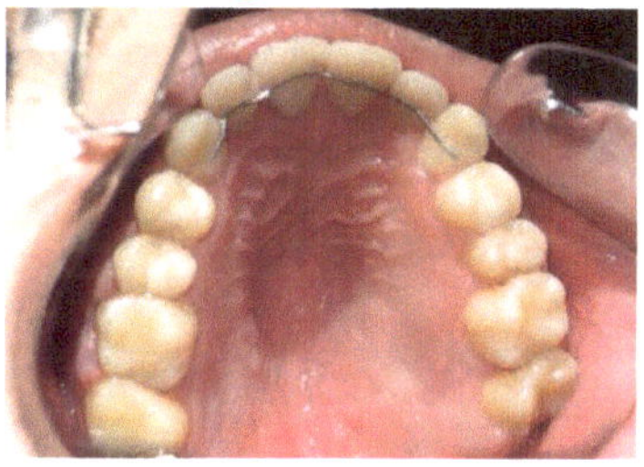
Fig. 5.12.60

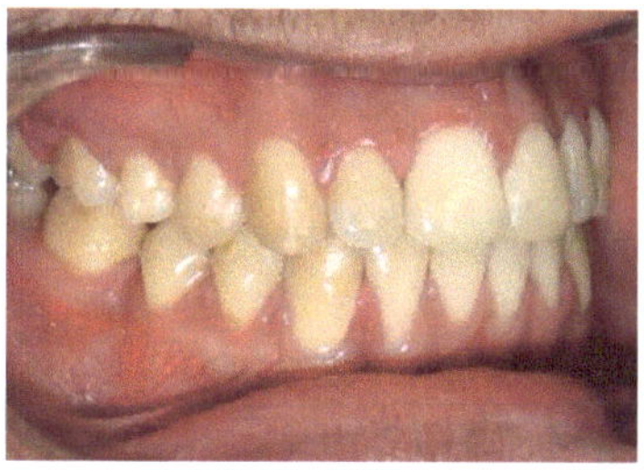
Fig. 5.12.61

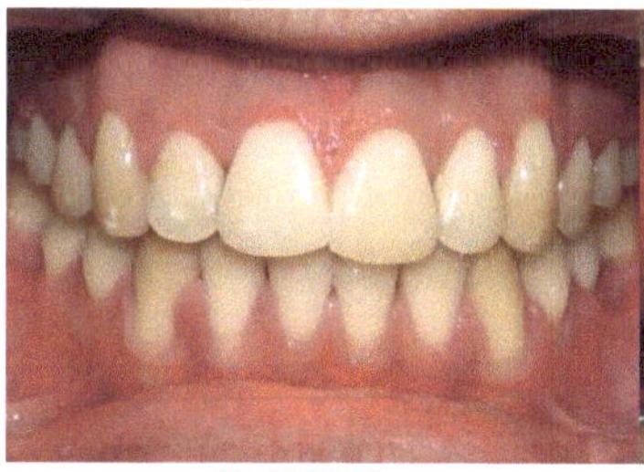
Fig. 5.12.62

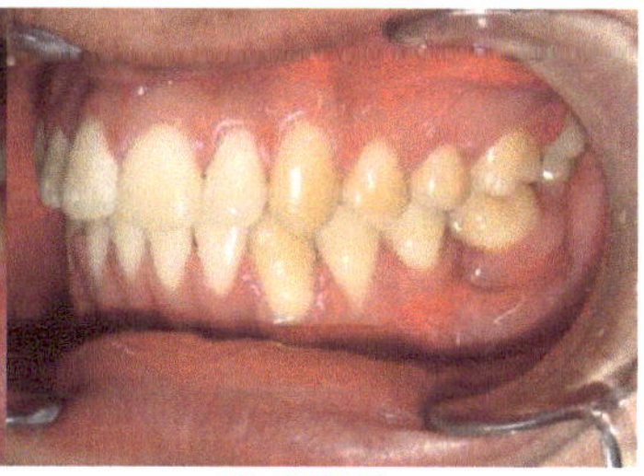
Fig. 5.12.63

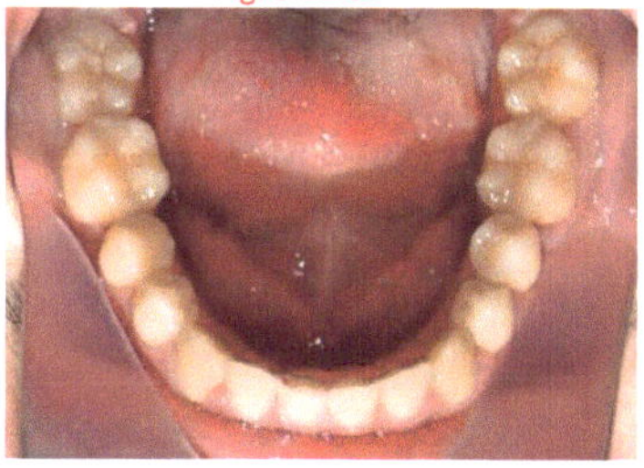
Fig. 5.12.64

EL RESUMEN MECÁNICO DE LAS DIFERENTES ETAPAS FUE:

- Vehículo terapéutico: Sistema Damon, prescripción estándar.
- Desarrollo transversal y de perímetro de las arcadas, especialmente la superior (2ª oportunidad Dr. Damon) obtenida por progresión de arcos y elásticos cruzados.
- Generación de espacio adecuado para las piezas 1.2 y 2.2
- Cierre de espacio inferior con anclaje mínimo, o sea que los primeros molares avulsionados años atrás fueron sustituidos por los segundos, y los terceros a su vez ,ocuparon el espacio generado por el movimiento mesial de estos últimos.

Hemos apreciado entonces un caso en donde extracciones posteriores (3.6 y 4.6) realizados años atrás del tratamiento ortodóntico, habían aumentado el espacio en la zona de terceros molares y acelerado los tiempos de su erupción, a su vez una mecánica de deslizamiento anterior permite su transformación en segundos molares.

CASO 10

El caso número 9 se presentó con extracciones realizadas por motivos no ortodónticos, secundariamente y como consecuencia, se acortaron tiempos y aumentaron espacios para la erupción de los cordales.

En el paciente que presentamos (caso nº10) la decisión de incidir en los espacios posteriores fue eminentemente por razones ortodónticas. Ver Figs. 5.12.65 a 5.12.129

Figs. 5.12.65 a 5.12.76

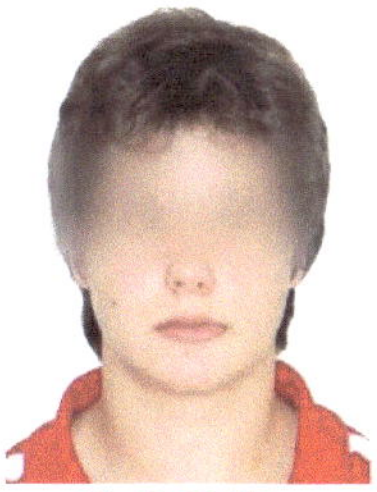
Fig. 5.12.65

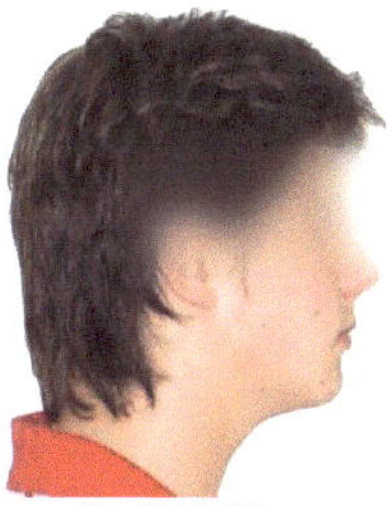
Fig. 5.12.66

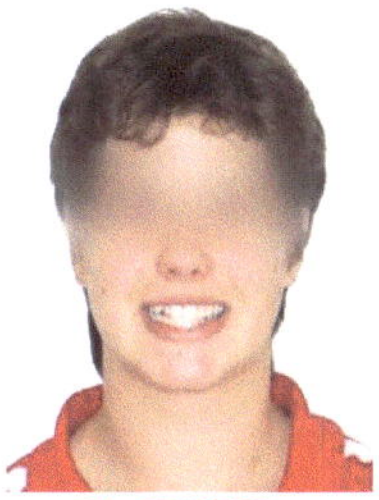
Fig. 5.12.67

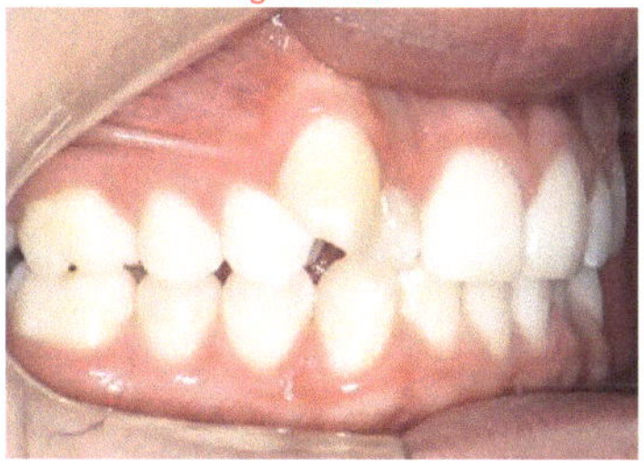
Fig. 5.12.68

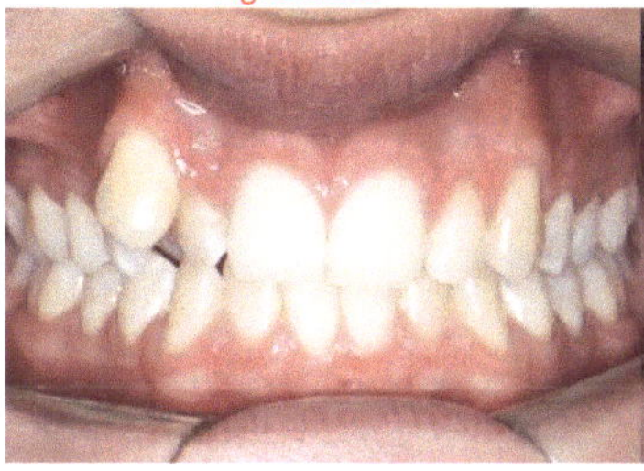
Fig. 5.12.69

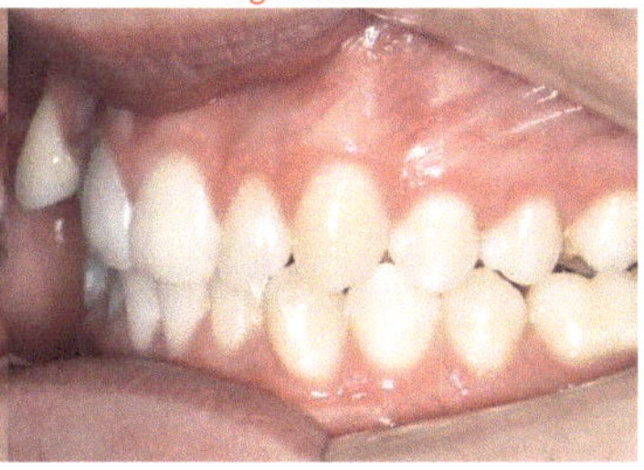
Fig. 5.12.70

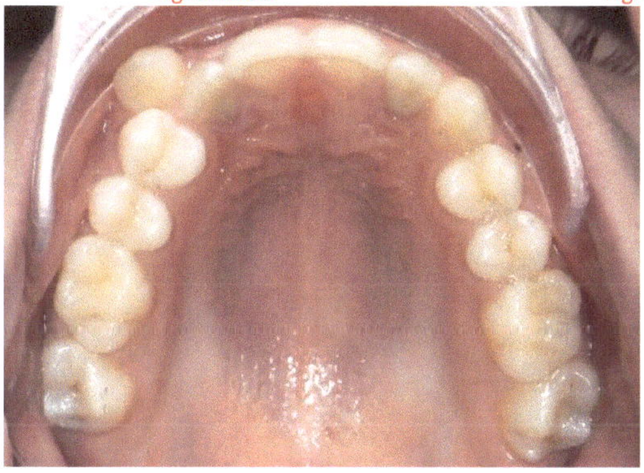
Fig. 5.12.71

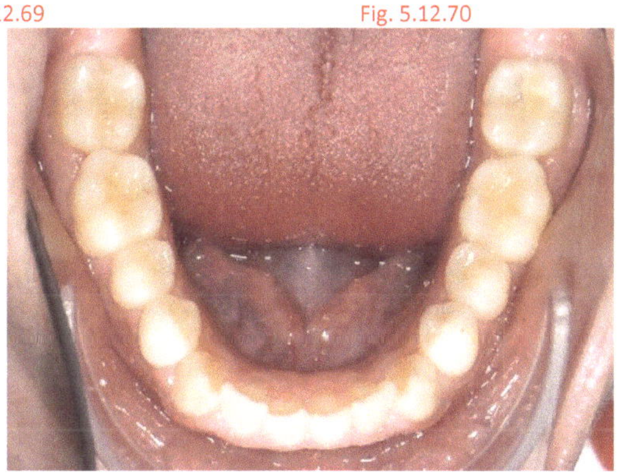
Fig. 5.12.72

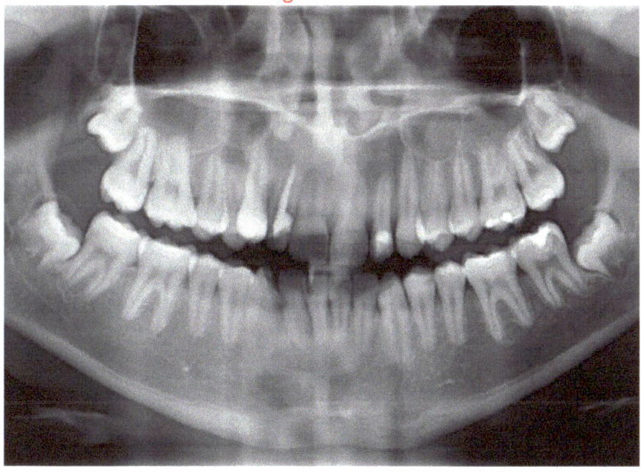
Fig. 5.12.73

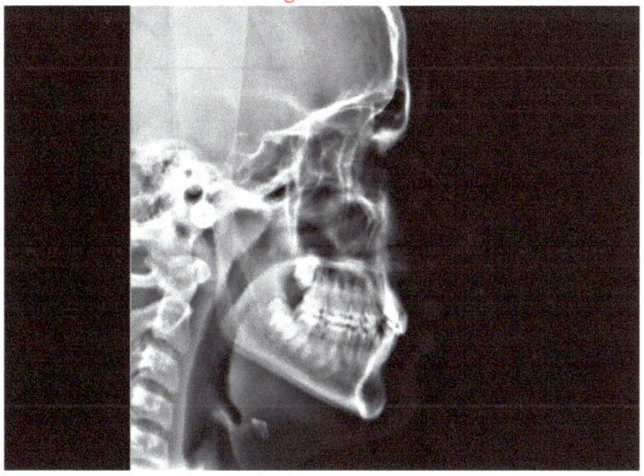
Fig. 5.12.74

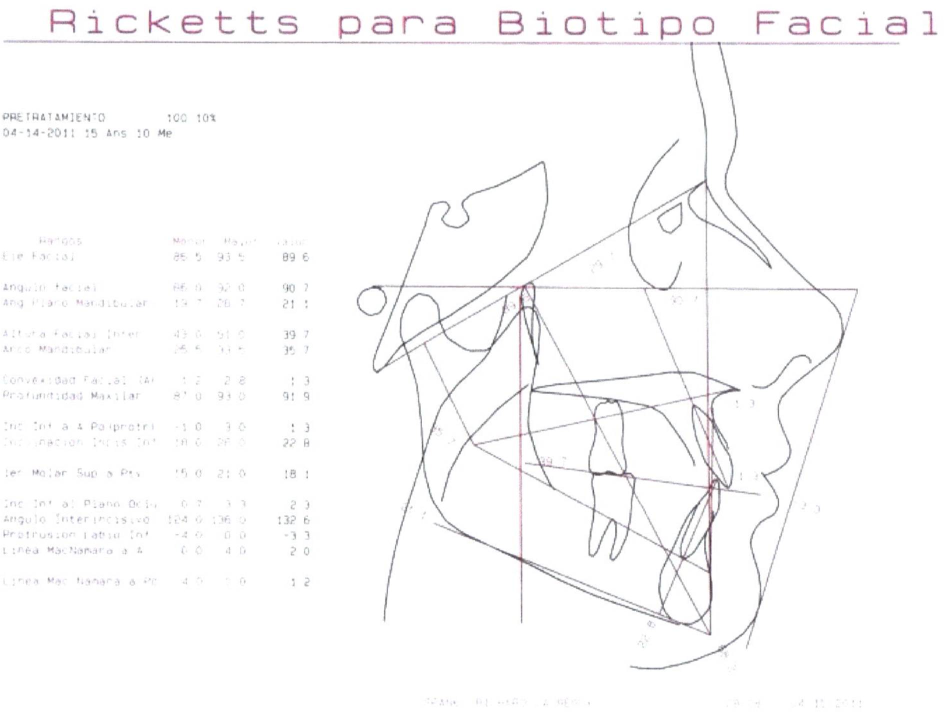

Fig. 5.12.75

MAXILAR INFERIOR	Norma	Inicial	Diferencia	Tendencia
1. Eje Facial	90,00° ± 3	90,00°	0,00	MESO
2. Prof. facial (ang. facial)	89,10° ± 3	91,00°	1,90	[illegible]
3. Angulo Plano Mandibular	23,90° ± 4	21,00°	-2,90	[illegible]
4. Altura Facial Inferior	47,00° ± 4	40,00°	-7,00	[illegible]
5. Arco Mandibular	29,50° ± 4	36,00°	6,50	[illegible]

MAXILAR SUPERIOR				Interpretacion
6. Convexidad Facial	2,00mm ± 2	1,30mm	-0,70	PATRON CLASE I ESQ.
7. Profundidad Maxilar	90,00° ± 3	92,00°	2,00	NORMOGNATIA Sup.

DIENTES				Interpretacion
8. Incisivo Inferior A A-Po	1,00mm ± 2	1,30mm	0,30	NORMOPOSICION
9. Inclinación Incicivo Inferior	22,00° ± 4	23,00°	1,00	NORMOINCLINACION
10. 1er. Molar Superior a Ptv	edad+3 mm ±3	18,00mm	0,00	NORMOPOSICION
11. Inc. Inf. al Plano Oclusal	1,25mm ± 2	2,30mm	1,05	NORMAL
12. Angulo Interincisivo	130,00° ± 6	133,00°	3,00	NORMAL

PERFIL BLANDO				Interpretación
13. Protusión Labio Inferior	-2,00mm ± 2	-3,30mm	-1,30	NORMOQUELIA
14. Línea Mc Namara - Pto A	1,00mm ± 1	2,00mm	1,00	Maxilar NORMAL
15. Línea Mc Namara - Po	-2,00mm ± 2	1,20mm	3,20	PROTRUSION Mandibular

DETERMINACION DEL BIOTIPO FACIAL — **TENDENCIAS PACIENTE**

FACTORES	NORMA	DESV EST	AJUSTE POR EDAD	MEDIDAS PAC	DIFERENCIA	DESVIACIONES
1. Eje Facial	90°	±3.0°	0,00	90,00°	0,00	0.00
2. Prof. facial (áng. facial)	87°	±3.0°	2,10	91,00°	1,90	0.63
3. Angulo plano mandibular	26°	±4.0°	-2,10	21,00°	-2,90	0.72*
4. Altura facial inferior	47°	±4.0°	0,00	40,00°	-7,00	1.75*
5. Arco mandibular	26°	±4.0°	3,50	36,00°	6,50	1.63

DOLICO BRAQUI

* El valor cambió de signo MESO

SUMA ALGEBRAICA / 5 = 4,73 / 5 = 0,95

DOLICO SEVERO	DOLICO	DOLICO SUAVE	MESOFACIAL	BRAQUI	BRAQUI SEVERO
-2.0	-1.0	-0.5	0.0	[illegible]	+1.0

Descripción: *Estudio realizado el 15/04/2011*

VERT: 0,95 BRAQUI *a las 09:53:11*

Fig. 5.12.76

RESUMEN DIAGNOSTICO

- Paciente de Fase 2, adolescente (15 años), que consultaba por motivos estéticos, derivados esencialmente del mal posicionamiento del canino superior derecho.
- Biotipo mesofacial.
- Buena estética facial, con equilibrio vertical, perfil adecuado y ligero aumento del ángulo nasolabial con respecto a normas ideales.
- Asimetría dentaria generada por extracciones prematuras de piezas temporarias en el sector superior derecho, el que se nos presentaba con relacionamiento oclusal antero posterior de clase2.
- Falta de espacio para la pieza 1.3 como consecuencia de la migración mesial de piezas dentarias posteriores generada, a su vez, por las extracciones prematuras de temporarios.
- Se aprecia en la RX panorámica la presencia de los gérmenes de los cuatro terceros molares con un tercio de su formación radicular. El tratamiento es expuesto entre las fotos 5-12-71 a 5-12-115.

Figs. 5.12.77 a 5.12.76

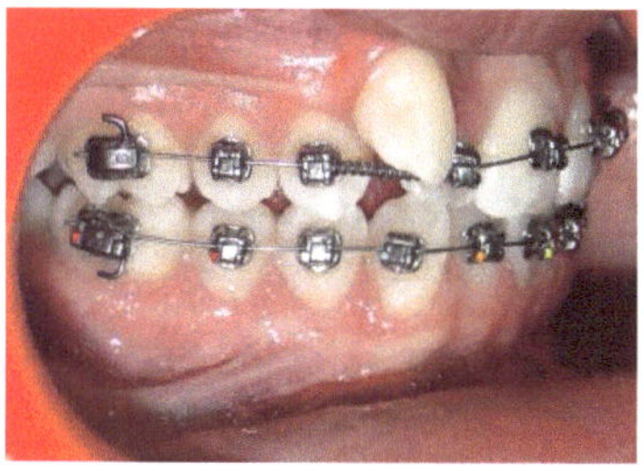

Fig. 5.12.77

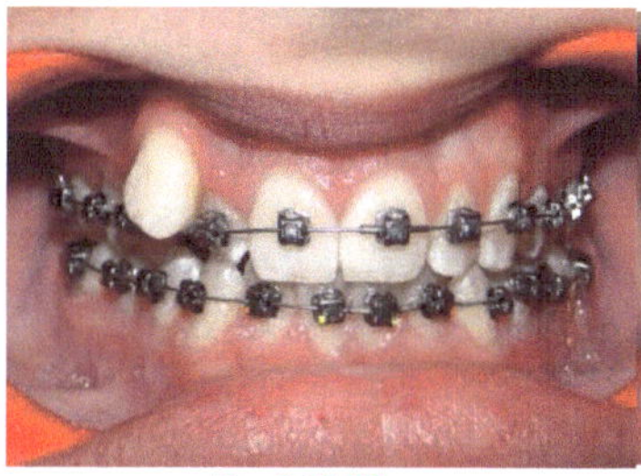

Fig. 5.12.78

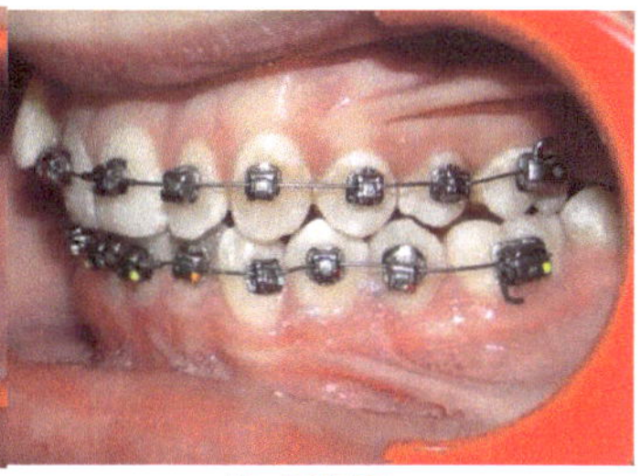

Fig. 5.12.79

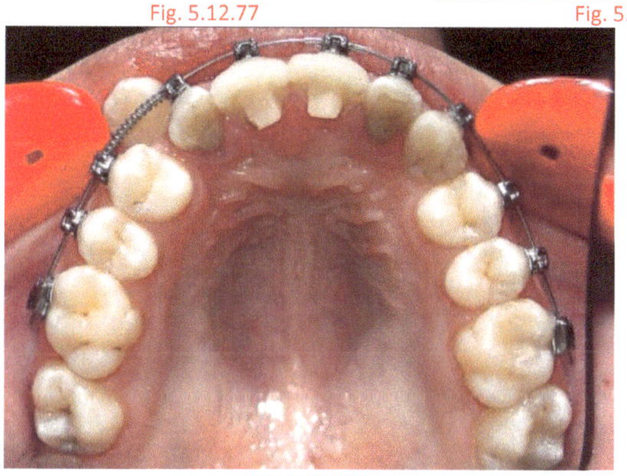

Fig. 5.12.80

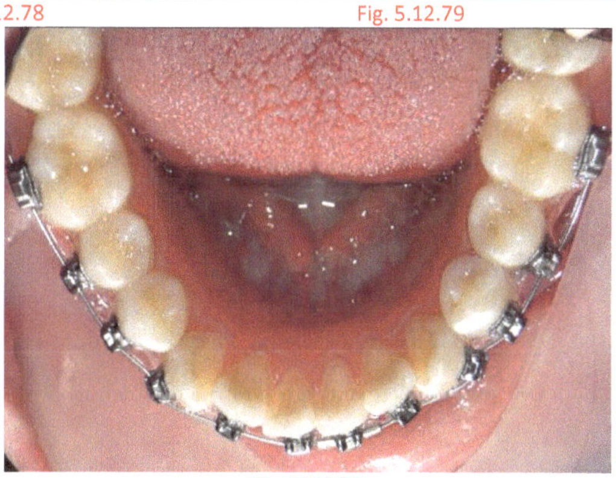

Fig. 5.12.81

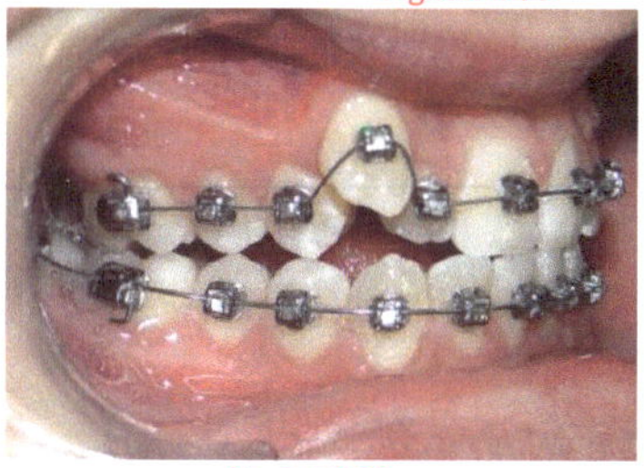

Fig. 5.12.82

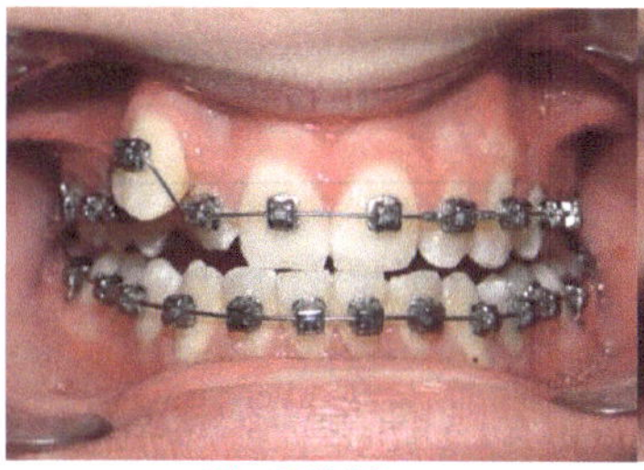

Fig. 5.12.83

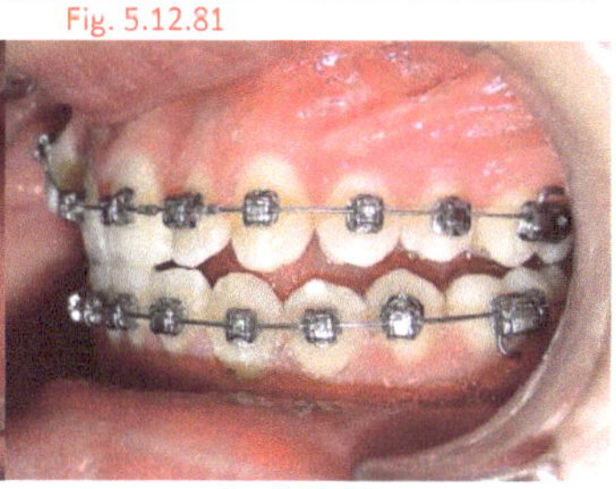

Fig. 5.12.84

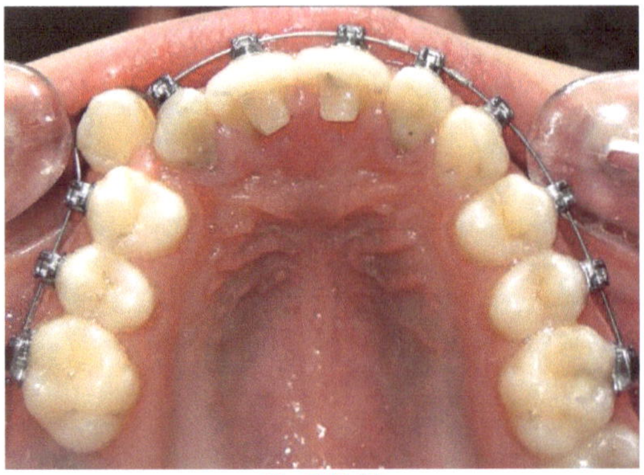

Fig. 5.12.85

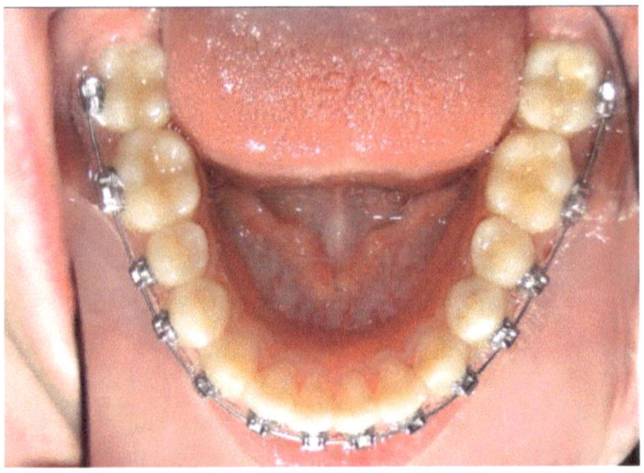

Fig. 5.12.86

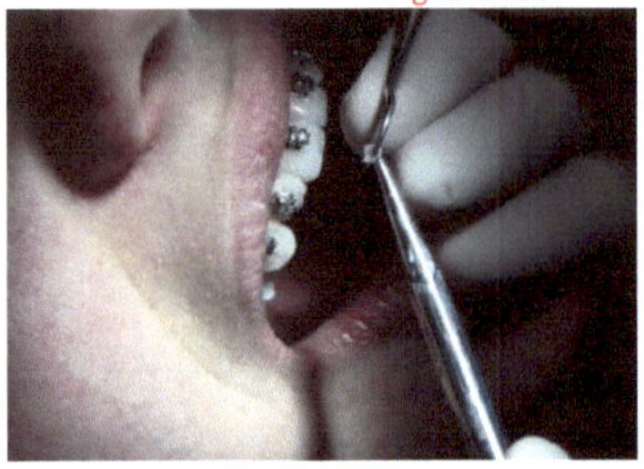

Fig. 5.12.87

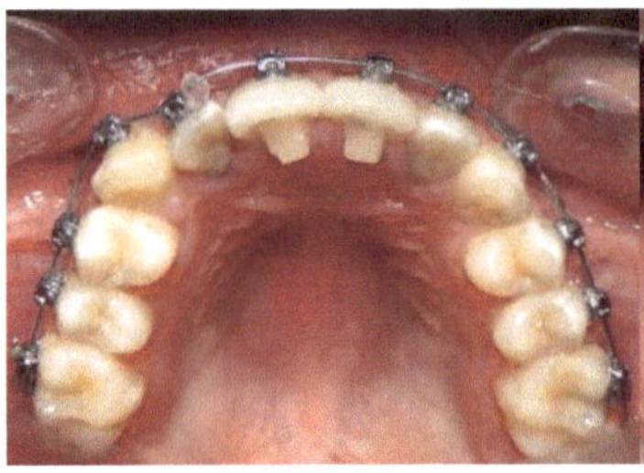

Fig. 5.12.88

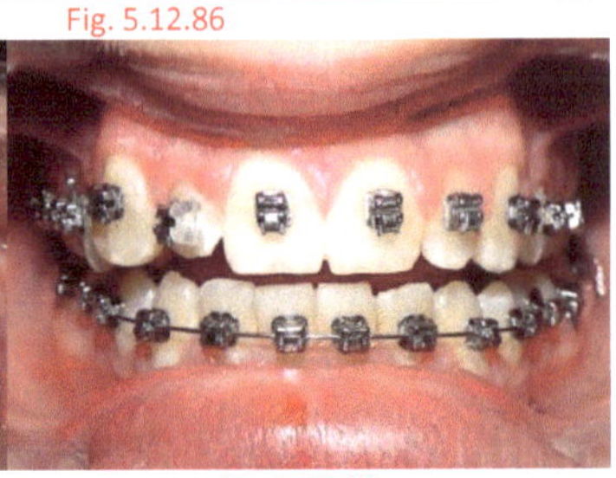

Fig. 5.12.89

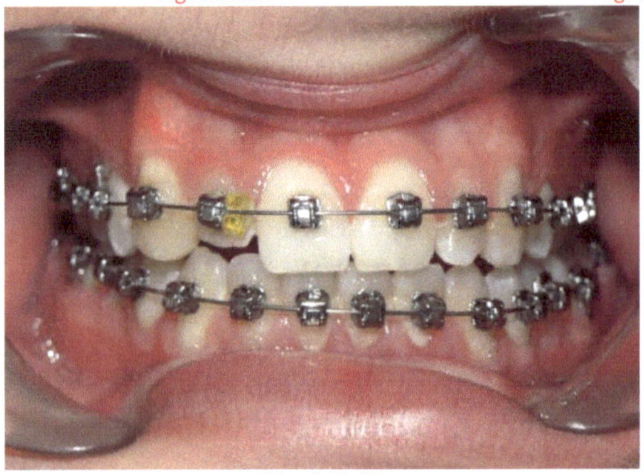

Fig. 5.12.90

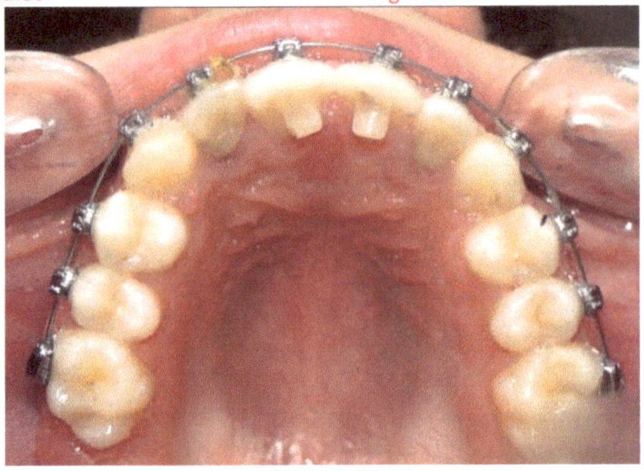

Fig. 5.12.91

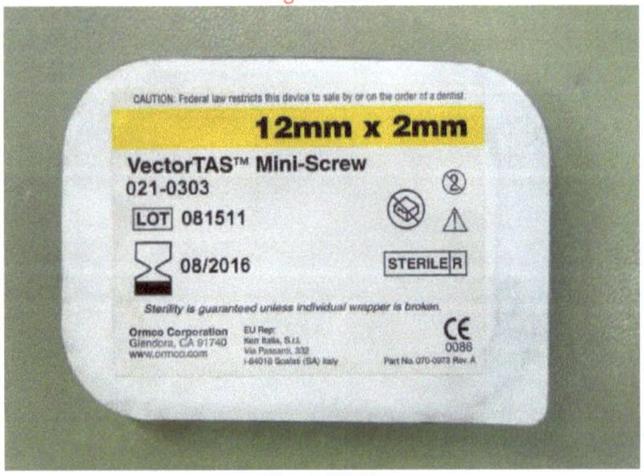

Fig. 5.12.92

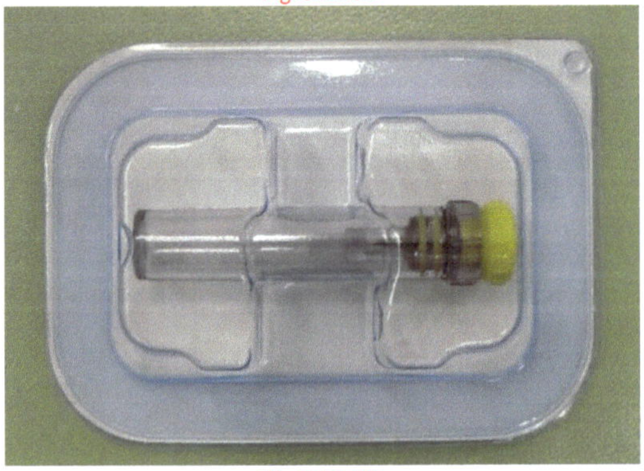

Fig. 5.12.93

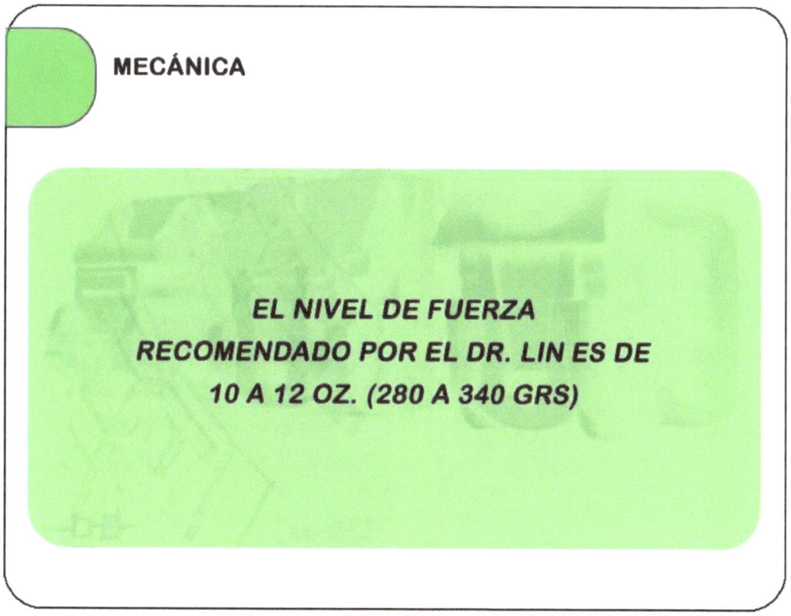

Fig. 5.12.94

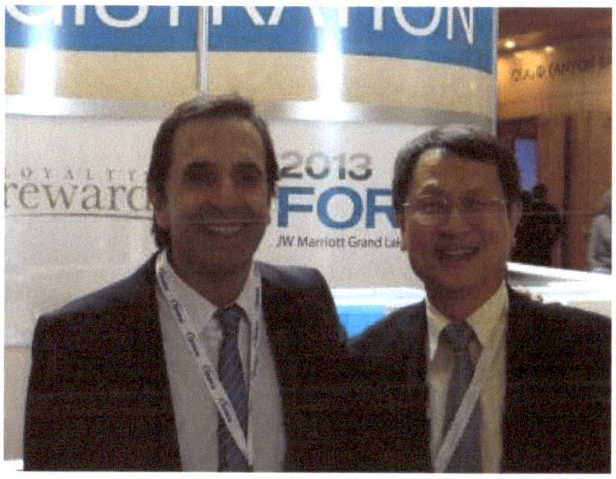

Fig. 5.12.95

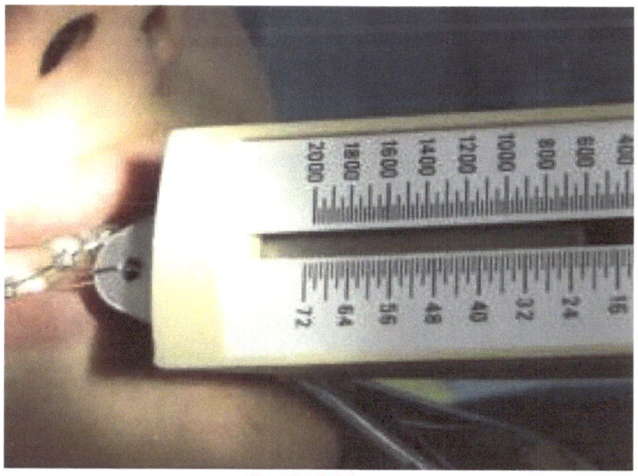

Fig. 5.12.96

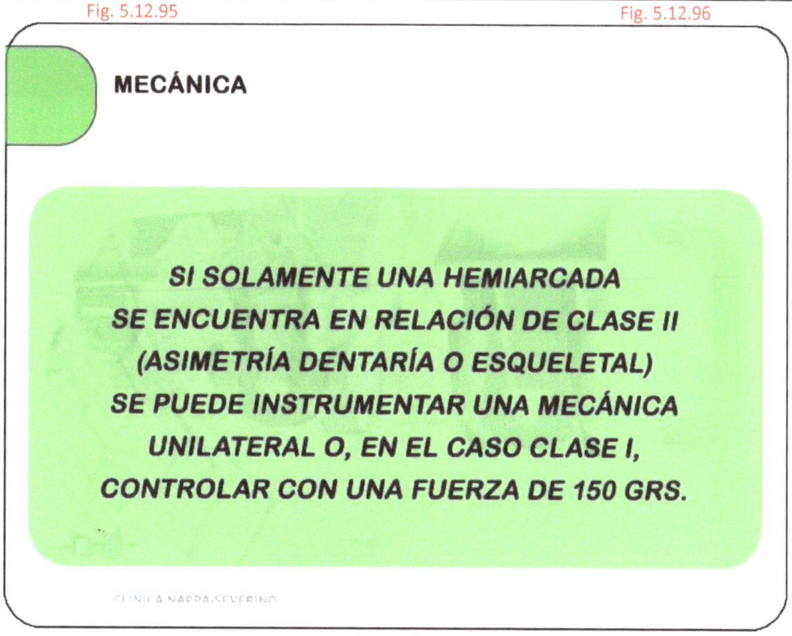

Fig. 5.12.97

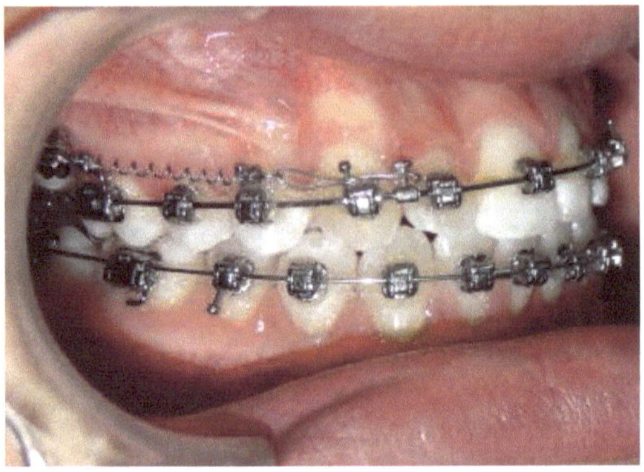

Fig. 5.12.98

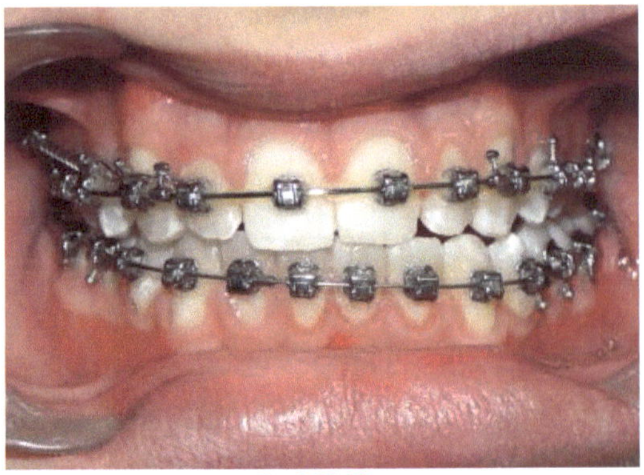

Fig. 5.12.99

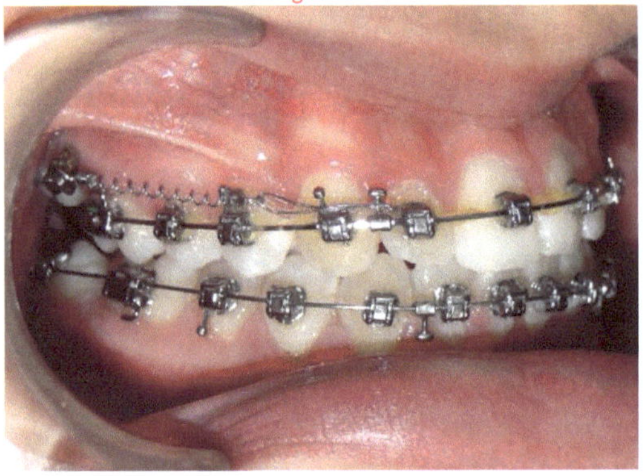

Fig. 5.12.100

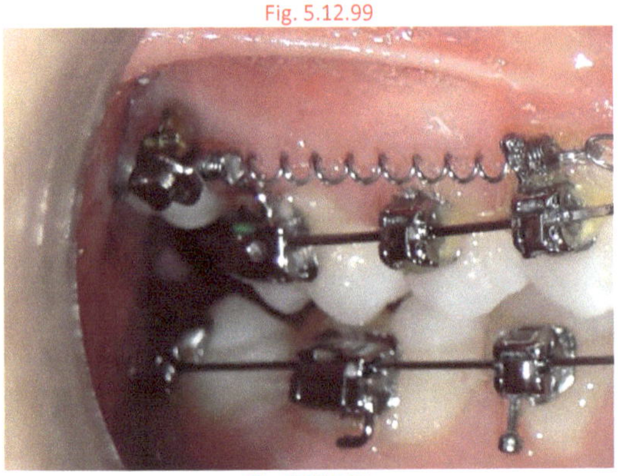

Fig. 5.12.101

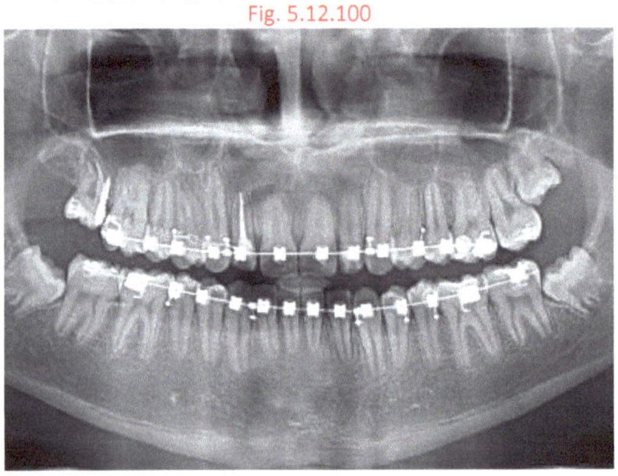

Fig. 5.12.102

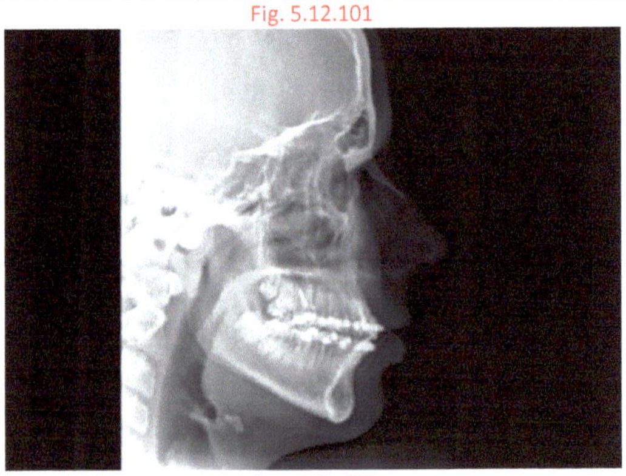

Fig. 5.12.103

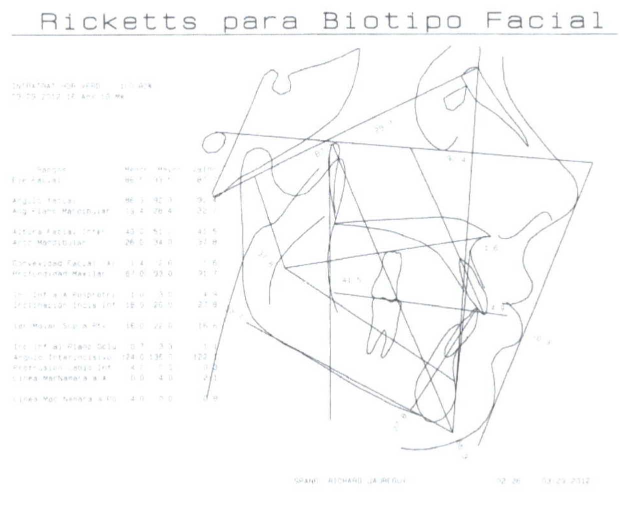

Fig. 5.12.104

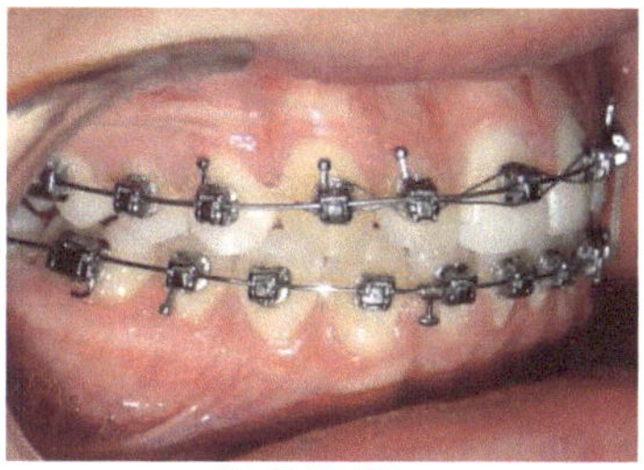

Fig. 5.12.105

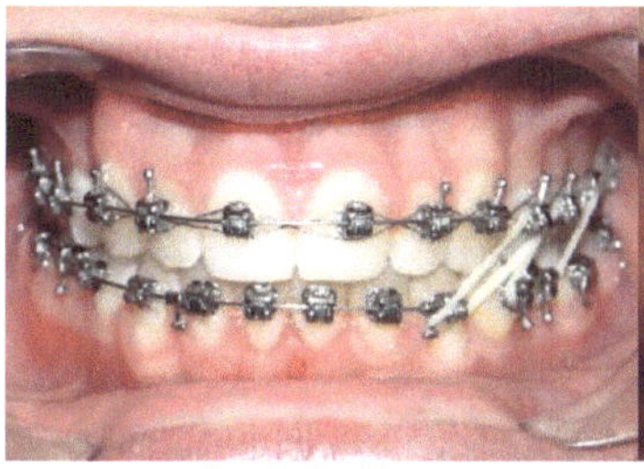

Fig. 5.12.106

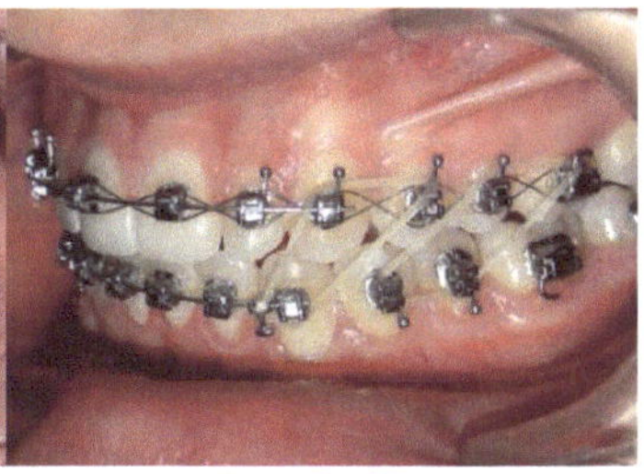

Fig. 5.12.107

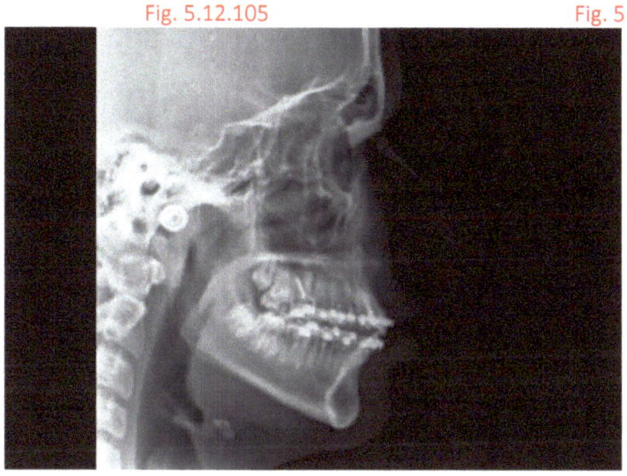

Fig. 5.12.108

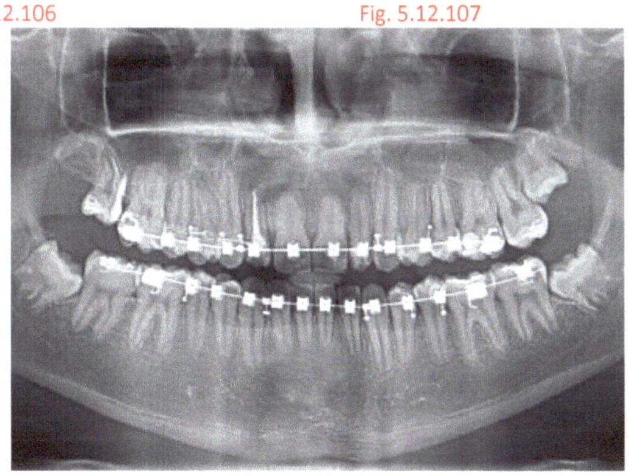

Fig. 5.12.109

Ricketts para Biotipo Facial

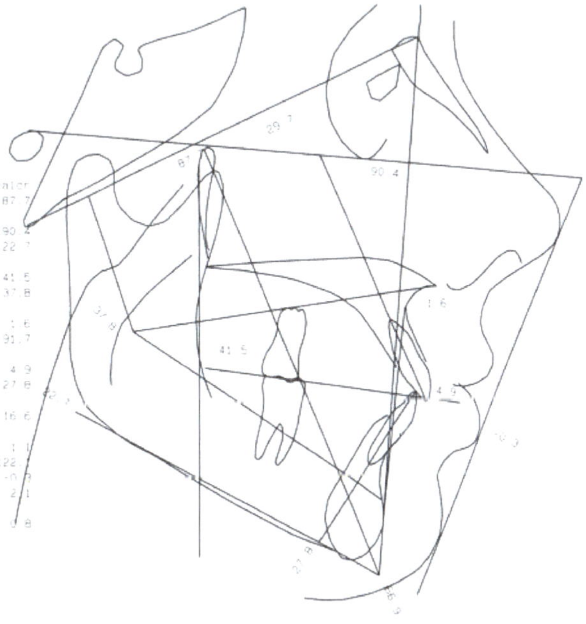

INTRATRAT.HOR.VERD 100.80%
03-29-2012 16 Ans 10 Me

Rangos	Menor	Mayor	Valor
Eje Facial	86.5	93.5	87.7
Angulo facial	86.3	92.3	90.4
Ang Plano Mandibular	19.4	28.4	22.7
Altura Facial Infer	43.0	51.0	41.5
Arco Mandibular	26.0	34.0	37.8
Convexidad Facial (A)	-1.4	2.6	1.6
Profundidad Maxilar	87.0	93.0	91.7
Inc Inf a A Po(protr)	-1.0	3.0	4.9
Inclinacion Incis Inf	18.0	26.0	27.8
1er Molar Sup a Ptv	16.0	22.0	16.6
Inc Inf al Plano Oclu	-0.7	3.3	1.1
Angulo Interincisivo	124.0	136.0	122.[illegible]
Protrusion Labio Inf	-4.0	0.0	-0.[illegible]
Linea MacNamara a A	0.0	4.0	2.1
Linea Mac Namara a Po	-4.0	0.0	0.8

SPANS RICHARD JAUREGUY 02:26 03-29-2012

Fig. 5.12.110

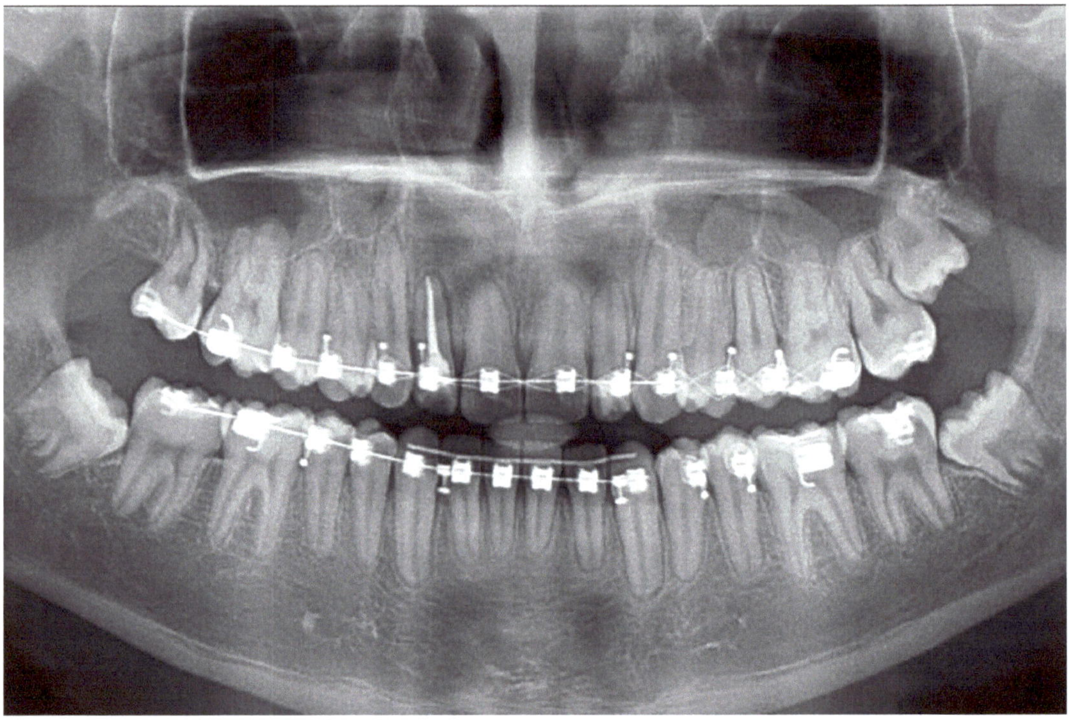

Fig. 5.12.111

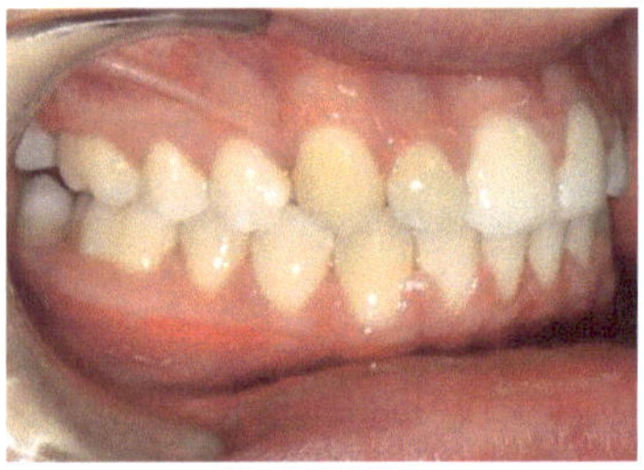

Fig. 5.12.112

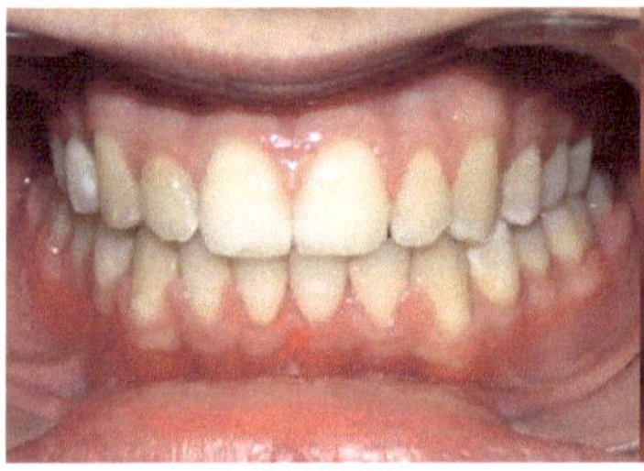

Fig. 5.12.113

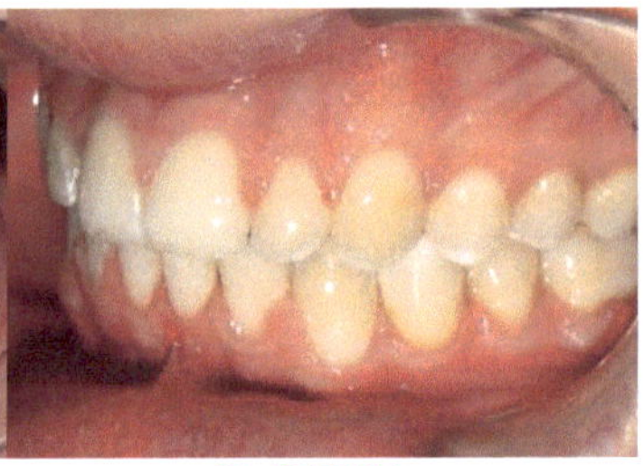

Fig. 5.12.114

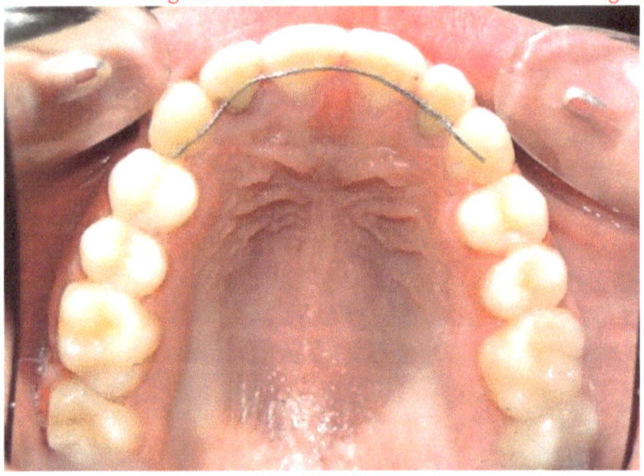

Fig. 5.12.115

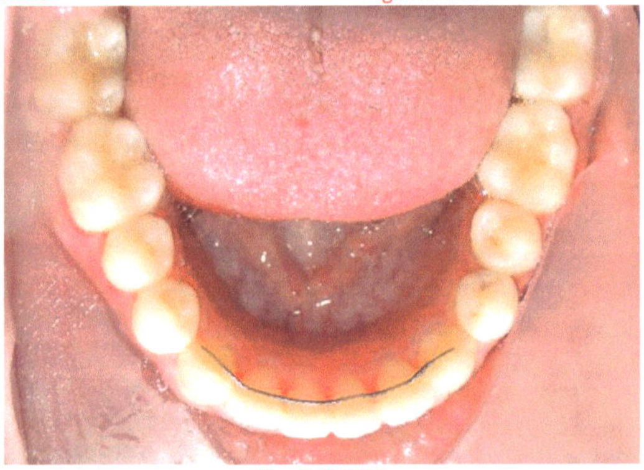

Fig. 5.12.116

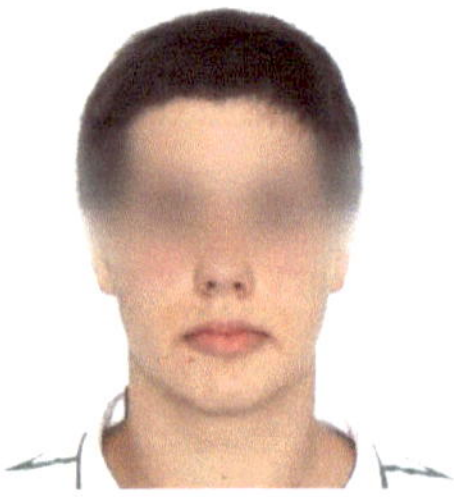

Fig. 5.12.117

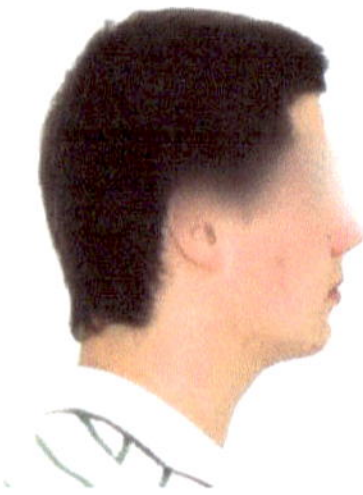

Fig. 5.12.118

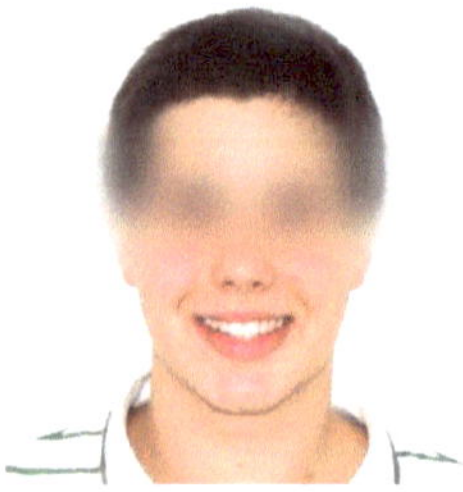

Fig. 5.12.119

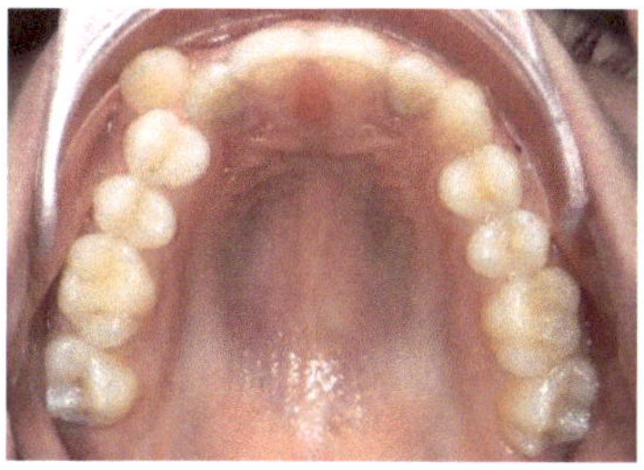

Fig. 5.12.120

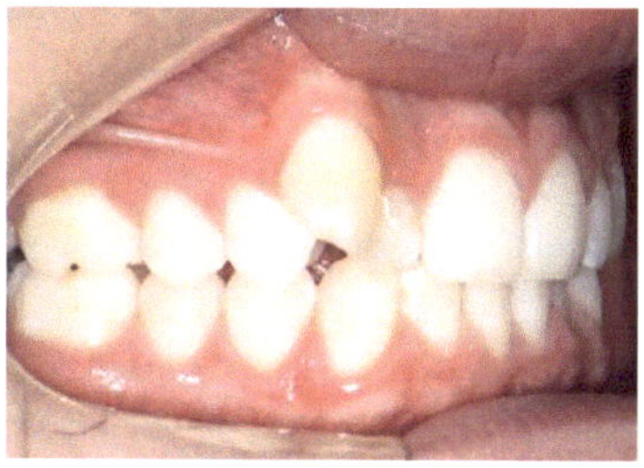

Fig. 5.12.121

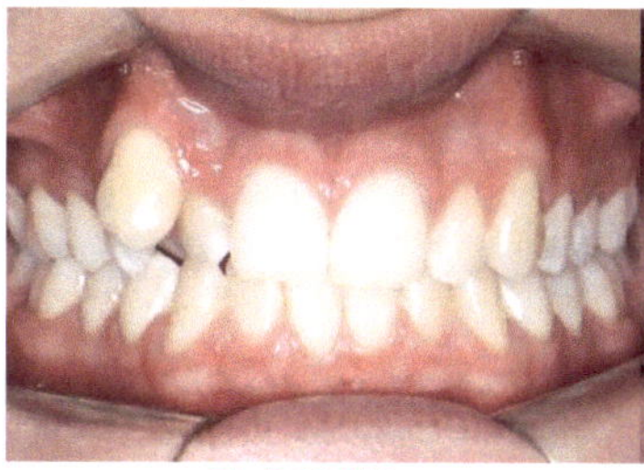

Fig. 5.12.122

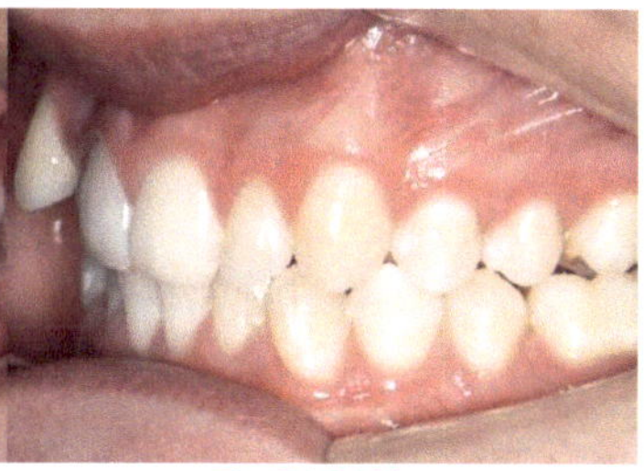

Fig. 5.12.123

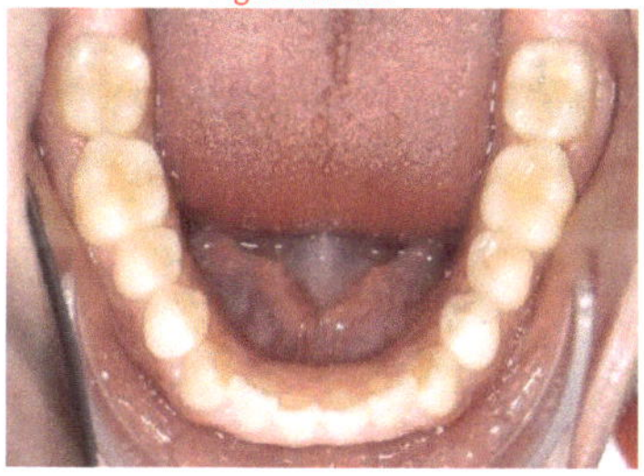

Fig. 5.12.124

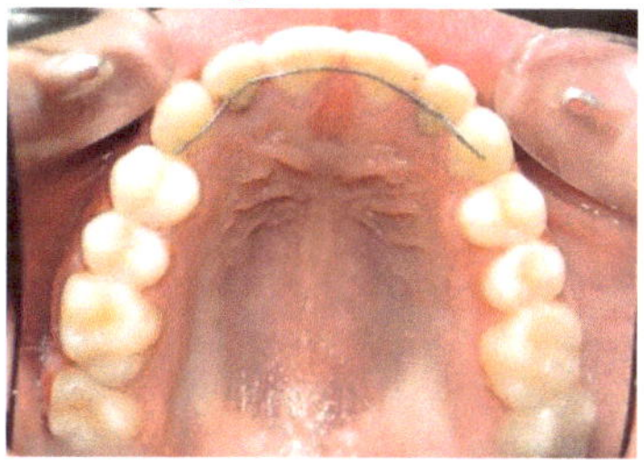

Fig. 5.12.125

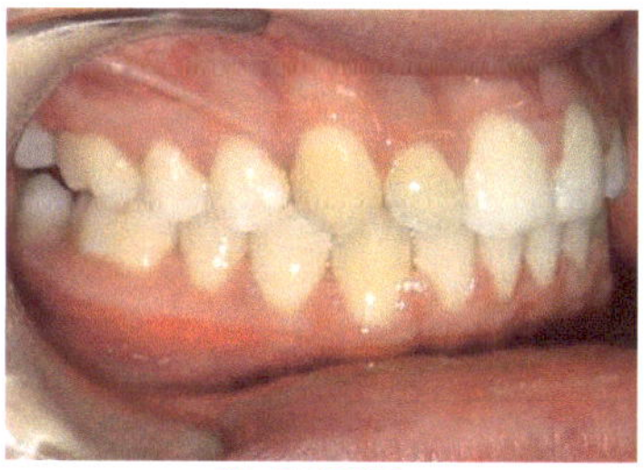

Fig. 5.12.126

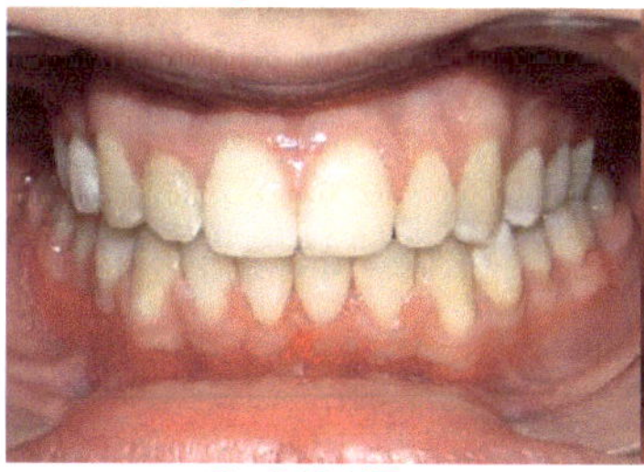

Fig. 5.12.127

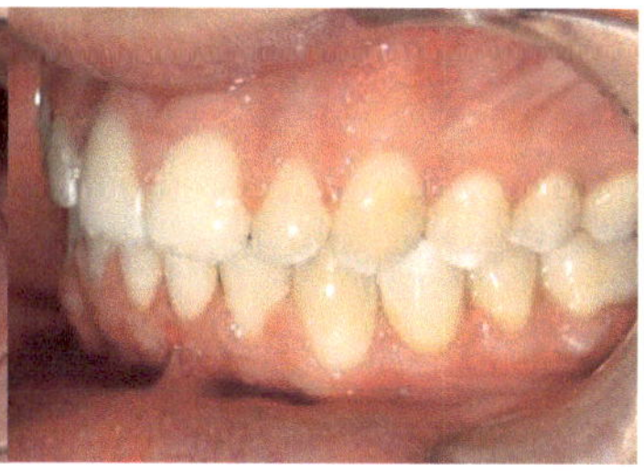

Fig. 5.12.128

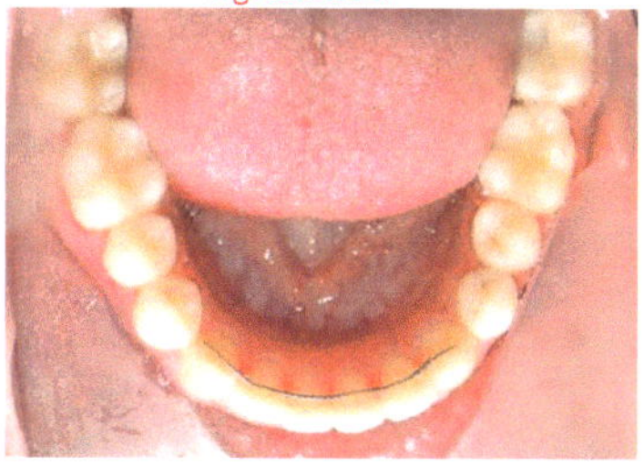

Fig. 5.12.129

RESUMEN MECÁNICO DE LO ACTUADO EN EL CASO

- Extracción de la pieza 1.7 a los efectos de facilitar cierto distalamiento del sector superior derecho, el rol o papel del segundo molar lo cumpliría, en el futuro, el tercer molar del citado sector bucal.
- Se utiliza aparatología Sistema Damon, modelo Q y prescripción estándar.
- Al comienzo del tratamiento se utilizaron arcos Niti Cu .014 inferior y superior, enhebrándose un resorte Niti de espiras abiertas entre el 1.4 y 1.2 figs 5.12.77 a 81.
- Realizada la extracción del 1.7 se involucran los segundos molares inferiores y el 2.7; captándose con arcos Niti Cu .014 el canino superior derecho; dicho procedimiento mecánico genera, aun con brackets autoligables pasivos (Sistema Damon) "atrapamiento" del arco o "Binding" provocando un efecto resorte suave que era deseable, a los efectos de la corrección anteroposterior, deficiencia de espacio de la pieza1.3 y estética facial (ángulo nasolabial aumentado), en este paciente en particular. Figs 5.12.82 a 5.12.86
- Siempre en Etapa Inicial y con arcos Niti Cu .014 se instaló un módulo de rotación a mesial del incisivo lateral derecho a los efectos de mejorar su alineamiento tempranamente. Figs 5.12.87 a 5.12.91
- Luego de cumplida la Etapa Intermedia con arcos Niti Cu de sección rectangular .014 x .025 y .018 x .025. se comienza Mecánica Mayor en acero .019 x .025 superior y .017 x .025 inferior.
- Se inserta en esta etapa, un T.A.D infra cigomático de 12 mm de longitud y 2 mm de diámetro en el sector superior derecho, ejerciéndose una fuerza distaladora de poco más de 300grs, generada por la activación de un resorte Niti de espiras cerradas dispuesto entre el mini implante y el poste del arco. Figs 5.12.92 a 5.12.101
- Se cumplió, luego de controles radiográficos ,la Etapa de Detalles donde se involucró con arcos Niti Cu de sección redonda y más tarde rectangulares, al tercer molar superior derecho a los efectos de guiarlo en el espacio de su trayectoria eruptiva,
- Se observa en las fotos finales un buen desarrollo de las arcadas y una buena estética tanto facial como dentaria.

Tanto en la foto bucal lateral derecha como en la RX panorámica se aprecia que a la pieza 1.8 todavía le falta un cierto asentamiento que ocurre con el tiempo. Ver Figs 5.12.111 a 5.12.129

Hemos expuesto otro caso clínico en donde la extracción dentaria en sectores posteriores, en este paciente un segundo molar y por motivos ortodónticos, aumenta espacios y acelera tiempos en la erupción de terceros

Sección 5ª

ESPACIO Y TIEMPO DE LOS TERCEROS MOLARES

Capítulo 13º

CASO 11
CASO 12

"El pasado es un prólogo."

William Shakespeare

Escritor británico (1564-1616)

"Estudia el pasado si quieres pronosticar el futuro."

Confucio

Filósofo chino (551 AC-478 AC)

Sección 5ª

Capítulo 13º

ESPACIO Y TIEMPO DE LOS TERCEROS MOLARES

INTRODUCCIÓN

Se han expuesto dos casos en los que las extracciones de primeros y segundos molares aumentaban el espacio y aceleraban "tiempos promedio" en la erupción de los terceros.

En este capítulo mostraremos una visión opuesta, dos tratamientos en donde la mecánica instaurada "condena" la extracción de terceros molares; dicha situación es especialmente percibida en los sectores de los cordales inferiores, pero, por efecto "dominó ", a largo plazo , también quedan condenadas las piezas 1.8 y 2.8

CASO 11

Figs. 5.13.01 - 5.13.13

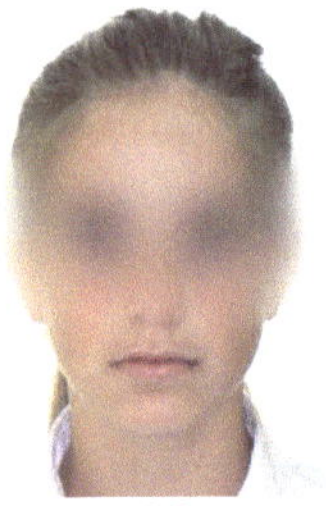

Fig. 5.13.01

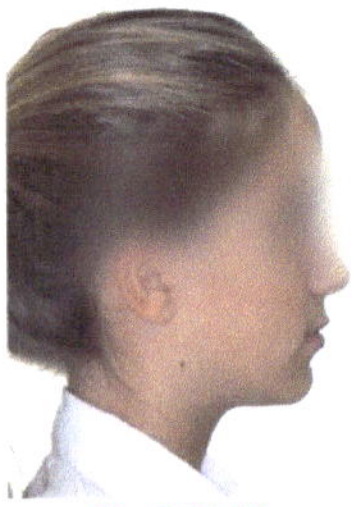

Fig. 5.13.02

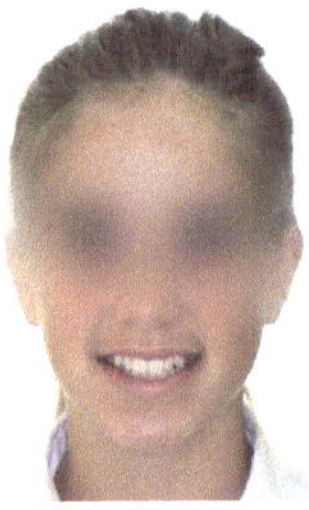

Fig. 5.13.03

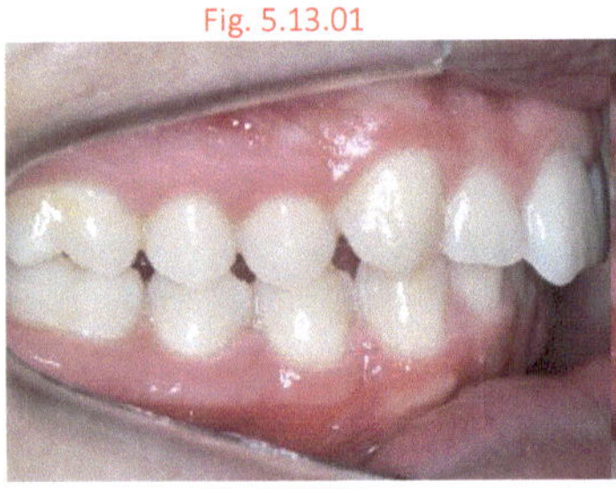

Fig. 5.13.04

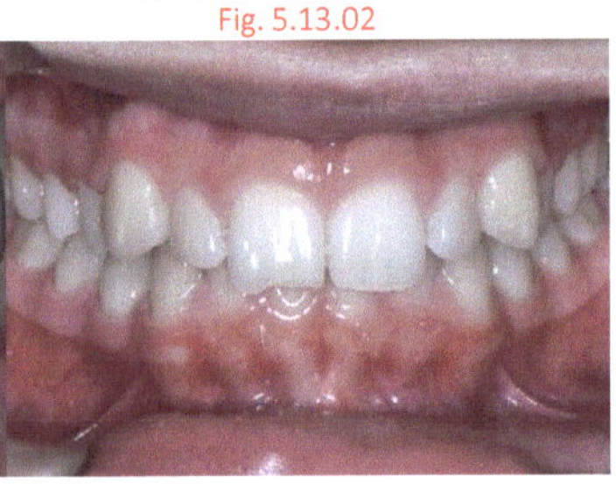

Fig. 5.13.05

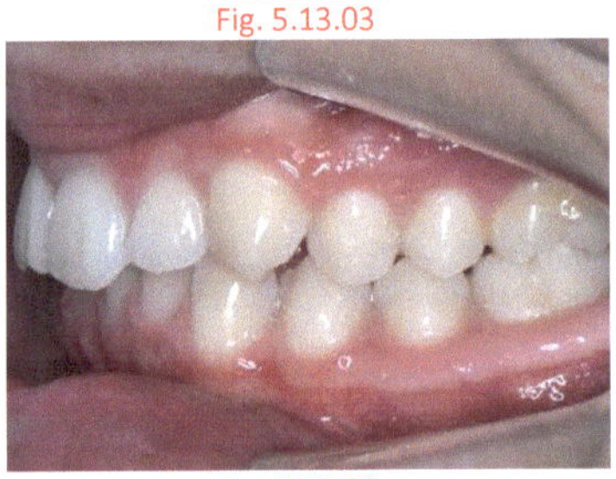

Fig. 5.13.06

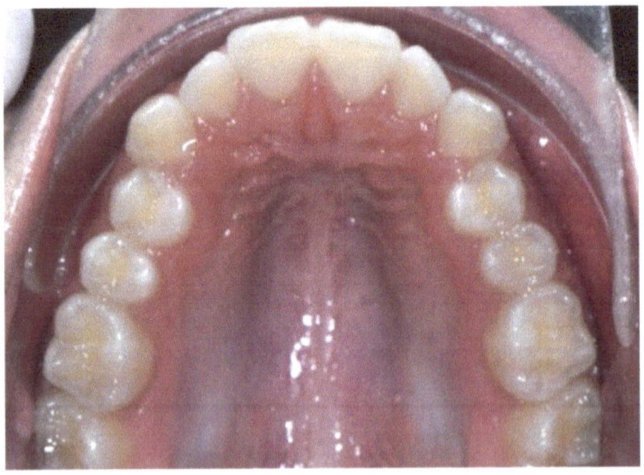

Fig. 5.13.07

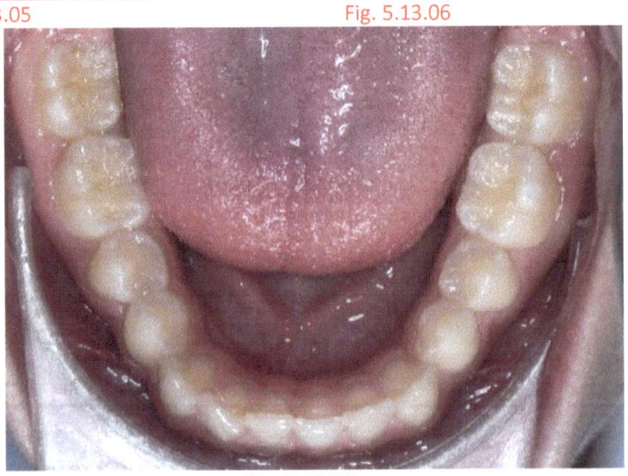

Fig. 5.13.08

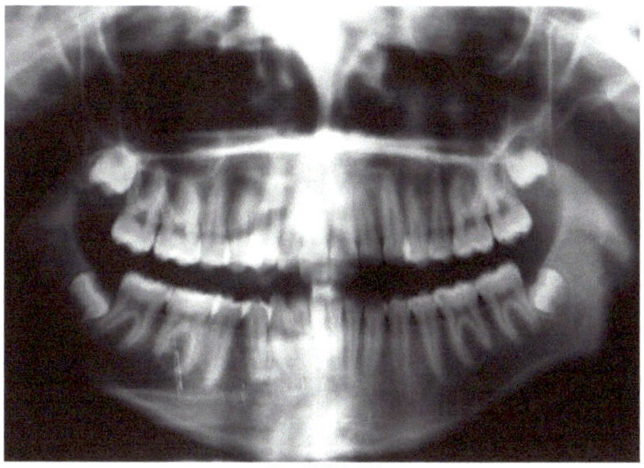

Fig. 5.13.09

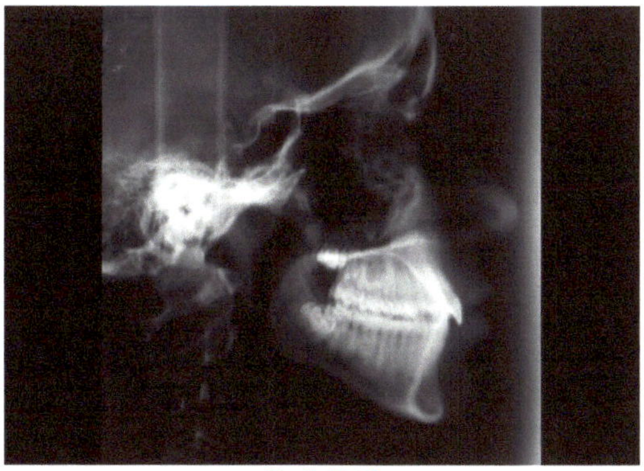

Fig. 5.13.10

Ricketts para Biotipo Facial

PRETRAT.HOR.VERDAD 100.10%
03-23-2010 13 Ans 6 Me

Rangos	Menor	Mayor	Valor
Eje Facial	86.5	93.5	86.7
Angulo facial	85.3	91.3	86.9
Ang.Plano Mandibular	20.3	29.3	27.4
Altura Facial Infer.	43.0	51.0	43.1
Arco Mandibular	24.5	32.5	31.4
Convexidad Facial (A)	-0.8	3.2	0.9
Profundidad Maxilar	87.0	93.0	87.7
Inc Inf a A Po(protr)	-1.0	3.0	0.8
Inclinacion Incis.Inf	18.0	26.0	16.3
1er Molar Sup a Ptv	13.0	19.0	23.6
Inc Inf.al Plano Oclu	-0.7	3.3	3.9
Angulo Interincisivo	124.0	136.0	137.9
Protrusion Labio Inf	-4.0	0.0	-0.7
Linea MacNamara a A	0.0	4.0	2.5
Linea Mac Namara a Po	-4.0	0.0	-6.5

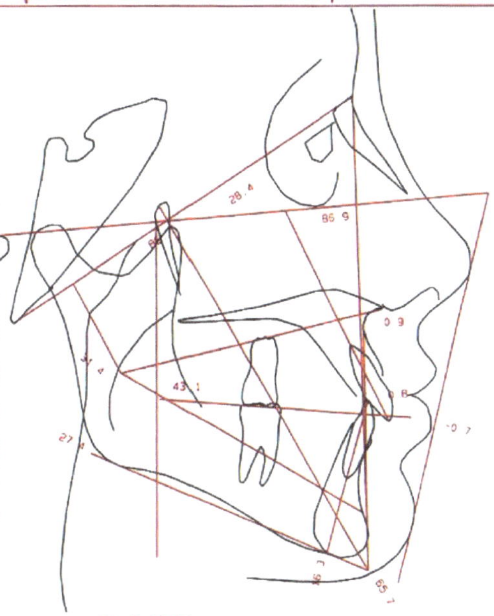

Fig. 5.13.11

ANALISIS BJORK/JARABAK

PRETRAT.HOR.VERDAD 55.80%
03-23-2010 13 Ans 6 Me

Rangos	Menor	Mayor	Valor
Angulo Ar-S-N /silla	118.0	128.0	114.1
Ang.Articular S-Ar-Go	137.0	149.0	152.7
Ang.Goniaco Ar-Go-Me	123.0	137.0	126.8
Suma.Ang.Silla,Art,Go	396.0	396.0	393.6
Base craneal horiz.SN	68.0	74.0	78.0
Base craneo Vert.S-Ar	29.0	35.0	38.7
Ang.Gon.Sup. Ar-Go-N	52.0	55.0	51.2
Ang.Gon.Inf. N-Go-Me	70.0	75.0	75.7
Alt.Rama mand. Ar-Go	39.0	49.0	46.9
Longitud Cuerpo.Go-Me	66.0	76.0	74.4
Alt.Facial.Post. S-Go	70.0	85.0	83.3
Alt.Facial Ant. N-Me	105.0	120.0	126.7
Radio.Alt.Fac.Ant+Pos	63.0	68.0	65.7
Plano Facial S-N-Po	77.0	80.0	80.8

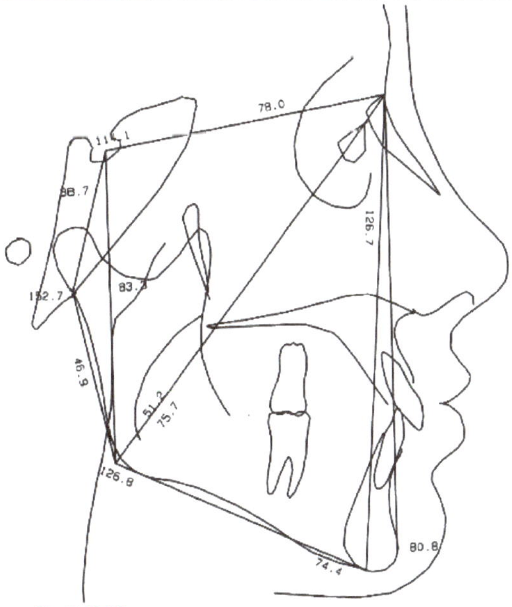

Fig. 5.13.12

MAXILAR INFERIOR	Norma	Inicial	Diferencia	Tendencia
1. Eje Facial	90,00° ± 3	87,00°	-3,00	DOLI
2. Prof. facial (ang. facial)	88,50° ± 3	87,00°	-1,50	DOLI
3. Angulo Plano Mandibular	24,50° ± 4	27,00°	2,50	DOLI
4. Altura Facial Inferior	47,00° ± 4	43,00°	-4,00	BRAQUI
5. Arco Mandibular	28,50° ± 4	31,00°	2,50	BRAQUI
MAXILAR SUPERIOR				Interpretación
6. Convexidad Facial	2,00mm ± 2	0,90mm	-1,10	PATRON CLASE I ESQ.
7. Profundidad Maxilar	90,00° ± 3	88,00°	-2,00	NORMOGNATIA Sup.
DIENTES				Interpretación
8. Incisivo Inferior A A-Po	1,00mm ± 2	0,80mm	-0,20	NORMOPOSICION
9. Inclinación Incicivo Inferior	22,00° ± 4	16,00°	-6,00	RETROINCLINACION
10. 1er. Molar Superior a Ptv	edad+3 mm ±3	24,00mm	7,00	MESIOPOSICION
11. Inc. Inf. al Plano Oclusal	1,25mm ± 2	3,90mm	2,65	EXTRUIDO
12. Angulo Interincisivo	130,00° ± 6	138,00°	8,00	AUMENTADO
PERFIL BLANDO				Interpretación
13. Protusión Labio Inferior	-2,00mm ± 2	-0,70mm	1,30	NORMOQUELIA
14. Linea Mc Namara - Pto A	1,00mm ± 1	-2,50mm	-3,50	RETRUSION Maxilar
15. Linea Mc Namara - Po	-2,00mm ± 2	-6,50mm	-4,50	RETRUSION Mandibular

DETERMINACION DEL BIOTIPO FACIAL — **TENDENCIAS PACIENTE**

FACTORES	NORMA	DESV. EST.	AJUSTE POR EDAD	MEDIDAS PAC.	DIFERENCIA	DESVIACIONES
1. Eje Facial	90°	±3.0°	0,00	87,00°	-3,00	-1.00
2. Prof. facial (áng. facial)	87°	±3.0°	1,50	87,00°	-1,50	-0.50
3. Angulo plano mandibular	26°	±4.0°	-1,50	27,00°	2,50	-0.63*
4. Altura facial inferior	47°	±4.0°	0,00	43,00°	-4,00	1.00*
5. Arco mandibular	26°	±4.0°	2,50	31,00°	2,50	0.63

DOLICO MESO BRAQUI

* El valor cambió de signo

SUMA ALGEBRAICA / 5 = -0,50 / 5 = -0,10

DOLICO SEVERO	DOLICO	DOLICO SUAVE	MESOFACIAL	BRAQUI	BRAQUI SEVERO
-2.0	-1.0	-0.5	0.0	+0.5	+1.0

Descripción: *Estudio realizado el 24/03/2010 a las 11:38:37*

VERT: -0,10 MESOFACIAL

Fig. 5.13.13

RESUMEN DIAGNÓSTICO Y PLAN DE TRATAMIENTO

El caso Nº 10 nos muestra una paciente adolescente, de algo más de 13 años y biotipología mesofacial siendo su macroestética muy correcta; en el mismo "espacio" diagnóstico podemos apreciar, por un lado, una agradable exposición vertical del sector dentario anterosuperior y por otro, ciertas malposiciones dentarias que eran el objeto mismo de la consulta por parte de la paciente.

En las fotos intrabucales es apreciable tanto una sobremordida vertical como un relacionamiento de clase II dentaria, mientras que, desde lo esqueletal, nos mostraba una clase I (+0.9 convexidad de Ricketts); en la Rx panorámica más allá de la "normalidad" del nivel óseo y morfología radicular, notamos la presencia de los 4 gérmenes de los terceros molares.

En el plan de tratamiento se optó como vehículo terapéutico el Sistema Damon modelo Q con prescripción de alto torque en incisivos superiores y bajo torque en el sector anterioinferior.

Una decisión importante del plan fue elegir el camino de corrección de la sobremordida ; este tema fue abordado en la Sección 2 del libro y quedaba muy en claro que tanto por juventud como por correcta exposición estética de sus incisivos superiores la vía de solución al citado problema ortodóntico debía ser el "aplanamiento " de la Curva de Spee; dicho procedimiento implica un cierto "enderazamiento" de los sectores posteroinferiores molares que, como apreciarán los colegas, disminuye el **espacio** disponible a los gérmenes de terceros molares.

EVOLUCION DEL TRATAMIENTO EN SUS ETAPAS

ETAPA INICIAL Ver Figs. 5.13.14 a 5.13.23

Figs. 5.13.14 - 5.13.51

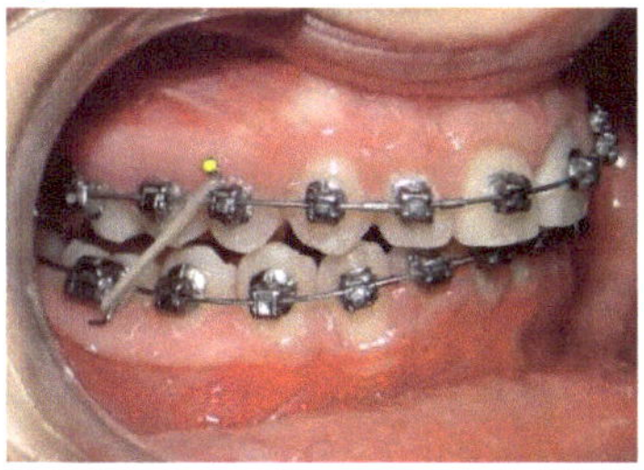
Fig. 5.13.14

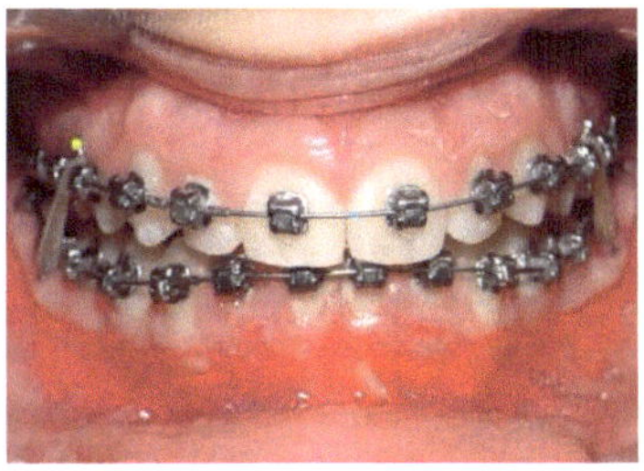
Fig. 5.13.15

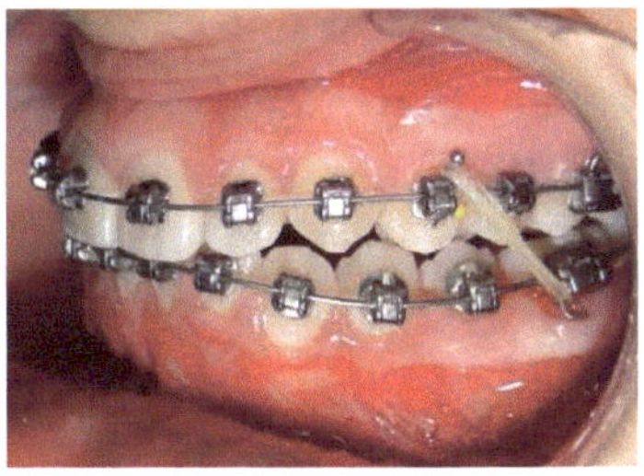
Fig. 5.13.16

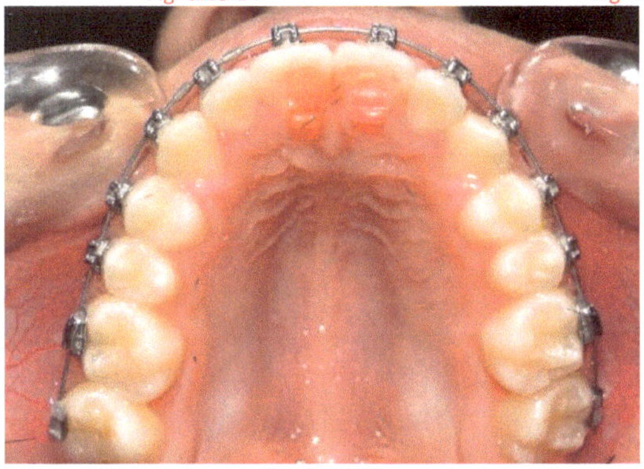
Fig. 5.13.17

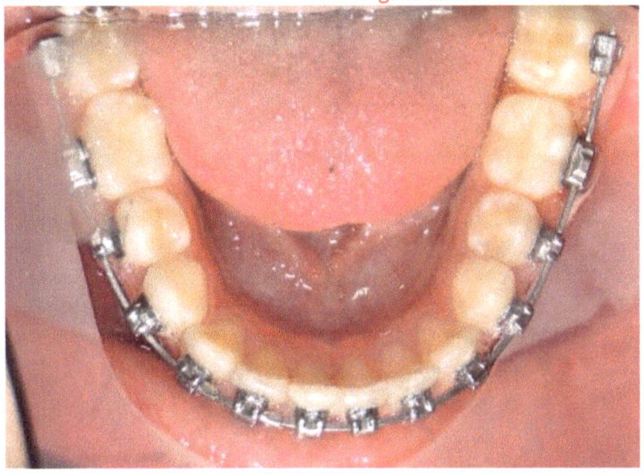
Fig. 5.13.18

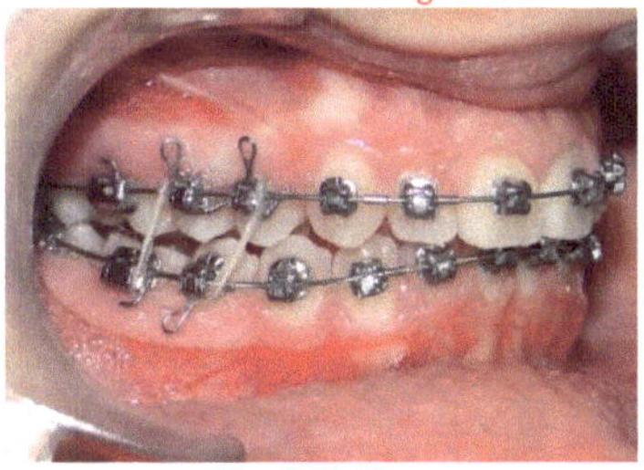
Fig. 5.13.19

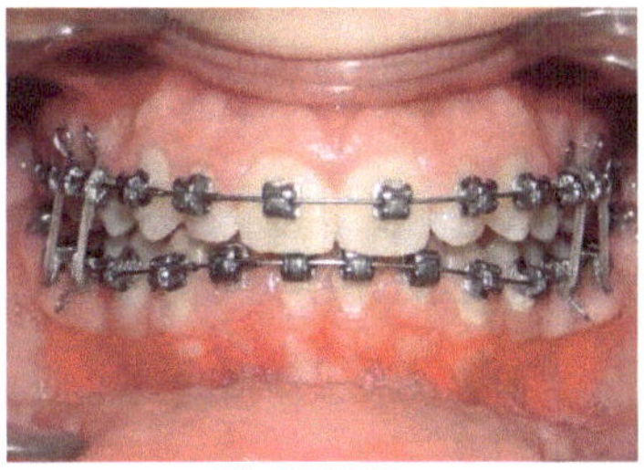
Fig. 5.13.20

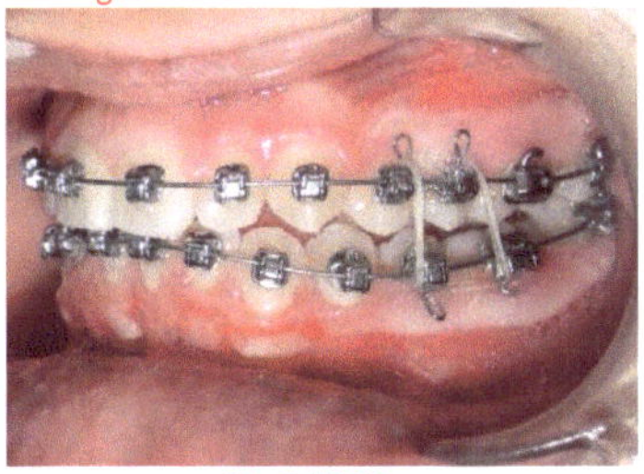
Fig. 5.13.21

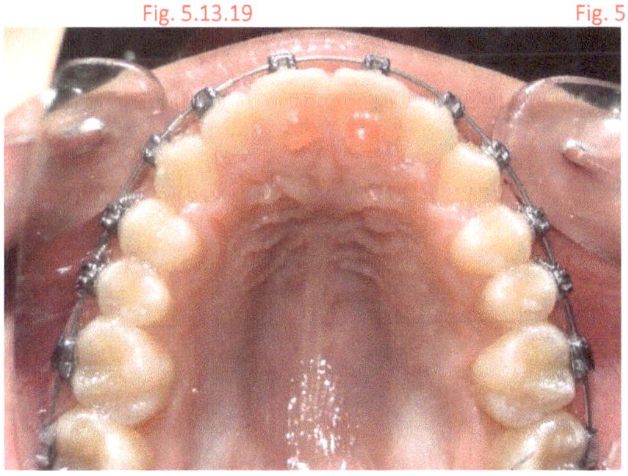
Fig. 5.13.22

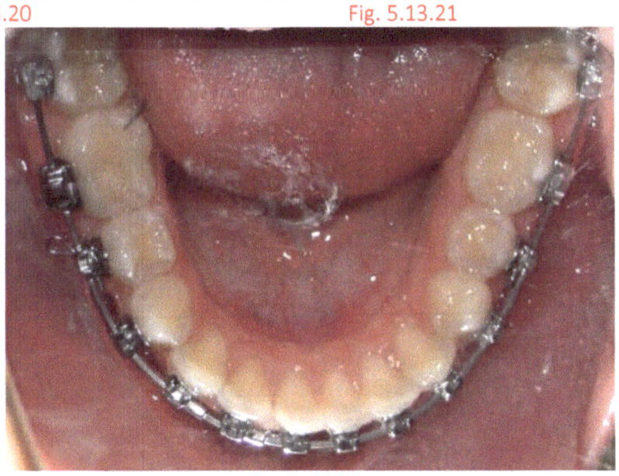
Fig. 5.13.23

CURVA SPEE

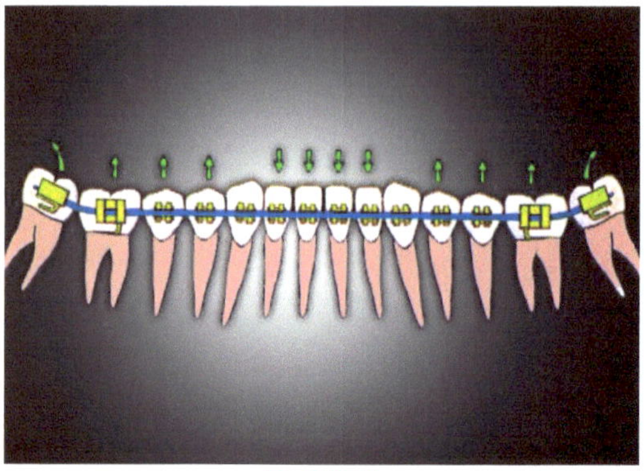

Fig. 5.13.24

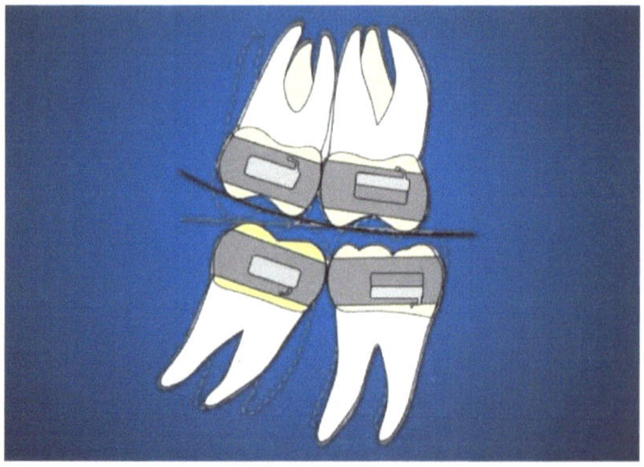

Fig. 5.13.25

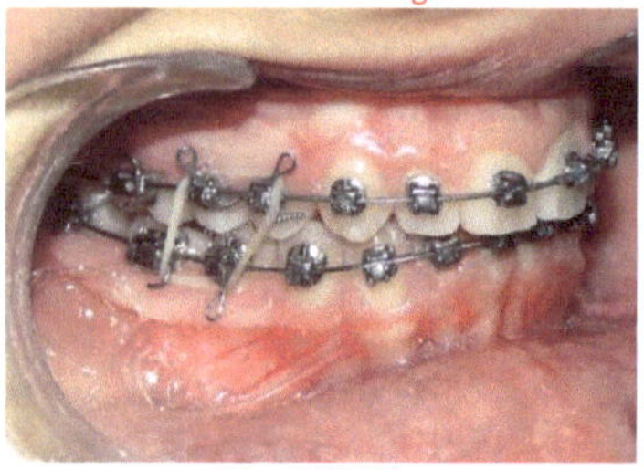

Fig. 5.13.26

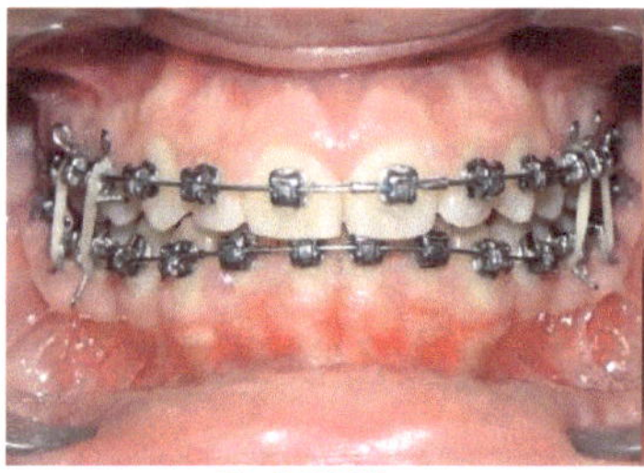

Fig. 5.13.27

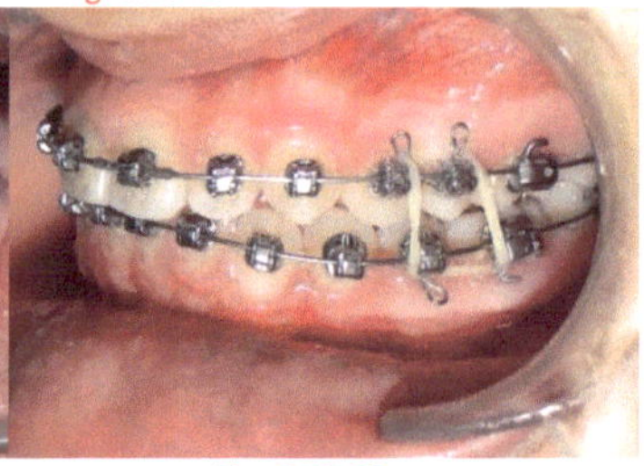

Fig. 5.13.28

ETAPA INTERMEDIA

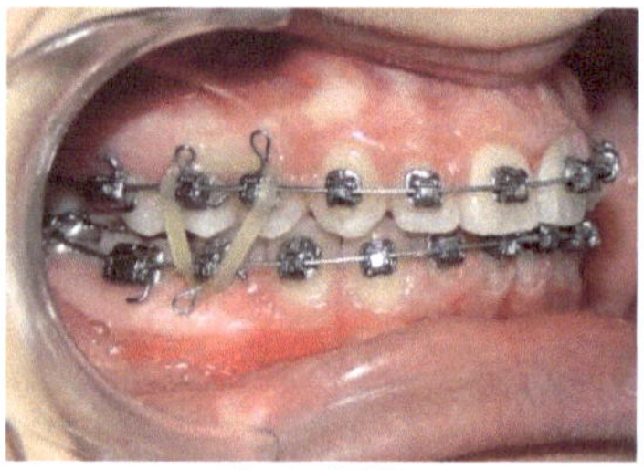

Fig. 5.13.29

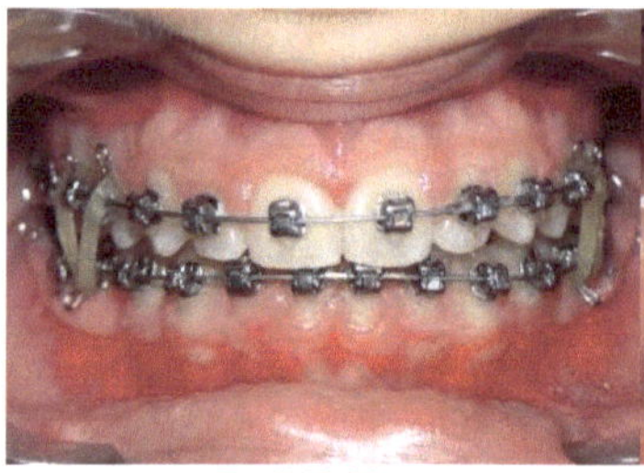

Fig. 5.13.30

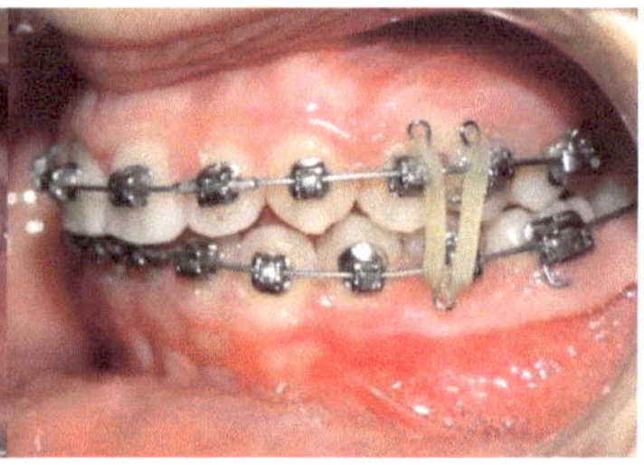

Fig. 5.13.31

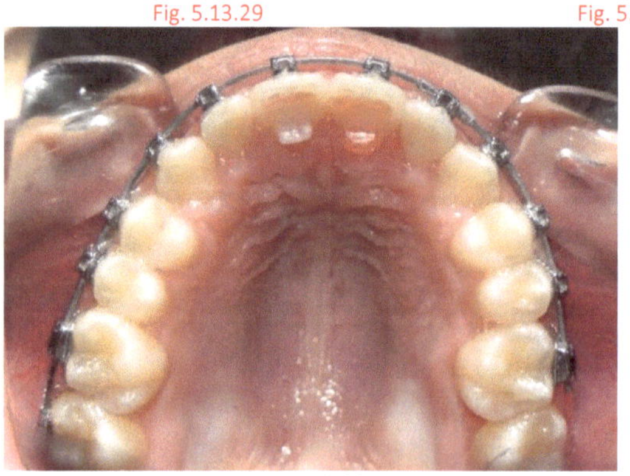

Fig. 5.13.32

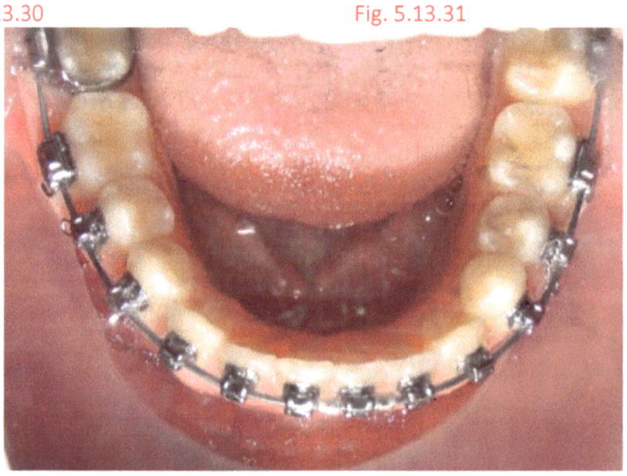

Fig. 5.13.33

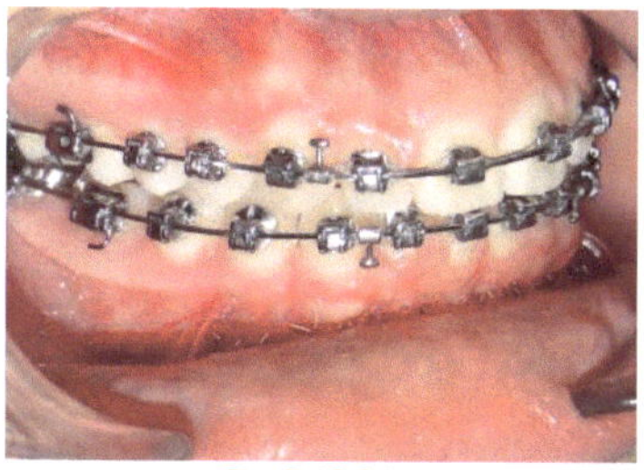

Fig. 5.13.34

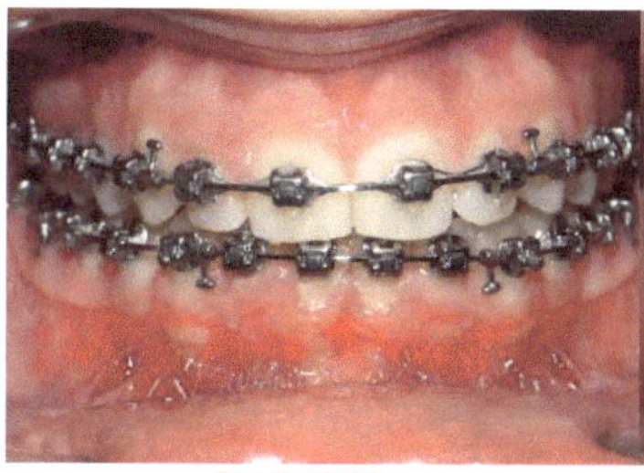

Fig. 5.13.35

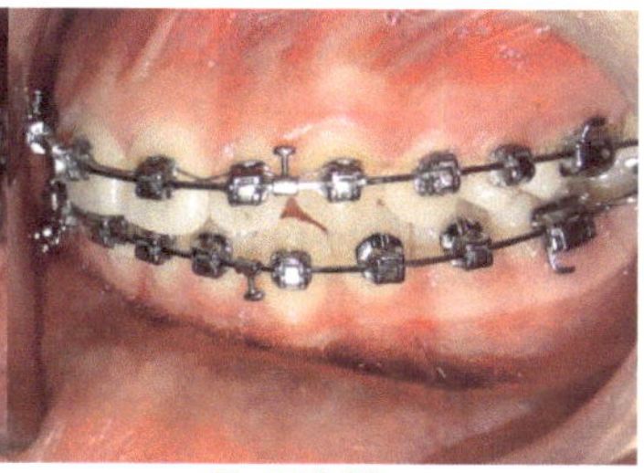

Fig. 5.13.36

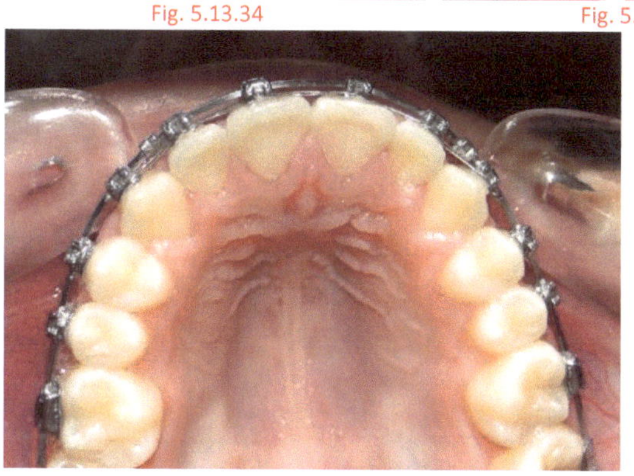

Fig. 5.13.37

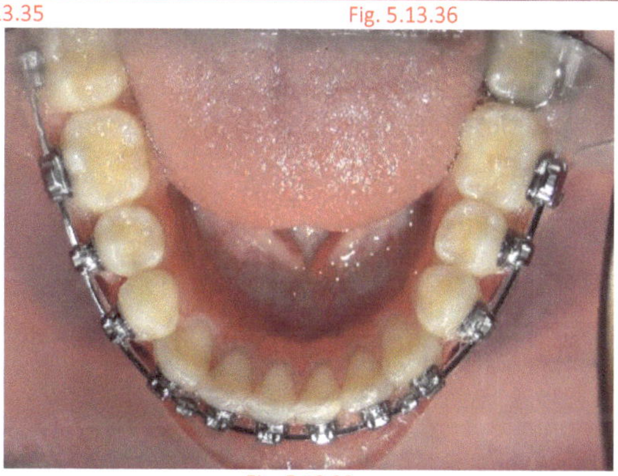

Fig. 5.13.38

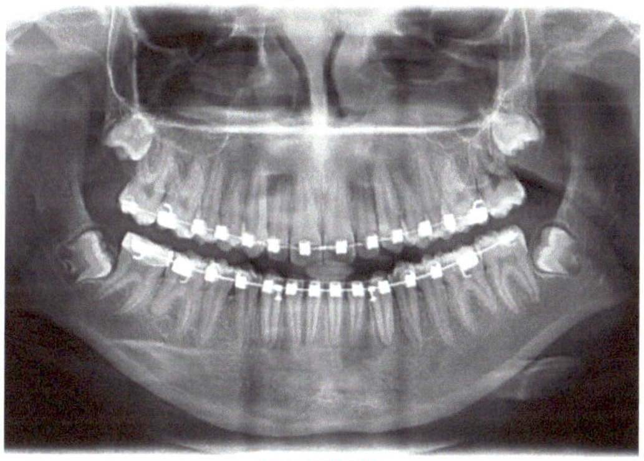

Fig. 5.13.39

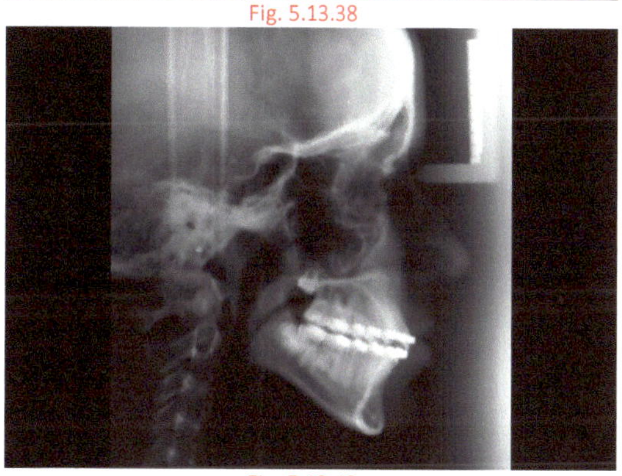

Fig. 5.13.40

Ricketts para Biotipo Facial

INTRATRATAMIENTO 100.70%
05-26-2011 14 Ans 8 Me

Rangos	Menor	Mayor	Valor
Eje Facial	86.5	93.5	86.0
Angulo facial	85.7	91.7	86.8
Ang.Plano Mandibular	20.0	29.0	27.8
Altura Facial Infer.	43.0	51.0	46.6
Arco Mandibular	25.0	33.0	28.0
Convexidad Facial (A)	-1.0	3.0	1.4
Profundidad Maxilar	87.0	93.0	88.0
Inc Inf a A Po(protr)	-1.0	3.0	3.8
Inclinacion Incis.Inf	18.0	26.0	23.6
1er Molar Sup a Ptv	14.0	20.0	21.6
Inc Inf.al Plano Oclu	-0.7	3.3	1.1
Angulo Interincisivo	124.0	136.0	128.1
Protrusion Labio Inf	-4.0	0.0	-2.1
Linea MacNamara a A	0.0	4.0	-2.3
Linea Mac Namara a Po	-4.0	0.0	-7.1

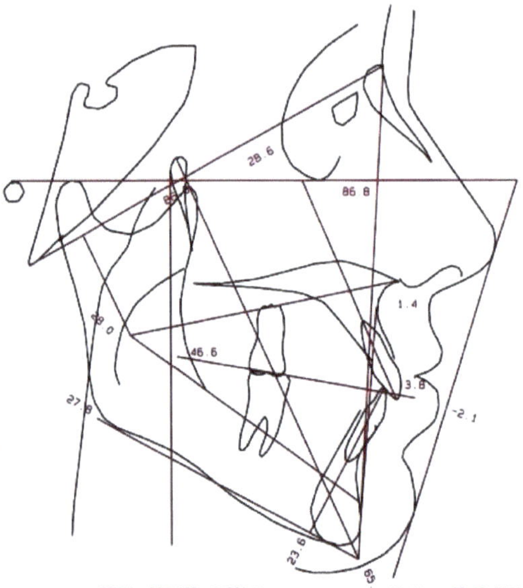

SPANG RICHARD JAUREGUY 10.44 05-27-2011

Fig. 5.13.41

ANALISIS BJORK/JARABAK

INTRATRATAMIENTO 100.70%
05-26-2011 14 Ans 8 Me

Rangos	Menor	Mayor	Valor
Angulo Ar-S-N /silla	118.0	128.0	113.1
Ang.Articular S-Ar-Go	137.0	149.0	151.4
Ang.Goniaco Ar-Go-Me	123.0	137.0	129.5
Suma.Ang.Silla,Art,Go	396.0	396.0	394.0
Base craneal horiz.SN	68.0	74.0	78.9
Base craneo Vert.S-Ar	29.0	35.0	39.7
Ang.Gon.Sup. Ar-Go-N	52.0	55.0	51.7
Ang.Gon.Inf. N-Go-Me	70.0	75.0	77.7
Alt.Rama mand. Ar-Go	39.0	49.0	49.6
Longitud Cuerpo.Go-Me	66.0	76.0	73.5
Alt.Facial.Post, S-Go	70.0	85.0	86.5
Alt.Facial Ant. N-Me	105.0	120.0	130.2
Radio.Alt.Fac.Ant+Pos	63.0	68.0	66.5
Plano Facial S-N-Po	77.0	80.0	80.6

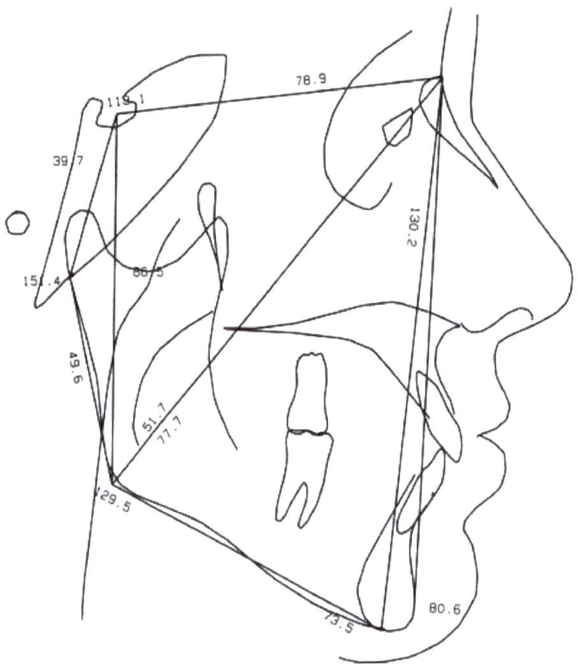

Fig. 5.13.42

MAXILAR INFERIOR	Norma	Inicial	Diferencia	Tendencia
1. Eje Facial	90,00° ± 3	86,00°	-4,00	DOLI
2. Prof. facial (ang. facial)	88,50° ± 3	87,00°	-1,50	DOLI
3. Angulo Plano Mandibular	24,50° ± 4	28,00°	3,50	DOLI
4. Altura Facial Inferior	47,00° ± 4	47,00°	0,00	MESO
5. Arco Mandibular	28,50° ± 4	28,00°	-0,50	DOLI
MAXILAR SUPERIOR				Interpretación
6. Convexidad Facial	2,00mm ± 2	1,40mm	-0,60	PATRON CLASE I ESQ.
7. Profundidad Maxilar	90,00° ± 3	88,00°	-2,00	NORMOGNATIA Sup.
DIENTES				Interpretación
8. Incisivo Inferior A A-Po	1,00mm ± 2	3,80mm	2,80	Incisivo PROTRUIDO
9. Inclinación Incicivo Inferior	22,00° ± 4	24,00°	2,00	NORMOINCLINACION
10. 1er. Molar Superior a Ptv	edad+3 mm ±3	22,00mm	4,00	MESIOPOSICION
11. Inc. Inf. al Plano Oclusal	1,25mm ± 2	1,10mm	-0,15	NORMAL
12. Angulo Interincisivo	130,00° ± 6	128,00°	-2,00	NORMAL
PERFIL BLANDO				Interpretación
13. Protusión Labio Inferior	-2,00mm ± 2	-2,10mm	-0,10	NORMOQUELIA
14. Línea Mc Namara - Pto A	1,00mm ± 1	-2,30mm	-3,30	RETRUSION Maxilar
15. Línea Mc Namara - Po	-2,00mm ± 2	-7,10mm	-5,10	RETRUSION Mandibular

DETERMINACION DEL BIOTIPO FACIAL — **TENDENCIAS PACIENTE**

FACTORES	NORMA	DESV. EST.	AJUSTE POR EDAD	MEDIDAS PAC.	DIFERENCIA	DESVIACIONES
1. Eje Facial	90°	±3.0°	0,00	86,00°	-4,00	-1.33
2. Prof. facial (áng. facial)	87°	±3.0°	1,50	87,00°	-1,50	-0.50
3. Angulo plano mandibular	26°	±4.0°	-1,50	28,00°	3,50	-0.88*
4. Altura facial inferior	47°	±4.0°	0,00	47,00°	0,00	0.00*
5. Arco mandibular	26°	±4.0°	2,50	28,00°	-0,50	-0.13

DOLICO MESO BRAQUI

* El valor cambió de signo

SUMA ALGEBRAICA / 5 = -2,83 / 5 = -0,57

DOLICO SEVERO	DOLICO	DOLICO SUAVE	MESOFACIAL	BRAQUI	BRAQUI SEVERO
-2.0	-1.0	-0.5	0.0	+0.5	+1.0

Descripción: Estudio realizado el 27/05/2011

VERT: -0,57 DOLICO SUAVE a las 11:22:35

Fig. 5.13.43

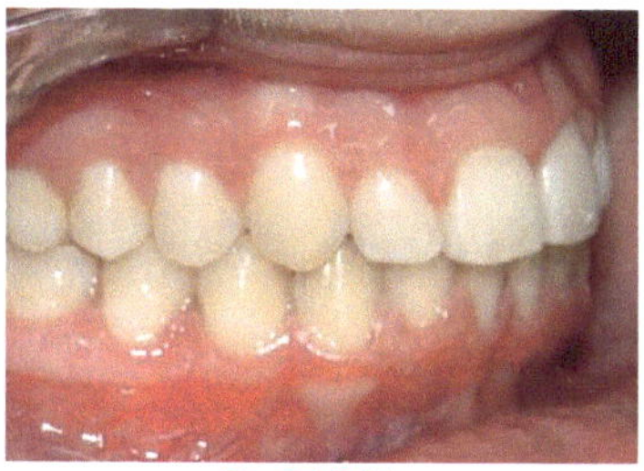

Fig. 5.13.44

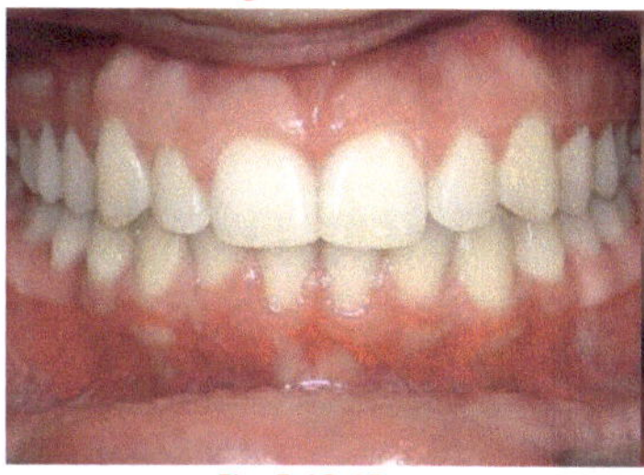

Fig. 5.13.45

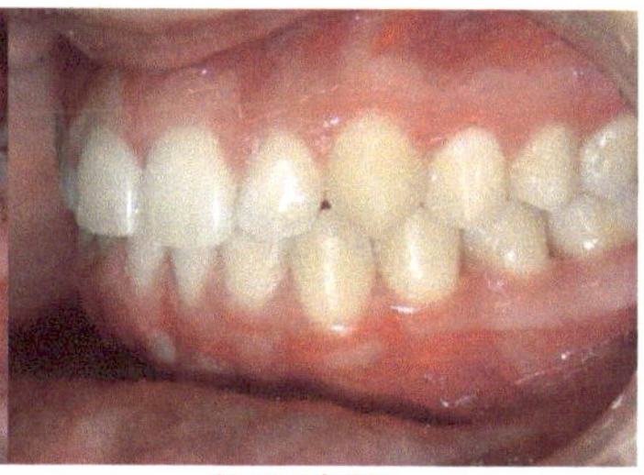

Fig. 5.13.46

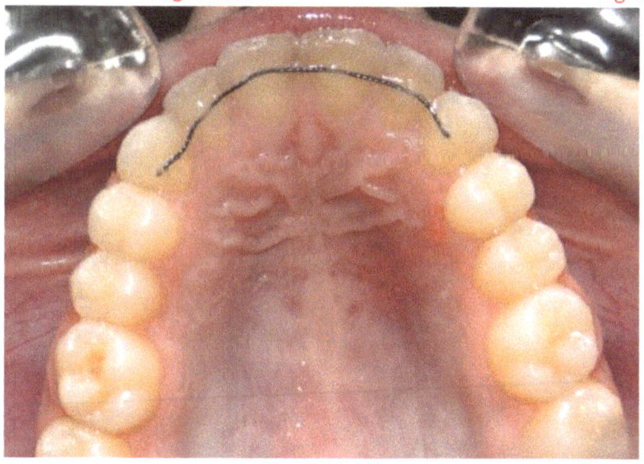

Fig. 5.13.47

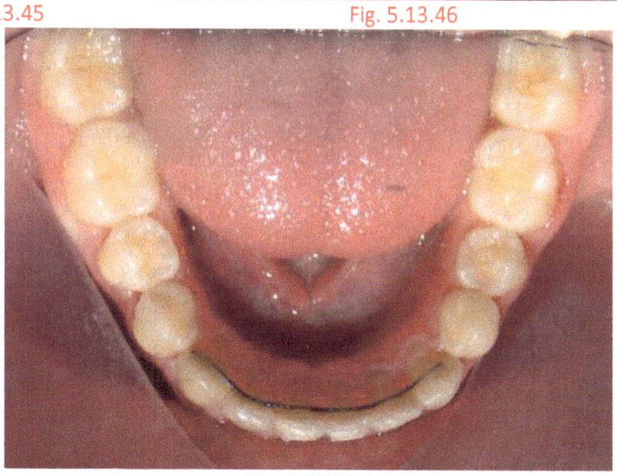

Fig. 5.13.48

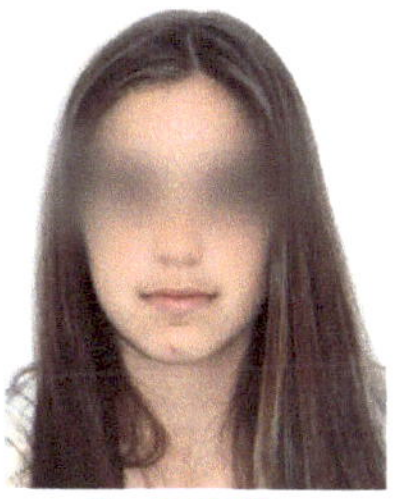

Fig. 5.13.49

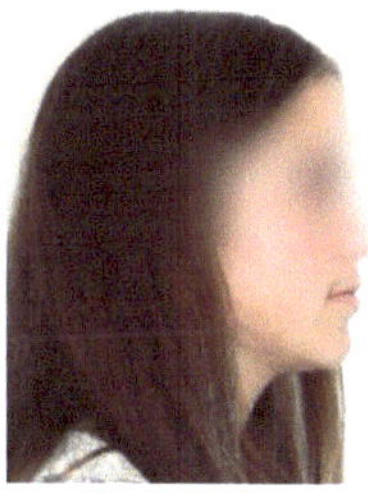

Fig. 5.13.50

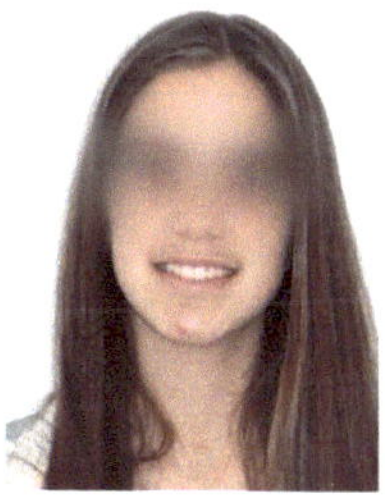

Fig. 3.1.51

La etapa inicial comenzó, en ambas arcadas, con arcos Niti Cu .014, desoclusiones en cara palatina del 1.1 y 2.1, y elásticos 3/16" 2 oz dispuestos entre primeros premolares superiores a 3.6 y 4.6 ver Fig. 5.13.14 a 5.13.18

Obsérvese, en las mismas fotografías, las referencias de cementado en brackets y tubos superiores e inferiores; los primeros nos delatan la intención de no intruir incisivos, mientras que en el arco inferior se aprecia la intención de aplanar la curva de Spee.

Los últimos arcos de la Etapa Inicial, Niti Cu .018 fueron instalados 12 semanas después, se continuó con elásticos 3/16" 2 oz pero ahora con un propósito más definido de extrusión dentoalveolar en sectores posteriores. ver Fig. 5.13.19 a 5.13.23

El "aplanamiento" de la Curva de Spee ver Fig. 5.13.24 a 5.13.25 se materializa, esencialmente, por una serie de acciones-reacciones que suceden en el arco inferior y que podríamos resumir en: intrusión-protrusión de incisivos, extrusión de premolares y extrusión con "enderazamiento" de molares; esta última variante es la que disminuye el espacio de los gérmenes de terceros molares condenándolos a su extracción y, por efecto dominó, corren la misma suerte los superiores.

El citado "camino" para solucionar la sobremordida sin afectar la exposición vertical de los incisivos superiores es bien perceptible en las fotos correspondientes a la ETAPA INTERMEDIA ver Fig. 5.13.26 a 5.13.33 cumplida con arcos Niti Cu .014 x .025 y .018 x .025 a los que se sumaron elásticos 3/16" 4 oz.

Por último en la Mecánica Mayor, ver Fig. 5.13.34 a 5.13.38 los arcos de acero .019 x .025, postes y su rigidez terminan un trabajo vertical iniciado muy suavemente en la Etapa Inicial, dicho arco no es "antibiológico" ya que es precedido, como observamos, de una progresión de arcos Niti Cu.

Las fotos intrabucales finales ver Fig. 5.13.44 a 5.13.48 nos muestran una corrección de la sobremordida mientras que en las extraorales apreciamos un mantenimiento de la buena exposición vertical en los incisivos-caninos superiores. ver Fig. 5.13.49 a 5.13.51

En el comparativo de las RX panorámicas pre y postratamiento se observa claramente, tanto la disminución de espacio como un cierto cambio desfavorable en la angulación de los gérmenes de 3os. Molares inferiores.

Figs. 5.13.52 a 5.13.64

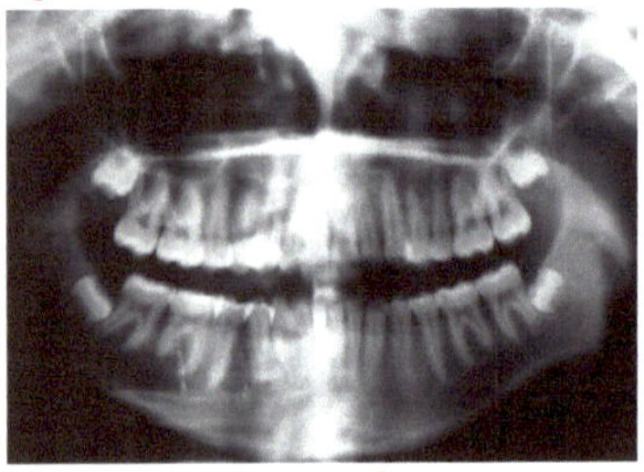

Fig. 3.13.52

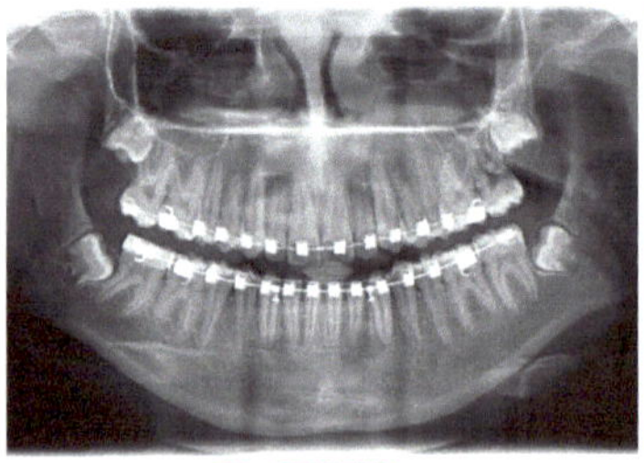

Fig. 3.13.53

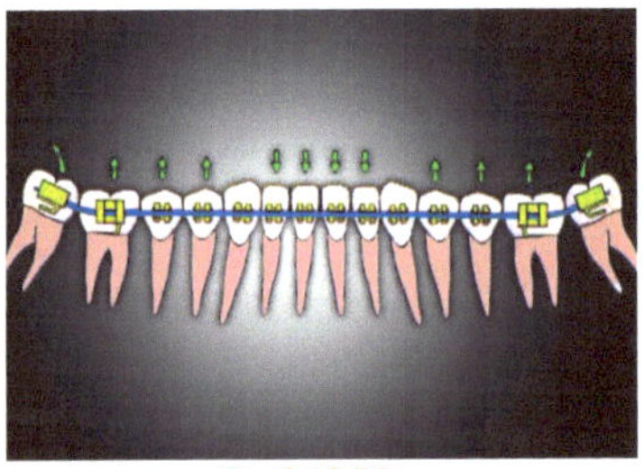

Fig. 3.13.54

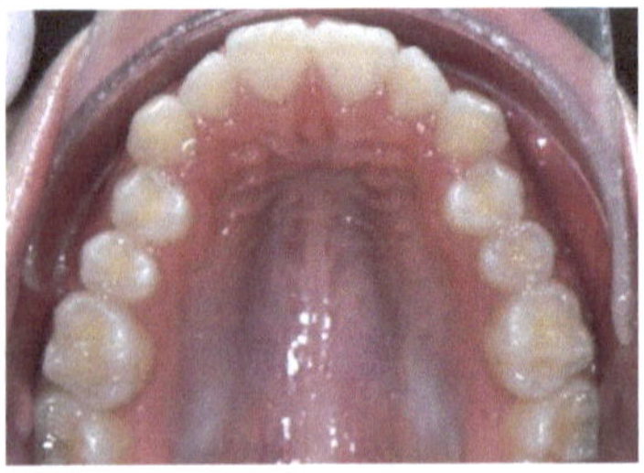

Fig. 3.13.55

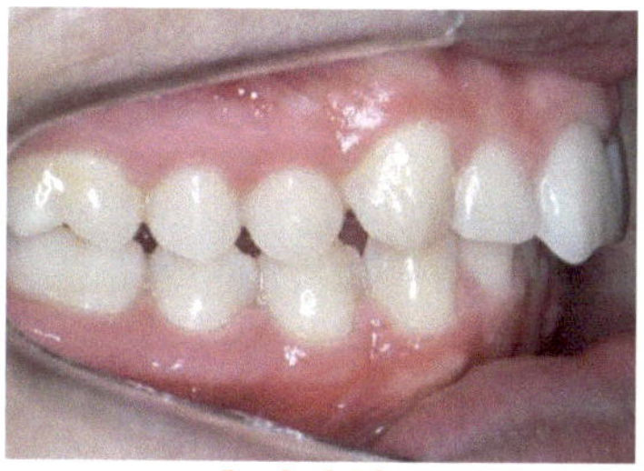

Fig. 3.13.56

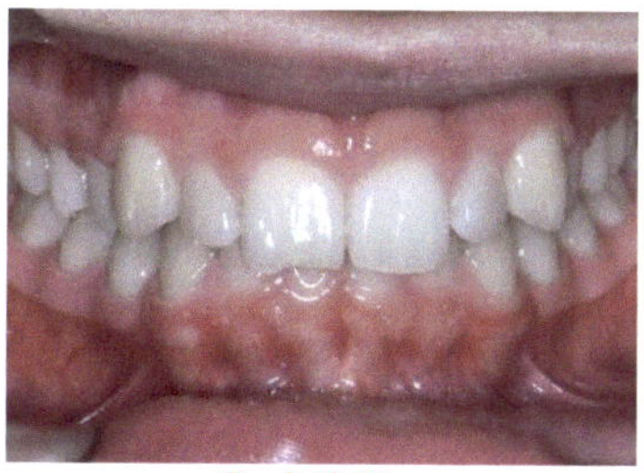

Fig. 3.13.57

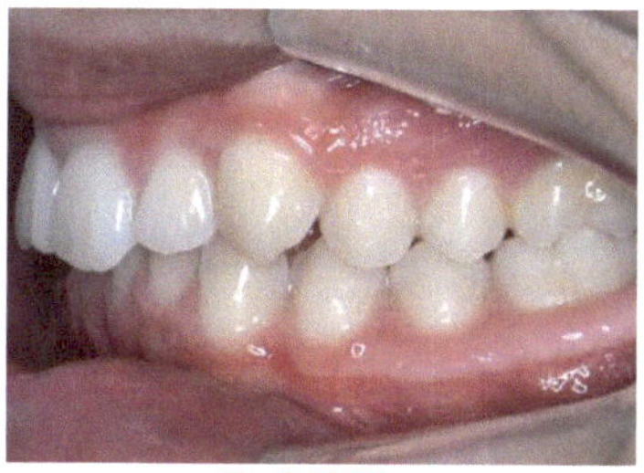

Fig. 3.13.58

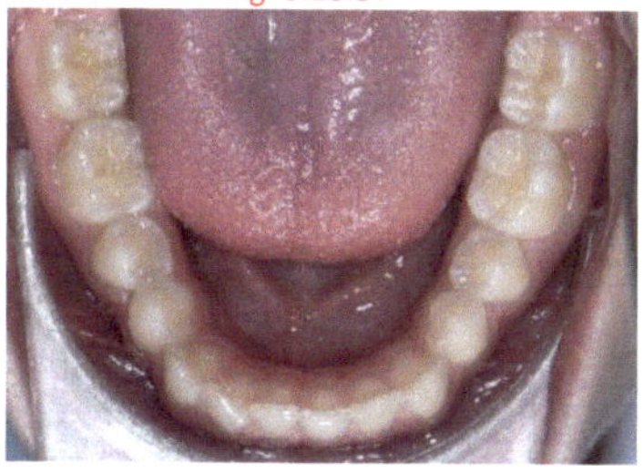

Fig. 3.13.59

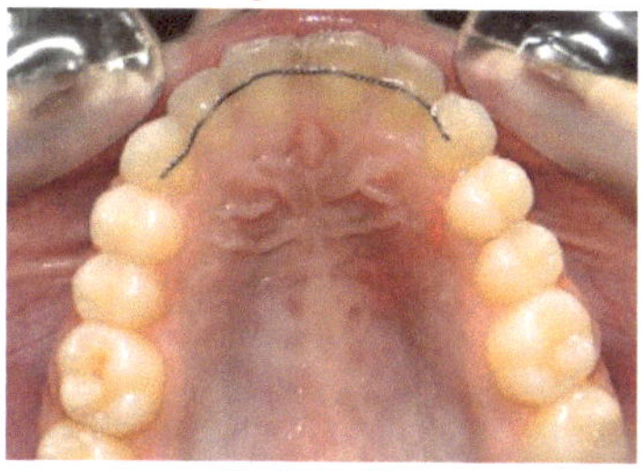

Fig. 3.13.60

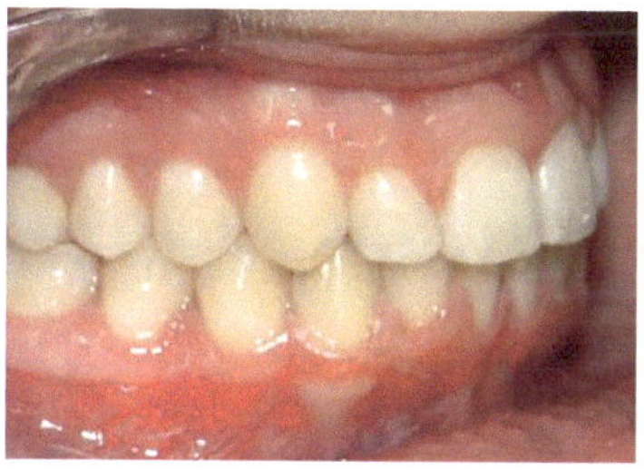

. Fig. 3.13.61

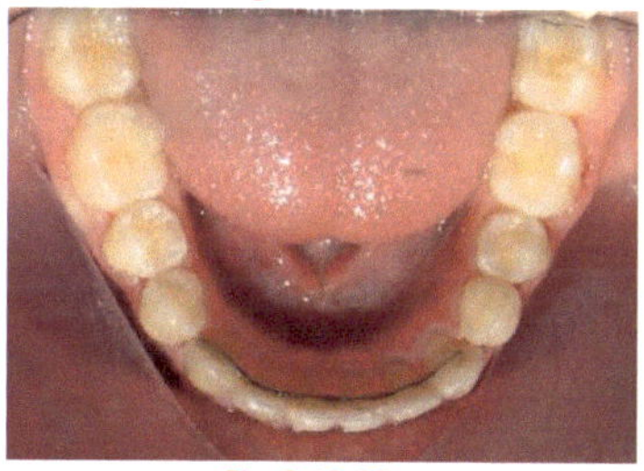

Fig. 3.13.62

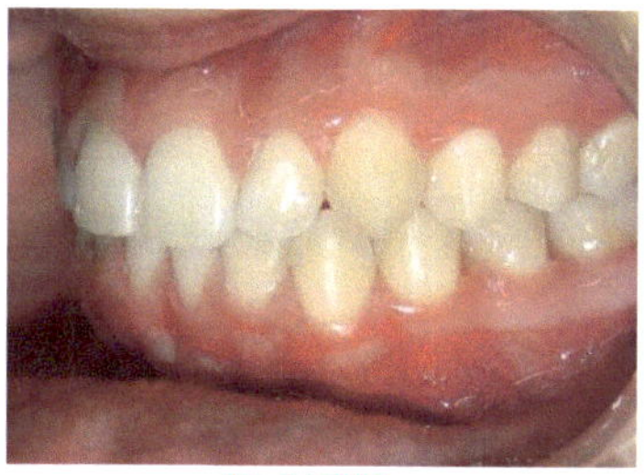

Fig. 3.13.63

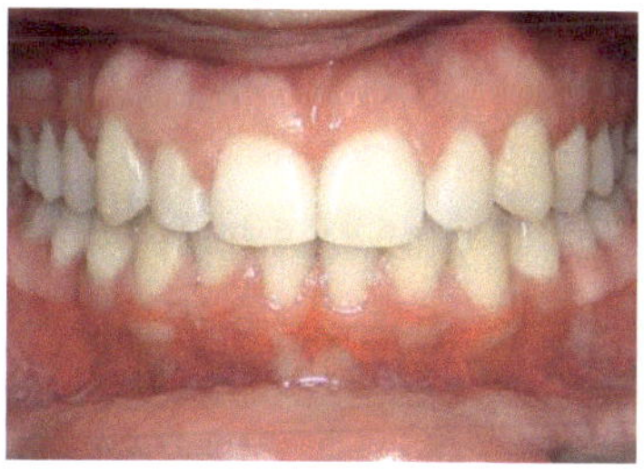

Fig. 3.13.64

CASO 12

INTRODUCCIÓN

Otra mecánica que “Resta” espacio a los terceros molares es el distalamiento, tanto superior como inferior; de este tema trata el caso Nº 12 pero también se repetirá la “historia” en los casos Nº 13 y Nº 14 expuestos en los capítulos siguientes de este libro.

Figs. 5.13.65 - 5.13.80

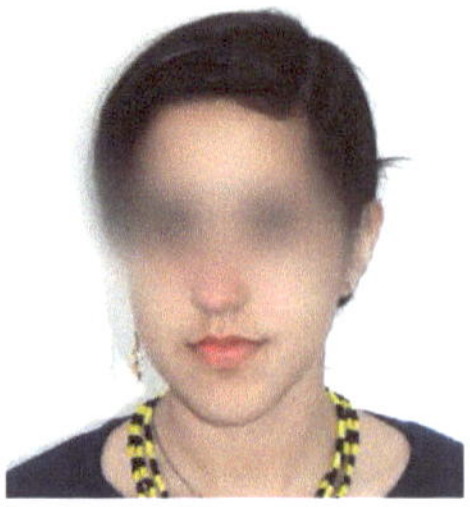
Fig. 3.13.65

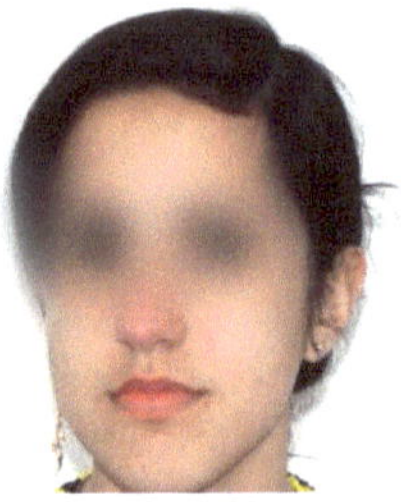
Fig. 3.13.66

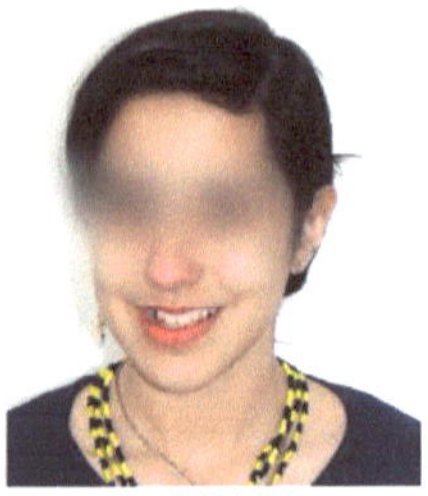
Fig. 3.13.67

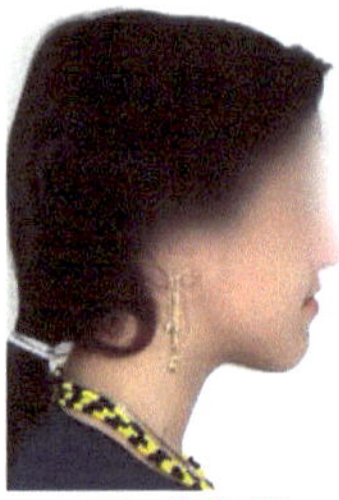
Fig. 3.13.68

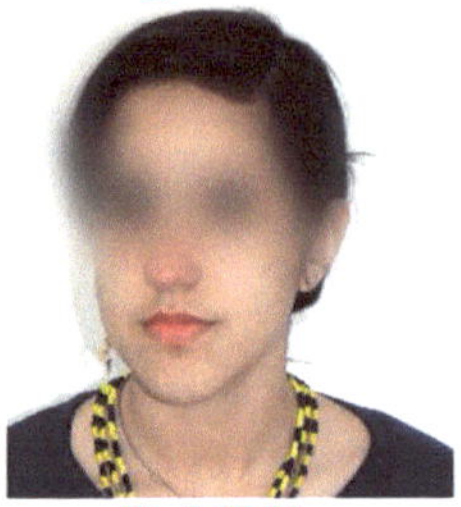
Fig. 3.13.69

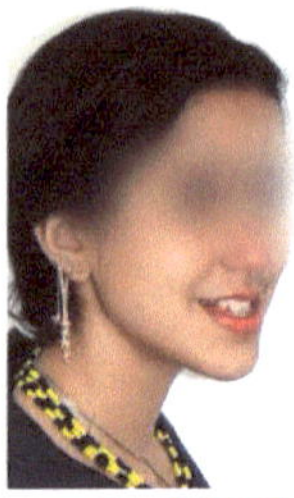
Fig. 3.13.70

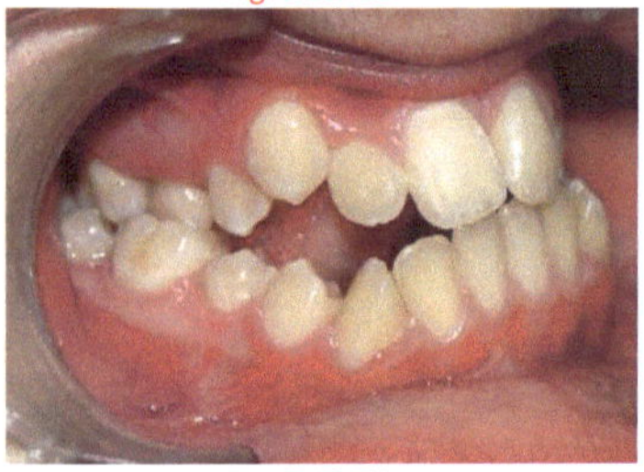
Fig. 3.13.71

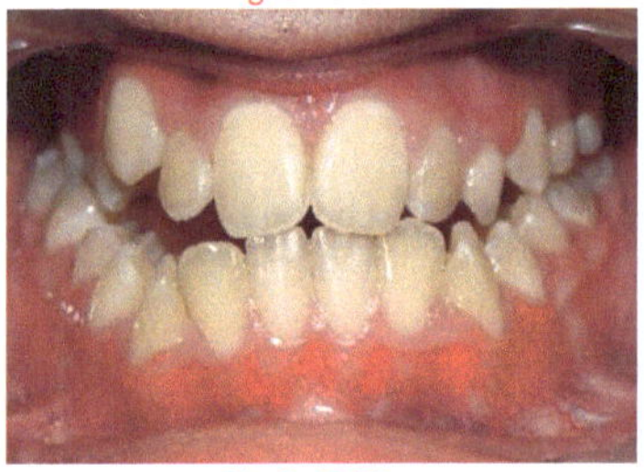
Fig. 3.13.72

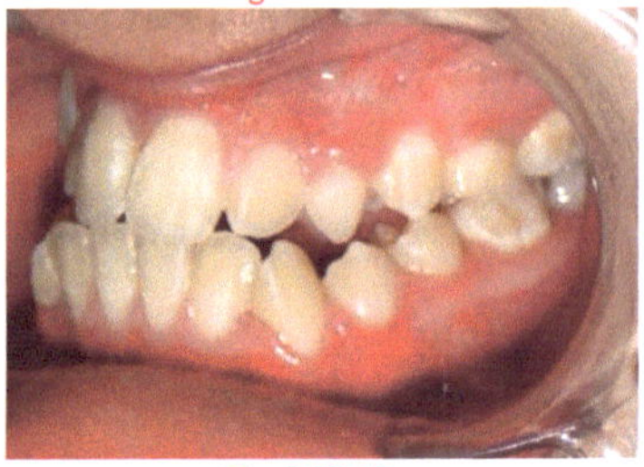
Fig. 3.13.73

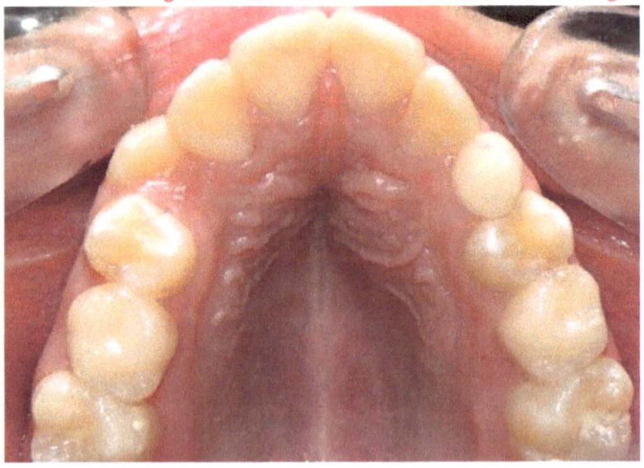
Fig. 3.13.74

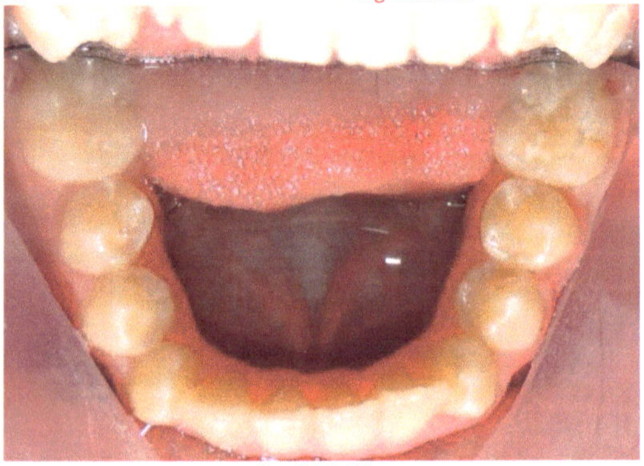
Fig. 3.13.75

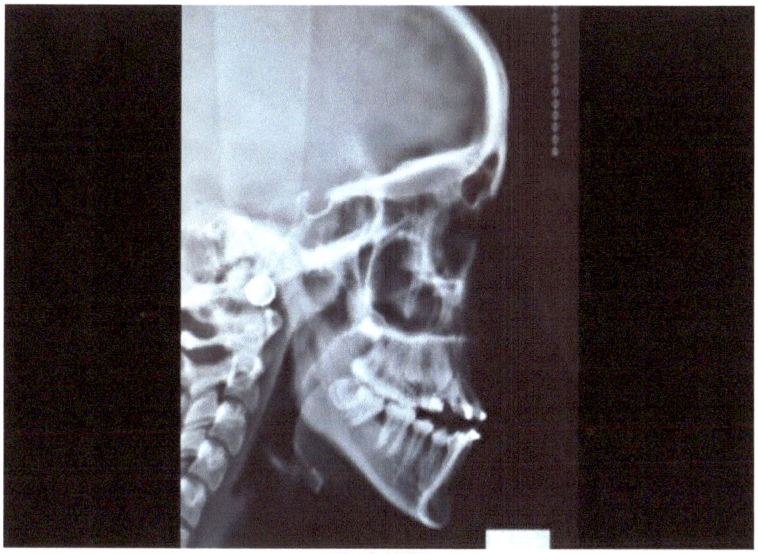

Fig. 3.13.76

Ricketts 32 Factores Hoja 2

PRETRAT.HOR.VERDAD 100.20%
07-25-2011 13 Ans 6 Me

Rangos	Menor	Mayor	Valor
Protrusion Labio Inf	-4.0	0.0	-3.1
Longitud Labio Super.	22.0	26.0	29.9
Comisura a Plano Ocl.	-3.0	-3.0	-9.2
Angulo facial	85.3	91.3	87.7
Eje Facial	86.5	93.5	84.8
Cono Facial	64.5	71.5	58.5
Ang.Plano Mandibular	20.3	29.3	33.8
Profundidad Maxilar	87.0	93.0	85.6
Altura Maxilar	55.4	61.4	66.5
Inclinacion Pl.Palat.	-2.5	4.5	2.1
Deflecclon Craneal	24.0	31.0	27.0
Longitud Craneal	52.5	57.5	56.7
Altura Facial Poster.	51.7	58.3	63.0
Posicion de la Rama	73.0	79.0	74.0
Localiz. del Porion	-41.5	-37.0	-45.0
Arco Mandibular	24.5	32.5	23.9
Longitud cuerpo Mand.	70.3	75.7	74.3

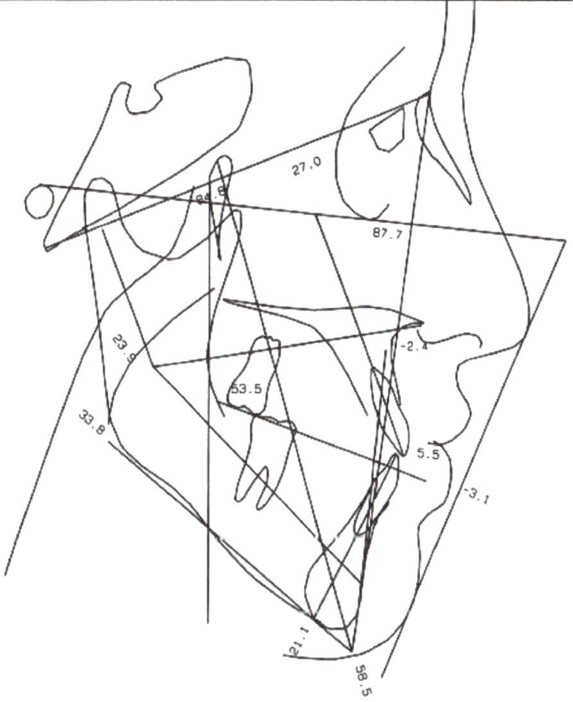

Fig. 3.13.77

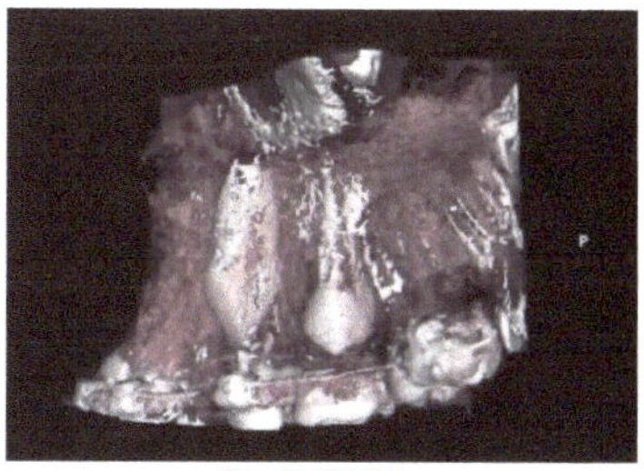

Fig. 3.13.78

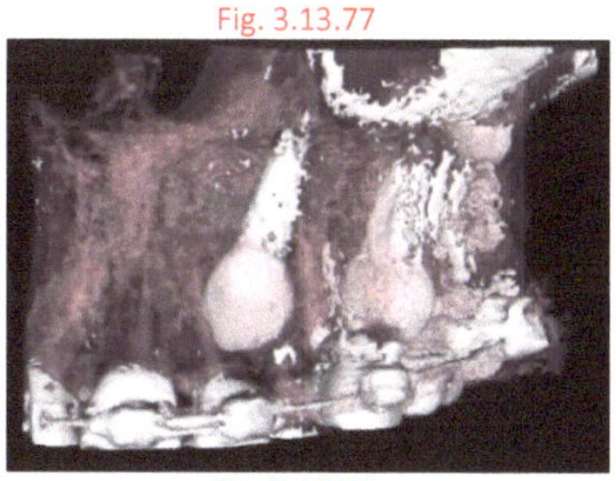

Fig. 3.13.79

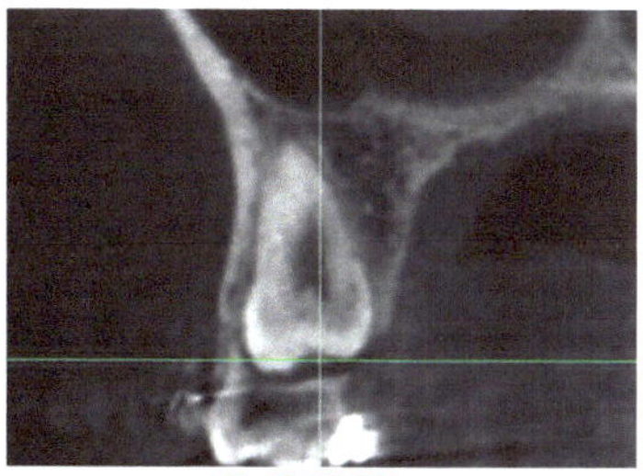

Fig. 3.13.80

RESUMEN DIAGNÓSTICO Y PLAN DE TRATAMIENTO

Esta paciente comenzó su tratamiento muy cerca de los 14 años, con una experiencia Ortodóntica anterior no muy alentadora en cuanto a los objetivos alcanzados.

En la vida lo que pasó ya es pasado, hay que mirar hacia adelante y, en algunas circunstancias como esta, buscar otras soluciones a los problemas presentes.
Se trataba de un caso con biotipología dólica o divergente basal, y con una ligera asimetría esqueletal en la que el sector derecho mandibular era algo mayor que el izquierdo aspecto que es apreciable en las fotos extraorales ver Fig. 5.13.65 a 5.13.70

Dentariamente existía agenesia del 1.5 con permanencia en boca del segundo molar temporario superior derecho; en el cuadrante superior izquierdo existía la retención del 2.3 y 2.5 en un posicionamiento favorable habida cuenta de lo que nos mostraba la microtomografía de la zona ver Fig. 5.13.71 a 5.13.80

Desde el análisis dentario transversal observábamos un déficit superior particularmente apreciable en el sector derecho; en lo anteroposterior y vertical existía una pronunciada clase III molar y canina con un sector incisivo sin adecuado resalte anterior y vertical.ver Fig. 5.13.71 a 5.13.73

También coexistía una pequeña asimetría dentaria superior con línea media desviada hacia la izquierda lo que es observable en las fotos faciales

Existían gérmenes de los terceros molares superiores e inferiores, un tópico no menor como apreciarán los colegas lectores en el desarrollo de éste caso clínico; también era constatable un problema en el esmalte (descalcificaciones) en varias piezas dentarias.
El plan de tratamiento consistía en la solución transversal, vertical, anteroposterior, de asimetría dentaria y de las retenciones de las piezas 2.3 y 2.5.

Fueron utilizados como "vehículos terapéuticos" el sistema Damon modelo Q, con prescripción de bajo torque en los incisivos superiores ver Fig. 5.13.81 a 5.13.83

La mecánica de distalamiento inferior fue "auxiliada" con T.A.D.S Vector (Ormco) de 12 mm de longitud y 2 mm de diámetro que se insertaron en el "balcón" óseo vestibular mandibular entre primeros y segundos molares inferiores. La retracción anteroinferior necesita una fuerza cercana a los 400 grs. por sector que se conseguiría por la sumatoria de resortes de 250 grs. y elásticos 5/16" 4 oz pero que requería, inevitablemente, la extracción de los gérmenes de terceros molares inferiores para generar el **espacio** distal hacia donde son desplazados las piezas dentarias en dicha mecánica. ver Fig. 5.13.84 a 5.13.93

Figs. 5.13.81 a 5.13.93

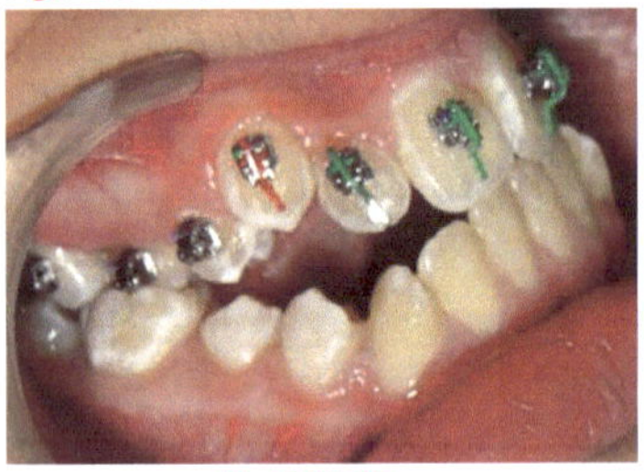

Fig. 3.13.81

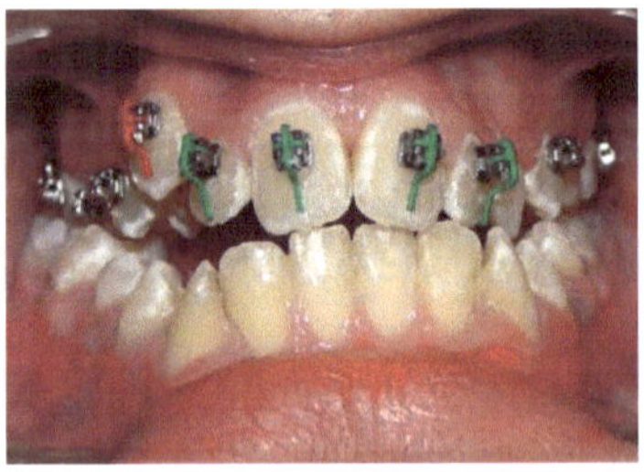

Fig. 3.13.82

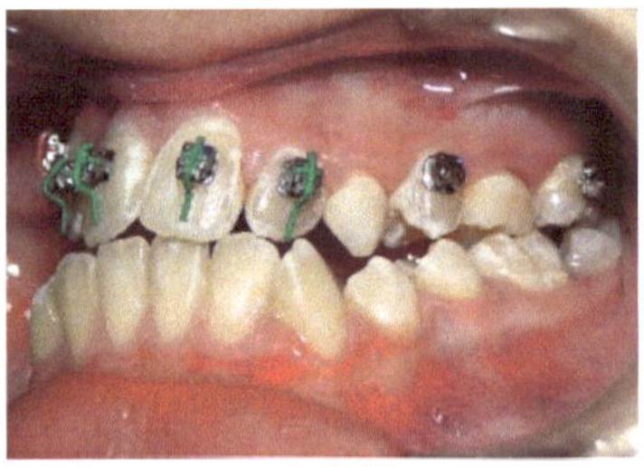

Fig. 3.13.83

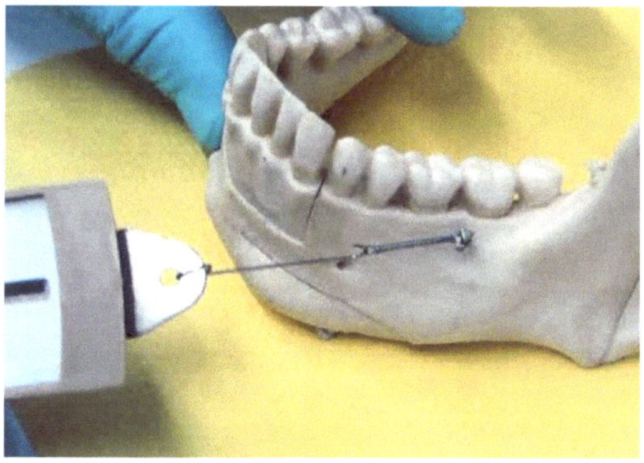

Fig. 3.13.84

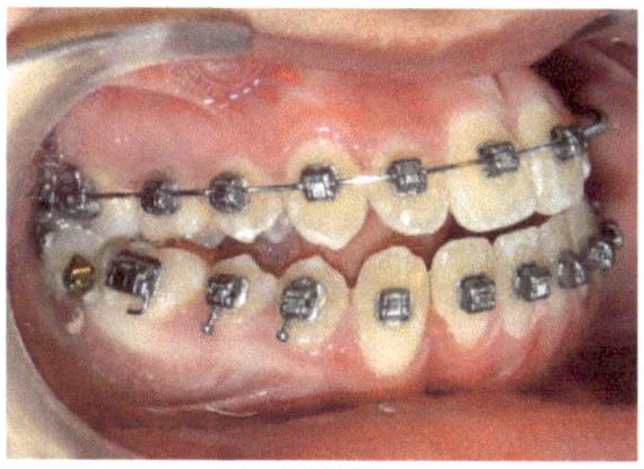

Fig. 3.13.85

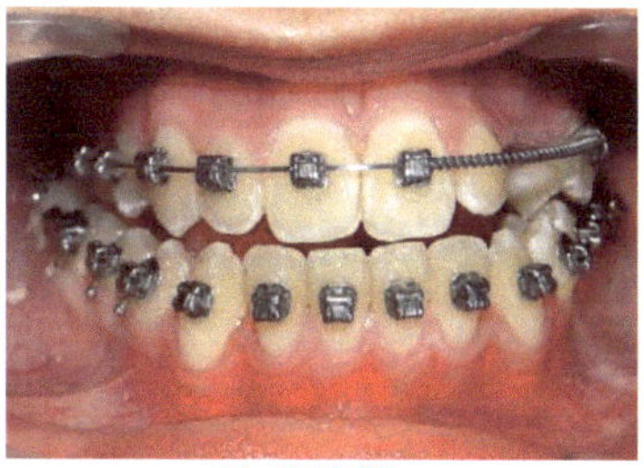

Fig. 3.13.86

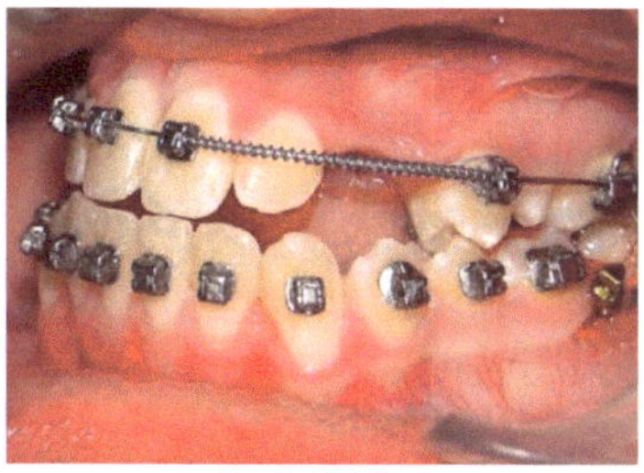

Fig. 3.13.87

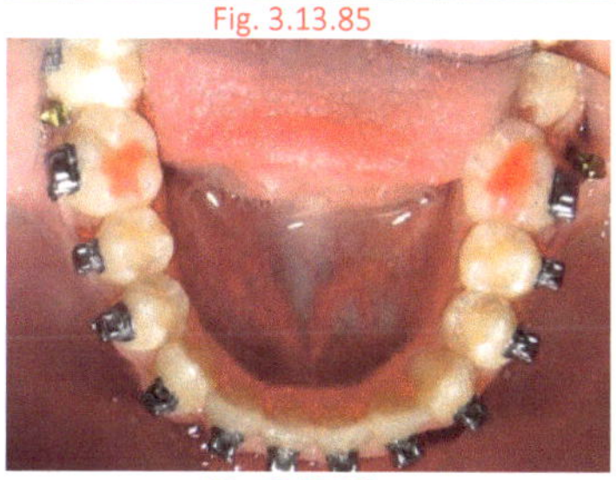

Fig. 3.13.88

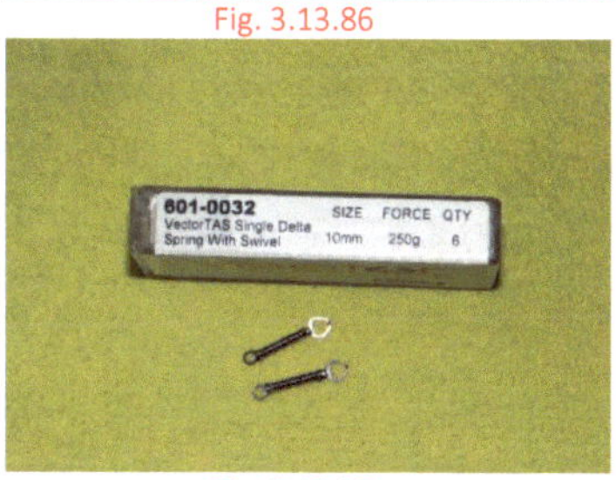

Fig. 3.13.89

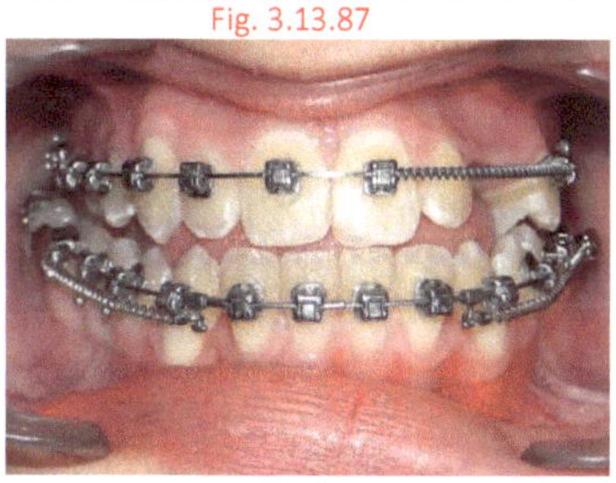

Fig. 3.13.90

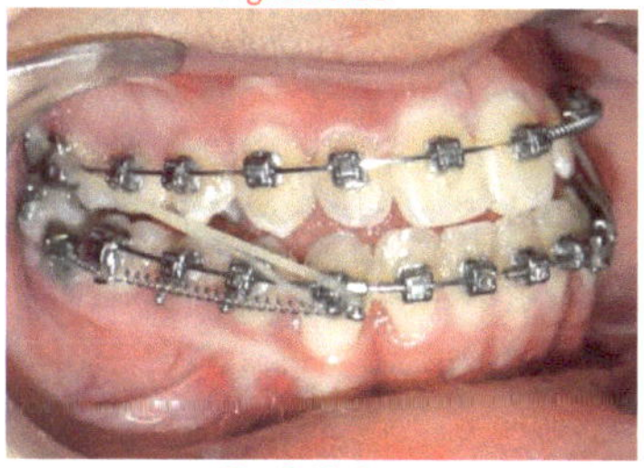

Fig. 3.13.91

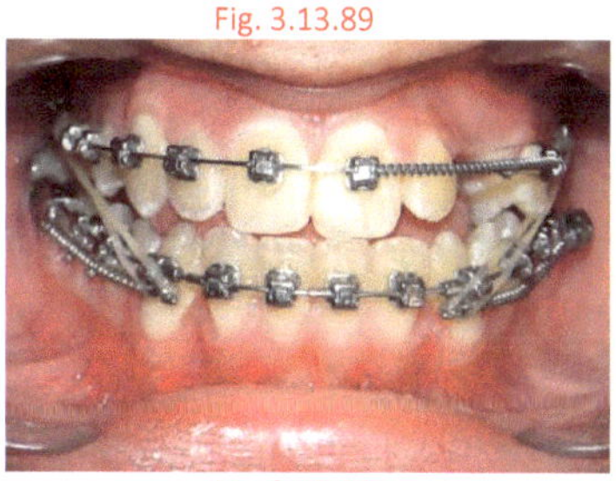

Fig. 3.13.92

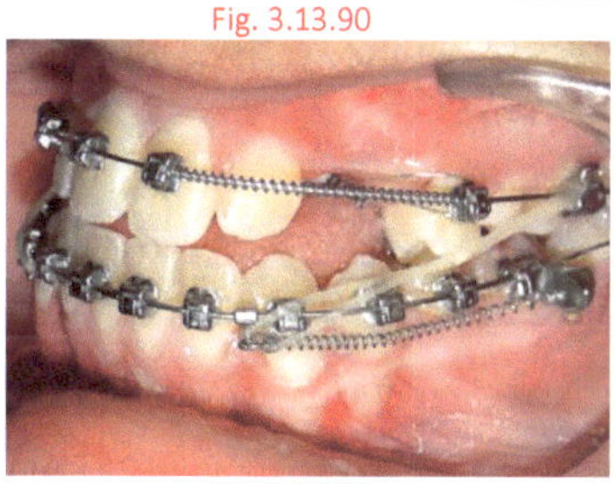

Fig. 3.13.93

EVOLUCION DEL TRATAMIENTO EN SUS ETAPAS

ETAPA INICIAL

Figs. 5.13.94 a 5.13.135

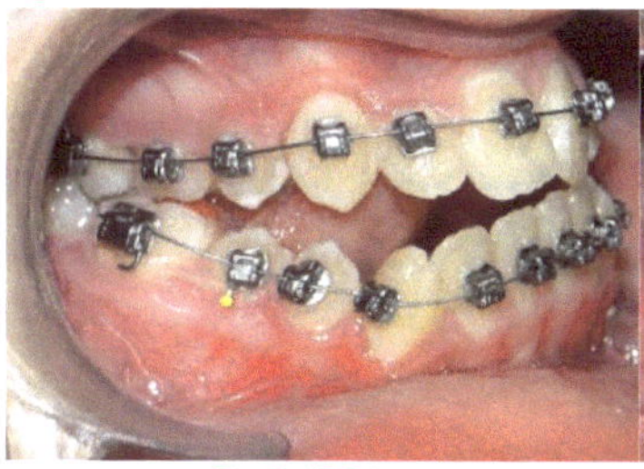

Fig. 3.13.94

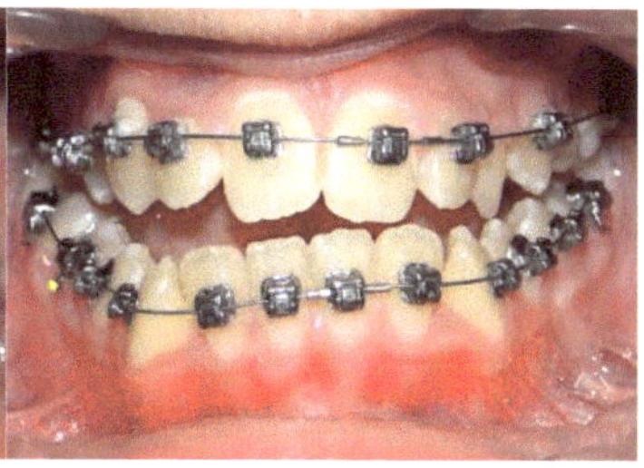

Fig. 3.13.95

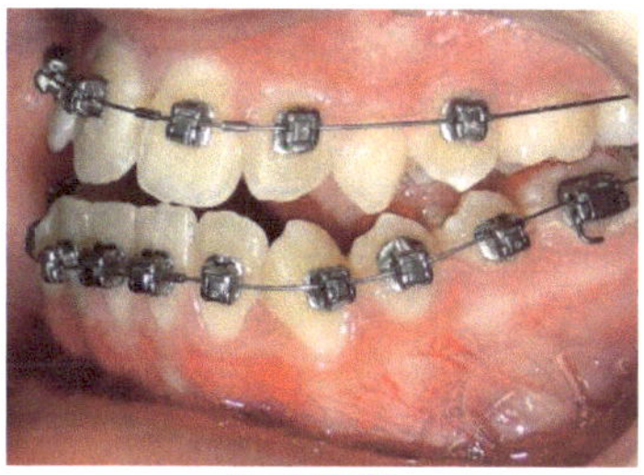

Fig. 3.13.96

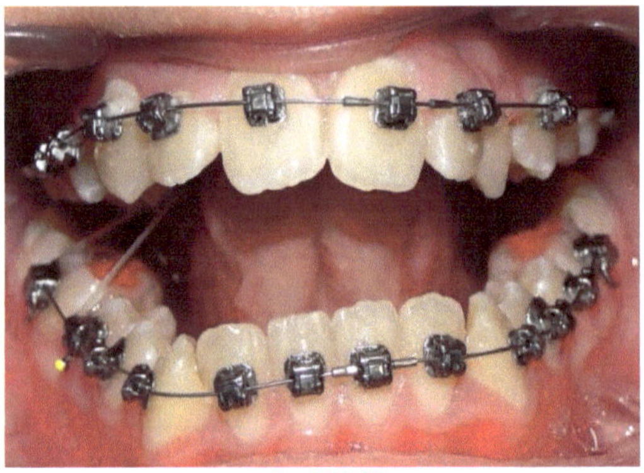
Fig. 3.13.97

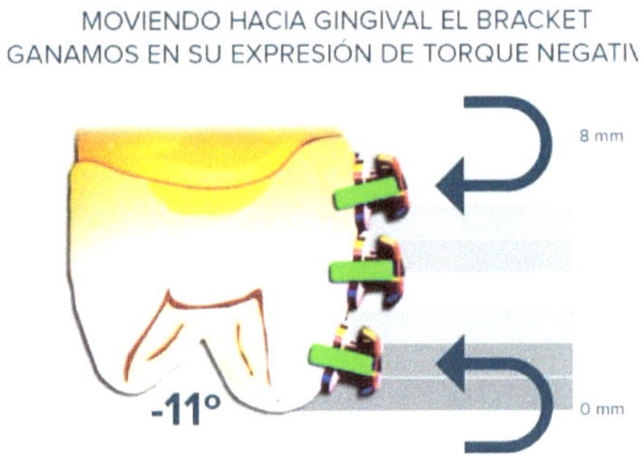

Fig. 3.13.98

ETAPA INTERMEDIA

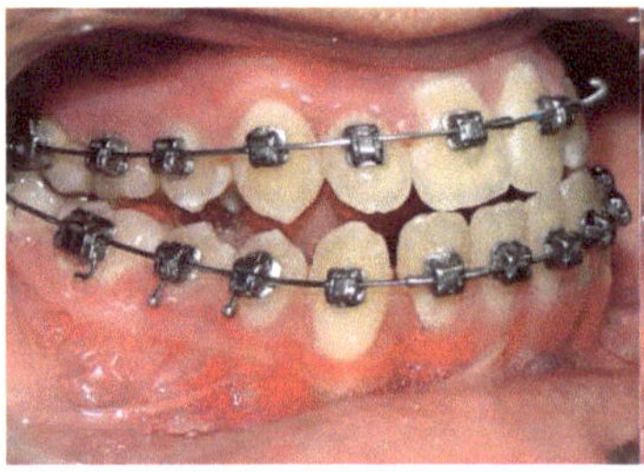
Fig. 3.13.99

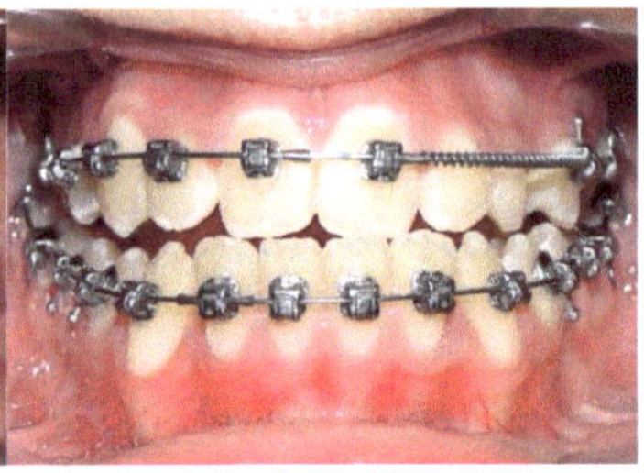
Fig. 3.13.100

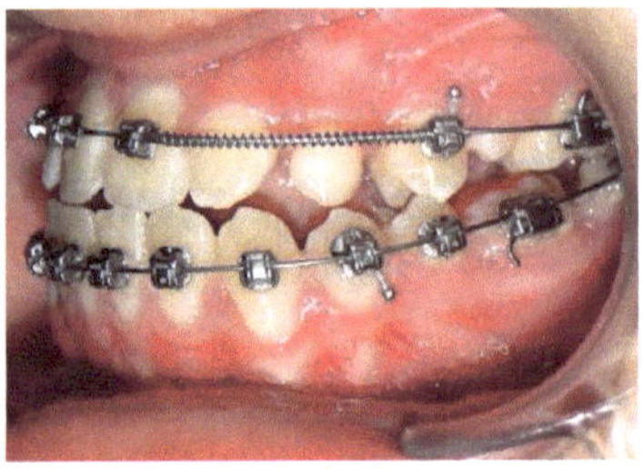
Fig. 3.13.101

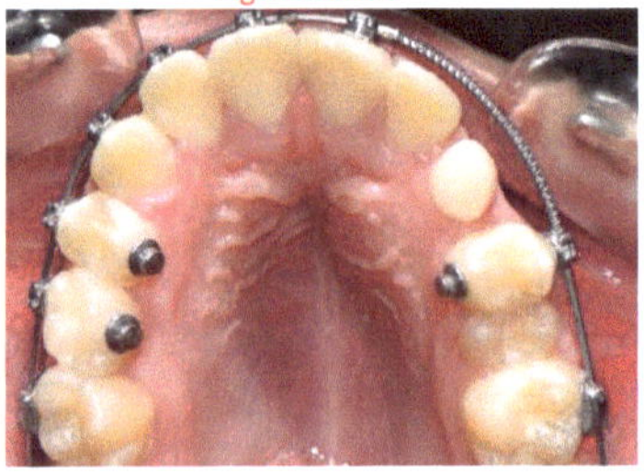
Fig. 3.13.102

MECÁNICA

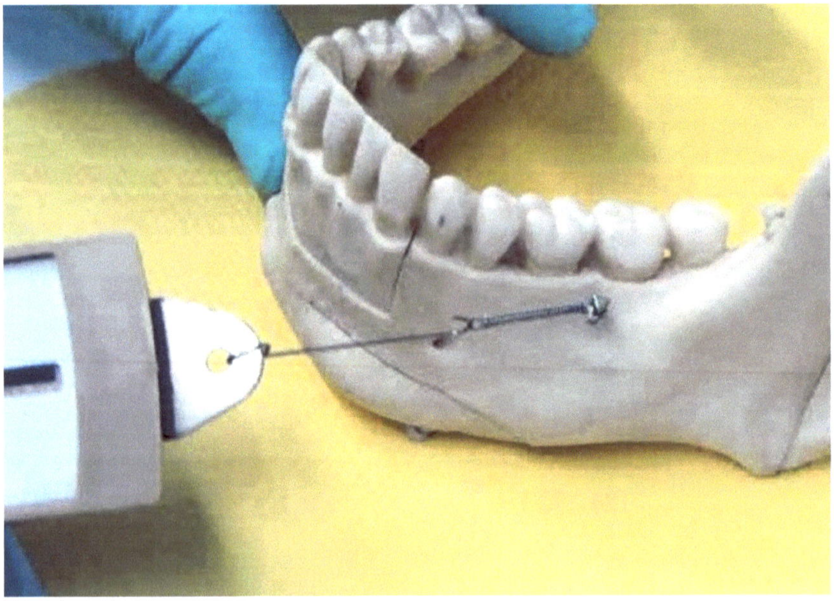
Fig. 3.13.103

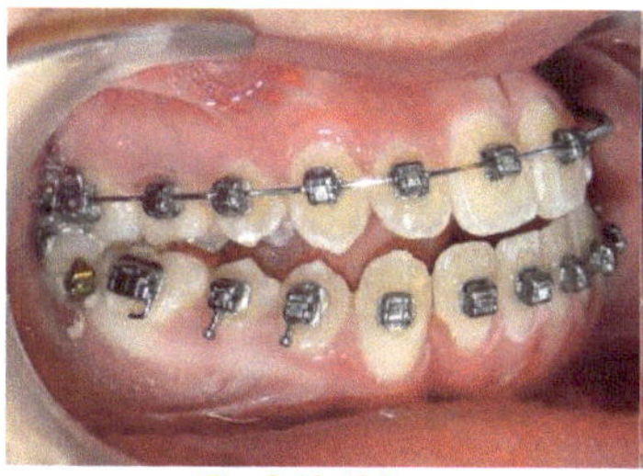

Fig. 3.13.104

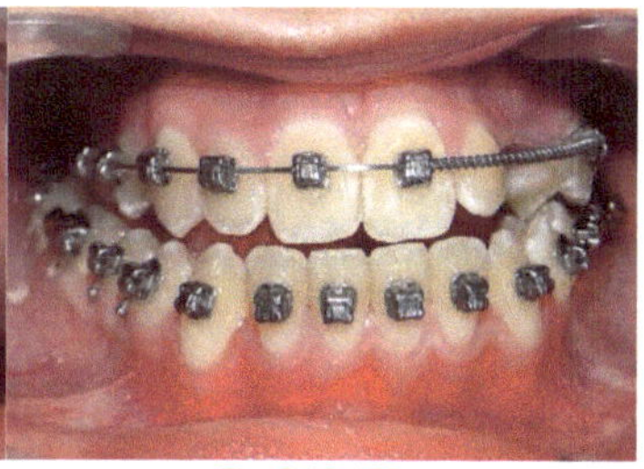

Fig. 3.13.105

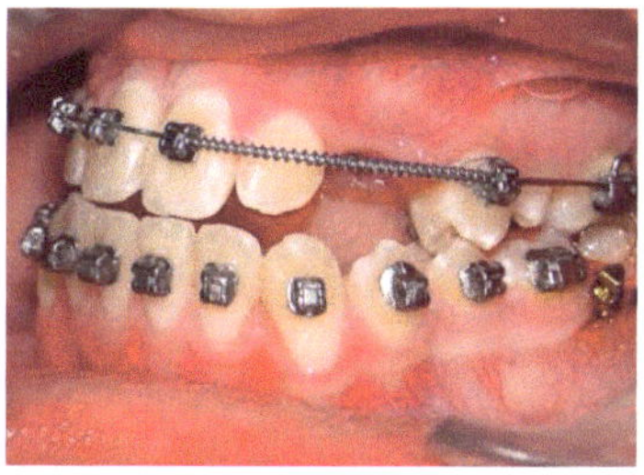

Fig. 3.13.106

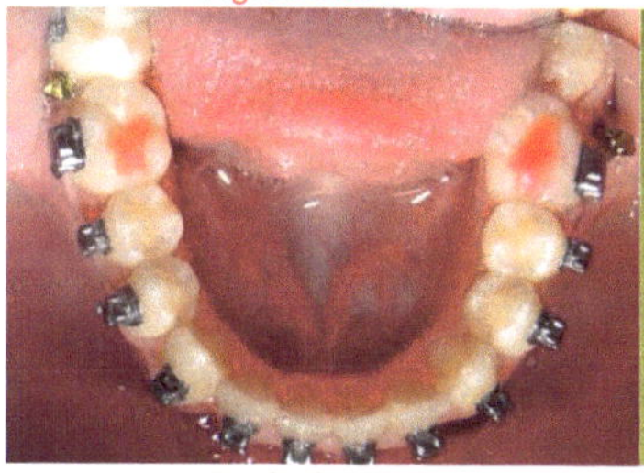

Fig. 3.13.107

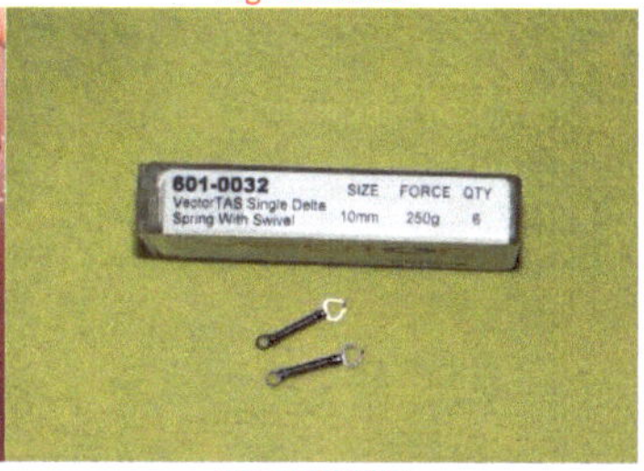

Fig. 3.13.108

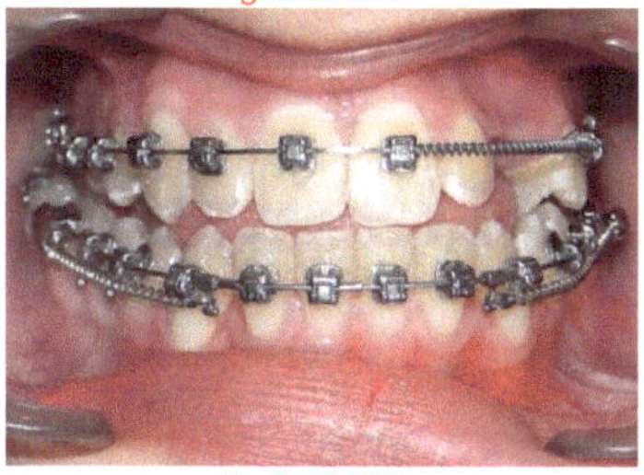

Fig. 3.13.109

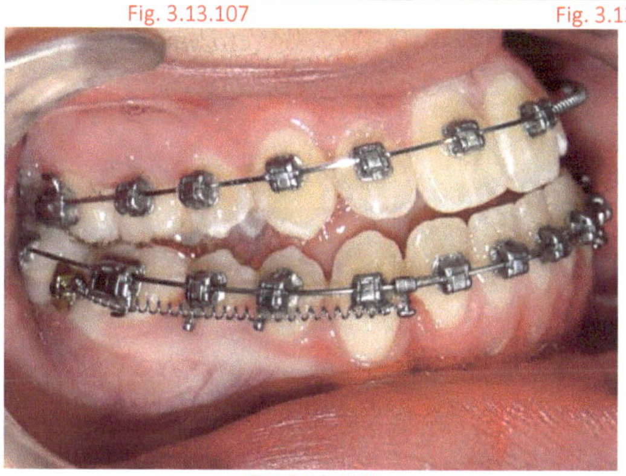

Fig. 3.13.110

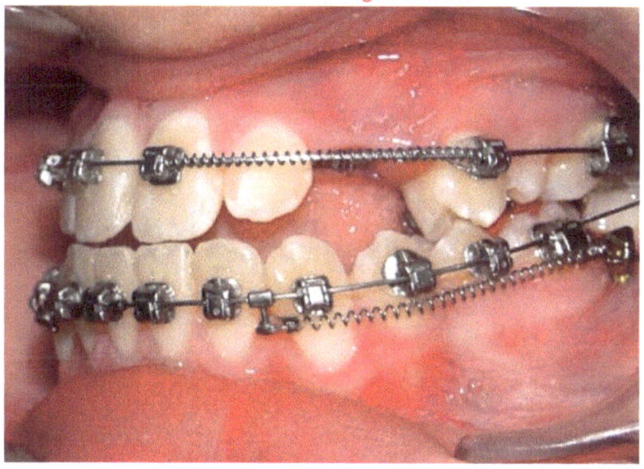

Fig. 3.13.111

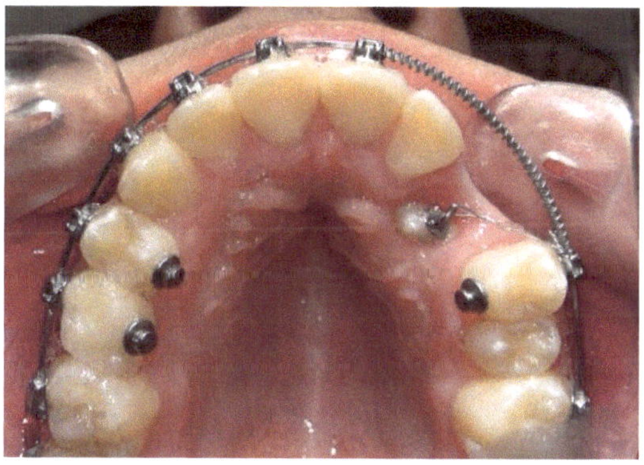

Fig. 3.13.112

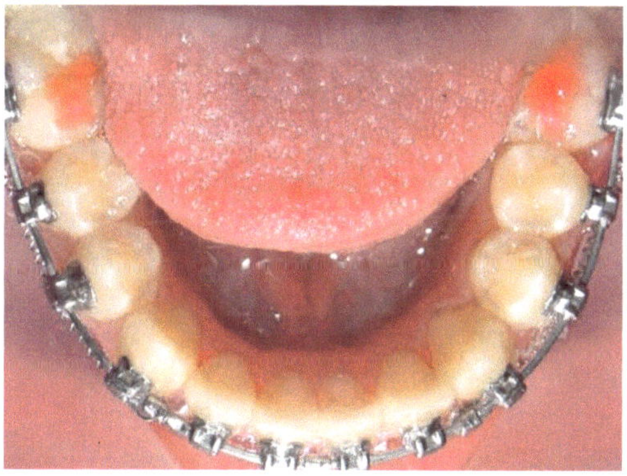

Fig. 3.13.113

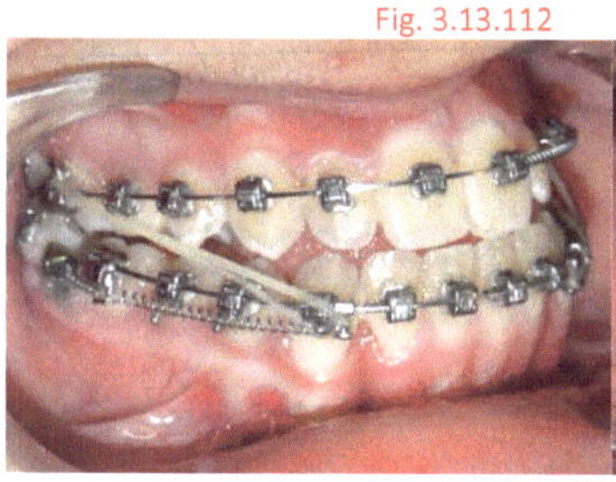

Fig. 3.13.114

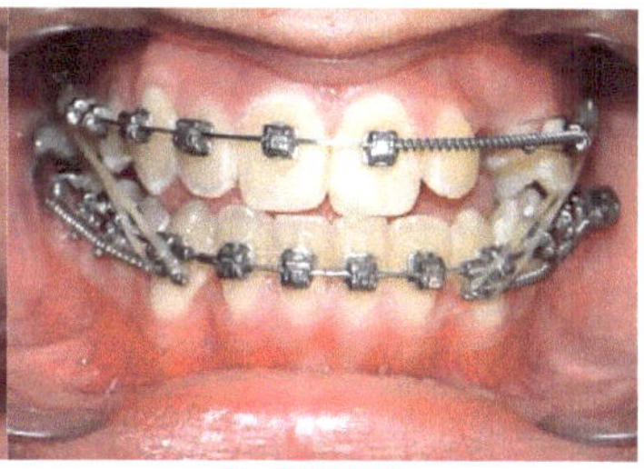

Fig. 3.13.115

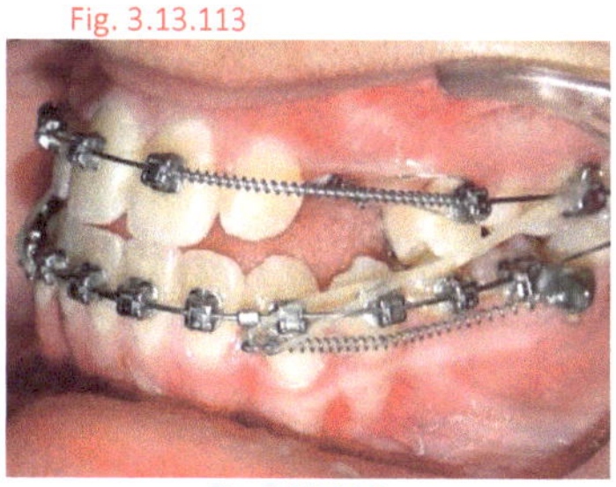

Fig. 3.13.116

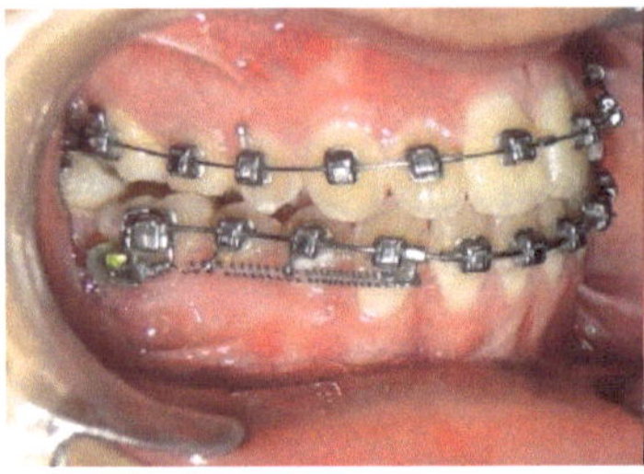

Fig. 3.13.117

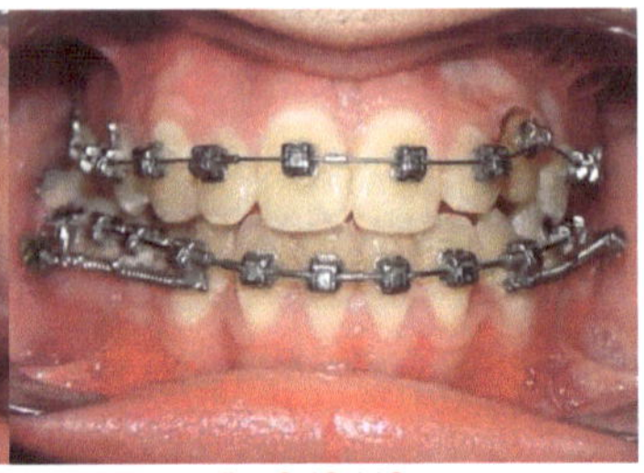

Fig. 3.13.118

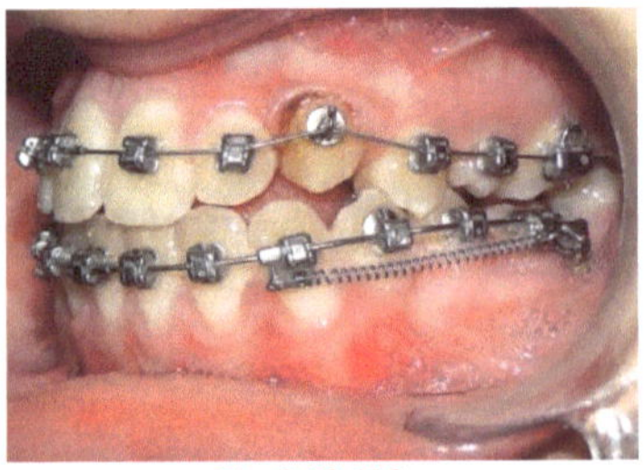

Fig. 3.13.119

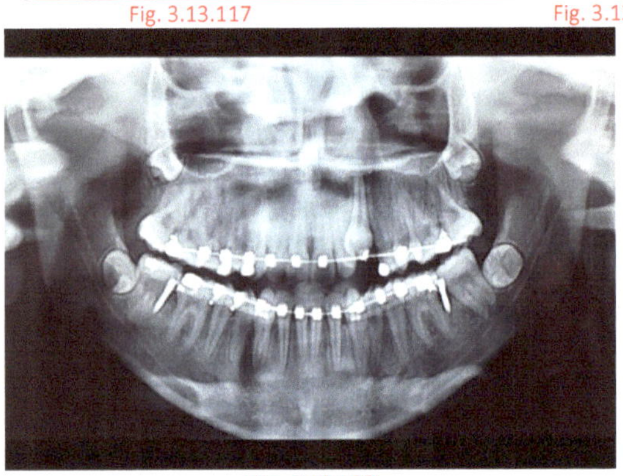

Fig. 3.13.120

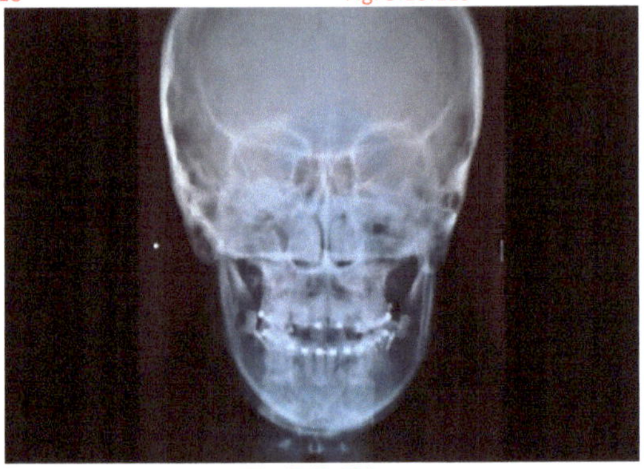

Fig. 3.13.121

DETALLES FINALES

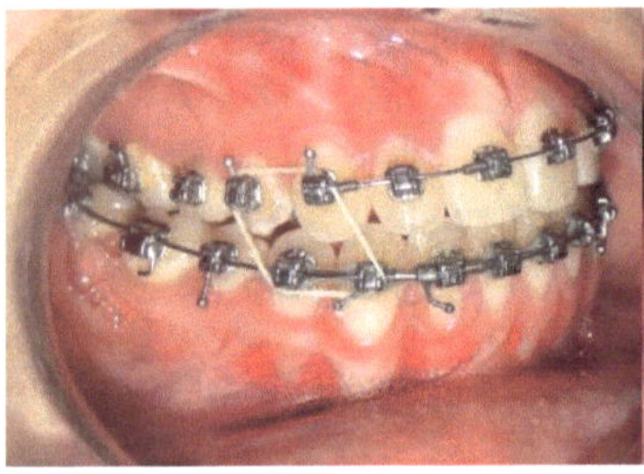

Fig. 3.13.122

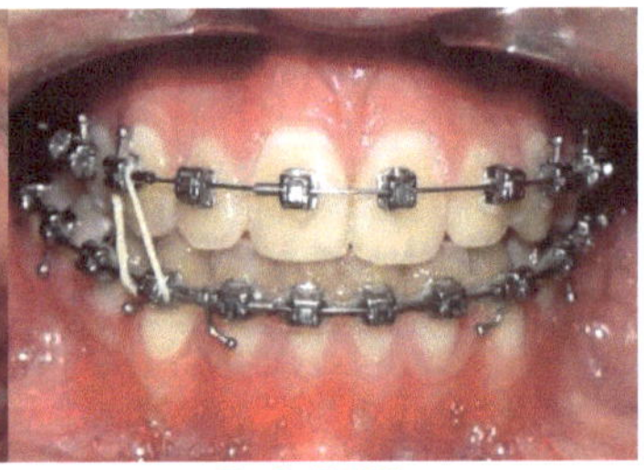

Fig. 3.13.123

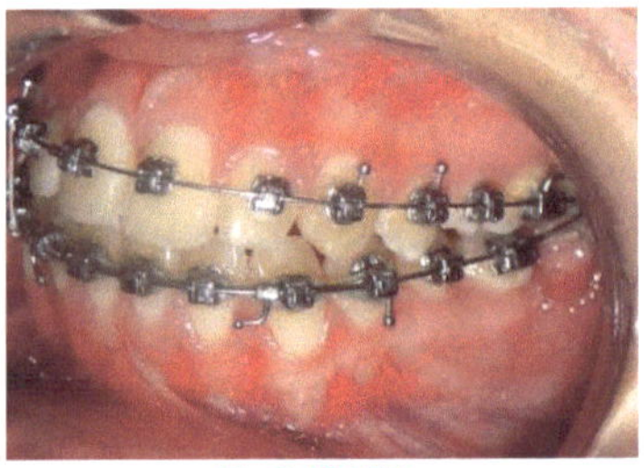

Fig. 3.13.124

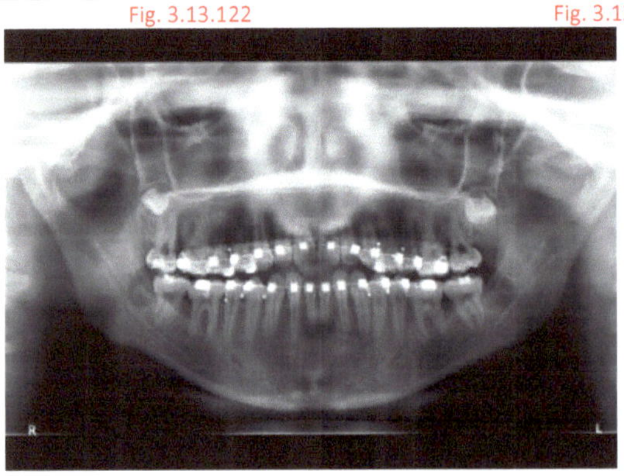

Fig. 3.13.125

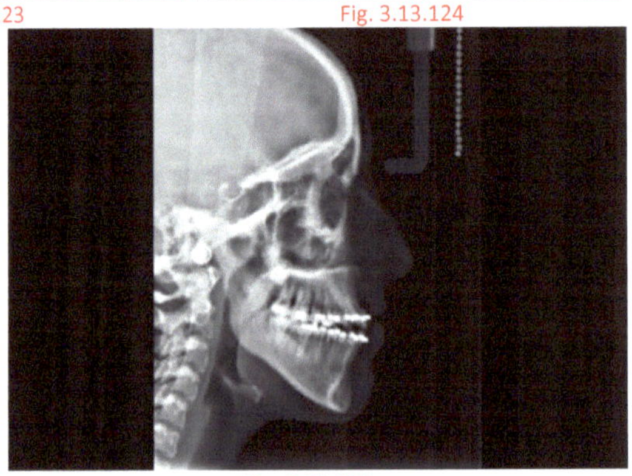

Fig. 3.13.126

Ricketts 32 Factores hoja 1

PRETRAT.HOR.VERDAD 99.90%
02-21-2014 16 Ans 1 Me

Rangos	Menor	Mayor	Valor
Relacion Molar	-6.0	0.0	-4.3
Overjet Incisivo	0.0	5.0	2.2
Inc Inf.al Plano Oclu	-0.7	3.3	1.2
Overbite Incisivo	0.5	4.5	1.2
Angulo Interincisivo	124.0	136.0	123.0
Convexidad Facial (A)	-1.4	2.6	-0.6
Altura Facial Infer.	43.0	51.0	54.4
Inc Inf a A Po(protr)	-1.0	3.0	6.0
1er Molar Sup a Ptv	16.0	22.0	11.4
Incis. Super. a APog.	1.0	6.0	8.2
Inclinacion Incis.Inf	18.0	26.0	24.3
Inclinacion Incis.Sup	24.0	32.0	32.7
Plano Oclusal : Rama	-6.5	-0.5	-4.4
Inclinacion Plano Oc.	22.0	30.0	28.6

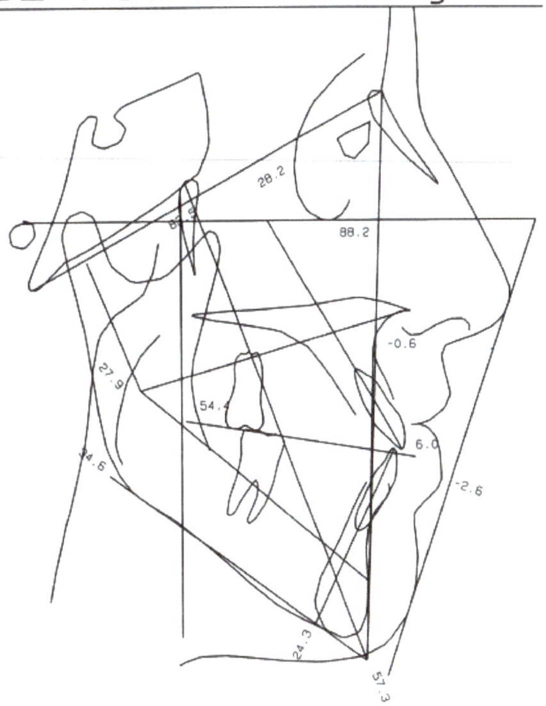

Fig. 3.13.127

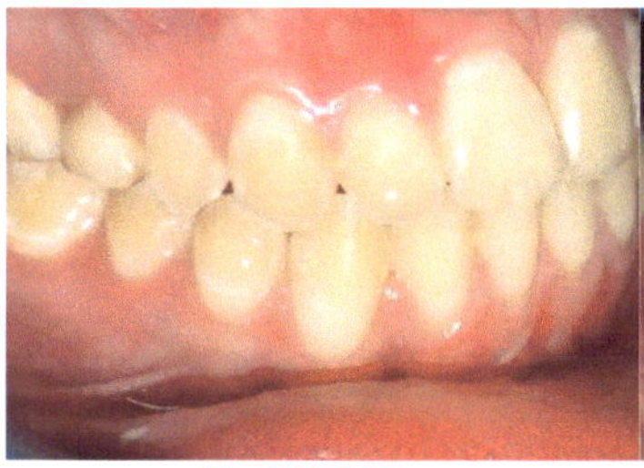

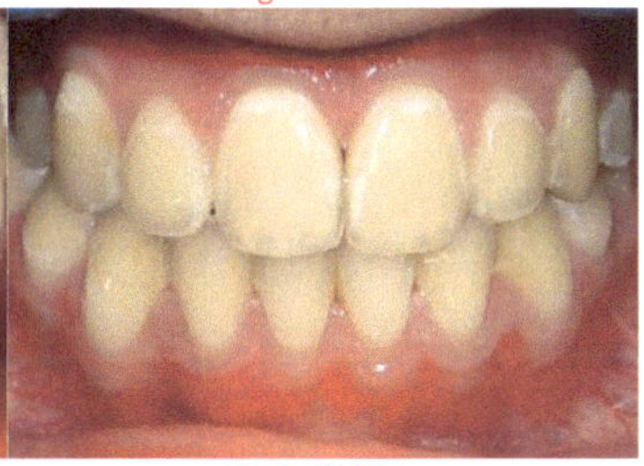

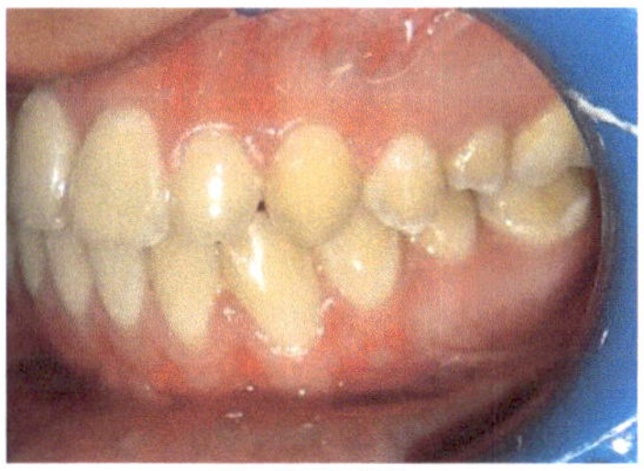

Fig. 3.13.128 Fig. 3.13.129 Fig. 3.13.130

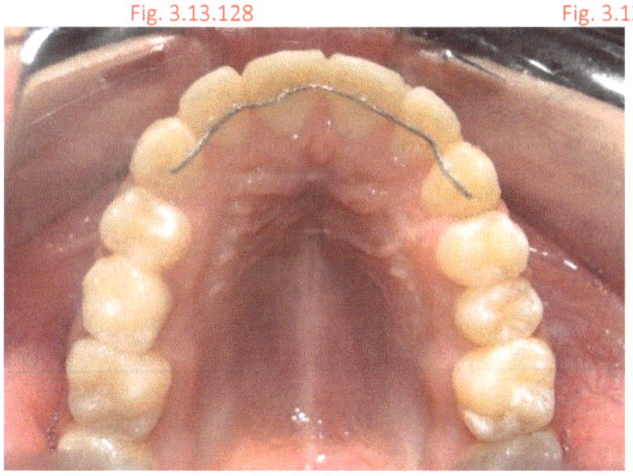

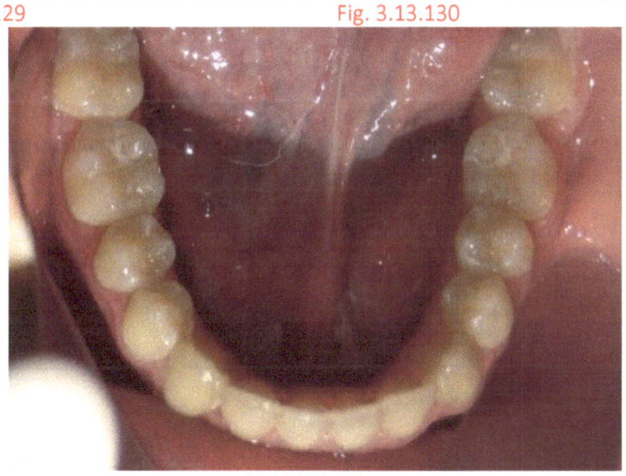

Fig. 3.13.131 Fig. 3.13.132

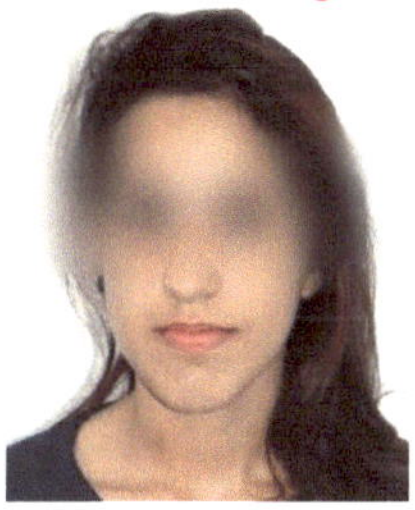

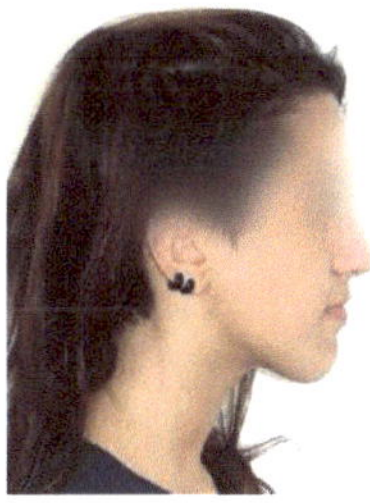

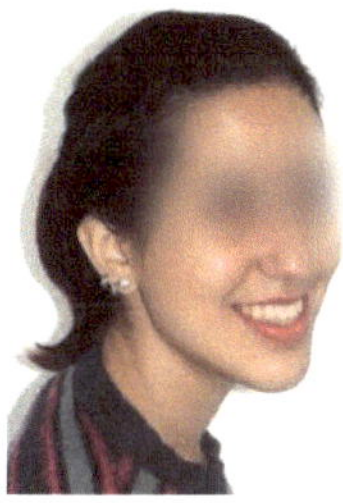

Fig. 3.13.133 Fig. 3.13.134 Fig. 3.13.135

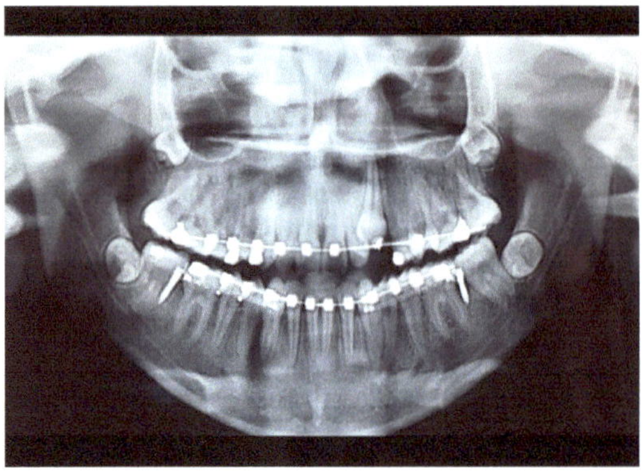
Fig. 3.13.136

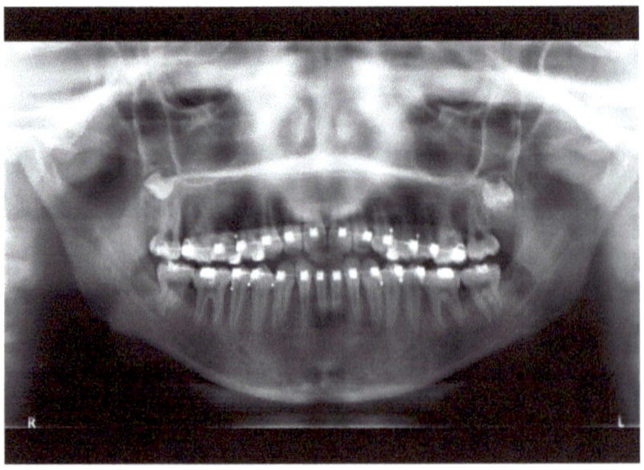
Fig. 3.13.137

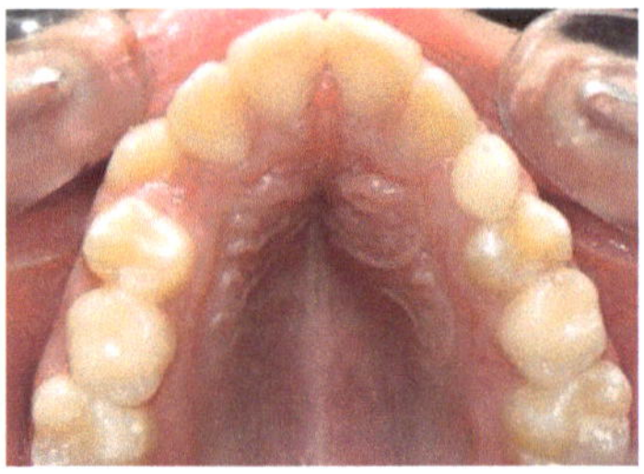
Fig. 3.13.138

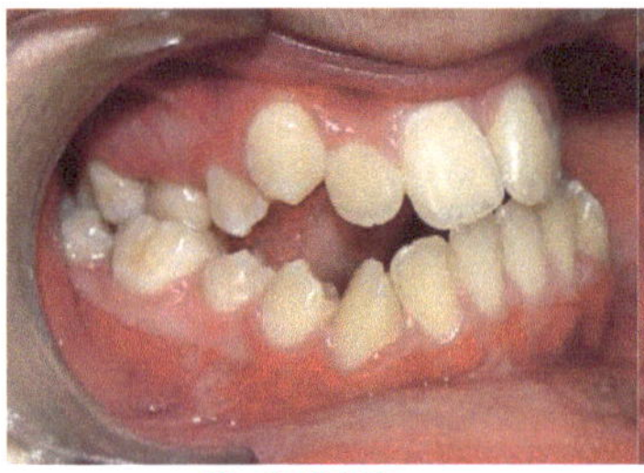
Fig. 3.13.139

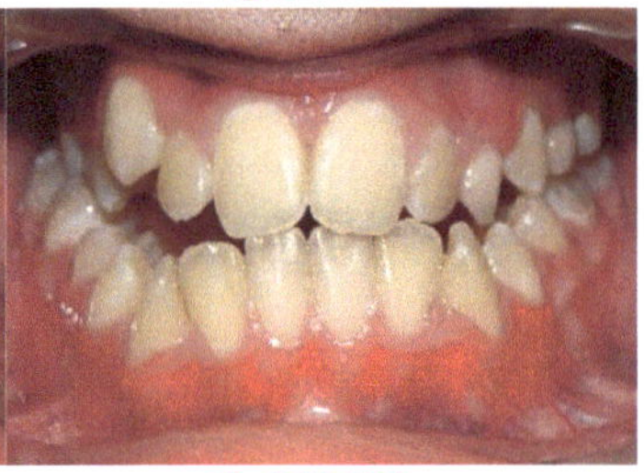
Fig. 3.13.140

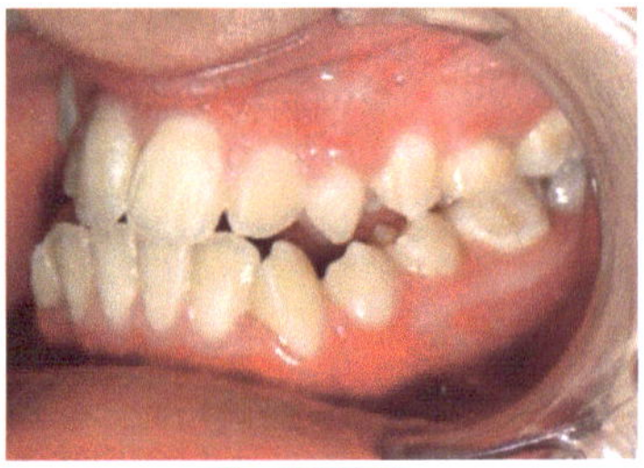
Fig. 3.13.141

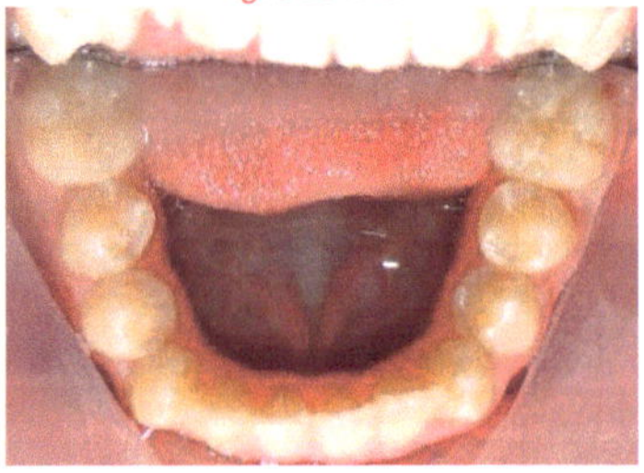
Fig. 3.13.142

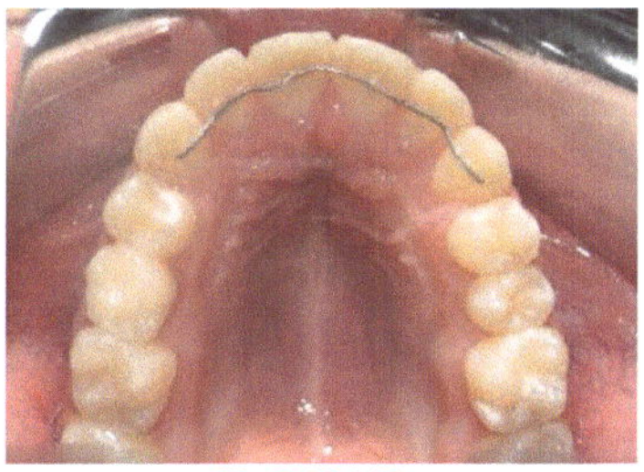

Fig. 3.13.143

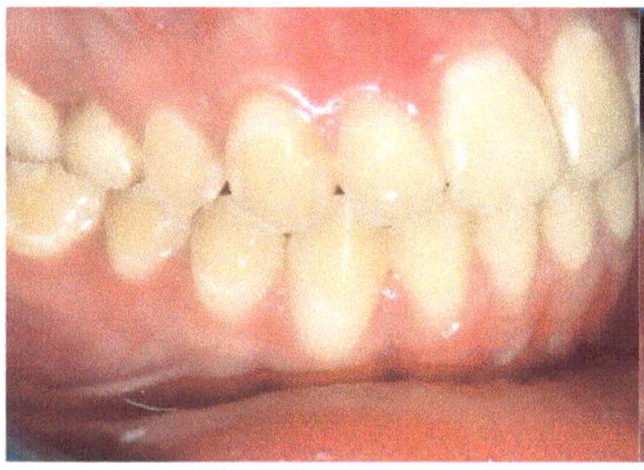

Fig. 3.13.144

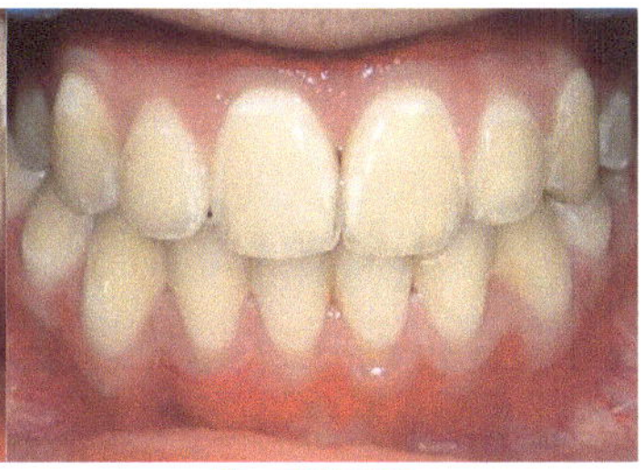

Fig. 3.13.145

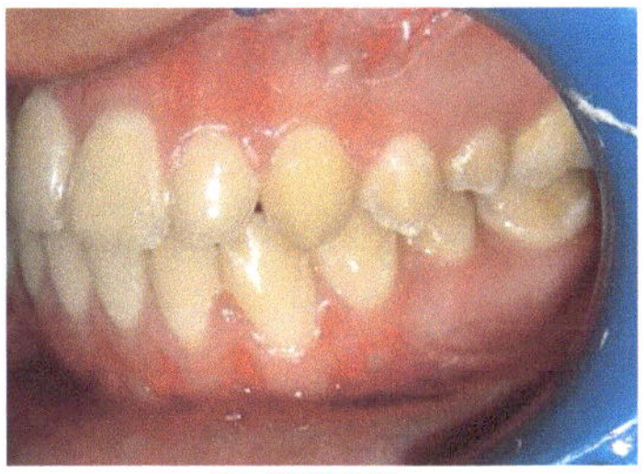

Fig. 3.13.146

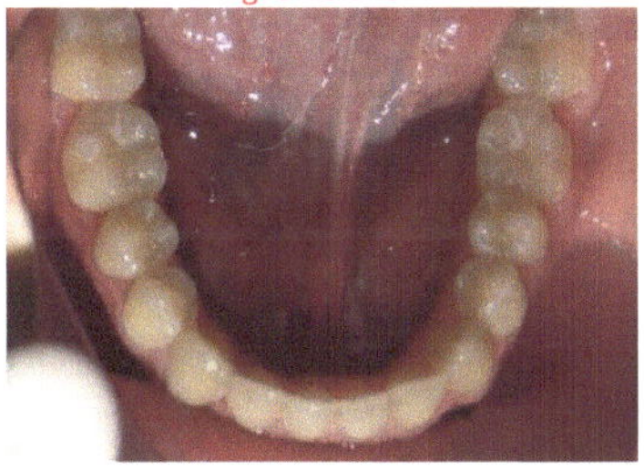

Fig. 3.13.147

La etapa inicial fue cumplida con arcos .014 y .018 ambos NITI Cu forma Damon; en ella se cumplieron los objetivos de "despertar la actividad celular" y mejorar el desarrollo transversal de las arcadas, especialmente la superior que se encontraba visiblemente comprimida; a tales efectos nos valimos de la ayuda mecánica de elásticos "cruzados" en el sector derecho insertos desde botones cementados en caras palatinas de premolares superiores a molares-premolares inferiores.

Toda mecánica que compense dentoalveolarmente una estrechez transversal superior genera, inevitablemente, una cierta inclinación positiva de los sectores laterales-posteriores en la arcada superior; para compensar ese efecto los tubos y brackets superiores fueron cementados más hacia gingival que el centro de la corona clínica, ese cambio "geográfico" en el cementado trae consecuencias sobre la prescripción de torque de brackets y tubos molares que en este caso es beneficiosa por los motivos que hemos expuesto. ver Fig. 5.13.97 s 5.13.98

En la ETAPA INTERMEDIA los arcos dentarios se terminan de desarrollar en su diámetro y perímetro; fue centrada también la línea media superior con un resorte NiTi de espiras abiertas enhebrado ahora en arcos NiTi Cu .016 x .025; se aprecia en las fotos que se descementó el bracket de la pieza 2.2 como medida precautoria a la tracción hacia la arcada del 2.3 retenido.ver Fig. 5.13.99 a 5.13.102

En Mecánica Mayor se utilizaron arcos de acero .018 x .025, individualizados e intercoordinados, se insertaron 2 T.A.D.S en el balcón óseo vestibular a distal de ambos primeros molares y se comenzó el DISTALAMIENTO INFERIOR .ver Fig. 5.13.137 a 5.13.147

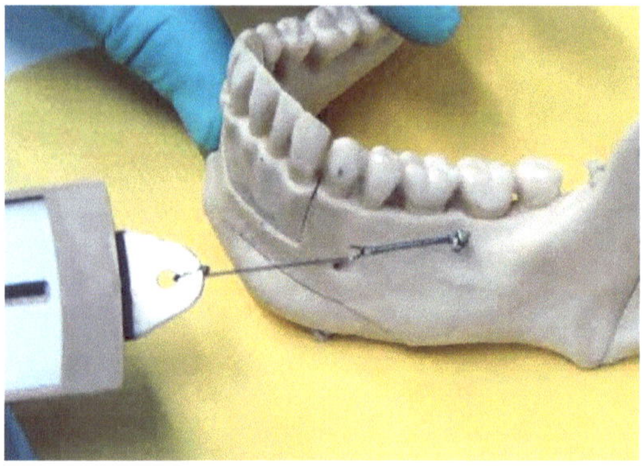
Fig. 3.13.148

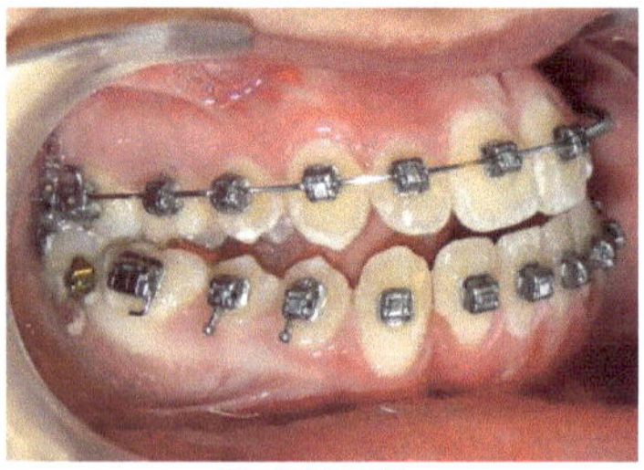
Fig. 3.13.149

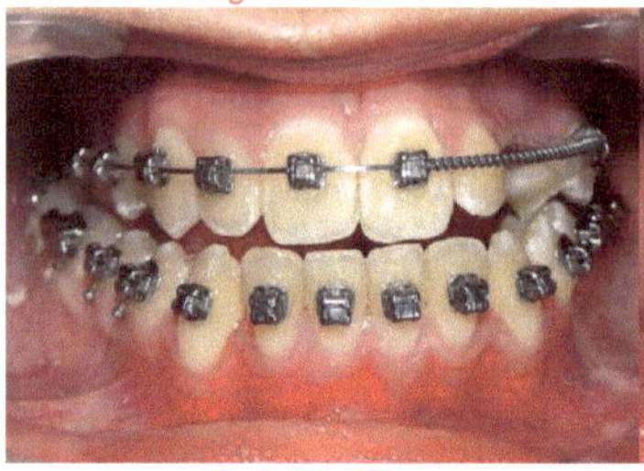
Fig. 3.13.150

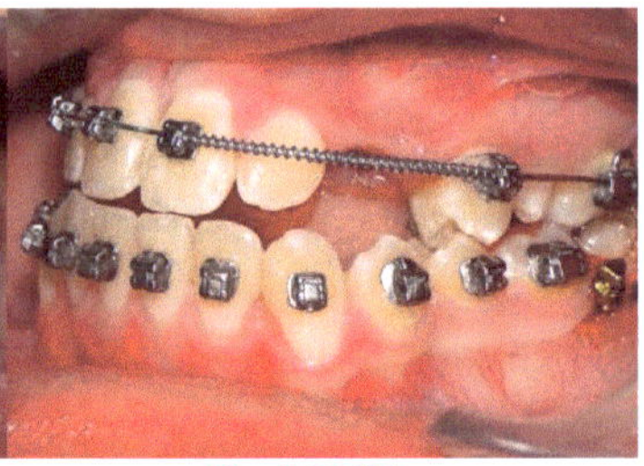
Fig. 3.13.151

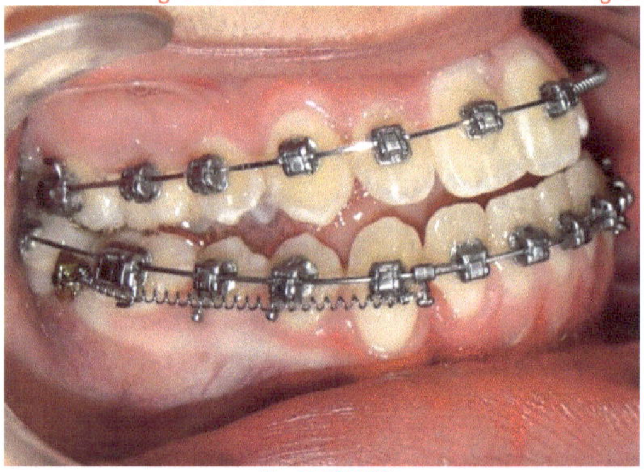
Fig. 3.13.152

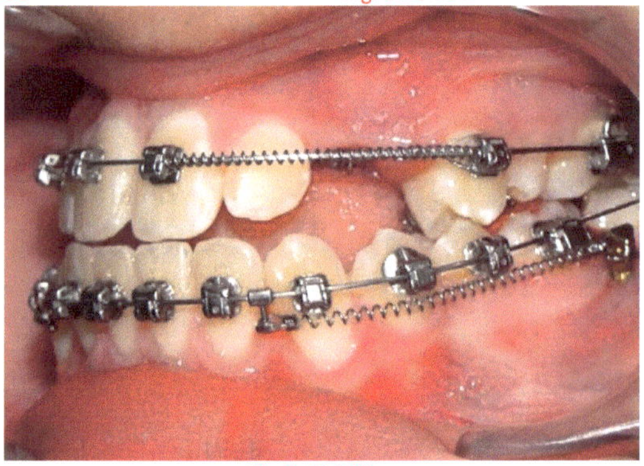
Fig. 3.13.153

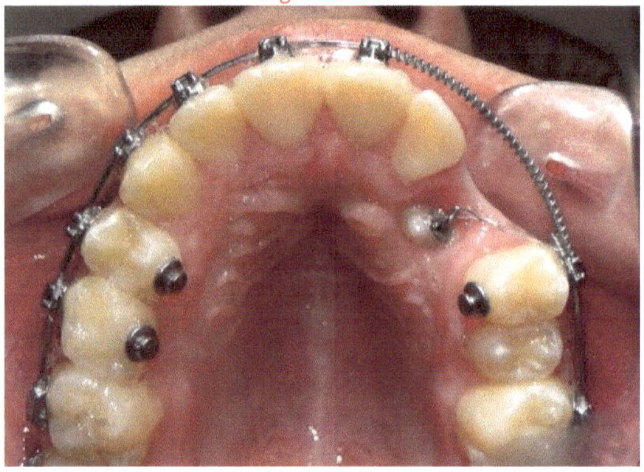
Fig. 3.13.154

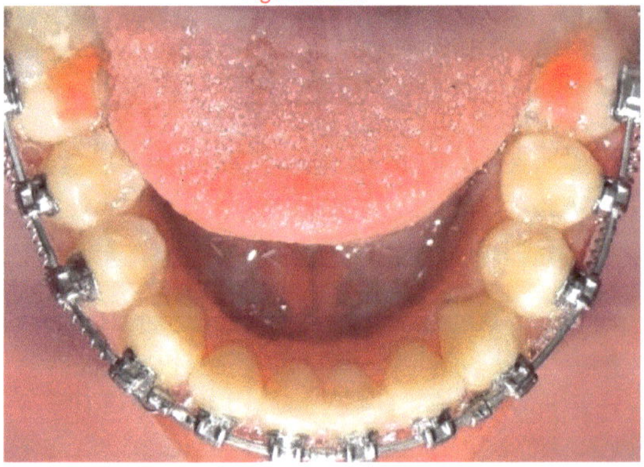
Fig. 3.13.155

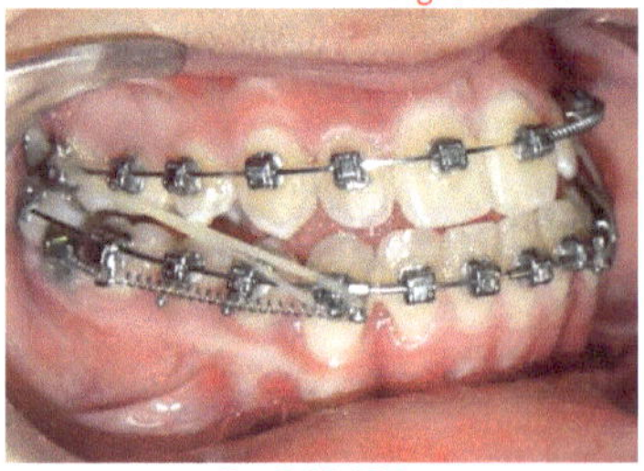
Fig. 3.13.156

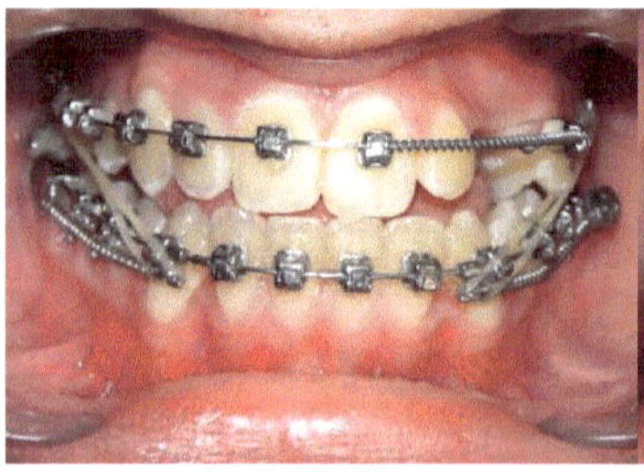
Fig. 3.13.157

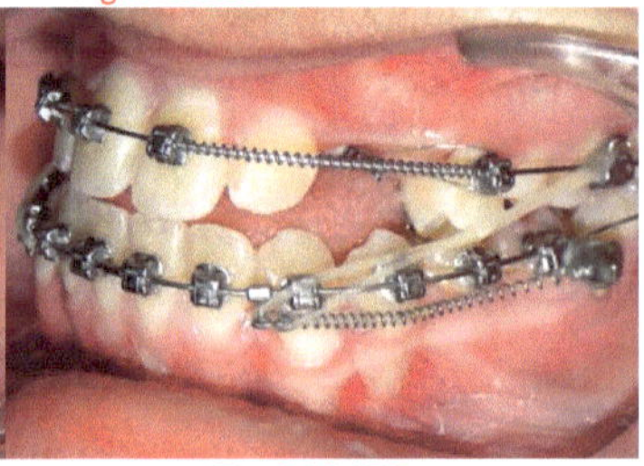
Fig. 3.13.158

A la vez de emplear esta mecánica sobre el arco inferior se estableció un vínculo de alambre de ligadura entre la pieza 2.3 y el arco superior. ver Fig. 5.13.155

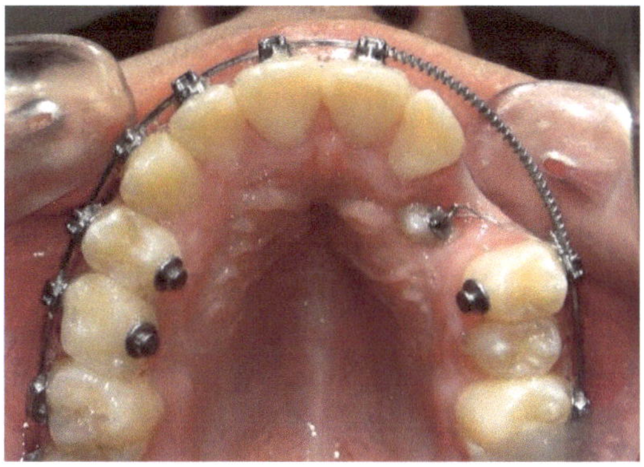

Fig. 3.13.159

En determinado momento del tratamiento se aprecia un “desorden” de los sectores postero-inferiores bien perceptible en las fotos ver Fig. 5.13.160 a 5.13.162

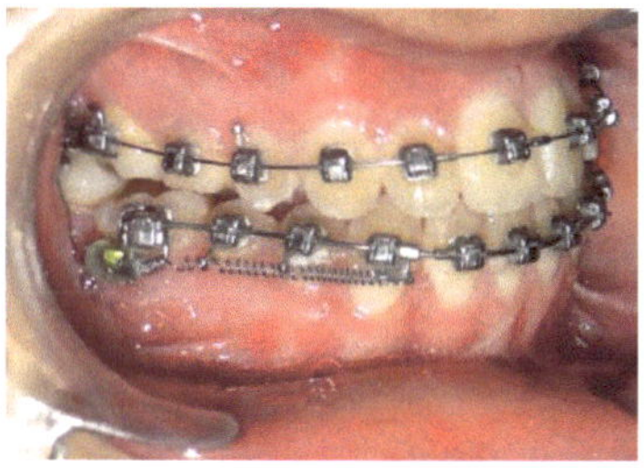

Fig. 3.13.160

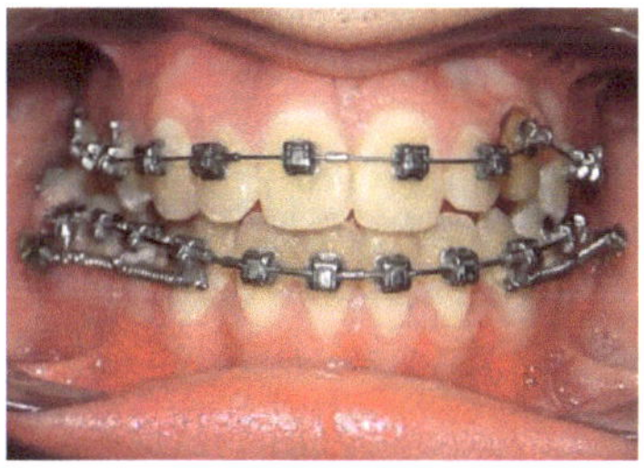

Fig. 3.13.161

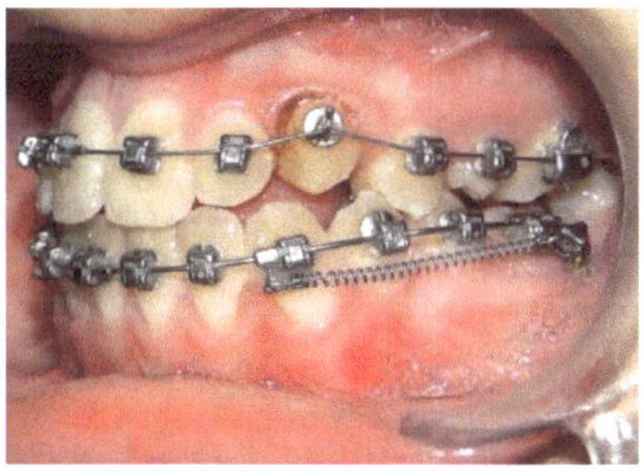

Fig. 3.13.162

Interrogada la paciente sobre las extracciones de gérmenes de terceros molares inferiores indicada a su cirujano meses atrás, nos respondió que todavía NO SE HABIA EFECTIVIZADO EL ACTO QUIRÚRGICO ya que no había concurrido a consulta en la cita programada; acto seguido indicamos una nueva Rx panorámica y la urgente remoción de los gérmenes.

En la Rx se constata que el DISTALAMIENTO inferior tiene un límite de **espacio** que es el borde anterior de la rama ascendente mandibular y si ese **espacio** es ocupado por el germen del 3er molar no solo el distalamiento se detiene sino que se produce un desorden posterior.

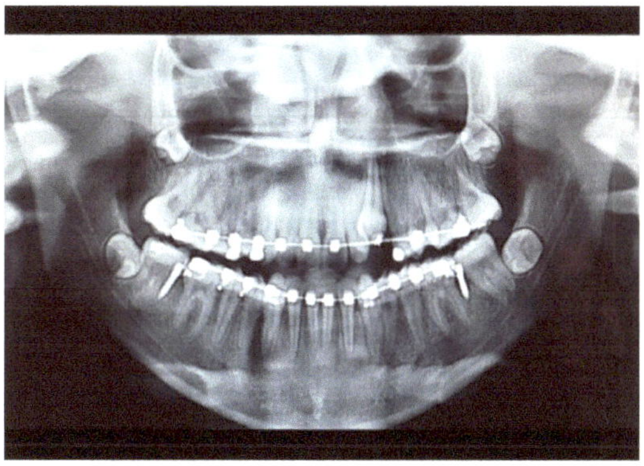

Fig. 3.13.163

Posteriormente, realizado el acto quirúrgico, dichos problemas fueron solucionados pudiéndose finalizar con un relacionamiento dentoalveolar correcto estableciendo que fue mantenida en boca la pieza temporaria 5.5 con agenesia del correspondiente 1.5. ver Figs. 5.13.164 - 5.13.174

Figs. 5.13.164 - 5.13.174

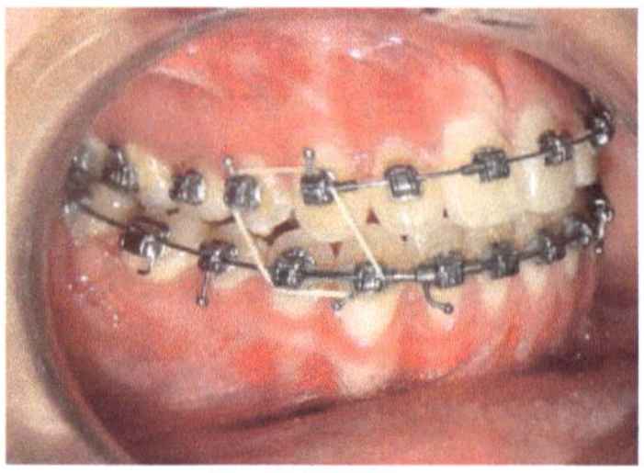

Fig. 3.13.164

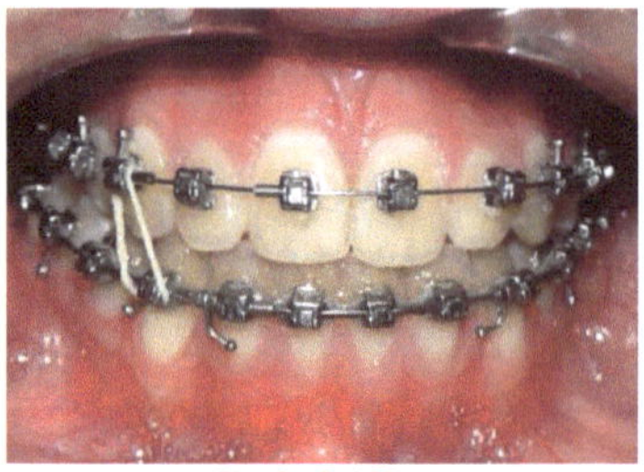

Fig. 3.13.165

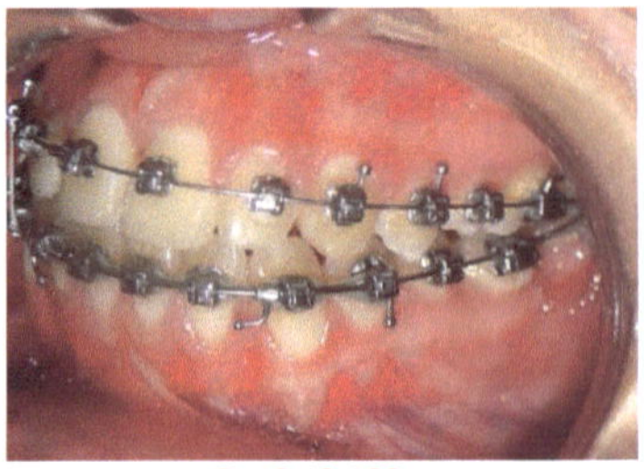

Fig. 3.13.166

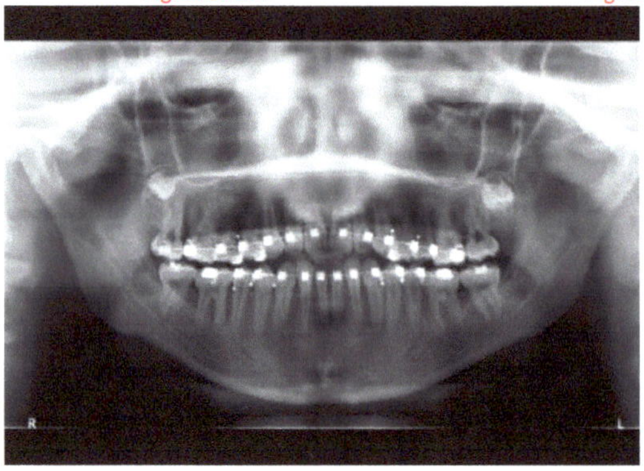

Fig. 3.13.167

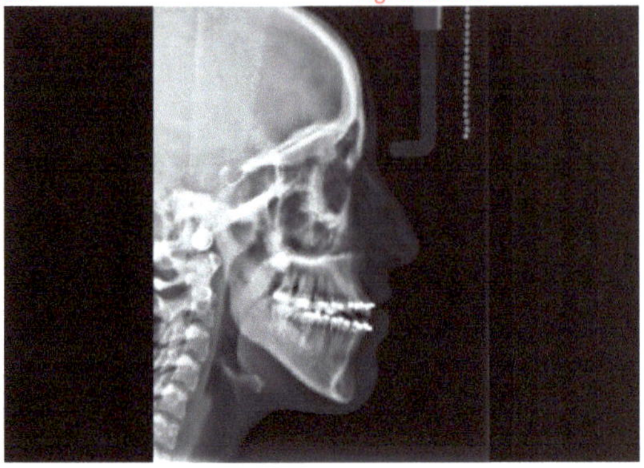

Fig. 3.13.168

Ricketts 32 Factores hoja 1

PRETRAT.HOR.VERDAD 99.90%
02-21-2014 16 Ans 1 Me

Rangos	Menor	Mayor	Valor
Relacion Molar	-6.0	0.0	-4.3
Overjet Incisivo	0.0	5.0	2.2
Inc Inf.al Plano Oclu	-0.7	3.3	1.2
Overbite Incisivo	0.5	4.5	1.2
Angulo Interincisivo	124.0	136.0	123.0
Convexidad Facial (A)	-1.4	2.6	-0.6
Altura Facial Infer.	43.0	51.0	54.4
Inc Inf a A Po(protr)	-1.0	3.0	6.0
1er Molar Sup a Ptv	16.0	22.0	11.4
Incis. Super. a APog.	1.0	6.0	8.2
Inclinacion Incis.Inf	18.0	26.0	24.3
Inclinacion Incis.Sup	24.0	32.0	32.7
Plano Oclusal : Rama	-6.5	-0.5	-4.4
Inclinacion Plano Oc.	22.0	30.0	28.6

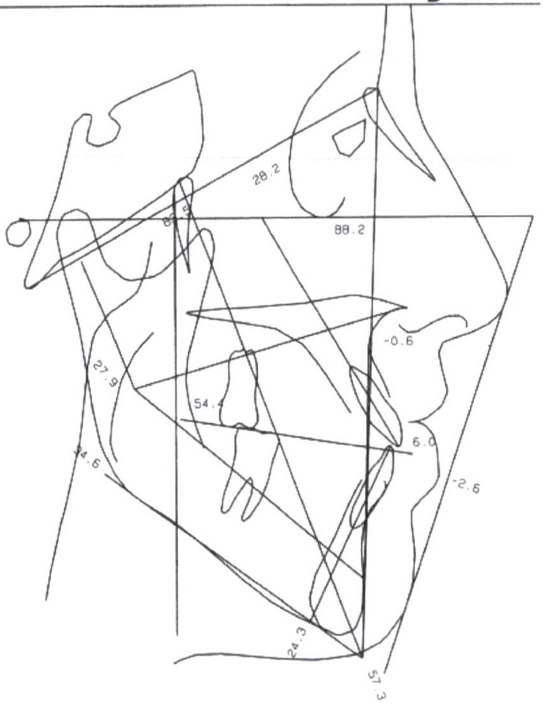

Fig. 3.13.169

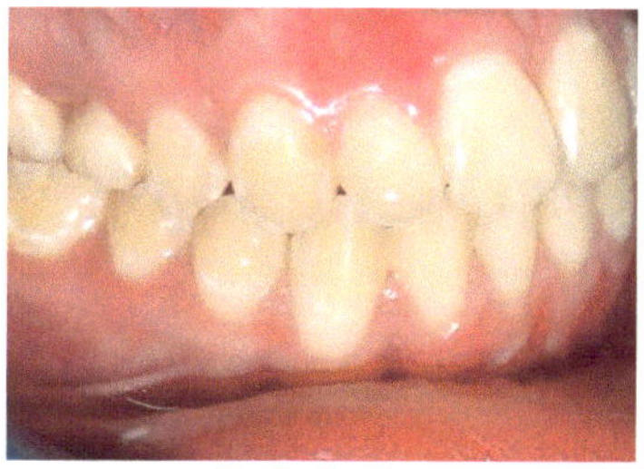
Fig. 3.13.170

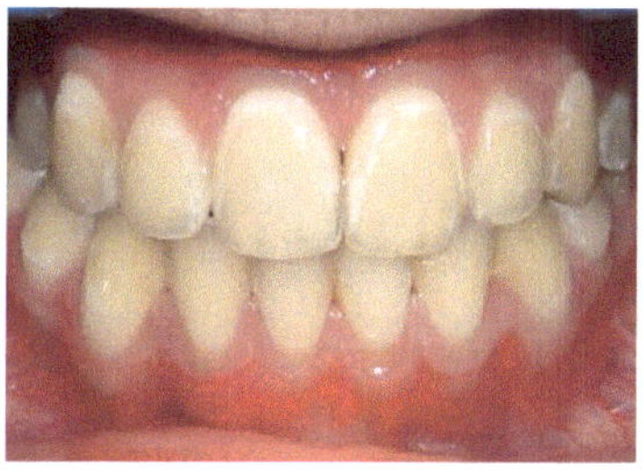
Fig. 3.13.171

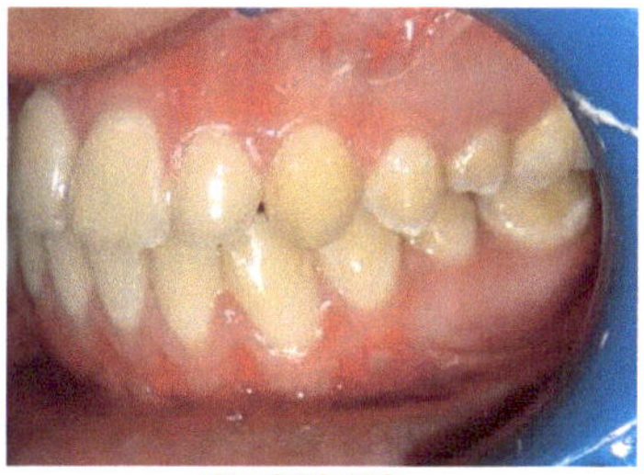
Fig. 3.13.172

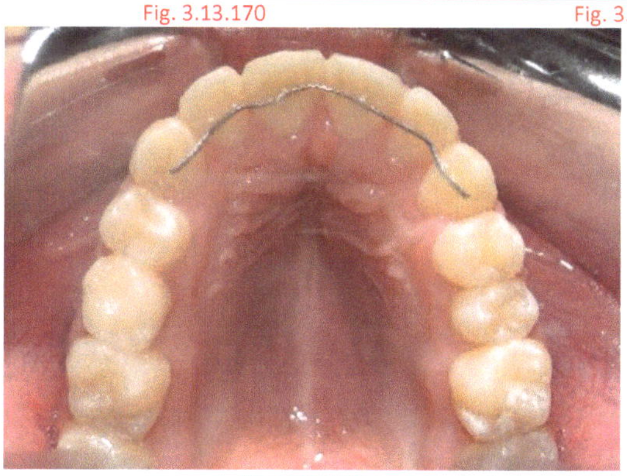
Fig. 3.13.173

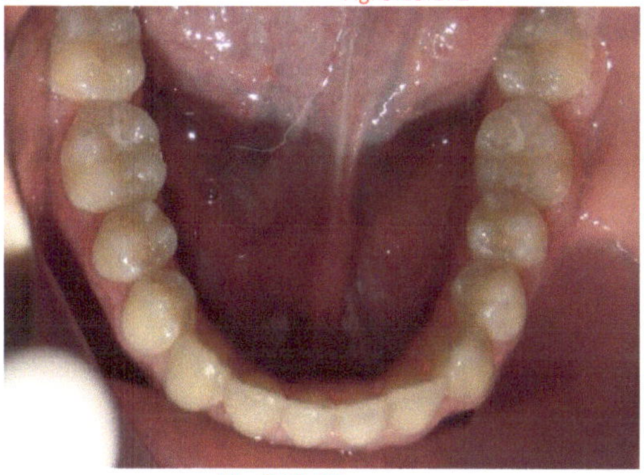
Fig. 3.13.174

Sección 5ª

ESPACIO Y TIEMPO DE LOS TERCEROS MOLARES

Capítulo 14º

CASO 13

"El futuro tiene muchos nombres. Para los débiles es lo inalcanzable. Para los temerosos, lo desconocido. Para los valientes es la oportunidad."

Víctor Hugo

Novelista francés (1802-1885)

"El presente es la viviente suma total del pasado."

Thomas Carlyle

Historiador, pensador y ensayista inglés (1795-1881)

Sección 5ª

Capítulo 14º

CASO 13

INTRODUCCIÓN

En los dos capítulos anteriores de esta sección, expusimos casos clínicos en donde tanto las extracciones en sectores posteriores como la mecánica elegida alteraban el "**tiempo y espacio**" de los terceros molares.

En los siguientes dos capítulos el plan de tratamiento ideado para los pacientes que presentaremos estará, necesariamente, emparentado con las extracciones de los terceros molares ya que ambos casos involucran distalamientos dentarios en su ejecución

2) DIAGNÓSTICO

Figs. 5.14.01 - 5.14.15

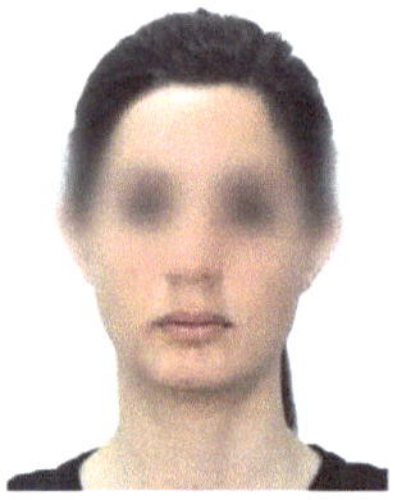

Fig. 5.14.01

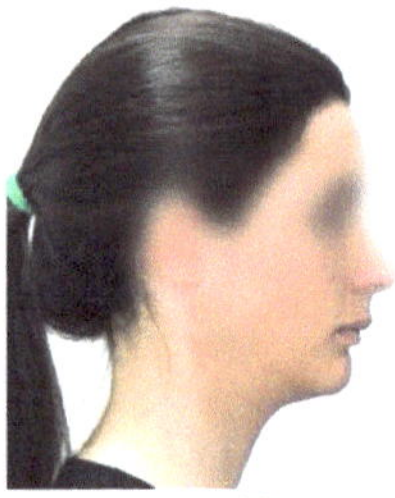

Fig. 5.14.02

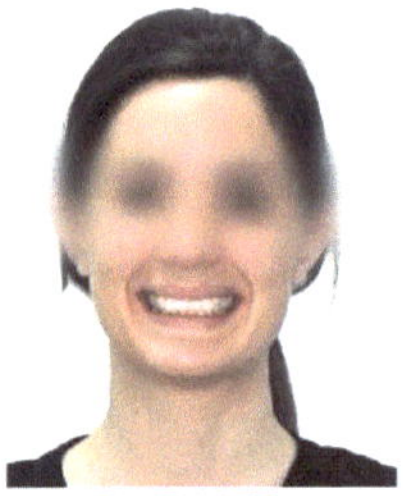

Fig. 5.14.03

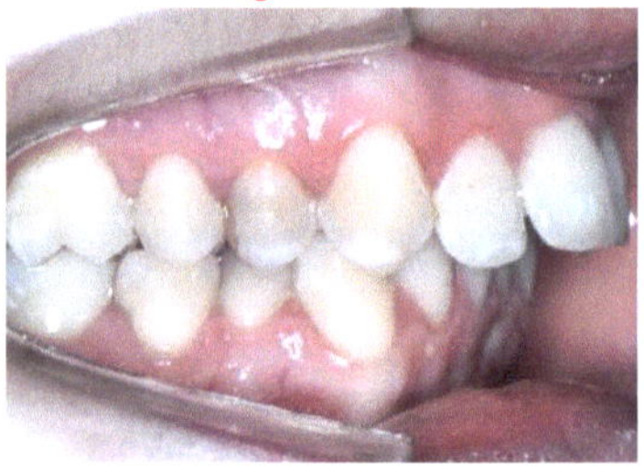

Fig. 5.14.04

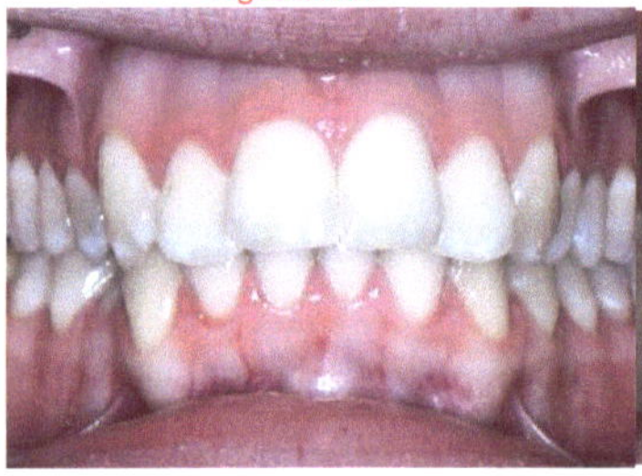

Fig. 5.14.05

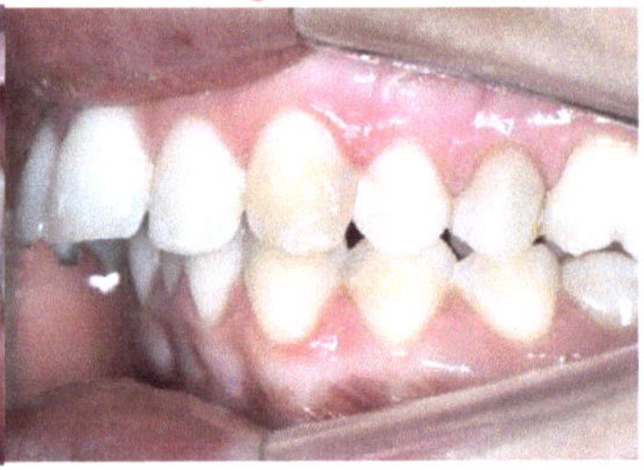

Fig. 5.14.06

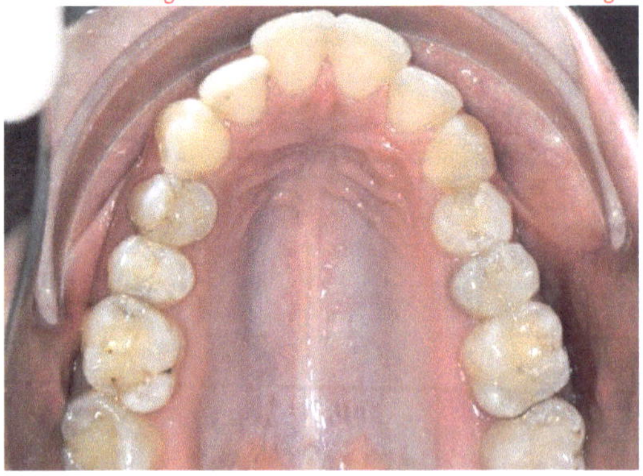

Fig. 5.14.07

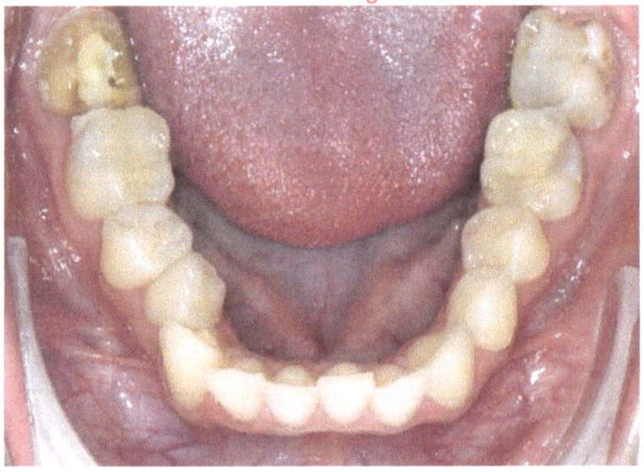

Fig. 5.14.08

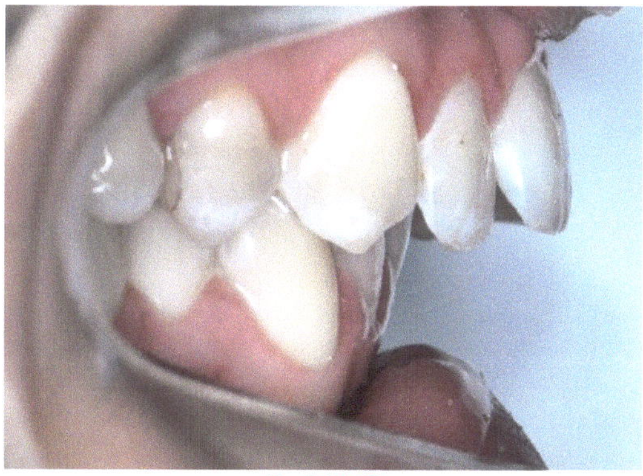
Fig. 5.14.09

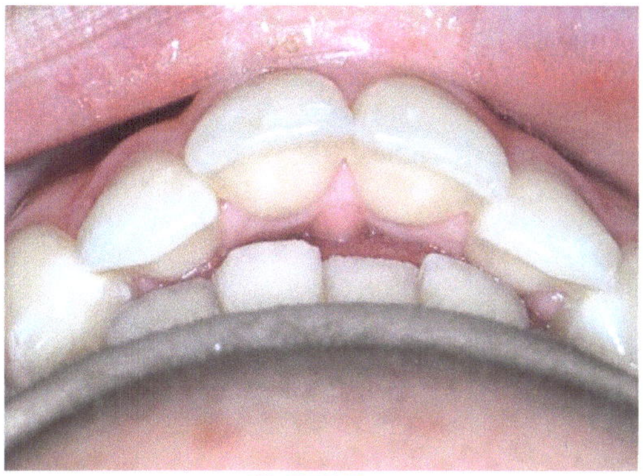
Fig. 5.14.10

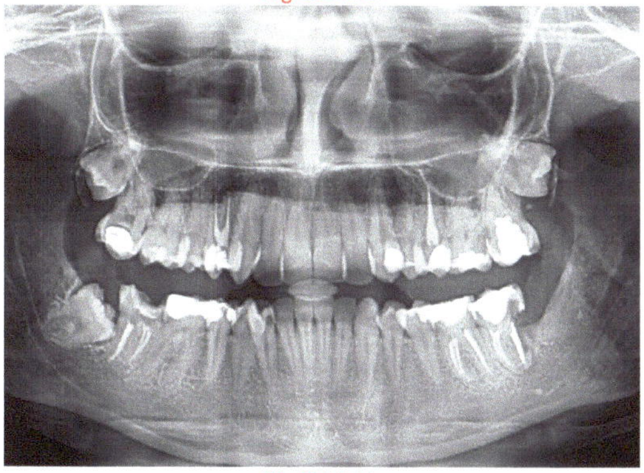
Fig. 5.14.11

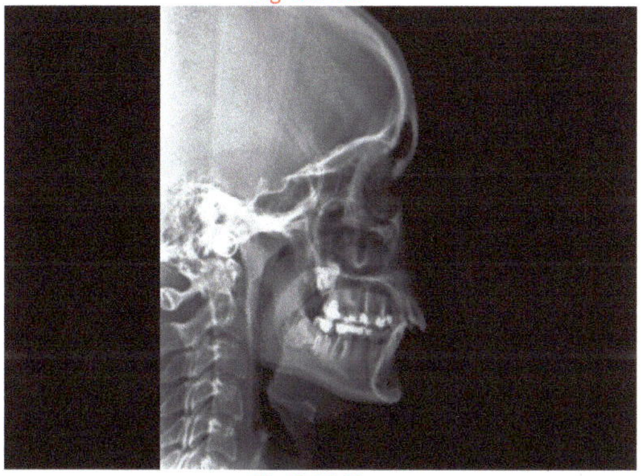
Fig. 5.14.12

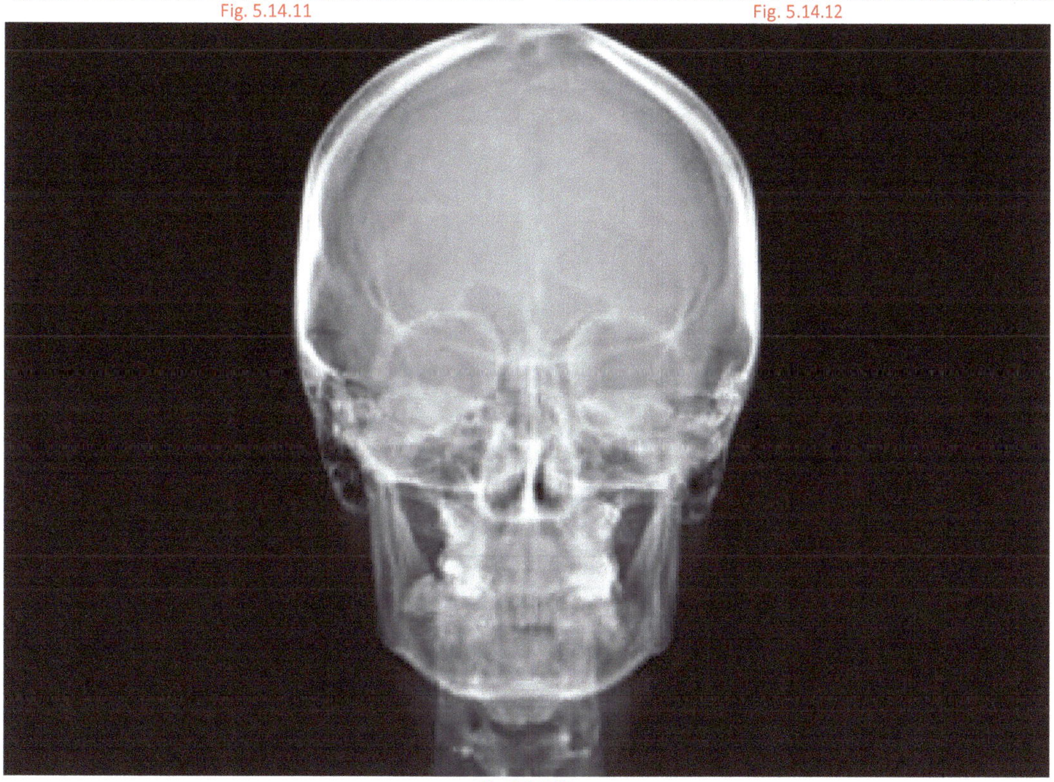
Fig. 5.14.13

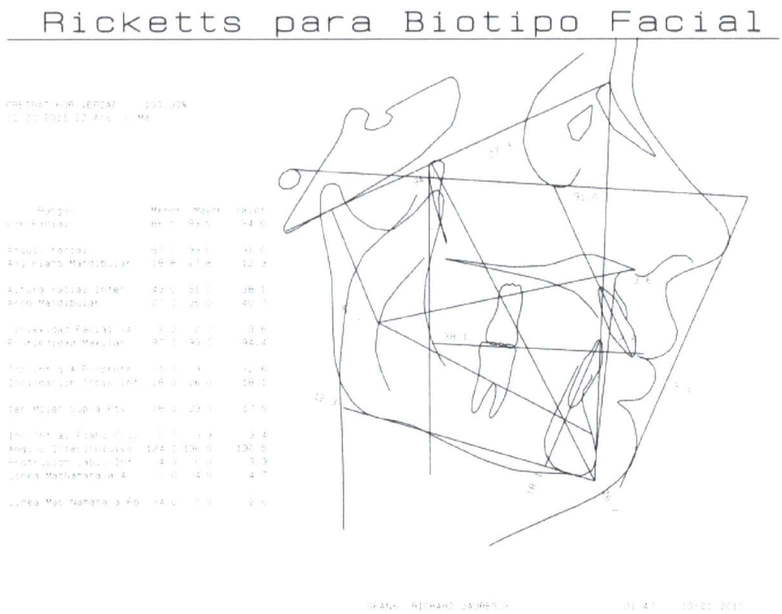

Fig. 5.14.14

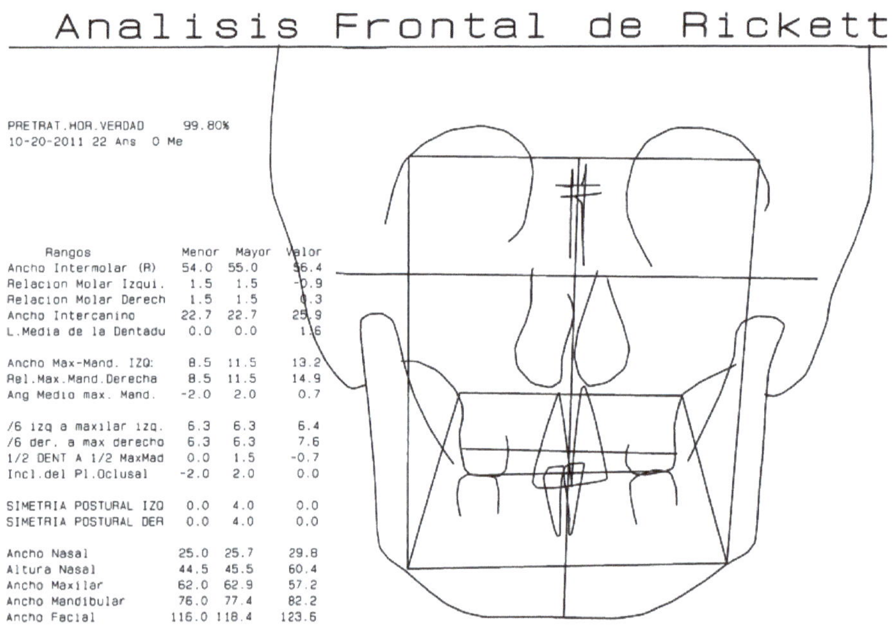

Fig. 5.14.15

1A) REQUERIMIENTOS DEL PACIENTE

1B) BIOTIPO Y EDAD

Se trataba de una paciente adulta, joven (22 años), biotipológicamente braquifacial (Ricketts) y que consultaba por su resalte dentario anterosuperior al que percibía no solamente como notoriamente exagerado, sino que se estaba incrementando en el paso del **tiempo**.

Los requerimientos de la paciente constituían un aspecto relevante del diagnóstico y seguramente la apreciación de empeoramiento en sus problemas ORTODÓNTICOS era cierta habida cuenta de determinados detalles que enumeraremos en el área funcional del diagnóstico.

1C) ESTÉTICO

En las fotos 5-14-1 a 5-14-3 apreciamos una agradable macroestética no obstante que, de acuerdo normas ideales en la evaluación del tercio inferior de cara, éste se encontraba algo disminuido verticalmente y retroposicionado en lo anteroposterior. Ver figs. 5-14-16 a 5-14-18.

Figs. 5.13.01 - 5.13.13

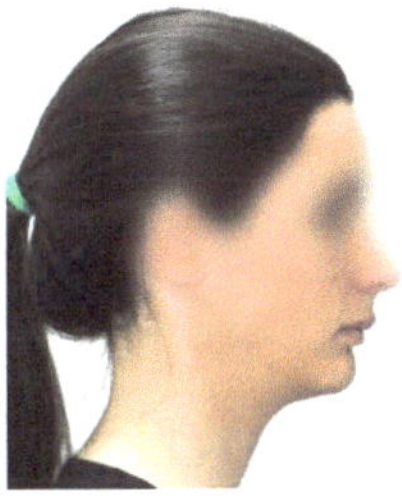

Fig. 5.14.16

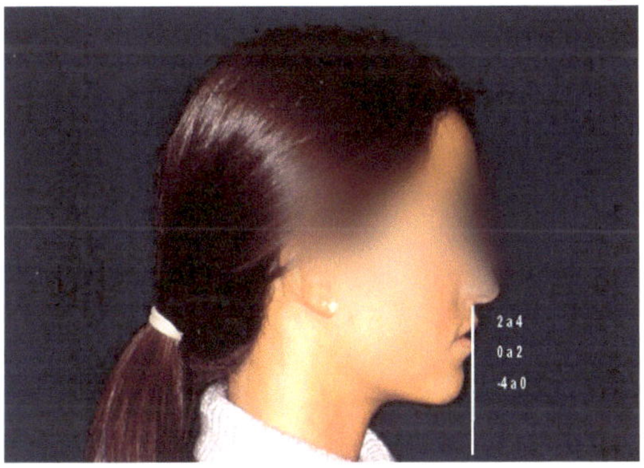

Fig. 5.14.17

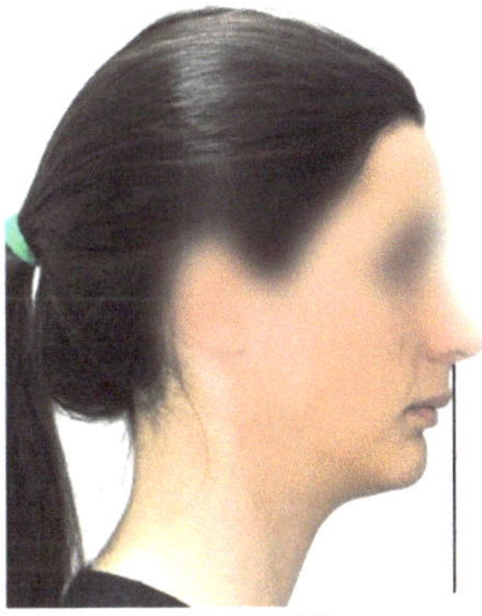

Fig. 5.14.18

Relaciones ideales del labio superior, inferior y mentón con respecto a la vertical desde subnasal

En miniestética la exposición vertical en sonrisa de los incisivos superiores era ligeramente insuficiente habida cuenta de la juventud de la paciente; la foto 5.14.19 no indica cabalmente la situación ya que muestra un posicionamiento labial algo forzado.

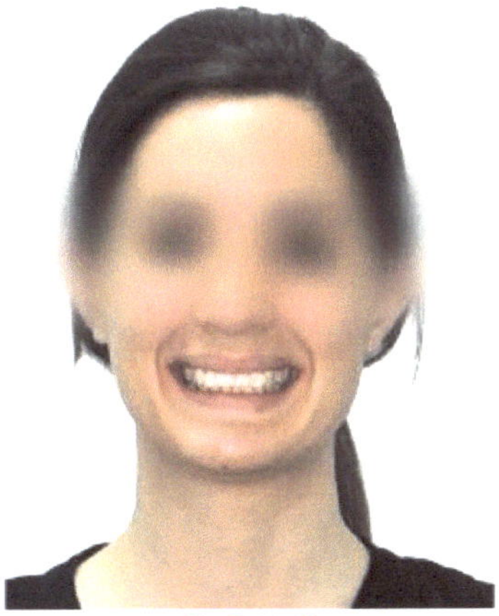

Fig. 5.14.19

1D) ESQUELETAL

La etapa de maduración esqueletal era la 6, hecho muy lógico al ser adulto, pero que tiene sus "consecuencias" en el plan de tratamiento que, en su momento, abordamos.

Fig. 5.14.20

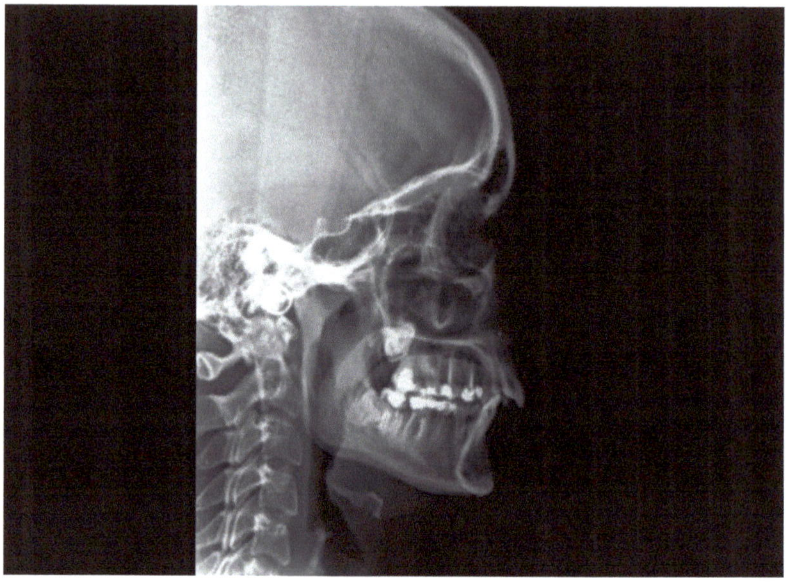

La convexidad facial (Ricketts) era de clase I esqueletal (+3.6) y el análisis frontal nos mostraba una simetría esqueletal. Ver Figs. 5.14.21 a 5.14.23

Figs 5.14.21 a 5.14.23

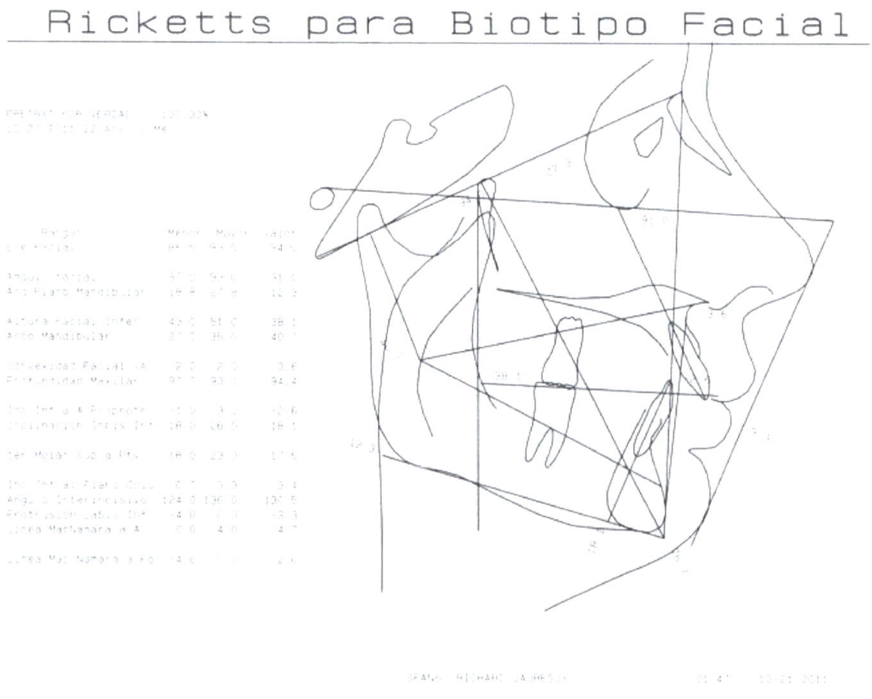

Fig. 5.14.21

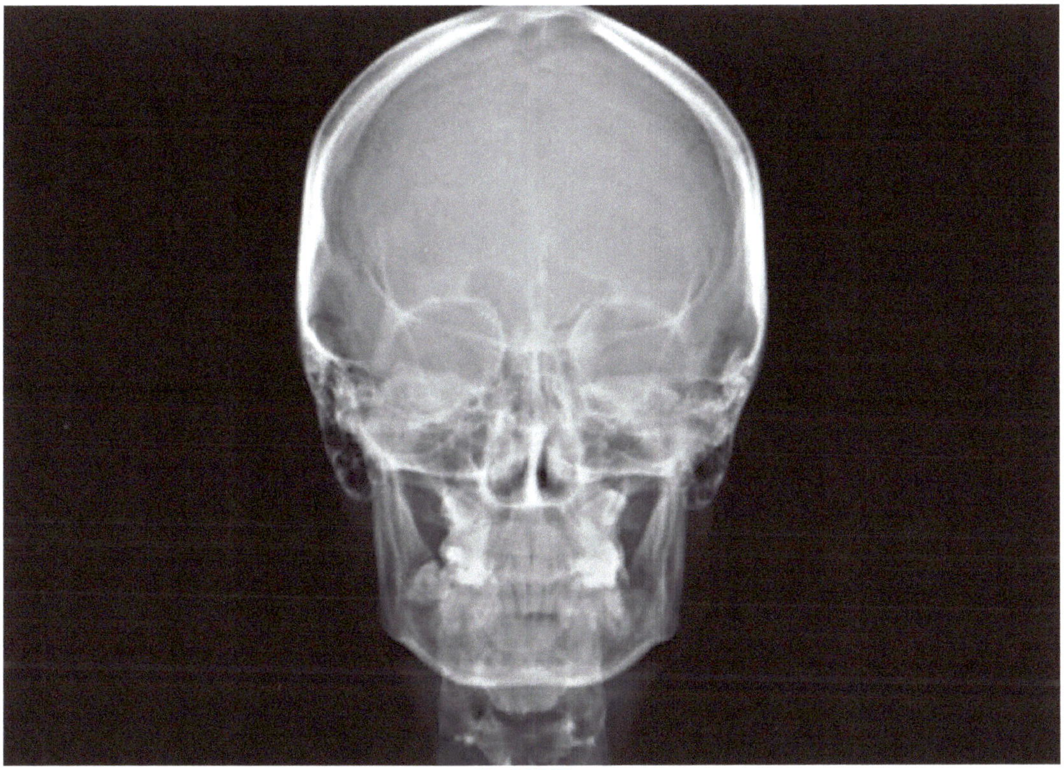

Fig. 5.14.22

Analisis Frontal de Rickett

PRETRAT.HOR.VERDAD 99.80%
10-20-2011 22 Ans 0 Me

Rangos	Menor	Mayor	Valor
Ancho Intermolar (R)	54.0	55.0	56.4
Relacion Molar Izqui.	1.5	1.5	-0.9
Relacion Molar Derech	1.5	1.5	0.3
Ancho Intercanino	22.7	22.7	25.9
L.Media de la Dentadu	0.0	0.0	1.6
Ancho Max-Mand. IZQ:	8.5	11.5	13.2
Rel.Max.Mand.Derecha	8.5	11.5	14.9
Ang Medio max. Mand.	-2.0	2.0	0.7
/6 izq a maxilar izq.	6.3	6.3	6.4
/6 der. a max derecho	6.3	6.3	7.6
1/2 DENT A 1/2 MaxMad	0.0	1.5	-0.7
Incl.del Pl.Oclusal	-2.0	2.0	0.0
SIMETRIA POSTURAL IZQ	0.0	4.0	0.0
SIMETRIA POSTURAL DER	0.0	4.0	0.0
Ancho Nasal	25.0	25.7	29.8
Altura Nasal	44.5	45.5	60.4
Ancho Maxilar	62.0	62.9	57.2
Ancho Mandibular	76.0	77.4	82.2
Ancho Facial	116.0	118.4	123.6

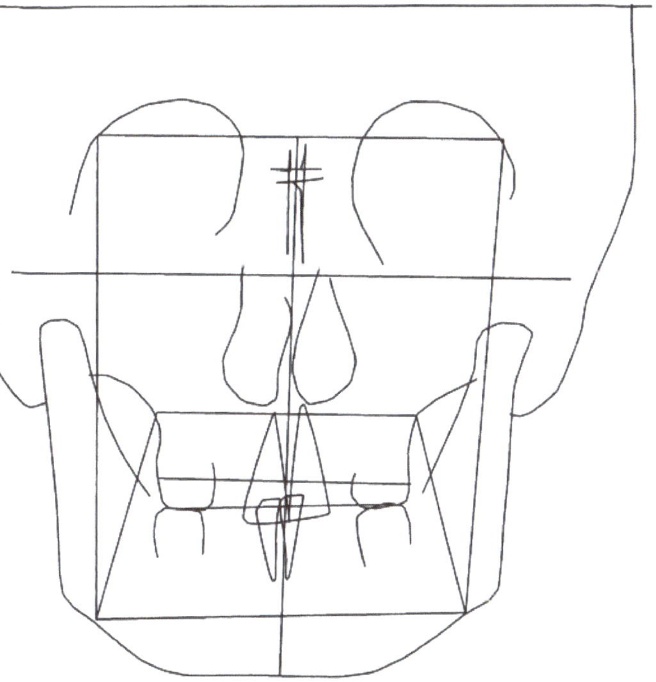

Fig. 5.14.23

En lo vertical la Altura Facial Inferior (Ricketts), se encontraba notoriamente disminuída con respecto a parámetros ideales.Ver Fig. 5.14.21

1E) DENTARIO

1E 1 Transversal
1E 2 Vertical
1E 3 Anteroposterior
1E 4 Discrepancia/s dentaria
1E 5 Incisivos Superiores
1E 6 ncisivos Inferiores
1E 7 Rx Panorámica
1E 8 Terceros molares

Diagnóstico dentario transversal y vertical 1E 1 y 1E 2

Existía una ligera compresión transversal de las arcadas dentarias; el detalle es especialmente perceptible en la arcada superior, a distal de ambos caninos.
Advertíamos también una sobremordida muy acorde con el biotipo y altura facial inferior de la paciente.

Diagnóstico dentario anteroposterior, de discrepancia/s dentaria/s y posicionamiento de incisivos 1E 3 a 1E 6

Anteroposteriormente existía un claro relacionamiento de clase II dentaria tanto en lo referido a molares como caninos, mientras que el overjet se presentaba notoriamente aumentado con incisivos superiores proinclinados con respecto a la basal superior (115º al plano biespinal). Figs. 5.14.24 a 5.14.30

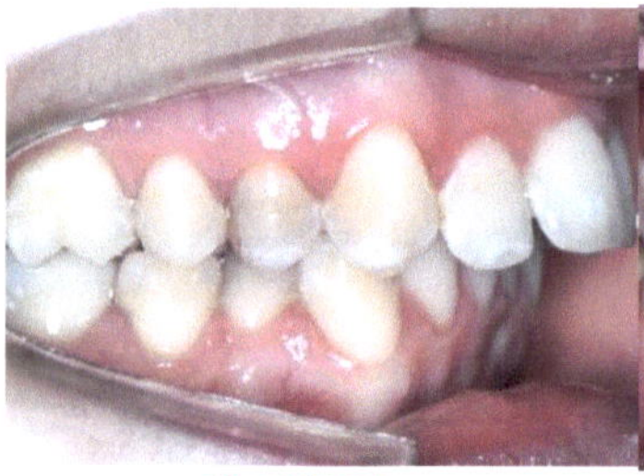
Fig. 5.14.24

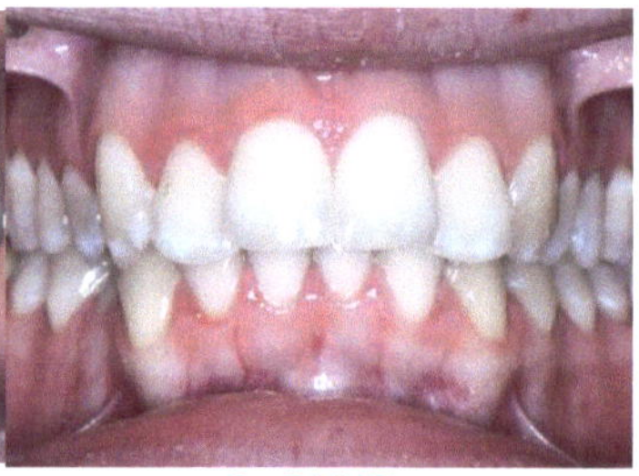
Fig. 5.14.25

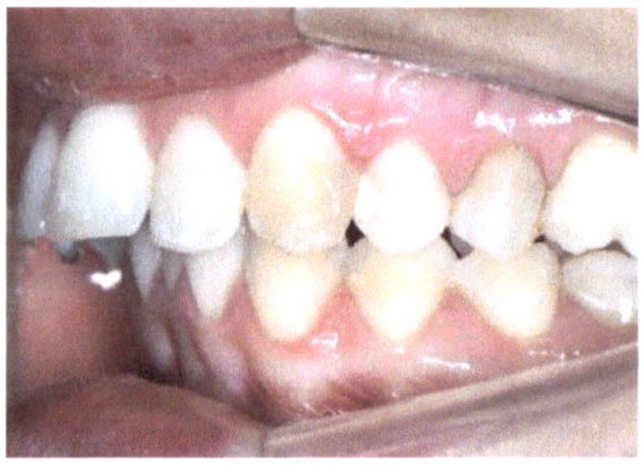
Fig. 5.14.26

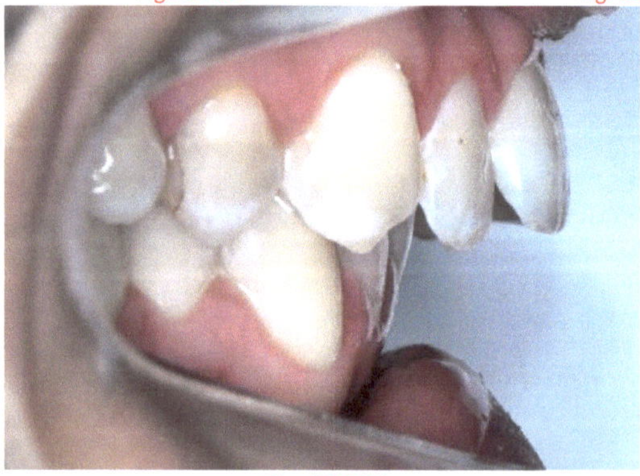
Fig. 5.14.27

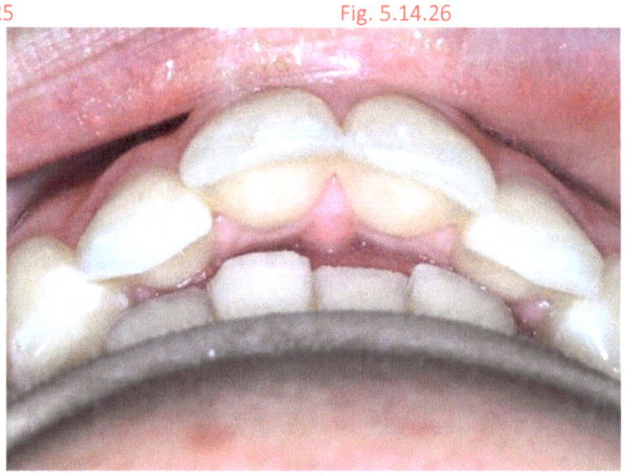
Fig. 5.14.28

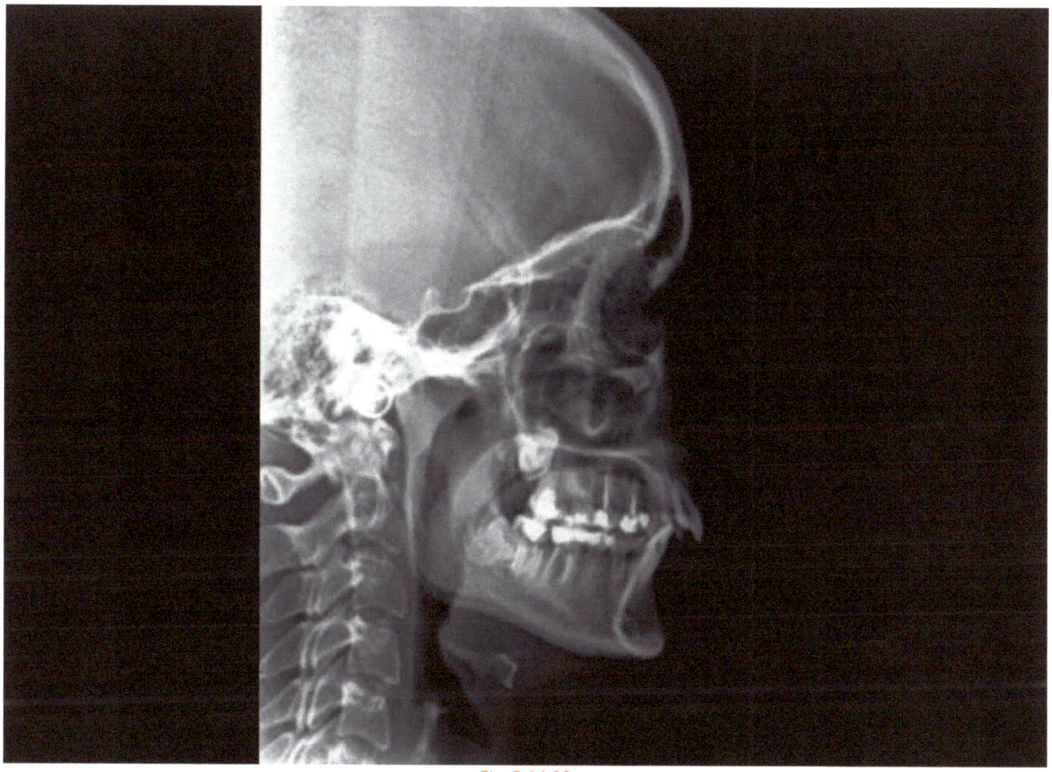

Fig. 5.14.29

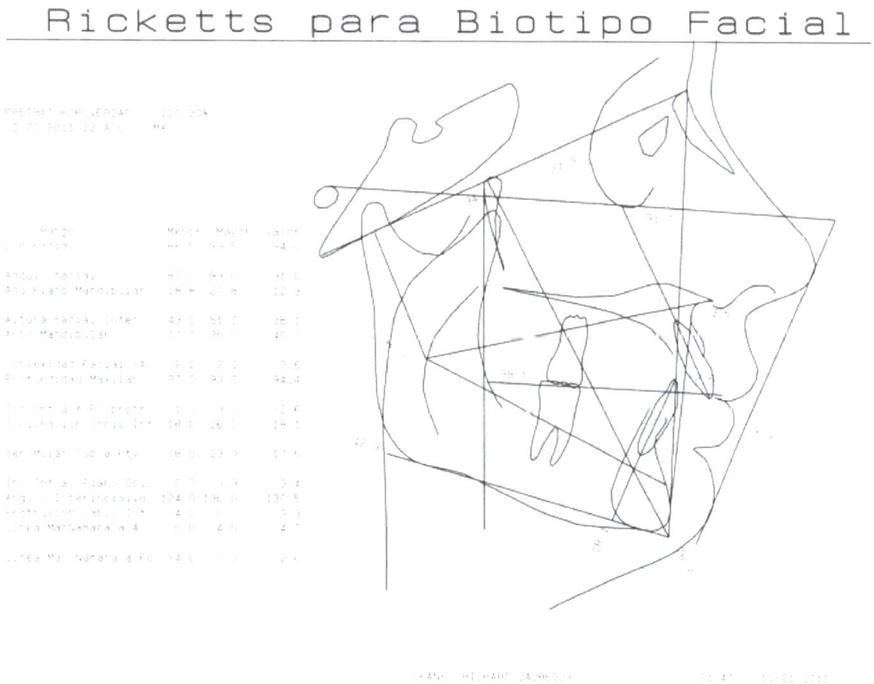

Fig. 5.14.30

La/s discrepancias dentarias en negativo eran muy tenues tanto en la arcada superior como en la inferior y en esta última los incisivos se encontraban ligeramente protruídos en su relacionamiento con el plano mandibular (97º). Ver figs. 5.14.31 a 5.14.33.

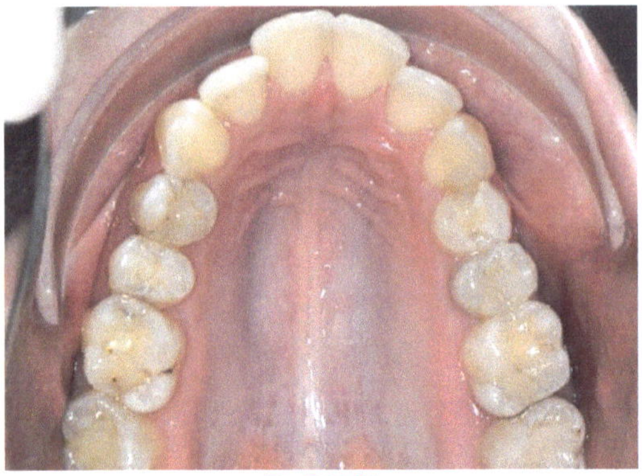

Fig. 5.14.31

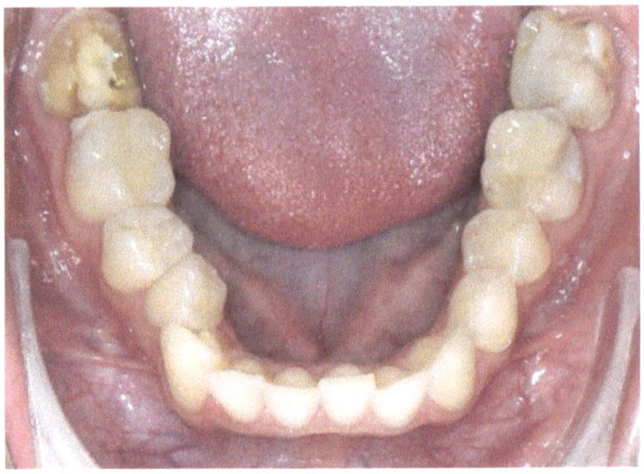

Fig. 5.14.32

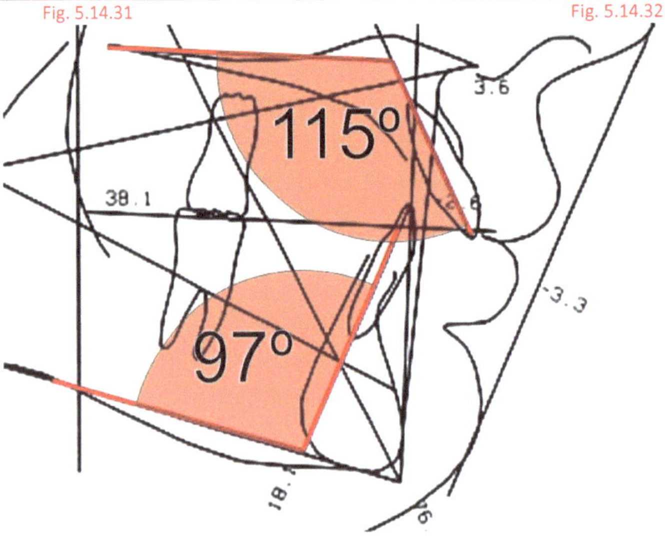

Fig. 5.14.33

Rx Panorámica y Terceros Molares 1E 7 y 1E 8

Fig. 5.14.34

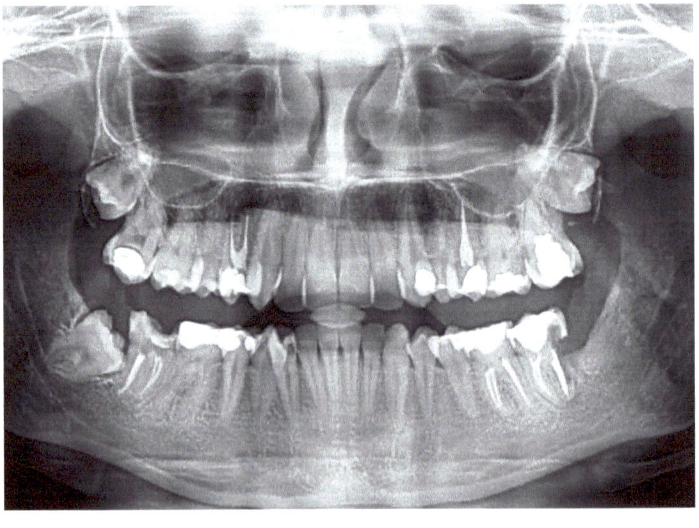

En la Rx panorámica se observaba que las piezas 1.4, 2.5, 3.6, 3.7 y 4.7 presentaban tratamientos de Endodoncia; también era apreciable que algunas de las restauraciones no cumplían requisitos de una Operatoria Dental satisfactoria.

Los terceros molares superiores mostraban tanto el importante tamaño como su malposicionamiento lo que conjuntamente con el plan de tratamiento instaurado los "condenaba" a la extracción.

La pieza 4.8 se encontraba impactada pero, habida cuenta del estado del 4.7 era decisión de la paciente optar por su extracción con el correspondiente tratamiento del segundo molar, o la avulsión de este último para incluir el 4.8 en su sustitución; verán los lectores, apreciando la última Rx panorámica, que la paciente optó por la primer alternativa, claro que solo desde el punto de vista teórico porque ni la extracción del tercer molar ni la restauración del segundo fueron realizadas...

1F) FUNCIONAL

Fig. 5.14.35 a 5.14.39

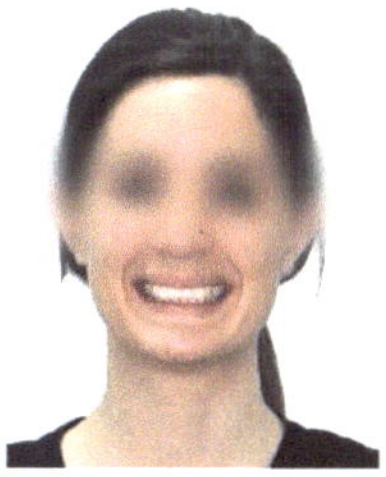

Fig. 5.14.35

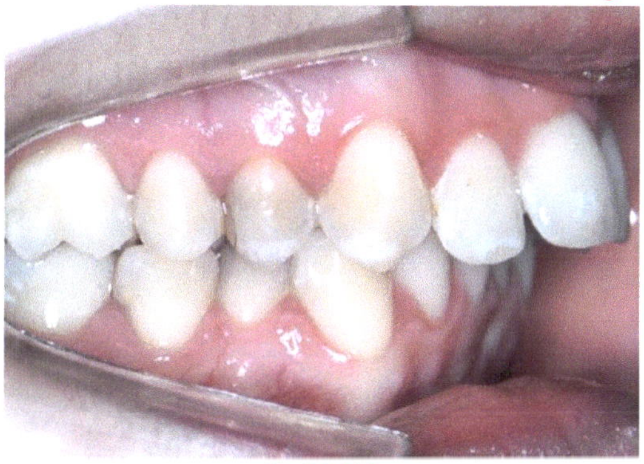

Fig. 5.14.36

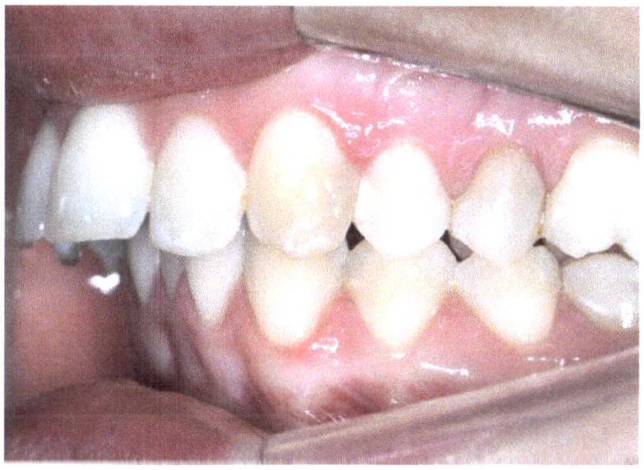

Fig. 5.14.37

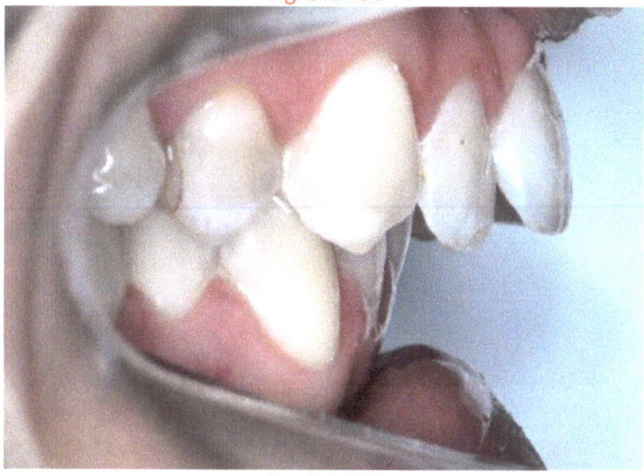

Fig. 5.14.38

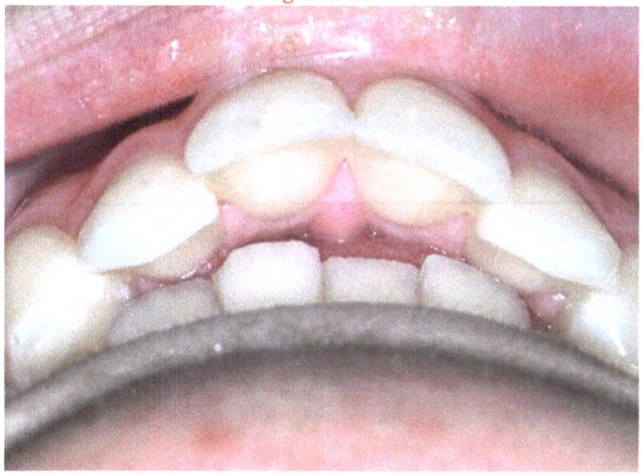

Fig. 5.14.39

El gran problema funcional que presentaba nuestra paciente se advertía en la deglución en donde existía una neta interposición del labio inferior.

Las fotos de boca laterales (figs. 5.14.36 a 5.14.39) son grandes "impostoras", muestran un resalte anterior aumentado con un espacio "vacío" entre incisivos inferiores y superiores; nada más alejado de la realidad funcional, allí, en ese espacio, se instalaba repetidamente el labio inferior cada vez que esta paciente deglutía, fonaba o, simplemente gesticulaba.

No olvidemos que el origen de la fuerza que genera un movimiento dentario es irrelevante, que ellos no distinguen si es originada por un sistema ortodóntico cuidadosamente diseñando, una sobrecarga articular, por parafunción oclusal o por un orbicular inferior que repetidamente los induce a protruirse; de allí que la percepción de empeoramiento del resalte anterior relatada por la paciente era muy posiblemente veraz.

3) PLAN DE TRATAMIENTO

2A) CORRECCIONES A EFECTUAR

2B) ASPECTOS A PROTEGER

2C) LIMITACIONES A UN PLAN IDEAL

2D) PLAN DE CONTENCIÓN.

Más allá de solucionar la sobremordida y las moderadas malposiciones dentarias que existían en ambas arcadas el gran "desafío" de este tratamiento era conseguir un resalte anterior "overjet" apropiado, con correcta oclusión en sectores posteriores, y generar un cambio en el desbalance muscular existente en la deglución y "postura espacial" del labio inferior.

Desde el punto de vista "morfológico" la corrección anteroposterior tenía 3 alternativas de solución:

1. **Ortodoncia pre y posquirúrgica con cirugía de avance mandibular.**
2. **Extracción de 1.4 y 2.4 (primeros premolares superiores) y cierre de espacio con anclaje máximo.**
3. **Extracción de 1.8 y 2.8; trabajar con aparatología de baja fricción, elásticos intermaxilares T.A.D.S infracigomáticos, y, distalando, lograr el ajuste anteroposterior sin extracción de premolares.**

La **opción 1** era muy buena técnicamente, es más, desde el punto de vista estético era la ideal pero la paciente no estaba dispuesta a una Cirugía Ortognática.

La **opción 2** es una alternativa clásica de la Ortodoncia en esta clase de problemas, pero tiene el riesgo de aumentar el ángulo nasolabial y la sobremordida; el primero de ellos, muy correcto en el pretratamiento, era de los aspectos a proteger conjuntamente con la exposición en sonrisa del grupo incisivo superior.

La **alterniva 3** consistía en una corrección anteroposterior que comenzaría ya en Etapa Inicial del tratamiento con elásticos de 2 oz, continuando en Intermedia, siempre con elásticos "cortos" allí de 4 oz.

En Mecánica era muy posible que, más allá de los elásticos "largos" desde postes superiores a molares inferiores, necesitásemos complementar la corrección con distalamiento superior; para ello eran imprescindibles tres condiciones

a) Extracción de terceros molares superiores generando el espacio posterior hacia donde realizar el movimiento de distalamiento.

b) Utilizar un sistema Ortodóntico de baja fricción, autoligante pasivo asociado a desoclusiones.

c) Insertar T.A.D.S infracigomáticos para, desde allí, generar, con resortes, la fuerza apropiada al Distalamiento Superior (es cercana a los 320 grs).

Como apreciarán los colegas lectores nuestra decisión se volcó a esta última opción en la cual, repetimos, necesitábamos, para su ejecución, las extracciones de los terceros molares superiores; con respecto a la pieza 4.8 existía una doble alternativa ya expresada en el diagnóstico Dentario.

Más allá de retenciones intrarcada de los grupos incisivos superior e inferior sería necesario en el postratamiento, tanto el uso de un dispositivo intermaxilar (Retenedor Damon o un aparato funcional clásico) como de un apoyo de Fonoaudiología (Logopeda).

3) VEHÍCULO/S TERAPÉUTICO

Fueron utilizados brackets autoligantes pasivos, Damon, modelo Clear 1 en la arcada superior mientras que en la inferior se cementó el modelo Q; los primeros con prescripción supertorque en incisivos y caninos mientras que en modelo de brackets metálicos se utilizó bajo torque en el sector anteroinferior con torque standard en caninos. Ver fig 5.14.40

Fig. 5.14.40

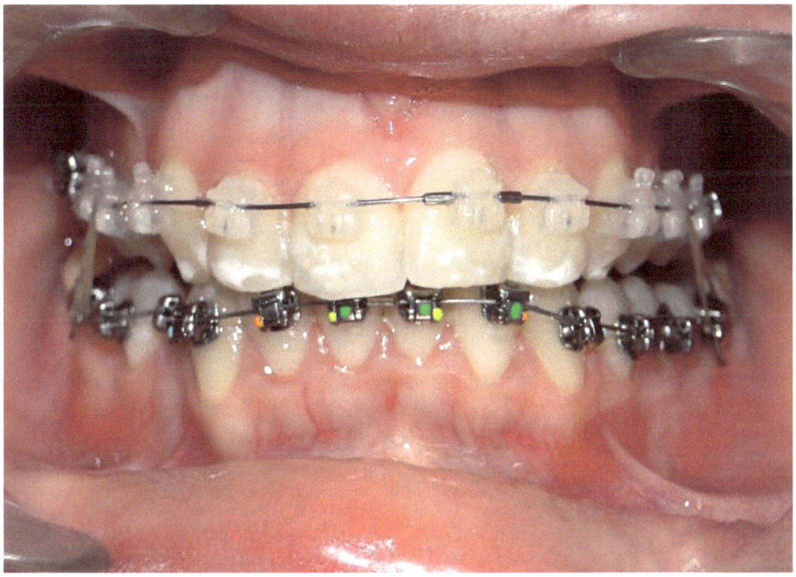

En la etapa de Mecánica se insertaron minimplantes Vector (Ormco) de 12 mm de longitud con 2 mm de diámetro. Figs. 5.14.41 a 5.14.43

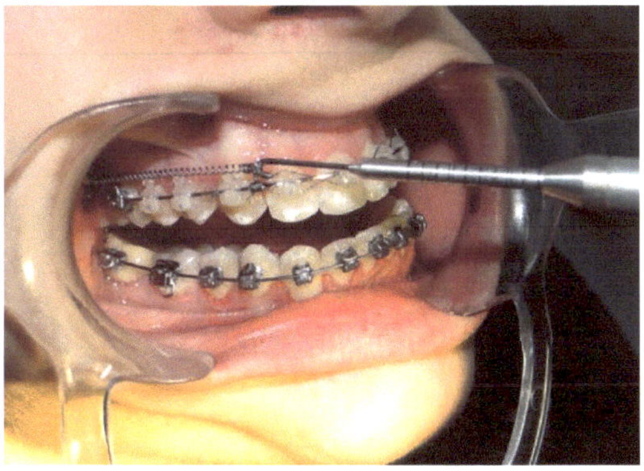

Fig. 5.14.41

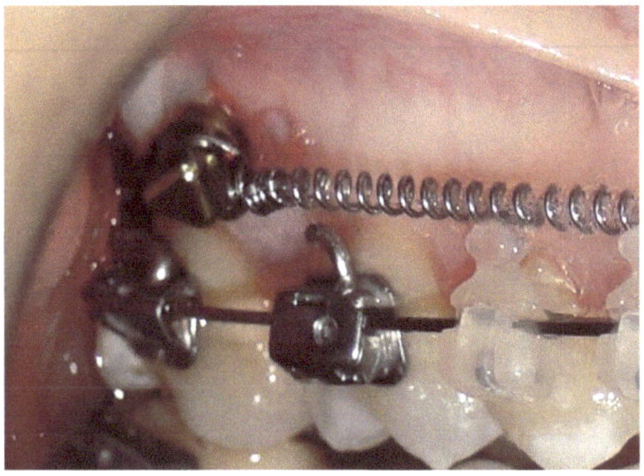

Fig. 5.14.42

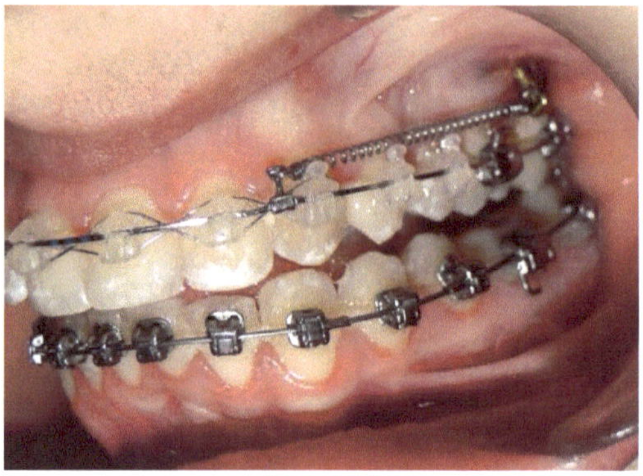

Fig. 5.14.43

En la etapa inicial los elástico empleados fueron de 2 oz 3/16", y del mismo diámetro pero de 4 oz en INTERMEDIA; para no generar mayor proinclinación incisiva inferior la corrección anteroposterior de Mecánica se realizó con fuerzas de 320 grs. generadas por resortes de Niti de espiras cerradas dispuestos entre los postes del arco superior (acero .018 x .025) y T.A.D.S infracigomáticos Fig. 5.14.41 a 5.14.43

En Detalles y Finalización los brackets Clear 1, de incisivos superiores, fueron cambiados por Ice, de ligado, ya que existían urgencias de **tiempo** en la terminación de la Fase Activa del tratamiento, y estimamos que era la mejor solución a abordar Ver figs. 5.14.44 a 5.14.46.

En Perlas Mecánicas explicaremos las enormes ventajas del Clear I pero también sus inconvenientes, dichos problemas han sido, actualmente resueltos con el modelo Clear II y su disminución en la profundidad de la ranura.

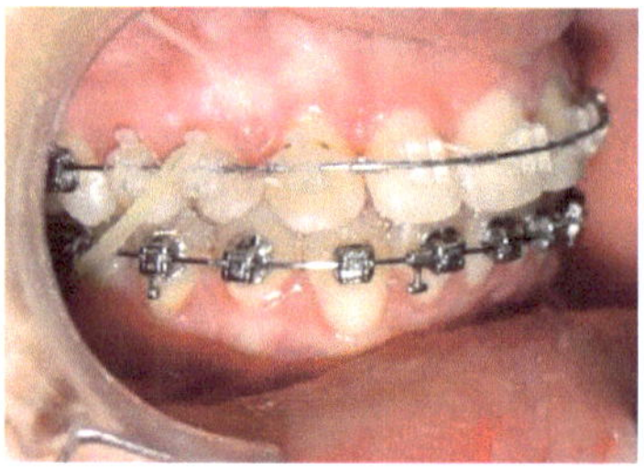

Fig. 5.14.44

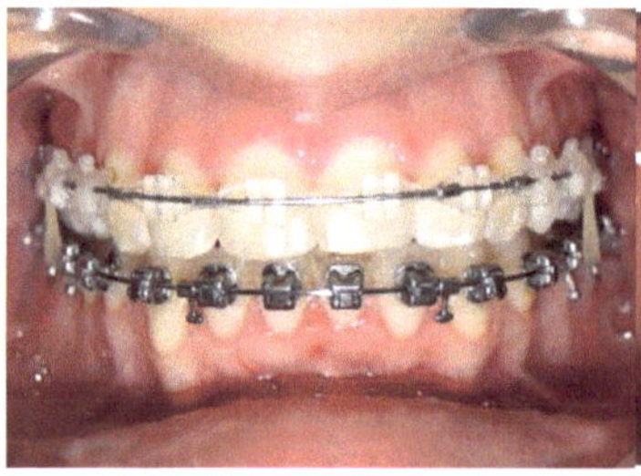

Fig. 5.14.45

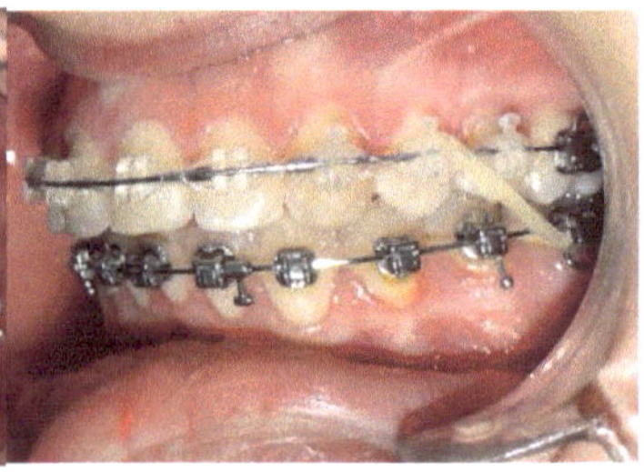

Fig. 5.14.46

4) EL TRATAMIENTO Y SUS ETAPAS

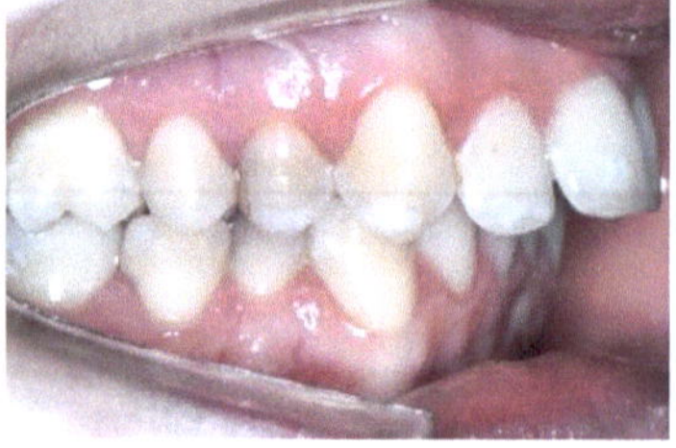

Fig. 5.14.47

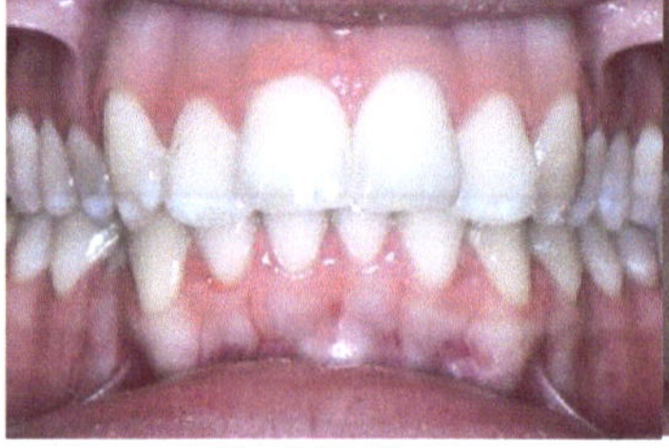

Fig. 5.14.48

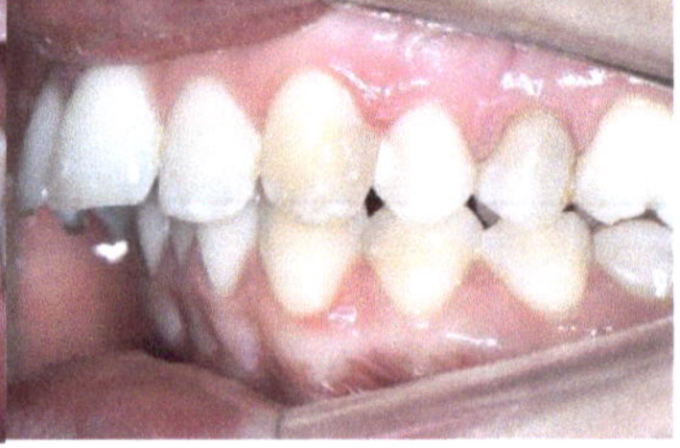

Fig. 5.14.49

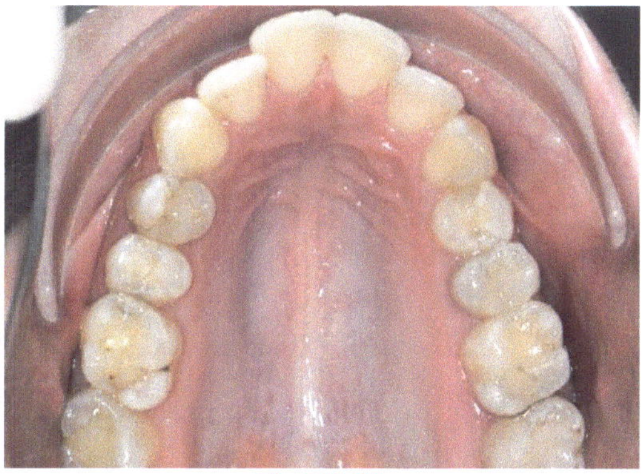
Fig. 5.14.50

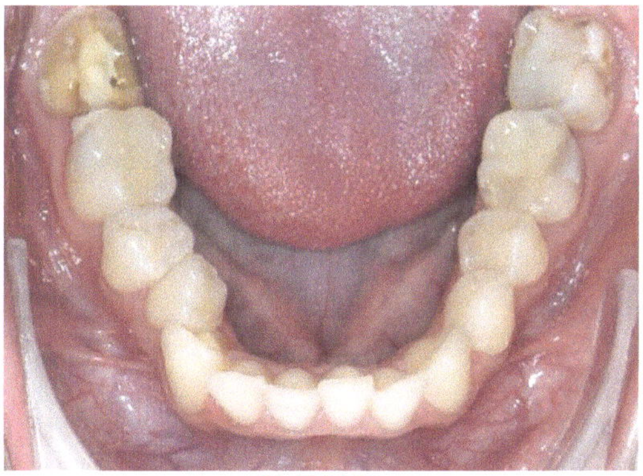
Fig. 5.14.51

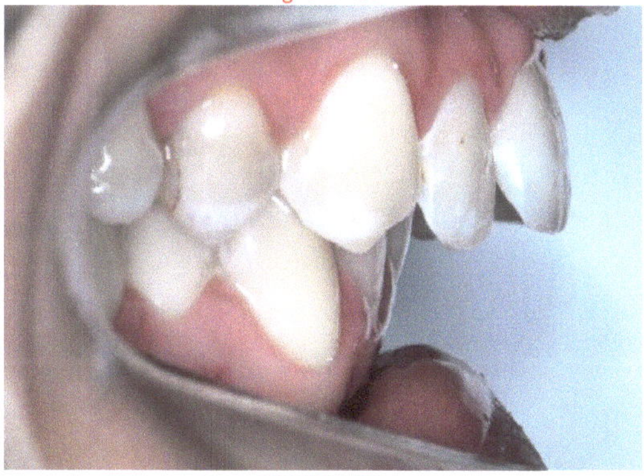
Fig. 5.14.52

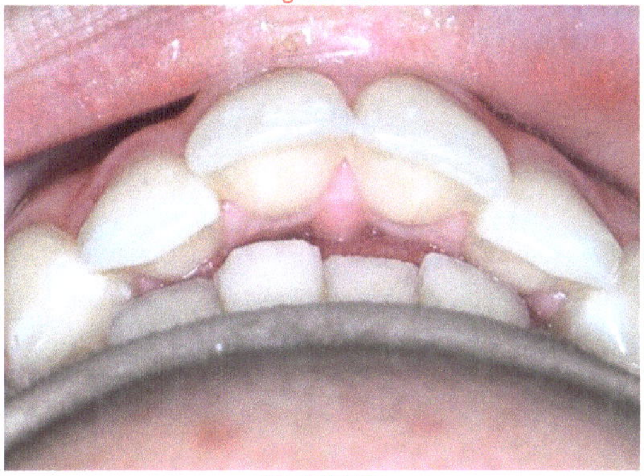
Fig. 5.14.53

ETAPA INICIAL

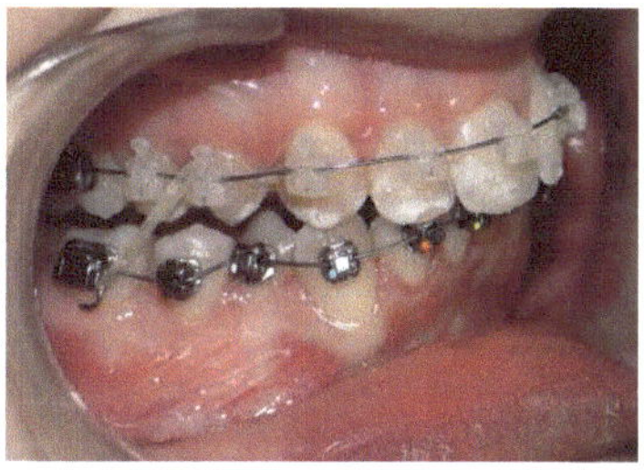
Fig. 5.14.54

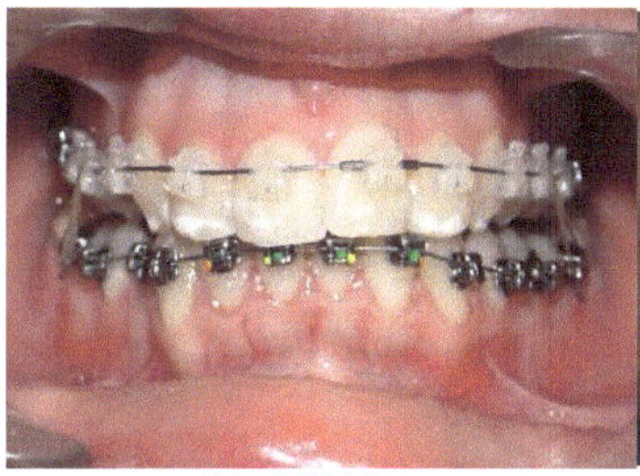
Fig. 5.14.55

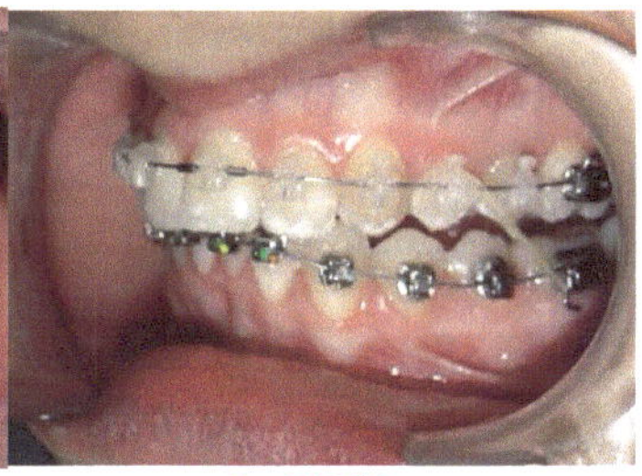
Fig. 5.14.56

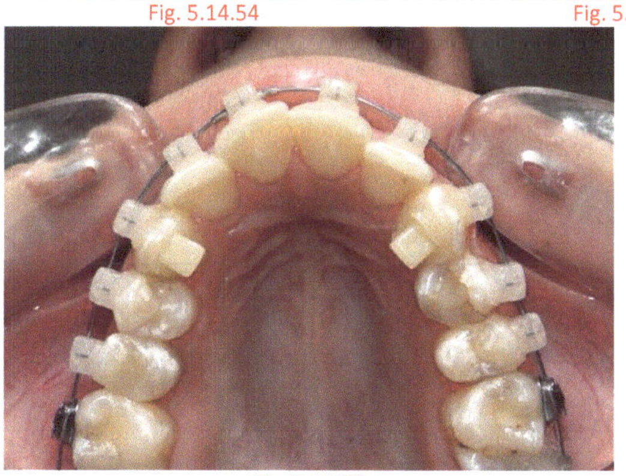
Fig. 5.14.57

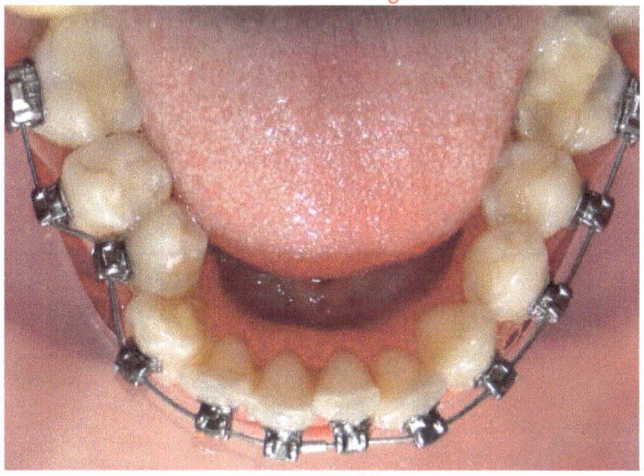
Fig. 5.14.58

Como fue puntualizado en Vehículos Terapéuticos se cementaron en la arcada superior brackets Damon Clear I con prescripción de supertorque en incisivos y caninos; se optó por referencias verticales de 6 mm (caninos), 6 mm (1.2 y 2.2) y 6.5 mm en (1.1 y 2.1)

En los incisivos mandibulares se utilizaron brackets modelo Q, prescripción de bajo torque (-11º); también se cementaron desoclusiones en la cara palatina de 1.3 y 2.3.

ETAPA INICIAL ver Figs. 5.14.54 a 5.14.58

En esta primeras fotos y tanto en las referencias verticales que se perciben en los brackets anterosuperiores como en el grupo incisivo inferior se denuncia la intención de corrección de la sobremordida por "aplanamiento" de la curva de Spee.

En esta etapa fueron utilizados elásticos 3/16" 2 oz dispuestos entre 1.4 - 2.4 y 4.6 y 3.6 (orientación clase II); los primeros arcos empleados fueron Niti Cu .014, Damon, durante 10 semanas seguidos por los de sección .018 durante 7 semanas.

ETAPA INTERMEDIA ver Figs. 5.14.59 a 5.14.63

Progresión de arcos:

.014*.025	Niti Cu Damon (9 semanas)
.017*.025	Niti Damon Pretorqueado 20º (10 semanas)

Los elásticos utilizados en esta etapa fueron 4 oz 3/16" y se mantuvieron con una inclinación clase II desde los primeros premolares superiores a los primeros molares inferiores.

Arcos pretorqueados – <u>Variantes</u>

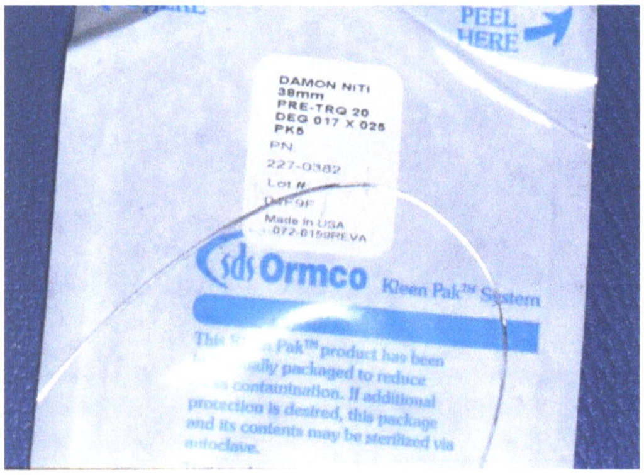

Fig. 5.14.59

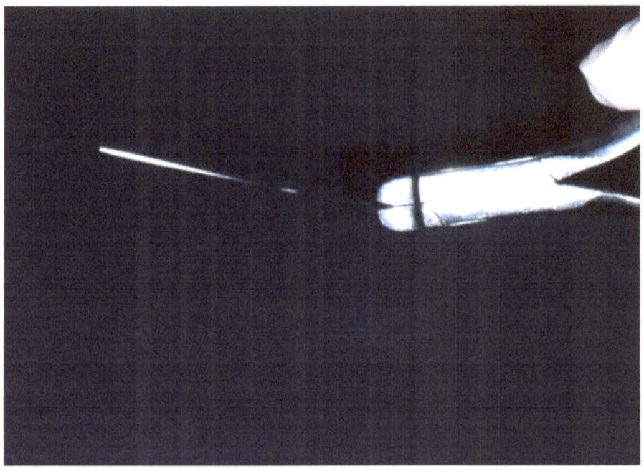

Fig. 5.14.60

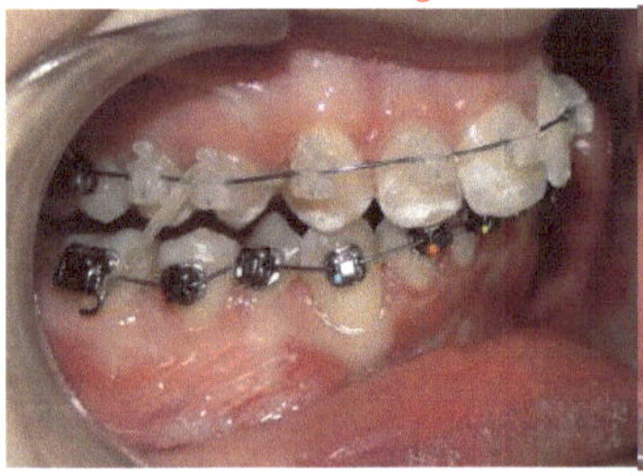

Fig. 5.14.61

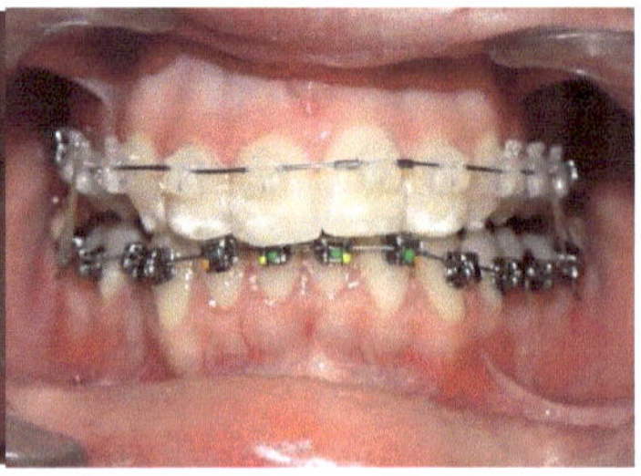

Fig. 5.14.62

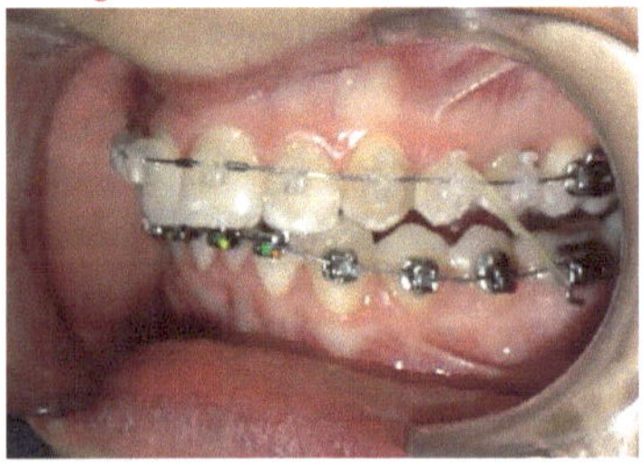

Fig. 5.14.63

El motivo de la utilización de arcos pretorqueados es explicado en "Perlas Mecánicas" de este mismo capítulo

MECÁNICA MAYOR ver Figs. 5.14.64 a 5.14.77

Se utilizaron arcos T.M.A .017 x .025, Low Friction, Damon, con forma individualizada y postes "crimpados" entre incisivos laterales y caninos; 15 días después de instalados se le adicionó torque positivo de aproximadamente 20 º en el sector anterosuperior contrarrestando una mecánica que, indefectiblemente, retroinclinaba ese sector como lo son elásticos largos clase II y/o el distalamiento superior.

Un mes después de comenzada la etapa se insertaron T.A.D.S infracigomáticos de 2 mm de diámetro y 12 mm de longitud (Vector-Ormco) con el objetivo de ser anclaje de Fuerzas Distaladoras bilaterales generadas por la activación de resortes Niti de espiras cerradas.

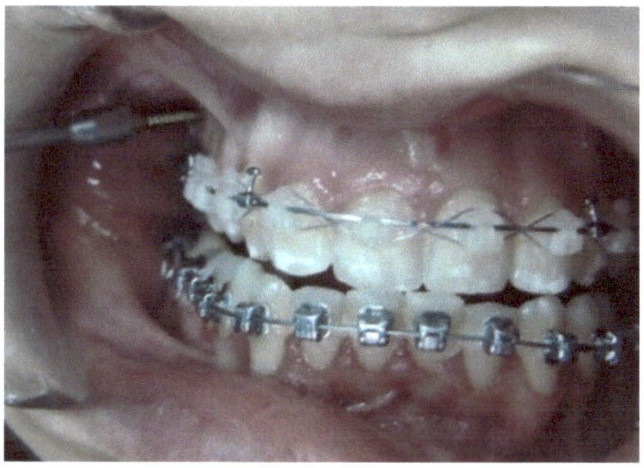
Fig. 5.14.64

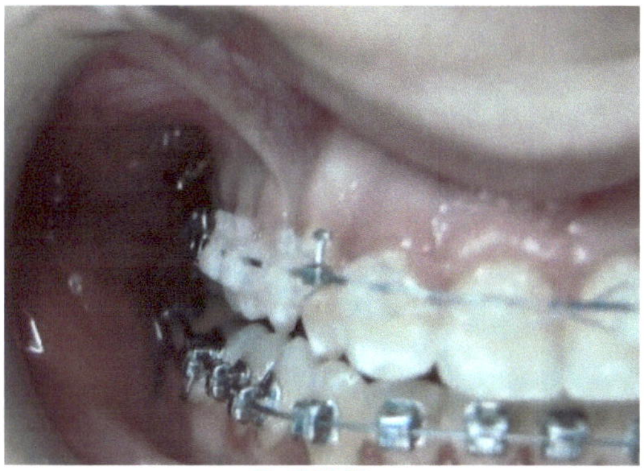
Fig. 5.14.65

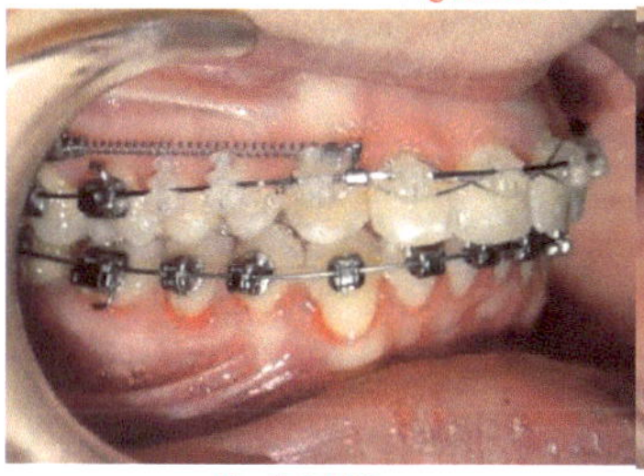
Fig. 5.14.66

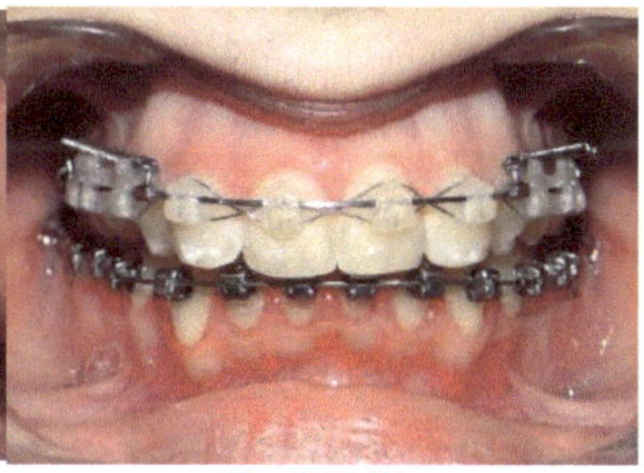
Fig. 5.14.67

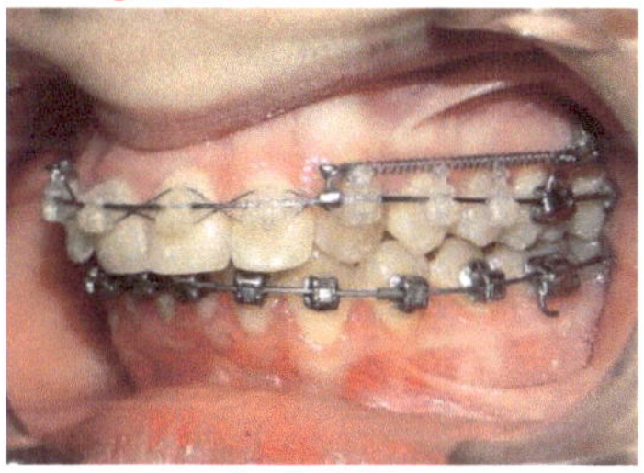
Fig. 5.14.68

La "causal" de continuar la corrección anteroposterior con distalamiento radicaba por un lado en la necesidad de discontinuar elásticos debido al posicionamiento incisivo inferior que, aún con torque negativo en sus brackets, se advertían en una proinclinación límite, y por otro, la persistencia de una oclusión de clase II dentaria con overjet aumentado.

El distalamiento superior al igual que los elásticos clase II "largos" generan una retroinclinación superior que dificulta la corrección anteroposterior; por dicha razón se agregó, de forma manual, torque positivo en el sector anterosuperior del arcoT.M.A .017 x .025.

La fuerza necesaria para el distalamiento superior supera ligeramente los 300 grs. por sector.

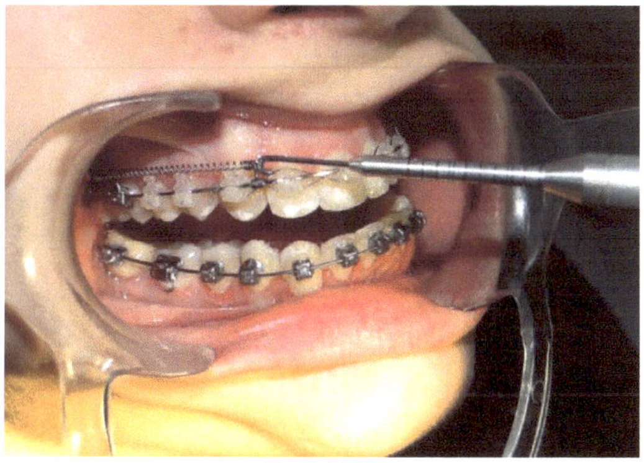
Fig. 5.14.69

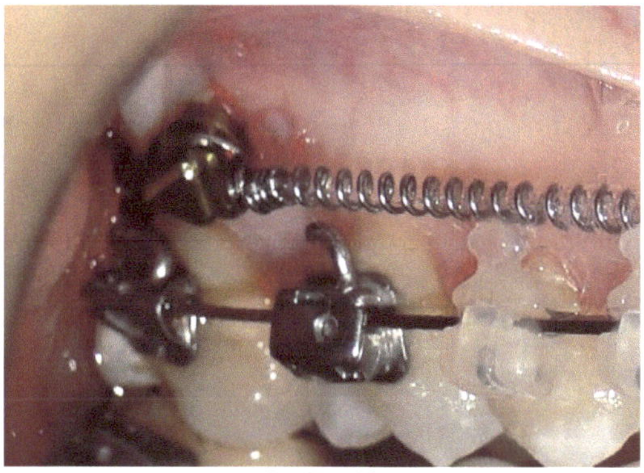
Fig. 5.14.70

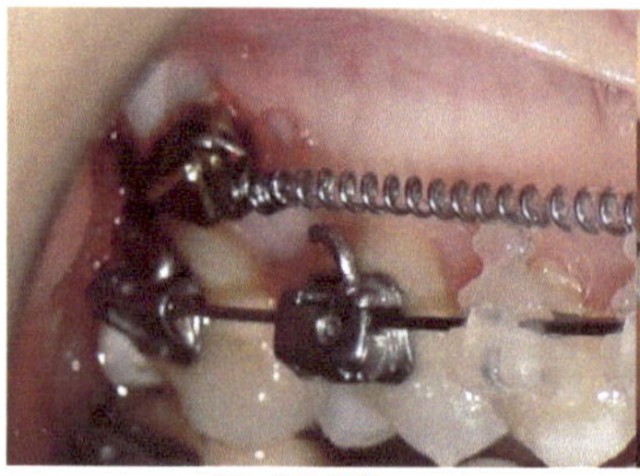
Fig. 5.14.71

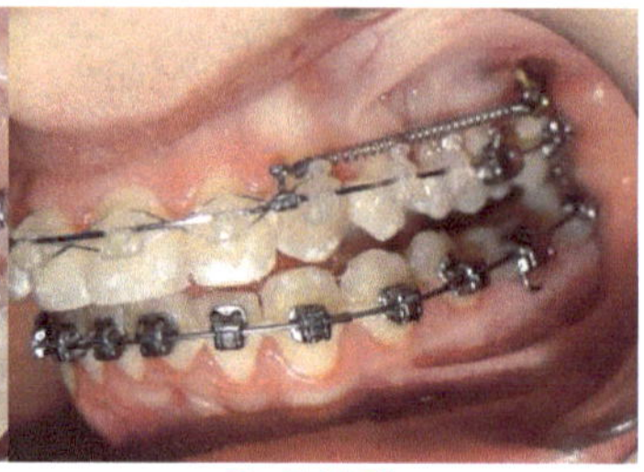
Fig. 5.14.72

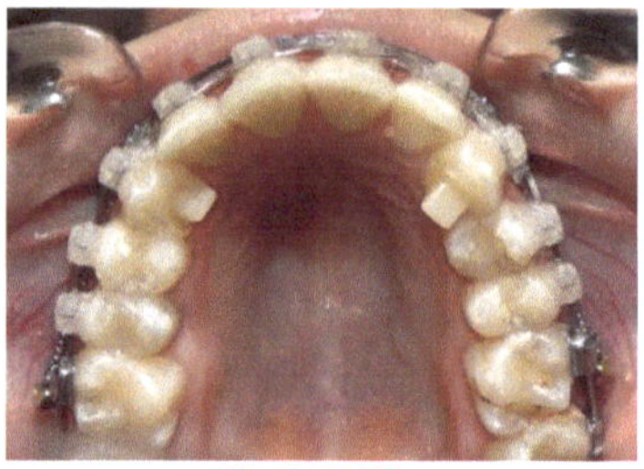
Fig. 5.14.73

En las fotos comparativas laterales derechas e izquierdas advertimos, en las instancias finales de Mecánica, un notorio mejoramiento de la corrección anteroposterior.

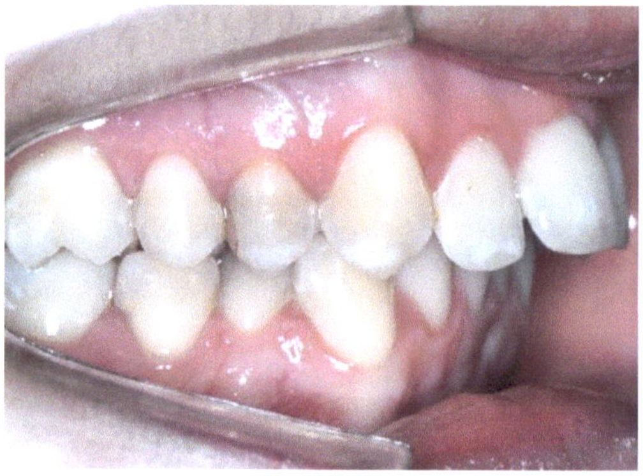
Fig. 5.14.74

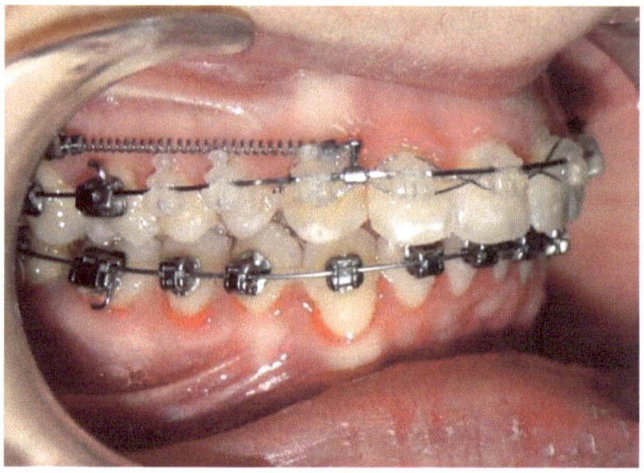
Fig. 5.14.75

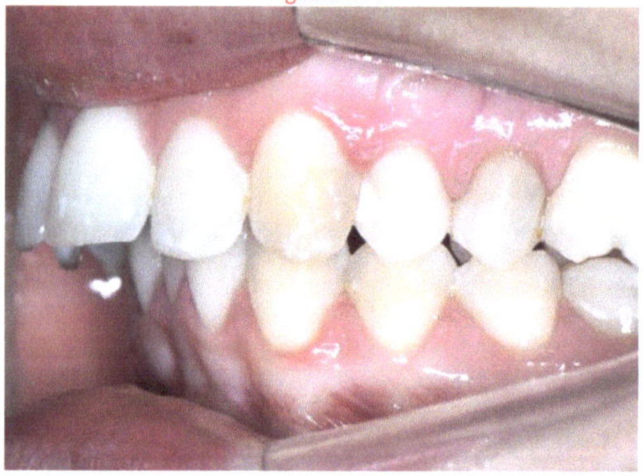
Fig. 5.14.76

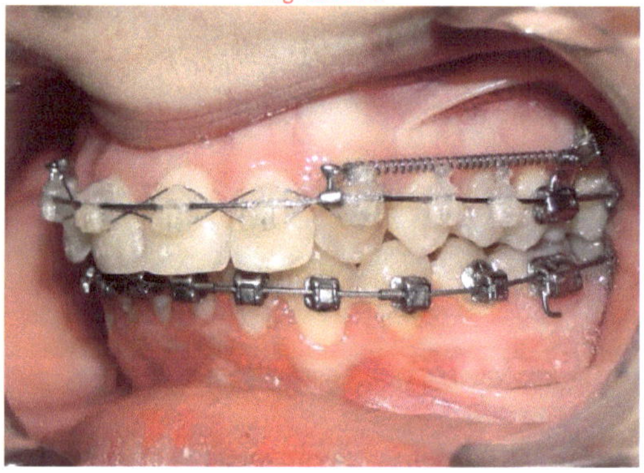
Fig. 5.14.77

DETALLES Y FINALIZACIÓN ver Figs. 5.14.78 a 5.14.80

Al existir y persistir pequeños detalles de posicionamiento en el grupo incisivo superior así como cierta urgencia de <u>tiempo</u> por parte de la paciente en la finalización de la fase activa del tratamiento, optamos por descementar los brackets Damon Clear en dicho grupo dentario y sustituirlos por Ice de mejor control mesiodistal dentario; también fue instalado un arco Niti Cu Damon .018 con elásticos "cortos" desde 1.4 y 2.4 a primeros molares inferiores.

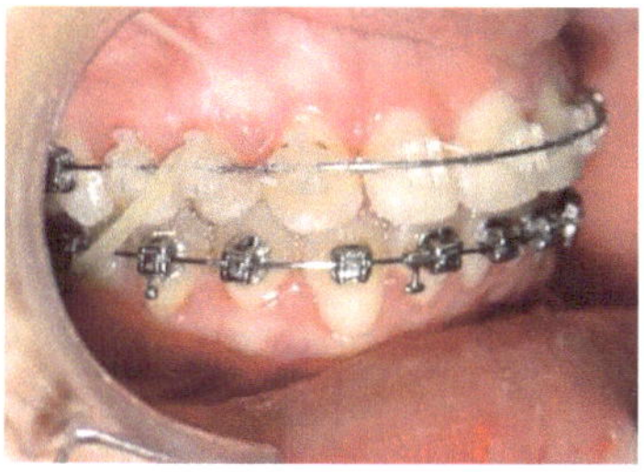
Fig. 5.14.78

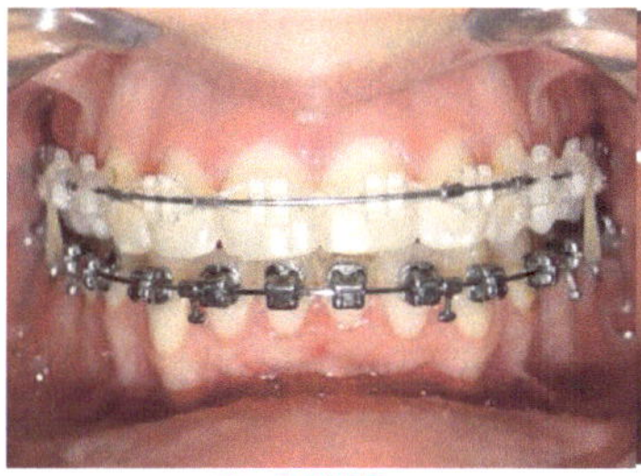
Fig. 5.14.79

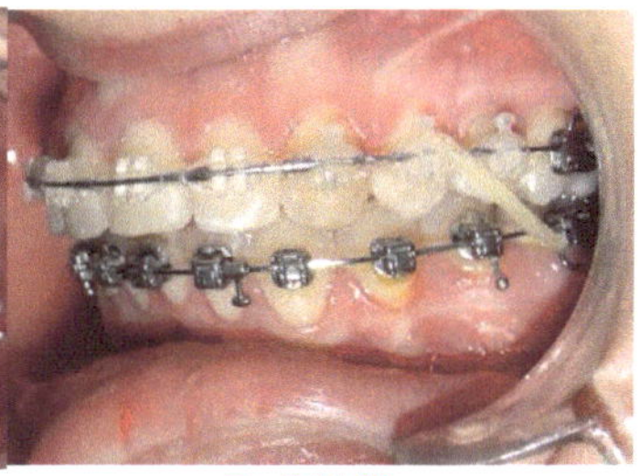
Fig. 5.14.80

La etapa la finalizamos con NiTi Cu .016 x .025 en ambas arcadas, dichos arcos se conformaron de manera individualizada e intercoordinada, también se indicaron Rx finales de control. ver Figs. 5.14.81 a 5.14.91

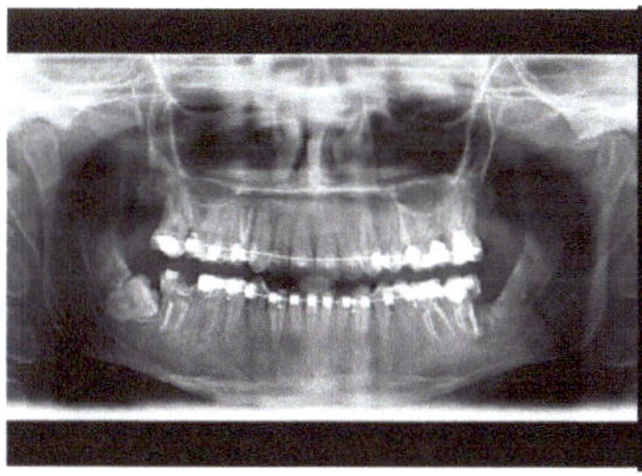
Fig. 5.14.81

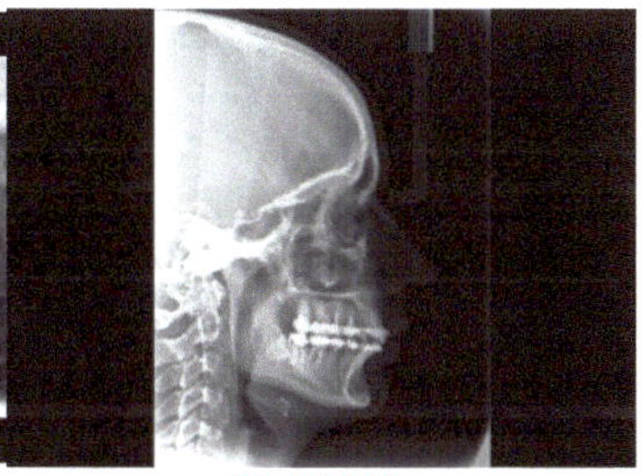
Fig. 5.14.82

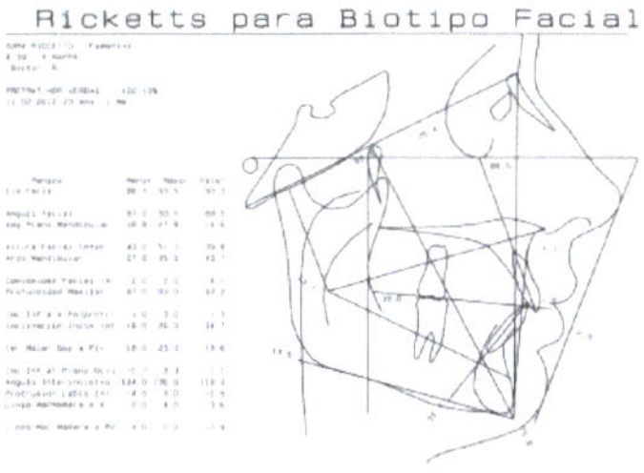

Fig. 5.14.83

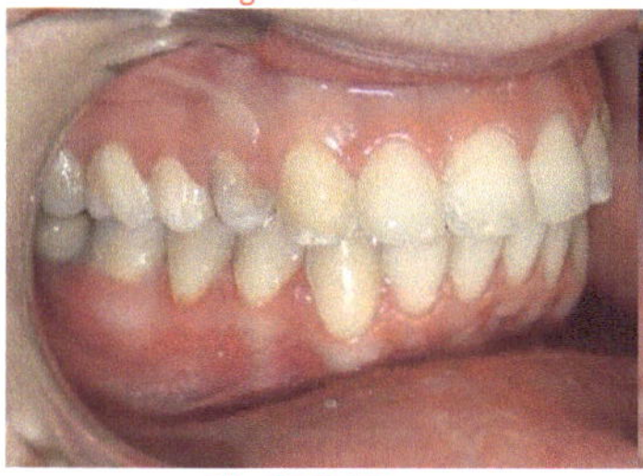
Fig. 5.14.84

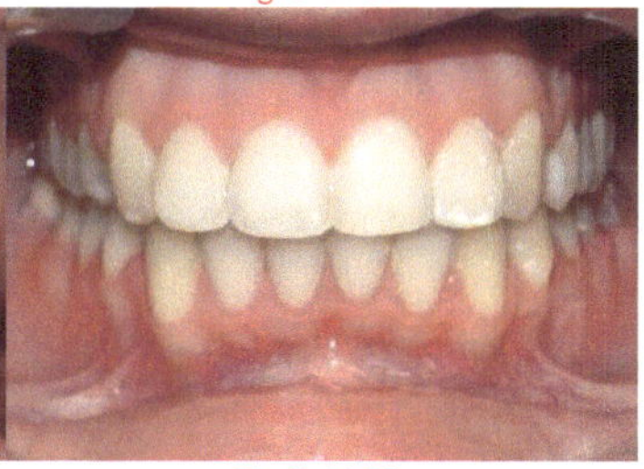
Fig. 5.14.85

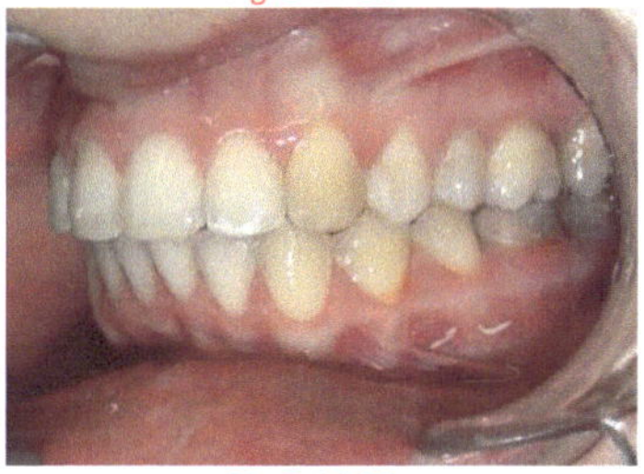
Fig. 5.14.86

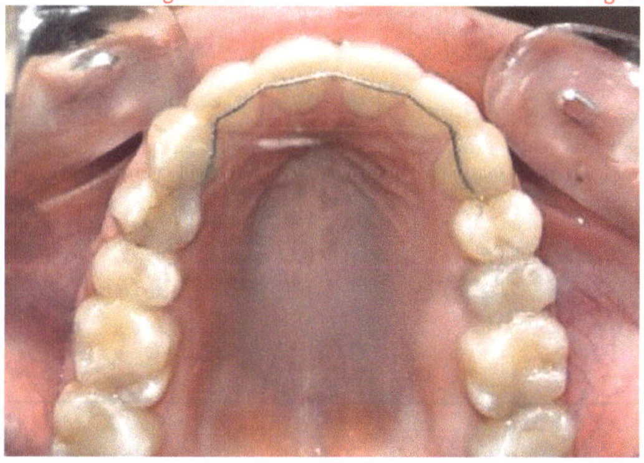
Fig. 5.14.87

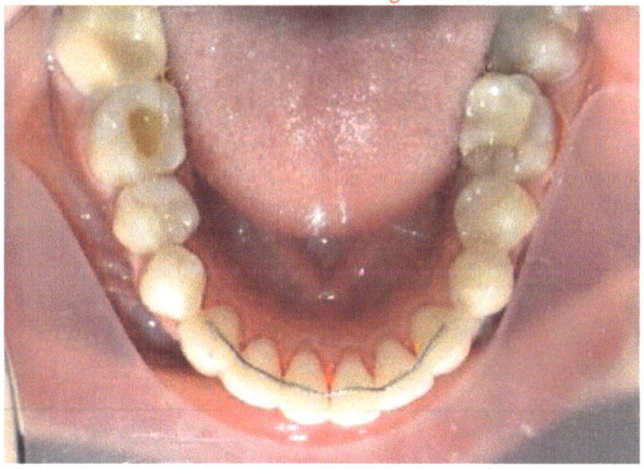
Fig. 5.14.88

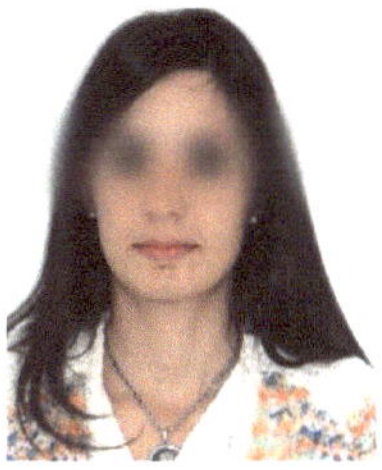
Fig. 5.14.89

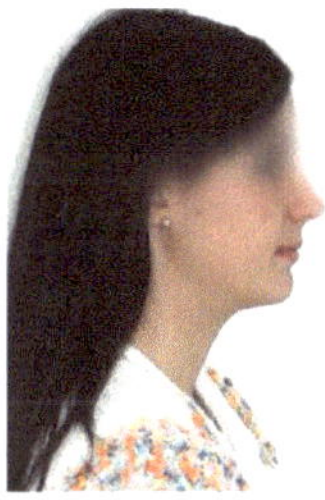
Fig. 5.14.90

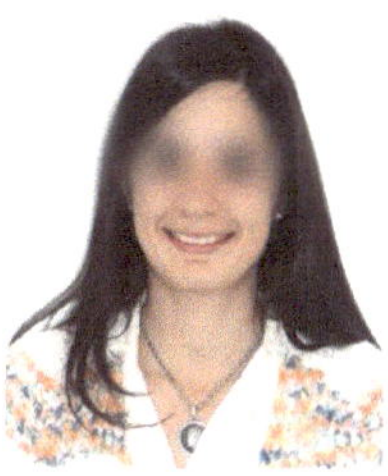
Fig. 5.14.91

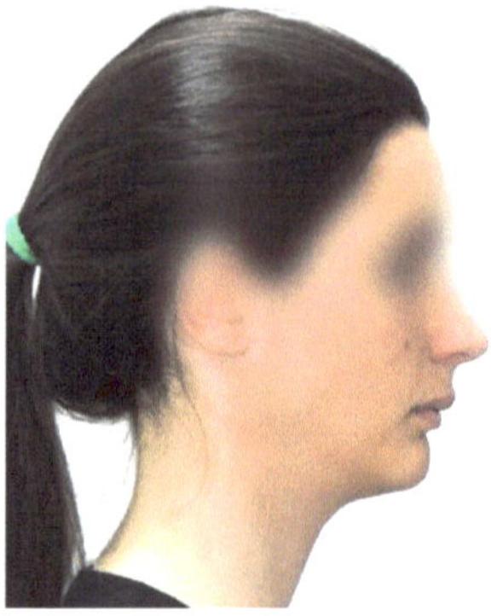

Fig. 5.14.92

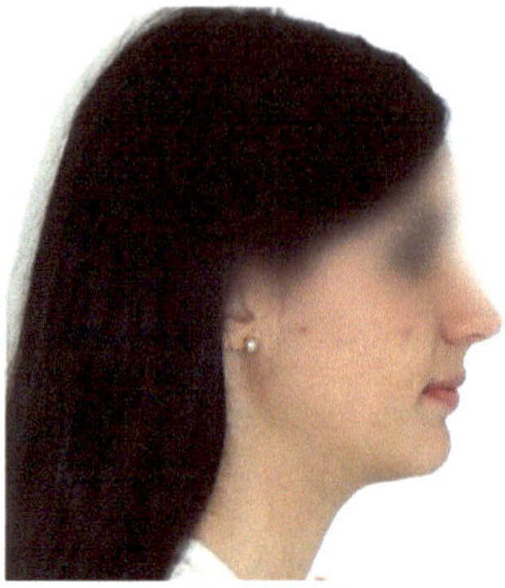

Fig. 5.14.93

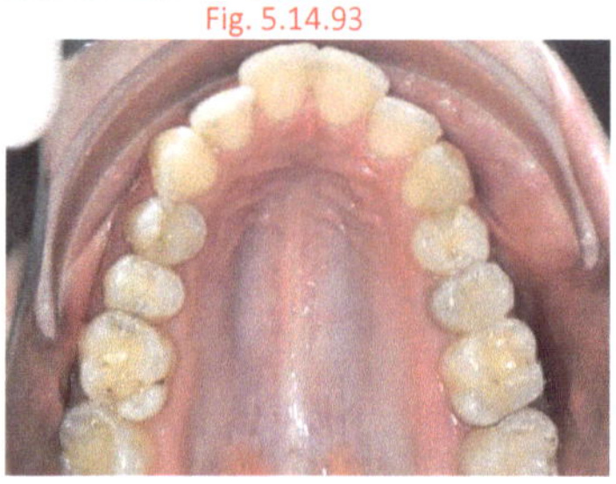

Fig. 5.14.94

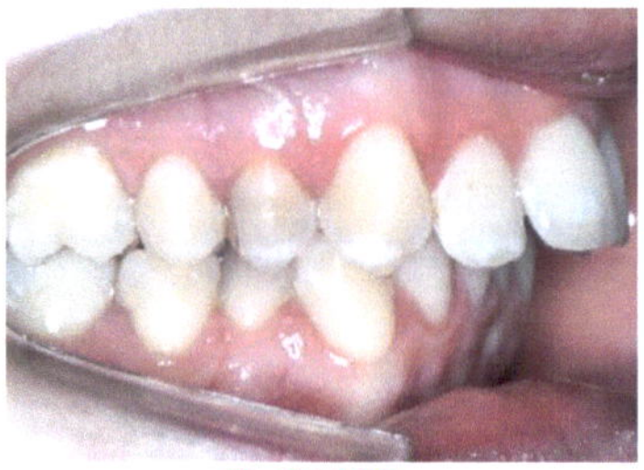

Fig. 5.14.95

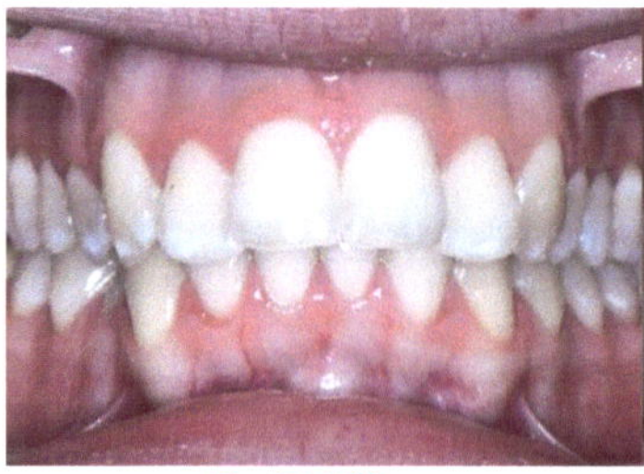

Fig. 5.14.96

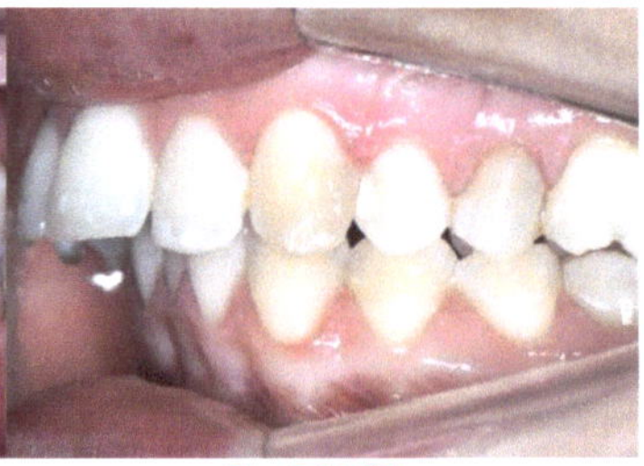

Fig. 5.14.97

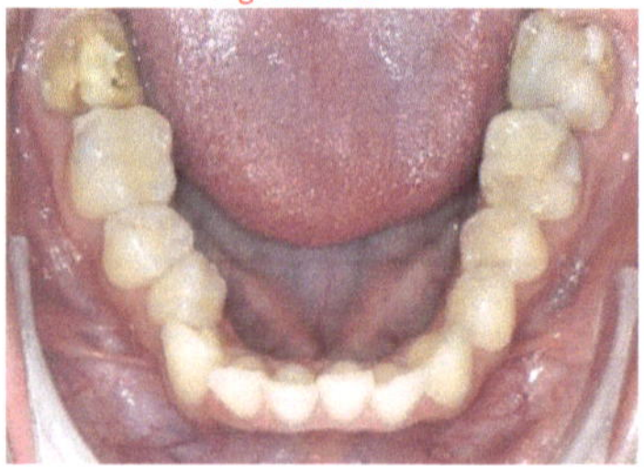

Fig. 5.14.98

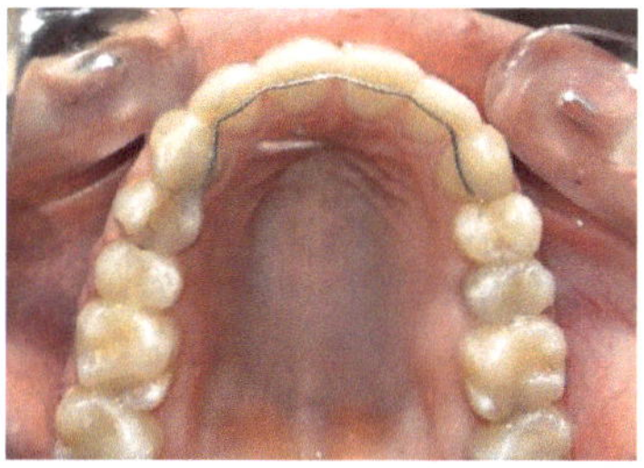

Fig. 5.14.99

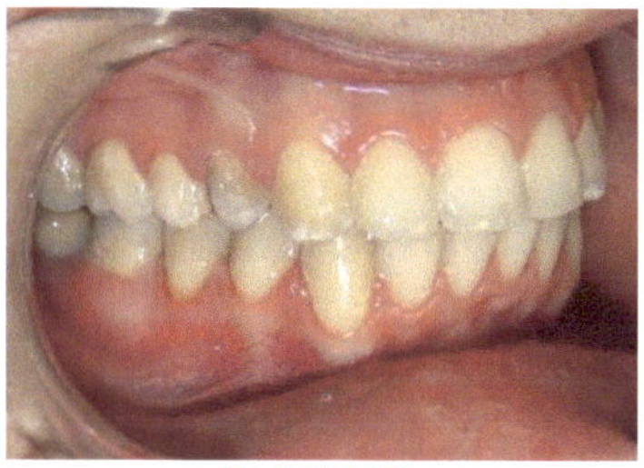

Fig. 5.14.100

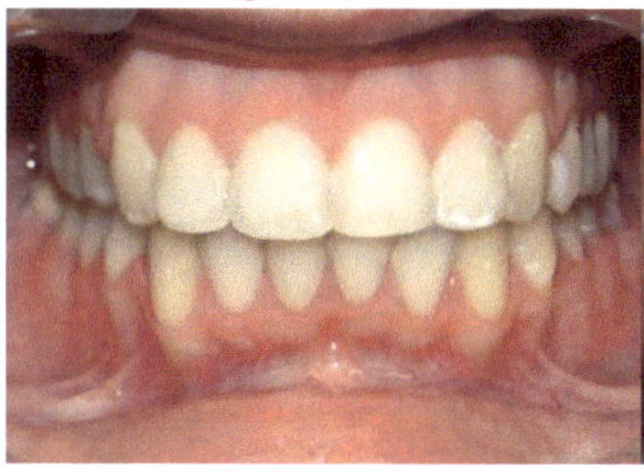

Fig. 5.14.101

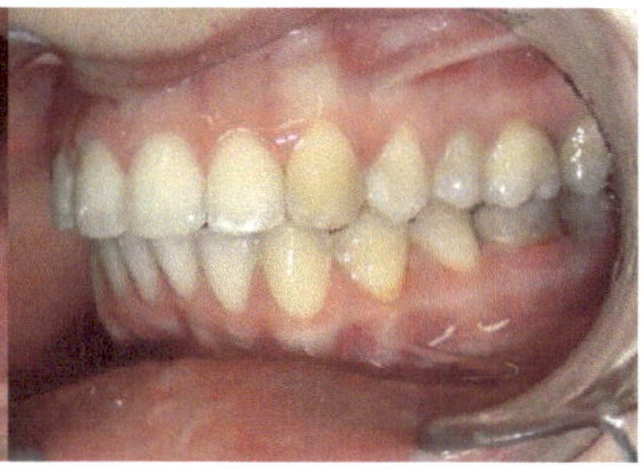

Fig. 5.14.102

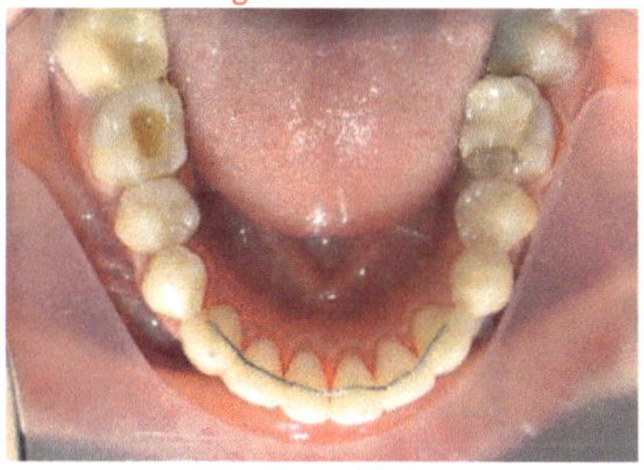

Fig. 5.14.103

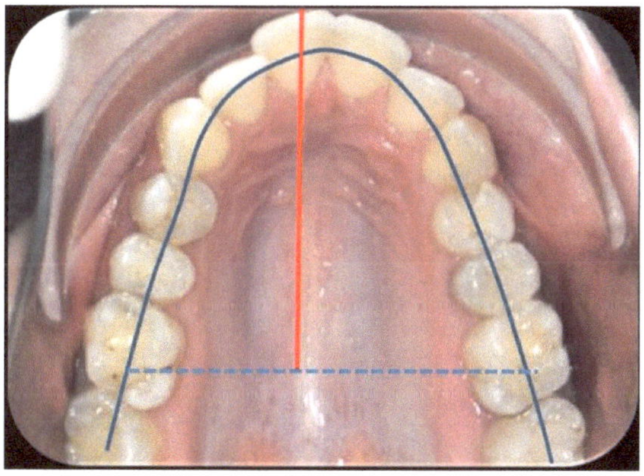

Fig. 5.14.104

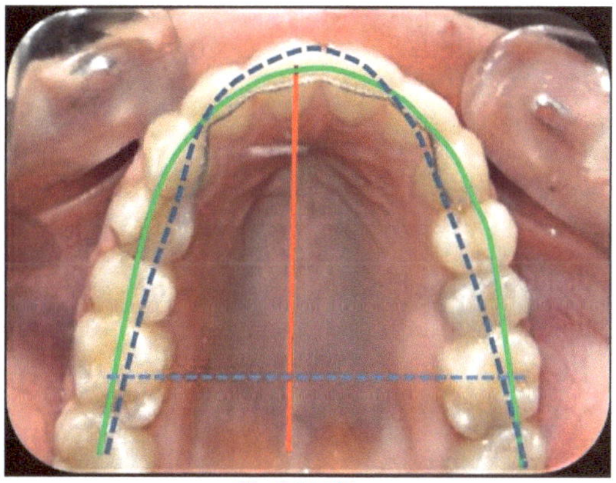

Fig. 5.14.105

Como se aprecia en las fotos 5.14.87 y 5.14.88 fueron cementados retenedores fijos entre caninos e incisivos tanto en el arco superior como en el inferior (Bond a Braid – Reliance) Ver figs. 5.14.98 y 5.14.99

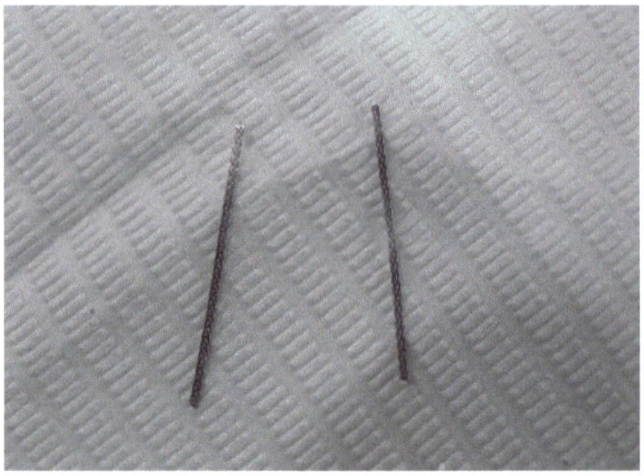

Fig. 5.14.98

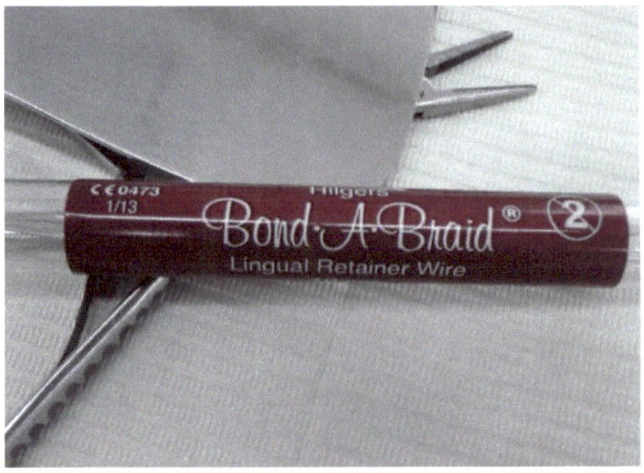

Fig. 5.14.99

Como retención intermaxilar se indicó el "Splint" Damon; la "estabilidad" en el **tiempo** fue reforzada con fonoaudiología (logopedia)

5) "PERLAS" DIAGNÓSTICAS Y /O MECÁNICAS

Partiendo del supuesto que los detalles diagnósticos fueron suficientemente explicados en el apartado 1 de éste capítulo, vamos a dedicarnos al análisis de "perlas mecánicas" del caso expuesto.

- 5 A) MECÁNICA PREVISTA
- 5 B) BRACKETS
- 5 C) ARCOS
- 5 D) T.A.D.S

5 A) MECÁNICA PREVISTA

La corrección anteroposterior que nos conduciría en el **espacio** desde clase II a clase I, implicaba la asociación de una sumatoria de actores mecánicos; brackets de baja fricción, desoclusiones, elásticos "cortos" con arcos Nit Cu, y largos desde los postes T.M.A a primeros molares inferiores, y T.A.D.S con fuerzas aptas para el distalamiento superior.

Todas estas mecánicas generan una retroinclinación incisiva superior que puede derivar no solo en perjuicios estéticos y funcionales del tratamiento, sino en la imposibilidad de realizar la corrección anteroposterior, por tanto era imprescindible, en este caso, generar un aumento del torque positivo anterosuperior que encontraba varias dificultades en su efectivización.

5 B) BRACKETS UTILIZADOS

Como señalamos en vehículo/s terapéuticos/s debido a exigencias estéticas de la paciente se cementaron brackets Damon modelo Clear I en la arcada superior, mientras que en la inferior fue utilizado el modelo Q 1 con bajo torque en el sector incisivo. El Clear I tiene enormes aspectos positivos pero presenta también facetas negativas que no podemos ignorar; entre las favorables se pueden citar su buena estética Ver figs. 5.14.100 a 5.14.102 y muy bajo índice friccional del silicato de alúmina; la primera era condicionante de la paciente y el generar baja fricción se nos presentaba como condición "clave" de la mecánica a emplear.

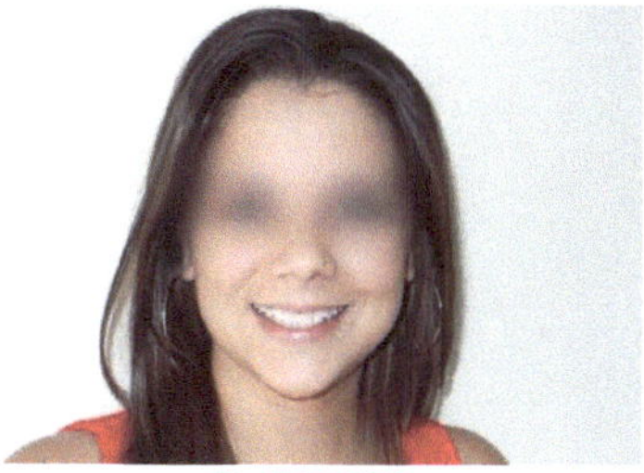
Fig. 5.14.100

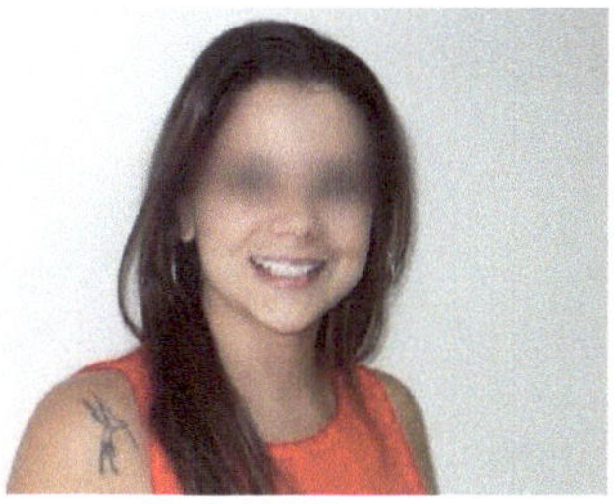
Fig. 5.14.101

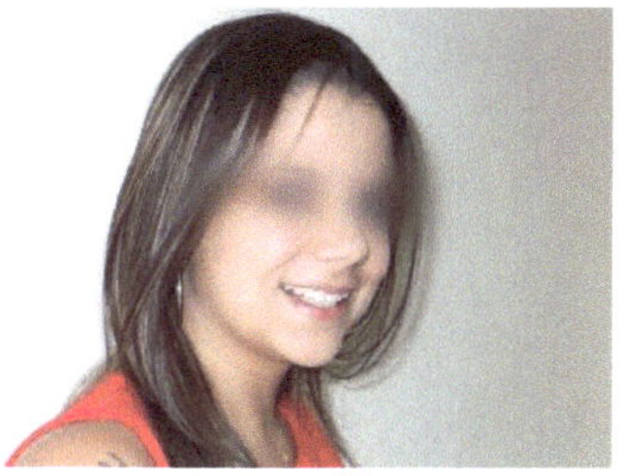
Fig. 5.14.102

En el "costado" negativo del Clear I se pueden citar aspectos que afectan el control rotacional y de torque de las piezas dentarias particularmente los anterosuperiores; estas deficiencias se deben a una ranura en el Slot de "profundidad" .0305" y a que el ancho mesiodistal de la tapa apenas supera los 2 mm. (Ver fig. 5.14.103)

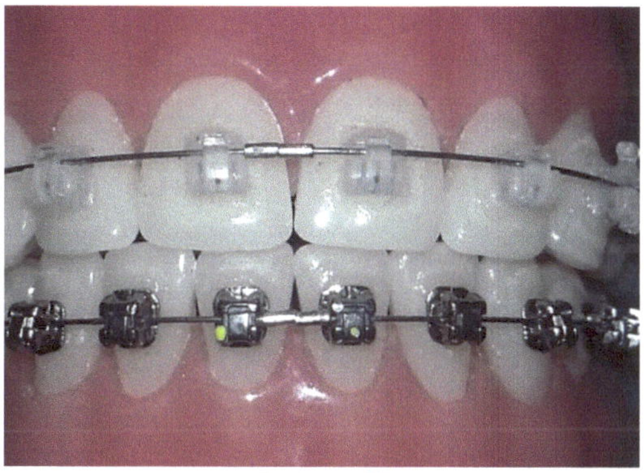
Fig. 5.14.103

Por dichas razones en la etapa "Detalles" fueron cementados, en incisivos superiores, brackets Ice (Ormco) de ligado a los efectos de solucionar pequeños desajustes rotacionales en esas piezas dentarias.

En la actualidad el nuevo modelo Clear II busca solucionar los citados problemas de su antecesor.

5 C) ARCOS

Un aspecto clave de la mecánica cuando existe una corrección anteroposterior de clase II importante como en este caso, es que el sector incisivo superior no se retroincline, es por esa razón que fueron elegidas brackets Clear I de supertorque en dichas piezas (1.1 y 2.1 de +22º; 1.2 y 2.2 de +13º) pero existían detalles importantes que impedían una transmisión efectiva de la inclinación.

En primera instancia el haber cementado los brackets anterosuperiores ligeramente hacia gingival con el propósito de obtener una mayor visibilidad estética postratamiento de dichas piezas generaba una menor expresión de torque en ellas, a la vez el silicato de alúmina no admite secciones de arco T.M.A o acero mayores al .018*.025 en precaución de no fracturar sus cristales; a raíz de estas dos causales expuestas era necesario compensar por medio de arcos apropiados la menor expresión de torque en los incisivos superiores que serían expuestos por mecánica de elásticos y distalamiento a una inevitable retroinclinación.

Por la citadas razones la ETAPA INTERMEDIA fue desarrollada con arcos **NiTi Cu .014 x .025 Damon** (9 semanas) y arcos **NiTi Cu .017 x .025** 38 mm pretorqueados 20º (10 semanas). Ver figs. 5.14.104 y 5.14.105

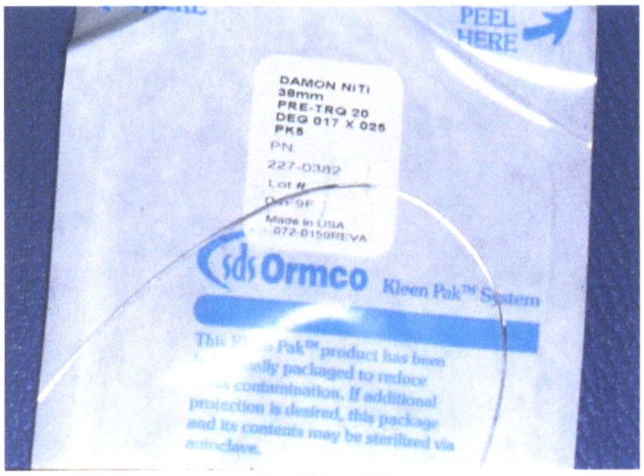

Fig. 5.14.104

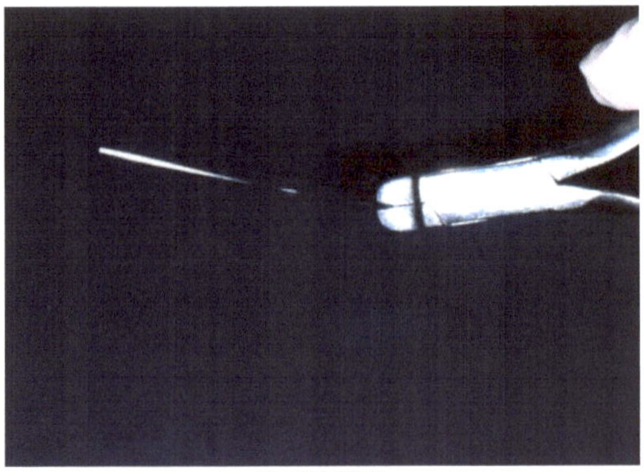

Fig. 5.14.105

En Mecánica necesitábamos arcos con formeabilidad es decir a los que pudiésemos incluir un doblez de tercer orden en el sector incisivo superior pero, a la vez cuya rigidez y sección no afectaran los cristales de silicato de alúmina del Clear I, es por ello que optamos por T.M.A .017 x .025 Low Friction, al que individualizamos en su forma y agregamos torque anterosuperior.

5 D) T.A.D.S

Como hemos expresado el distalamiento constituyó el complemento indispensable al proceso de corrección anteroposterior iniciado con los elásticos clase II, "cortos" de 2 oz.

Los T.A.D.S en esta mecánica no pueden ser interradiculares ya que obstaculizarían el movimiento bilateral, hacia distal, del arco superior, su ubicación espacial elegida fue la zona infracigomática modificada por el Dr. Lin, dicha referencia, mesiodistalmente, está ubicada entre primeros y segundos molares superiores, mientras que verticalmente deben ser insertos entre 5 y 6 mm por encima de los cuellos dentarios de las piezas precitadas, en principio prácticamente paralelos al plano oclusal, para luego de penetrar en el tejido blando y cortical externa, cambiar el ángulo de incidencia entre 55º y 70º Fig. 5.14.106 y 5.14.107

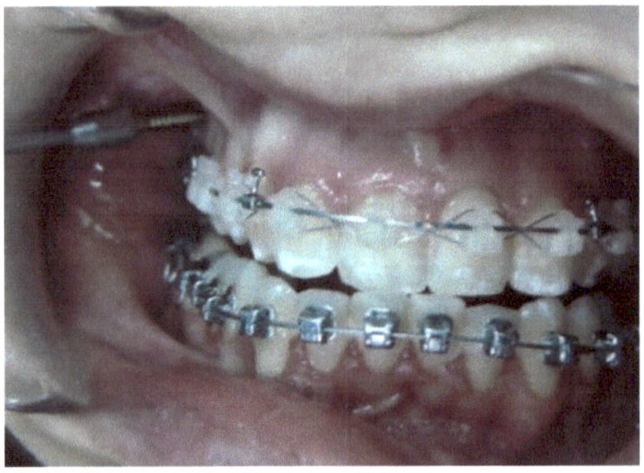

Fig. 5.14.106

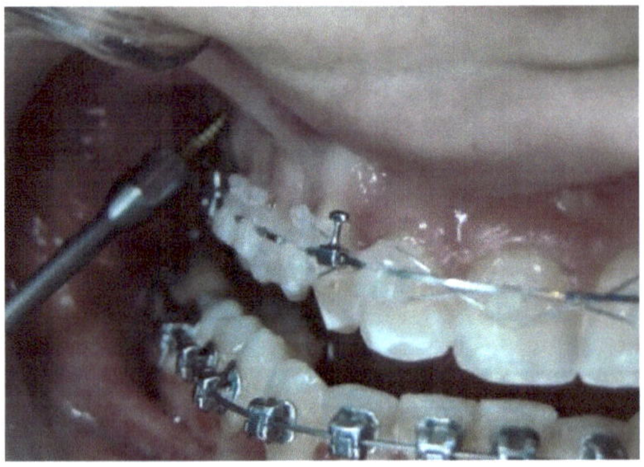

Fig. 5.14.107

Debido a su recorrido intróseo el cambio de angulación en su inserción, y a la fuerza distaladora (superando los 300 grs.) éstos minimplantes deberían alcanzar o mejor aún superar 1.5 mm de diámetro y 11 mm de longitud.

Los T.A.D.S infracigomáticos son en nuestra práctica ortodóntica de enorme utilidad en los distalamientos uni o bilaterales en el control de anclaje ante casos de stripping en sectores posteriores y en el tratamiento de piezas retenidas.

Recomendamos fervientemente la lectura de los libros de los Dres. John Jin-Jong Lin y el Dr. Chris Chang como una fuente inapreciable de conocimientos en estos temas Figs. 5.14.108 a 5.14.114 (ver sección 5 introducción y bibliografía de apoyo)

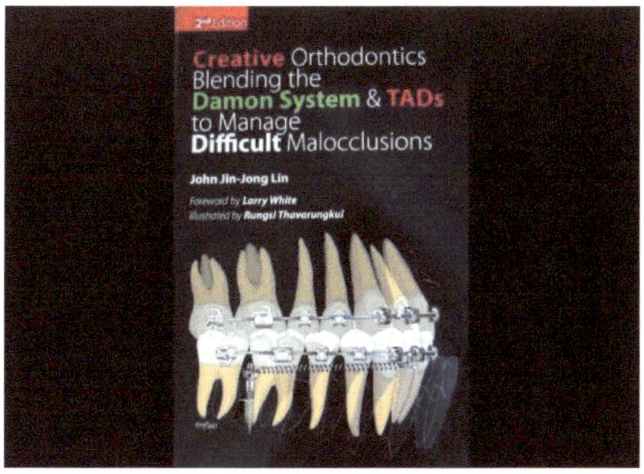

Fig. 5.14.108

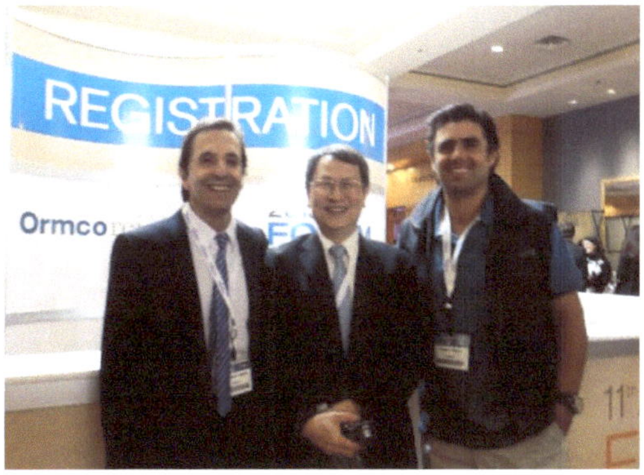

Fig. 5.14.109

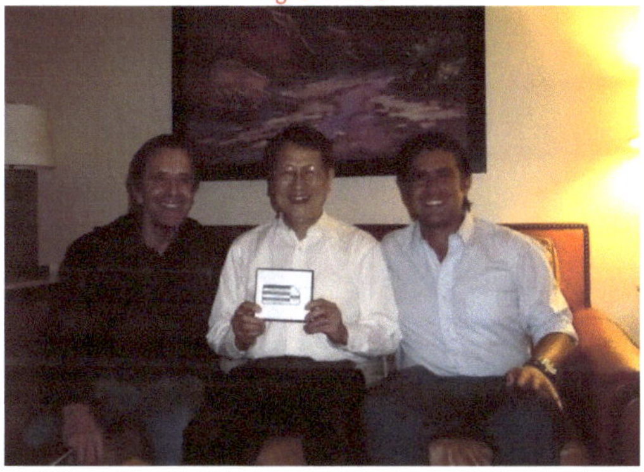

Fig. 5.14.110

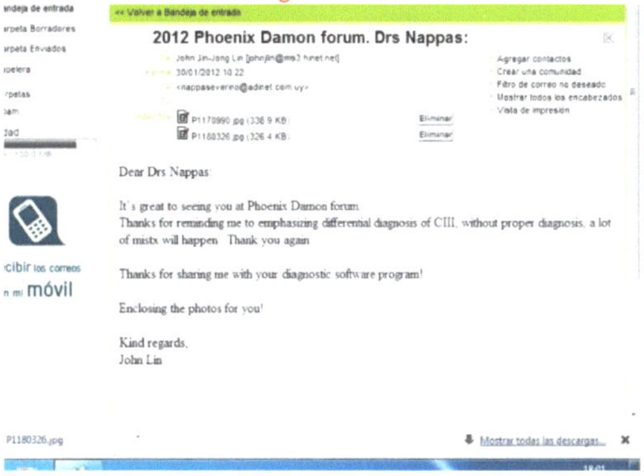

Fig. 5.14.111

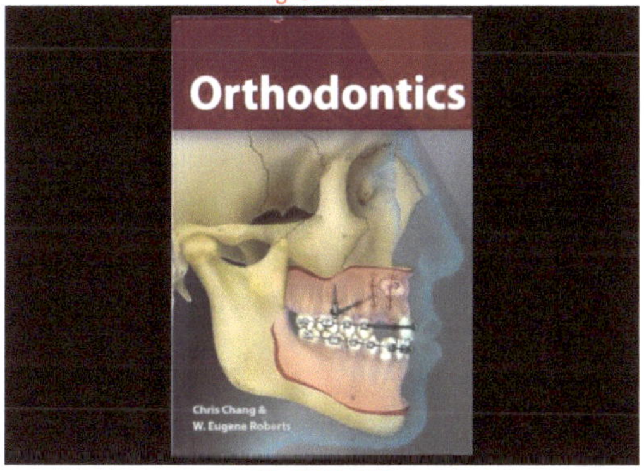

Fig. 5.14.112

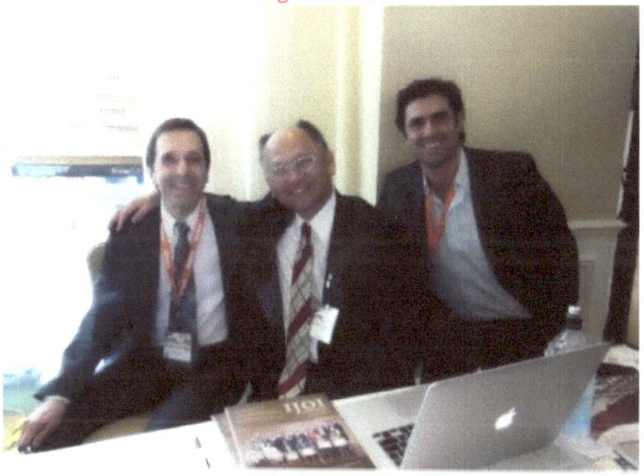

Fig. 5.14.113

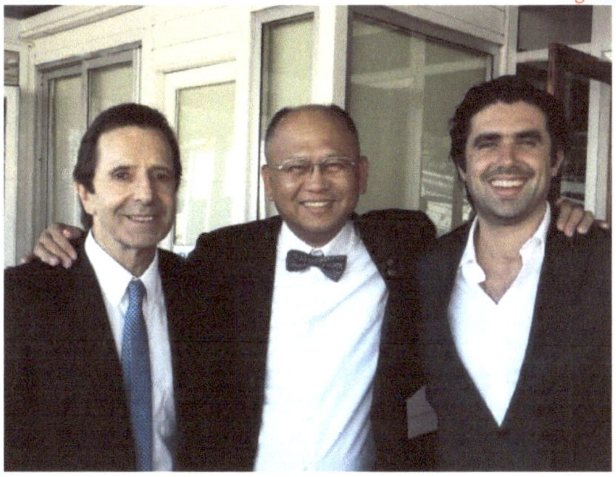

Fig. 5.14.114

Sección 5ª

ESPACIO Y TIEMPO DE LOS TERCEROS MOLARES

Capítulo 15º

CASO 14

El espacio parece estar más domesticado o ser más inofensivo que el tiempo: en todos los sitios encontramos gente que lleva reloj, pero es muy raro encontrar gente que lleve brújula.

Georges Perec

Escritor Francés (1936-1982)

El tiempo es el único capital de las personas que no tienen más que su inteligencia por fortuna.

Honoré de Balzac

Historiador, pensador y ensayista inglés (1795-1881)

Sección 5ª

Capítulo 15º

ESPACIO Y TIEMPO DE LOS TERCEROS MOLARES

Caso Nº 14

INTRODUCCIÓN

Como apreciarán los colegas lectores este caso Nº 14 obra como vínculo y puente entre la sección 4ª "El tiempo en los pequeños espacios", y la 6ª "Espacio y Tiempo en las asimetrías"

El tender lazos entre historias, relatos y personajes es bien conocido en muchas obras literarias, teatrales y cinematográficas; aquí con objetivos muchísimo más modestos pretendemos un cierto "refresco" de lo anterior y una pequeña proyección de tiempo y espacio hacia la sección siguiente. Ver Figs. 5.15.01 a 5.15.14

Figs. 5.15.01 a 5.15.14

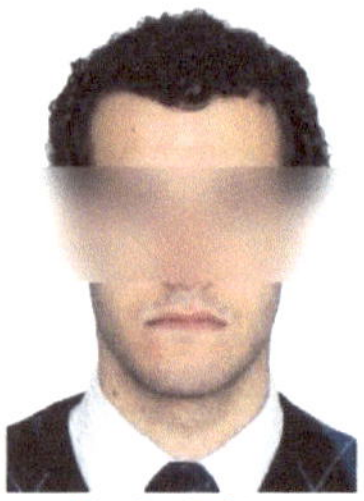

Fig. 5.15.01

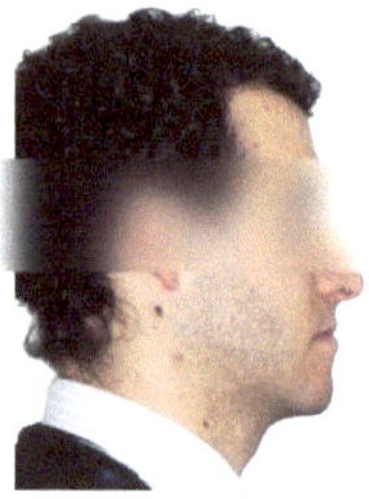

Fig. 5.15.02

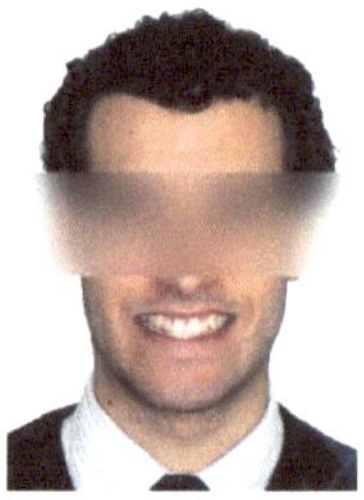

Fig. 5.15.03

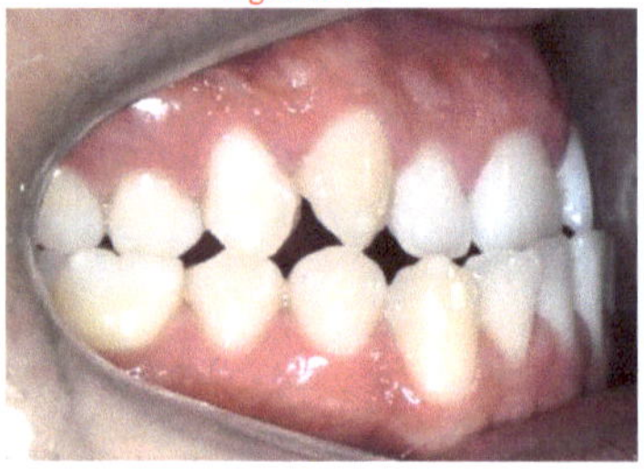

Fig. 5.15.04

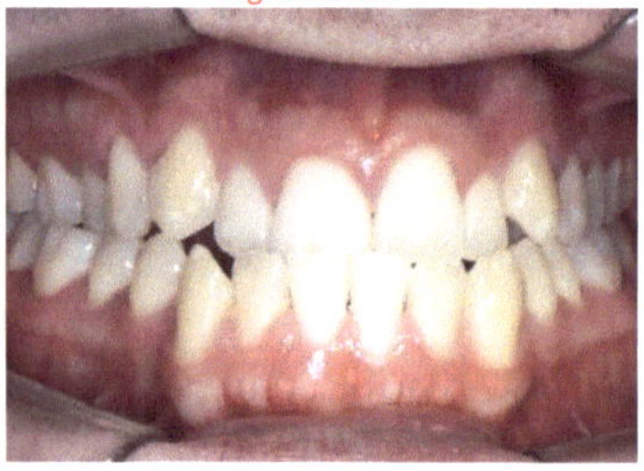

Fig. 5.15.05

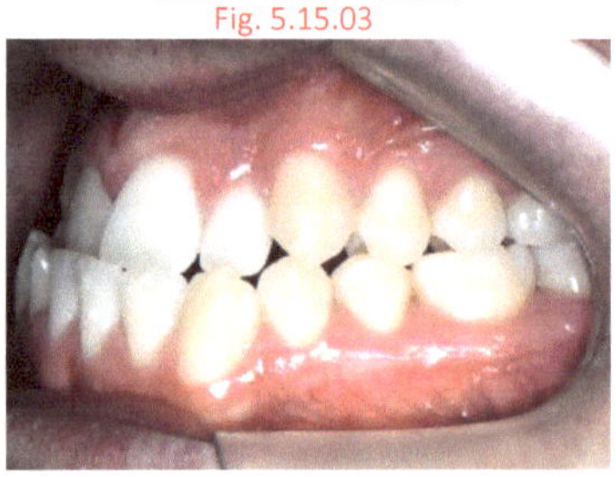

Fig. 5.15.06

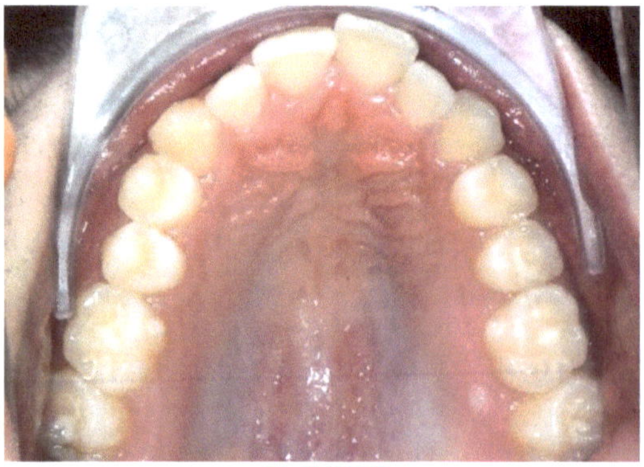

Fig. 5.15.07

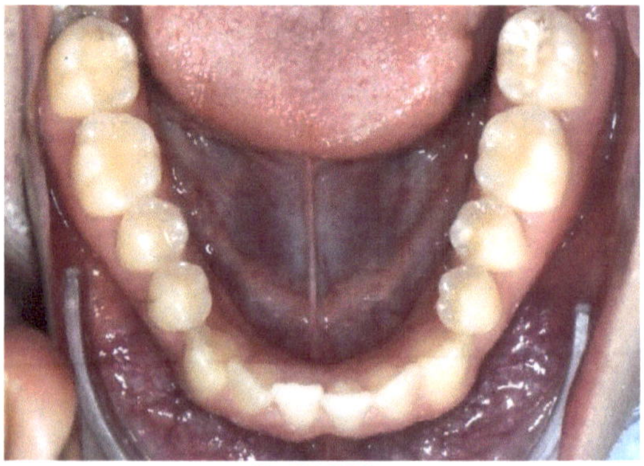

Fig. 5.15.08

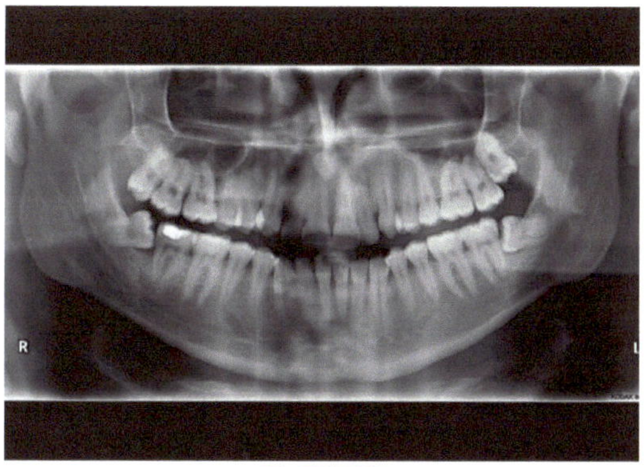

Fig. 5.15.09

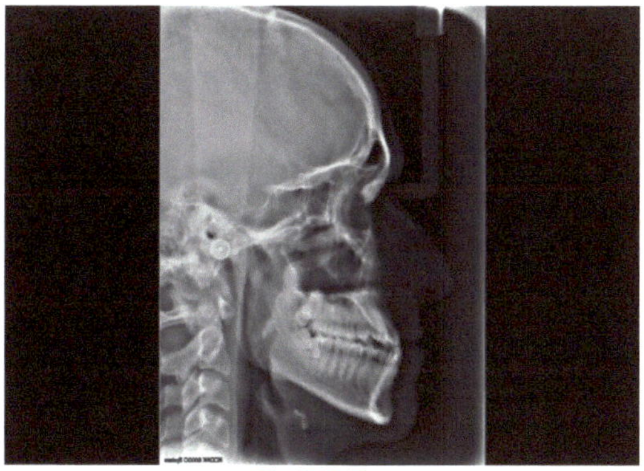

Fig. 5.15.10

Ricketts para Biotipo Facial

Masculino

\# 81 CEDDU

Doctor R

PRETRATAMIENTO 100.20%

07-03-2011 26 Ans 3 Me

Rangos	Menor	Mayor	Valor
Eje Facial	86.5	93.5	94.0
Angulo facial	87.0	93.0	97.8
Ang Plano Mandibular	18.8	27.8	17.4
Altura Facial Infer	43.0	51.0	41.3
Arco Mandibular	27.0	35.0	36.3
Convexidad Facial (A)	-2.0	2.0	-0.7
Profundidad Maxilar	87.0	93.0	97.2
Inc Inf a A Po(protr)	-1.0	3.0	6.5
Inclinacion Incis Inf	18.0	26.0	25.3
1er Molar Sup a Ptv	18.0	23.0	31.9
Inc Inf al Plano Oclu	-0.7	3.3	-2.2
Angulo Interincisivo	124.0	136.0	132.0
Protrusion Labio Inf	-4.0	0.0	-4.7
Linea MacNamara a A	0.0	4.0	8.6
Linea Mac Namara a Po	-4.0	0.0	17.7

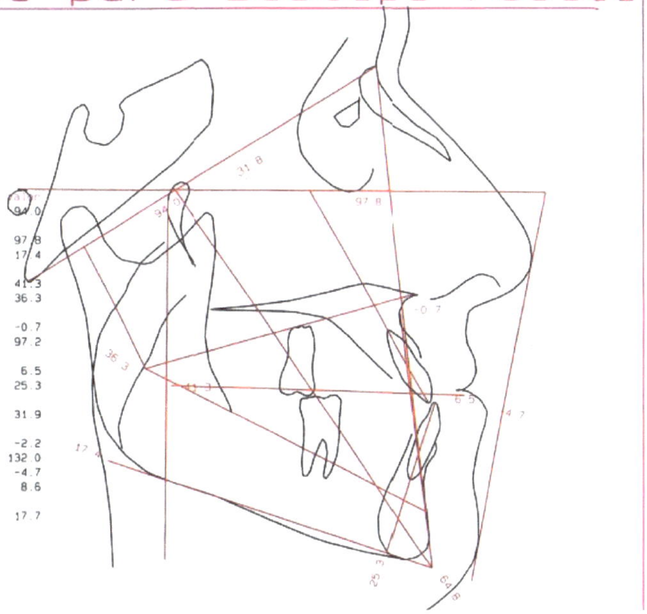

Fig. 5.15.11

ANALISIS BJORK/JARABAK

Masculino

\# 81 CEDDU

Doctor R

PRETRATAMIENTO 100.20%

07-03-2011 26 Ans 3 Me

Rangos	Menor	Mayor	Valor
Angulo Ar-S-N /silla	118.0	128.0	120.4
Ang.Articular S-Ar-Go	137.0	149.0	150.1
Ang.Goniaco Ar-Go-Me	123.0	137.0	119.6
Suma.Ang.Silla, Art, Go	396.0	396.0	390.1
Base craneal horiz.SN	68.0	74.0	77.7
Base craneo Vert.S-Ar	29.0	35.0	35.3
Ang.Gon.Sup. Ar-Go-N	52.0	55.0	46.4
Ang.Gon.Inf. N-Go-Me	70.0	75.0	73.2
Alt.Rama mand. Ar-Go	39.0	49.0	59.6
Longitud Cuerpo.Go-Me	66.0	76.0	90.1
Alt.Facial.Post. S-Go	70.0	85.0	91.9
Alt.Facial Ant. N-Me	105.0	120.0	136.4
Radio.Alt.Fac.Ant+Pos	63.0	68.0	67.4
Plano Facial S-N-PPo	77.0	80.0	85.1

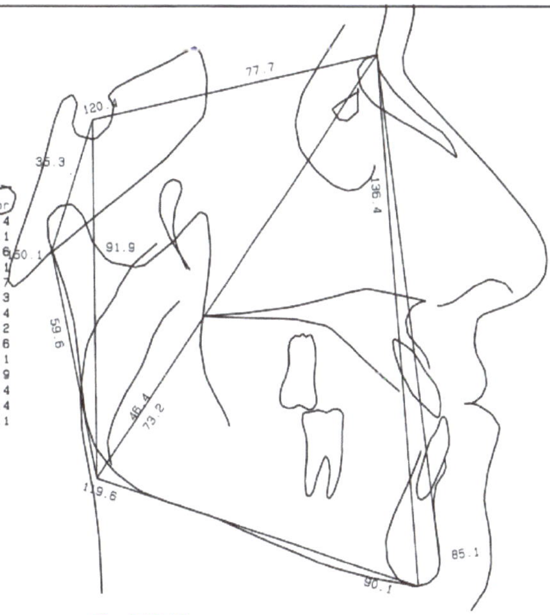

Fig. 5.15.12

MAXILAR INFERIOR	Norma	Inicial	Diferencia	Tendencia
1. Eje Facial	90,00° ± 3	94,00°	4,00	BRAQUI
2. Prof. facial (ang. facial)	89,10° ± 3	98,00°	8,90	BRAQUI
3. Angulo Plano Mandibular	23,90° ± 4	17,00°	-6,90	BRAQUI
4. Altura Facial Inferior	47,00° ± 4	41,00°	-6,00	BRAQUI
5. Arco Mandibular	29,50° ± 4	36,00°	6,50	BRAQUI
MAXILAR SUPERIOR				Interpretación
6. Convexidad Facial	2,00mm ± 2	-0,70mm	-2,70	PATRON CLASE III ESQ.
7. Profundidad Maxilar	90,00° ± 3	97,00°	7,00	PROTRUSION Maxilar
DIENTES				Interpretación
8. Incisivo Inferior A A-Po	1,00mm ± 2	6,50mm	5,50	Incisivo PROTRUIDO
9. Inclinación Incicivo Inferior	22,00° ± 4	25,00°	3,00	NORMOINCLINACION
10. 1er. Molar Superior a Ptv	edad+3 mm ±3	32,00mm	14,00	MESIOPOSICION
11. Inc. Inf. al Plano Oclusal	1,25mm ± 2	-2,20mm	-3,45	INTRUIDO
12. Angulo Interincisivo	130,00° ± 6	132,00°	2,00	NORMAL
PERFIL BLANDO				Interpretación
13. Protusión Labio Inferior	-2,00mm ± 2	-4,70mm	-2,70	RETROQUELIA
14. Línea Mc Namara - Pto A	1,00mm ± 1	8,60mm	7,60	PROTRUSION Maxilar
15. Línea Mc Namara - Po	-2,00mm ± 2	18,00mm	20,00	PROTRUSION Mandibular

DETERMINACION DEL BIOTIPO FACIAL — **TENDENCIAS PACIENTE**

FACTORES	NORMA	DESV. EST.	AJUSTE POR EDAD	MEDIDAS PAC.	DIFERENCIA	DESVIACIONES
1. Eje Facial	90°	±3.0°	0,00	94,00°	4,00	1.33
2. Prof. facial (áng. facial)	87°	±3.0°	2,10	98,00°	8,90	2.97
3. Angulo plano mandibular	26°	±4.0°	-2,10	17,00°	-6,90	1.72*
4. Altura facial inferior	47°	±4.0°	0,00	41,00°	-6,00	1.50*
5. Arco mandibular	26°	±4.0°	3,50	36,00°	6,50	1.63

DOLICO MESO BRAQUI

* El valor cambió de signo

SUMA ALGEBRAICA / 5 = 9,15 / 5 = 1,83

DOLICO SEVERO	DOLICO	DOLICO SUAVE	MESOFACIAL	BRAQUI	BRAQUI SEVERO
-2.0	-1.0	-0.5	0.0	+0.5	+1.0

Descripción: Estudio realizado el 04/07/2011

VERT: 1,83 BRAQUI SEVERO a las 14:30:13

Fig. 5.15.13

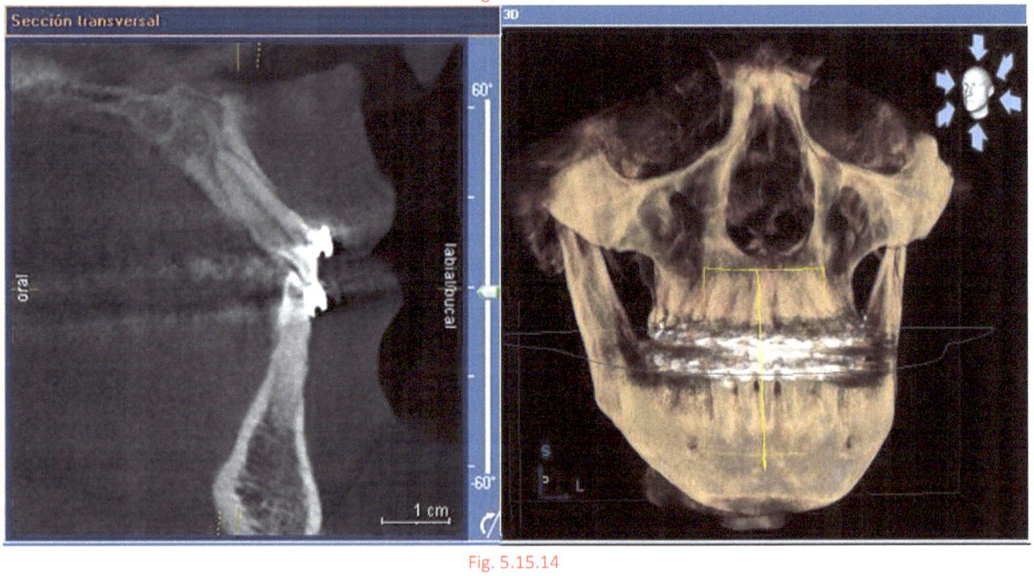

Fig. 5.15.14

1) DIAGNOSTICO

1A) REQUERIMIENTOS DEL PACIENTE

La "demanda" principal del paciente radicaba en la estética dental enfocada, esencialmente, en las malposiciones superiores; Ver fig. 5.15.03 y 5.15.05 secundariamente notaba disconfort oclusal y al consultar con Odontólogo fue referido a un curso que dictamos en Uruguay sobre Sistema Damon; este tratamiento fue dirigido y finalizado por los autores del libro, pero fue excelentemente comenzado y guiado hasta la tercera etapa (Mecánica), por la Dra. Paola Irisarri.

1B) EDAD Y BIOTIPO

Estábamos ante un tratamiento de fase II, con un paciente adulto y joven (26 años); el hecho de no existir, en el tiempo, crecimiento por delante es un factor de decisión importante en los casos clase III como el que exponemos.

Figs. 5.15.15 a 5.15.17

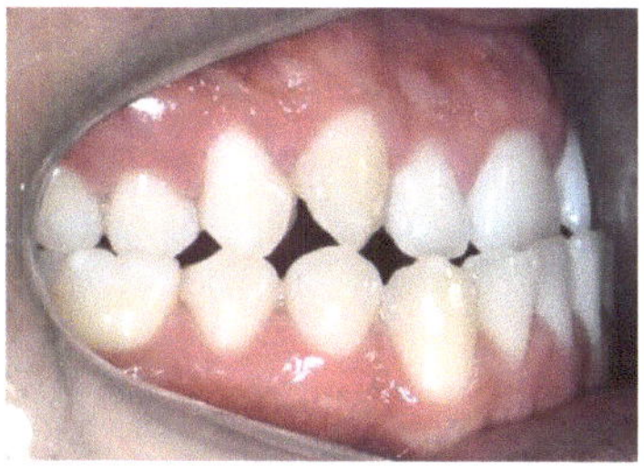

Fig. 5.15.15

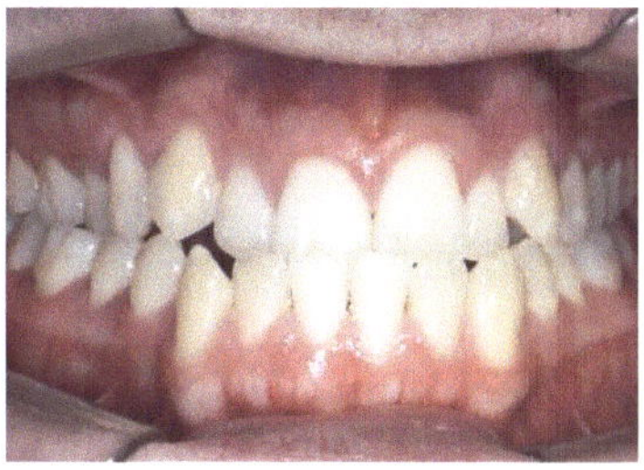

Fig. 5.15.16

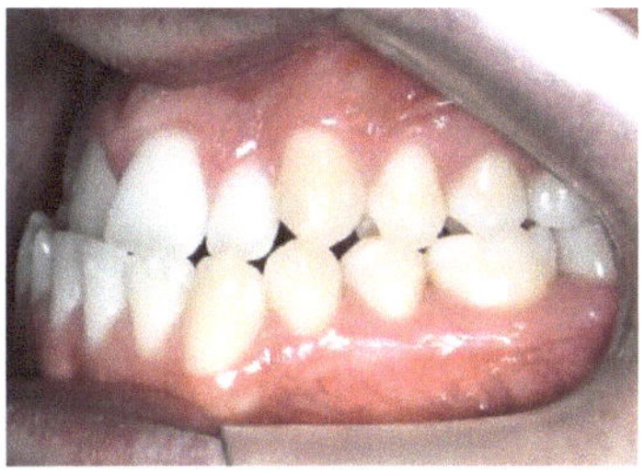

Fig. 5.15.17

1C) DIAGNÓSTICO ESTÉTICO

En lo estético notábamos cierta "depresión" del tercio medio de la cara y falta de curvatura apropiada en el labio superior.

En sonrisa se percibían las malposiciones del sector anterosuperior (requerimiento del paciente), y una correcta exposición vertical de los incisivos superiores.

Figs. 5.15.18 a 5.15.20

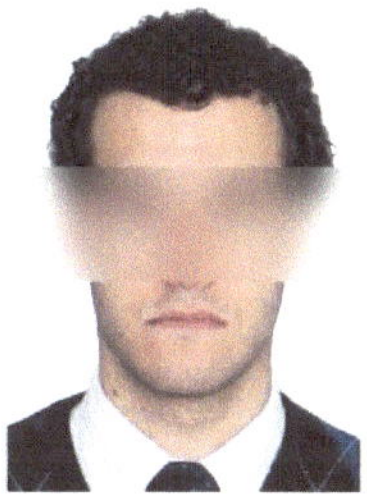

Fig. 5.15.18

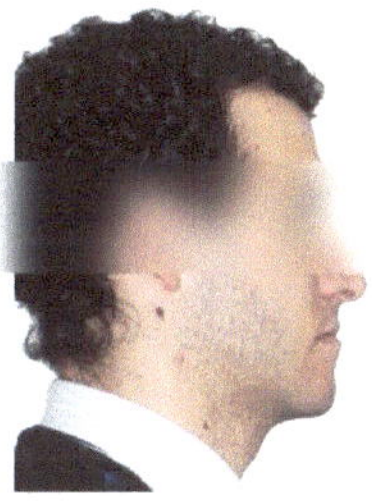

Fig. 5.15.19

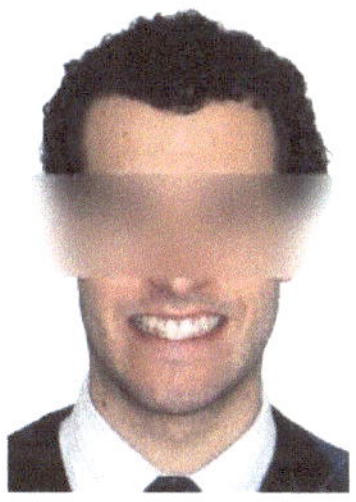

Fig. 5.15.20

Era bueno el relacionamiento entre la longitud mentocervical y el tercio inferior de la cara; en suma, la apreciación estética nos planteaba un problema del tercio medio de cara y no de longitud mandibular, diagnóstico que se contrapondrá, como veremos, a lo que observábamos desde la "óptica" esqueletal.

1D) DIAGNÓSTICO ESQUELETAL

Nos encontrábamos, como puntualizamos, ante un de edad esqueletal 6, o sea sin crecimiento a futuro, un aspecto no menor en los tratamientos en clase III.

El cefalograma de Ricketts nos mostraba una Profundidad Facial de 98º con un maxilar de 97º y una tenue convexidad negativa de 0,7 mm mientras que la divergencia basal vertical se encontraba disminuida (41º); de estos datos se infería que estaríamos ante un "exceso" esqueletal anteroposterior de ambos maxilares, especialmente el inferior.

Figs. 5.15.21 a 5.15.23

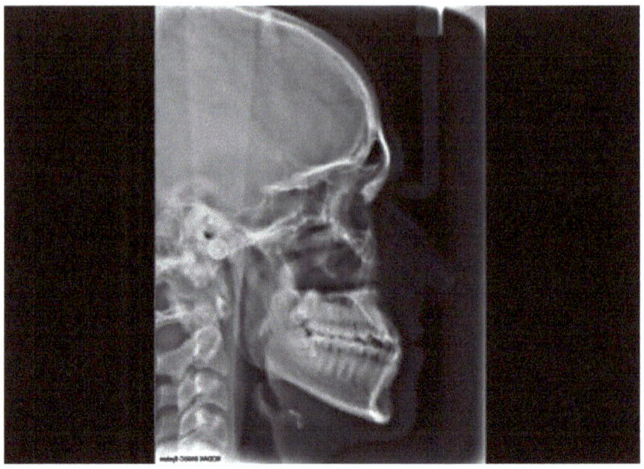

Fig. 5.15.21

Ricketts para Biotipo Facial

Masculino

81 CEDDU
Doctor R

PRETRATAMIENTO 100 20%
07-03-2011 26 Ans 3 Me

Rangos	Menor	Mayor	Valor
Eje Facial	86 5	93 5	94 0
Angulo facial	87 0	93 0	97 8
Ang Plano Mandibular	18 8	27 8	17 4
Altura Facial Infer	43 0	51 0	41 3
Arco Mandibular	27 0	35 0	36 3
Convexidad Facial (A)	-2 0	2 0	-0 7
Profundidad Maxilar	87 0	93 0	97 2
Inc Inf a A Po (protr)	-1 0	3 0	6 5
Inclinacion Incis Inf	18 0	26 0	25 3
1er Molar Sup a Ptv	18 0	23 0	31 9
Inc Inf al Plano Oclu	-0 7	3 3	-2 2
Angulo Interincisivo	124 0	136 0	132 0
Protrusion Labio Inf	-4 0	0 0	-4 7
Linea MacNamara a A	0 0	4 0	8 6
Linea Mac Namara a Po	-4 0	0 0	17 7

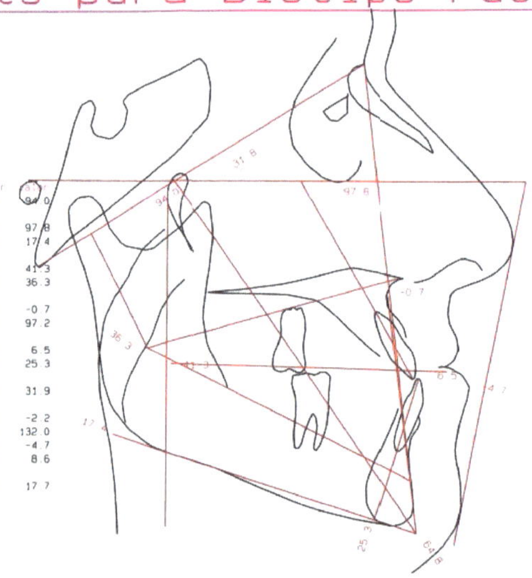

Fig. 5.15.22

MAXILAR INFERIOR	Norma	Inicial	Diferencia	Tendencia
1. Eje Facial	90,00° ± 3	94,00°	4,00	BRAQUI
2. Prof. facial (ang. facial)	89,10° ± 3	98,00°	8,90	BRAQUI
3. Angulo Plano Mandibular	23,90° ± 4	17,00°	-6,90	BRAQUI
4. Altura Facial Inferior	47,00° ± 4	41,00°	-6,00	BRAQUI
5. Arco Mandibular	29,50° ± 4	36,00°	6,50	BRAQUI
MAXILAR SUPERIOR				Interpretación
6. Convexidad Facial	2,00mm ± 2	-0,70mm	-2,70	PATRON CLASE III ESQ.
7. Profundidad Maxilar	90,00° ± 3	97,00°	7,00	PROTRUSION Maxilar
DIENTES				Interpretación
8. Incisivo Inferior A A-Po	1,00mm ± 2	6,50mm	5,50	Incisivo PROTRUIDO
9. Inclinación Incicivo Inferior	22,00° ± 4	25,00°	3,00	NORMOINCLINACION
10. 1er. Molar Superior a Ptv	edad+3 mm ±3	32,00mm	14,00	MESIOPOSICION
11. Inc. Inf. al Plano Oclusal	1,25mm ± 2	-2,20mm	-3,45	INTRUIDO
12. Angulo Interincisivo	130,00° ± 6	132,00°	2,00	NORMAL
PERFIL BLANDO				Interpretación
13. Protusión Labio Inferior	-2,00mm ± 2	-4,70mm	-2,70	RETROQUELIA
14. Línea Mc Namara - Pto A	1,00mm ± 1	8,60mm	7,60	PROTRUSION Maxilar
15. Línea Mc Namara - Po	-2,00mm ± 2	18,00mm	20,00	PROTRUSION Mandibular

DETERMINACION DEL BIOTIPO FACIAL — **TENDENCIAS PACIENTE**

FACTORES	NORMA	DESV. EST.	AJUSTE POR EDAD	MEDIDAS PAC.	DIFERENCIA	DESVIACIONES
1. Eje Facial	90°	±3.0°	0,00	94,00°	4,00	1.33
2. Prof. facial (áng. facial)	87°	±3.0°	2,10	98,00°	8,90	2.97
3. Angulo plano mandibular	26°	±4.0°	-2,10	17,00°	-6,90	1.72*
4. Altura facial inferior	47°	±4.0°	0,00	41,00°	-6,00	1.50*
5. Arco mandibular	26°	±4.0°	3,50	36,00°	6,50	1.63

DOLICO MESO BRAQUI

* El valor cambió de signo

SUMA ALGEBRAICA / 5 = 9,15 / 5 = 1,83

DOLICO SEVERO	DOLICO	DOLICO SUAVE	MESOFACIAL	BRAQUI	BRAQUI SEVERO
-2.0	-1.0	-0.5	0.0	+0.5	+1.0

Descripción: Estudio realizado el 04/07/2011

VERT: 1,83 BRAQUI SEVERO a las 14:30:13

Fig. 5.15.22

En el análisis de Bjork Jaraback nos percatábamos que la longitud mandibular basal (Go-Me), medía 90 mm. y superaba el relacionamiento ideal de 1 a 1 con respecto a la base craneal anterior (S Na) de 77,7 mm de longitud. Ver fig. 5.15.24 y 5.15.25.

Bien diferentes entonces, son la lectura esqueletal con la estética, mientras la primera apunta a un relacionamiento anteroposterior de clase III predominantemente mandibular, las consideraciones estéticas nos conducían, esencialmente, a un déficit del tercio medio de cara.

Figs. 5.15.24 a 5.15.25

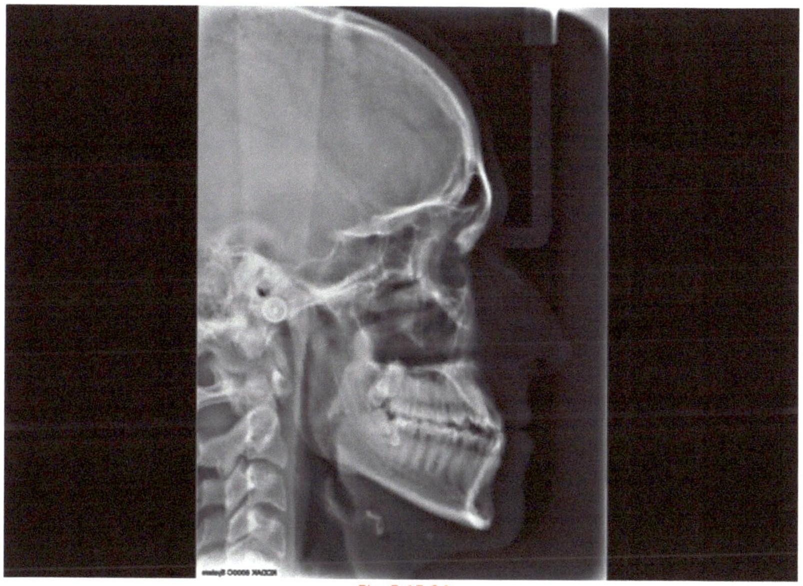

Fig. 5.15.24

ANALISIS BJORK/JARABAK

Masculino

81 CEDDU

Doctor R

PRETRATAMIENTO 100.20%

07-03-2011 26 Ans 3 Me

Rangos	Menor	Mayor	Valor
Angulo Ar-S-N /silla	118.0	128.0	120.4
Ang.Articular S-Ar-Go	137.0	149.0	150.1
Ang.Goniaco Ar-Go-Me	123.0	137.0	119.0
Suma.Ang.Silla, Art, Go	396.0	396.0	390.1
Base craneal horiz.SN	68.0	74.0	77.7
Base craneo Vert.S-Ar	29.0	35.0	35.3
Ang.Gon.Sup. Ar-Go-N	52.0	55.0	46.4
Ang.Gon.Inf. N-Go-Me	70.0	75.0	73.2
Alt.Rama mand. Ar-Go	39.0	49.0	59.6
Longitud Cuerpo.Go-Me	66.0	76.0	90.1
Alt.Facial.Post. S-Go	70.0	85.0	91.9
Alt.Facial Ant. N-Me	105.0	120.0	136.4
Radio.Alt.Fac.Ant+Pos	63.0	68.0	67.4
Plano Facial S-N-PPo	77.0	80.0	85.1

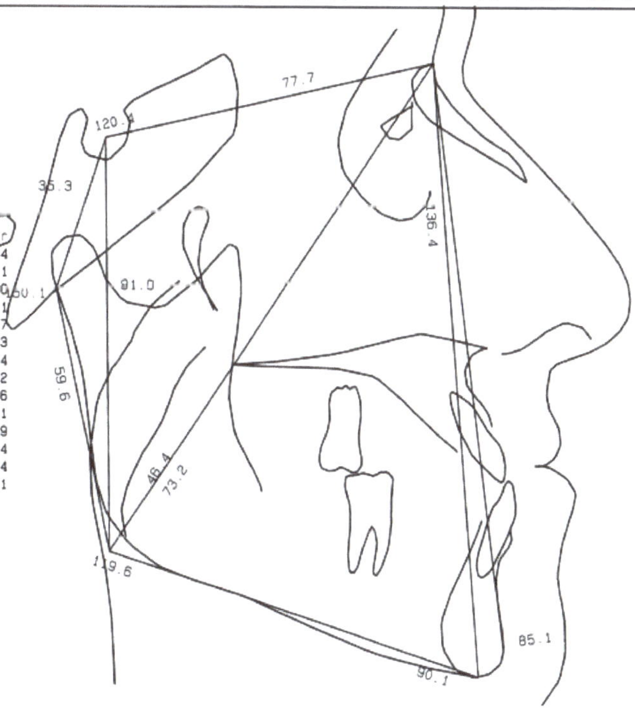

Fig. 5.15.25

Otro detalle diagnóstico referido a lo esqueletal es la cierta asimetría que presentaba el paciente con su sector izquierdo mandibular de mayor longitud que el derecho. Ver figs. 5.15.26 y 27

Figs. 5.15.26 a 5.15.27

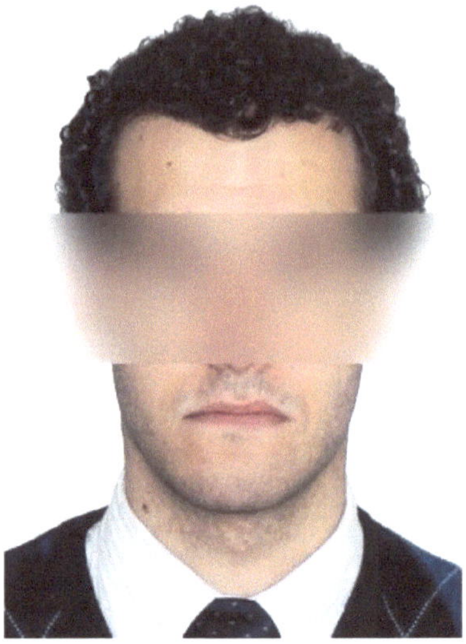

Fig. 5.15.26

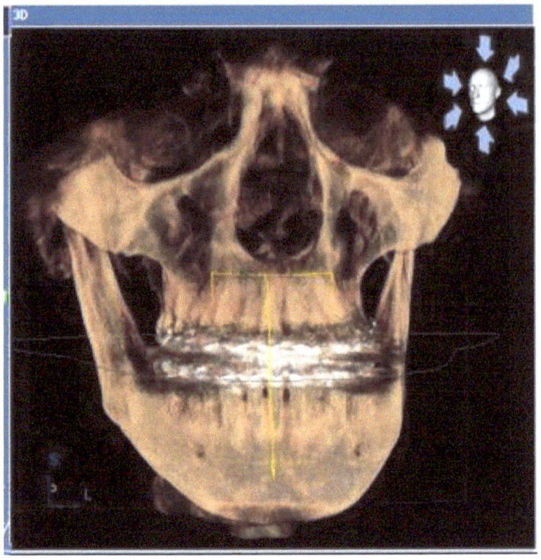

Fig. 5.15.27

1E) DIAGNÓSTICO DENTARIO

1F) DIAGNÓSTICO FUNCIONAL

En oclusión máxima notábamos un déficit transversal superior más ostensible en la hemiarcada derecha; las referencias anteroposteriores son bilaterales de clase III siendo más pronunciado este relacionamiento en el sector izquierdo.

Figs. 5.15.28 a 5.15.30

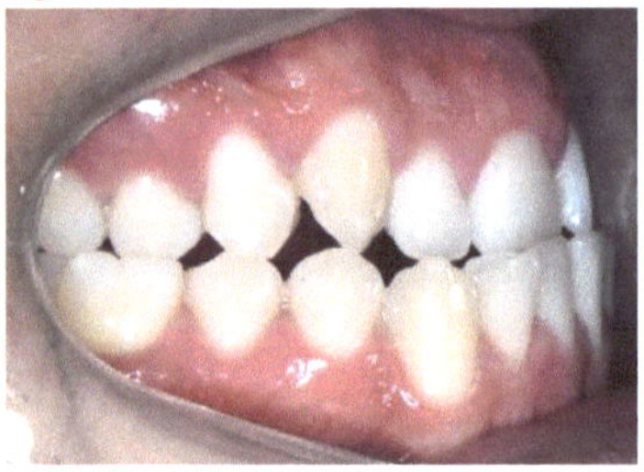

Fig. 5.15.28

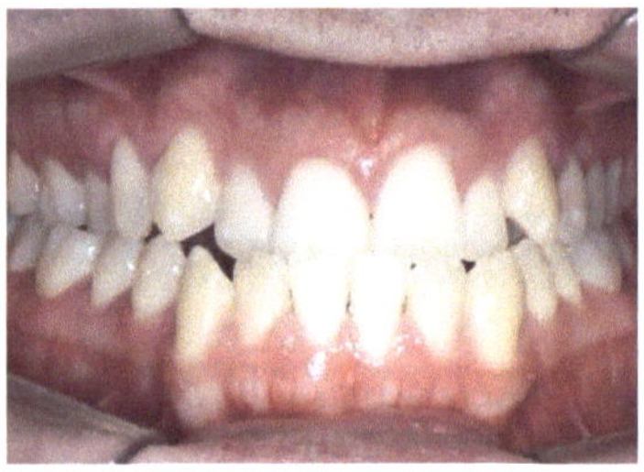

Fig. 5.15.29

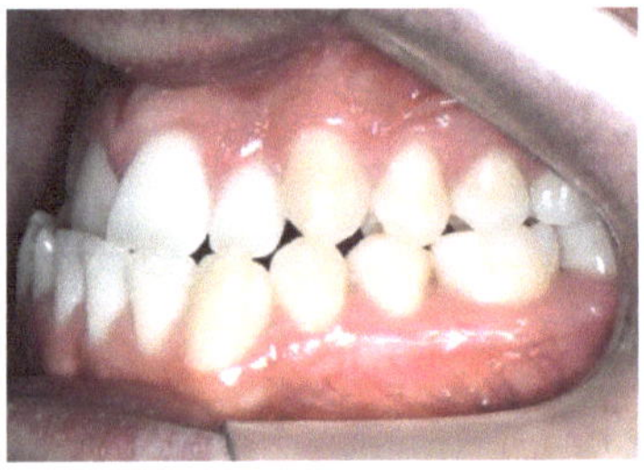

Fig. 5.15.30

En la vista bucal frontal existe un desfasaje entre la las líneas medias superior e inferior, tanto en esta última referencia como en las anteroposteriores es clave determinar en el DIAGNÓSTICO FUNCIONAL si existe un prodeslizamiento anterior y/o lateral mandibular al hacer contactos de oclusión máxima; en este paciente en concreto dicho desfasaje no existía, siendo su problema anteroposterior y de simetría eminentemente esqueletal como quedó establecido en dicha área diagnóstica.

Las malposiciones dentarias en ambas arcadas no eran de gran entidad a pesar de ser uno de los requerimientos del paciente ante el tratamiento de Ortodoncia.

En la radiografía panorámica se observan un buen estado de las raíces dentarias, y nivel óseo y la presencia de terceros molares estando los inferiores incluídos y malposicionados. ver fig. 5.15.31

Fig. 5.15.31

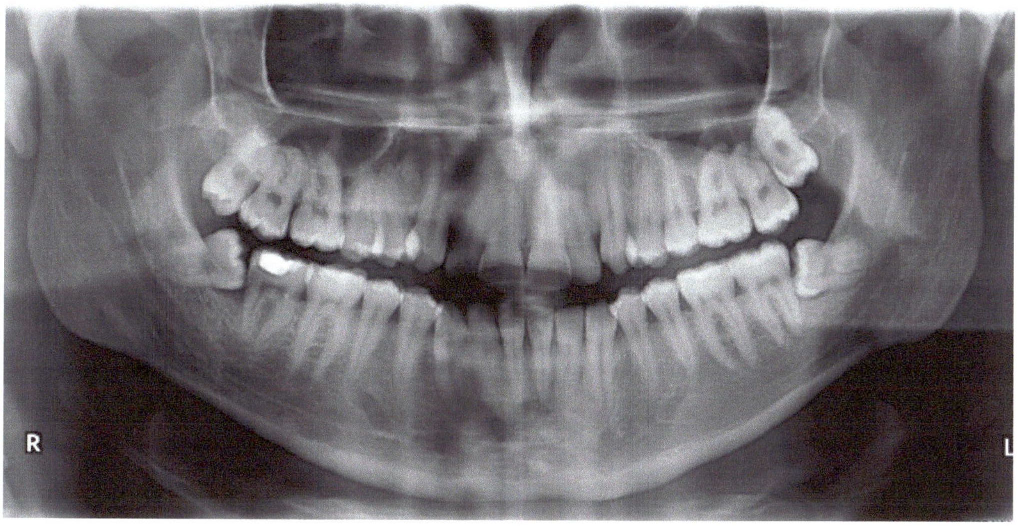

2) PLAN DE TRATAMIENTO

Descartada por parte del paciente, la opción quirúrgica, nos quedaba evaluar la mejor alternativa de "camouflage" dentoalveolar ante el disrelacionamiento interbasal antero-posterior y de simetría.

2A) CORRECCIONES A EFECTUAR
2B) ASPECTOS A PROTEGER

Desde los objetivos estéticos y requerimientos del paciente era necesaria una corrección de las malposiciones incisivas superiores e inferiores.
Como es lógico también era meta de tratamiento revertir el overjet negativo hacia un resalte anterior positivo y centrar, en lo posible, la línea media dentaria inferior distorsionada por la asimetría esqueletal.
Ante estas correcciones a efectuar y el "límite" de no incursionar en el área de la cirugía ORTOGNÁTICA, se nos planteaban 2 caminos diferentes hacia donde obtener el espacio que generara la viabilidad del tratamiento dentoalveolar de camouflage:

1- Extracciones de 3.4 y 4.4; y a partir del espacio de las avulsiones de premolares resolver la discrepancia dentaria, retraer el sector anterior y ajustar la línea media de la arcada inferior.

2- Extracción de 1.8 _ 2.8 _ **3.8 y 4.8**

Fig. 5.15.32

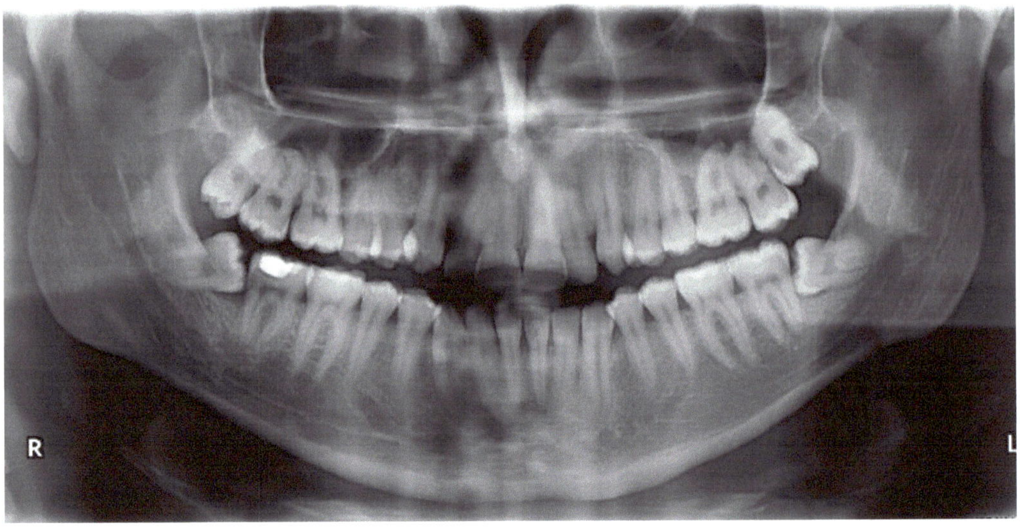

Las extracciones de terceros molares inferiores piezas que por otra parte se observaban retenidas y malposicionadas ver fig. 5.15.32 conjuntamente con un particular STRIPPING desde sectores posteriores, serían los generadores del espacio posterior e interproximal para las correcciones oclusales planteadas como metas del tratamiento.

Al constatar que los cordales estaban, indefectiblemente, condenados a ser extraídos preferimos esta segunda opción que además nos permitiría un mejor relacionamiento oclusal a nivel de los sectores molares.

El "camouflage" ORTODONTICO de una clase III tiene también "límites espaciales" y angulaciones a respetar y proteger; en el pretratamiento los incisivos superiores presentaban una inclinación de 122º con respecto a su basal mientras que los inferiores se situaban a 90º al plano mandibular; ver figs. 5.15.33 y 5.15.34

Figs. 5.15.33 a 5.15.34

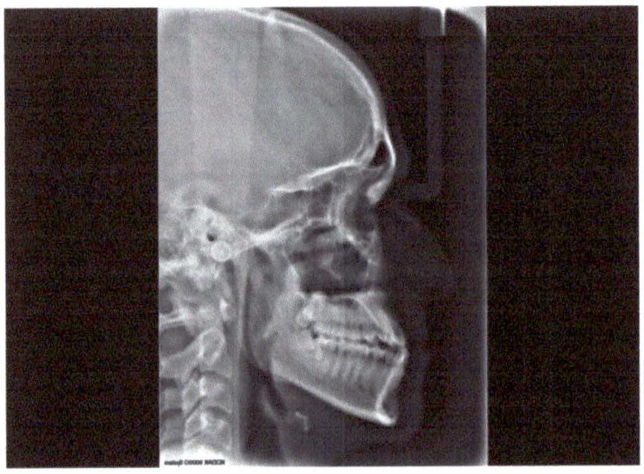

Fig. 5.15.33

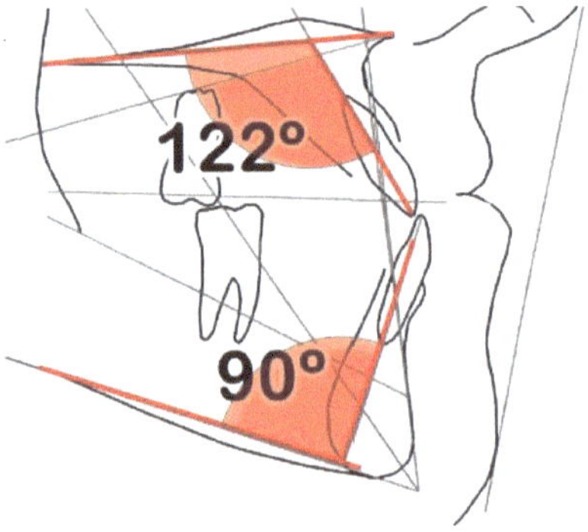

Fig. 5.15.34

Les recordamos a los colegas lectores que las angulaciones consideradas "BORDER" y que no convendría sobrepasar son de 125º a la basal como límite de proinclinación incisiva superior, con 80º de los inferiores al plano mandibular en pos de proteger debidamente la salud periodontal de dichos grupos dentarios.

Para el distalamiento inferior y la utilización de espacios a distal de los segundos molares con el objetivo de la corrección oclusal del caso, necesitábamos determinadas características del/los vehículos terapéuticos que serán expuestas en la siguiente sección de éste capítulo.

También existen etapas con respectivos objetivos parciales a cumplir y, en Mecánica, el primer logro sería generar un resalte anterior positivo para luego, con pequeños desgastes interproximales de esmalte, conseguir un aceptable "camouflage" de la asimetría.

2C) LIMITACIONES A UN PLANO IDEAL

2D) PLAN DE CONTENCIÓN

Descartada la opción técnicamente más indicada o sea la ORTODÓNTICA-QUIRÚRGICA, y enfocados hacia un tratamiento de "camouflage" dentoalveolar era posible admitir un final con pequeños desajustes oclusales, por ese motivo más allá de las contenciones fijas interarcada se planeó una placa neuromiorelajante (férula de descarga) para uso nocturno.

3) VEHÍCULO TERAPÉUTICO

Señalamos en el capítulo 1que el tratamiento es algo así como un viaje de variable duración en el tiempo, con un punto de partida, un aquí y un ahora, diagnóstico, una meta y objetivo final; para ese recorrido necesitamos uno o más vehículos que se adapten a las características del trayecto y un conductor o un equipo de conducción preparado para su manejo.

Como en el caso presentado en el capítulo anterior si el plan elegido es un "camouflage" en el que se incluyen movimientos dentarios anteroposteriores de cierta entidad así como el consumo de pequeños espacios generados por desgaste interproximal, la utilización de un sistema ortodóntico de baja fricción es factor no negociable del tratamiento; a esa condicionante debemos sumarle por un lado las extracciones de los terceros molares inferiores, y por otro, la utilización de T.A.D.S en el "balcón vestibular" mandibular. En la arcada superior fue empleado el Sistema Damon, modelo Q1 de prescripción BAJO TORQUE en incisivos superiores (+2º en centrales, -5º en laterales) y standard (+7º) en caninos, mientras que en las piezas mandibulares se cementaron brackets con torque standard.

Los arcos y sistemas de fuerza utilizados son descriptos en la sección siguiente, "Tratamiento y sus Etapas", pero señalaremos que en la tercera de ellas (Mecánica), se insertaron T.A.D.S (Vector Ormco) de 2 mm diámetro y 12 mm de longitud, que fueron empleados como elementos de anclaje, primero para el distalamiento inferior y luego para el consumo de los pequeños espacios de STRIPPING.

Figs. 5.15.35 a 5.15.38

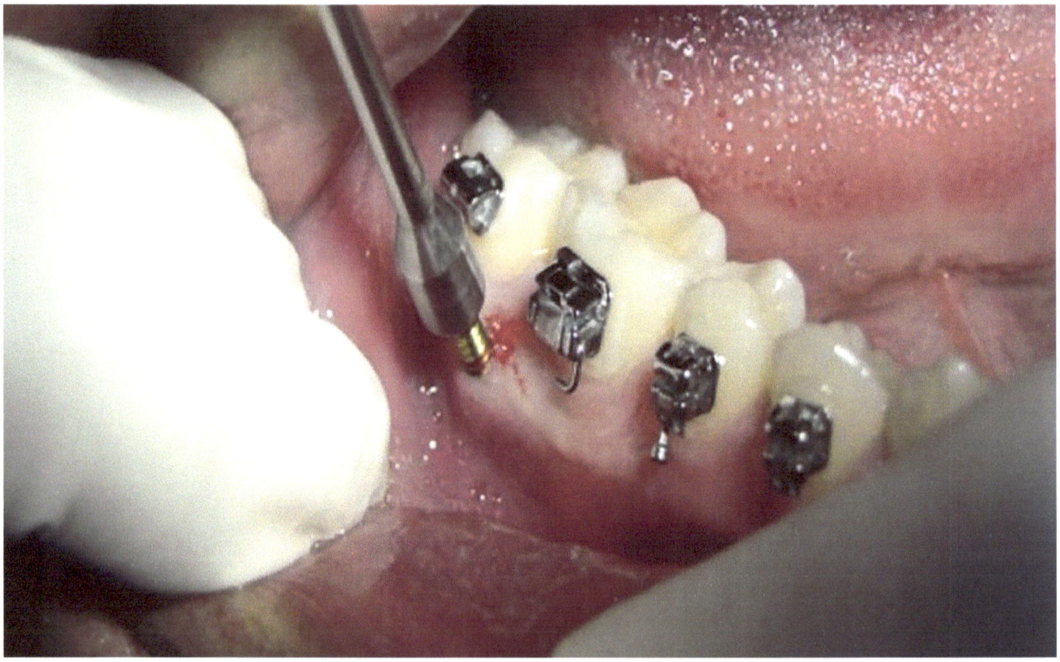

Fig. 5.15.35

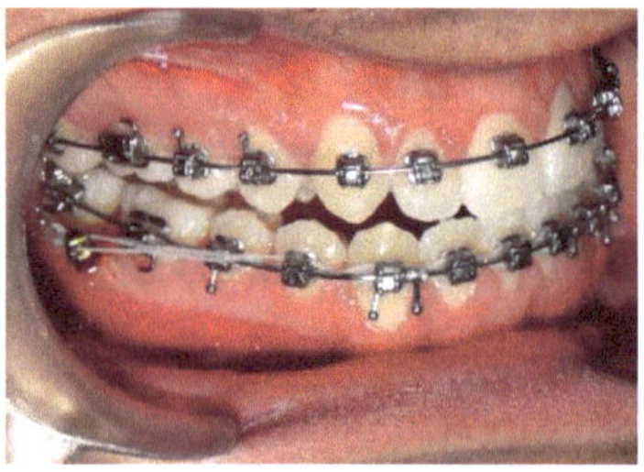

Fig. 5.15.36

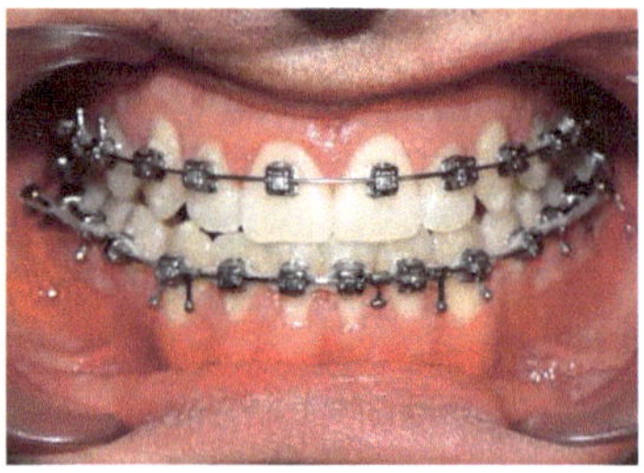

Fig. 5.15.37

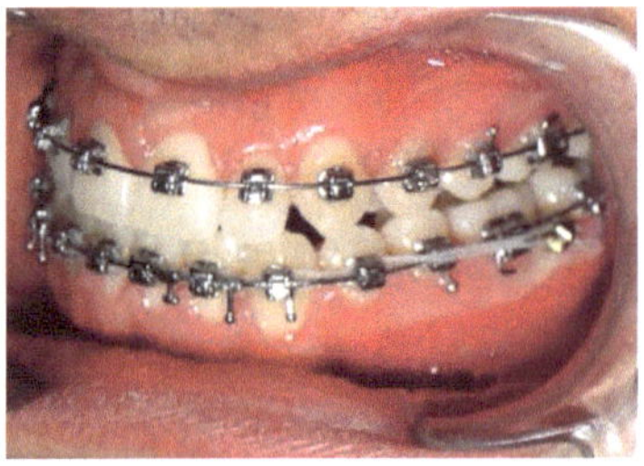

Fig. 5.15.38

4) TRATAMIENTO Y SUS ETAPAS

4A) ETAPA INICIAL

4B) ETAPA INTERMEDIA

En estas 2 etapas las prioridades fueron la corrección de las malposiciones dentarias y el desarrollo de los arcos (2ª oportunidad) en su perímetro y diámetro

En el mejoramiento transversal más allá de la progresión de arcos fue importante el uso de elásticos 3/16" 2 oz desde botones cementados en caras palatinas de premolares y molares superiores a brackets inferiores; ello generaría una cierta proinclinación vestibular en los sectores latero-posteriores superiores que fue compensado con un cementado de soportes más hacia gingival que el centro de la corona clínica. Ver figs. 5.15.39, 40 y 41.

Figs. 5.15.39 a 5.15.41

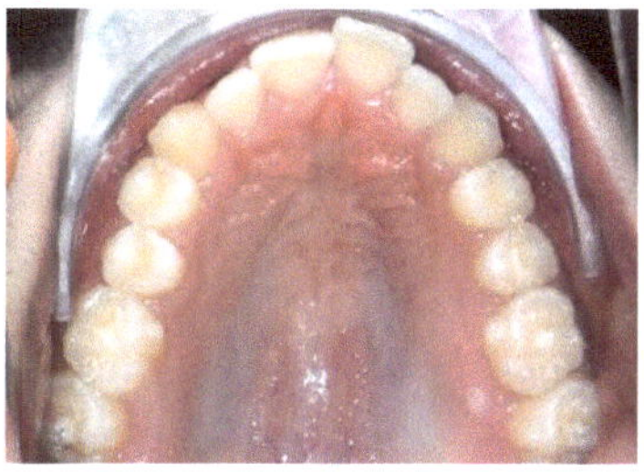

Fig. 5.15.39

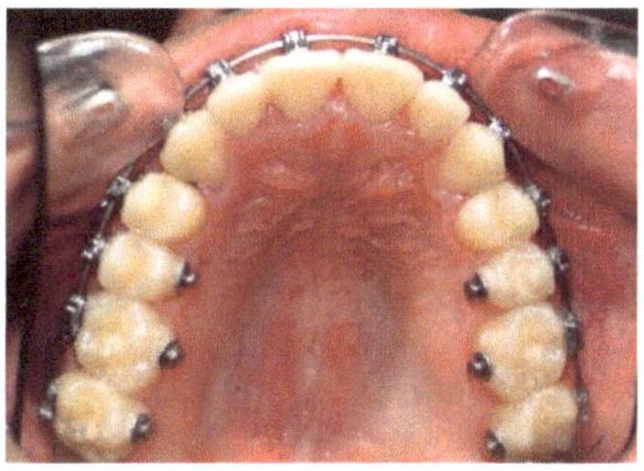

Fig. 5.15.40

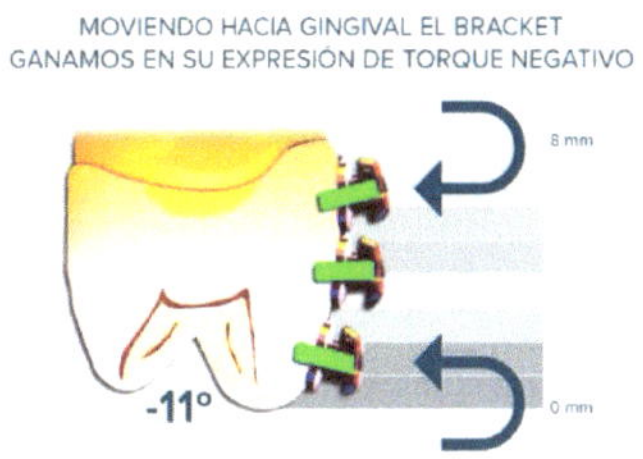

Fig. 5.15.41

Los arcos utilizados fueron:

.014 en Ni Ti Damon	10 semanas
.018 en Ni Ti Damon	8 semanas
.014 x .025 en Ni Ti Damon	10 semanas
.018 x .025 en Ni Ti Damon	10 semanas

Los elásticos en estas dos etapas fueron, como establecimos, cruzados para corrección transversal, de diámetro 3/16" 2 oz (E. Inicial) y 4 oz (E. Intermedia).

4C) MECANICA

Fue la etapa crucial del tratamiento y la comenzamos con arcos T.M.A .018*.025 instalados 5 semanas después.

También se insertaron T.A.D.S de 2 mm de diámetro y 12 mm de longitud; allí comenzamos la mecánica de distalamiento inferior con una fuerza cercana a los 350 grs. por sector y generada por la activación de una cadena elástica ubicada por debajo del arco y recambiada cada 20 días.

El movimiento hacia distal, en principio, se planteó simétrico, observándose primero una mejoría en el relacionamiento anteroposterior para luego de constatar un franco resalte positivo anterior de 3 mm., adicionar un resorte de 75 grs. en el sector izquierdo.

Figs. 5.15.42 a 5.15.44

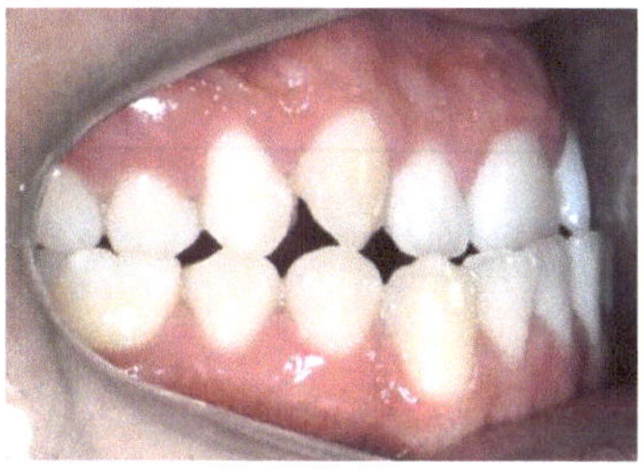

Fig. 5.15.42

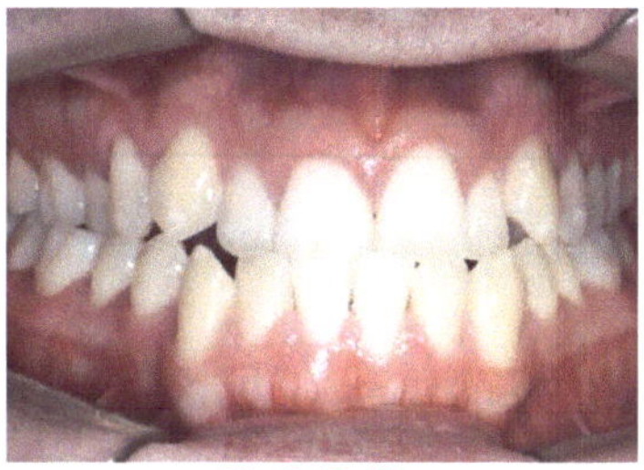

Fig. 5.15.43

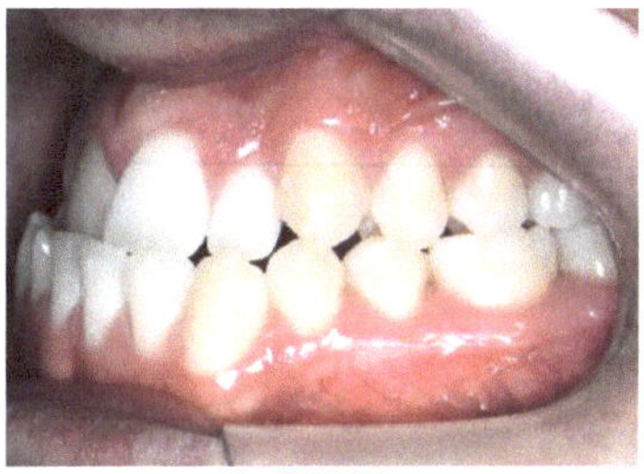

Fig. 5.15.44

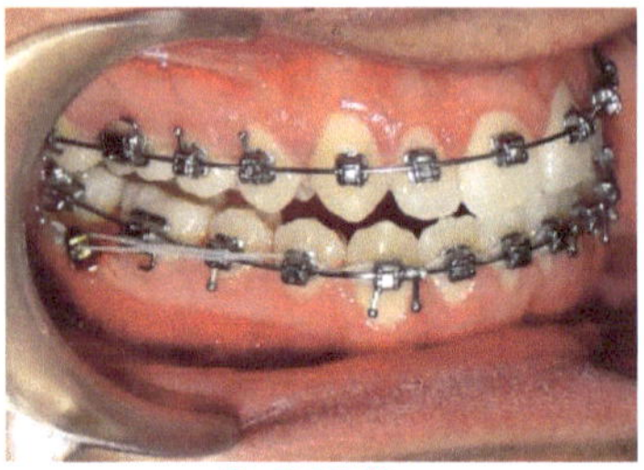

Fig. 5.15.45

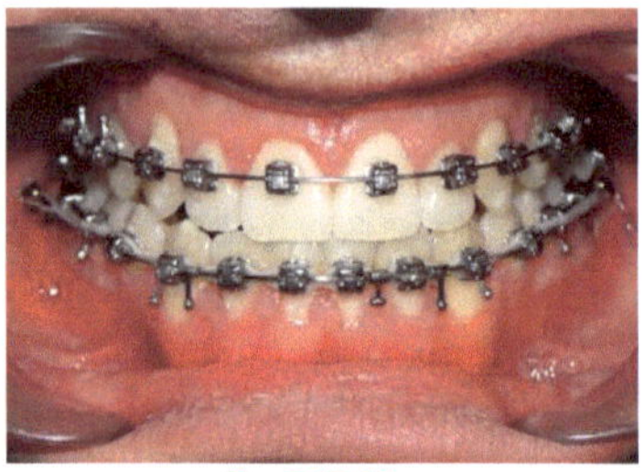

Fig. 5.15.46

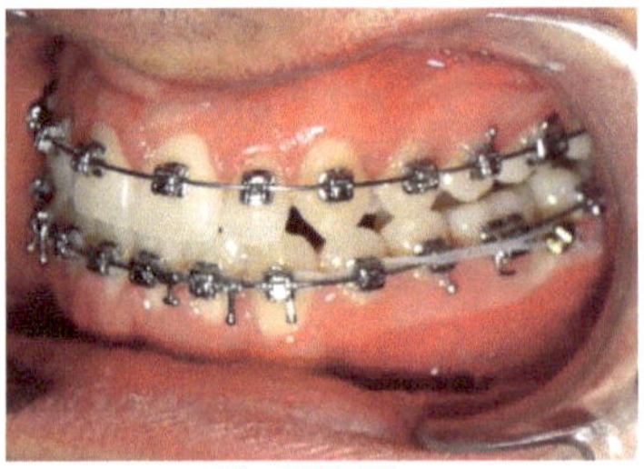

Fig. 5.15.47

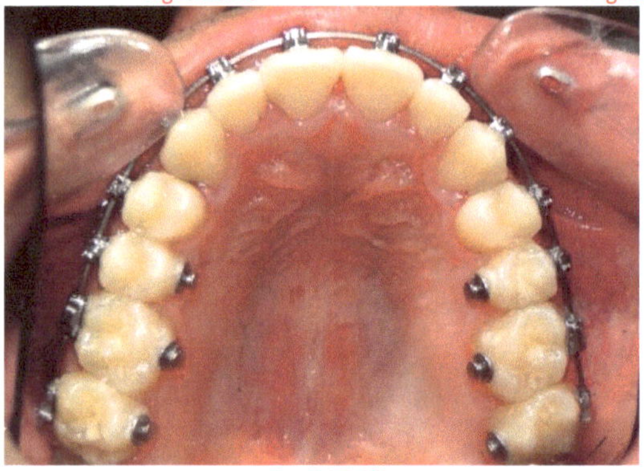

Fig. 5.15.48

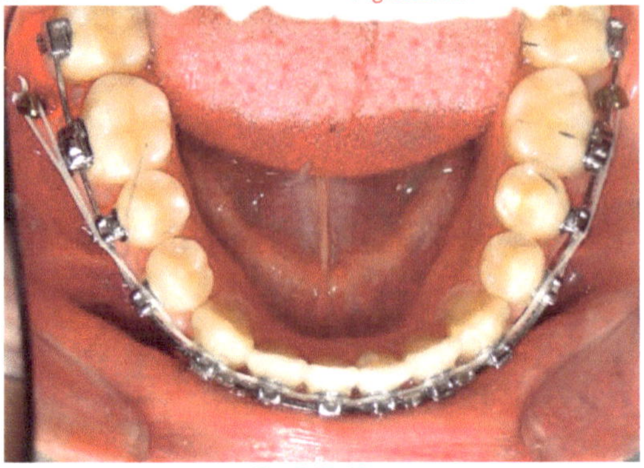

Fig. 5.15.49

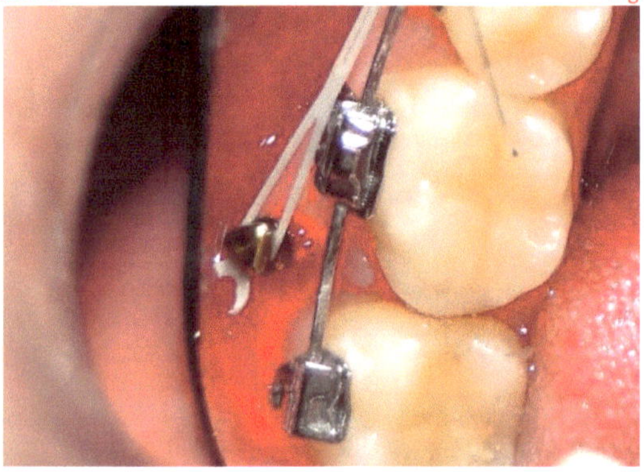

Fig. 5.15.50

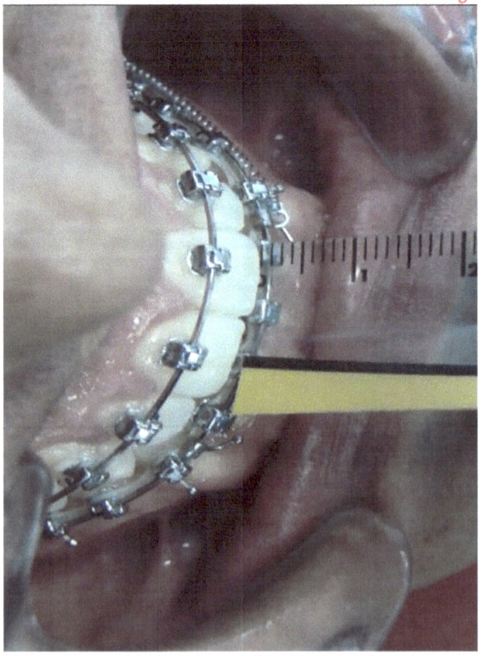

Fig. 5.15.51

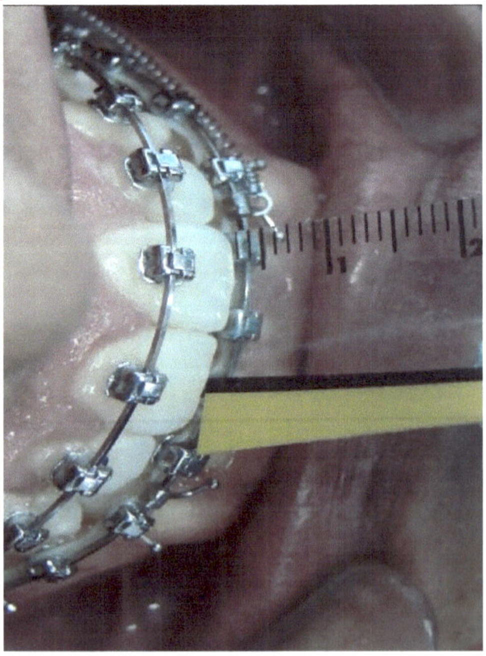

Fig. 5.15.52

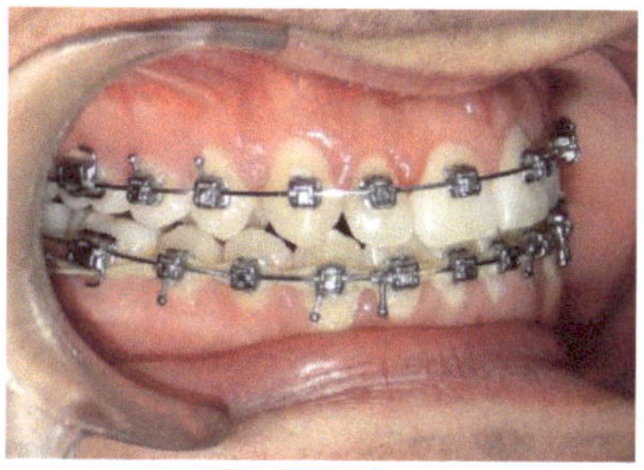
Fig. 5.15.53

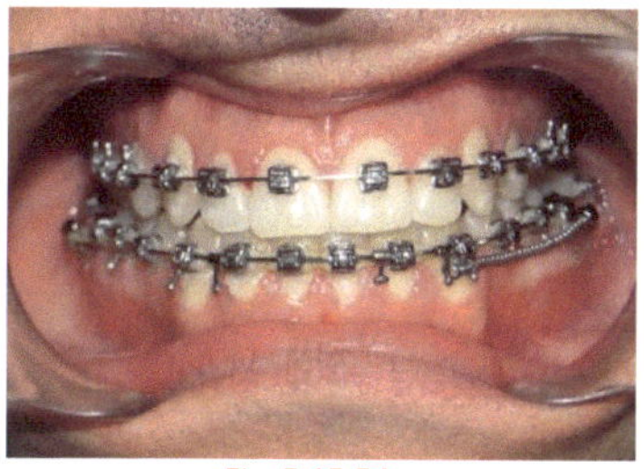
Fig. 5.15.54

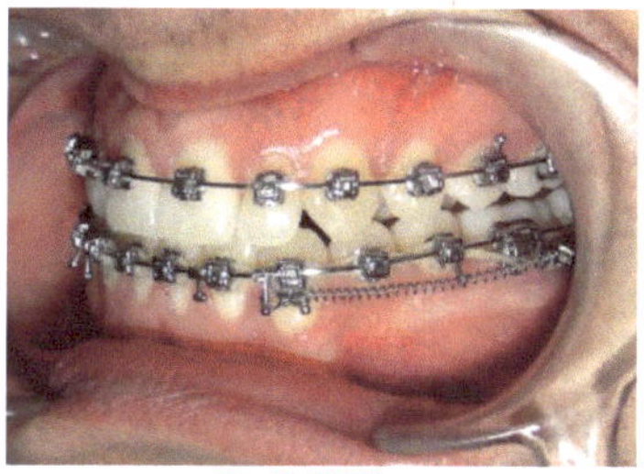
Fig. 5.15.55

En el paso siguiente decidimos "camouflar" la asimetría esqueletal con pequeños desgastes interproximales y el consumo de los espacios con cadena elástica inserta desde el 4.5 hasta el minimplante izquierdo; como fue expuesto en la Sección 4ª de este libro aceleramos tiempos realizando el STRIPPING en una sola consulta, "deslizando " las piezas dentarias hacia la izquierda favorecidos por la baja fricción del sistema ORTODÓNTICO empleado, disponiendo la cadena elástica por debajo del arco al que "pincelábamos" con ORTHOSPEED producto que también fue inyectado en las ranuras de los brackets. Ver figs. 5.15.56 a 5.15.72

Figs. 5.15.56 a 5.15.72

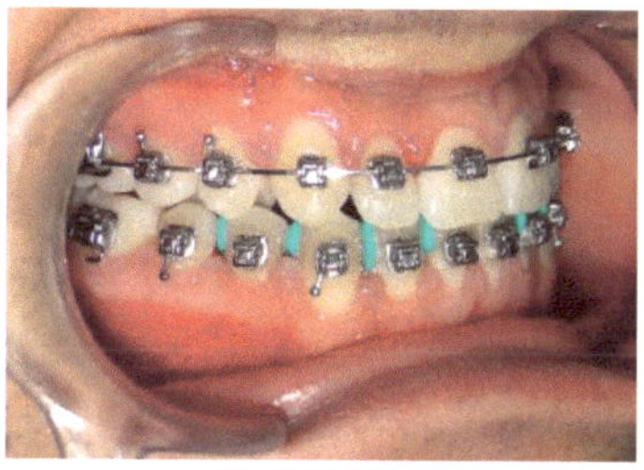
Fig. 5.15.56

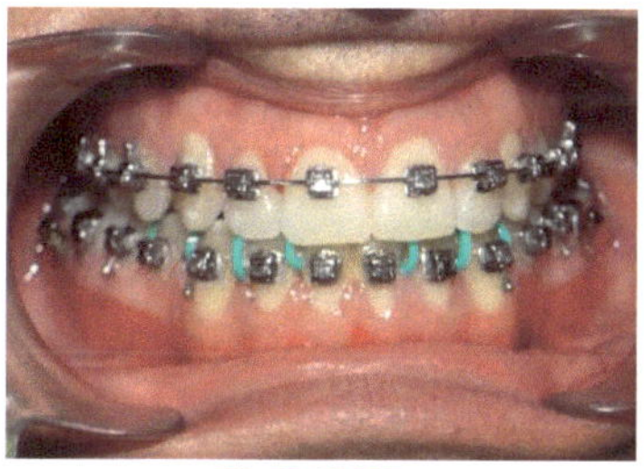
Fig. 5.15.57

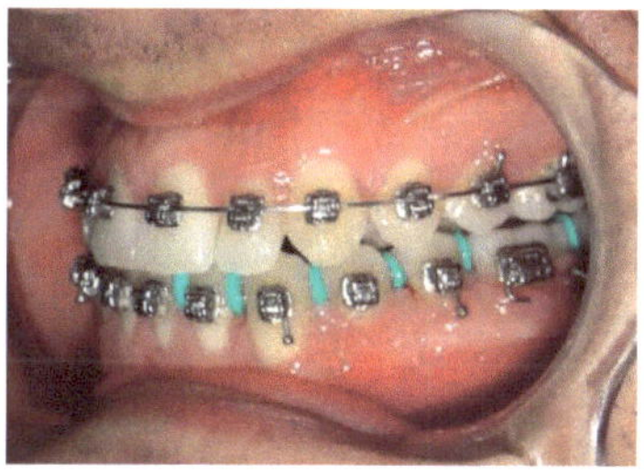
Fig. 5.15.58

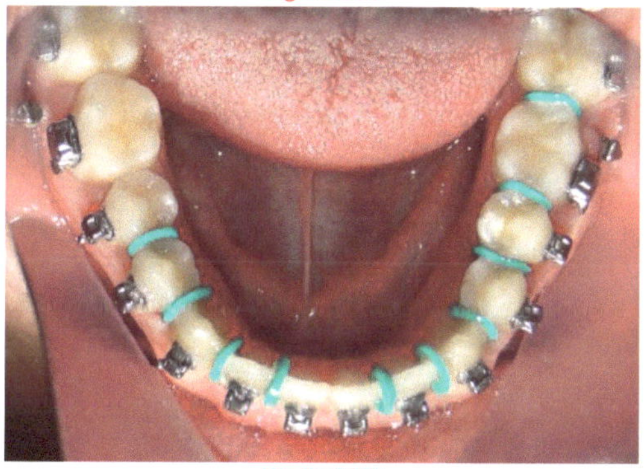
Fig. 5.15.59

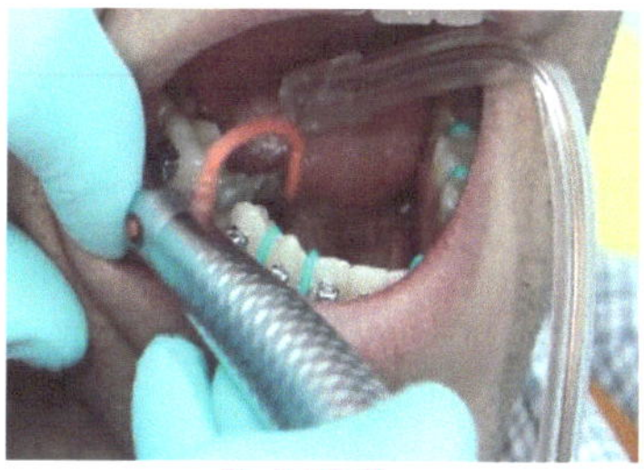
Fig. 5.15.60

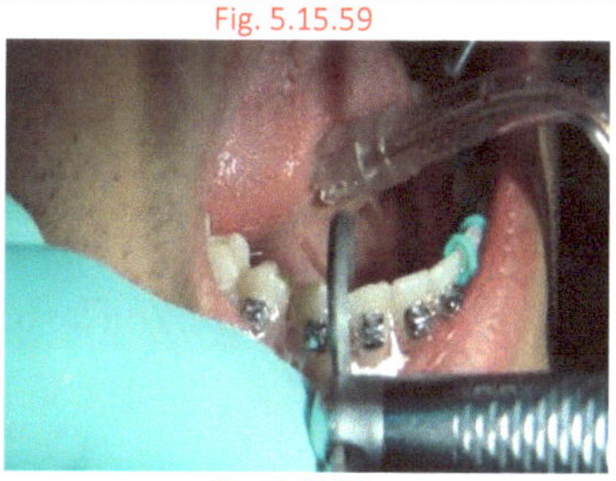
Fig. 5.15.61

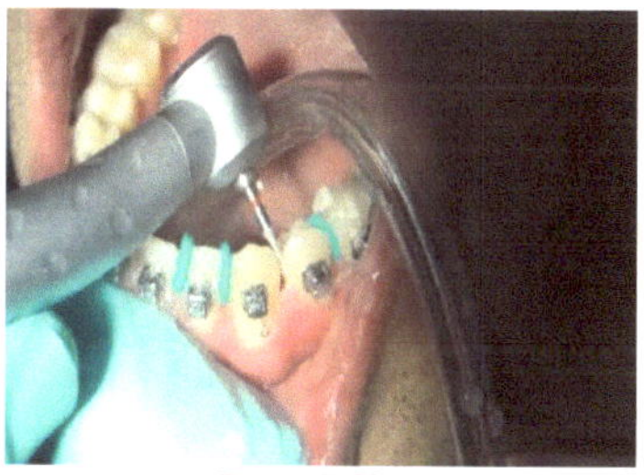
Fig. 5.15.62

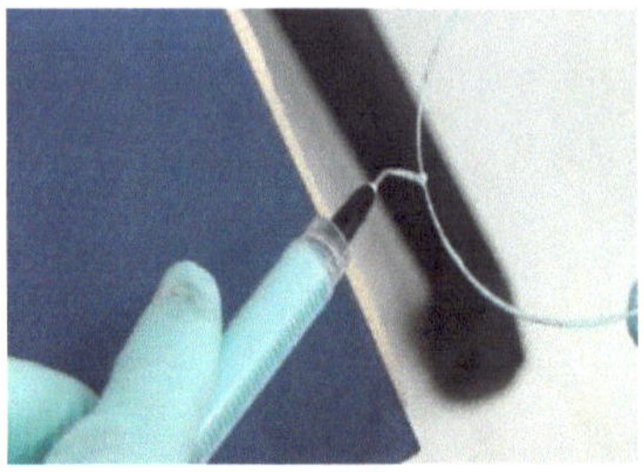

Fig. 5.15.63

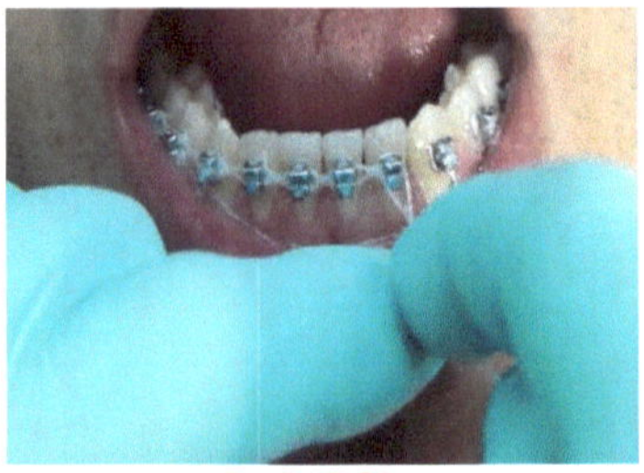

Fig. 5.15.64

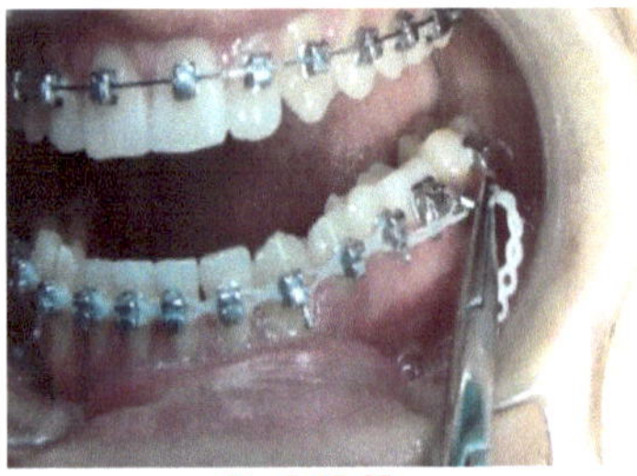

Fig. 5.15.65

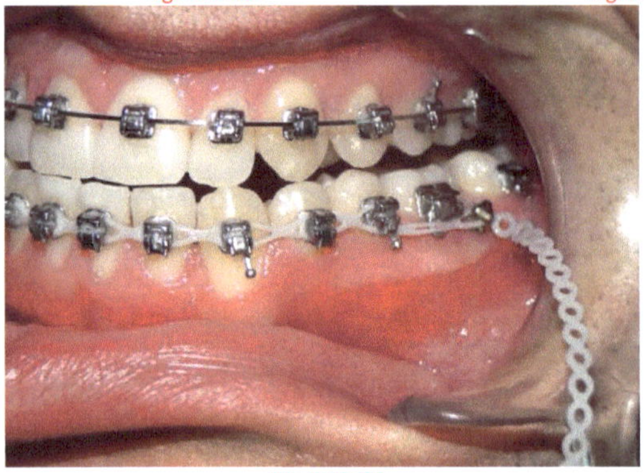

Fig. 5.15.66

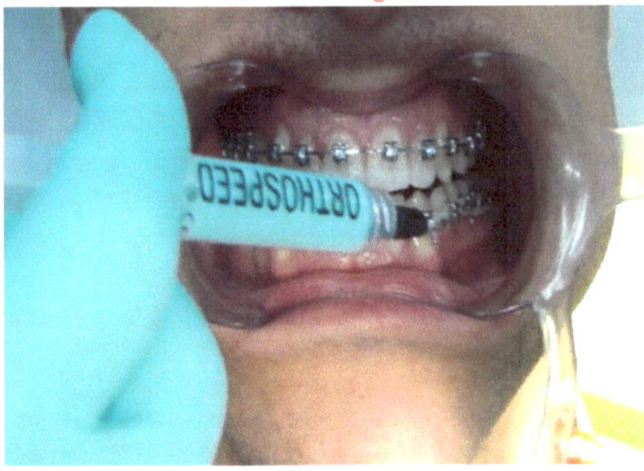

Fig. 5.15.67

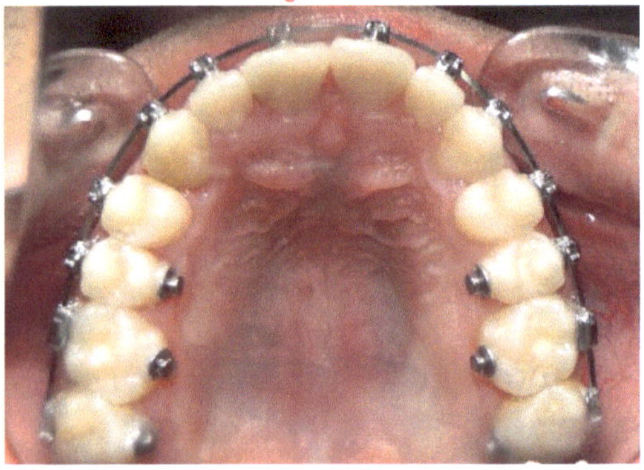

Fig. 5.15.68

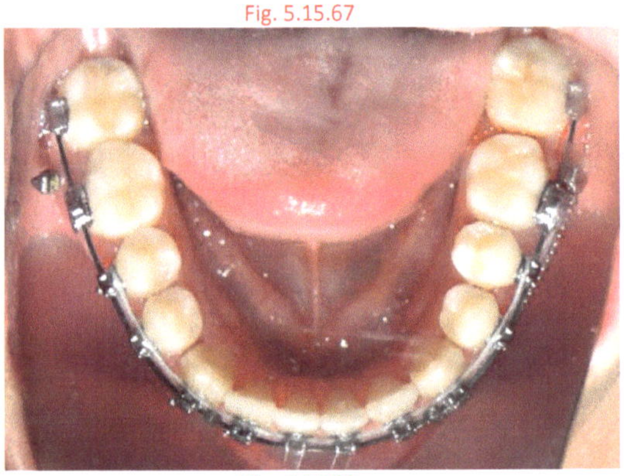

Fig. 5.15.69

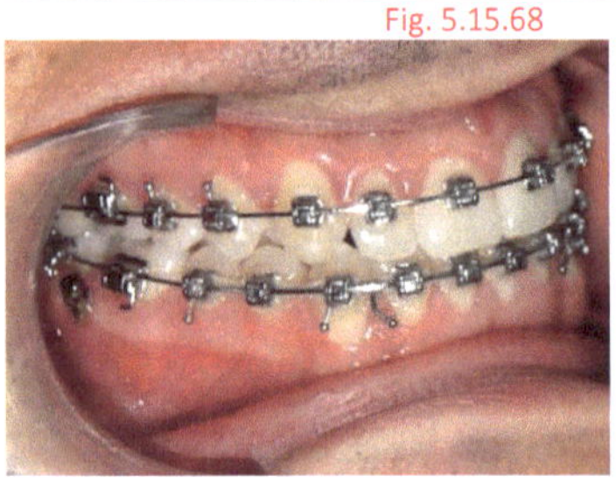

Fig. 5.15.70

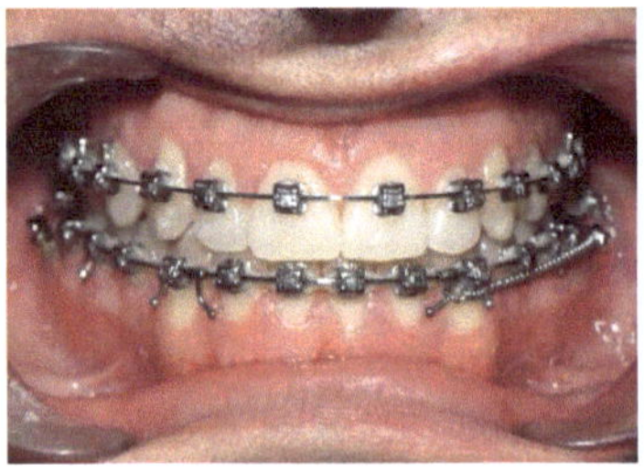

Fig. 5.15.71

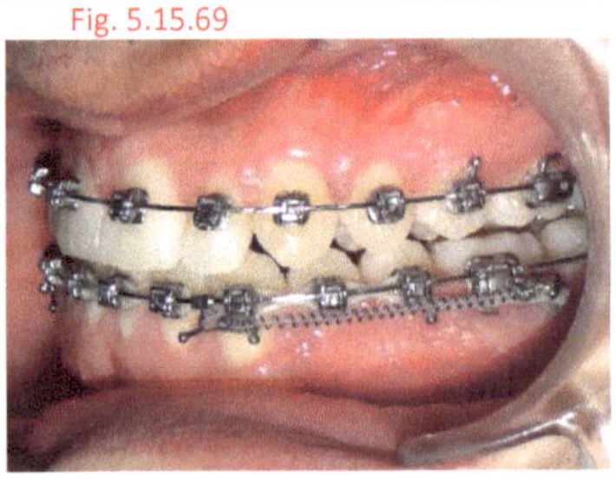

Fig. 5.15.72

Este movimiento iba a generar un espacio a mesial del primer molar inferior derecho; dicho espacio fue cerrado con criterio de anclaje mínimo (movimiento mesial de sectores posteriores), mediante la utilización de elásticos clase II dispuestos entre el 4.6 y poste en arco superior.

Figs. 5.15.73 a 5.15.88

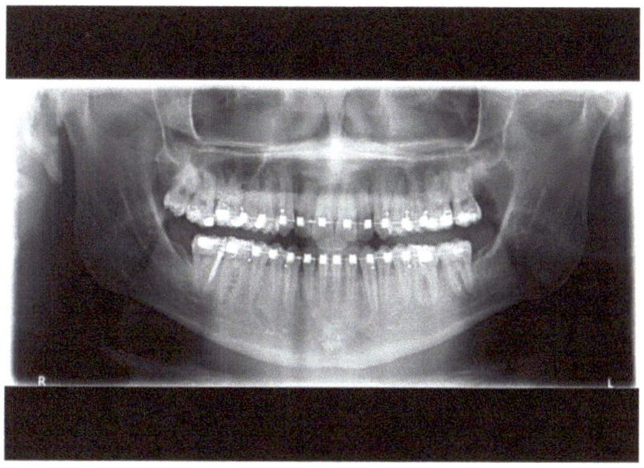

Fig. 5.15.73

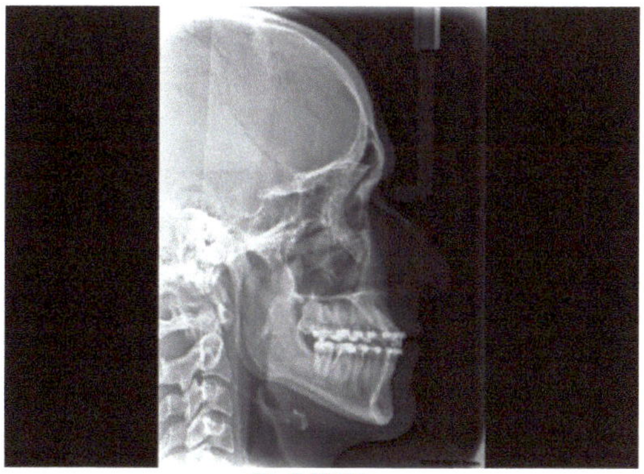

Fig. 5.15.74

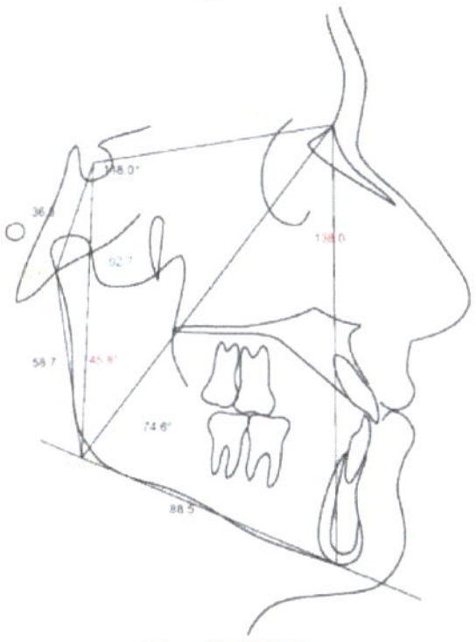

Fig. 5.15.75

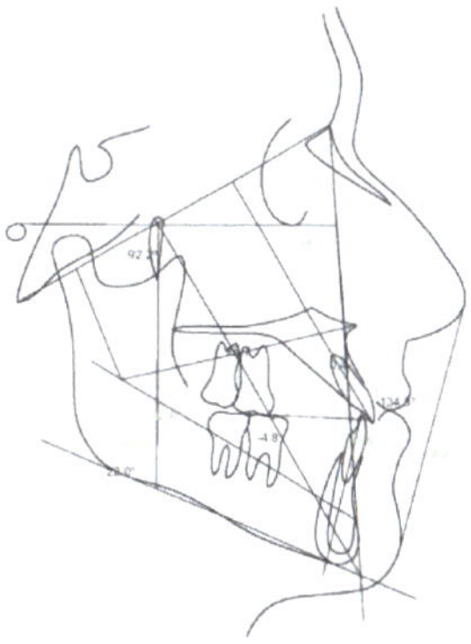

Fig. 5.15.76

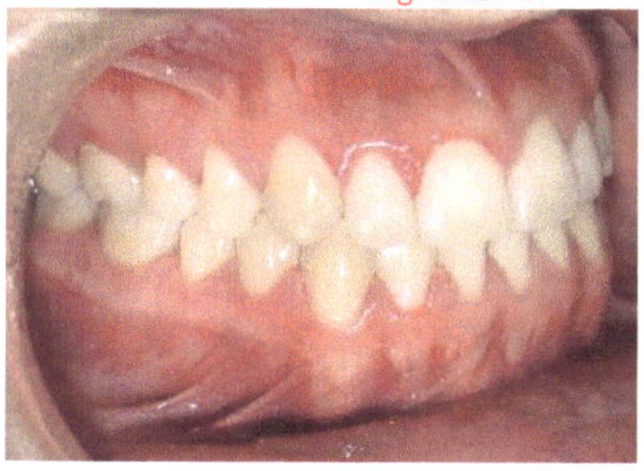

Fig. 5.15.77

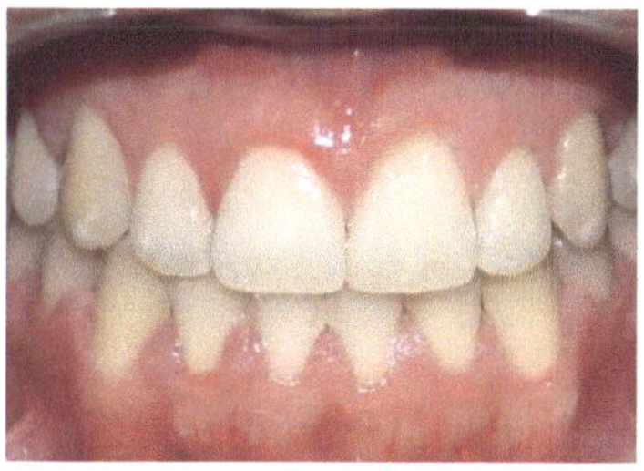

Fig. 5.15.78

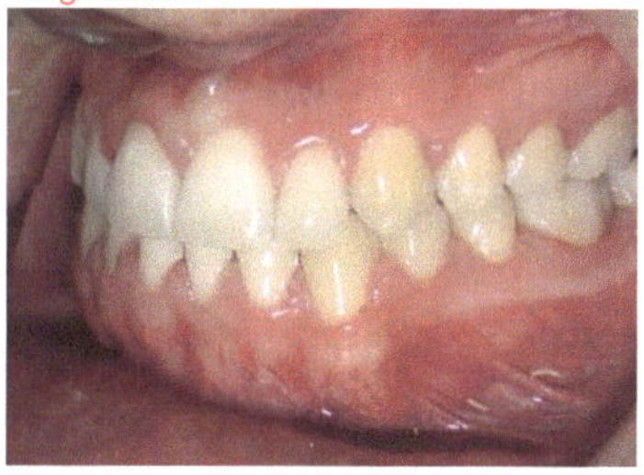

Fig. 5.15.79

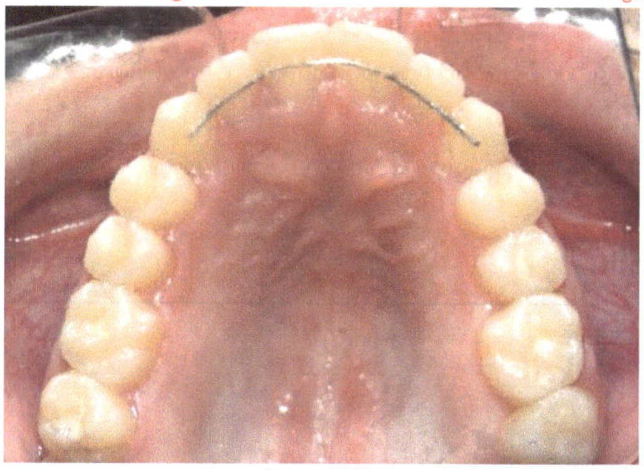

Fig. 5.15.80

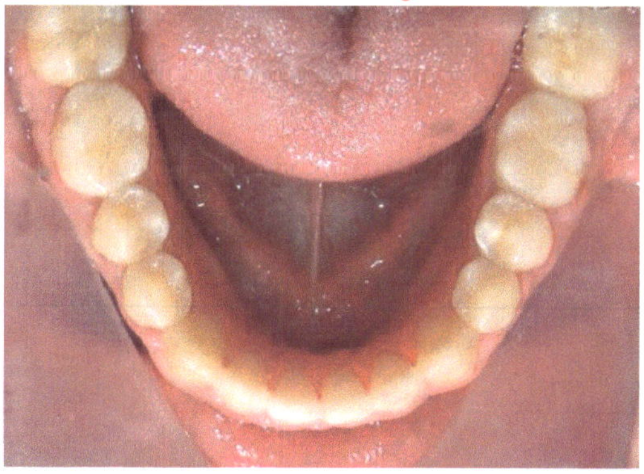

Fig. 5.15.81

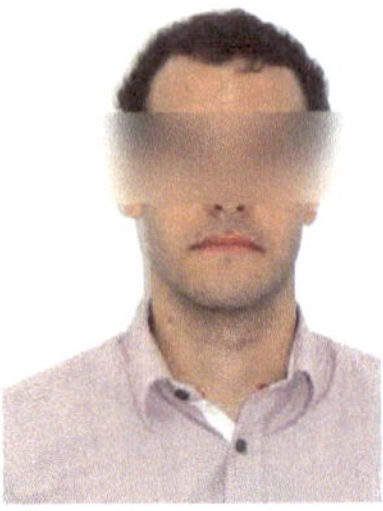

Fig. 5.15.82

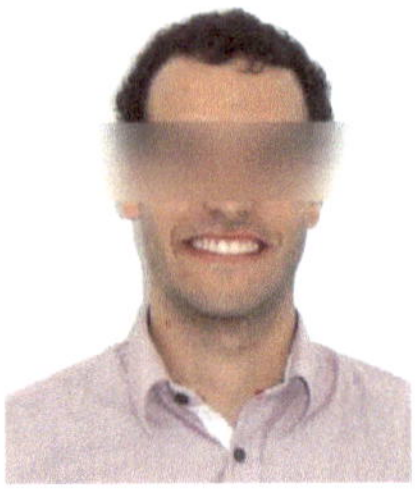

Fig. 5.15.83

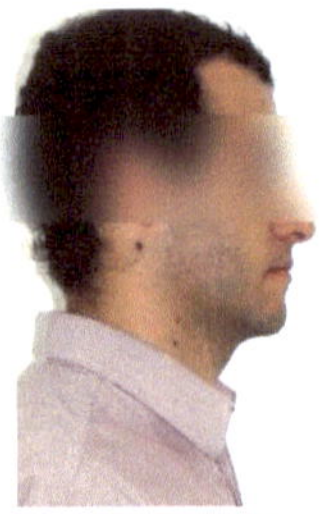

Fig. 5.15.84

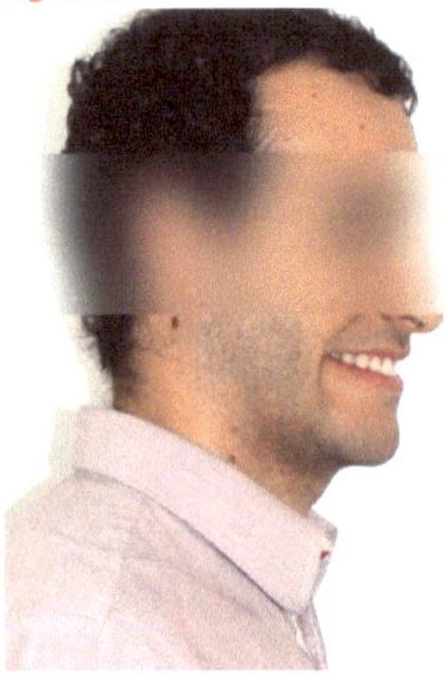

Fig. 5.15.85

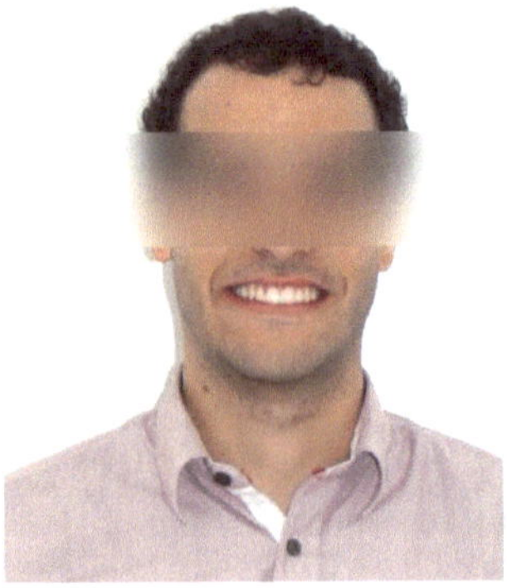

Fig. 5.15.86

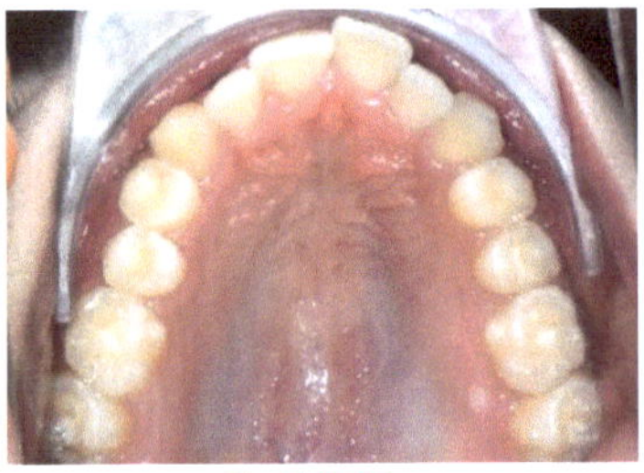

Fig. 5.15.87

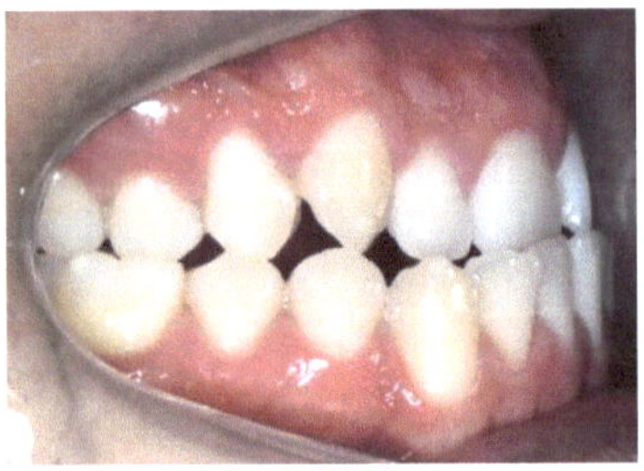

Fig. 5.15.88

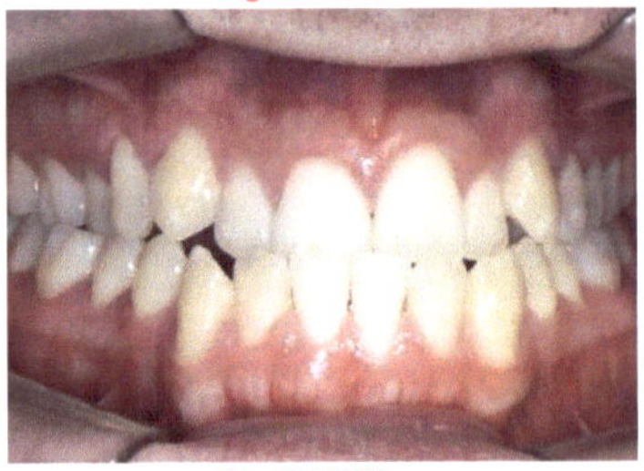

Fig. 5.15.89

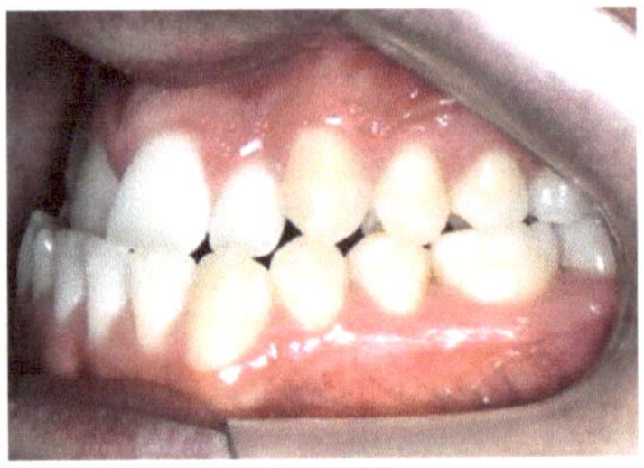

Fig. 5.15.90

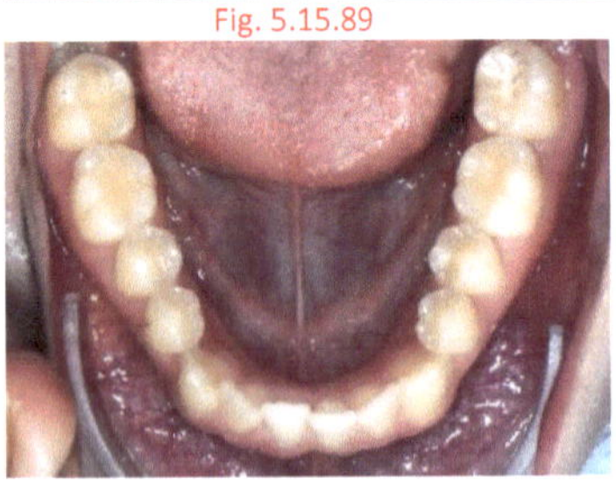

Fig. 5.15.91

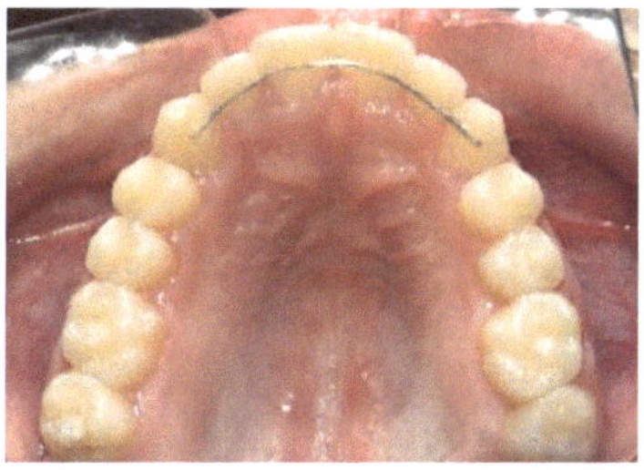

Fig. 5.15.92

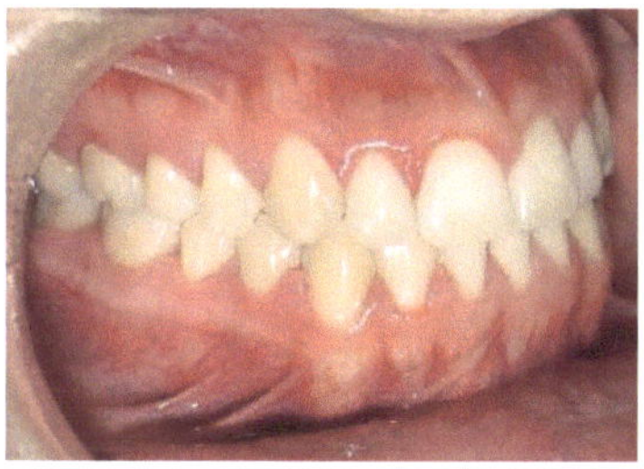

Fig. 5.15.93

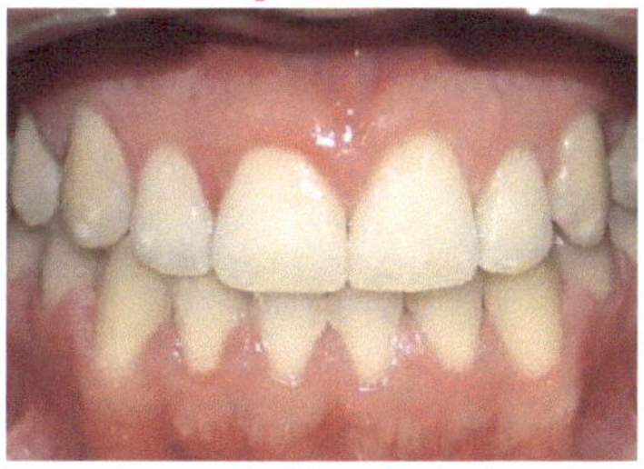

Fig. 5.15.94

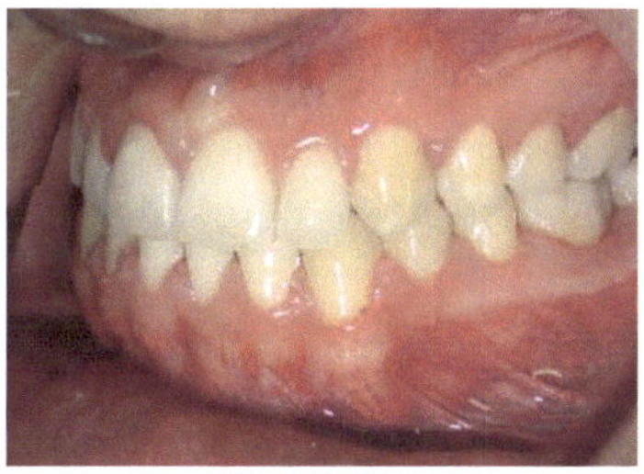

Fig. 5.15.95

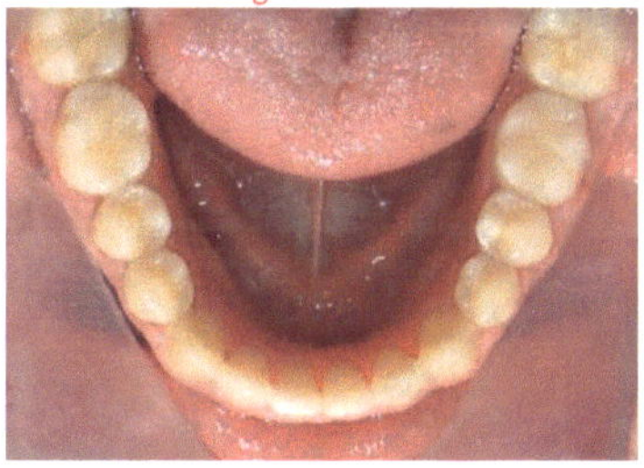

Fig. 5.15.96

4D) FINALIZACIÓN

Con pequeños asentamientos oclusales, desgaste selectivo dentario y RX de control se dio por finalizada la ETAPA ACTIVA DEL TRATAMIENTO. Ver figs. 5.15.56 a 5.15.96

5) PERLA/S DIAGNÓSTICA/S Y/O MECÁNICAS

PERLA/S DIAGNÓSTICAS

Establecido el camino de una compensación dentoalveolar en un tratamiento de clase III, es importante, entre otras consideraciones, evaluar la inclinación pretratamiento de los grupos incisivos superior e inferior; en éste caso, como ya lo hemos expuesto en el área diagnóstica, ellas eran de 122º y 90 º a sus respectivas basales. Ver figs. 5.15.97 y 98

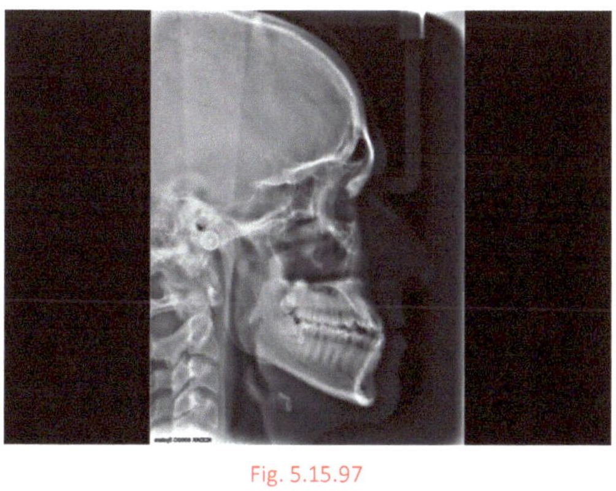

Fig. 5.15.97

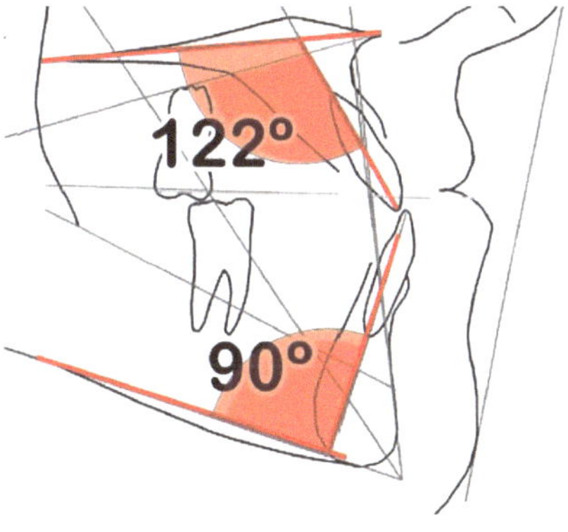

Fig. 5.15.98

Las mecánicas más comúnmente utilizadas en esta clase de maloclusiones tienden a proinclinar el sector anterosuperior y a retroinclinar el inferior. (ej elásticos clase III), pero este "camouflage" estaría, por razones de salud periodontal, limitado a inclinaciones postratamiento de 125º en incisivos superiores y de 80º en los inferiores; por lo constatado en el pretratamiento, nuestras mayores posibilidades técnicas estaban en el distalamiento y una mesurada retroinclinación inferior.

EL TORQUE LATEROSUPERIOR

Al utilizar elásticos cruzados laterales como complemento de la corrección transversal estimamos conveniente el cementado hacia gingival de tubos molares y brackets premolares superiores con el propósito de acentuar la prescripción de torque negativo y compensar la proinclinación vestibular superior que generan éste tipo de elásticos. Ver figs. 5.15.99 y 5.15.100

Figs. 5.15.99 a 5.15.100

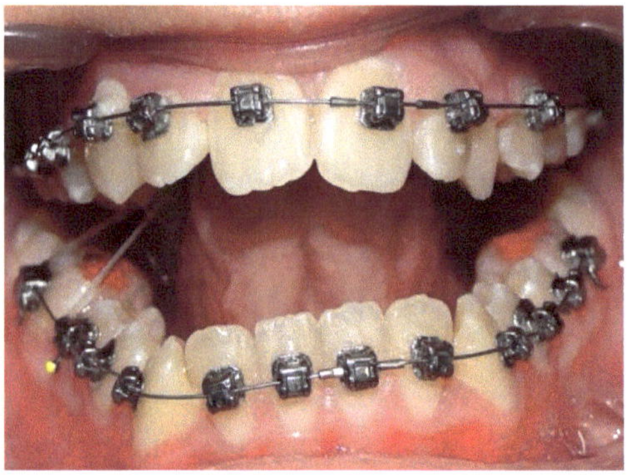

Fig. 5.15.99

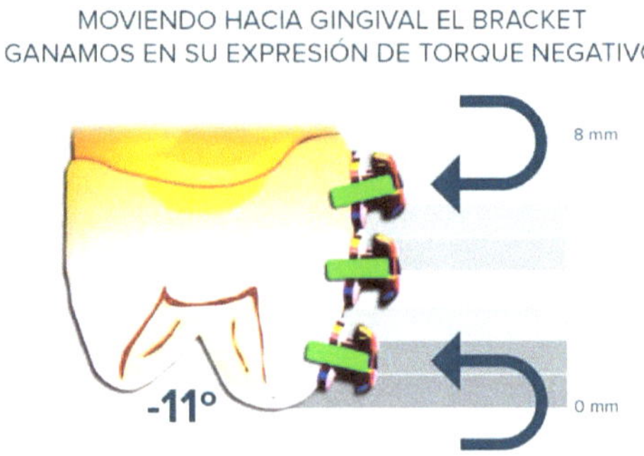

Fig. 5.15.100

EL TORQUE ANTEROSUPERIOR

La intención de preservar la buena exposición estética vertical pretratamiento de los incisivos superiores así como no acentuar la proinclinación, nos llevó, en dichas piezas, a elegir brackets de prescripción bajo torque y desplazar sus referencias de cementado hacia gingival.

EL TORQUE ANTEROINFERIOR

A diferencia del grupo anterosuperior los incisivos inferiores admitían cierta retroinclinación "compensatoria" de la clase III; el camino de distalamiento genera, secundariamente, un movimiento corono-lingual, radículo-vestibular que, de todos modos, convenía controlar con inclinación positiva en incisivos inferiores; dicho efecto fue logrado con activación de torque positivo en los arcos T.M.A y acero de .018 x .025 utilizados en mecánica.

EL DISTALAMIENTO Y EL STRIPPING

Como ya lo expusimos el distalamiento fue efectivizado con la ayuda de minimplantes de 12 mm de longitud y 2 mm de diámetro insertos entre primeros y segundos molares inferiores en el balcón óseo situado a vestibular de dichas piezas y verticalmente a la altura de la unión mucogingival.

Figs. 5.15.101 a 5.15.119

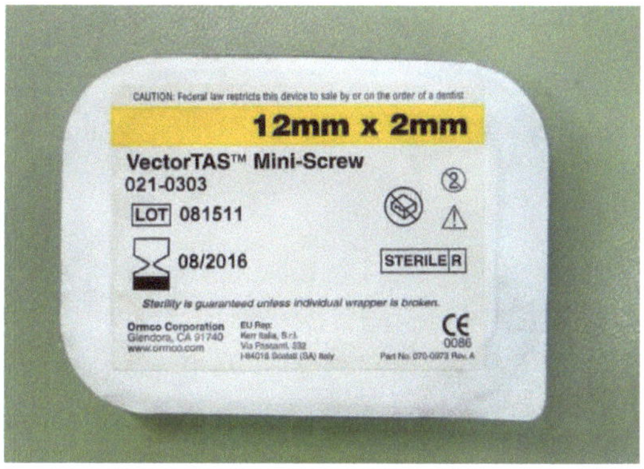

Fig. 5.15.101

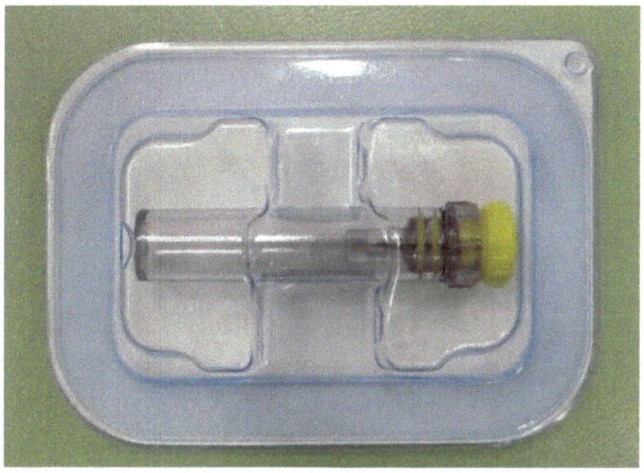

Fig. 5.15.102

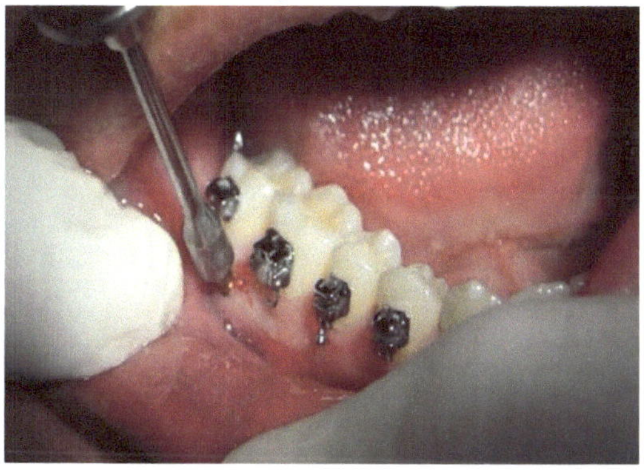

Fig. 5.15.103

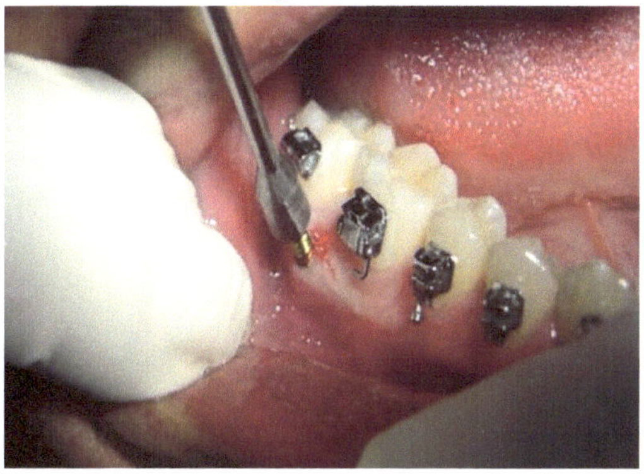

Fig. 5.15.104

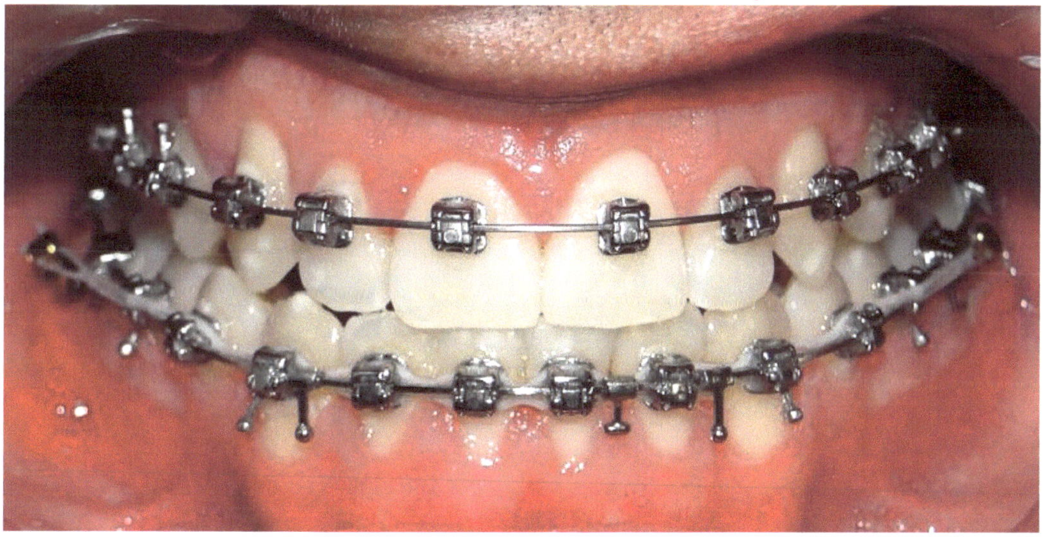

Fig. 5.15.105

El nivel de fuerza recomendado para el distalamiento inferior oscila entre los 340 a 450 grs. generados por la activación de una cadena elástica de 2a generación, un resorte Ni Ti de espiras cerradas o la sumatoria de ambos.

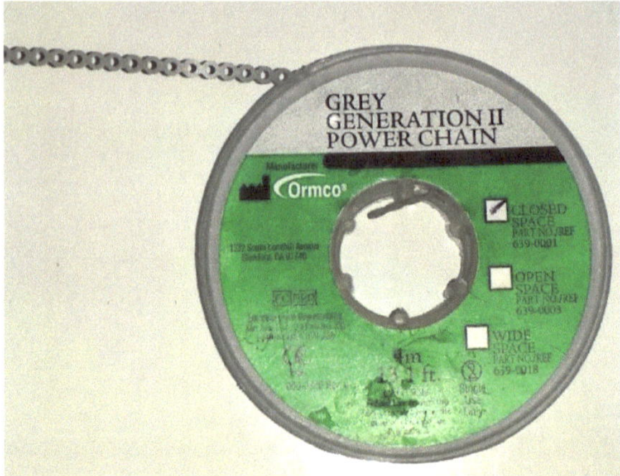

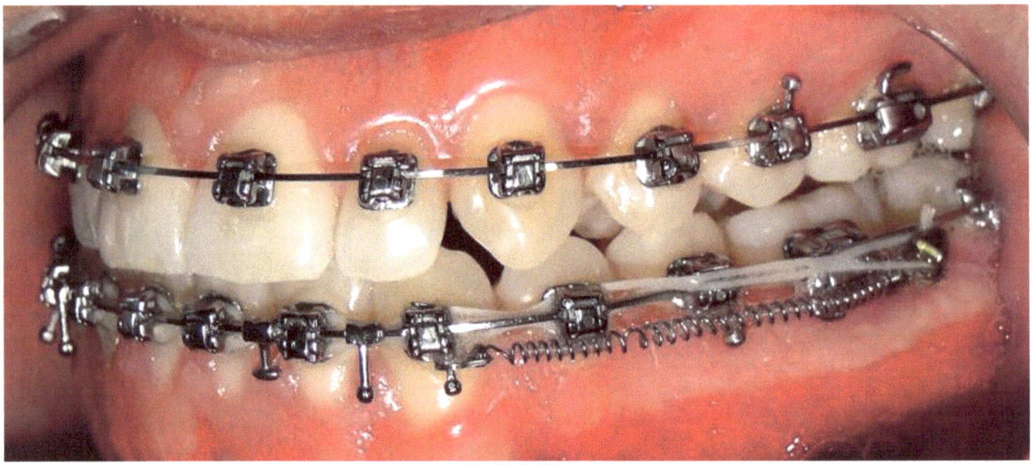

Fig. 5.15.106

En principio el movimiento se planteó bilateral y simétrico en ambas hemiarcadas, también fue necesaria la extracción de 3.8 y 4.8 para efectivizarlo; el "tiempo" del stripping llegó cuando el sector derecho estaba prácticamente en relacionamiento de clase II; se realizó en una sola sesión, y el consumo de sus pequeños espacios fue efectuado con cadena elástica y resorte, valiéndose del anclaje óseo del minimplante izquierdo. ver Figs. 5.15.107 a 5.15.126

Figs. 5.15.107 a 5.15.119

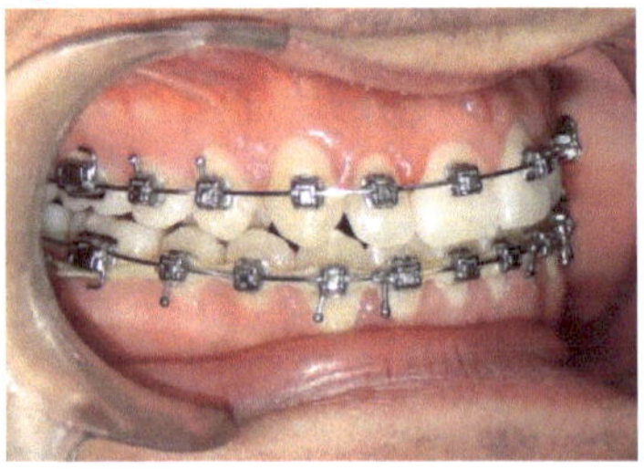

Fig. 5.15.107

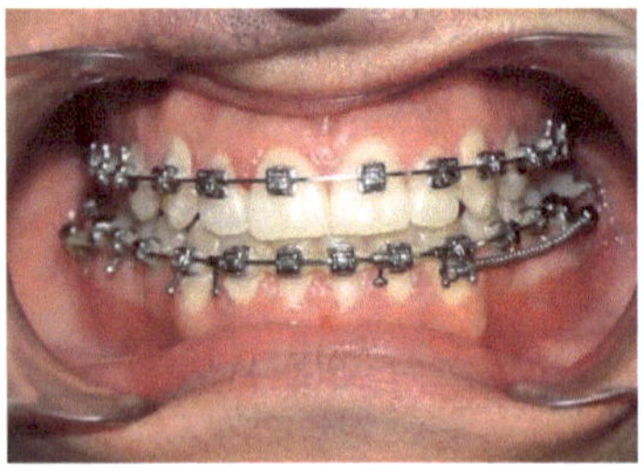

Fig. 5.15.108

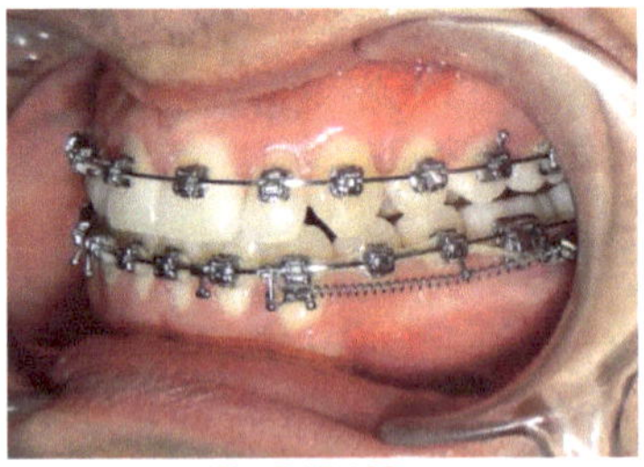

Fig. 5.15.109

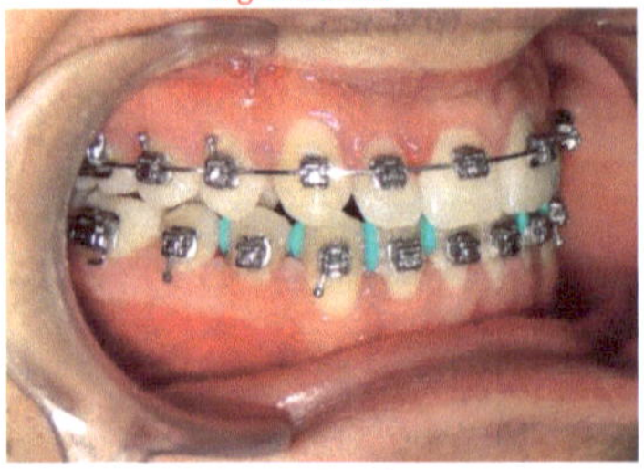

Fig. 5.15.110

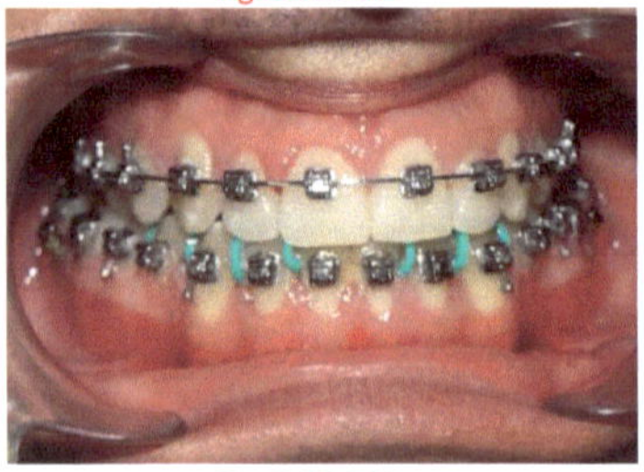

Fig. 5.15.111

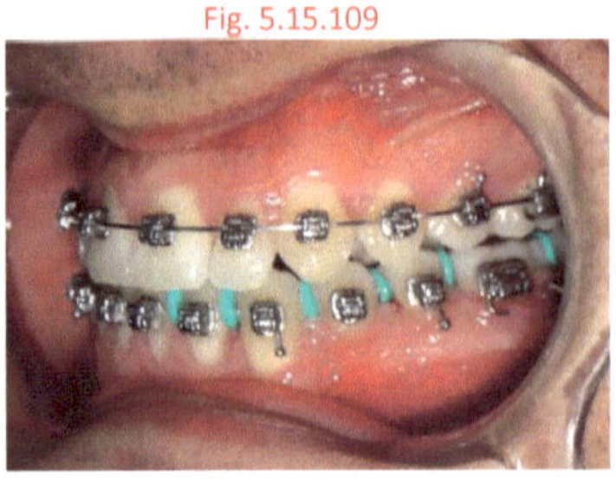

Fig. 5.15.112

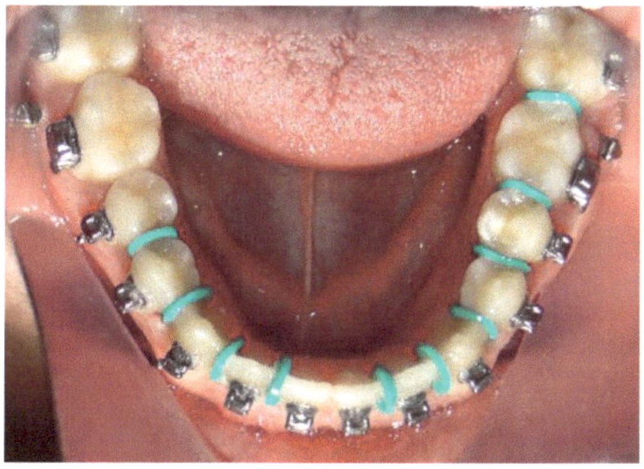
Fig. 5.15.113

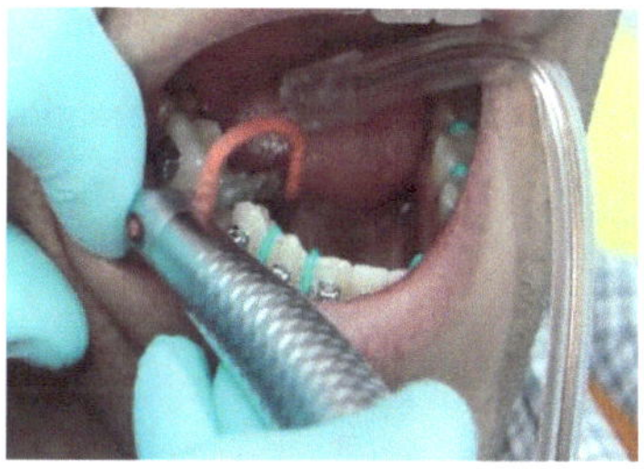
Fig. 5.15.114

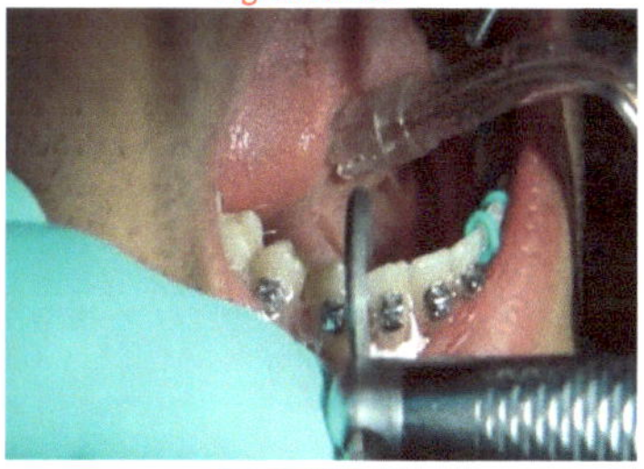
Fig. 5.15.115

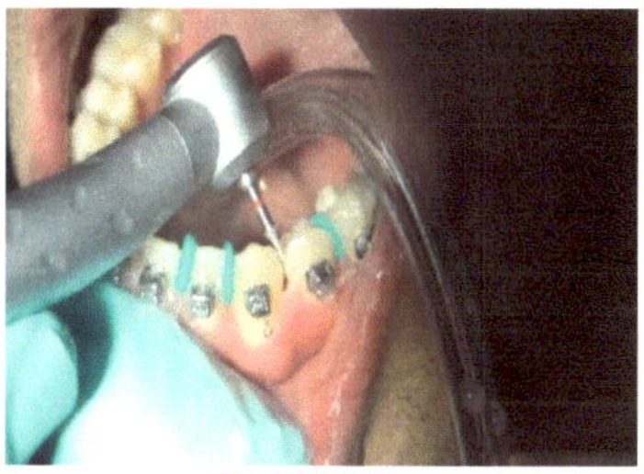
Fig. 5.15.116

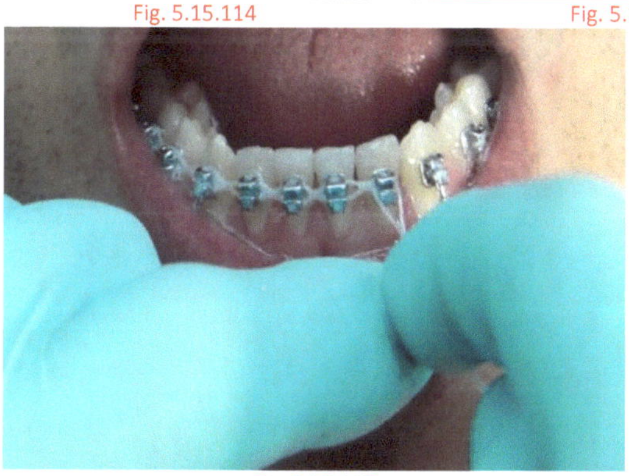
Fig. 5.15.117

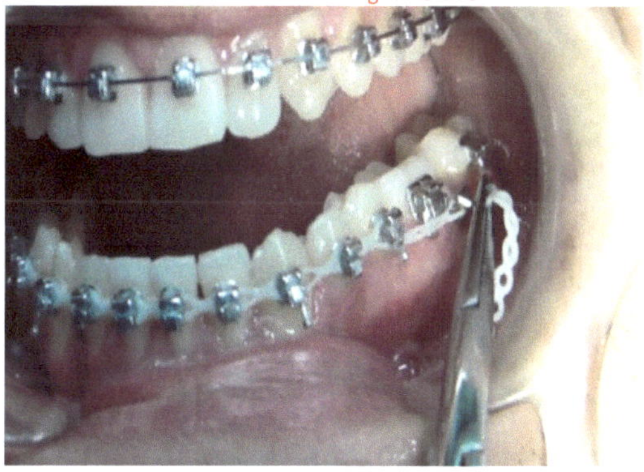
Fig. 5.15.118

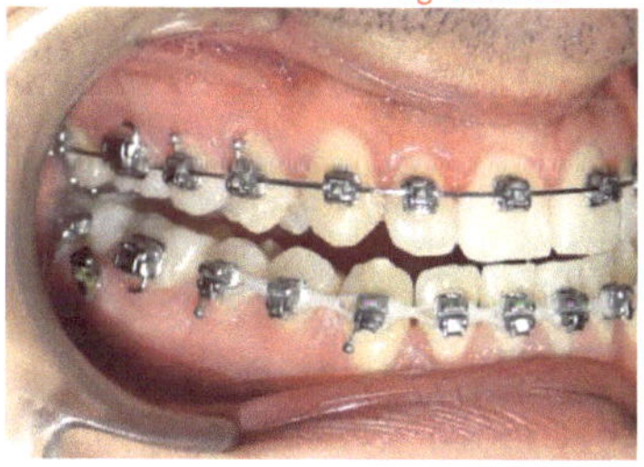
Fig. 5.15.119

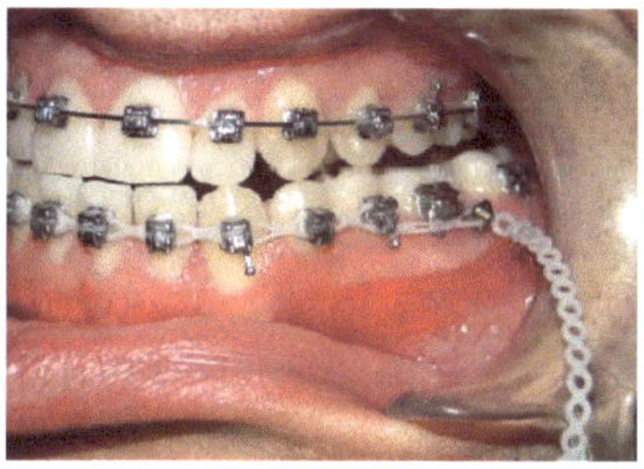
Fig. 5.15.120

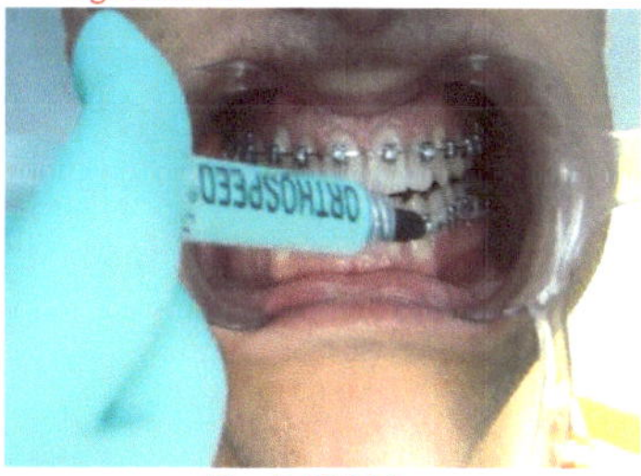

Fig. 5.15.121

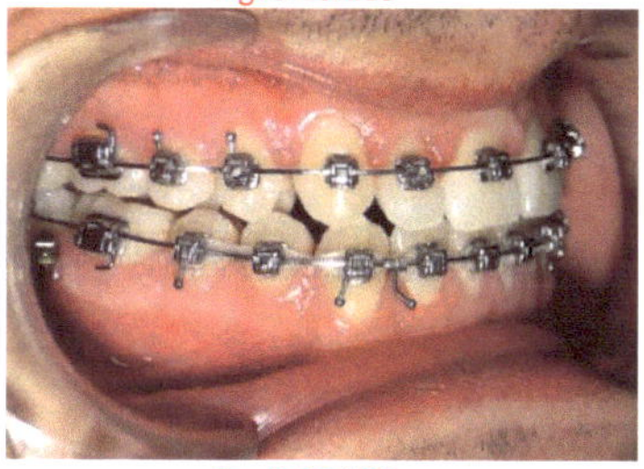
Fig. 5.15.122

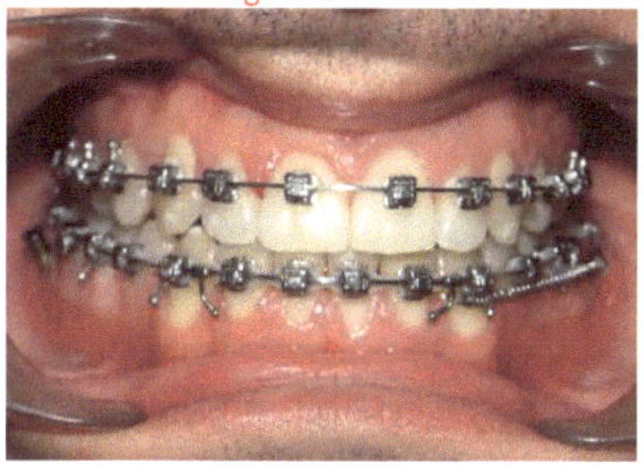
Fig. 5.15.123

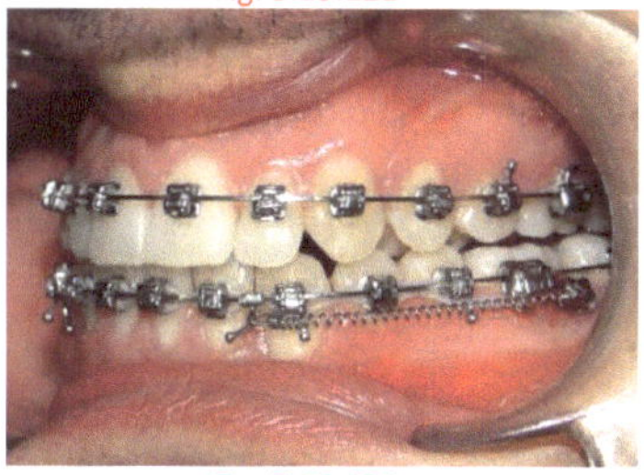
Fig. 5.15.124

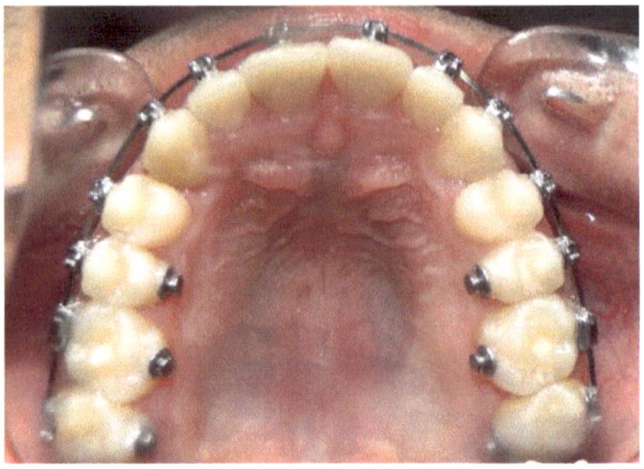

Fig. 5.15.125

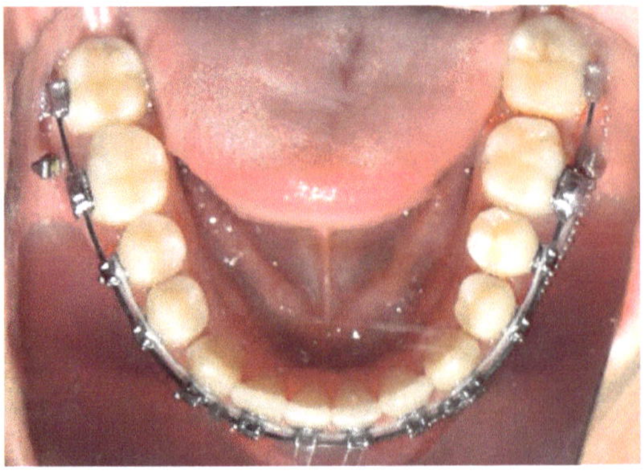

Fig. 5.15.126

El espacio generado entre las piezas 4.6 y 4.5 fue cerrado con criterio de anclaje mínimo, mesializando ligeramente primer y segundo molar derechos.

Figs. 5.15-127 a 5.15.131

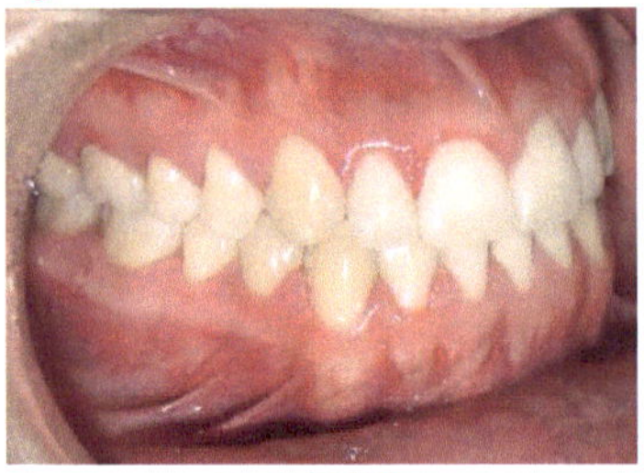

Fig. 5.15.127

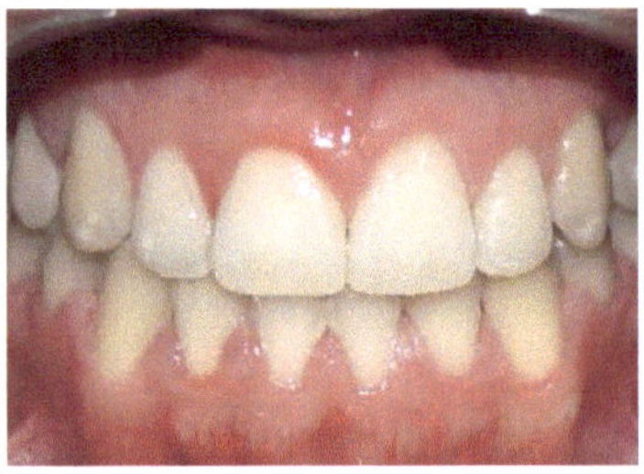

Fig. 5.15.128

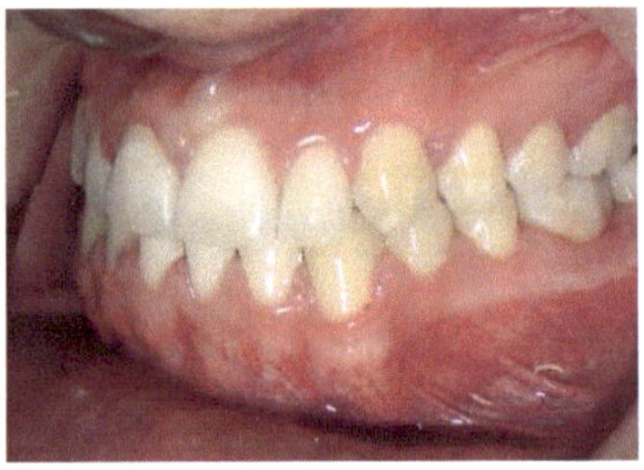

Fig. 5.15.129

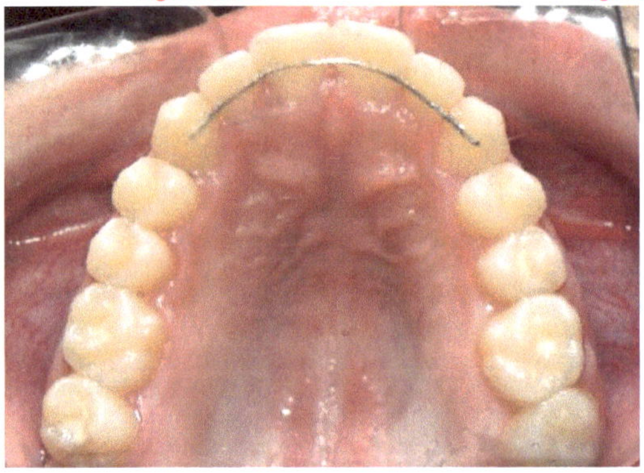

Fig. 5.15.130

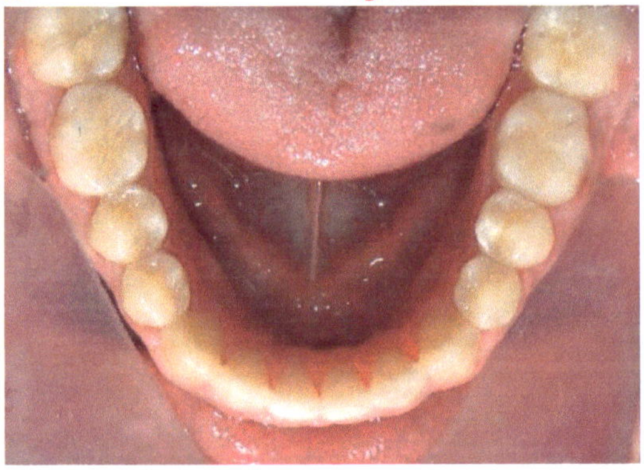

Fig. 5.15.131

SECCIÓN 5

- Lin JJ, (2007) "The limitation of whole upper arch distalization"; New Trends in Orthodontics, Vol.8. (LIBRO)
- M.M. El-Dawlatly, A.M. Abou-EL-Ezz, F.A. El-Sharaby, Y.A. Mostafa ; Zygomatic mini-implant for Class II correction; Journal of Orofacial Orthopedics ;May 2014, Volume 75, Issue 3, pp 213-225.
- Saro S. Ghougassian and Joseph G. Ghafari (2014) Association between mandibular third molar formation and retromolar space. The Angle Orthodontist: November 2014, Vol. 84, No. 6, pp. 946-950.
- Bishara SE (1999) Third molars: a dilemma! or is it? Am J OrthodDentofacOrthop 115:632
- Miclotte A, Franco A, Guerrero ME, Willems G, Jacobs R. The association between orthodontic treatment and third molar position, inferior alveolar nerve involvement, and prediction of wisdom tooth eruption. SurgRadiol Anat. 2014 Aug 9.
- EgleLapenaite, Kristina Lopatiene; Interproximal enamel reduction as a part of orthodontic treatment; Stomatologija, Baltic Dental and Maxillofacial Journal, 16: 19-24, 2014
- Zachrisson BU, Nyoygaard L, Mobarak K. Dental health assessed more than 10 years after interproximal enamel reduction of mandibular anterior teeth. Am J OrthodDenotafacialOrthop 2007; 131:162-9.
- Chudasama D, Sheridan JJ. Guidelines for contemporaryair rotor stripping. J ClinOrthod 2007; 41:315-320.
- Stroud JL, English J, Buschang PH. Enamel thickness of the posterior dentition: its implications for nonextraction treatment. Angle Orthod. 1998;68:141–146.
- Jung MH. A comparison of second premolar extraction andmini-implant total arch distalization with interproximalstripping. Angle Orthod 2013;83:680-5
- Jing Y, Han X, Guo Y, Li J, BaiD.;Nonsurgical correction of a Class III malocclusion in an adult by miniscrew-assisted mandibular dentition distalization; Am J OrthodDentofacialOrthop. 2013 Jun;143(6):877-887. doi: 10.1016/j.ajodo.2012.05.021.
- Bennett JC,McLaughlin R. Manejo ortodontico de la denticion con aparato pre ajustado .(1997).Ed.Isis Medical Media Ltd.Capitulo 9: Segundos molares.pag 311 y Capitulo 10: Terceros molares pag. 353 (LIBRO)
- Kim SJ, Choi TH, Baik HS, Park YC, Lee KJ.; Mandibular posterior anatomic limit for molar distalization.; Am J OrthodDentofacialOrthop. 2014 Aug;146(2):190-7. doi 10.1016/j.ajodo.2014.04.021.
- Oh, Y.H., Park, H.S., and Kwon, T.G. Treatment effects of microimplant-aided sliding mechanics on distal retraction of posterior teeth. Am J OrthodDentofacialOrthop. 2011; 139: 470–481
- Renata C. Leal, Flávia L. B. Amaral, Fabiana M. G. França, Roberta T. Basting, and Cecilia P. Turssi (2014) Role of lubricants on friction between self-ligating brackets and archwires. The Angle Orthodontist: November 2014, Vol. 84, No. 6, pp. 1049-1053.
- Alió Sanz en Expoorto 09: Análisis de fiabilidad y validación científica en la fase de nivelación del JAL 90458 como producto que disminuye la fricción en el tratamiento con aparatos fijos multibrackets. 1a ed. Madrid: Ripano S.A.; 2009. p. 195-201.

Sección 6ª

ESPACIOS Y TIEMPOS ASIMÉTRICOS

Capítulo 16º

INTRODUCCIÓN
CASO 15

"Hoy es el primer día del resto de tu vida."

Anónimo

"A los veinte años un hombre es un pavo real; a los treinta, un león; a los cuarenta, un camello; a los cincuenta, una serpiente; a los sesenta, un perro; a los setenta, un mono; a los ochenta, nada."

Baltasar Gracián

Escritor español (1601-1658)

Sección 6ª

Capítulo 16º

ESPACIOS Y TIEMPOS ASIMÉTRICOS

INTRODUCCIÓN

e. PRESENTACIÓN

f. VÍAS DIAGNÓSTICAS

g. TRATAMIENTOS

a. PRESENTACIÓN

Un listado de consultas y problemas más comunes que se nos presentan en nuestra especialidad implicaría citar a la discrepancia diente-hueso, correcciones transversales, verticales, anteroposteriores, aperturas o cierre de espacio y no concordancia entre O.C y R.C; podríamos afirmar que todas las citadas variables pueden encontrarse en el espacio de los tratamientos de asimetrías.

Las asimetrías nos ofrecen variantes de "decorado", presentación y gravedad en su expresión; esquemáticamente las podemos clasificar en **Dentarias, Funcionales y Esqueletales**, existiendo otras que combinan aspectos de las mencionadas anteriormente. ver Fig. 6.16.01

Fig. 6.16.01

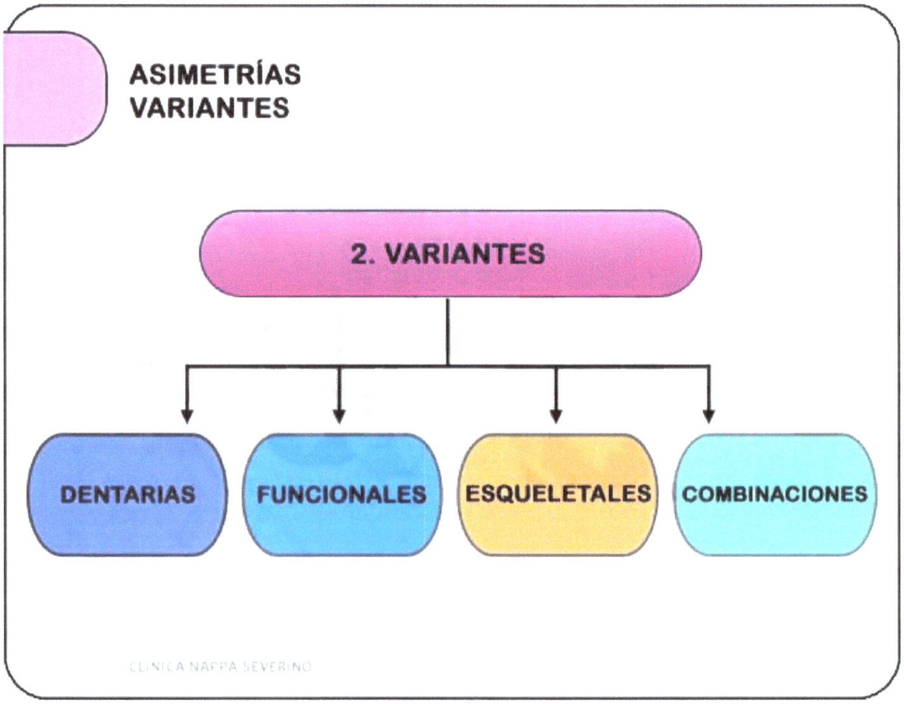

1A) ASIMETRÍAS DENTARIAS

Las asimetrías dentarias corresponden a problemas de la discrepancia diente-hueso (ver sección 3ª de este libro), pueden presentarse a cualquier edad es decir en tratamientos de Fase I o Fase II; siendo en líneas generales, de pronóstico favorable cuando se manejan adecuadamente los espacios que "faltan", los espacios a mantener o los espacios a cerrar. ver Fig. 6.16.02 a 6.16.11

Figs. 6.16.02 - 6.16.11

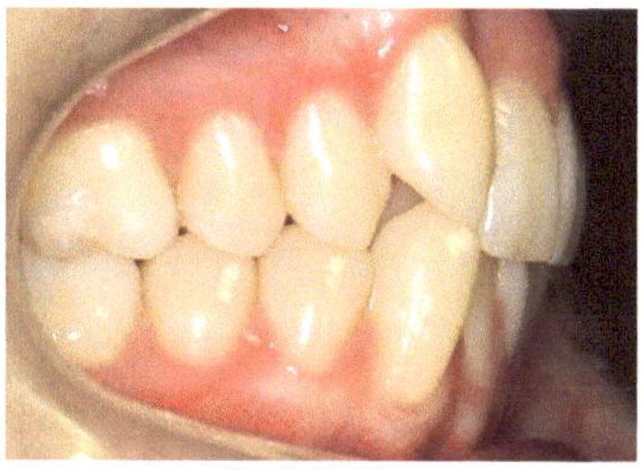

Fig. 6.16.02

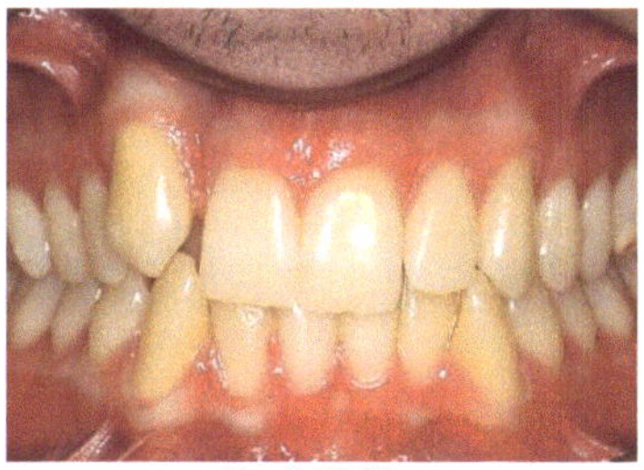

Fig. 6.16.03

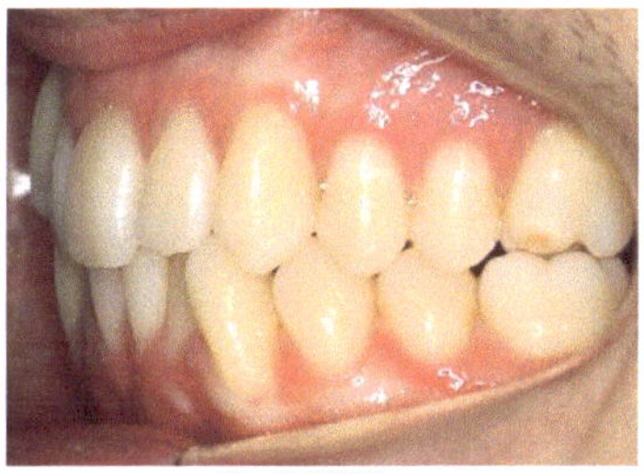

Fig. 6.16.04

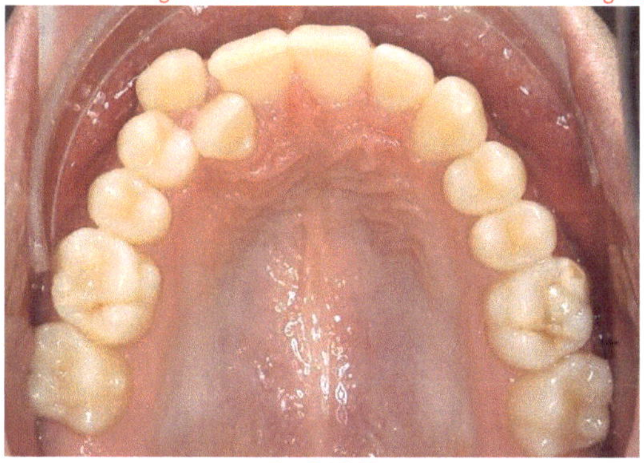

Fig. 6.16.05

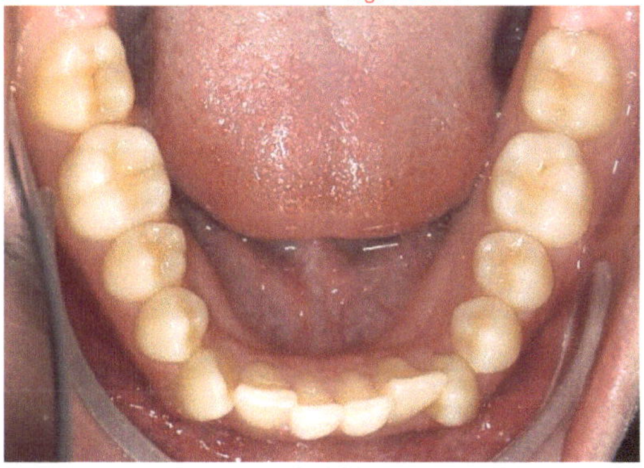

Fig. 6.16.06

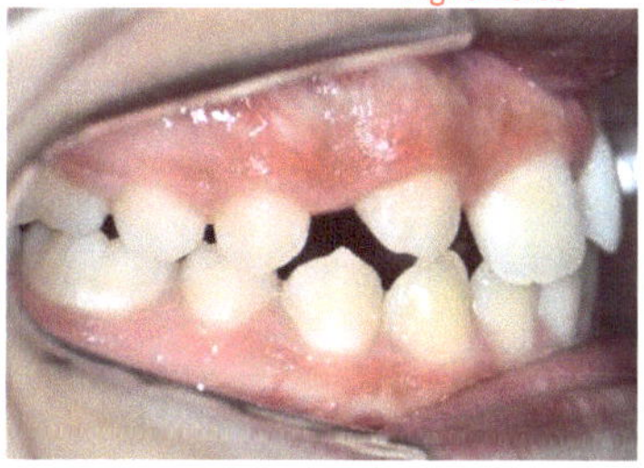

Fig. 6.16.07

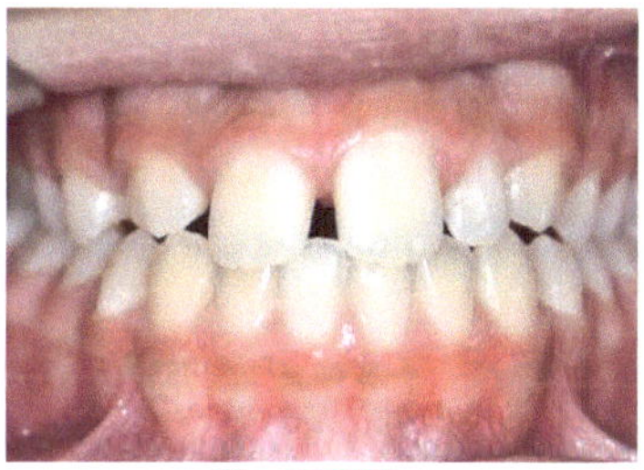

Fig. 6.16.08

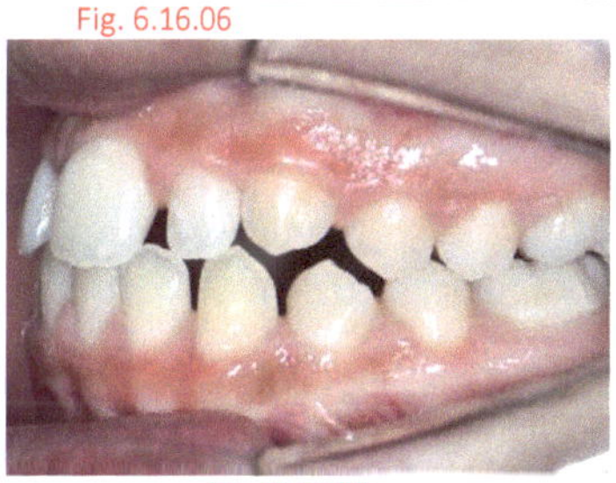

Fig. 6.16.09

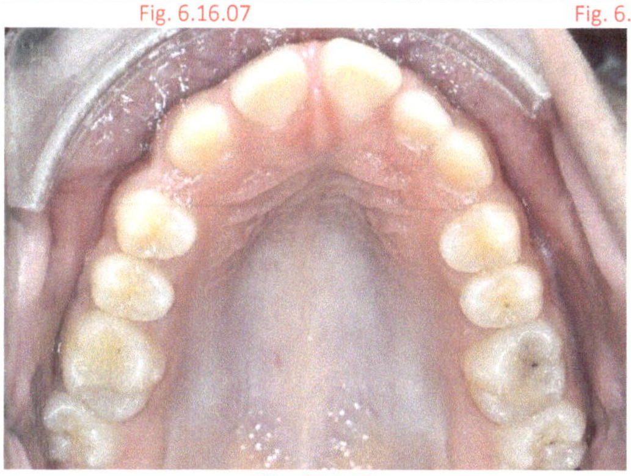

Fig. 6.16.10

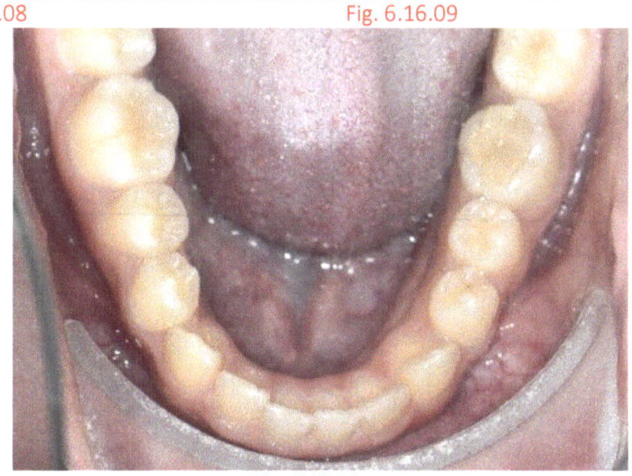

Fig. 6.16.11

En las figuras 6.16.02 a 6.16.11 se observan imágenes de dos asimetrías dentarias, una de ellas con falta de espacio para la ubicación de la pieza 1.2; la otra, con diastemas interdentarios anteriores derivados de la agenesia del incisivo lateral superior derecho; ambos pacientes presentan, con causales y tratamientos diferentes, asimetrías dentarias con línea media superior desviada hacia la derecha.

Las causales de estos frecuentes problemas pueden generarse a partir de etiologías primarias diferentes que, con el tiempo nos conducen hacia asimetrías dentarias de espacio. Ver esquema 6-16-1

Aclaratorio:

> En muchas situaciones de este tipo la insuficiencia "espacial" es producto de un desbalance muscular que impide un correcto desarrollo en diámetro y perímetro de los arcos dentarios, a su vez estas disfunciones musculares pueden ser derivadas de otras, por ejemplo respiratorias; el tratamiento debe involucrar una rehabilitación de la/s dismorfosis (en estos casos la/s asimetrías) y la/s disfunciones.

Esquema 6.16.01

1A) ASIMETRÍAS DENTARIAS
(Problemas de la discrepancia diente-hueso)

ETIOLOGÍA

a. Insuficiente espacio para un correcto posicionamiento dentario.

b. Erupciones ectópicas

c. Supernumerarios

d. Agenesias

e. Quistes

f. Anquilosis

g. Piezas retenidas

h. Caries interproximales

i. Pérdida de piezas dentarias temporarias

j. Pérdida de piezas dentarias permanentes

k. Diferencias de tamaño M-D en piezas dentarias contralaterales

1B) ASIMETRÍAS FUNCIONALES

Tanto en tratamientos "tempranos "(Fase I), como en adolescentes o adultos (Fase II), más allá de los "tiempos" referidos a la edad , un núcleo de pacientes presentará, en oclusión máxima, un desequilibrio ortopédico espacial en su/s ATM con desplazamiento funcional lateral o lateroanterior.

En un principio es posible que su cierre mandibular guiado por músculos, ligamentos y demás componentes articulares se vea obstaculizado por una determinada interferencia oclusal que, al “evitarla” genera en el tiempo y su repetición, una respuesta neuromuscular con oclusión máxima dentaria de mayor confort a expensas de un correcto funcionalismo de las A.T.M. ver Fig. 6.16.12 a 6.16.14

Figs. 6.16.12 - 6.16.14

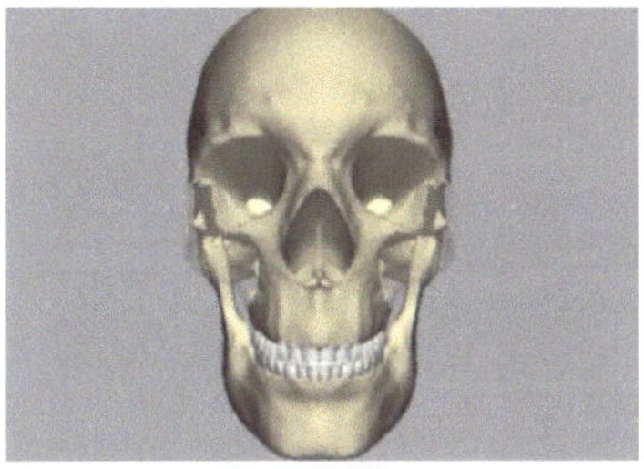
Fig. 6.16.12

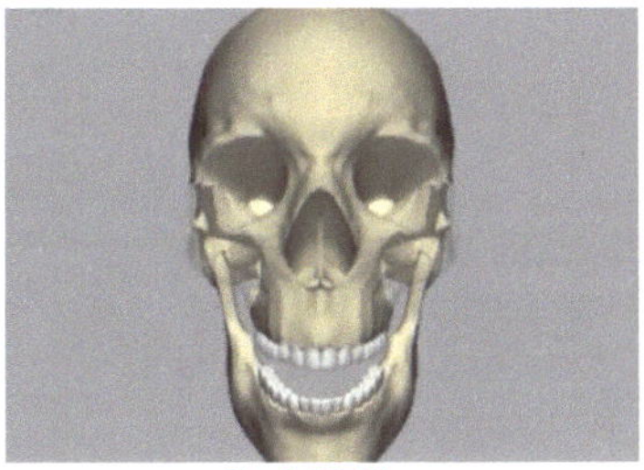
Fig. 6.16.13

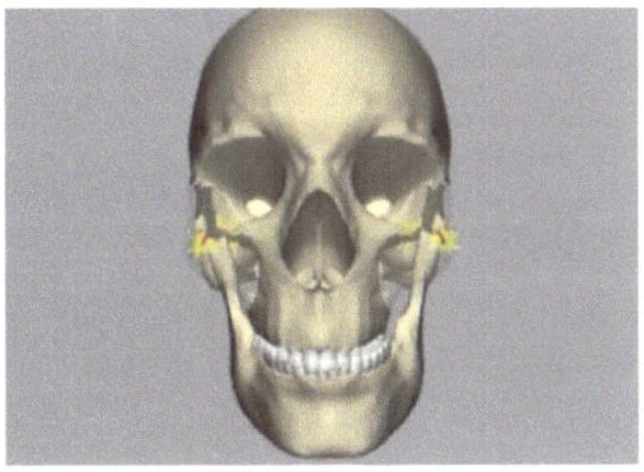
Fig. 6.16.14

Desde el punto de vista Diagnóstico el punto de partida debe ser el primer contacto que luego producirá la deflexión mandibular; es así que apreciaremos, por ejemplo una macroestética que difiere con y sin oclusión máxima. ver Fig. 6.16.15 a 6.16.20

Figs. 6.16.15 - 6.16.20

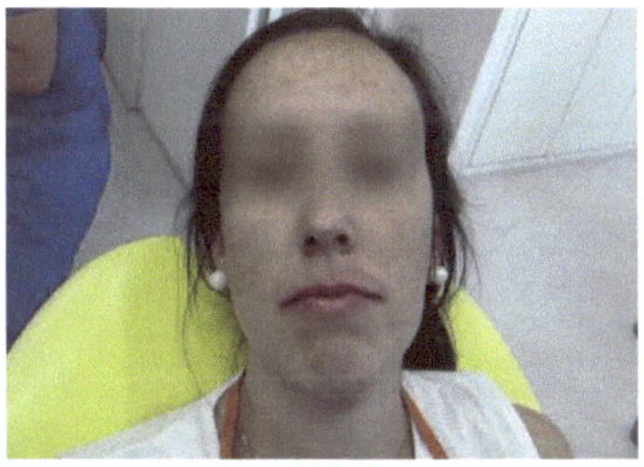
Fig. 6.16.15

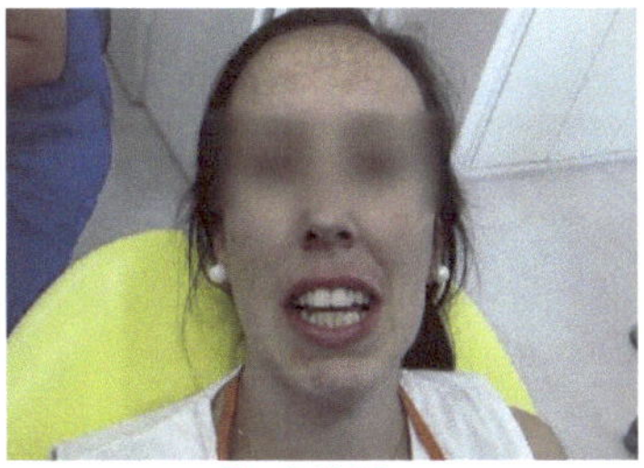
Fig. 6.16.16

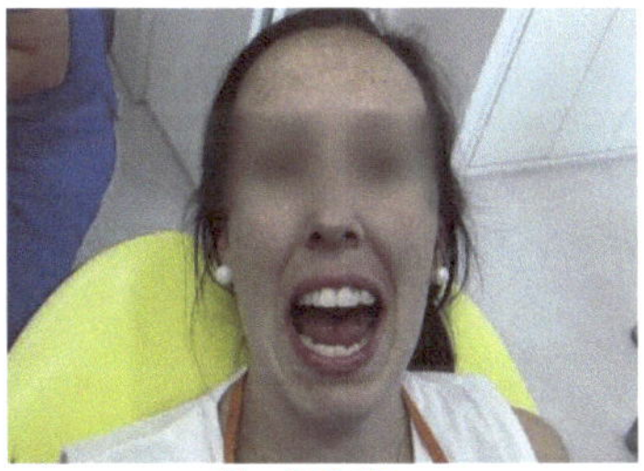
Fig. 6.16.17

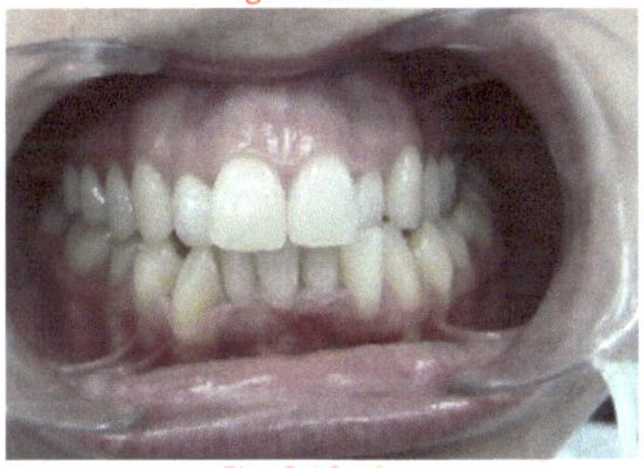
Fig. 6.16.18

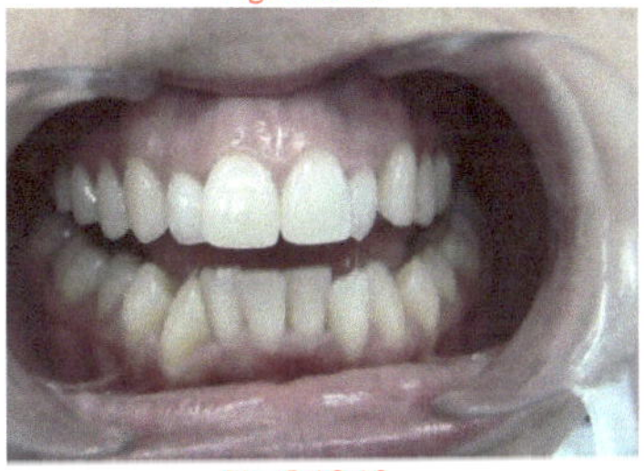
Fig. 6.16.19

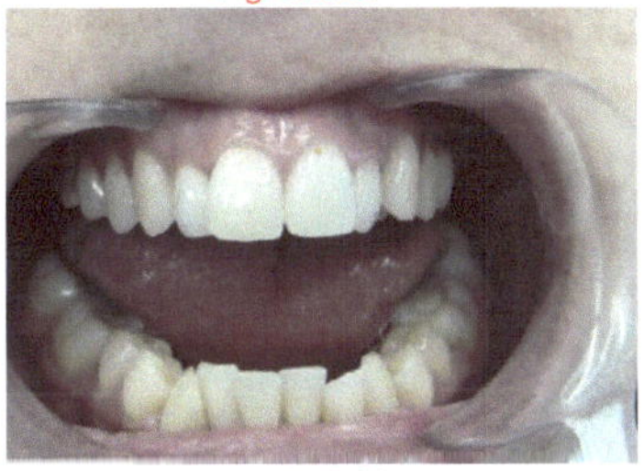
Fig. 6.16.20

1B) ASIMETRÍAS FUNCIONALES

Esquema 6.16.02

1B) ASIMETRÍAS FUNCIONALES
(Deflexión lateral o lateroanterior mandibular)

ETIOLOGÍA

a. Malposición dentaria que genera el contacto deflectivo

b. Incoordinación transversal de arcadas

c. Indebida inclinación (Torque) en sector de premolar/es y molar/es

1C) ASIMETRÍAS ESQUELETALES

Otro núcleo de pacientes más allá de su maloclusión presentan un trasfondo de asimetría esqueletal a la que tenemos que valorar en el diagnóstico, pronóstico, plan y ejecución de sus tratamientos; en ellas nos encontramos con diferentes formas y tamaños condíleos, largos mandibulares, compensaciones verticales en el maxilar superior, canteados del plano oclusal, etc, etc. ver Fig. 6.16.21 a 6.16.35

Figs. 6.16.21 - 6.16.35

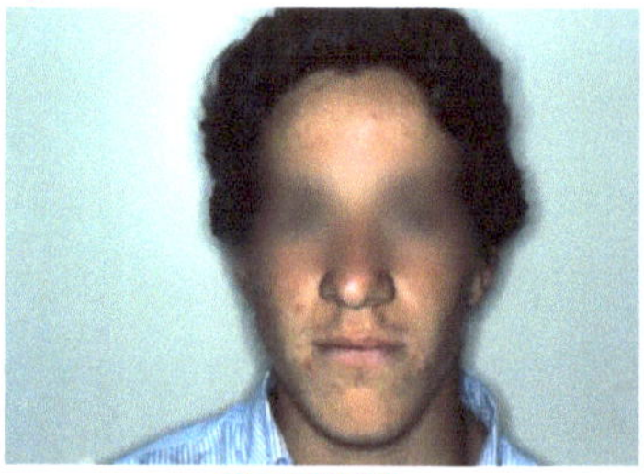

Fig. 6.16.21

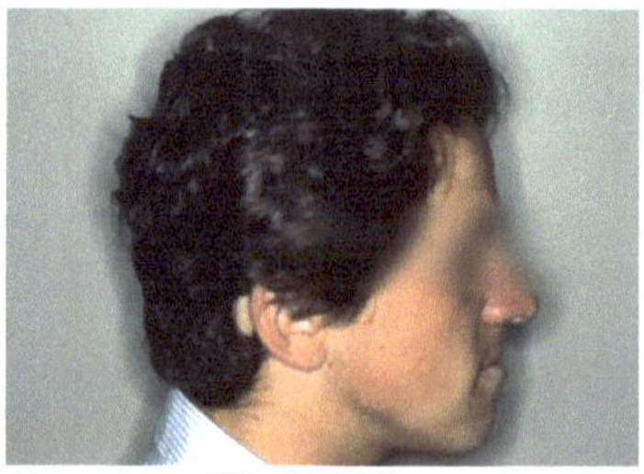

Fig. 6.16.22

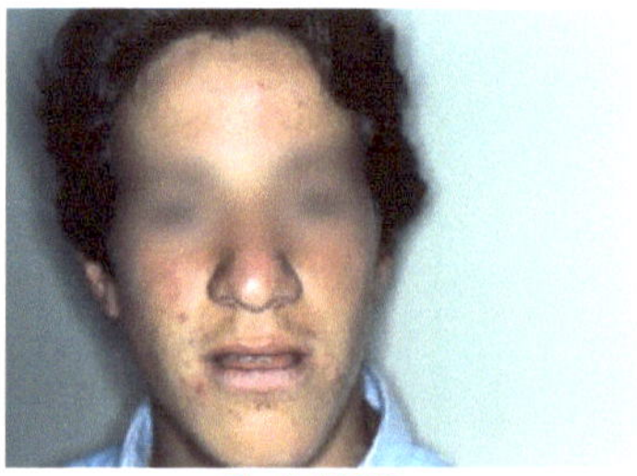

Fig. 6.16.23

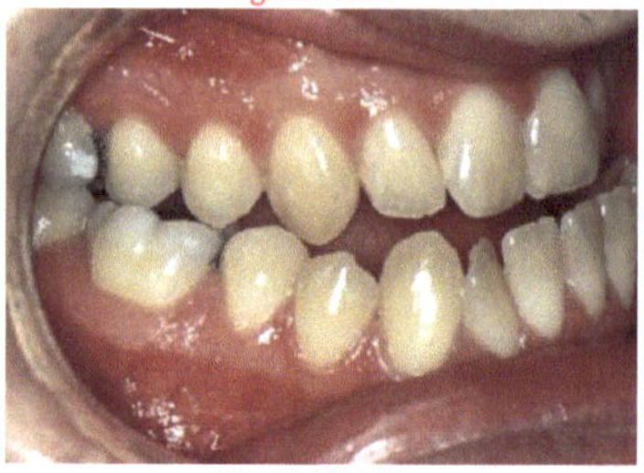

Fig. 6.16.24

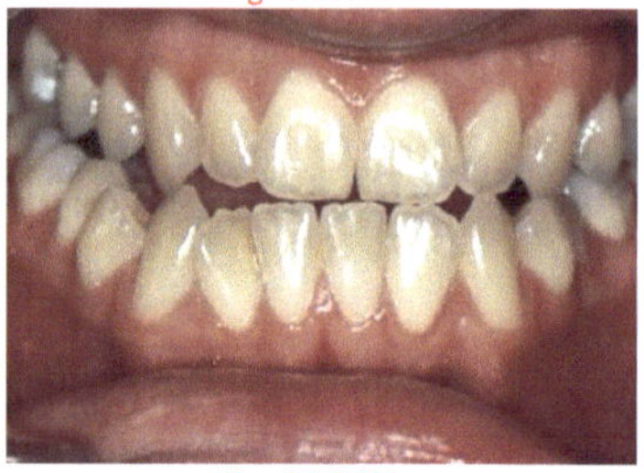

Fig. 6.16.25

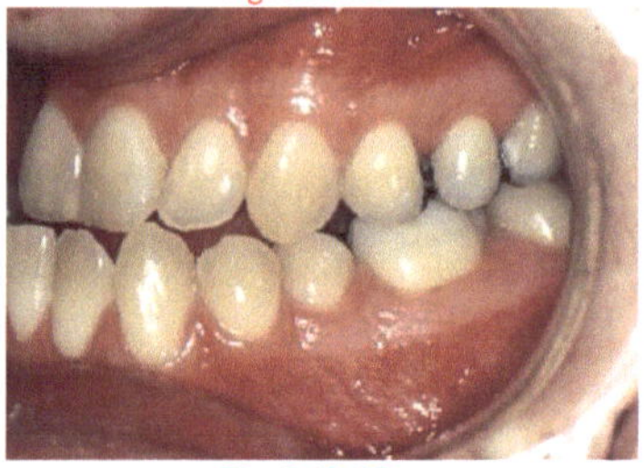

Fig. 6.16.26

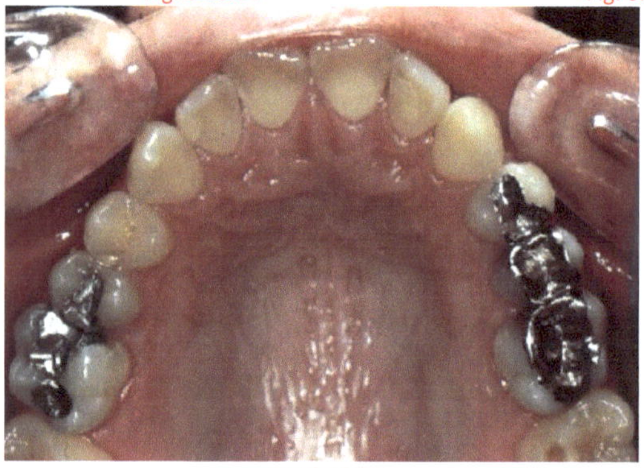

Fig. 6.16.27

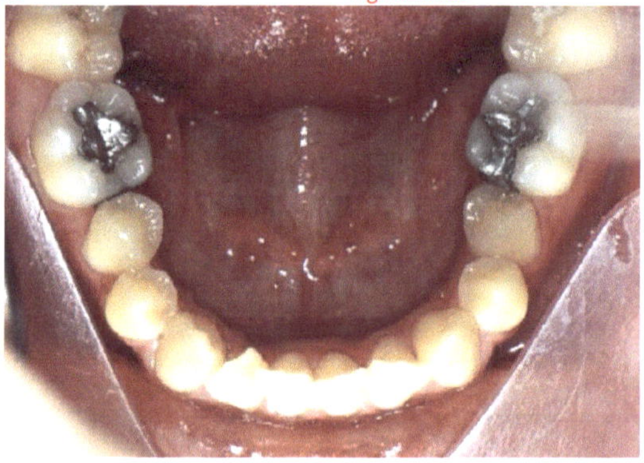

Fig. 6.16.28

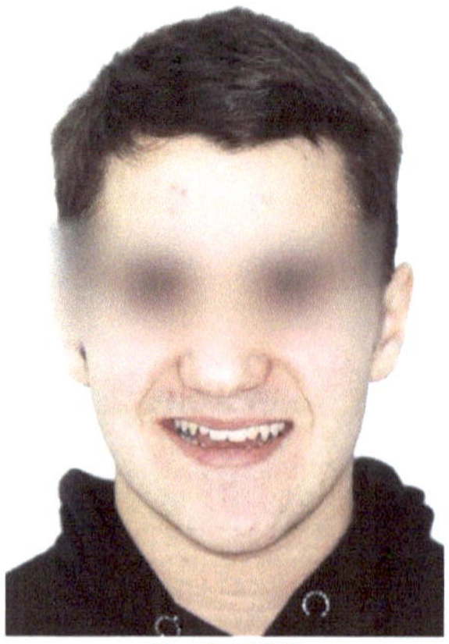

Fig. 6.16.29

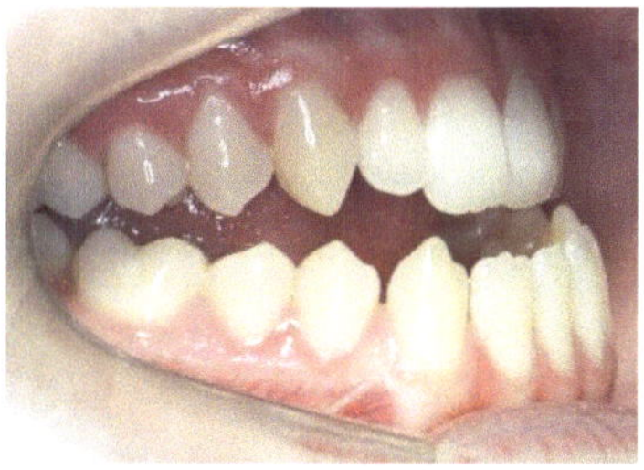

Fig. 6.16.30

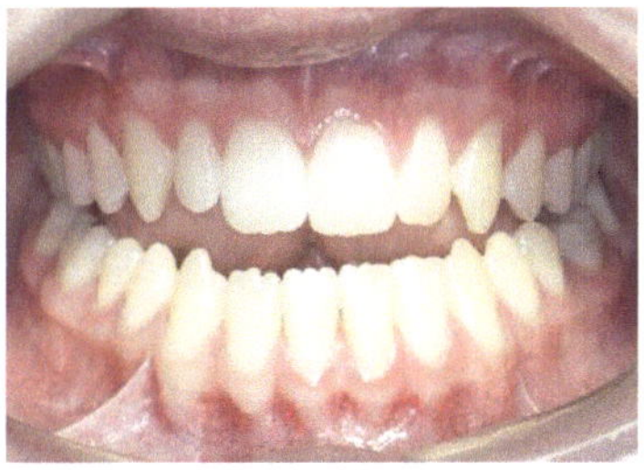

Fig. 6.16.31

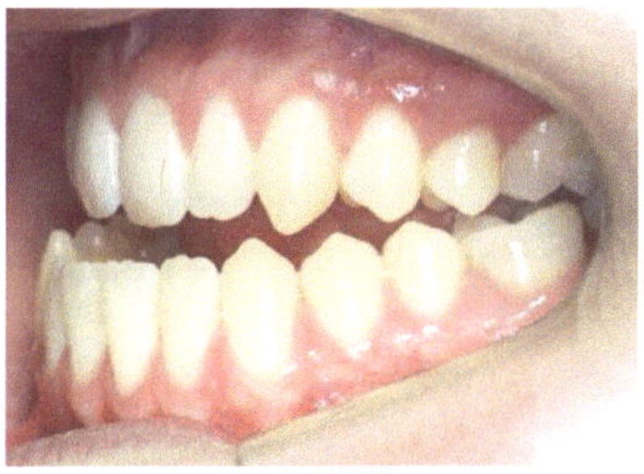

Fig. 6.16.32

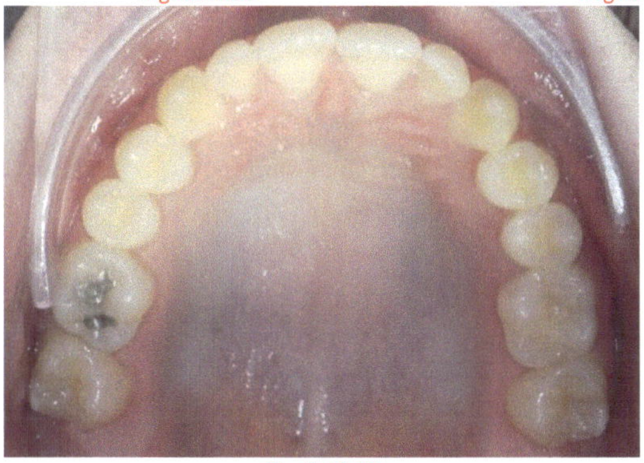

Fig. 6.16.33

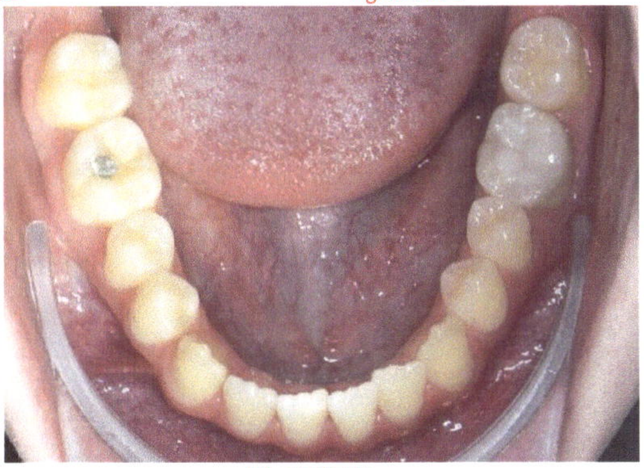

Fig. 6.16.34

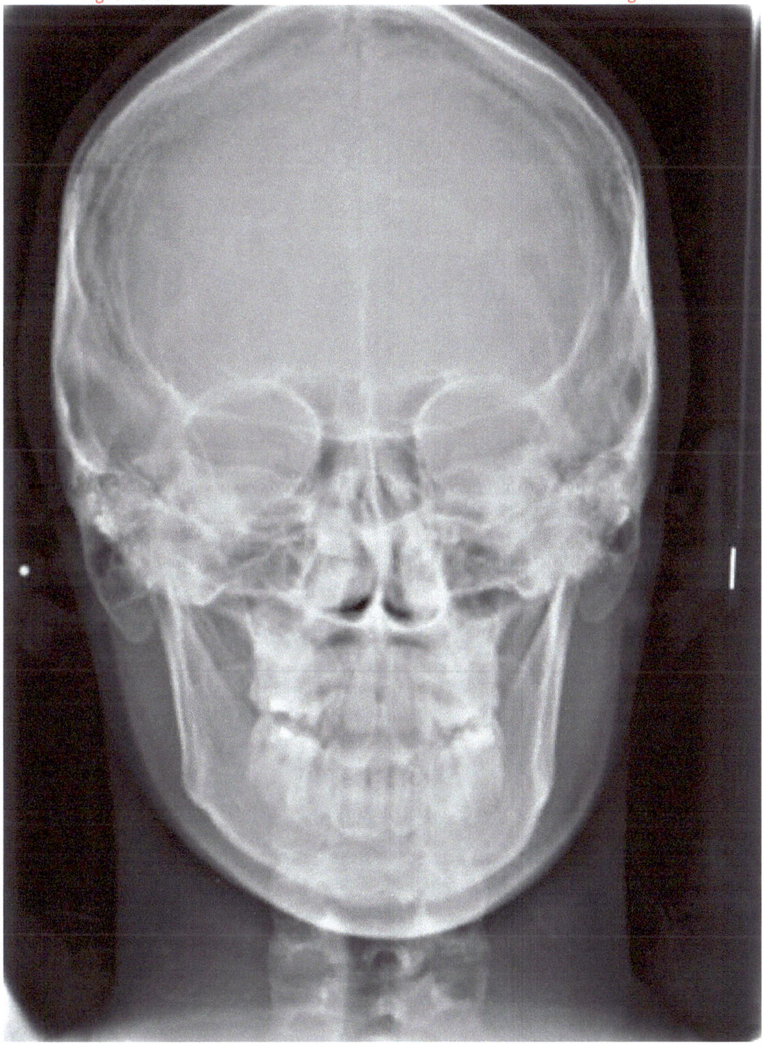

Fig. 6.16.35

Esquema 6.16.03

1C) ASIMETRÍAS ESQUELETALES

ETIOLOGÍAS MÁS COMUNES

a. Genética o congénita

b. Macrotrauma mandibular (pacientes en crecimiento)

c. Desvíos funcionales en etapa de crecimiento

d. Factores adquiridos
(ej: infecciones, tumores, procesos degenerativos a nivel condíleo etc.)

1D) ASIMETRÍAS "COMBINADAS"

Ya dejamos señalado, apenas unas páginas atrás, que otras asimetrías que se nos presentan a consulta "combinan" dos y, hasta en ocasiones las tres variantes expuestas. ver Fig. 6.16.36 a 6.16.75

Figs. 6.16.36 - 6.16.75

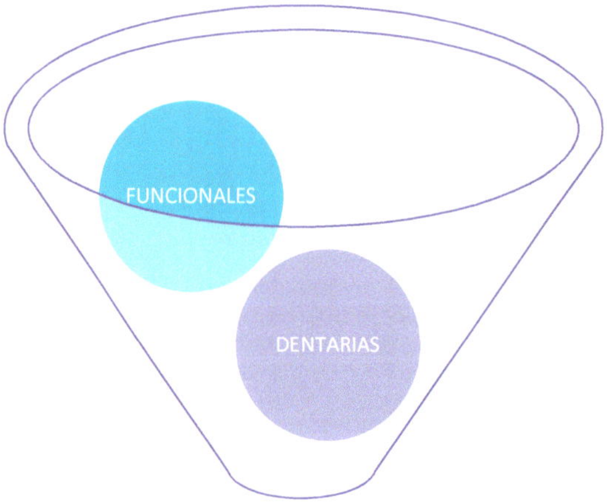

ASIMETRÍAS COMBINADAS

Fig. 6.16.36

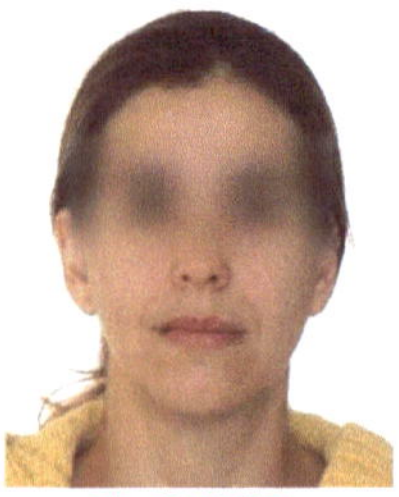

Fig. 6.16.37

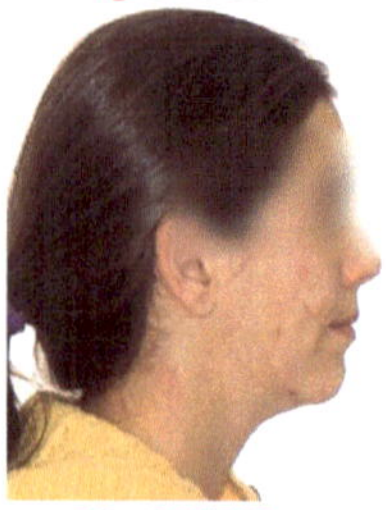

Fig. 6.16.38

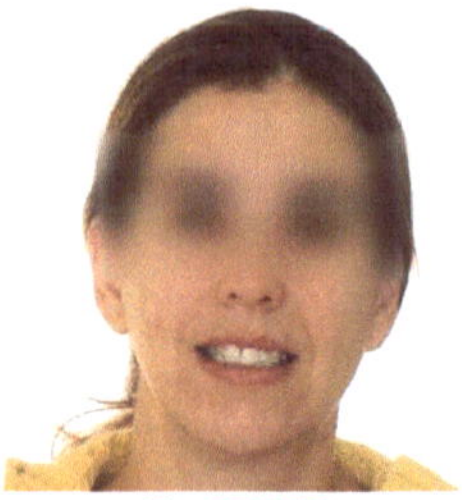

Fig. 6.16.39

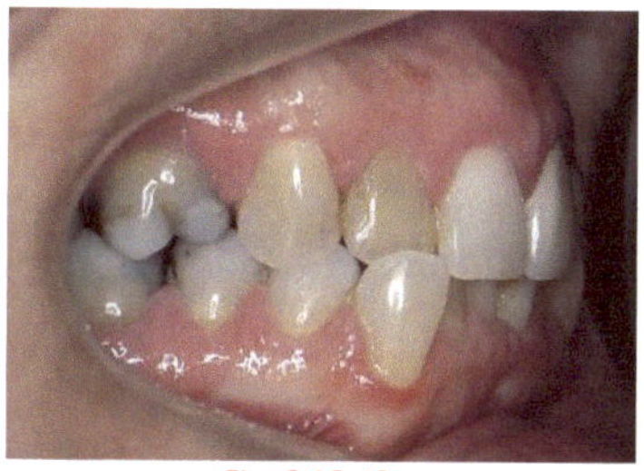

Fig. 6.16.40

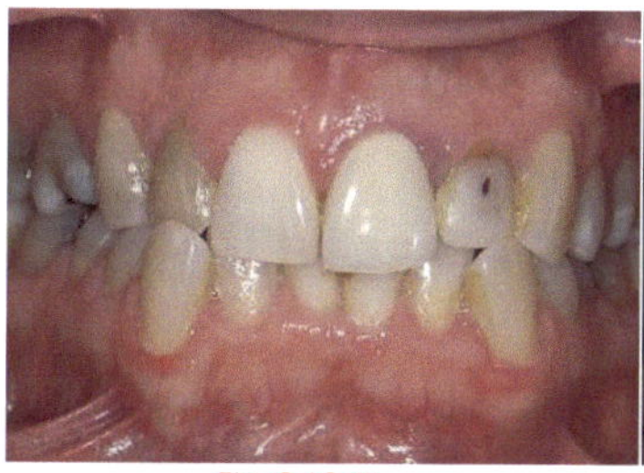

Fig. 6.16.41

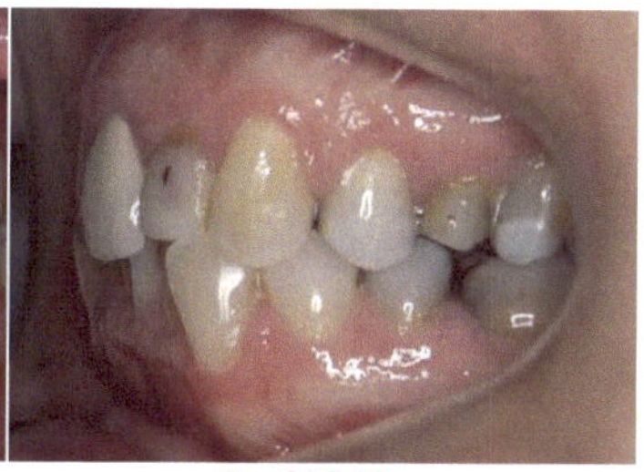

Fig. 6.16.42

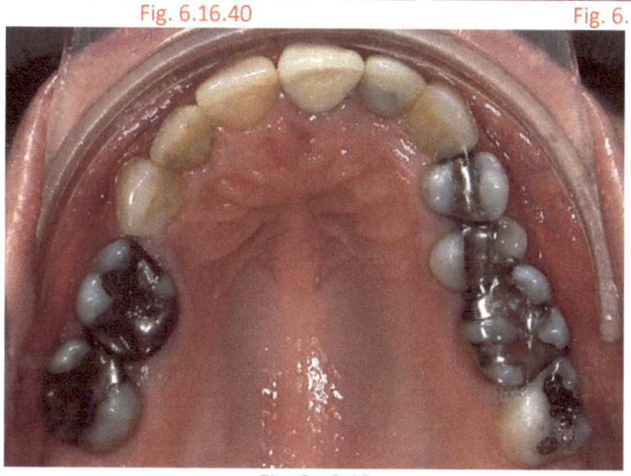

Fig. 6.16.43

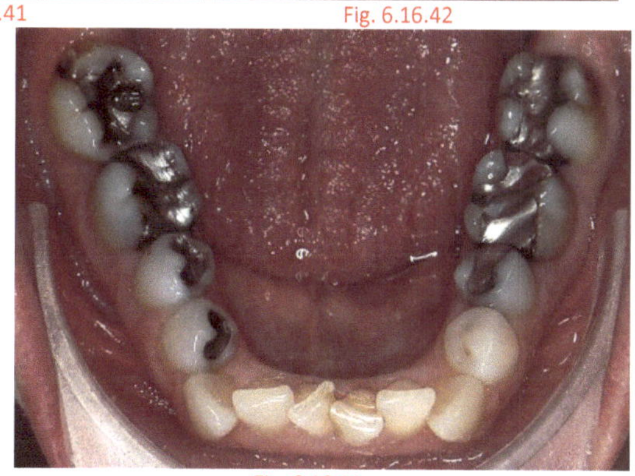

Fig. 6.16.44

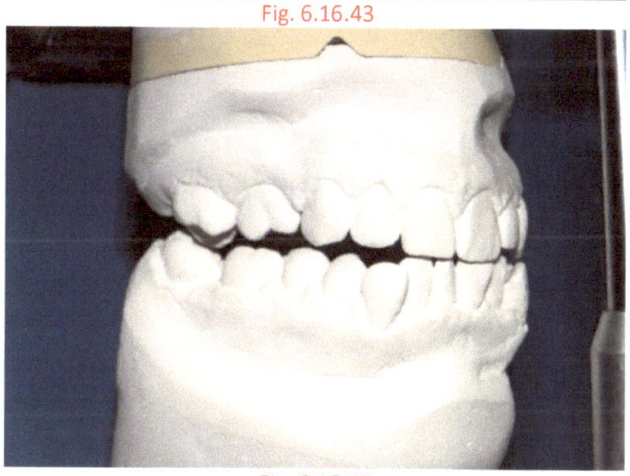

Fig. 6.16.45

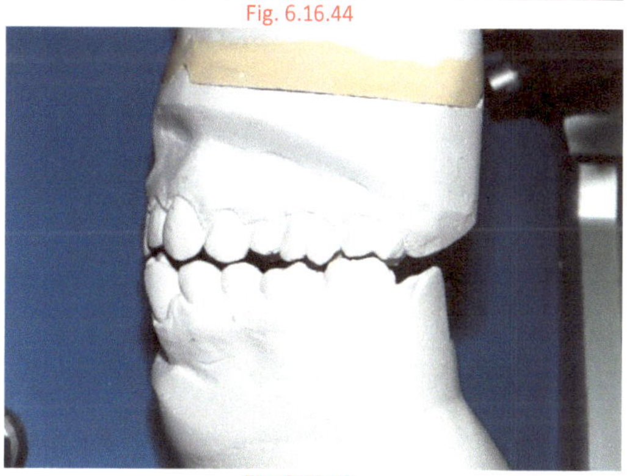

Fig. 6.16.46

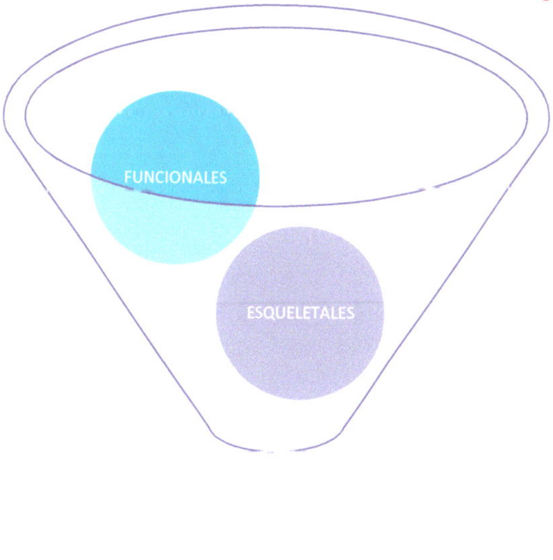

ASIMETRÍAS COMBINADAS

Fig. 6.16.47

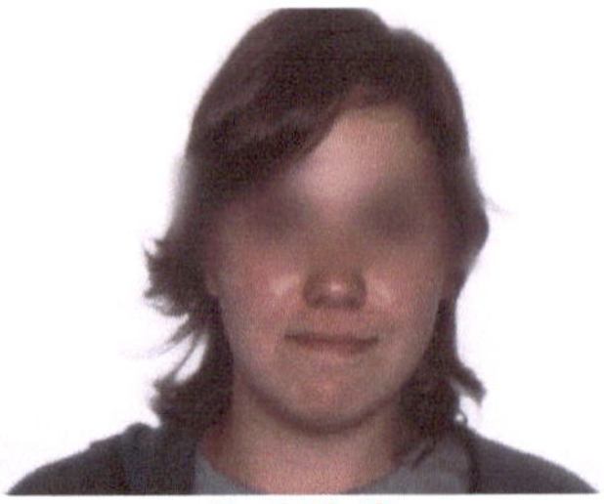
Fig. 6.16.48

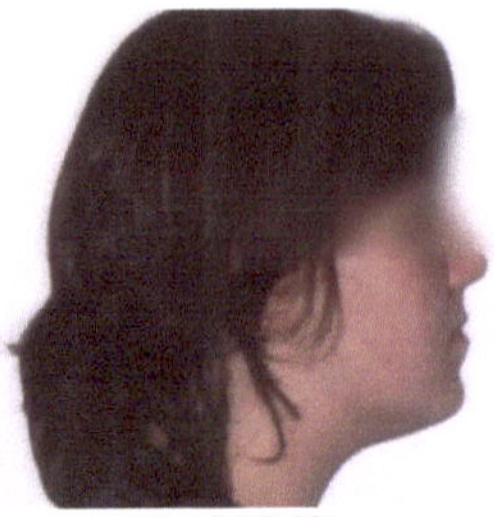
Fig. 6.16.49

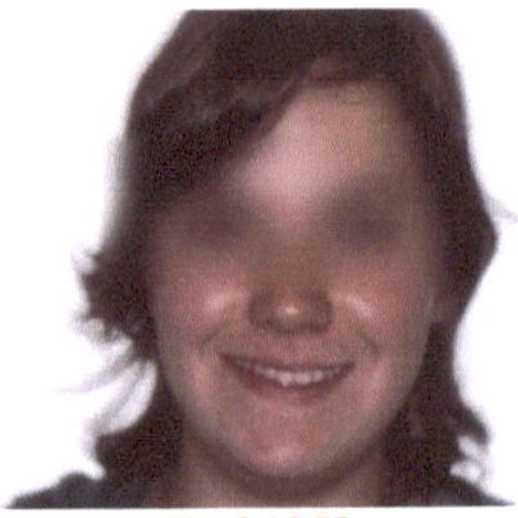
Fig. 6.16.50

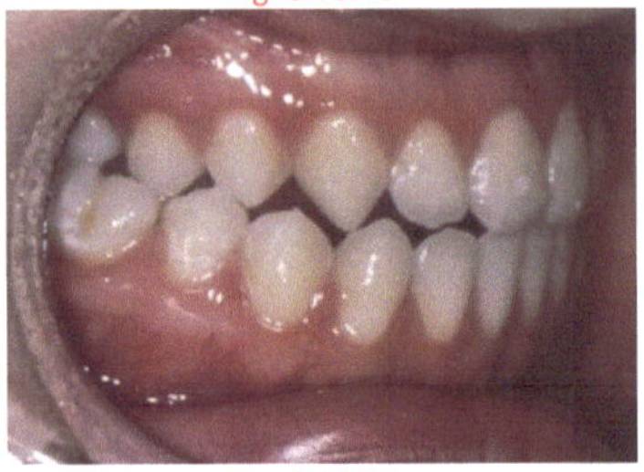
Fig. 6.16.51

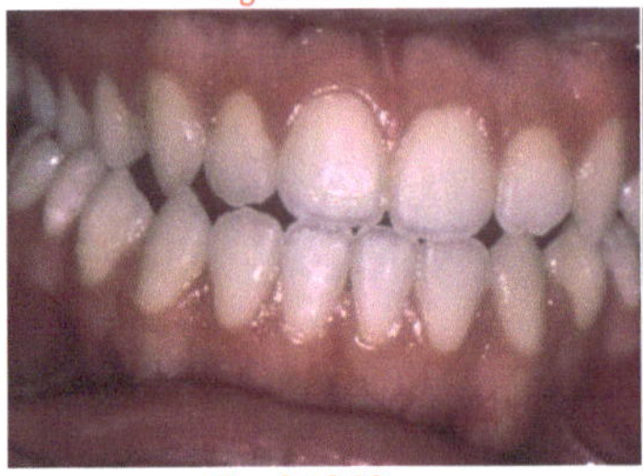
Fig. 6.16.52

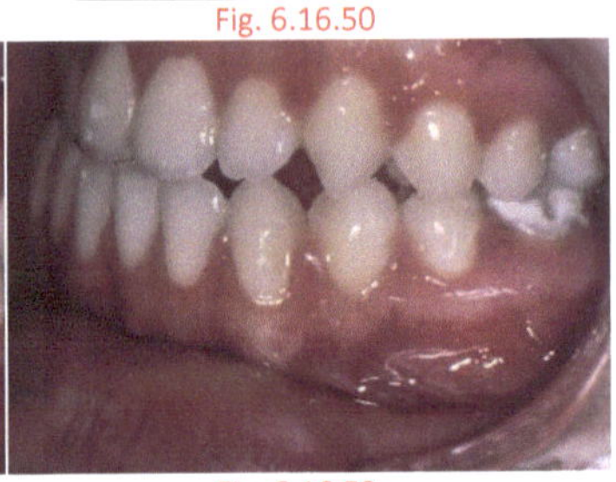
Fig. 6.16.53

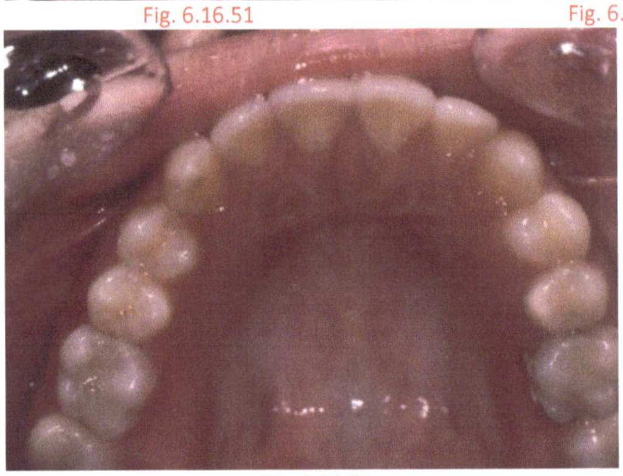
Fig. 6.16.54

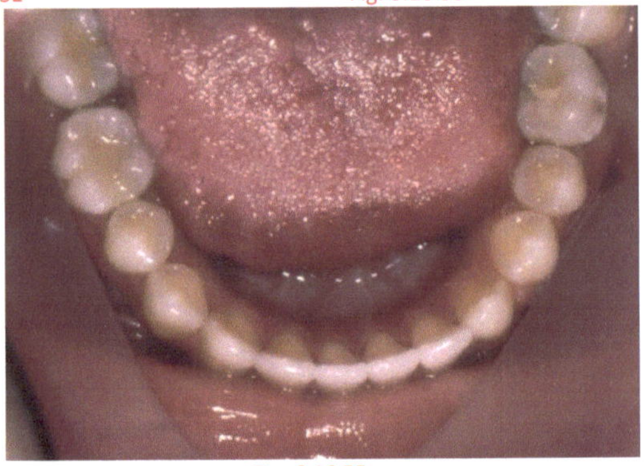
Fig. 6.16.55

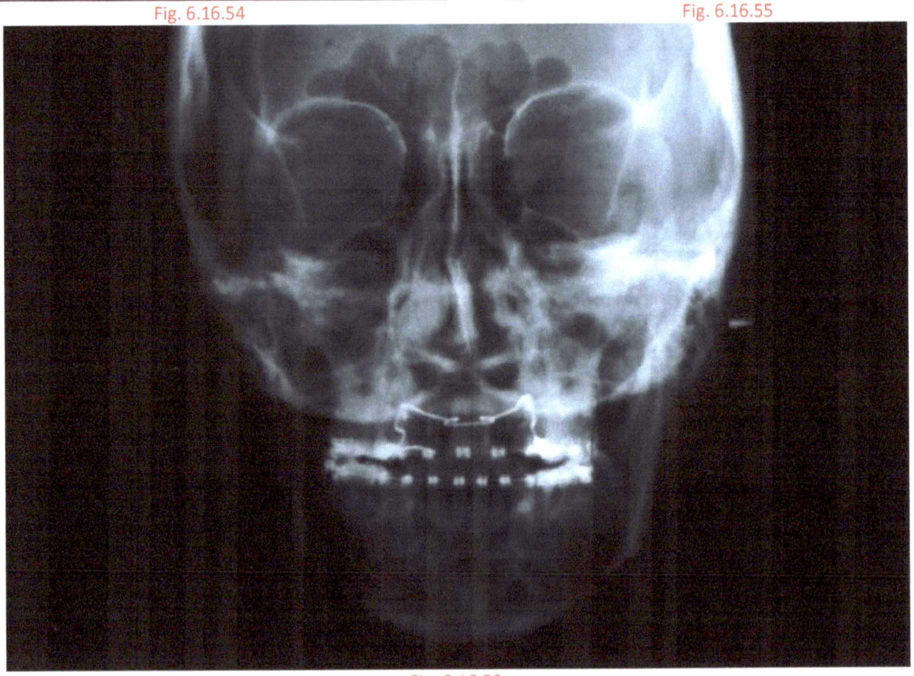
Fig. 6.16.56

Analisis Frontal de Ricketts

INTRATRATAMIENTO 99.90%
05-20-2008 16 Ans 11 Me

Rangos	Menor	Mayor	Valor
Ancho Intermolar (R)	54.0	55.0	65.5
Relacion Molar Izqui.	1.5	1.5	0.[illegible]
Relacion Molar Derech	1.5	1.5	1.9
Ancho Intercanino	22.7	22.7	29.9
L.Media de la Dentadu	0.0	0.0	2.9
Ancho Max-Mand. IZQ:	8.5	11.5	11.2
Rel.Max.Mand.Derecha	8.5	11.5	9.5
Ang Medio max. Mand.	-2.0	2.0	1.9
/6 izq a maxilar izq.	6.3	6.3	5.1
/6 der. a max derecho.	6.3	6.3	8.4
1/2 DENT A 1/2 MaxMad	0.0	1.5	-2.2
Incl.del Pl.Oclusal	-2.0	2.0	0.0
SIMETRIA POSTURAL IZQ	0.0	4.0	0.0
SIMETRIA POSTURAL DER	0.0	4.0	0.0
Ancho Nasal	25.0	25.7	36.0
Altura Nasal	44.5	45.5	62.3
Ancho Maxilar	62.0	62.9	70.6
Ancho Mandibular	76.0	77.4	87.2
Ancho Facial	116.0	118.4	128.8

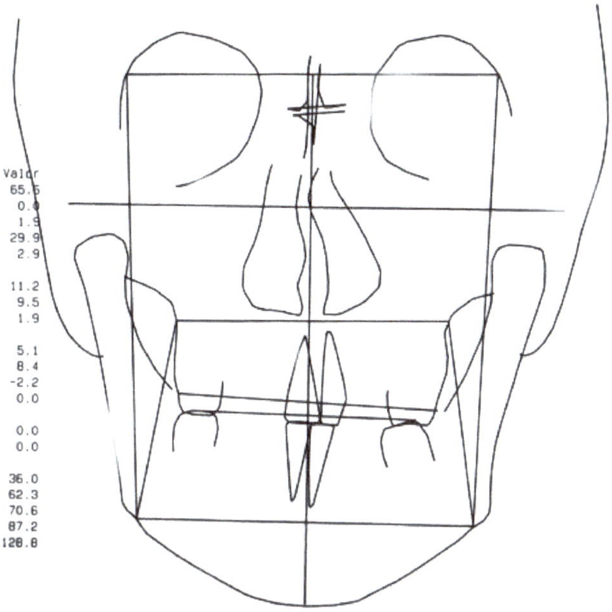

SPAN6 RICHARD JAUREGUY 00:04 05-20-2008

Fig. 6.16.57

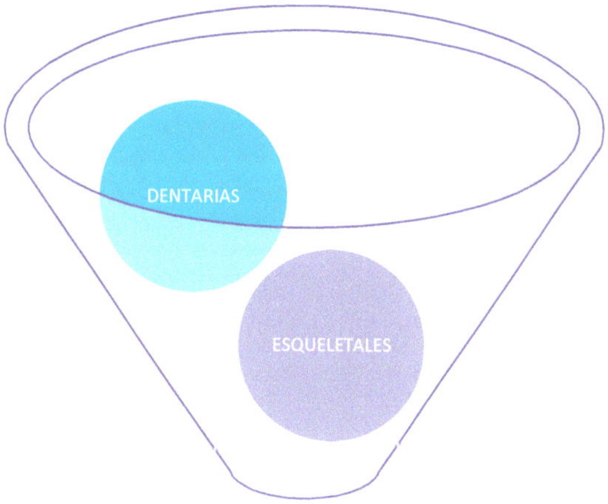

ASIMETRÍAS COMBINADAS

Fig. 6.16.58

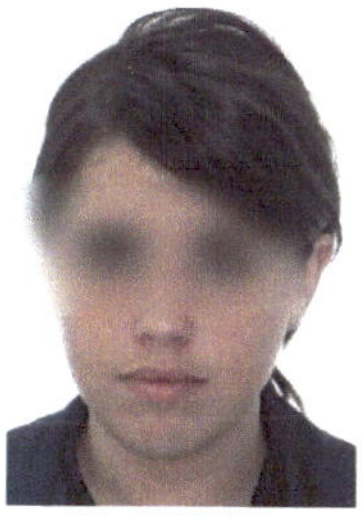

Fig. 6.16.59

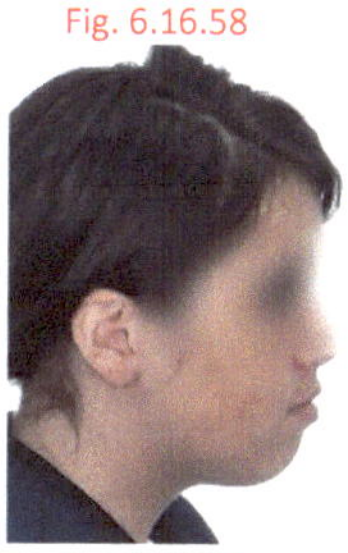

Fig. 6.16.60

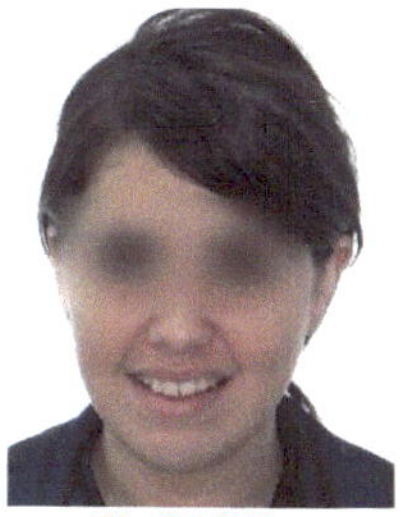

Fig. 6.16.61

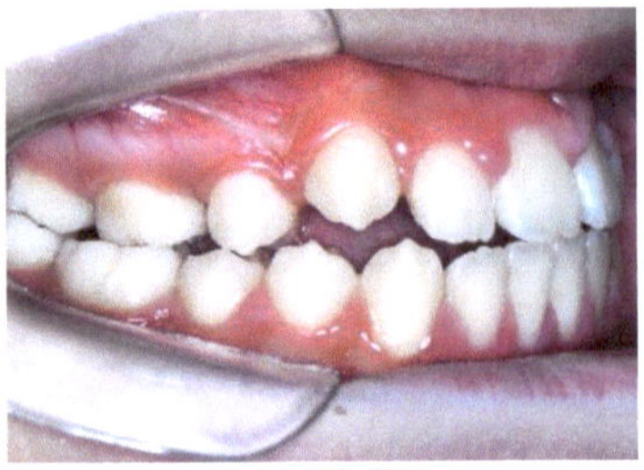
Fig. 6.16.62

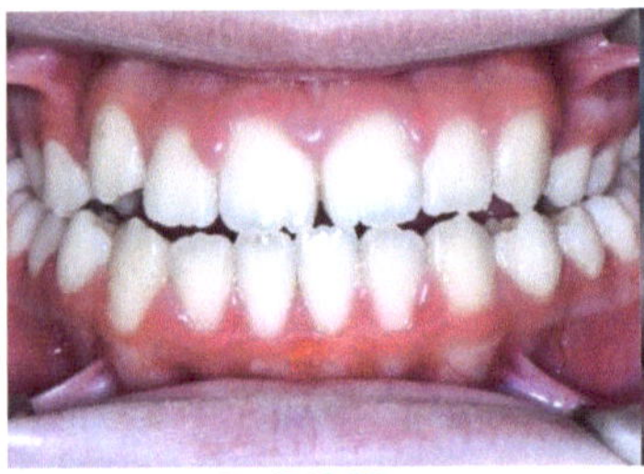
Fig. 6.16.63

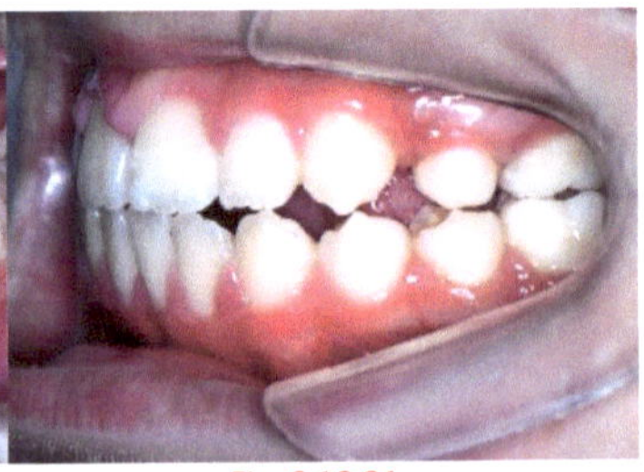
Fig. 6.16.64

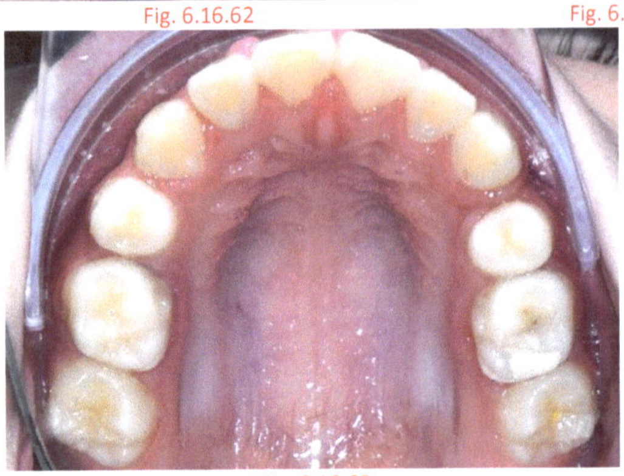
Fig. 6.16.65

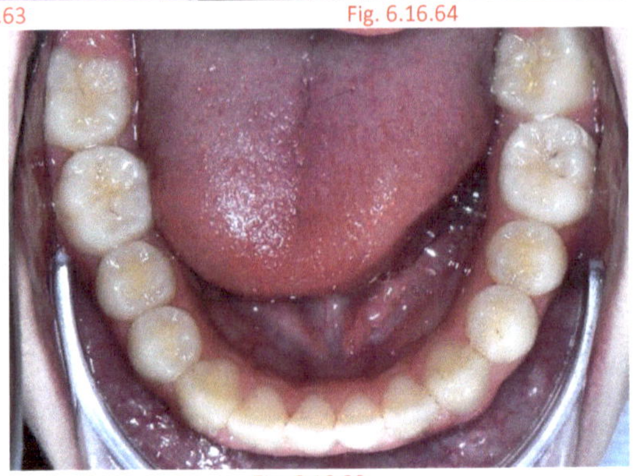
Fig. 6.16.66

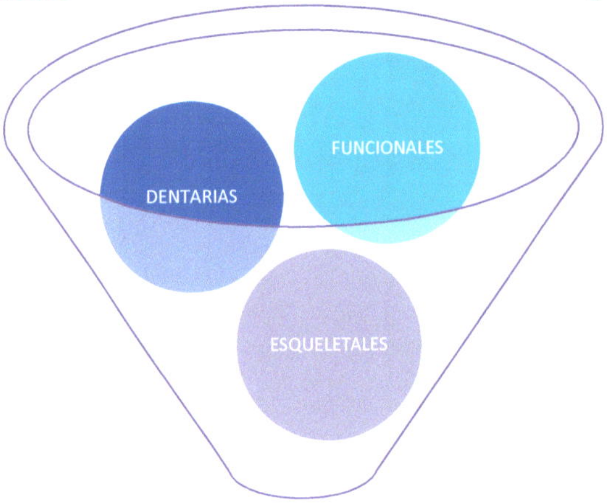

ASIMETRÍAS COMBINADAS

Fig. 6.16.67

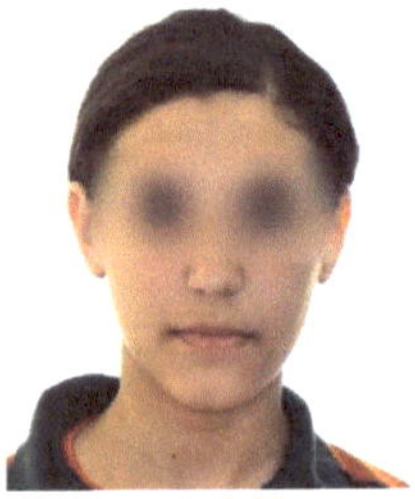
Fig. 6.16.68

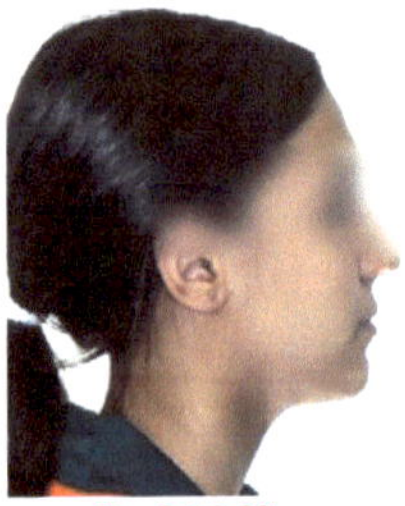
Fig. 6.16.69

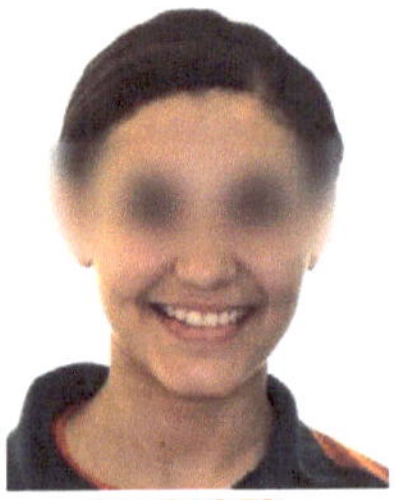
Fig. 6.16.70

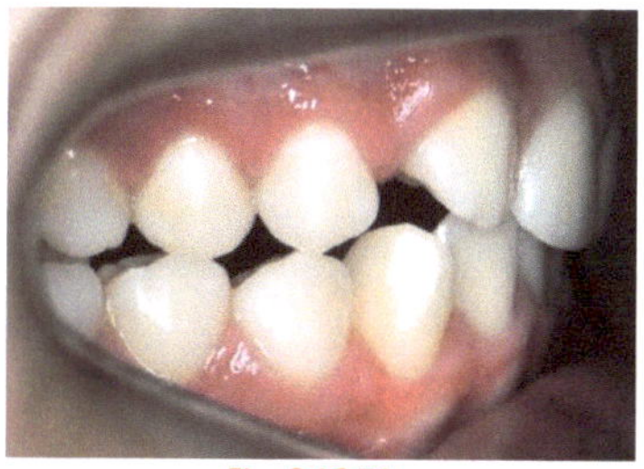
Fig. 6.16.71

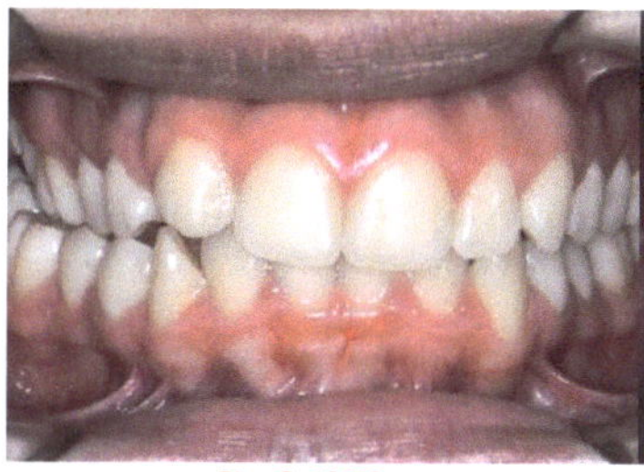
Fig. 6.16.72

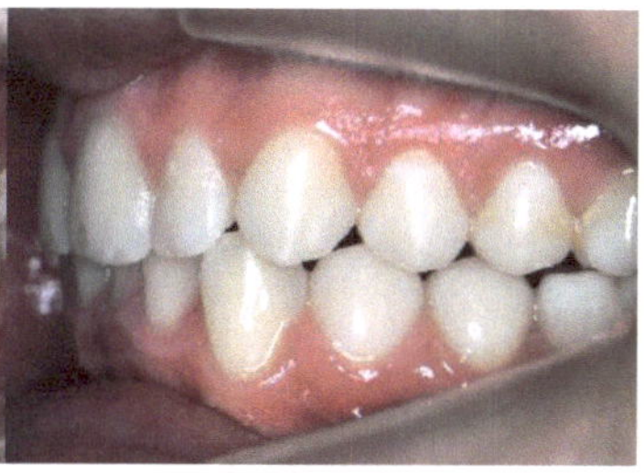
Fig. 6.16.73

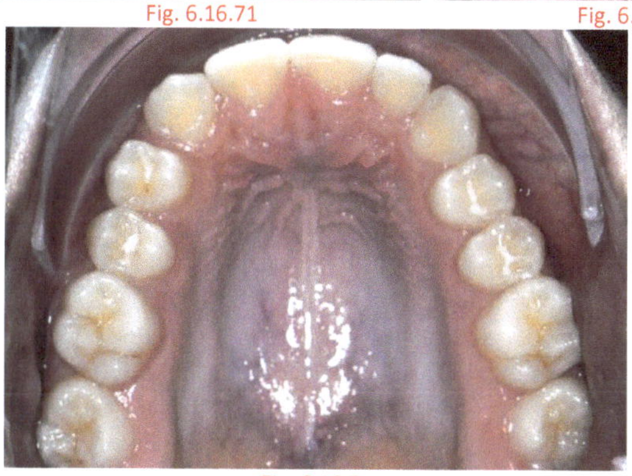
Fig. 6.16.74

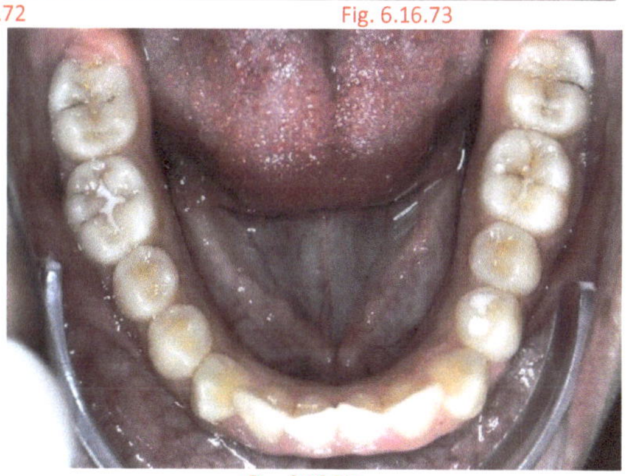
Fig. 6.16.75

b. VÍAS DIAGNÓSTICAS

El tratamiento es un "viaje" que tiene un punto de partida (diagnóstico) muy importante de identificar en el tiempo y el espacio estableciendo límites, prioridades, pronósticos y el o los vehículos para afrontar un trayecto que nos conducirá a los objetivos planteados.

En las asimetrías ese diagnóstico en diferentes áreas puede valerse de vías o medios que el terapeuta analizará para, con sus conclusiones, abordar el "viaje" hacia las metas terapéuticas planteadas. Ver esquema 6-16-04

Esquema 6.16.04

VIAS DIAGNÓSTICAS

a. Clínicas.

b. Examen de modelos convencionales o digitales

c. Desprogramaciones

d. Montaje en articulador

e. Imageneología

Explayarse en las vías Diagnósticas, "hincarle" el diente a cada una de ellas, excede largamente a las posibilidades de este libro; aplicaremos un orden inverso del utilizado hasta el momento, simplemente expondremos imágenes que irán acompañadas de un pequeño comentario referido al "tipo" de asimetría y el aporte diagnóstico de la vía utilizada.

a. Clínicas.

Figs. 6.16.76 - 6.16.81

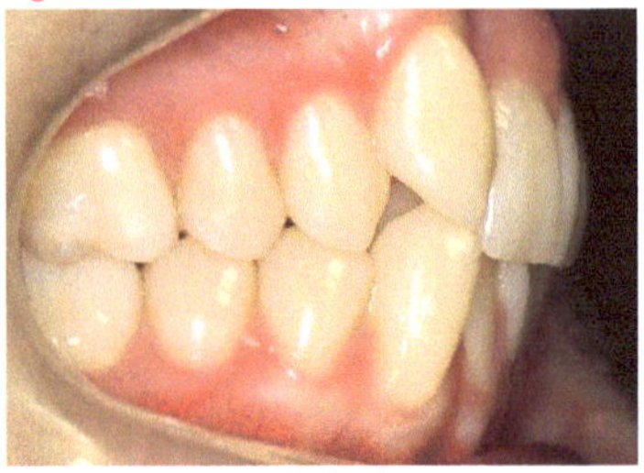
Fig. 6.16.76

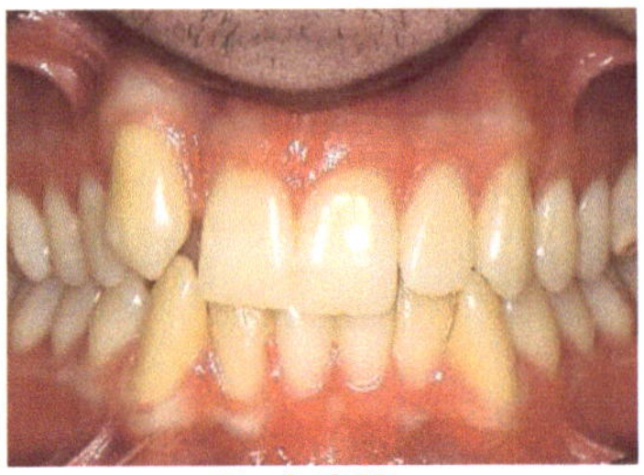
Fig. 6.16.77

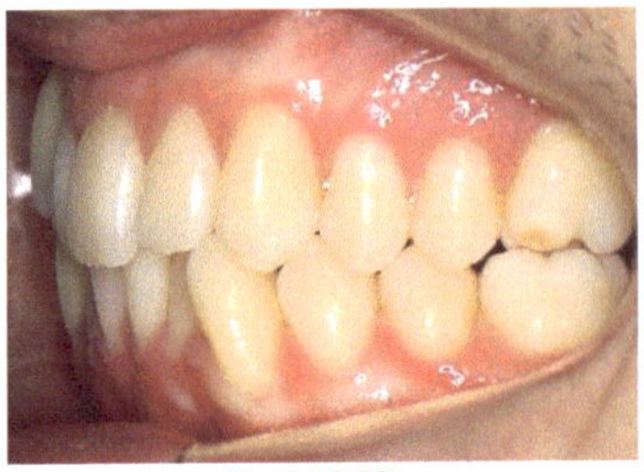
Fig. 6.16.78

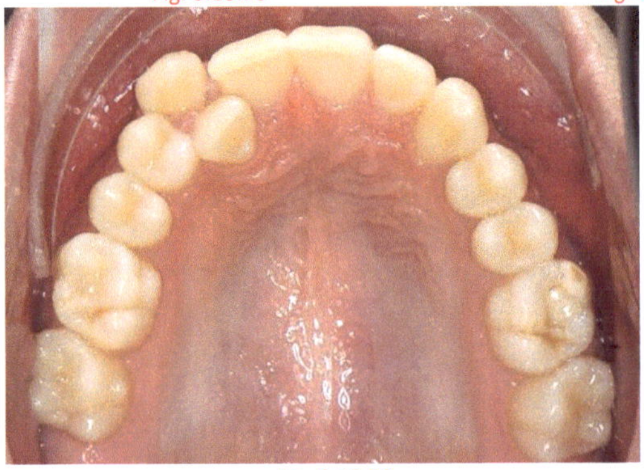
Fig. 6.16.79

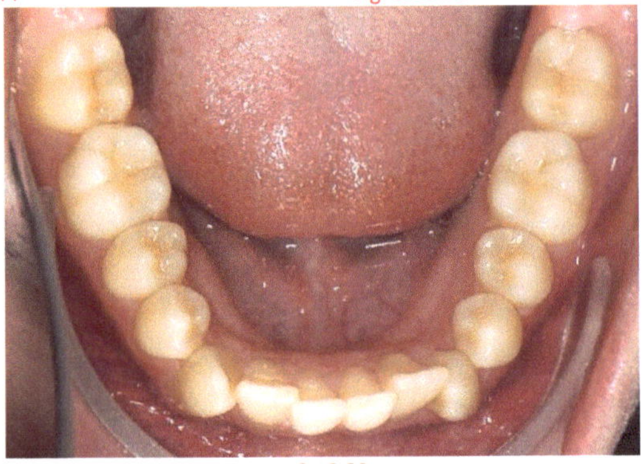
Fig. 6.16.80

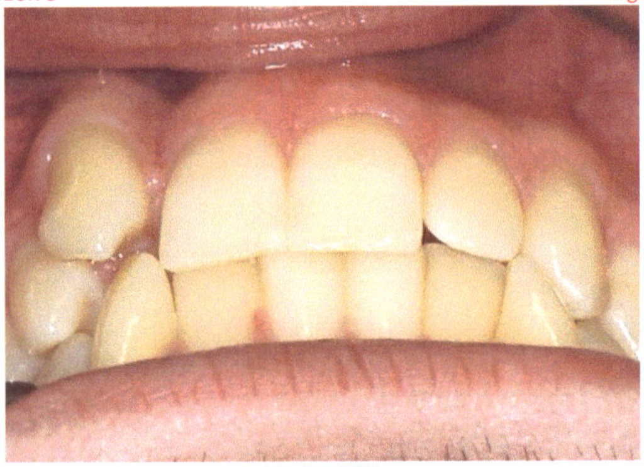
Fig. 6.16.81

Observación clínica de asimetría dentaria superior con línea media desviada hacia la derecha.

Figs. 6.16.82 - 6.16.87

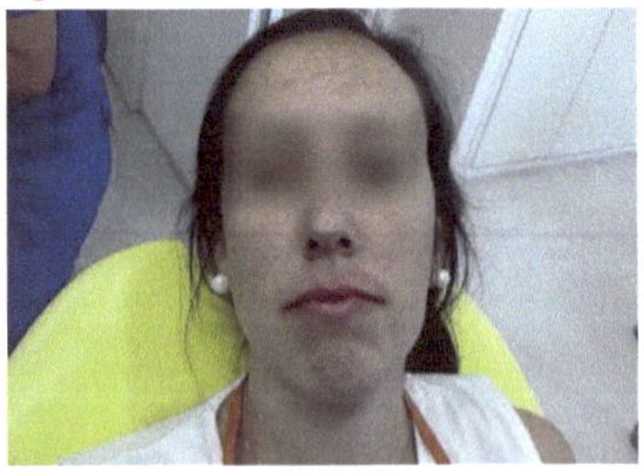
Fig. 6.16.82

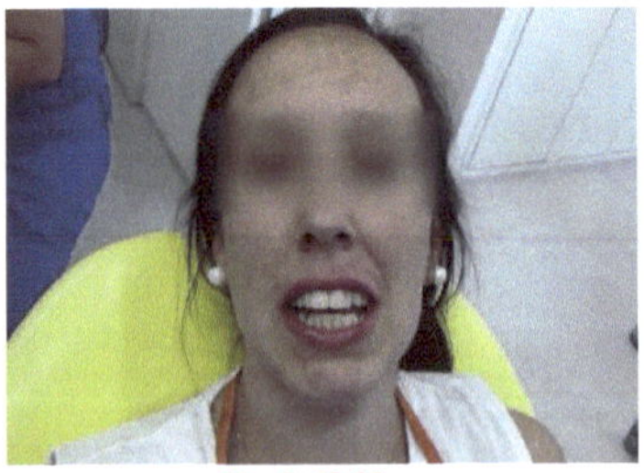
Fig. 6.16.83

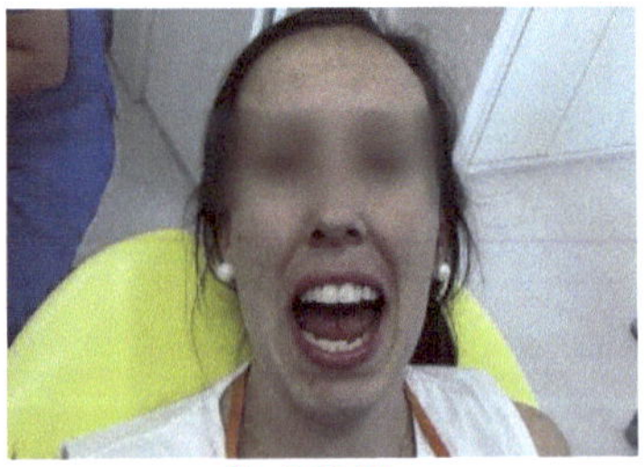
Fig. 6.16.84

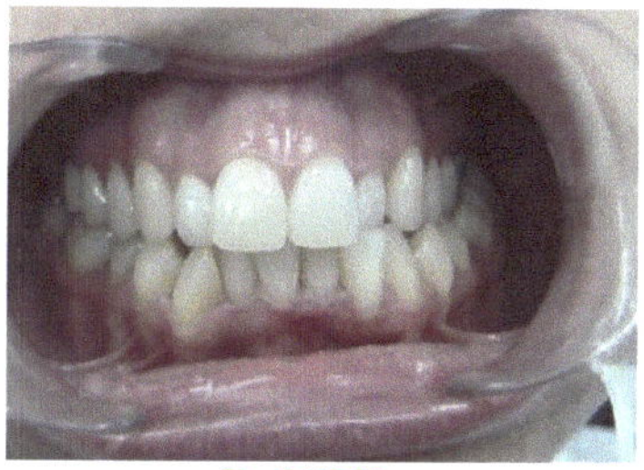
Fig. 6.16.85

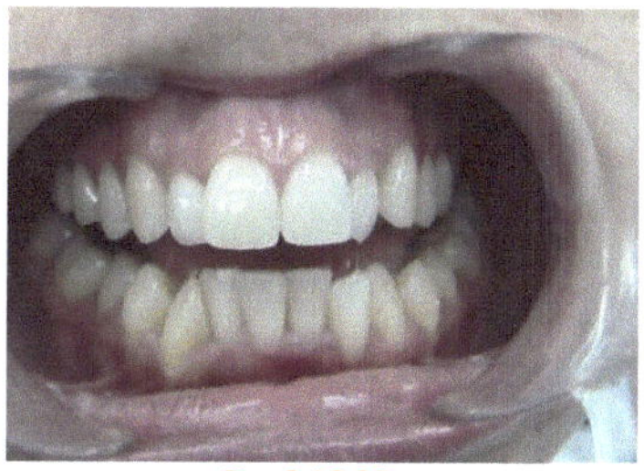
Fig. 6.16.86

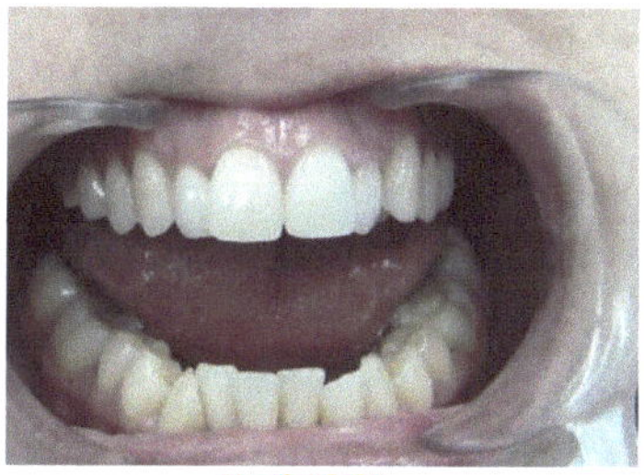
Fig. 6.16.87

"Chequeo" clínico en apertura y cierre de una asimetría con un pequeño "costado" esqueletal, pero que esencialmente es funcional ya que en apertura de boca la cara recupera su simetría y las líneas medias dentarias también se recomponen.

Figs. 6.16.88 - 6.16.90

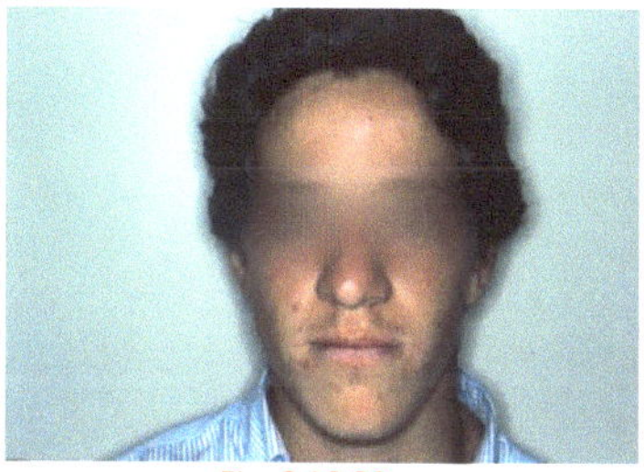
Fig. 6.16.88

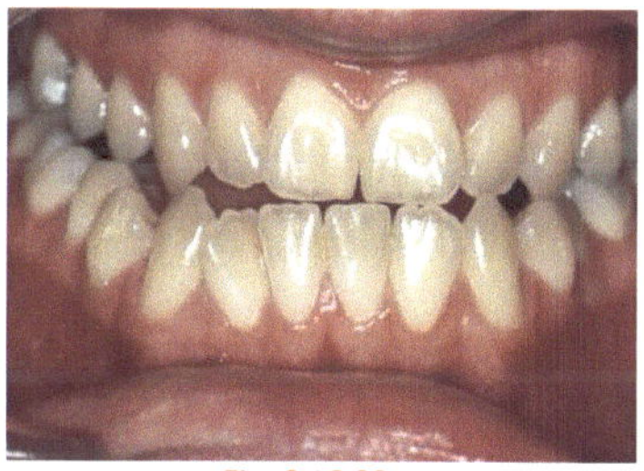
Fig. 6.16.89

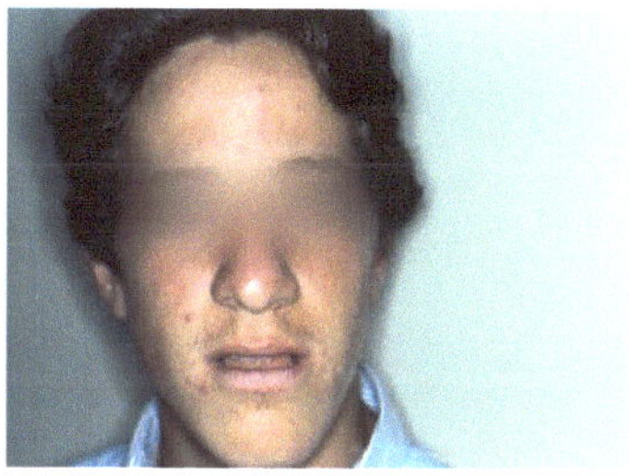
Fig. 6.16.90

En asimetrías esqueletales no existe simetría facial ni dentaria en oclusión ni en aperturas bucales.

Figs. 6.16.91 - 6.16.95

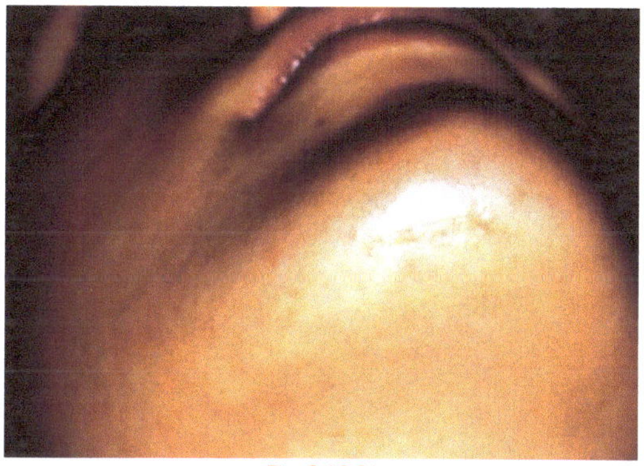
Fig. 6.16.91

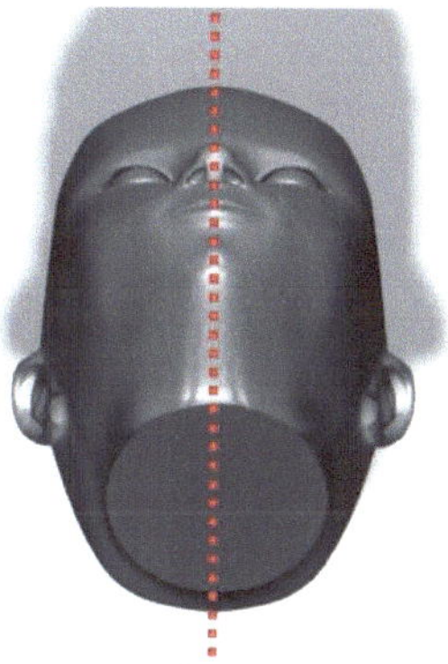
Fig. 6.16.92

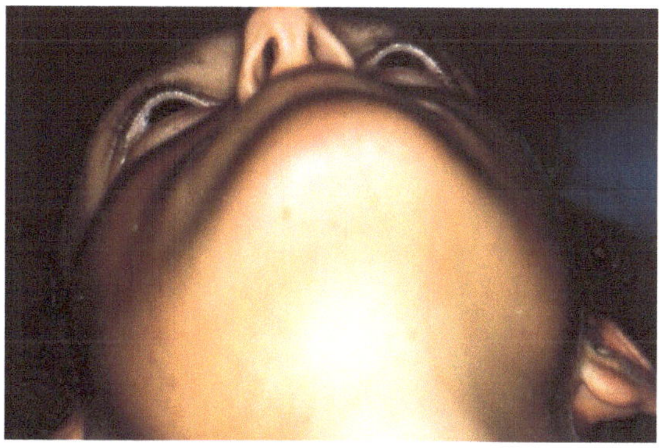
Fig. 6.16.93

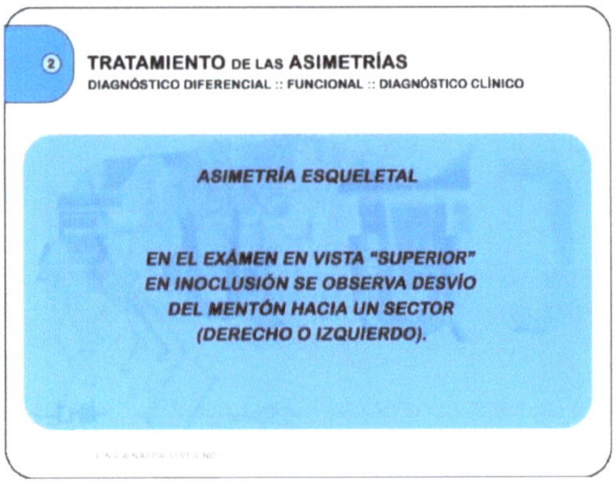

Fig. 6.16.94

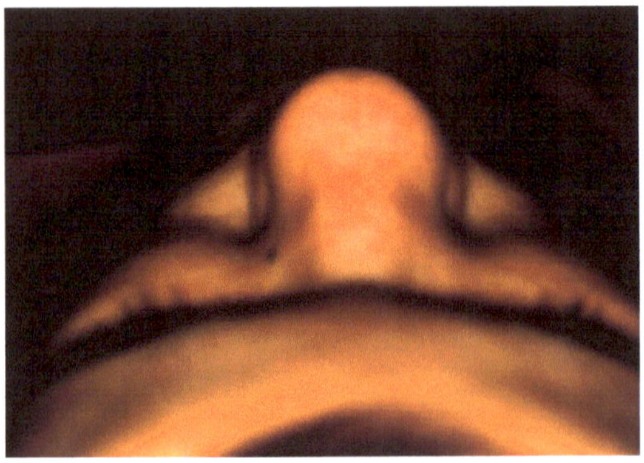

Fig. 6.16.95

"Hallazgos" clínicos frecuentes en asimetrías con componente esqueletal

Figs. 6.16.96 - 6.16.97

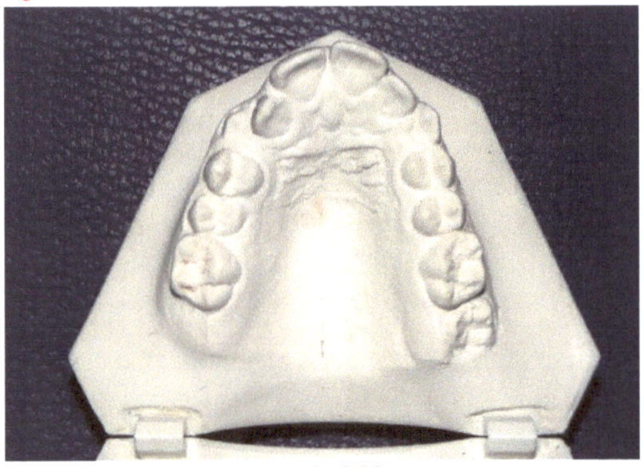

Fig. 6.16.96

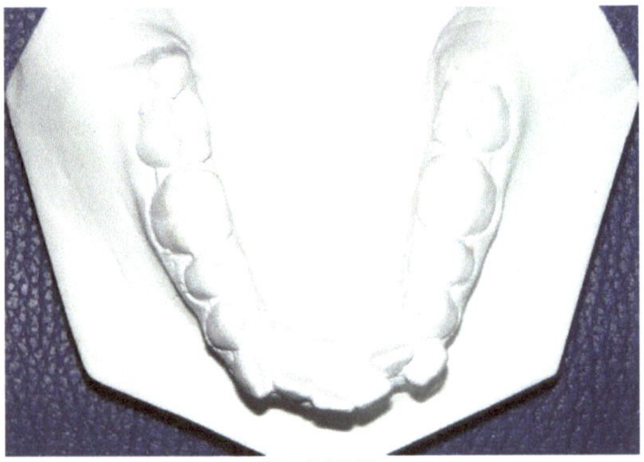

Fig. 6.16.97

Modelos convencionales en yeso con asimetrías Dentarias; el superior presenta su línea media desviada hacia la derecha, mientras que el inferior nos muestra un desplazamiento incisivo hacia la izquierda.

c. Desprogramaciones

En algunos pacientes es crítico poseer un diagnóstico adecuado que diferencie una asimetría funcional con la esqueletal o una mixtura de ambas; ante tales propósitos un importante grupo de Ortodoncistas es partidario de inducir una desprogramación neuromuscular previo al inicio o aún durante el tratamiento de Ortodoncia Ver figs. 6.16.98 a 6.16.100

Figs. 6.16.98 - 6.16.101

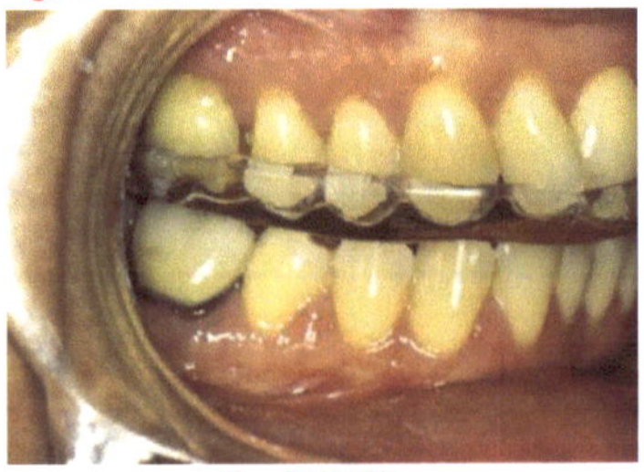

Fig. 6.16.98

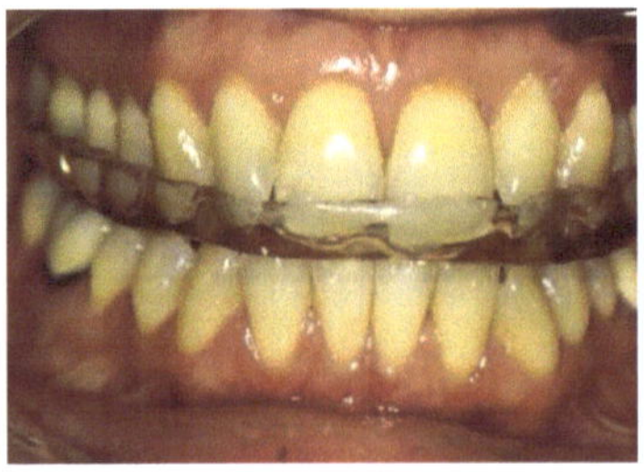

Fig. 6.16.99

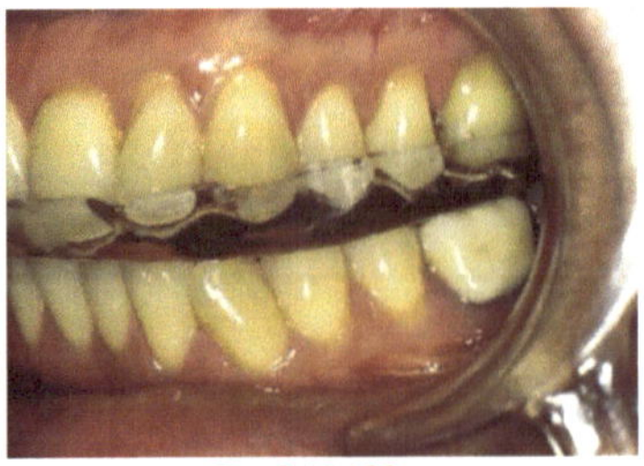

Fig. 6.16.100

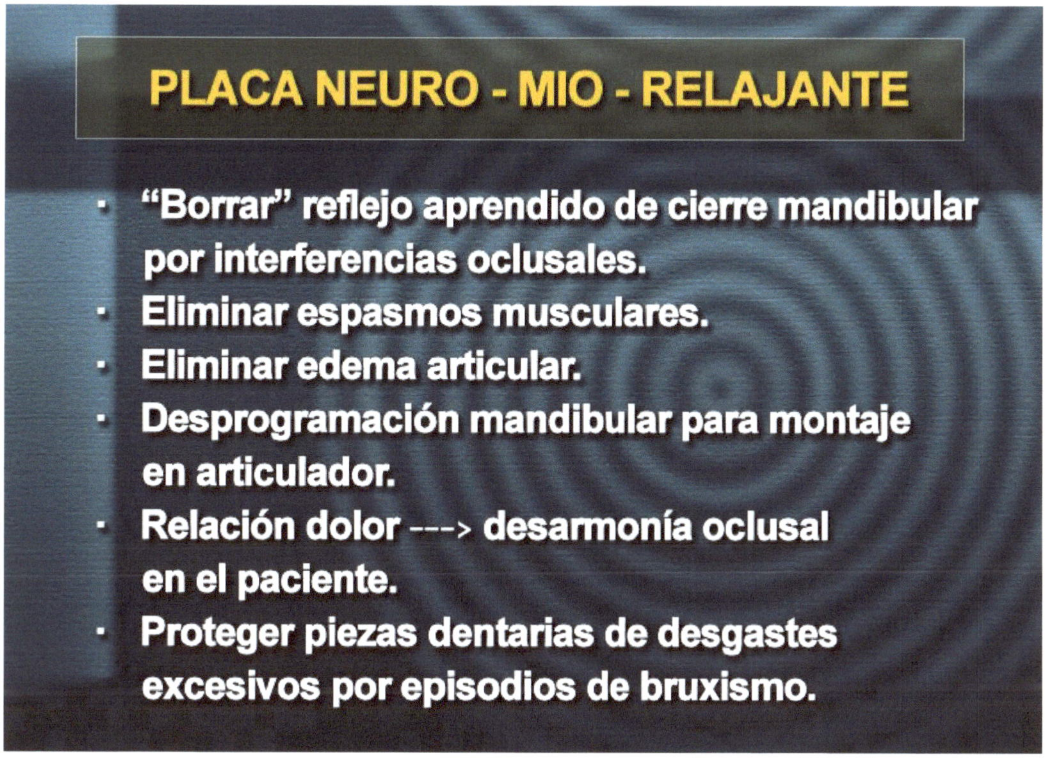

Figs. 6.16.101

Férula de descarga o placa neuromiorelajante que puede ser utilizada para cualquiera de los propósitos citados en la figura 6.16.101

En un excelente libro donde participaron como coautores colegas de nuestra amistad como la Dra. Susana Agüero y el Dr. Paul Brami se describen el Test de Meersseman como una interesante vía diagnóstica que también es aplicable a las asimetrías.

Fig. 6.16.102

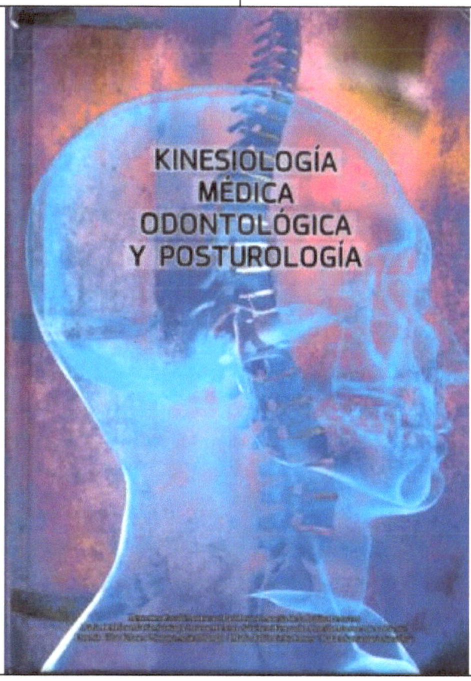

Otro de los vehículos para la desprogramación neuromuscular es el Aqualizer (www.aqualizer.com); dicho dispositivo consiste, en esencia, de dos colchones intercomunicantes entre sí con un gel en su interior; util como ayuda diagnóstica y/o alivio sintomático de disfunciones temporomandibulares es posible que su utilización, por parte del paciente, se limite al pretratamiento Ortodóntico pero también pueda continuarlo en el curso de él en cualquiera o todas sus etapas. ver Figs. 6.16.103 - 6.16.104

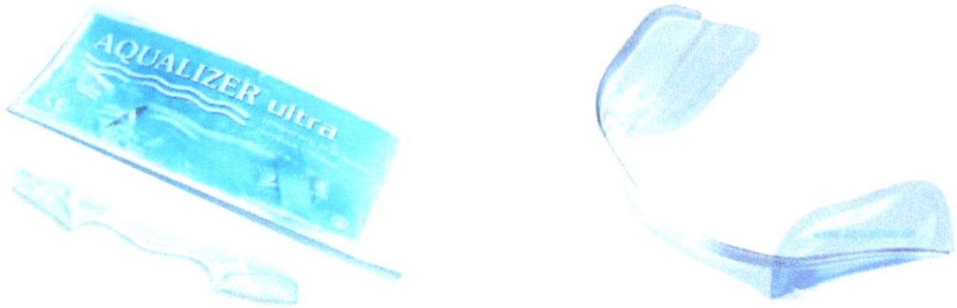

Figs. 6.16.103

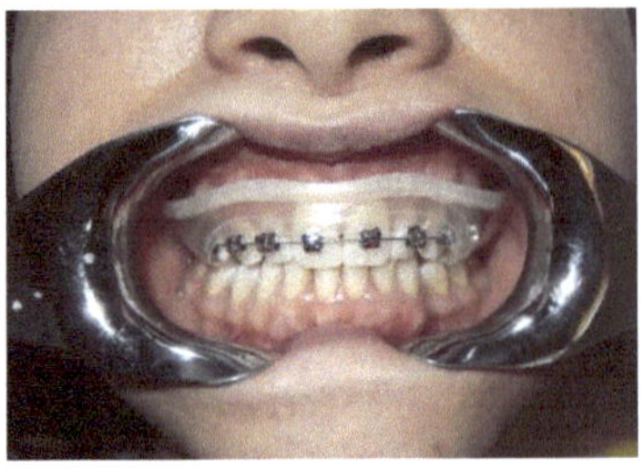

Figs. 6.16.104

La desprogramación neuromuscular realizada por cualquiera de los métodos citados líneas atrás puede ser complementada o no con un montaje en articulador y, en conjunto, "informarnos" si la asimetría está centrada a nivel dentoalveolar o existe un componente esqueletal, o incluso, si la desarmonía oclusal tiene "consecuencias" en la postura misma del paciente (Test de Meersseman positivo descendente). Ver figs. 6.16.105 a 6.16.125

Figs. 6.16.105 - 6.16.125

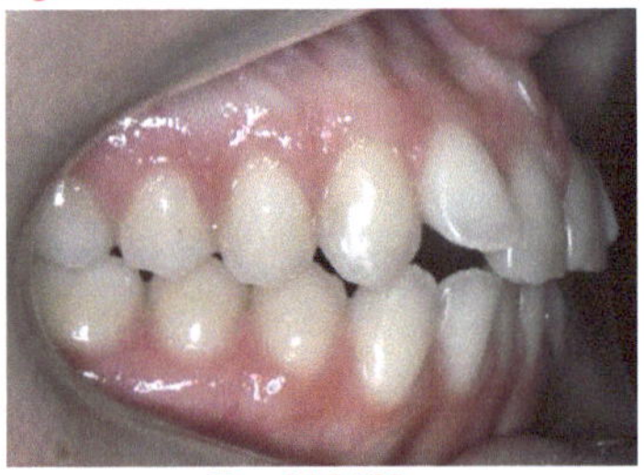

Figs. 6.16.105

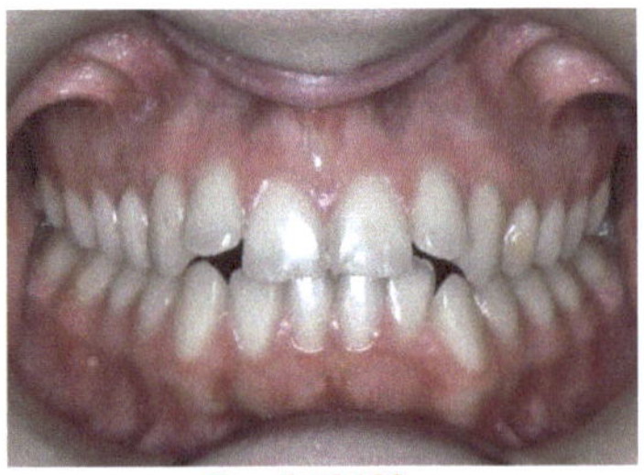

Figs. 6.16.106

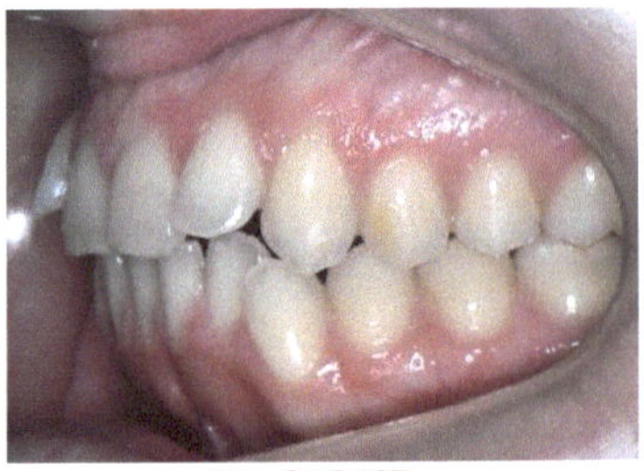

Figs. 6.16.107

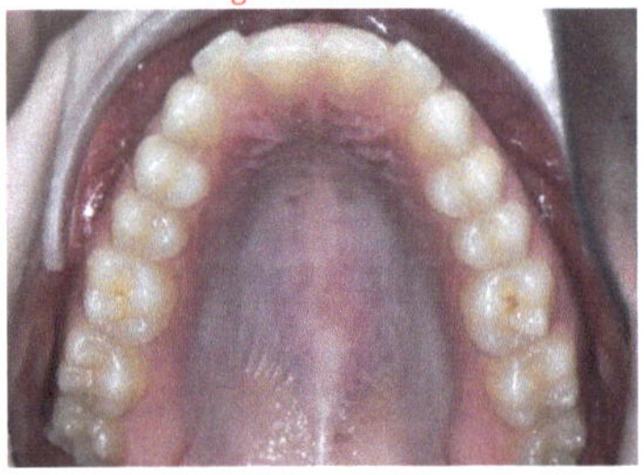

Figs. 6.16.108

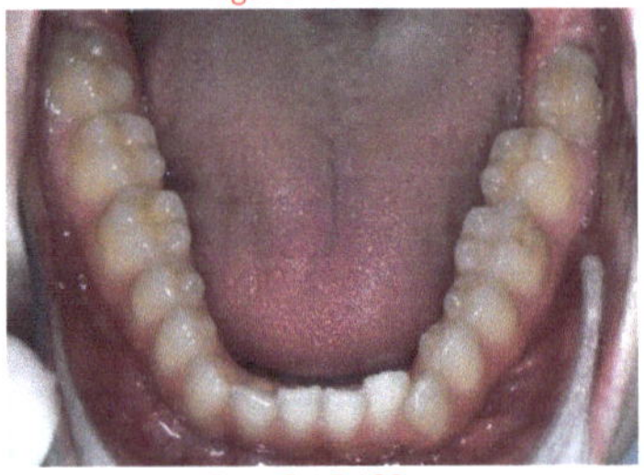

Figs. 6.16.109

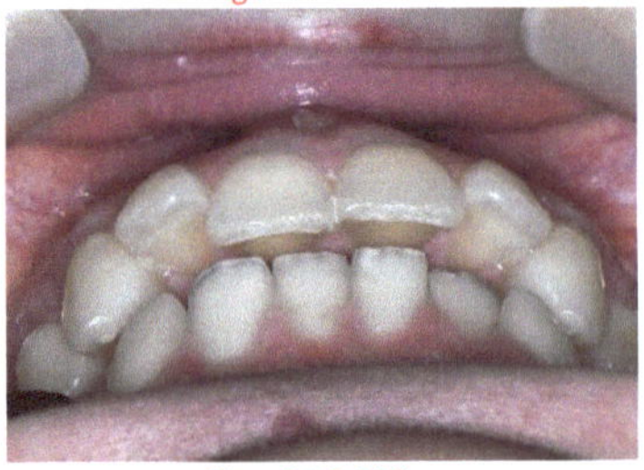

Figs. 6.16.110

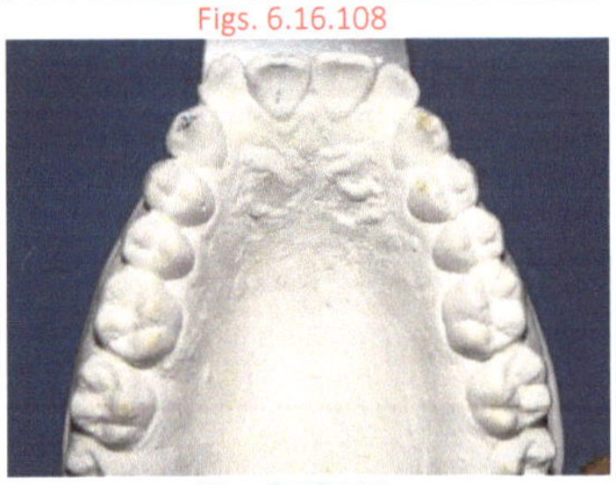

Figs. 6.16.111

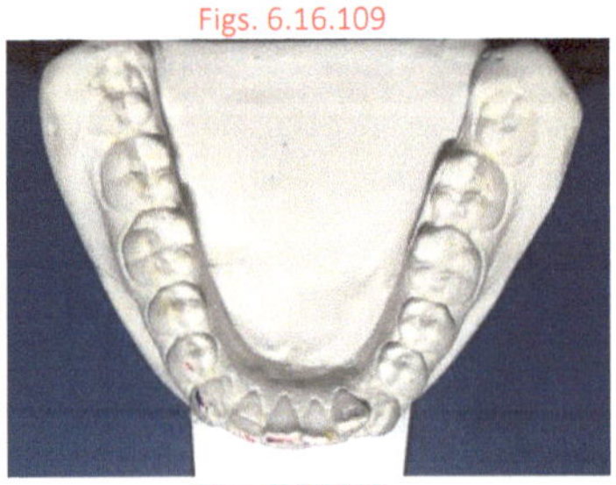

Figs. 6.16.112

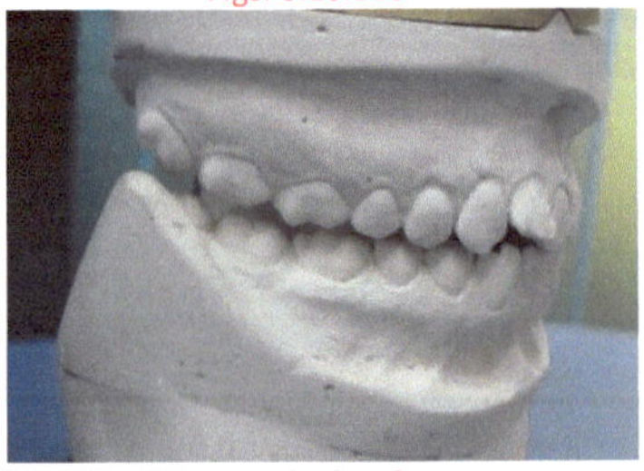

Figs. 6.16.113

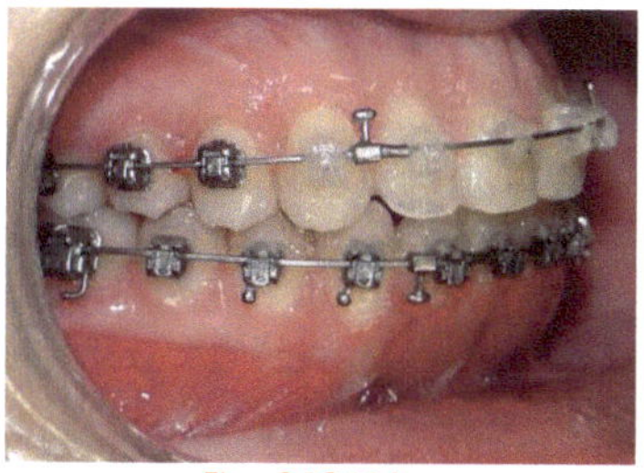
Figs. 6.16.114
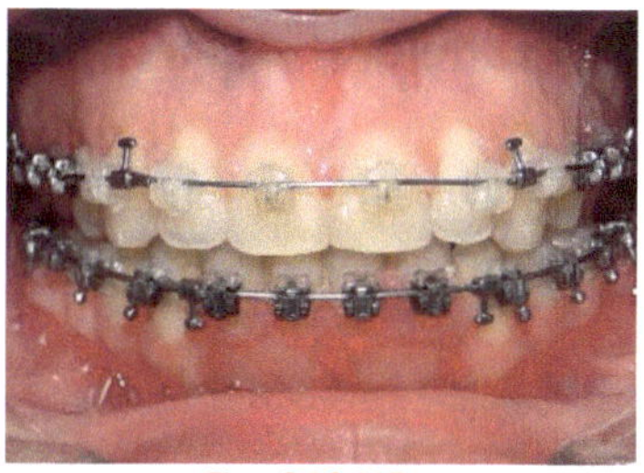
Figs. 6.16.115
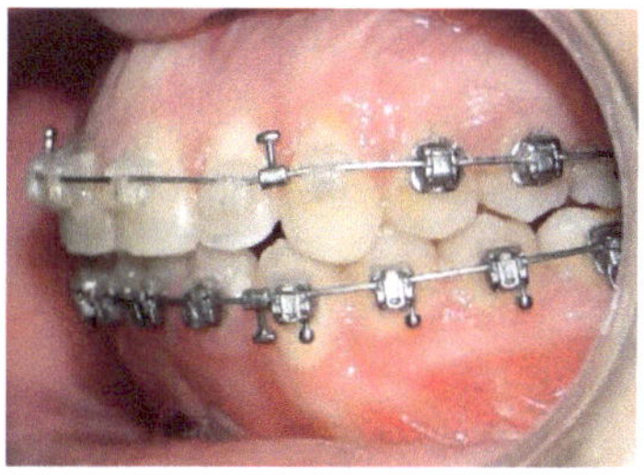
Figs. 6.16.116
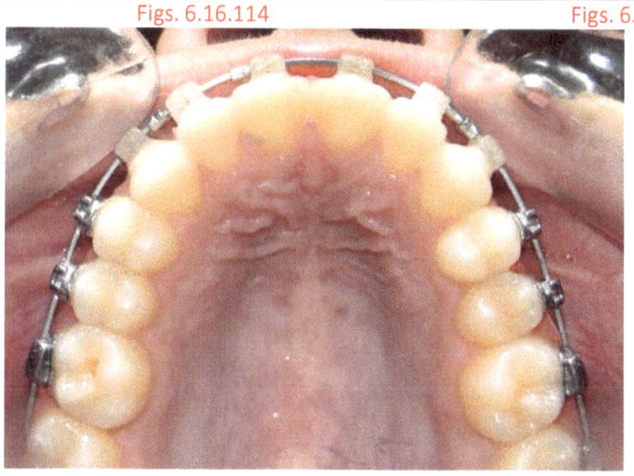
Figs. 6.16.117
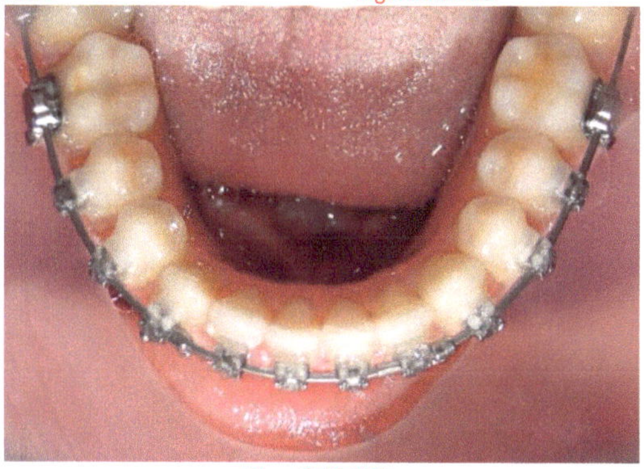
Figs. 6.16.118
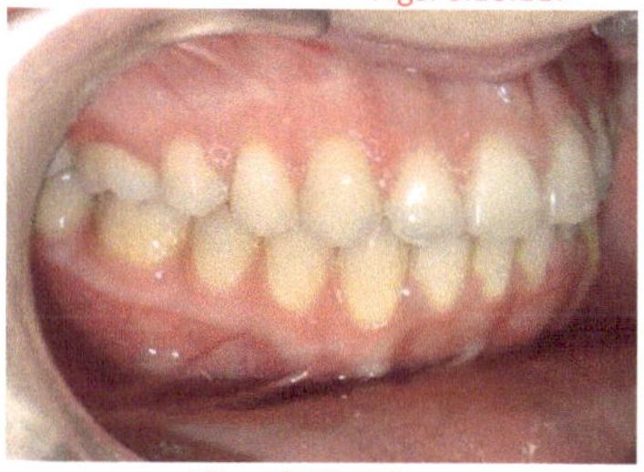
Figs. 6.16.119
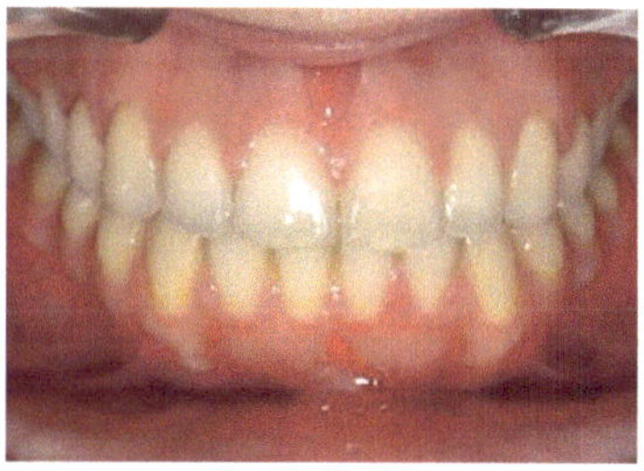
Figs. 6.16.120
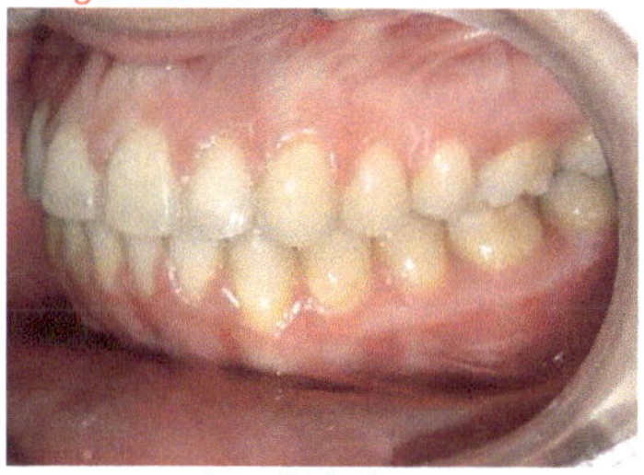
Figs. 6.16.121
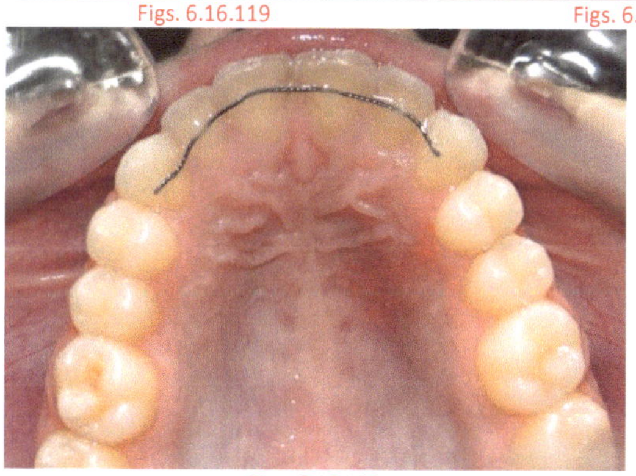
Figs. 6.16.122
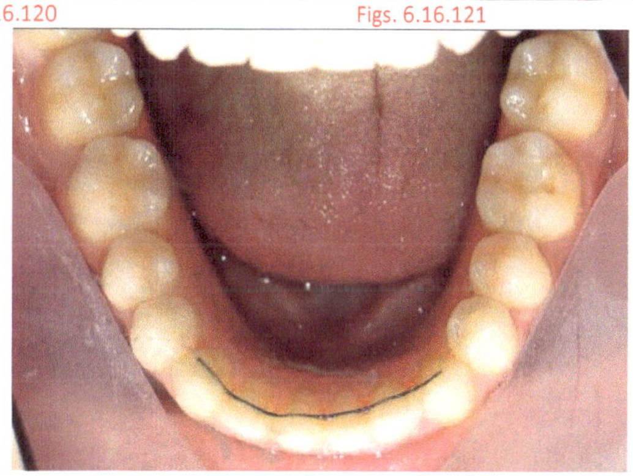
Figs. 6.16.123
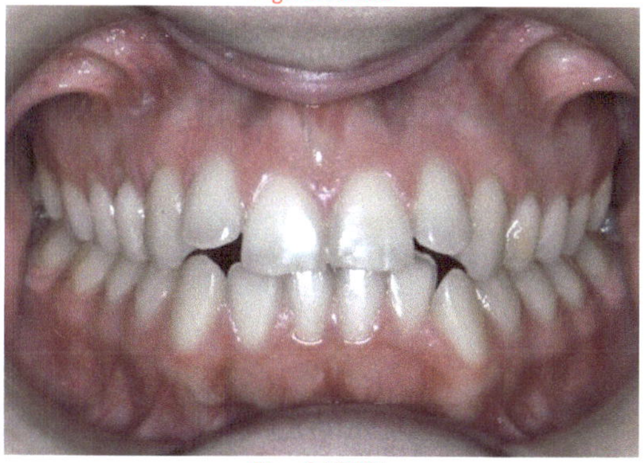
Figs. 6.16.124
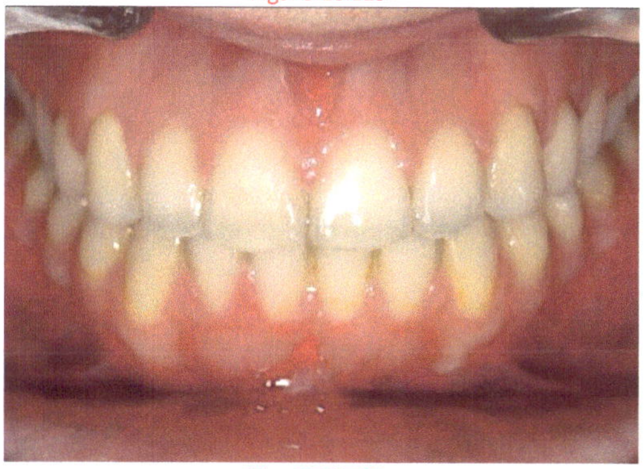
Figs. 6.16.125

La imagenología y dentro de este sector las tomografías representan una invalorable ayuda diagnóstica en asimetrías dentarias generadas por piezas retenidas o para distinguir y evaluar las esqueletales. Ver figs. 6.16.126 a 6.16.130

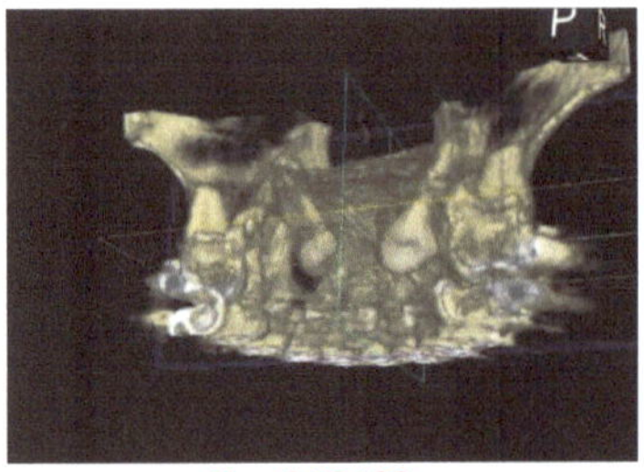

Figs. 6.16.126

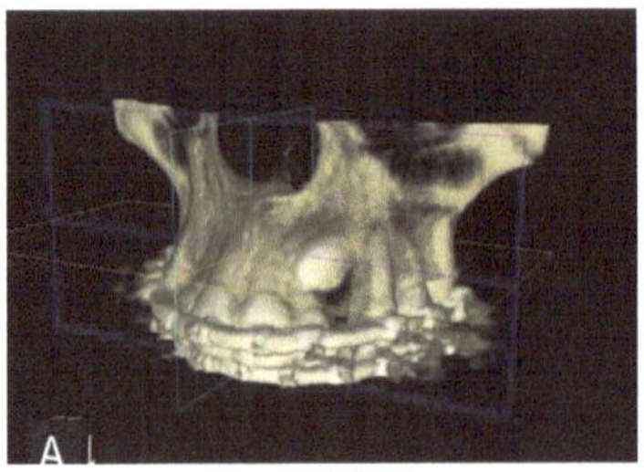

Figs. 6.16.127

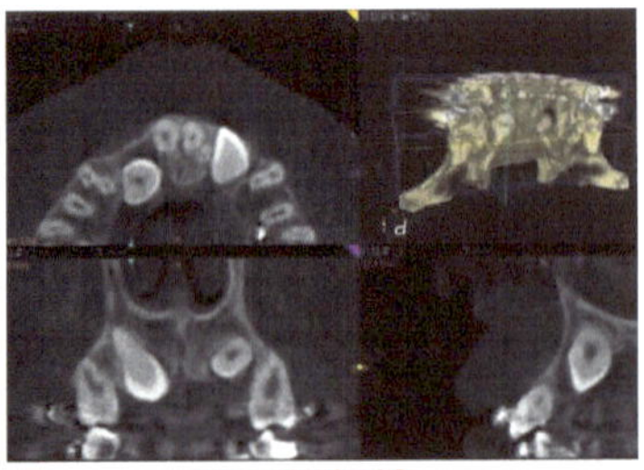

Figs. 6.16.128

La "imagenología" nos muestra una retención palatina de la pieza 1.3 y vestibular de la 2.3

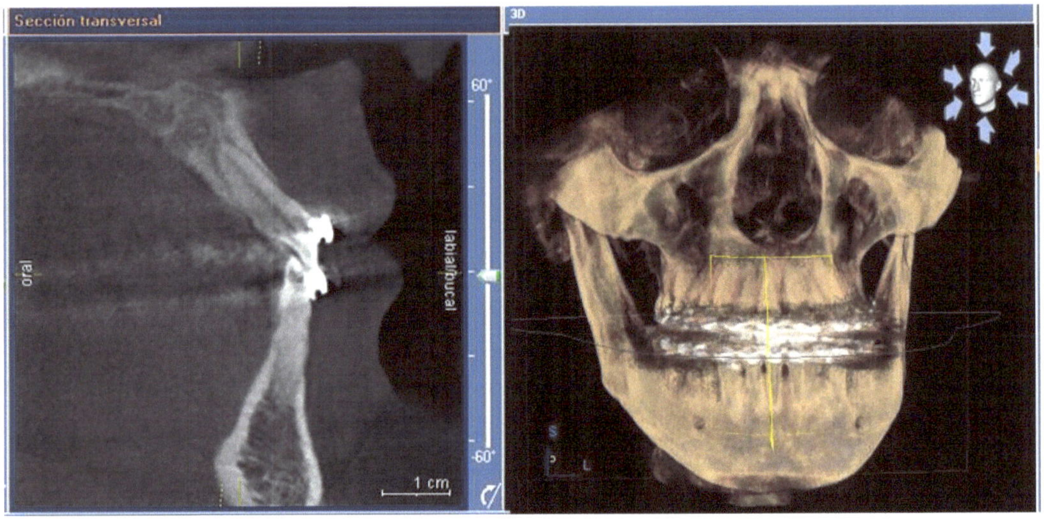

Figs. 6.16.129

c. TRATAMIENTOS

En los tres capítulos siguientes de esta sección se analizarán y expondrán tratamientos de cinco diferentes asimetrías, dos de ellas dentarias, la siguiente esqueletal, mientras que la paciente Nº 19 presentaba una combinación dental-funcional-esqueletal.

Cuando abordamos, planeamos y ejecutamos tratamientos de estas características es usual que las "respuestas" al problema también sean asimétricas, quizás de las pocas excepciones puedan ser ciertos tratamientos en asimetrías funcionales ver Figs. 6.16.131 a 6.16.132

Figs. 6.16.131

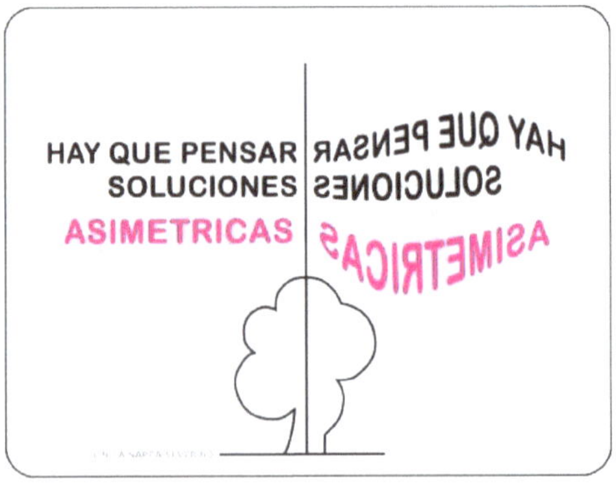

Alguna de estas alternativas terapéuticas ya fueron expuestas en capítulos anteriores y otras lo serán, como líneas atrás puntualizamos, en los tres capítulos siguientes, de todos modos podríamos afirmar que las soluciones asimétricas más comunes a utilizar en tratamientos de asimetrías son:

Fig. 6-16-136

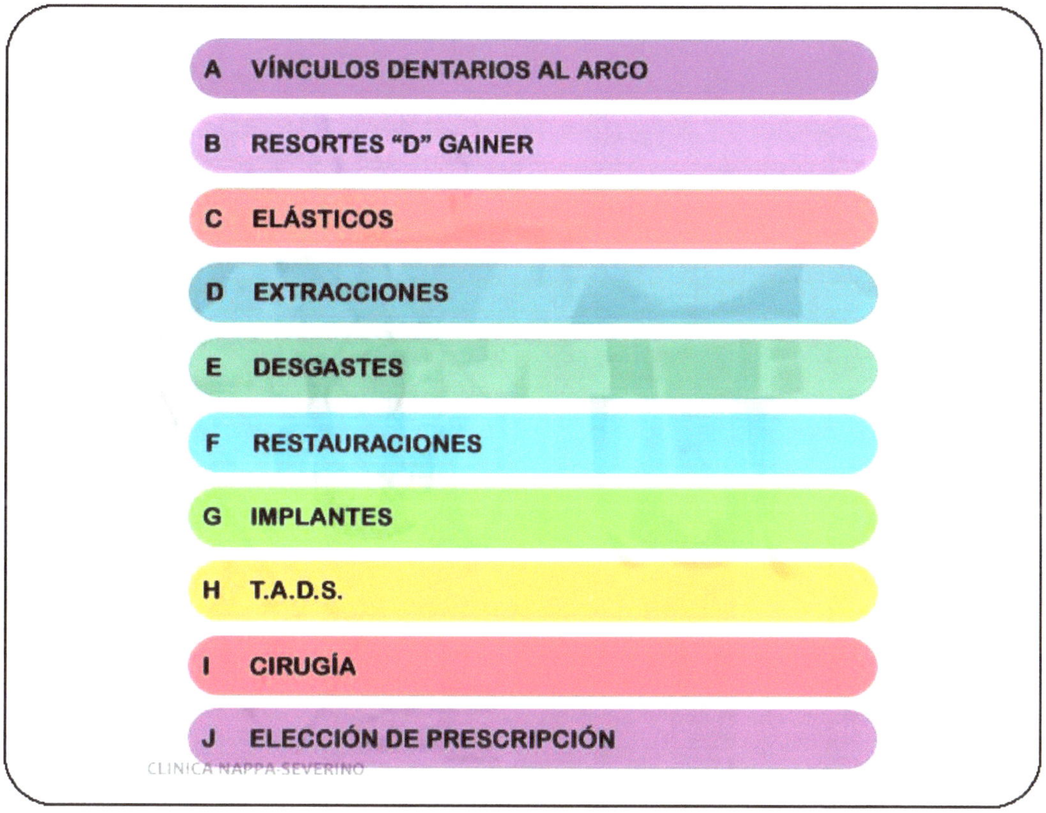
A VÍNCULOS DENTARIOS AL ARCO
B RESORTES "D" GAINER
C ELÁSTICOS
D EXTRACCIONES
E DESGASTES
F RESTAURACIONES
G IMPLANTES
H T.A.D.S.
I CIRUGÍA
J ELECCIÓN DE PRESCRIPCIÓN
CLINICA NAPPA-SEVERINO

Figs. 6.16.132

Como en todo el libro no habíamos expuesto ni un solo caso de extracciones de premolares aquí, muy abreviadamente, mostraremos imágenes de un tratamiento con extracciones de premolares inferiores y utilización de elásticos asimétricos ver Figs. 6.16.133 a 6.16.175

CASO 15

Figs. 6.16.133 a 6.16.174

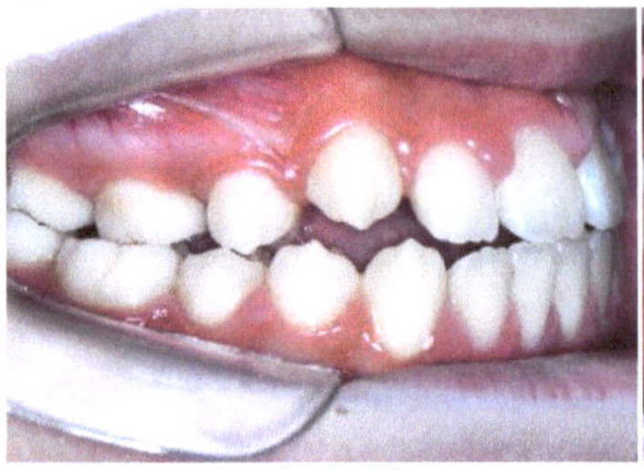
Figs. 6.16.133

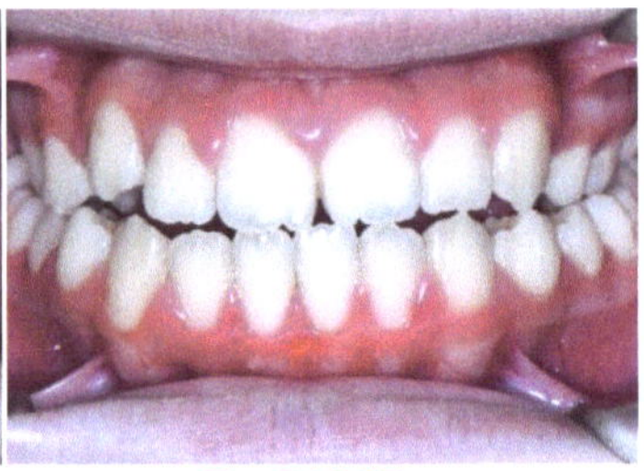
Figs. 6.16.134

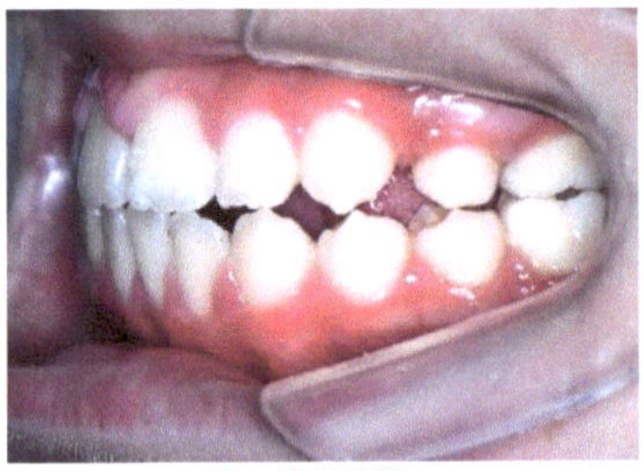
Figs. 6.16.135

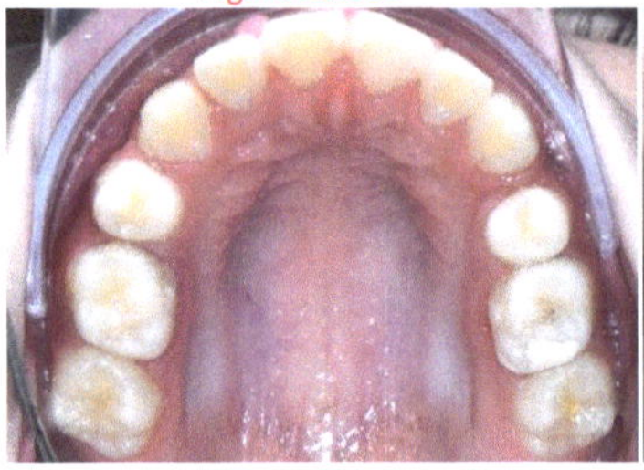
Figs. 6.16.136

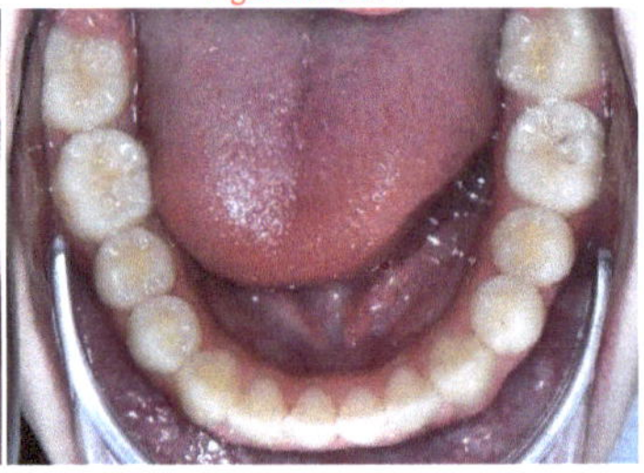
Figs. 6.16.137

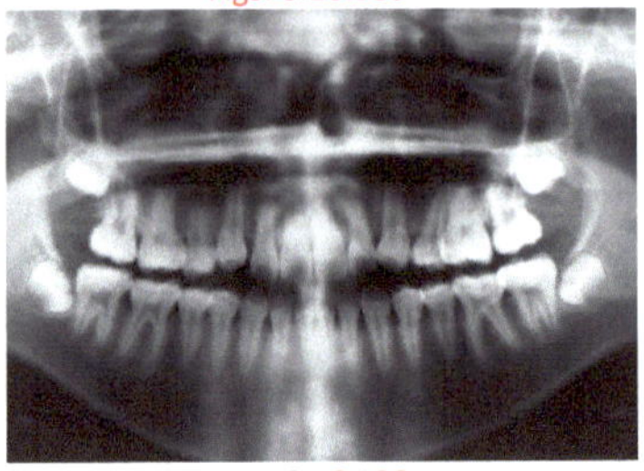
Figs. 6.16.138

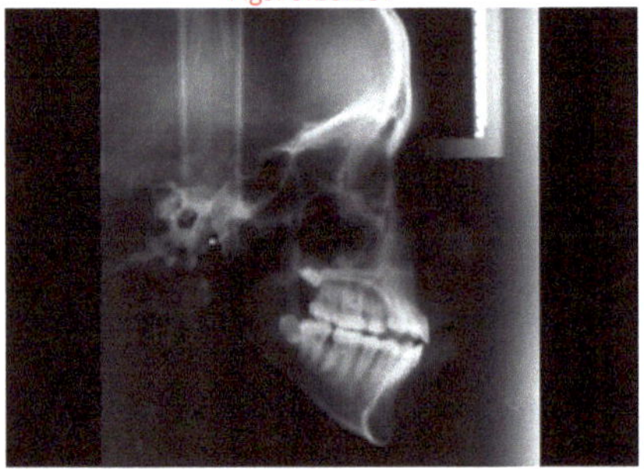
Figs. 6.16.139

Ricketts 32 Factores hoja 1

PRETRATAMIENTO 100.20%
04-09-2011 11 Ans 6 Me

Rangos	Menor	Mayor	Valor
Relacion Molar	-6.0	0.0	1.1
Overjet Incisivo	0.0	5.0	2.4
Inc Inf.al Plano Oclu	-0.7	3.3	0.3
Overbite Incisivo	0.5	4.5	0.6
Angulo Interincisivo	124.0	136.0	118.7
Convexidad Facial (A)	-3.4	3.6	5.6
Altura Facial Infer.	43.0	51.0	49.7
Inc Inf a A Po(protr)	-1.0	3.0	6.8
1er Molar Sup a Ptv	11.0	17.0	20.1
Incis. Super. a APog.	1.0	6.0	9.2
Inclinacion Incis.Inf	18.0	26.0	26.1
Inclinacion Incis.Sup	24.0	32.0	35.3
Plano Oclusal : Rama	-4.0	2.0	-3.7
Inclinacion Plano Oc.	19.5	27.5	29.8

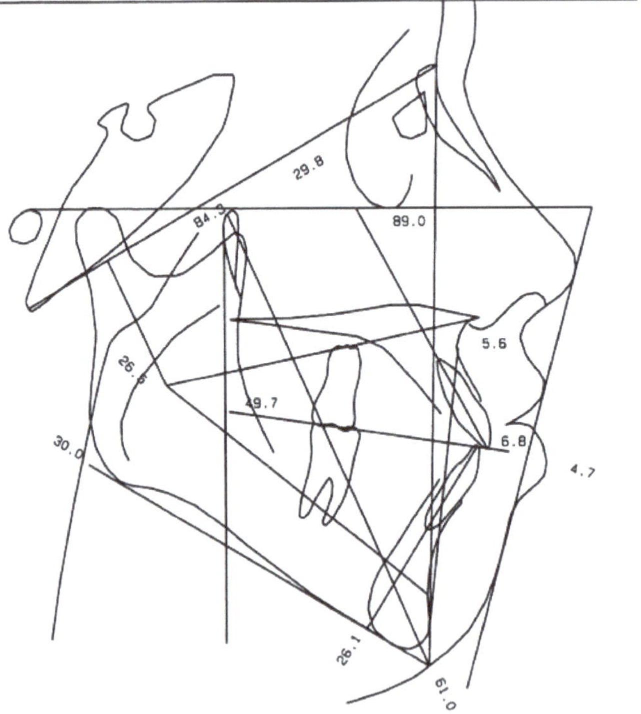

Figs. 6.16.140

PRETRATAMIENTO 100.20%
04-09-2011 11 Ans 6 Me

Rangos	Menor	Mayor	Valor
Angulo Ar-S-N /silla	118.0	128.0	121.6
Ang.Articular S-Ar-Go	137.0	149.0	159.7
Ang.Goniaco Ar-Go-Me	123.0	137.0	119.7
Suma.Ang.Silla, Art, Go	396.0	396.0	401.0
Base craneal horiz.SN	68.0	74.0	70.3
Base craneo Vert.S-Ar	29.0	35.0	34.6
Ang.Gon.Sup. Ar-Go-N	52.0	55.0	41.8
Ang.Gon.Inf. N-Go-Me	70.0	75.0	77.9
Alt.Rama mand. Ar-Go	39.0	49.0	44.2
Longitud Cuerpo.Go-Me	66.0	76.0	80.8
Alt.Facial.Post, S-Go	70.0	85.0	77.6
Alt.Facial Ant. N-Me	105.0	120.0	130.9
Radio.Alt.Fac.Ant+Pos	63.0	68.0	59.3
Plano Facial S-N-Po	77.0	80.0	78.0

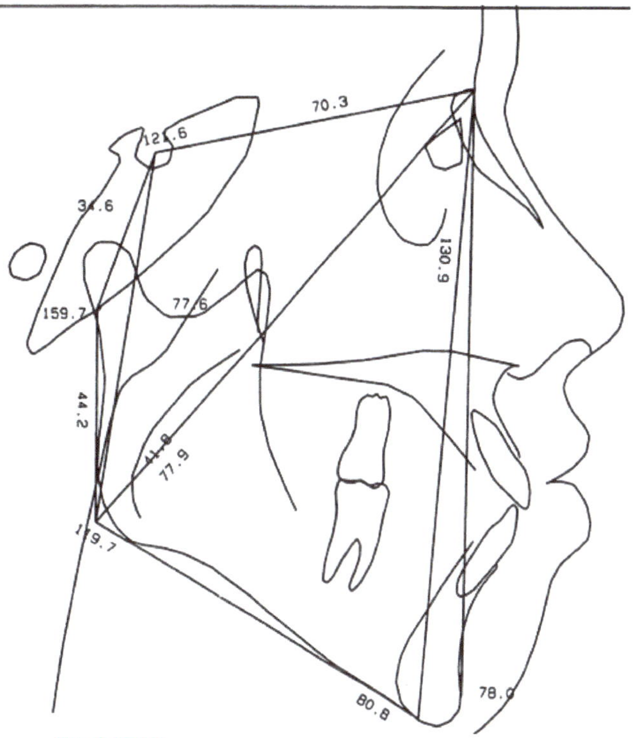

Figs. 6.16.141

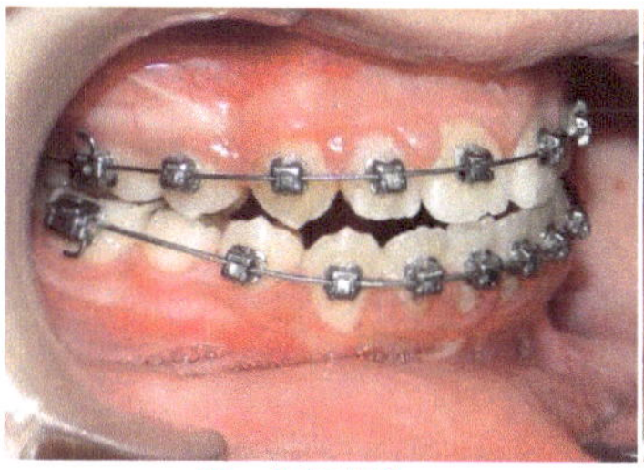

Figs. 6.16.142

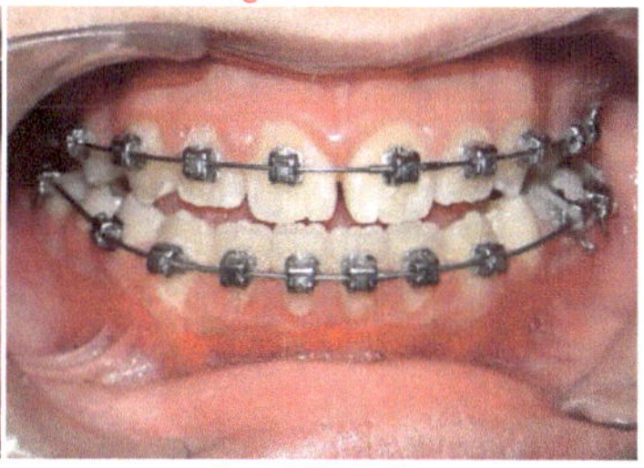

Figs. 6.16.143

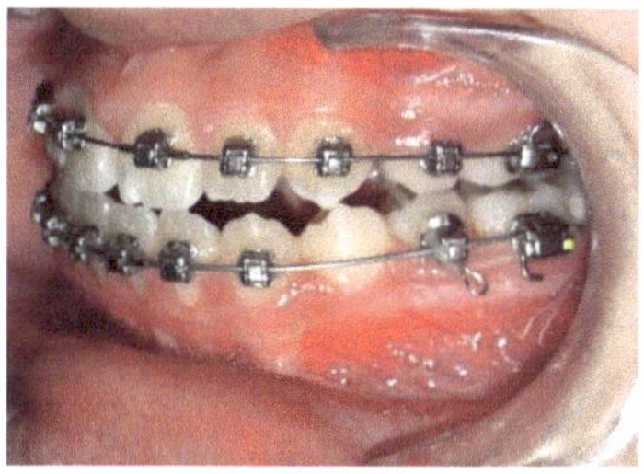

Figs. 6.16.144

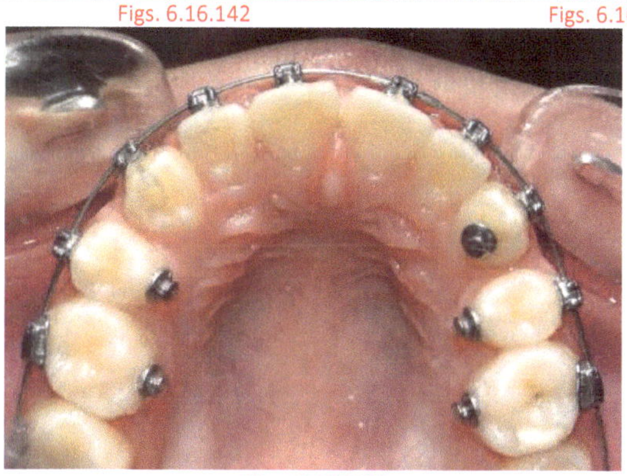

Figs. 6.16.145

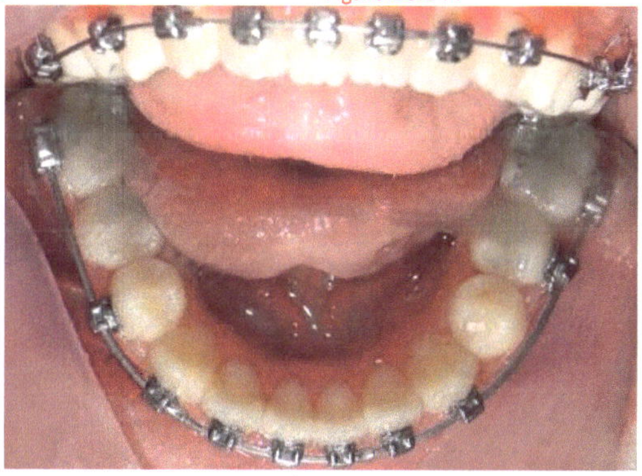

Figs. 6.16.146

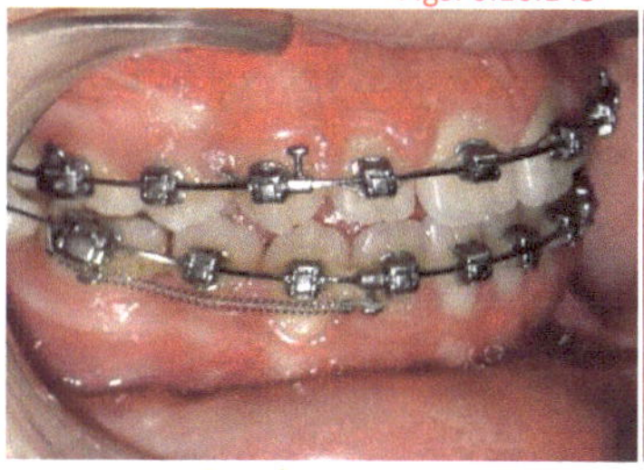

Figs. 6.16.147

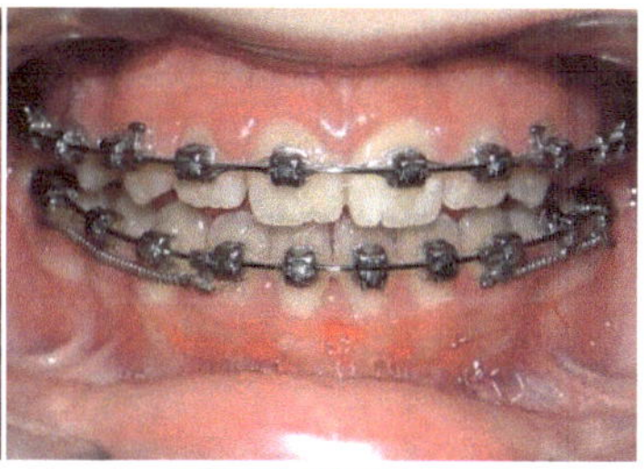

Figs. 6.16.148

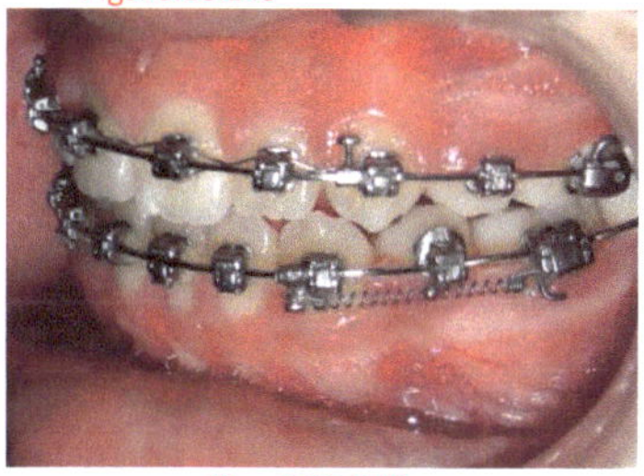

Figs. 6.16.149

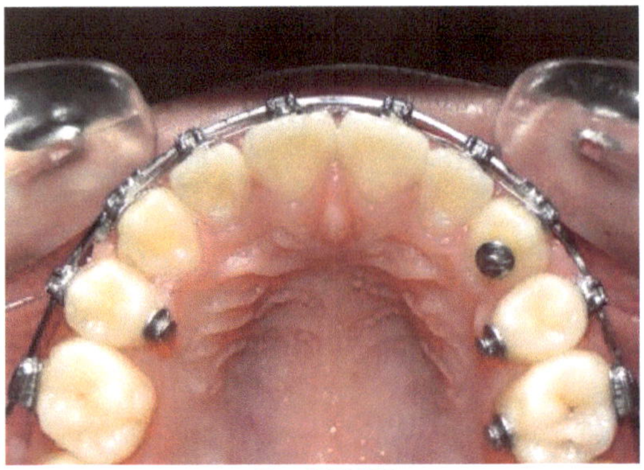

Figs. 6.16.150

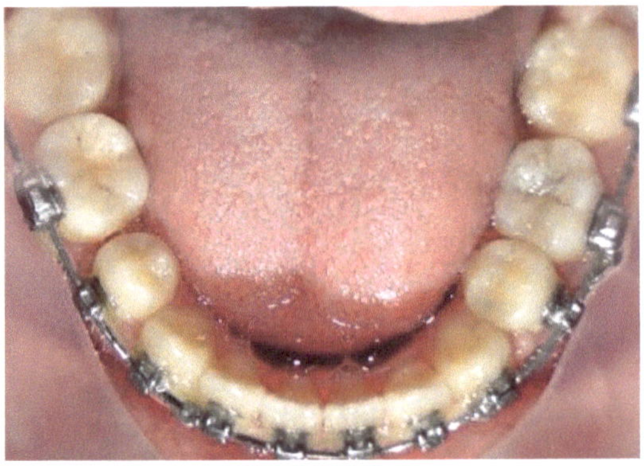

Figs. 6.16.151

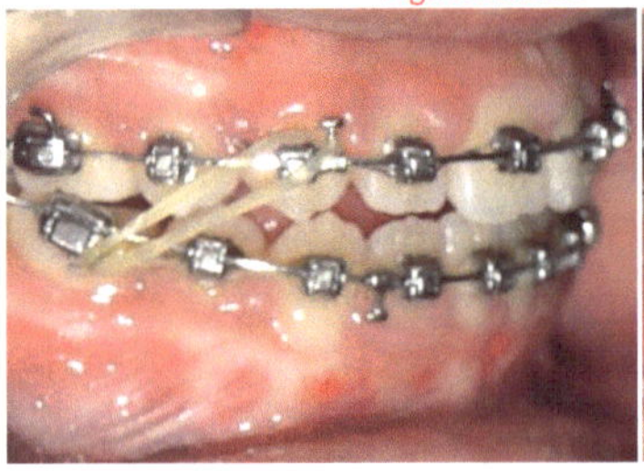

Figs. 6.16.152

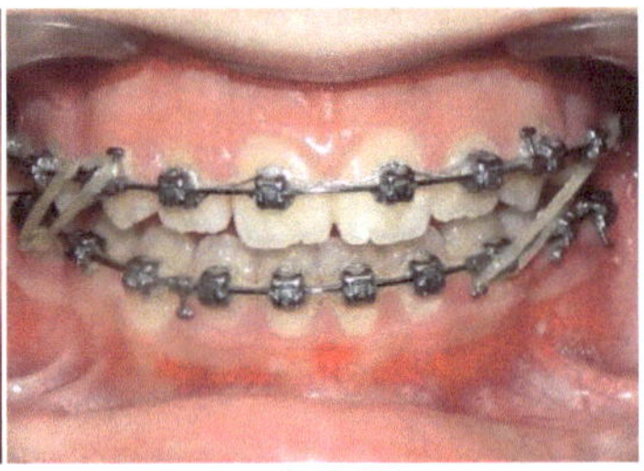

Figs. 6.16.153

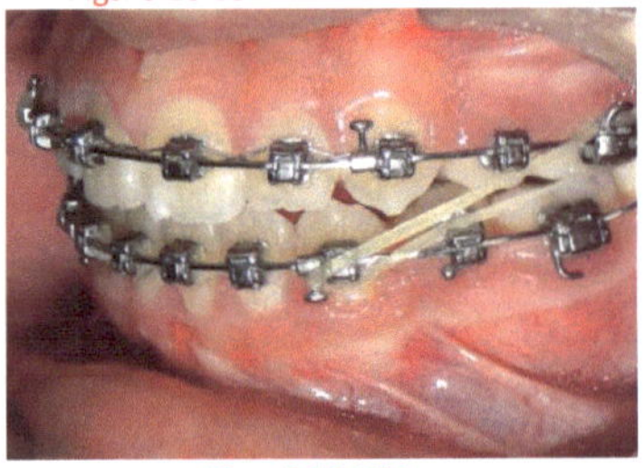

Figs. 6.16.154

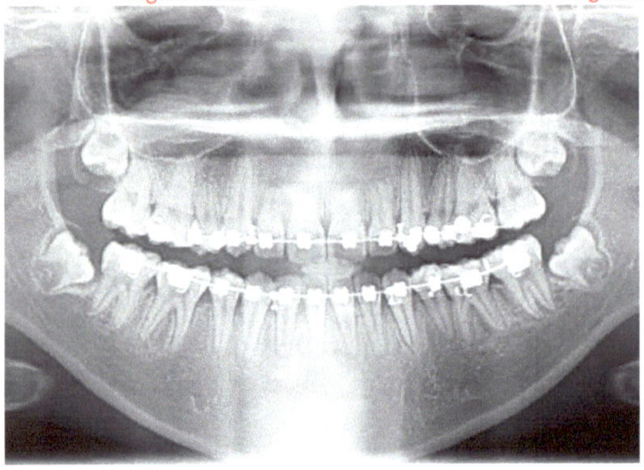

Figs. 6.16.155

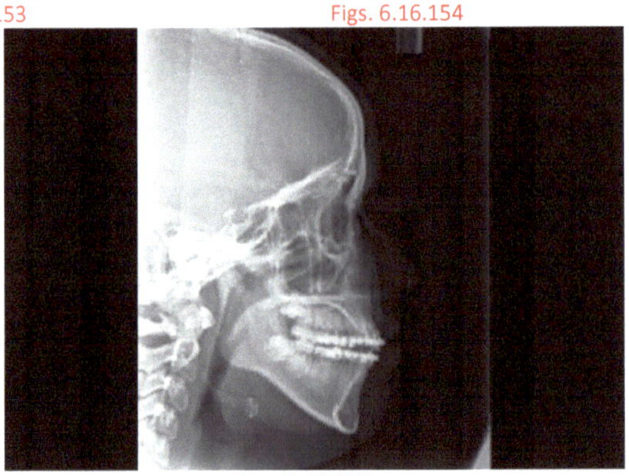

Figs. 6.16.156

Tratam.Frank 101.09%
01-10-2013 13 Ans 3 Me

Rangos	Menor	Mayor	Valor
Eje Facial	86.5	93.5	85.6
Angulo facial	85.3	91.3	89.2
Ang.Plano Mandibular	20.3	29.3	32.8
Altura Facial Infer.	43.0	51.0	49.4
Arco Mandibular	24.5	32.5	25.6
Convexidad Facial (A)	-0.8	3.2	5.5
Profundidad Maxilar	87.0	93.0	94.1
Inc Inf a A Po(protr)	-1.0	3.0	2.8
Inclinacion Incis Inf	18.0	26.0	19.1
1er Molar Sup a Ptv	13.0	19.0	20.3
Inc Inf al Plano Oclu	-0.7	3.3	0.7
Angulo Interincisivo	124.0	136.0	129.0
Protrusion Labio Inf	-4.0	0.0	2.2
Linea MacNamara a A	0.0	4.0	4.6
Linea Mac Namara a Po	-4.0	0.0	-1.8

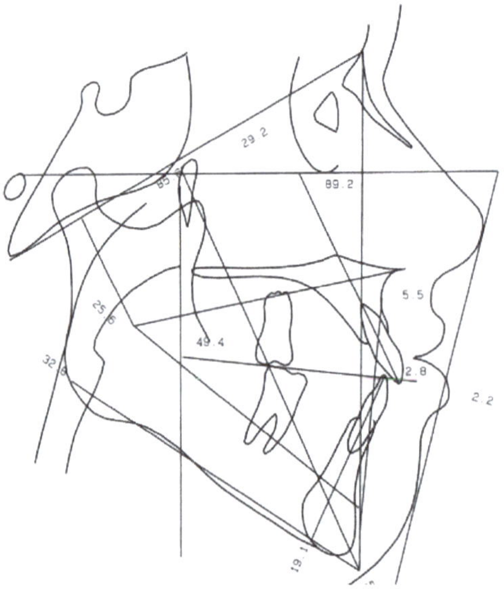

Figs. 6.16.157

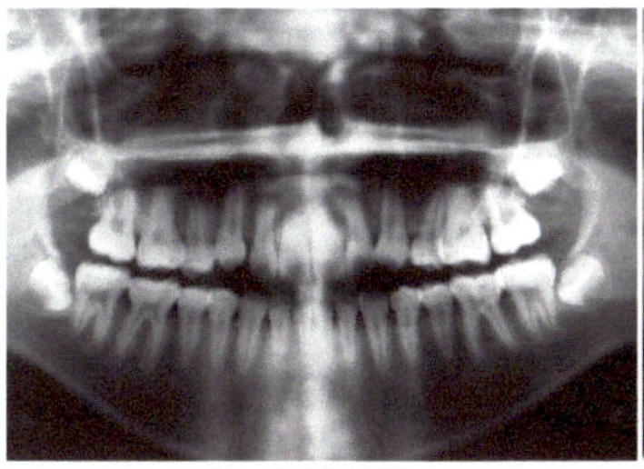
Figs. 6.16.158

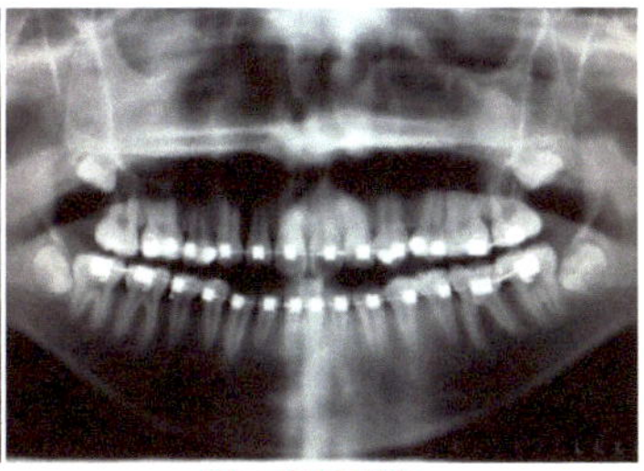
Figs. 6.16.159

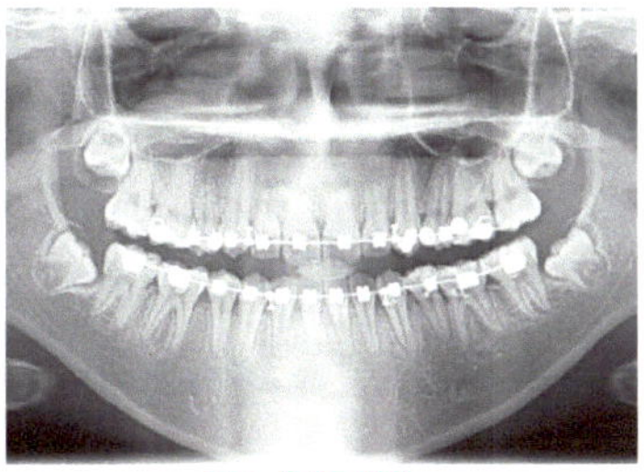
Figs. 6.16.160

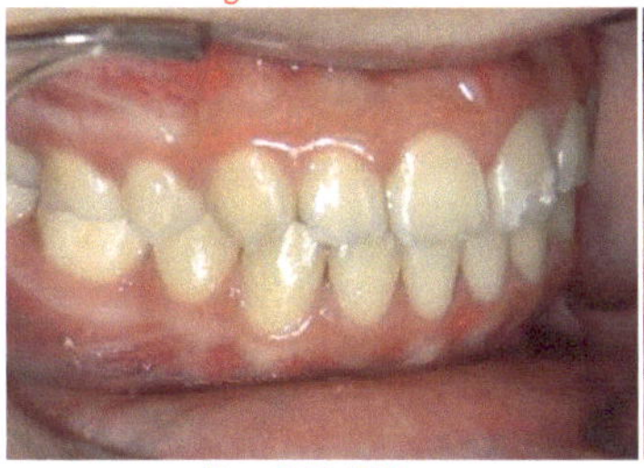
Figs. 6.16.161

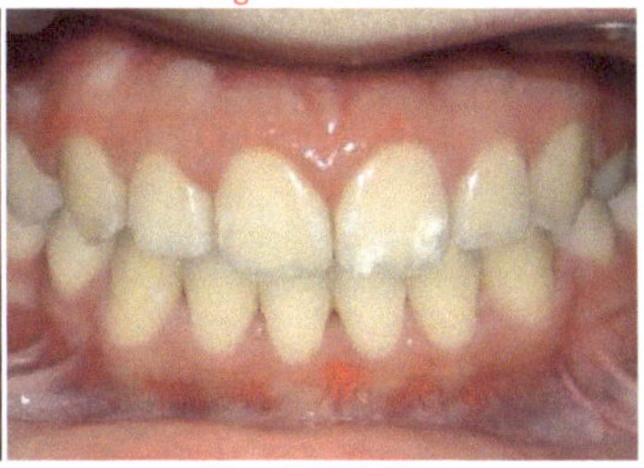
Figs. 6.16.162

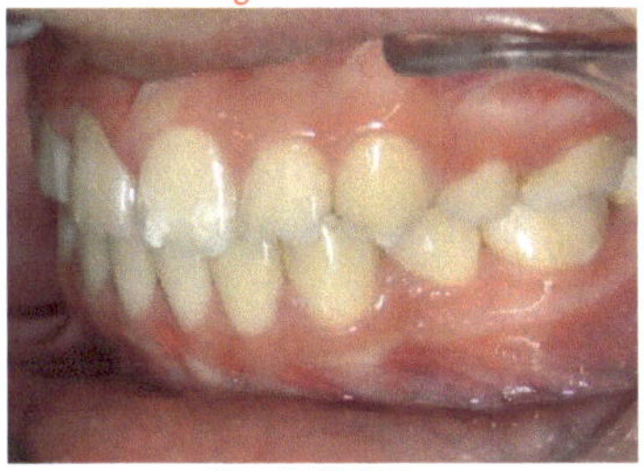
Figs. 6.16.163

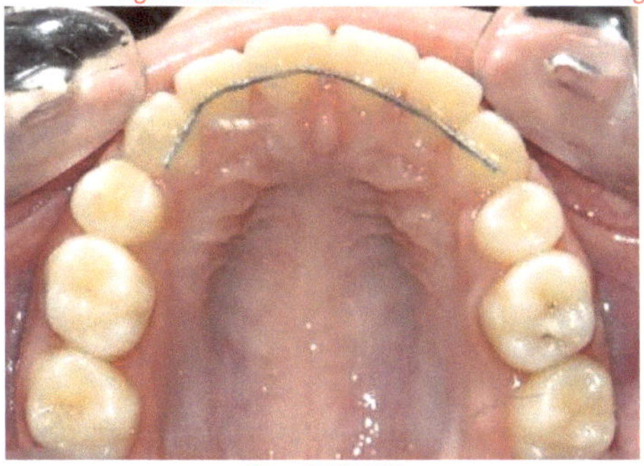
Figs. 6.16.164

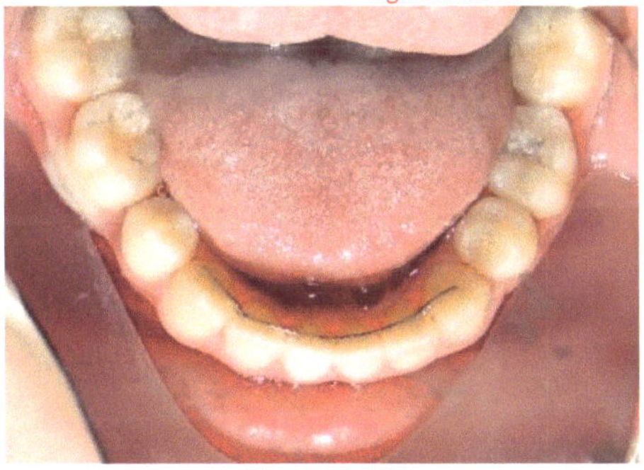
Figs. 6.16.165

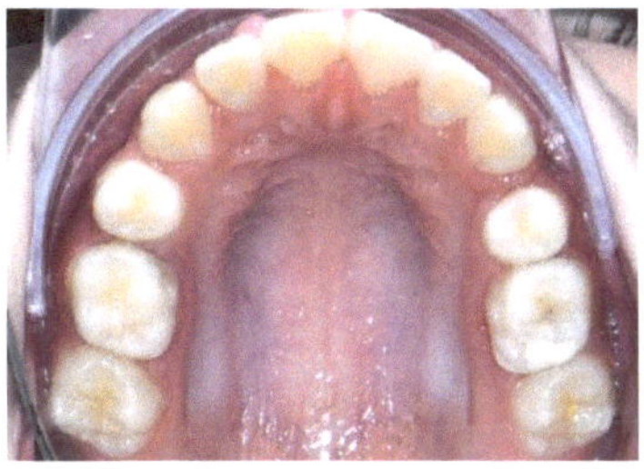
Figs. 6.16.166

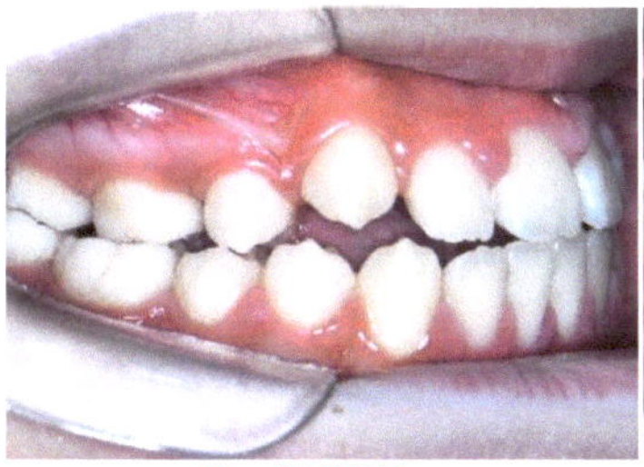
Figs. 6.16.167

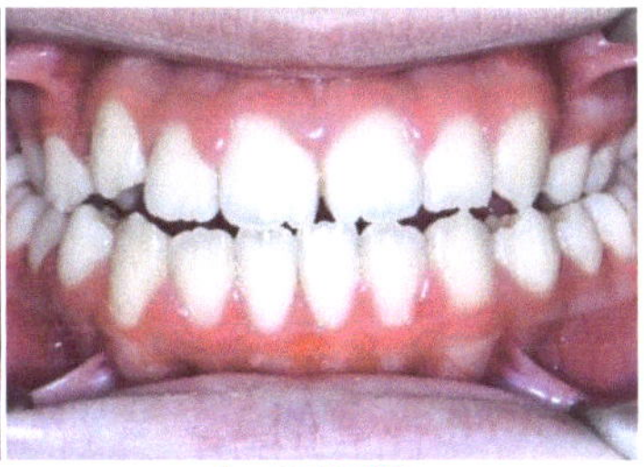
Figs. 6.16.168

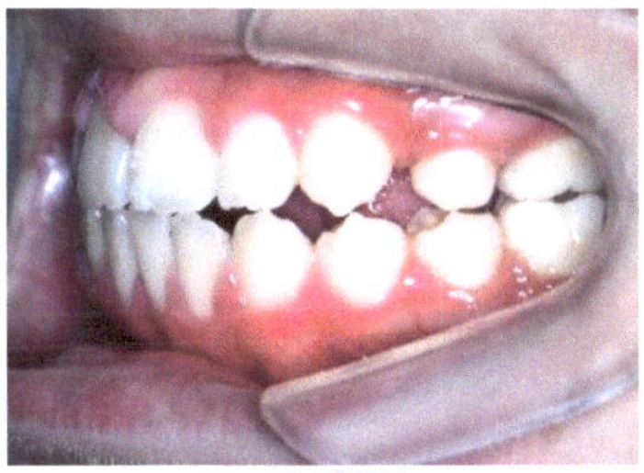
Figs. 6.16.169

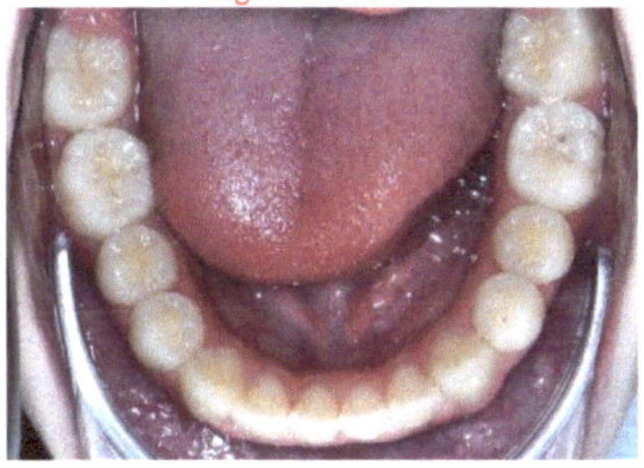
Figs. 6.16.170

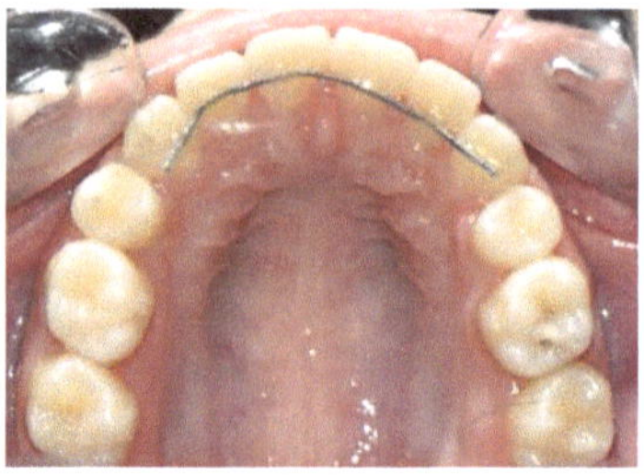

Figs. 6.16.171

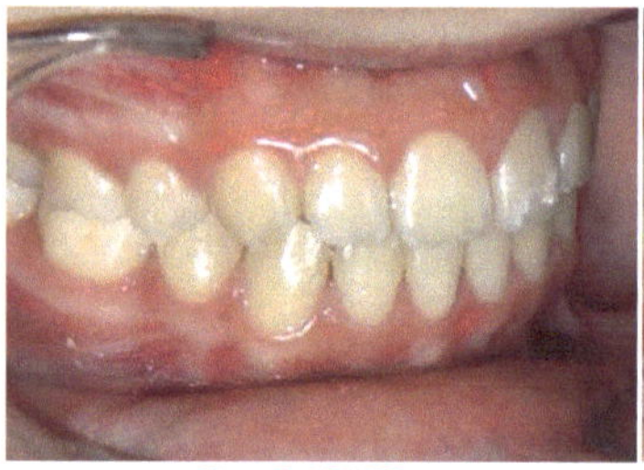

Figs. 6.16.172

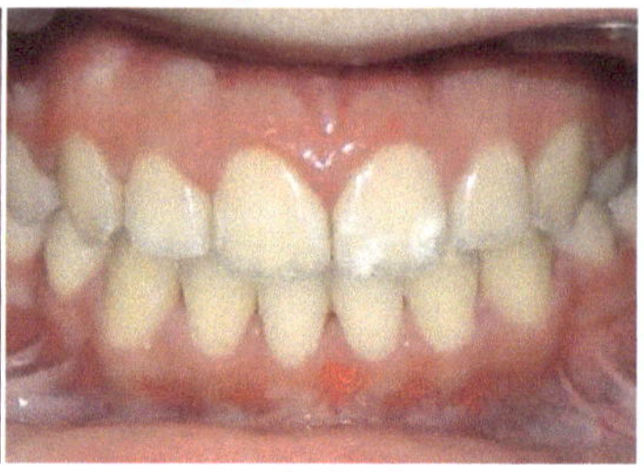

Figs. 6.16.173

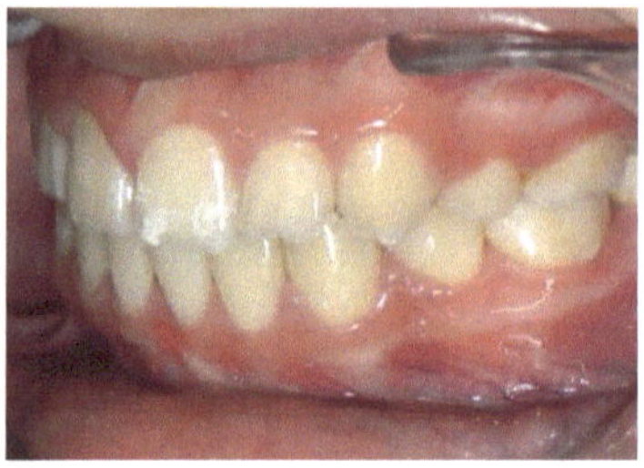

Figs. 6.16.174

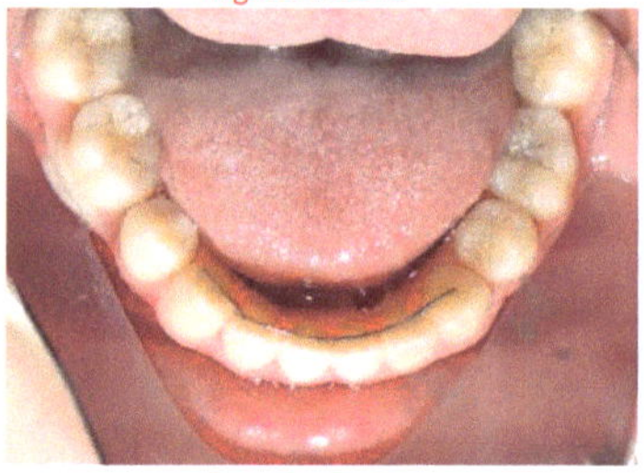

Figs. 6.16.175

El caso a tratar presentaba una pequeña asimetría esqueletal en la que el sector izquierdo era mayor que el derecho, también observábamos incoordinación transversal de las arcadas y falta de un correcto overjet y overbite.

La paciente había sido tratada ortodónticamente por años con dos extracciones de premolares superiores y presentaba, como pueden advertir en la Rx panorámica, reabsorción radicular en las piezas superiores que, por otra parte, fueron las únicas involucradas en el tratamiento anterior.

Con las debidas precauciones de actuar con fuerzas suaves y controles radiográficos pertinentes se cumplieron la Etapa Inicial e Intermedia del tratamiento.

Luego de "resolver" aspectos oclusales transversales con elásticos cruzados se realizaron las avulsiones de las piezas 4.5 y 3.4 y se comenzó la tercera etapa, Mecánica, con arcos poste .019*.025 de acero.

En el sector inferior el cierre se realizó con resortes de 100 grs. en ambos sectores, dicha fuerza es subumbral para el movimiento de los diferentes grupos dentarios involucrados, pero se adicionaron, a la vez, elásticos asimétricos de 3/16" 4 oz. Clase II en el sector derecho y clase III en el izquierdo.

El objetivo de las extracciones y la mecánica asimétrica es la mejor utilización del espacio a los efectos de finalizar el caso con adecuado relacionamiento oclusal "compensatorio" de la asimetría esqueletal y dentaria pretratamiento.

Las tomas fotográficas de los resortes y elásticos están separadas pero la utilización fue conjunta, es así que el sector inferior derecho tenía tendencia a perder anclaje por la sumatoria de fuerza generada entre el resorte (100 grs.) + elásticos clase II (aproximadamente 120 grs).En la hemiarcada opuesta, la inferior izquierda, la mecánica empleada fue opuesta, por un lado la extracción fue del primer premolar y por otro el sector anterior fue el "requerido" por la sumatoria resorte + elásico clase III.

La sumatoria de decisiones, extracciones y fuerzas asimétricas resolvieron desde el punto de vista dentoalveolar oclusal una asimetría de características muy peculiares.

Sección 6ª

ESPACIOS Y TIEMPOS ASIMÉTRICOS

Capítulo 17º

INTRODUCCIÓN

CASO 16

CASO 17

"Si buscas una buena solución y no la encuentras, consulta al tiempo, puesto que el tiempo es la máxima sabiduría."

Tales de Mileto

Filósofo y matemático griego (624 AC-546 AC)

Evidencia de hoy, imaginación de ayer.

William Blake

Poeta, pintor y grabador inglés. (1757-1827)

ESPACIOS Y TIEMPOS ASIMÉTRICOS

CASO 16

Este Capítulo ´´estará marcado´´ por una particular asimetría dentaria que presentaba una muy joven paciente de nuestro consultorio. Ver figs. 6.17.01 a 6.17.16

Figs. 6.17.01 a 6.16.16

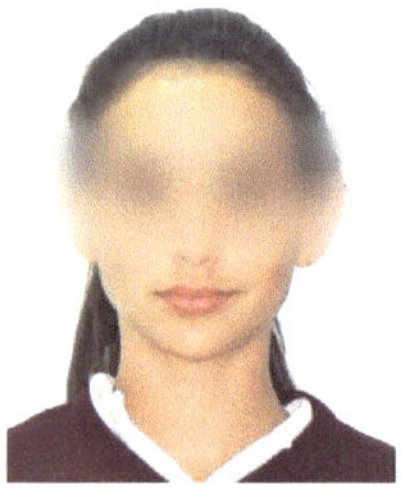
Fig. 6.17.01

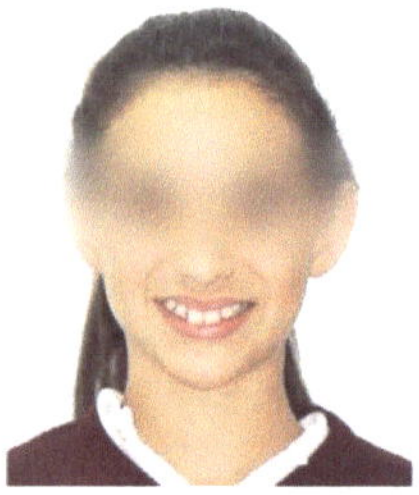
Fig. 6.17.02

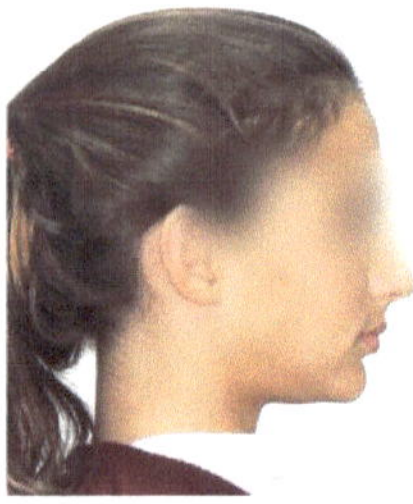
Fig. 6.17.03

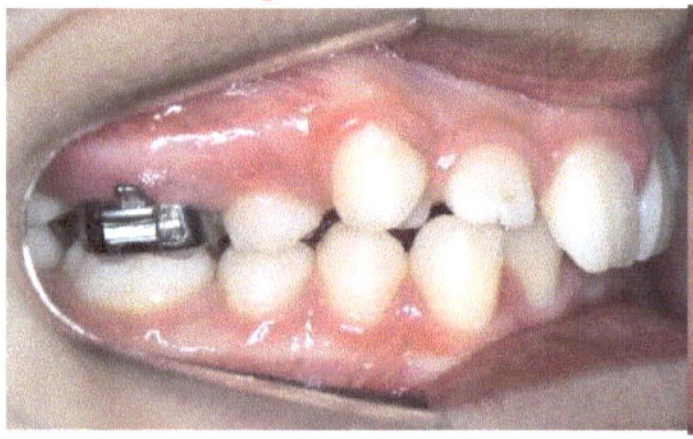
Fig. 6.17.04

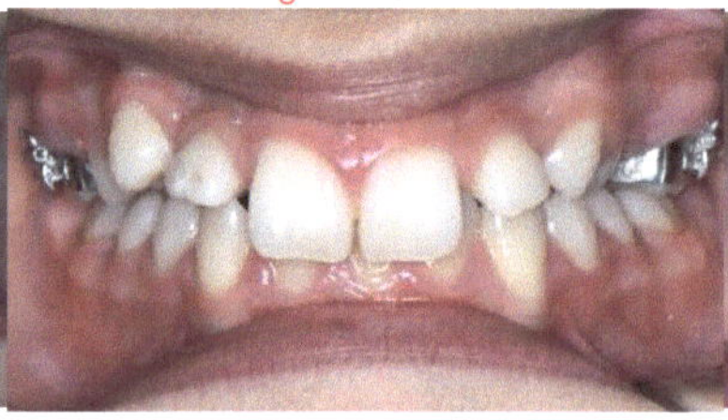
Fig. 6.17.05

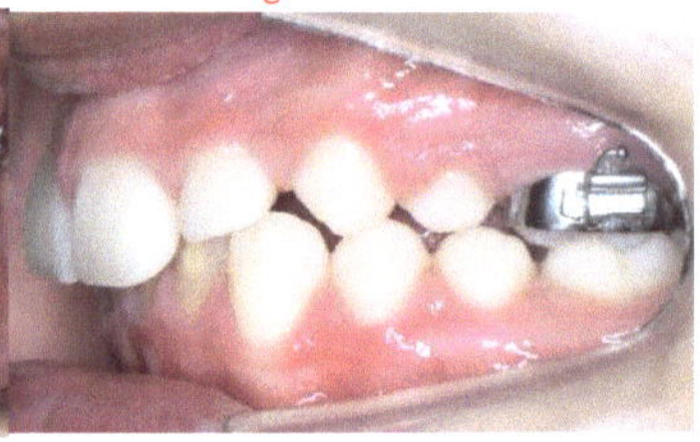
Fig. 6.17.06

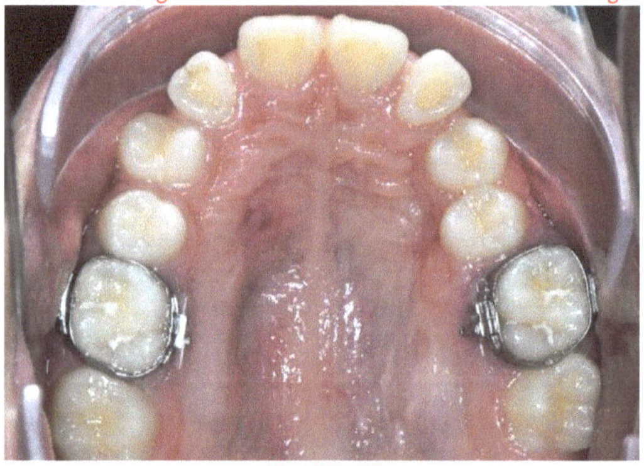
Fig. 6.17.07

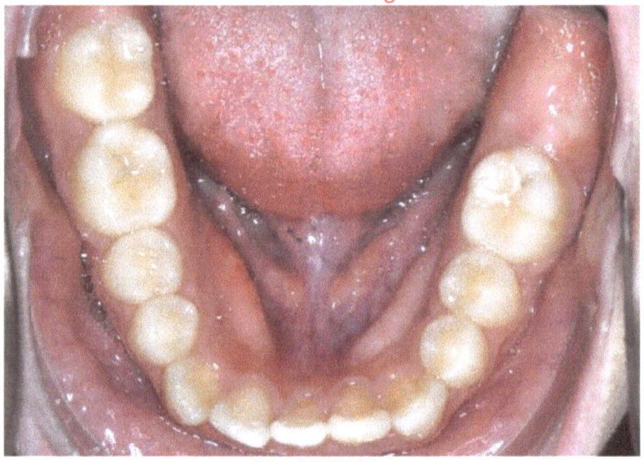
Fig. 6.17.08

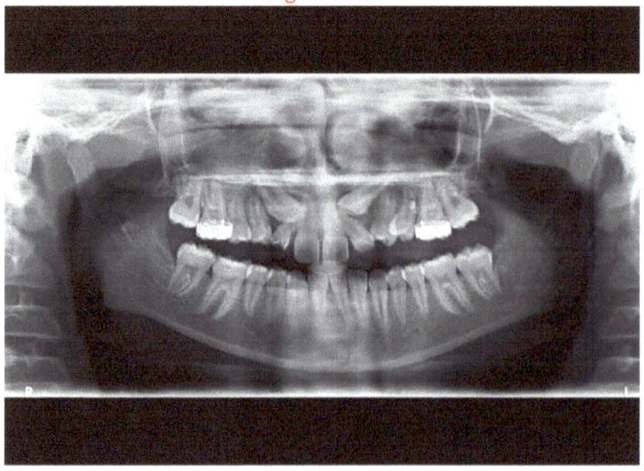
Fig. 6.17.09

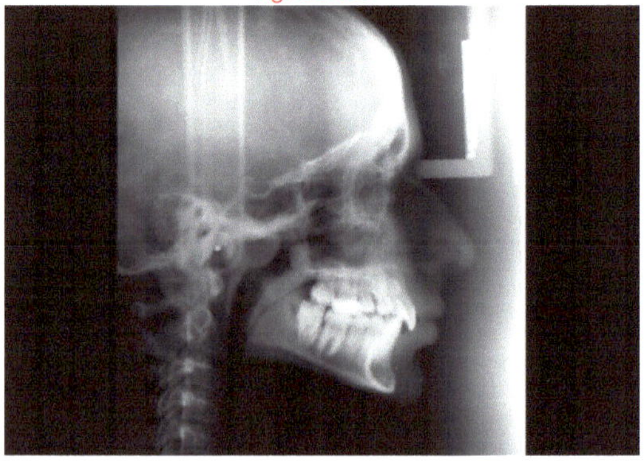
Fig. 6.17.10

Ricketts para Biotipo Facial

PRETRATAMIENTO 100.60%
06-01-2011 13 Ans 7 Me

Rangos	Menor	Mayor	Valor
Eje Facial	86.5	93.5	92.4
Angulo facial	85.3	91.3	85.9
Ang.Plano Mandibular	20.3	29.3	18.8
Altura Facial Infer.	43.0	51.0	39.1
Arco Mandibular	24.5	32.5	37.8
Convexidad Facial (A)	-0.8	3.2	1.6
Profundidad Maxilar	87.0	93.0	87.4
Inc Inf a A Po(protr)	-1.0	3.0	-0.9
Inclinacion Incis.Inf	18.0	26.0	16.4
1er Molar Sup a Ptv	13.0	19.0	18.6
Inc Inf.al Plano Oclu	-0.7	3.3	1.4
Angulo Interincisivo	124.0	136.0	138.9
Protrusion Labio Inf	-4.0	0.0	-3.3
Linea MacNamara a A	0.0	4.0	-2.7
Linea Mac Namara a Po	-4.0	0.0	-7.9

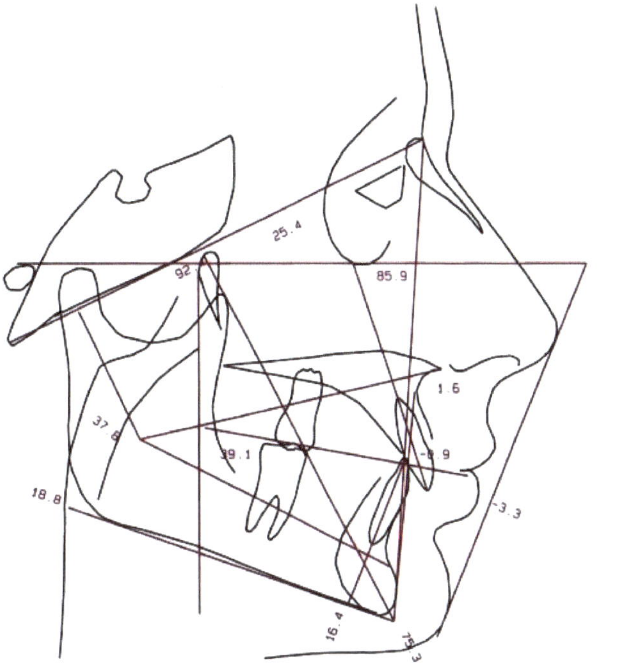

Fig. 6.17.11

MAXILAR INFERIOR	Norma	Inicial	Diferencia	Tendencia
1. Eje Facial	90,00° ± 3	92,00°	2,00	BRAQUI
2. Prof. facial (ang. facial)	88,50° ± 3	86,00°	-2,50	DOLI
3. Angulo Plano Mandibular	24,50° ± 4	19,00°	-5,50	BRAQUI
4. Altura Facial Inferior	47,00° ± 4	39,00°	-8,00	BRAQUI
5. Arco Mandibular	28,50° ± 4	38,00°	9,50	BRAQUI
MAXILAR SUPERIOR				Interpretación
6. Convexidad Facial	2,00mm ± 2	1,60mm	-0,40	PATRON CLASE I ESQ.
7. Profundidad Maxilar	90,00° ± 3	87,00°	-3,00	NORMOGNATIA Sup.
DIENTES				Interpretación
8. Incisivo Inferior A A-Po	1,00mm ± 2	-0,90mm	-1,90	NORMOPOSICION
9. Inclinación Incicivo Inferior	22,00° ± 4	16,00°	-6,00	RETROINCLINACION
10. 1er. Molar Superior a Ptv	edad+3 mm ±3	19,00mm	2,00	NORMOPOSICION
11. Inc. Inf. al Plano Oclusal	1,25mm ± 2	1,40mm	0,15	NORMAL
12. Angulo Interincisivo	130,00° ± 6	139,00°	9,00	AUMENTADO
PERFIL BLANDO				Interpretación
13. Protusión Labio Inferior	-2,00mm ± 2	-3,30mm	-1,30	NORMOQUELIA
14. Linea Mc Namara - Pto A	1,00mm ± 1	-2,70mm	-3,70	RETRUSION Maxilar
15. Linea Mc Namara - Po	-2,00mm ± 2	-7,90mm	-5,90	RETRUSION Mandibular

DETERMINACION DEL BIOTIPO FACIAL — **TENDENCIAS PACIENTE**

FACTORES	NORMA	DESV EST	AJUSTE POR EDAD	MEDIDAS PAC	DIFERENCIA		DESVIACIONES
1. Eje Facial	90°	±3.0°	0,00	92,00°	2,00	0.67	■
2. Prof. facial (áng. facial)	87°	±3.0°	1,50	86,00°	-2,50	-0.83	■
3. Angulo plano mandibular	26°	±4.0°	-1,50	19,00°	-5,50	1.38*	■
4. Altura facial inferior	47°	±4.0°	0,00	39,00°	-8,00	2.00*	■■
5. Arco mandibular	26°	±4.0°	2,50	38,00°	9,50	2.38	■■

DOLICO BRAQUI

* El valor cambió de signo MESO

SUMA ALGEBRAICA / 5 = 5,58 / 5 = 1,12

DOLICO SEVERO	DOLICO	DOLICO SUAVE	MESOFACIAL	BRAQUI	BRAQUI SEVERO
-2.0	-1.0	-0.5	0.0	+0.5	+1.0

Descripción: *Estudio realizado el 01/06/2011*

VERT: 1,12 BRAQUI SEVERO *a las 10:05:22*

Fig. 6.17.12

ANALISIS BJORK/JARABAK

PRETRATAMIENTO 100.60%
06-01-2011 13 Ans 7 Me

Rangos	Menor	Mayor	Valor
Angulo Ar-S-N /silla	118.0	128.0	133.5
Ang.Articular S-Ar-Go	137.0	149.0	144.4
Ang.Goniaco Ar-Go-Me	123.0	137.0	111.2
Suma.Ang.Silla,Art,Go	396.0	396.0	389.1
Base craneal horiz.SN	68.0	74.0	72.6
Base craneo Vert.S-Ar	29.0	35.0	33.9
Ang.Gon.Sup. Ar-Go-N	52.0	55.0	47.5
Ang.Gon.Inf. N-Go-Me	70.0	75.0	63.8
Alt.Rama mand. Ar-Go	39.0	49.0	46.8
Longitud Cuerpo.Go-Me	66.0	76.0	79.0
Alt.Facial.Post. S-Go	70.0	85.0	76.9
Alt.Facial Ant. N-Me	105.0	120.0	114.2
Radio Alt.Fac.Ant+Pos	63.0	68.0	67.3
Plano Facial S-N-Po	77.0	80.0	75.7

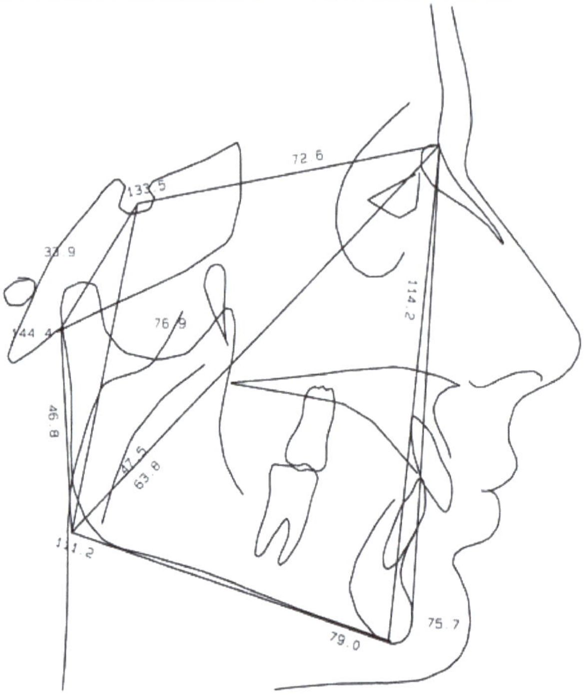

Fig. 6.17.13

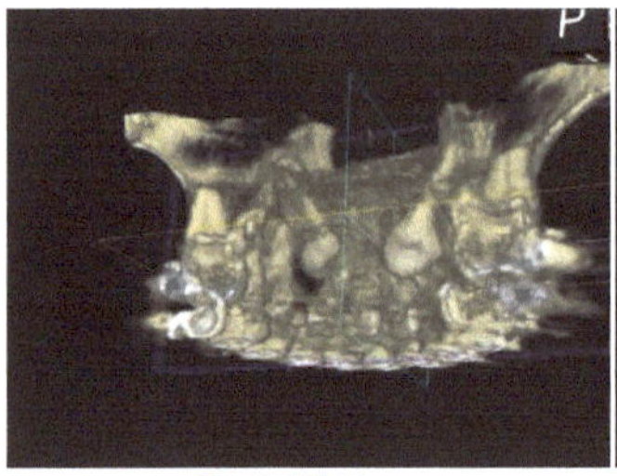

Fig. 6.17.14

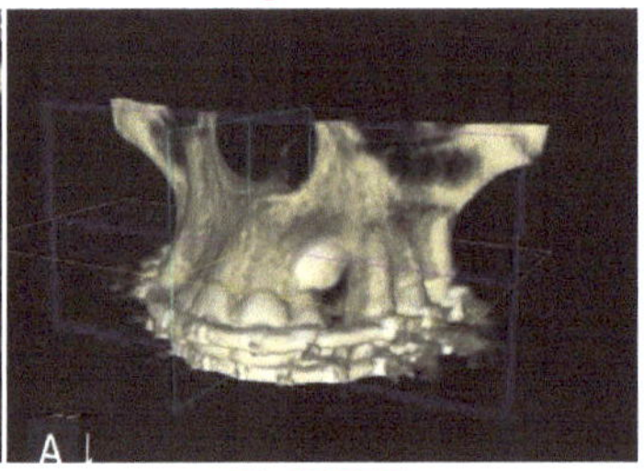

Fig. 6.17.15

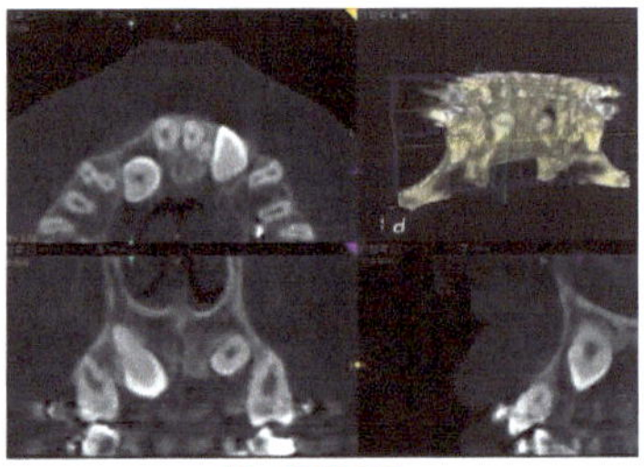

Fig. 6.17.16

1. DIAGNÓSTICO

1A. REQUERIMIENTOS DEL PACIENTE

Las fotos muestran un pretratamiento con bandas cementadas en 1.6 y 2.6 ya que la paciente, y su familia, desisten, no importan en este momento los motivos, de la atención en otro consultorio.

Los requerimientos por un lado eran estéticos pero también ella y sus padres conocían la problemática de sus dos caninos superiores retenidos

1B. EDAD Y BIOTIPO

El comienzo del tratamiento fue casi a los 14 años con una biotipología braquifacial; la edad más su tendencia de crecimiento resolvieron algunos de los problemas que detallaremos en otras áreas diagnósticas

1C. ESTÉTICA

Al analizar el tercio inferior de cara percibíamos un retroposicionamiento del labio inferior y mentón con respecto a normas ideales del adulto en el relacionamiento de dichas estructuras con respecto a una vertical trazada desde subnasal; de todos modos, sabíamos, que el paso del tiempo y el consiguiente crecimiento en el biotipo braqui de la paciente corregiría de por sí este pequeño detalle de la macroestética Ver figs. 6.17.17 a 6.17.18

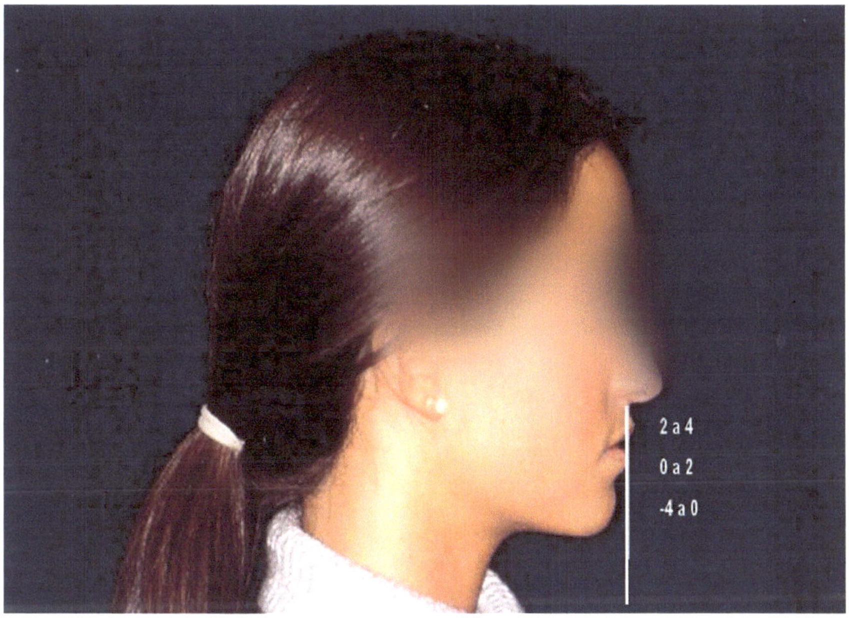

Fig. 6.17.17

Relacionamiento "ideal" de labio superior, inferior y mentón
con la vertical trazada desde subnasal y perpendicular a la horizonral "veradera".

En sonrisa la mini estética nos mostraba tanto una adecuada exposición vertical de los incisivos superiores como sus malposiciones y diastemas pretratamiento. ver Fig. 6.17.02

Fig. 6.17.18

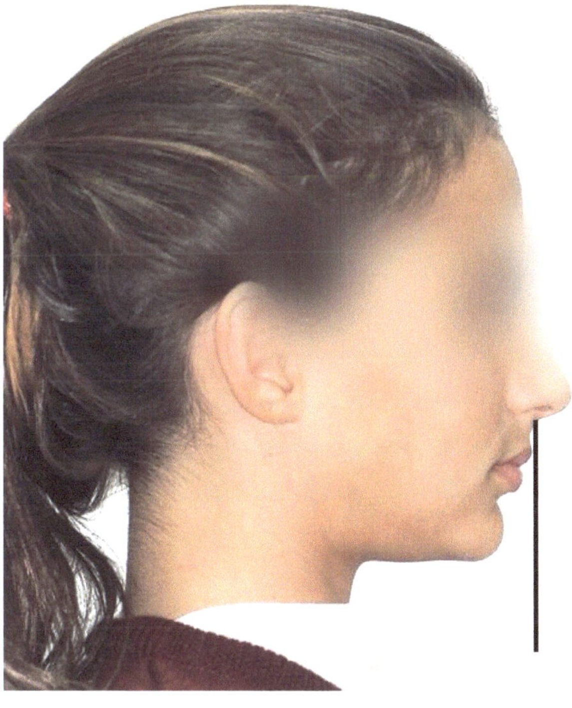

1D. ESQUELETAL

La edad de "maduración" esqueletal era 4 ya con cierta curvatura en el borde inferior de la cuarta vértebra, teníamos por delante, como señalamos un cierto crecimiento que obraría como viento a favor en alguna de las correcciones a realizar.

La convexidad facial era de +1.6 mm o sea de clase I, mientras que la altura facial inferior (39º) y el ángulo del plano mandibular (18.8º) se presentaban disminuidos con respecto a normas ideales (Ricketts).

1E. DENTARIO

Siempre afirmamos que en algunos casos ortodónticos un área diagnóstica se "roba" el protagonismo de la película y esta es una situación que bien tipifica esta afirmación. Ver figs. 6.17.19 a 6.17.31

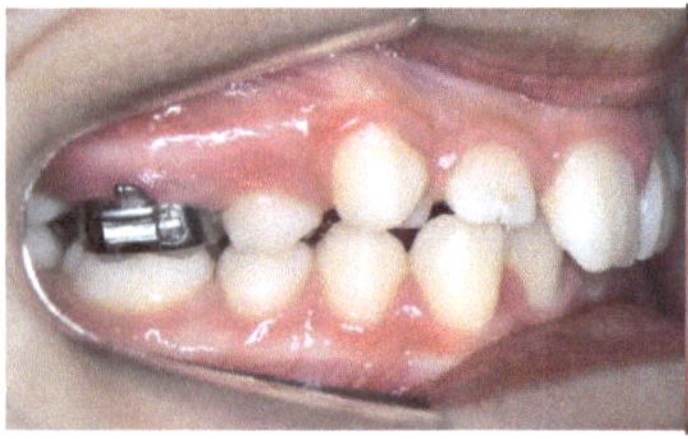

Fig. 6.17.19

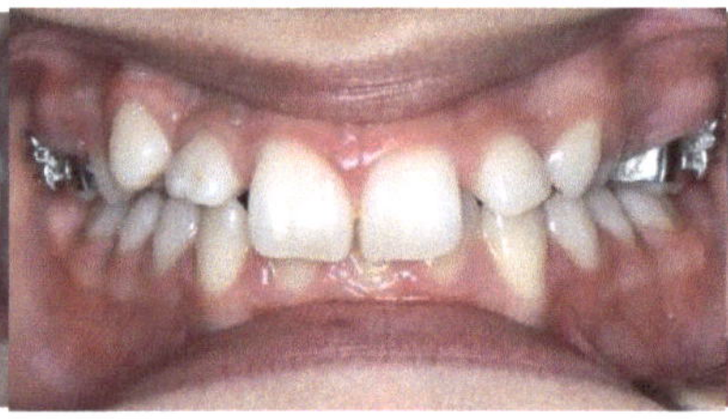

Fig. 6.17.20

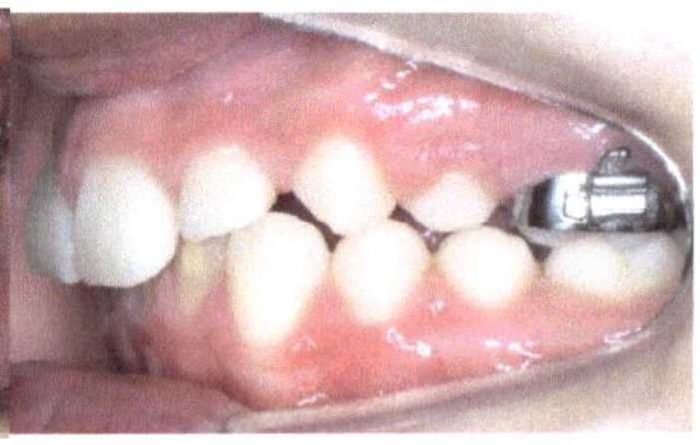

Fig. 6.17.21

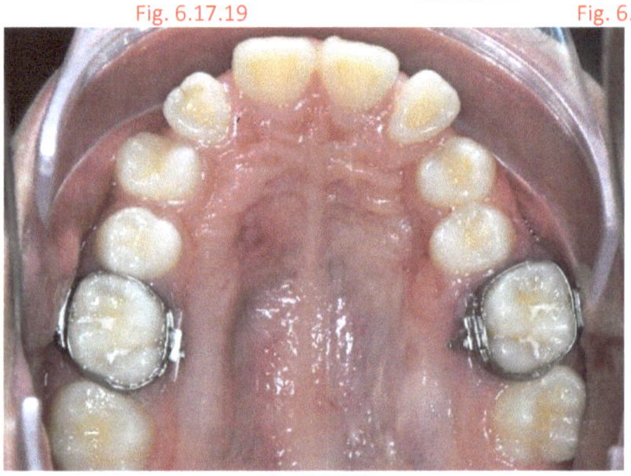

Fig. 6.17.22

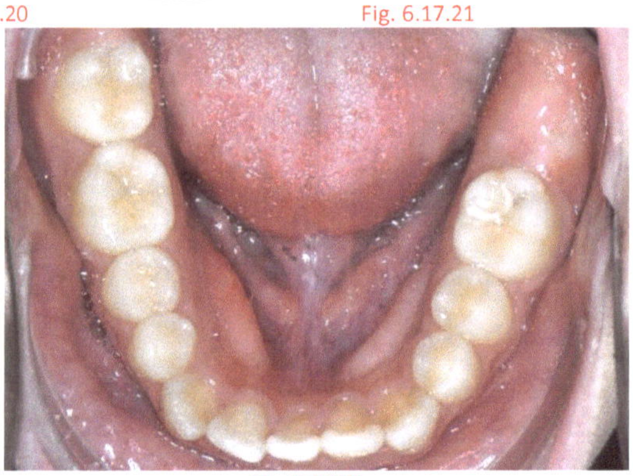

Fig. 6.17.23

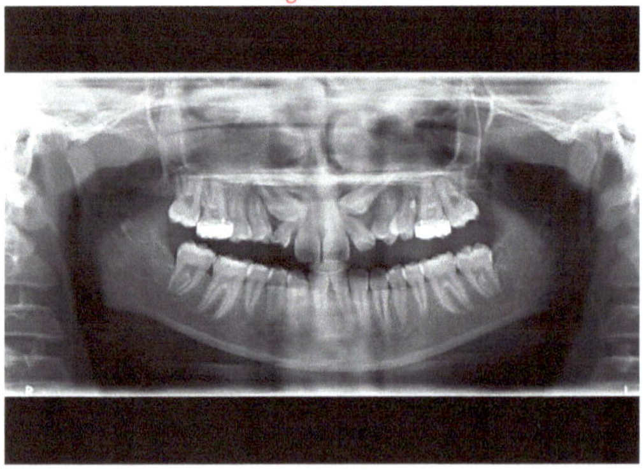

Fig. 6.17.24

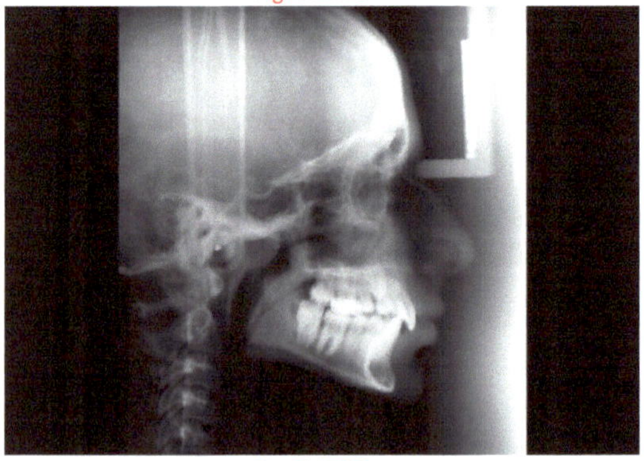

Fig. 6.17.25

Ricketts para Biotipo Facial

PRETRATAMIENTO 100.60%
06-01-2011 13 Ans 7 Me

Rangos	Menor	Mayor	Valor
Eje Facial	86.5	93.5	92.4
Angulo facial	85.3	91.3	85.9
Ang.Plano Mandibular	20.3	29.3	18.8
Altura Facial Infer.	43.0	51.0	39.1
Arco Mandibular	24.5	32.5	37.8
Convexidad Facial (A)	-0.8	3.2	1.6
Profundidad Maxilar	87.0	93.0	87.4
Inc Inf a A Po(protr)	-1.0	3.0	-0.9
Inclinacion Incis.Inf	18.0	26.0	16.4
1er Molar Sup a Ptv	13.0	19.0	18.6
Inc Inf.al Plano Oclu	-0.7	3.3	1.4
Angulo Interincisivo	124.0	136.0	138.9
Protrusion Labio Inf	-4.0	0.0	-3.3
Linea MacNamara a A	0.0	4.0	-2.7
Linea Mac Namara a Po	-4.0	0.0	-7.9

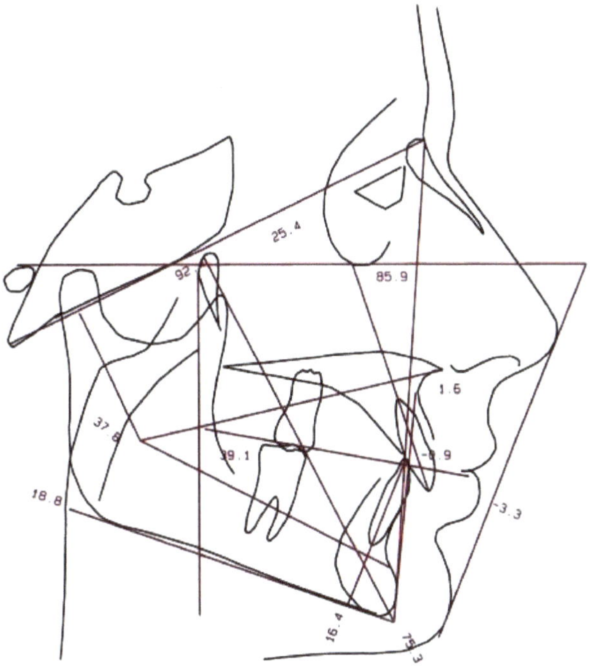

Fig. 6.17.26

MAXILAR INFERIOR	Norma	Inicial	Diferencia	Tendencia
1. Eje Facial	90,00° ± 3	92,00°	2,00	BRAQUI
2. Prof. facial (ang. facial)	88,50° ± 3	86,00°	-2,50	DOLI
3. Angulo Plano Mandibular	24,50° ± 4	19,00°	-5,50	BRAQUI
4. Altura Facial Inferior	47,00° ± 4	39,00°	-8,00	BRAQUI
5. Arco Mandibular	28,50° ± 4	38,00°	9,50	BRAQUI
MAXILAR SUPERIOR				Interpretación
6. Convexidad Facial	2,00mm ± 2	1,60mm	-0,40	PATRON CLASE I ESQ.
7. Profundidad Maxilar	90,00° ± 3	87,00°	-3,00	NORMOGNATIA Sup
DIENTES				Interpretación
8. Incisivo Inferior A A-Po	1,00mm ± 2	-0,90mm	-1,90	NORMOPOSICION
9. Inclinación Incicivo Inferior	22,00° ± 4	16,00°	-6,00	RETROINCLINACION
10. 1er. Molar Superior a Ptv	edad+3 mm ±3	19,00mm	2,00	NORMOPOSICION
11. Inc. Inf. al Plano Oclusal	1,25mm ± 2	1,40mm	0,15	NORMAL
12. Angulo Interincisivo	130,00° ± 6	139,00°	9,00	AUMENTADO
PERFIL BLANDO				Interpretación
13. Protusión Labio Inferior	-2,00mm ± 2	-3,30mm	-1,30	NORMOQUELIA
14. Linea Mc Namara - Pto A	1,00mm ± 1	-2,70mm	-3,70	RETRUSION Maxilar
15. Linea Mc Namara - Po	-2,00mm ± 2	-7,90mm	-5,90	RETRUSION Mandibular

DETERMINACION DEL BIOTIPO FACIAL — **TENDENCIAS PACIENTE**

FACTORES	NORMA	DESV EST	AJUSTE POR EDAD	MEDIDAS PAC	DIFERENCIA		DESVIACIONES
1. Eje Facial	90°	±3.0°	0,00	92,00°	2,00	0.67	■
2. Prof. facial (áng. facial)	87°	±3.0°	1,50	86,00°	-2,50	-0.83	■
3. Angulo plano mandibular	26°	±4.0°	-1,50	19,00°	-5,50	1.38*	■
4. Altura facial inferior	47°	±4.0°	0,00	39,00°	-8,00	2.00*	■■
5. Arco mandibular	26°	±4.0°	2,50	38,00°	9,50	2.38	■■

DOLICO BRAQUI

* El valor cambió de signo MESO

SUMA ALGEBRAICA / 5 = 5,58 / 5 = 1,12

DOLICO SEVERO	DOLICO	DOLICO SUAVE	MESOFACIAL	BRAQUI	BRAQUI SEVERO
-2.0	-1.0	-0.5	0.0	+0.5	+1.0

Descripción: *Estudio realizado el 01/06/2011*

VERT: 1,12 BRAQUI SEVERO *a las 10:05:22*

Fig. 6.17.27

ANALISIS BJORK/JARABAK

PRETRATAMIENTO 100.60%
06-01-2011 13 Ans 7 Me

Rangos	Menor	Mayor	Valor
Angulo Ar-S-N /silla	118.0	128.0	133.5
Ang.Articular S-Ar-Go	137.0	149.0	144.4
Ang.Goniaco Ar-Go-Me	123.0	137.0	111.2
Suma.Ang.Silla,Art,Go	396.0	396.0	389.1
Base craneal horiz.SN	68.0	74.0	72.6
Base craneo Vert.S-Ar	29.0	35.0	33.9
Ang.Gon.Sup. Ar-Go-N	52.0	55.0	47.5
Ang.Gon.Inf. N-Go-Me	70.0	75.0	63.8
Alt.Rama mand. Ar-Go	39.0	49.0	46.8
Longitud Cuerpo.Go-Me	66.0	76.0	79.0
Alt.Facial.Post. S-Go	70.0	85.0	76.9
Alt.Facial Ant. N-Me	105.0	120.0	114.2
Radio.Alt.Fac.Ant+Pos	63.0	68.0	67.3
Plano Facial S-N-Po	77.0	80.0	75.7

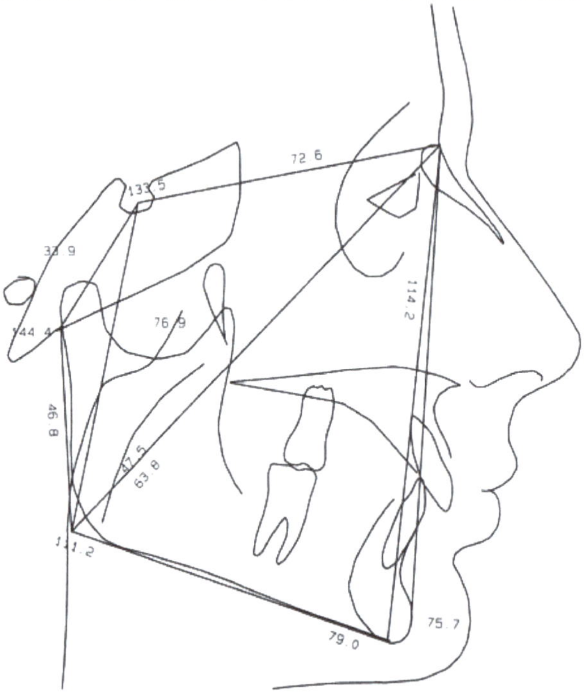

Fig. 6.17.28

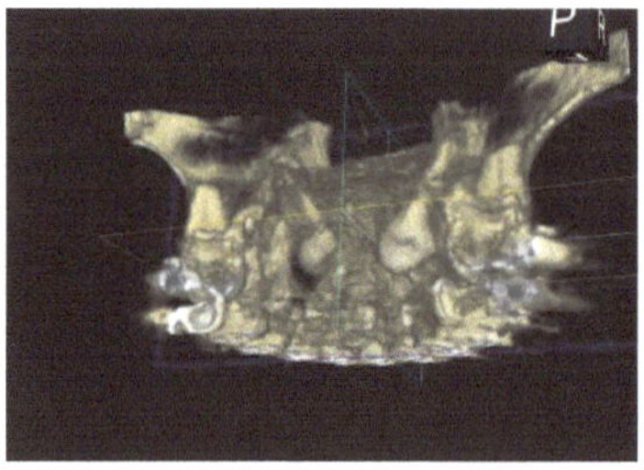

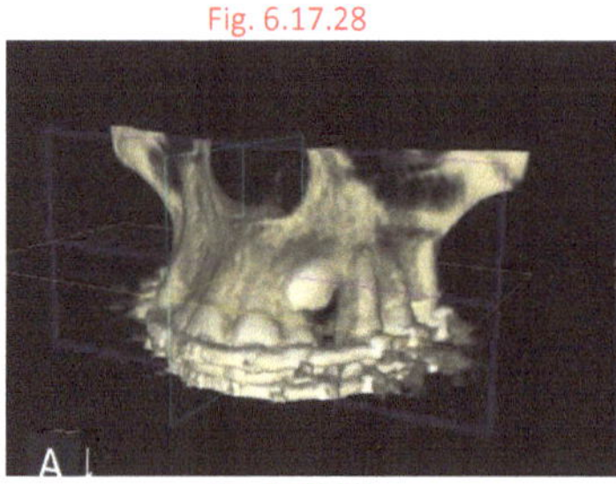

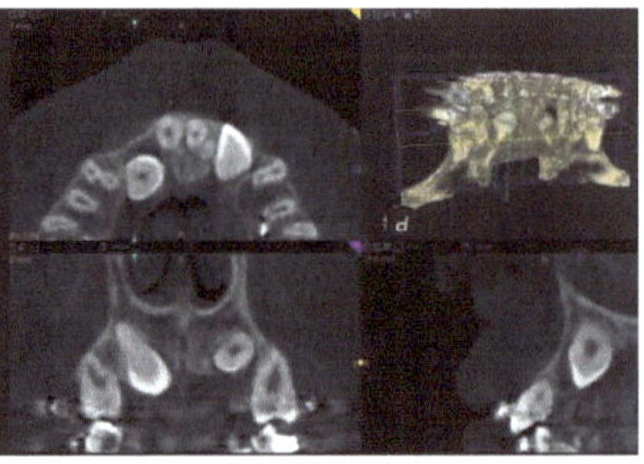

Fig. 6.17.29 Fig. 6.17.30 Fig. 6.17.31

Un breve resumen del área dentaria del diagnóstico nos señalaba:

1. Retención palatina intraósea y <u>falta de espacio</u> para el adecuado posicionamiento de la pieza 1.3.
2. Retención vestibular y prácticamente submucosa de la pieza 2.3, también con déficit de <u>espacio</u> para su alineado y nivelado.
3. Sobremordida aumentada.
4. Clase II dentaria.
5. Falta de un incisivo inferior perdido por un traumatismo.

Los puntos **1** y **2** eran bien percibidos en la imagenología de la tomografía y son apreciados en las figuras 6.17.29 a 6.17.31.

La sobremordida y la clase II las exponemos en las tomas fotográficas intrabucales de las figs. 6.17.19 a 6.17.21 aclarando que el aumento del overbite iba acompañado de una relativamente correcta exposición vertical en sonrisa de los incisivos superiores.

La foto oclusal inferior nos denuncia la existencia de solo tres incisivos inferiores ya que en un accidente deportivo un fuerte traumatismo le había ocasionado la pérdida de uno de ellos; esta situación generaba, como consecuencia, un desequilibrio dento-dentario (Bolton) a favor de la arcada superior.

En suma una asimetría dentaria con los caninos superiores retenidos asimétricamente y tres incisivos inferiores.

1F. FUNCIONAL

El overjet o resalte anterior se encontraba aumentado, la dismorfosis se acompañaba y retroalimentaba con disfunción en donde la hiperactividad e interposición del labio inferior en la deglución era moneda repetida

2. PLAN DE TRATAMIENTO

2A. CORRECCIONES A EFECTUAR

2B. ASPECTOS A PROTEGER

Las principales correcciones derivaban de los problemas detectados y resumidos en el área Dentaria del Diagnóstico y, como primer eslabón, ubicar en boca a las piezas 1.3 y 2.3 con retenciones a palatino y vestibular respectivamente. La cirugía y mecánica empleada sería diferente dado la disímil situación "espacial" de ambos caninos y serán explicitadas más adelante en éste capítulo.

Un segundo y tercer nivel de corrección lo eran aspectos verticales (sobremordida), y anteroposteriores (clase II) , teniendo la precaución de proteger tanto una adecuada visualización estética de los incisivos superiores como el no aumentar el ángulo nasolabial pretratamiento.

Por último iba a ser necesario equilibrar el material dentario de los grupos incisivo-canino superior e inferior habida cuenta del "faltante" en esta última arcada de una pieza dentaria; la solución sería un desgaste interproximal anterosuperior con una sumatoria de 5.5 mm. medida mesiodistal aproximada de un incisivo inferior.

2C. LIMITACIONES A UN PLAN IDEAL

Si cumplíamos ordenadamente el plan ideado y la mecánica planificada, la única limitación con respecto a un final ideal lo constituiría la no concordancia de las líneas medias dentarias superior e inferior ya que en esta arcada existían tres incisivos.

2D. PLAN DE CONTENCIÓN

Lógicamente se pensó en una retención fija que iría adherida de la pieza 1.3 a la 2.3 con vínculos en los incisivos, algo similar iba a suceder en el arco inferior en donde el retenedor cementado involucraría ambos caninos y los tres incisivos; también se planificó una contención bimaxilar funcional de utilización nocturna.

3. VEHÍCULO TERAPEÚTICO

Fueron utilizados brackets y tubos Sistema Damon, modelo Q1 de prescripción Standard; como se apreciará en imágenes que muestran etapas en el tratamiento.

Se insertaron dos minimplantes infracigomáticos de 2 mm. de diámetro y 12 de longitud (Vector-Ormco) con el objetivo de incluir en ellos seccionales para el manejo de los caninos retenidos. En palatino fue ubicado otro microimplante de 10 mm. de longitud.

4. TRATAMIENTO Y SUS ETAPAS

5. PERLAS DIAGNÓSTICAS Y/O MECÁNICAS

Este tratamiento no presenta una progresión clásica de las cuatro etapas mencionadas en casos ya expuestos y explicaremos las razones de este cambio "estructural" en este apartado.

El inicio tiene dos aristas diferentes, por un lado el tratamiento ortodóntico en sí comienza con arcos .014 Niti Cu (10 semanas) y luego .018 (6 semanas) de la misma aleación y forma Damon; la particularidad consistía en que ambos incisivos laterales superiores no fueron involucrados con brackets a los efectos de que si en los futuros movimientos de los caninos retenidos se registrara algún ´´roce´´, los incisivos se comportaran como cuerpo libre y no hubiese riesgo de daño radicular.

En esta Etapa Inicial, en un tiempo precoz del tratamiento, también se practicó, por parte del Dr. Walter Ferro, la cirugía apropiada para la pieza 1.3 retenida en palatino; en esencia este procedimiento consistió en eliminar tejido blando y hueso hasta el cuello del canino, "empaquetar" cemento quirúrgico cuatro días, y luego esperar la autoerupción de la pieza cerca de dos meses.

ETAPA INTERMEDIA

Comienza con arcos Niti Cu .014 x .025 Damon inferiores y superiores con la particularidad de que en éstos últimos fueron enhebrado resortes Niti de espiras abiertas dispuestos entre brackets de incisivos centrales y caninos.

Cinco semanas más tarde los arcos fueron cambiados por .016 x .025 Niti Cu Damon e insertos minimplantes infracigomáticos que iban a jugar un rol principalísimo en la mecánica empleada sobre los caninos retenidos. Ver figs. 6.17.32 a 6.17.35

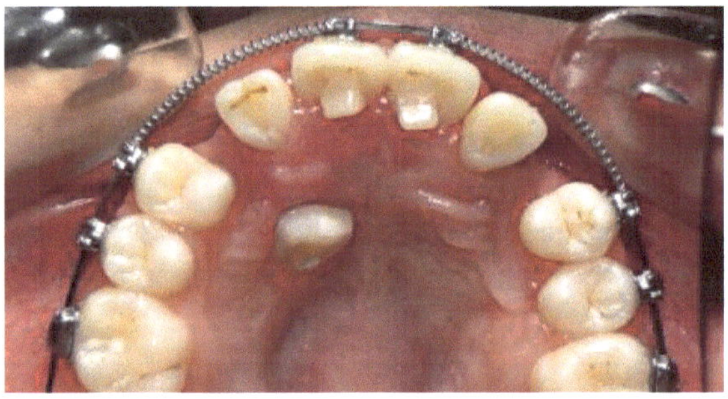

Fig. 6.17.32

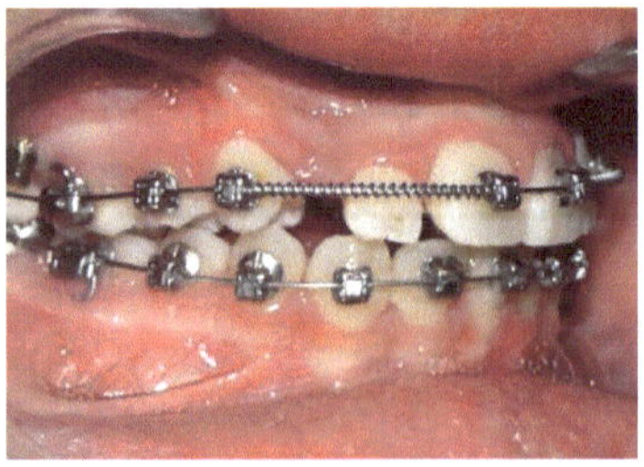

Fig. 6.17.33

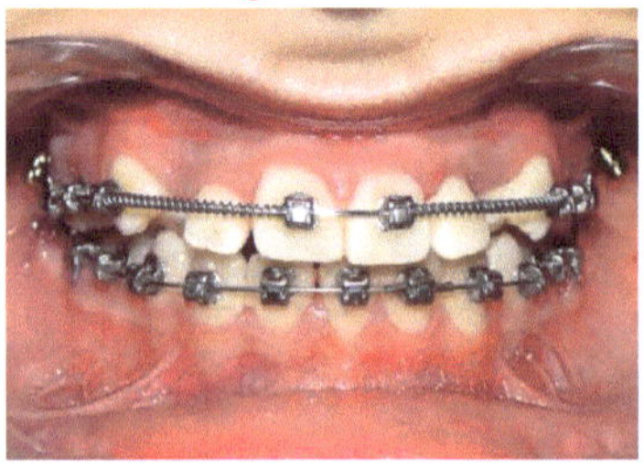

Fig. 6.17.34

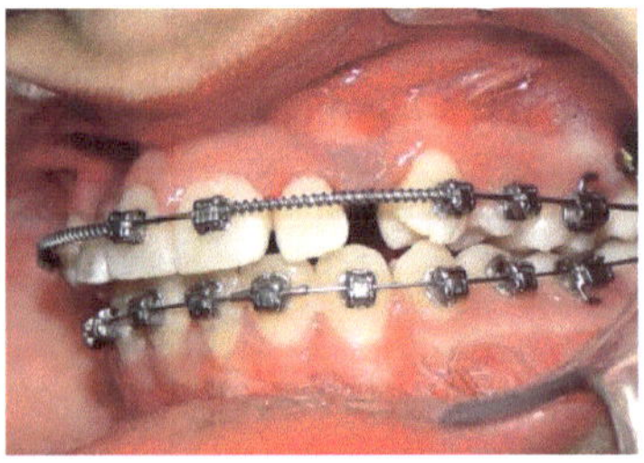

Fig. 6.17.35

MECÁNICA SOBRE CANINOS

Al describir las fuerzas ejercidas sobre los caninos superiores iremos alternando comentarios de lo practicado en el sector derecho e izquierdo dado que el posicionamiento de ambas piezas no era similar.

Recordemos diagnóstico

1.3 con retención palatina intraósea

2.3 con retención vestibular, angulación distal radicular-mesial coronaria y, prácticamente, submucoso.

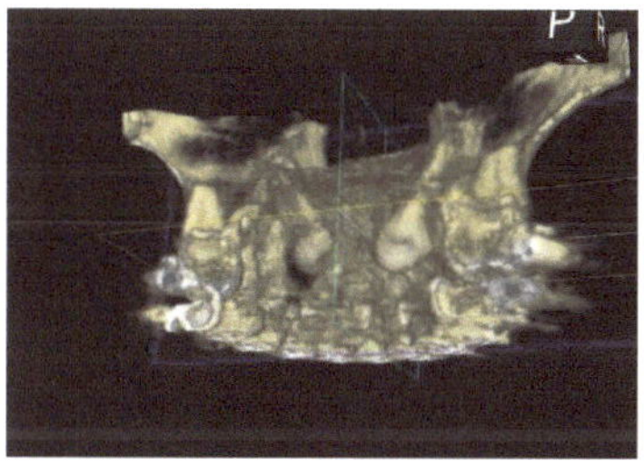

Fig. 6.17.36

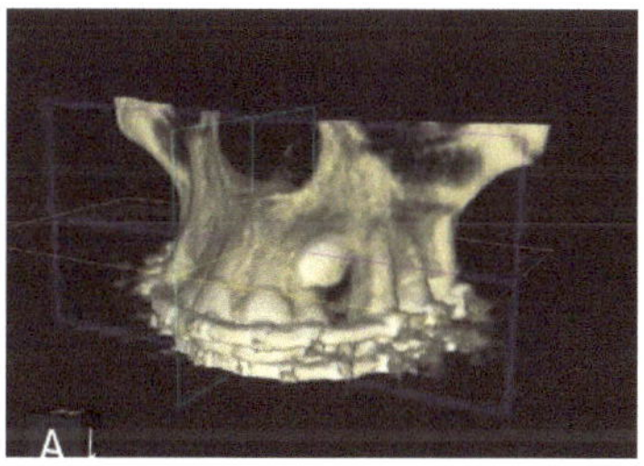

Fig. 6.17.37

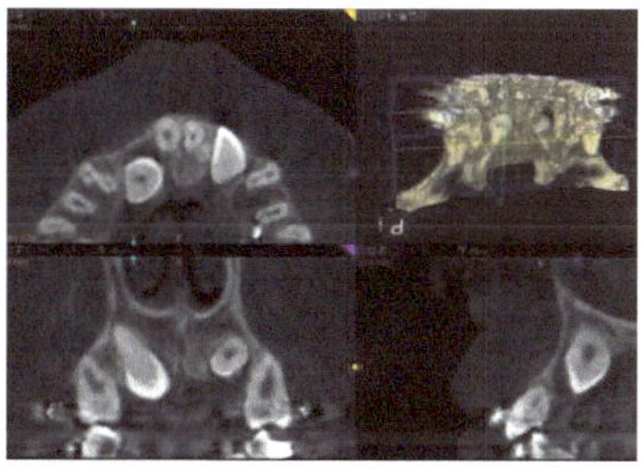

Fig. 6.17.38

1.3 MECÁNICA INICIAL

Luego de la cirugía se espera la autoerupción por palatino cerca de 50 días Ver fig. 6.17.39

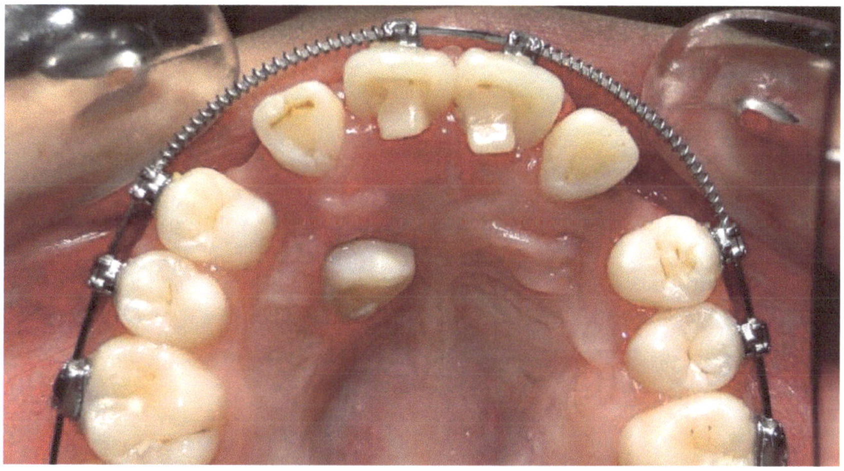

Fig. 6.17.39

Se insertó microimplante de 10 mm. de longitud a distal del canino y a 3 mm. de la sutura media. ver. Figs. 6.17.40 y 6.17.41

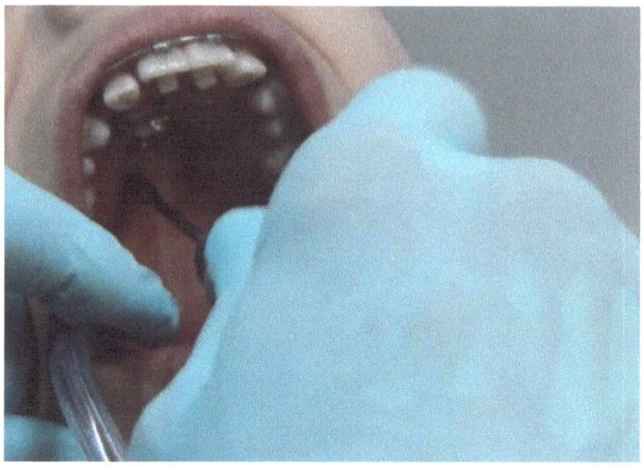

Fig. 6.17.40

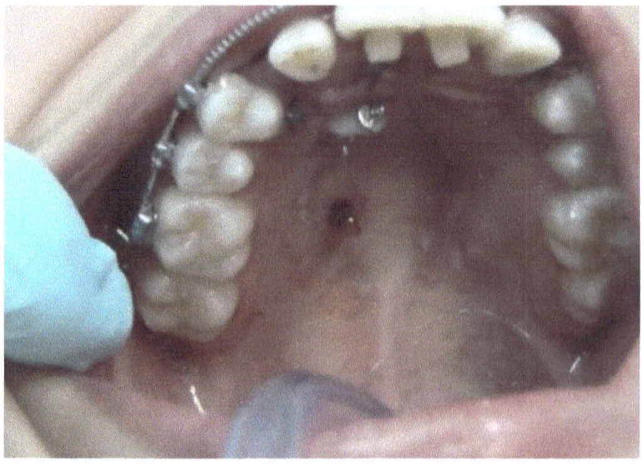

Fig. 6.17.41

Se construyó un seccional en acero .016 x .022 con dos helicoides, uno de ellos, proximal al minimplante infracigomático cuyo extremo distal se insertaba en un orificio de su cabeza y en mesial estaba vinculado por alambre de ligadura a la pieza 1.3; a la vez dispusimos cadena elástica entre el microimplante palatino y dicha pieza.

Esa combinación de fuerzas tenía por objetivos trasladar a distal y girar el canino retenido ubicándolo con su cara vestibular hacia el espacio entre primer premolar e incisivo lateral. Ver figs. 6.17.42 y 6.17.43

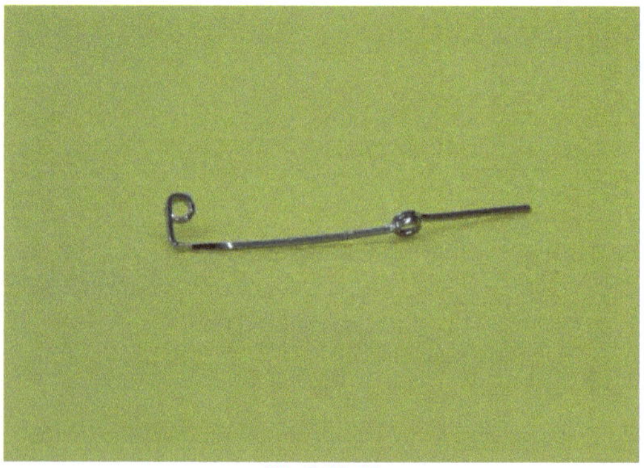

Fig. 6.17.42

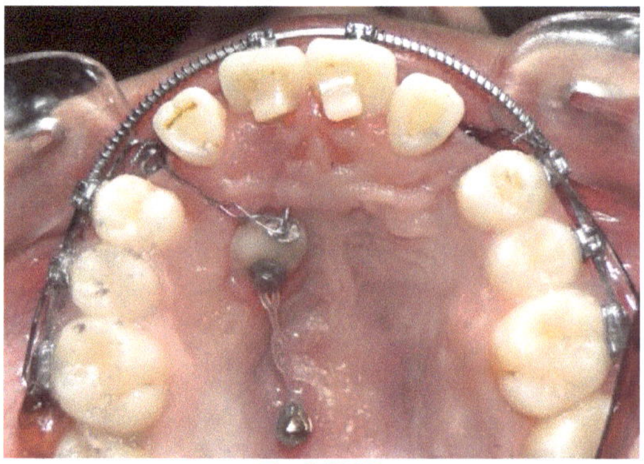

Fig. 6.17.43

Vinculando el canino al microimplante palatino con cadena elástica y al minimplante infracigomático con el seccional, lo terminamos de desinsertar, trasladar a distal y girarlo, ubicándolo con su cara vestibular hacia el espacio existente entre incisivo lateral y premolar.

2.3 MECÁNICA INICIAL

Se construyó un seccional en acero .016 x .022 que, al igual que el derecho se inserta en su extremo distal en un orificio de la cabeza del minimplante infracigomático.

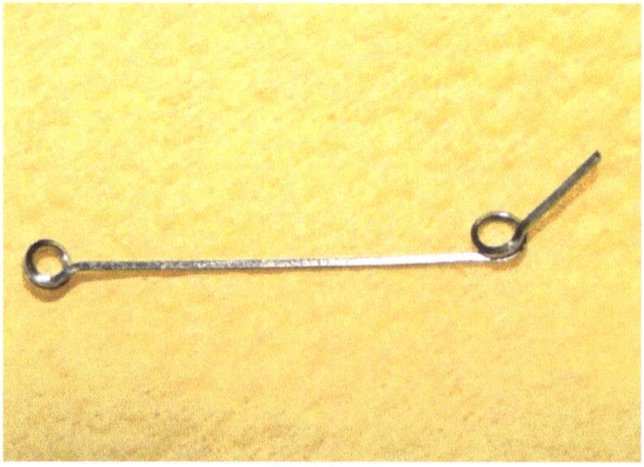

Fig. 6.17.44

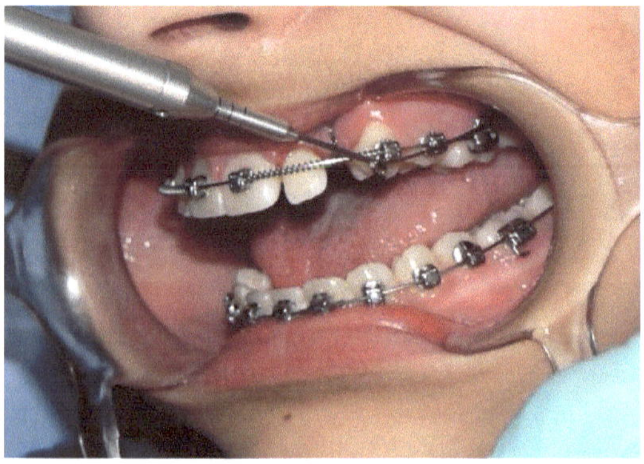

Fig. 6.17.45

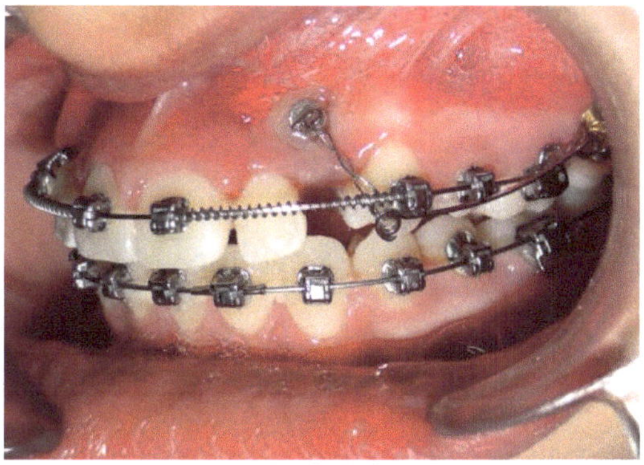

Fig. 6.17.46

El seccional, debido al posicionamiento del 2.3, debe presentar una longitud adecuada para ejercer una fuerza (entre 2 y 3 onzas) suave dirigida hacia afuera, atrás y abajo.

La cirugía (Dr. Walter Ferro) removió tejido blando y una débil cortical que rodeaba la corona; en el mismo procedimiento se cementó un aditamento y, desde él al seccional se realizó un vínculo con alambre de ligadura .025 Ver figs. 6.17.44 y 6.17.46

Como paso siguiente fue adherido un bracket en el 2.3 y, como pueden apreciar los lectores, esa pieza fue vinculada a un "overlay" (doble arco) Niti Cu .014 en su ranura principal, mientras que en el resto de las piezas dicho arco era enhebrado en las ranuras horizontales. Ver figs. 6.17.47 y 6.17.48

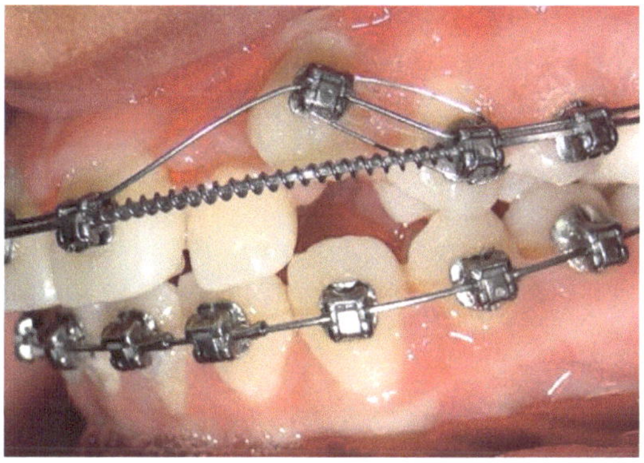

Fig. 6.17.47

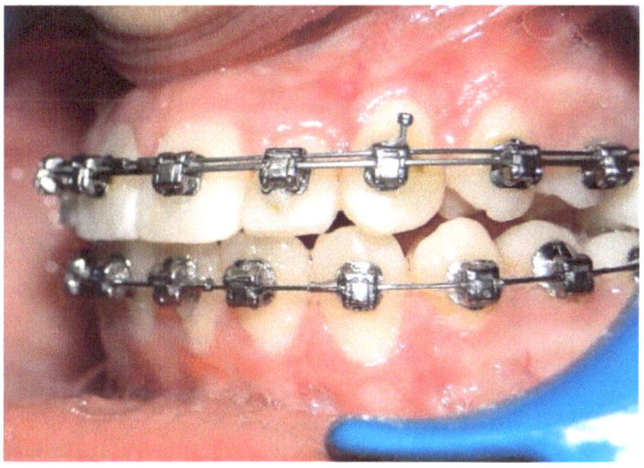

Fig. 6.17.48

1.3 EL "PASO SIGUIENTE" Ver figs. 6.17.47 a 6.17.50

Luego de que el canino derecho fuese desplazado mesio distalmente y girado de tal modo que su cara vestibular "mirara" espacialmente hacia su futura ubicación, cementamos en él una fina arandela por la que enhebramos un arco Niti Cu .014; había llegado el tiempo de moverlo hacia vestibular.

En este momento del tratamiento se adoptaron 3 decisiones:

1. Se removió nuevamente tejido "blando" hacia vestibular de la pieza para facilitar el movimiento dentario.
2. Se quitó el bracket del 1.4 a los efectos que también el premolar se comportara como cuerpo libre ante el movimiento del canino.
3. Se limitó la proinclinación anterosuperior generada por cierto "binding" con un suave elástico 5/16" 2 oz, anterior y con un ligero vector clase II

Ver figs. 6.17.49 a 6.17.52

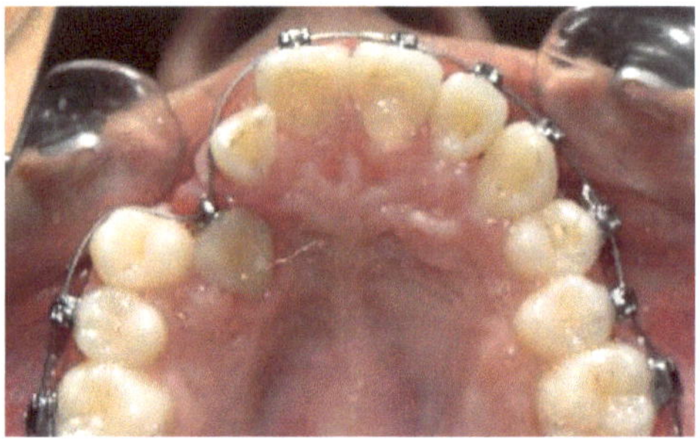

Fig. 6.17.49

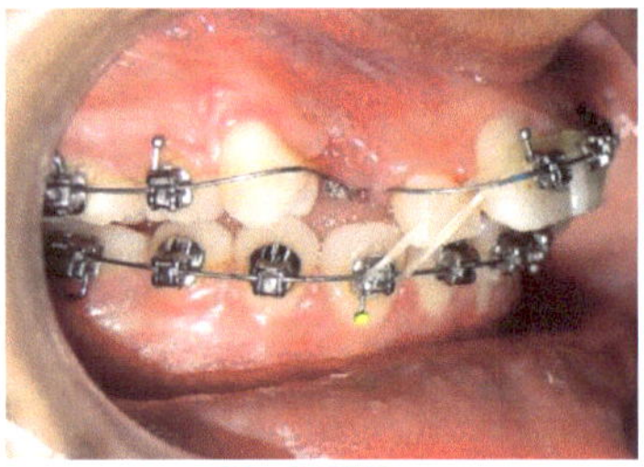

Fig. 6.17.50

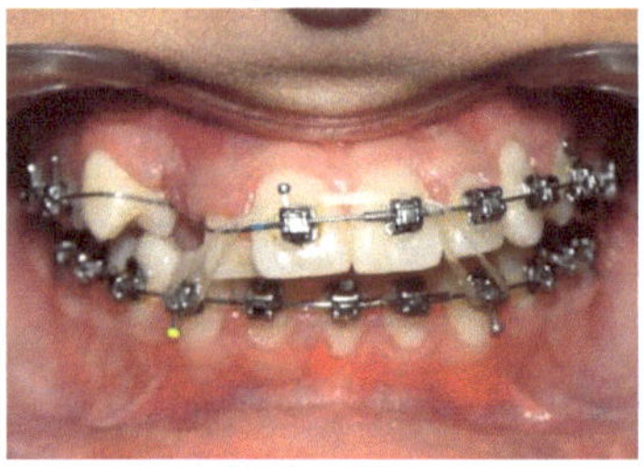

Fig. 6.17.51

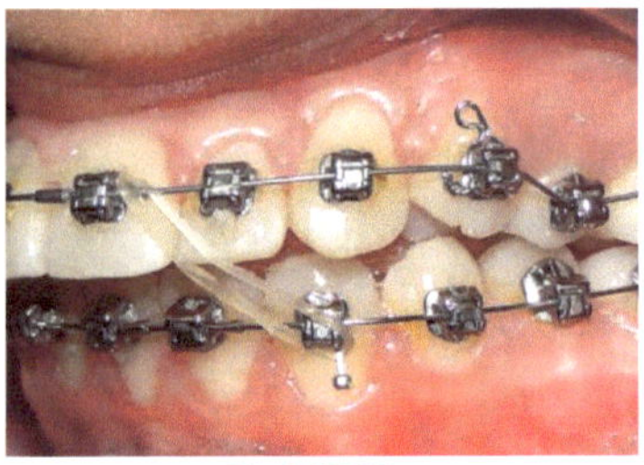

Fig. 6.17.52

"REPOSICIÓN" DE BRACKETS Y NUEVAMENTE ARCOS DE SECCIÓN REDONDA

Las decisiones adoptadas facilitaron el "salto" el canino superior derecho hacia vestibular, quedaban aún varias tareas por delante, la primera de ellas fue cementar brackets en las piezas 1.4 ,1.3, 1.2 y 1.1.

Una mención especial para la elección de prescripción del canino superior derecho; dicha pieza se encontraba ubicada en el pretratamiento, por palatino, el movimiento lo posicionó en vestibular, pero, inevitablemente, sufrió una inclinación coronovestibular - radiculopalatina por lo que se optó cementar un bracket canino supertorque girado 180°, dicha alteración espacial trasmite igual " información" de angulación (+ 5°), pero genera un torque inverso es decir coronolingual-radiculovestibular que posiciona al 1.3 con mayor salud periodontal y estabilidad postratamiento. Ver figs. 6.17.53 a 6.17.57

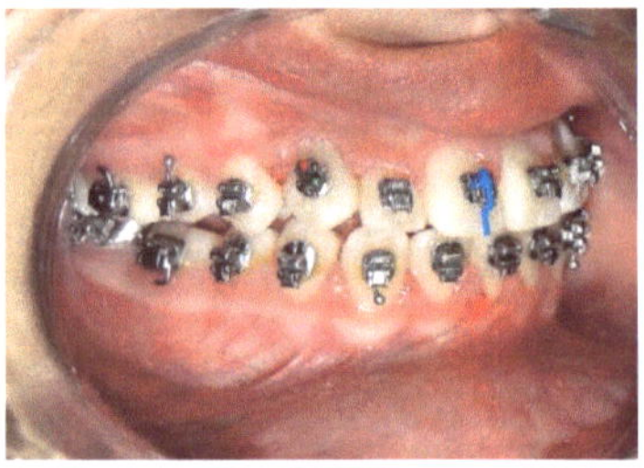

Fig. 6.17.53

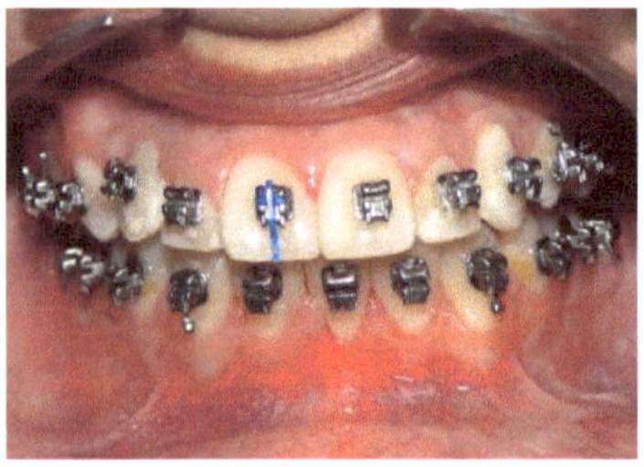

Fig. 6.17.54

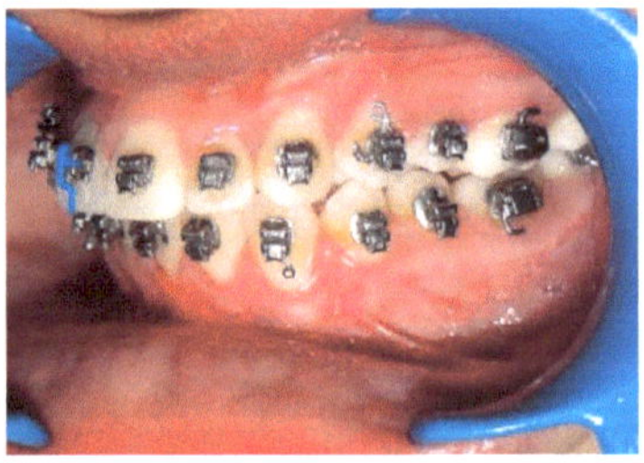

Fig. 6.17.55

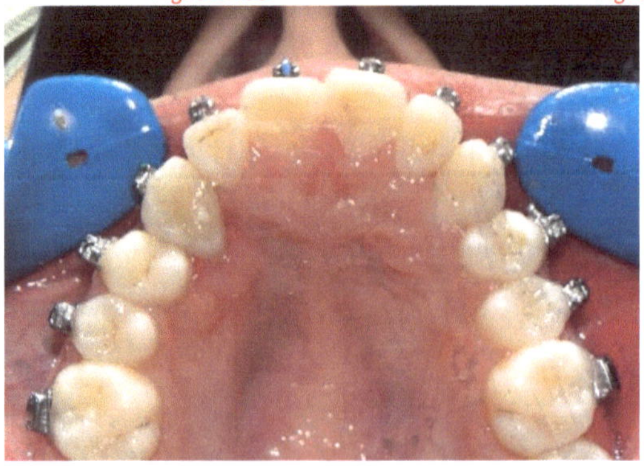

Fig. 6.17.56

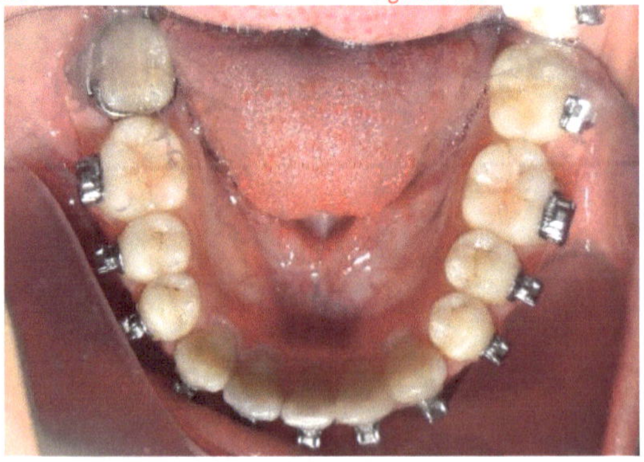

Fig. 6.17.57

También en esta etapa se utilizaron elásticos "cortos" clase II, 3/16" 2 oz desde premolares superiores a segundos premolares y primeros molares inferiores.

LA CORRECCIÓN ÚLTIMA DE LA CLASE II Y SOBREMORDIDA

Con los arcos rectangulares Niti Cu .014 x .025 y .018 x .025 se cumplió una "segunda" ETAPA INTERMEDIA ahora involucrando todas las piezas y se progresó al acero .019 x.025 superior e inferior. Con esta progresión de arcos y el uso de elásticos clase II se completó el "aplanamiento" de la Curva de Spee y la corrección oclusal anteroposterior. Ver figs. 6.17.58 y 6.17.59

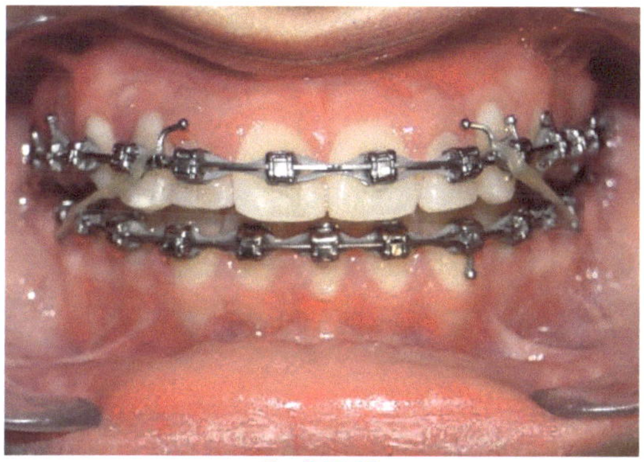

Fig. 6.17.58

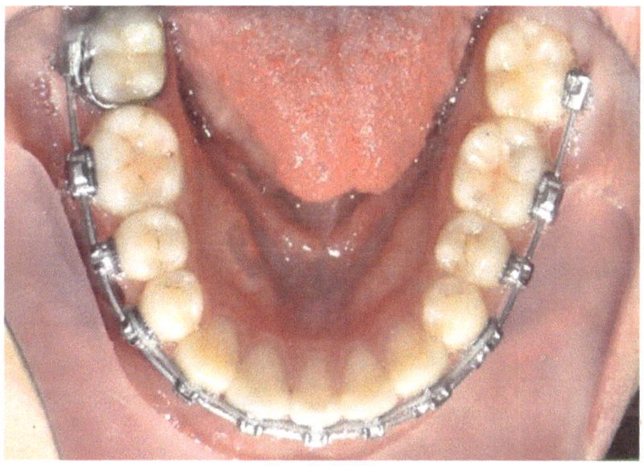

Fig. 6.17.59

SOLUCIONAR LA DISCREPANCIA DENTO DENTARIA

Hemos señalado que la paciente presentaba tres incisivos inferiores ya que un traumatismo le había ocasionado la pérdida de uno de ellos, esta particularidad generaba un desequilibrio dento-dentario en donde luego de ubicar los caninos, el sector anterosuperior tenía, proporcionalmente, más material dentario que el anteroinferior.

Para solucionar dicho problema existían dos soluciones:

A. Abrir espacio inferior para implante que sustituiría a la pieza perdida.
B. Desgaste interproximal superior con sumatoria aproximada al valor de un incisivo inferior.

De común acuerdo con la paciente y sus padres se opta por esta última alternativa; el corregir la discrepancia dento-dentaria no era un hecho menor si deseábamos estabilidad del tratamiento en el tiempo ya que como observábamos en la Rx de perfil y clínicamente, el desbalance dentario generaba un aumento del overjet ideal y un problema funcional en deglución. Ver figs. 6.17.60 y 6.17.67

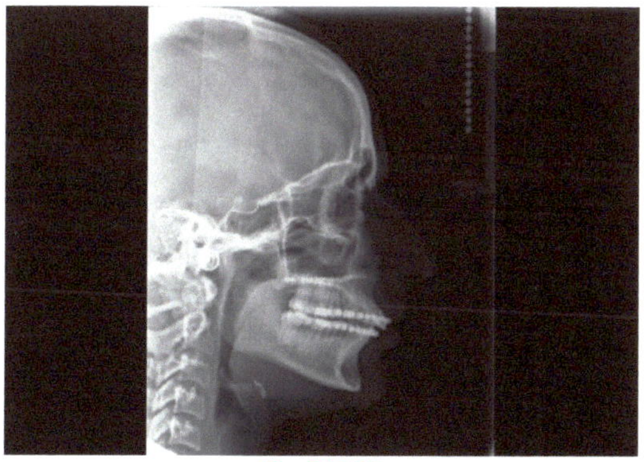

Fig. 6.17.60

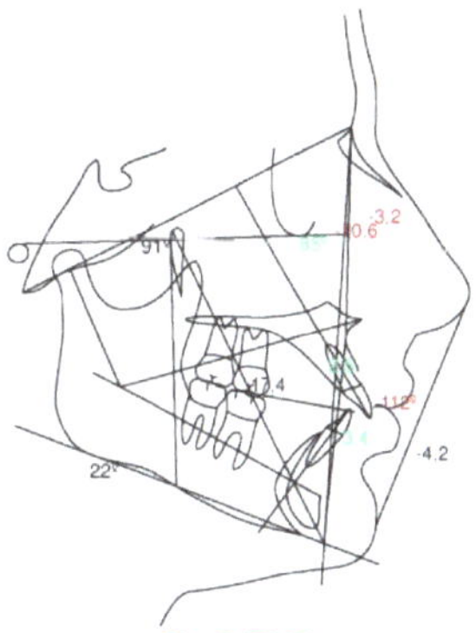

Fig. 6.17.61

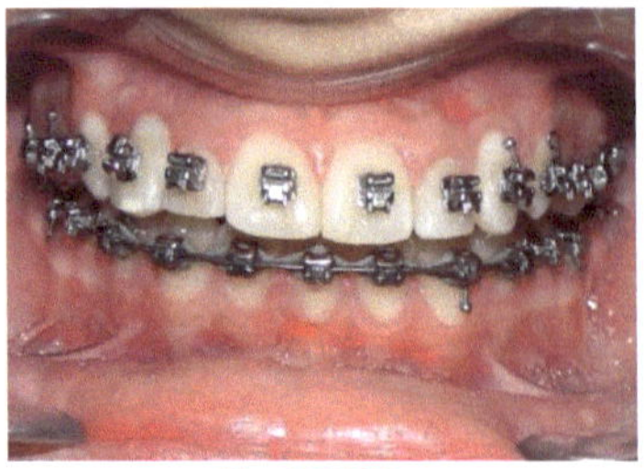

Fig. 6.17.62

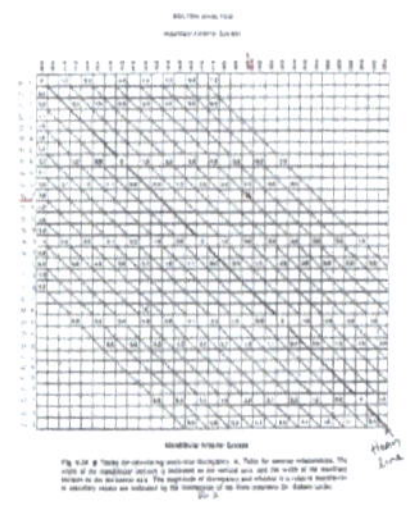

Fig. 6.17.63

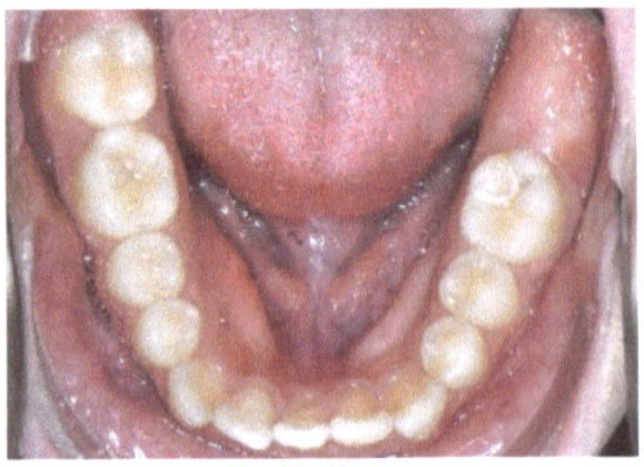

Fig. 6.17.64

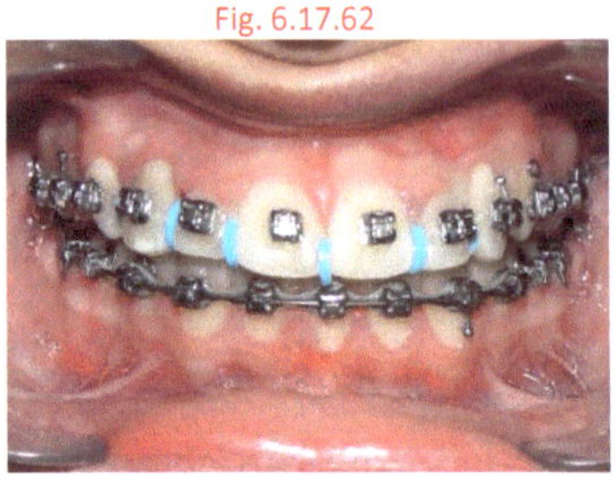

Fig. 6.17.65

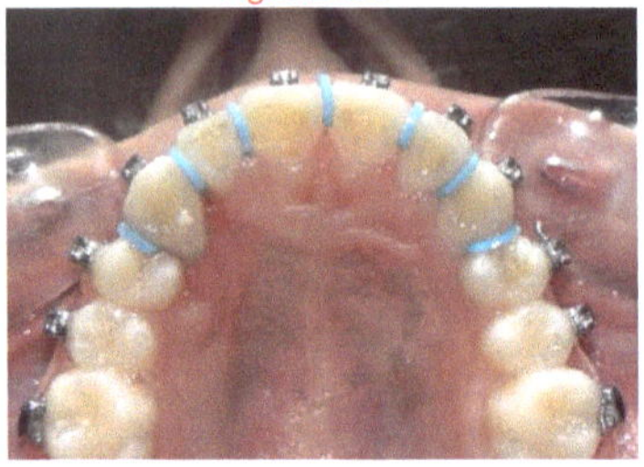

Fig. 6.17.66

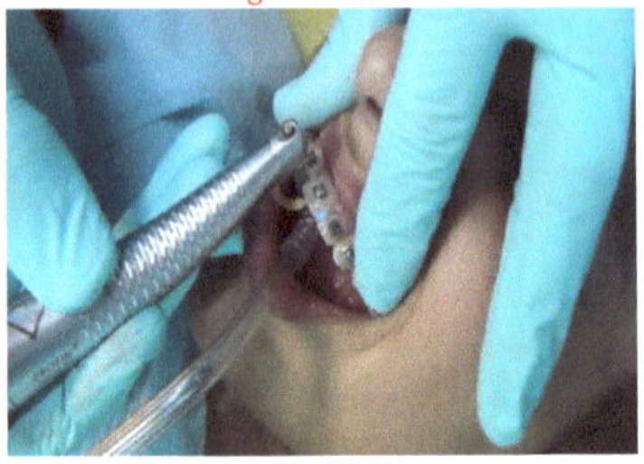

Fig. 6.17.67

Mecánicamente esos pequeños "espacios" obtenidos por desgaste deben ser resueltos con criterio de anclaje máximo es decir para retraer el sector anterior.

A tales efectos instalamos una cadena elástica de segunda generación por debajo del arco y dispuesta entre las seis piezas anterosuperiores, mientras que a distal de los caninos era insertada por encima de los brackets y tubos molares; teníamos entonces dos variables para actuar con máximo anclaje, por un lado el mayor valor de las unidades dentarias posteriores y por otro, al existir menor fricción anterior el movimiento dentario es más fluido en ese sector. Ver figs. 6.17.68 a 6.17.73

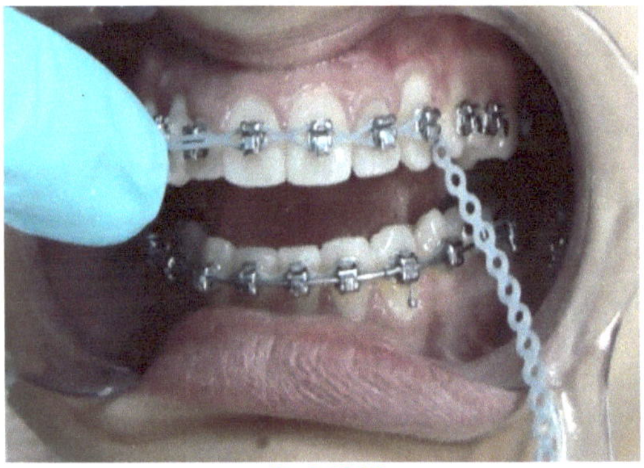

Fig. 6.17.68

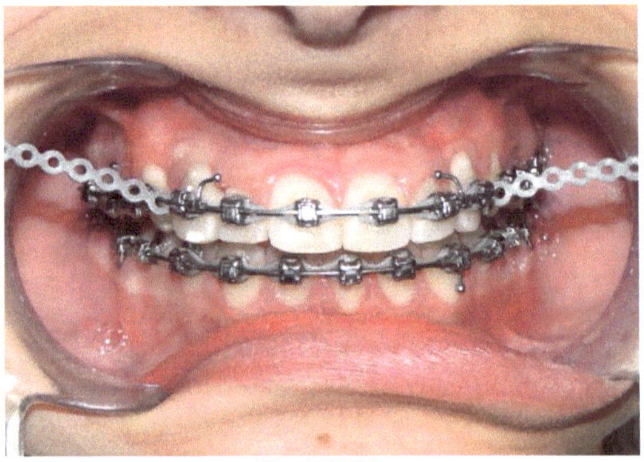

Fig. 6.17.69

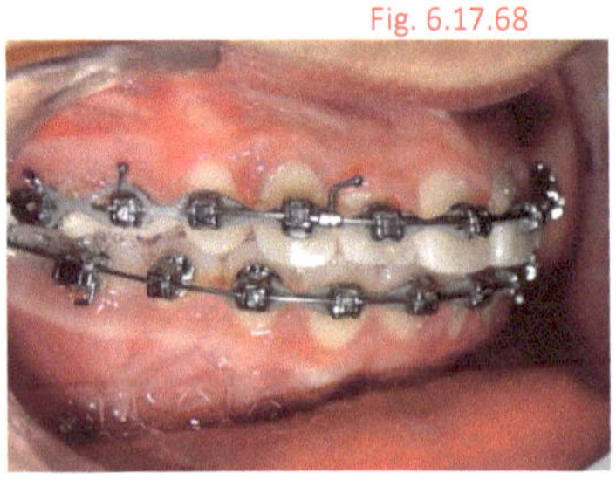

Fig. 6.17.70

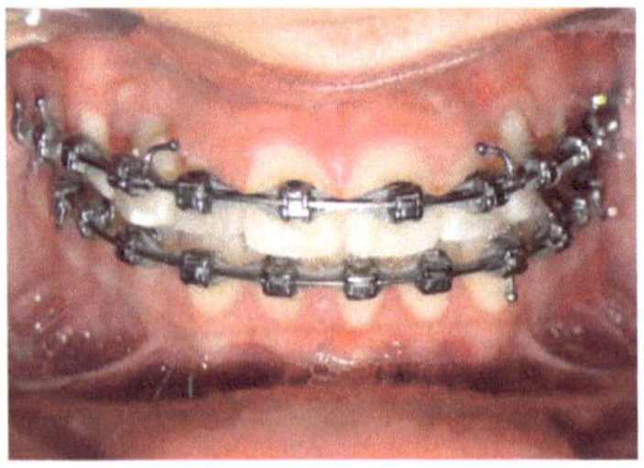

Fig. 6.17.71

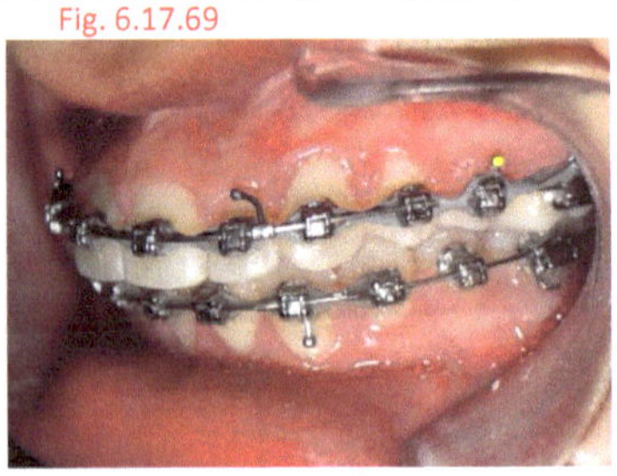

Fig. 6.17.72

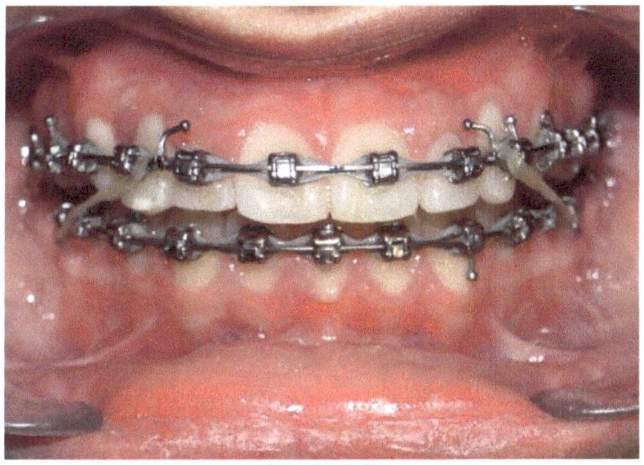

Fig. 6.17.73

Con algunos pequeños detallados finales como asentamientos oclusales, recortes gingivales y pequeños desgastes selectivos finalizamos la etapa "activa" del tratamiento. Ver figs. 6.17.74 a 6.17.81

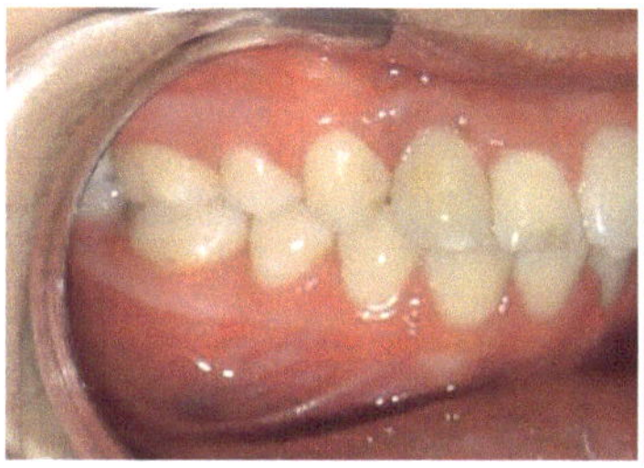

Fig. 6.17.74

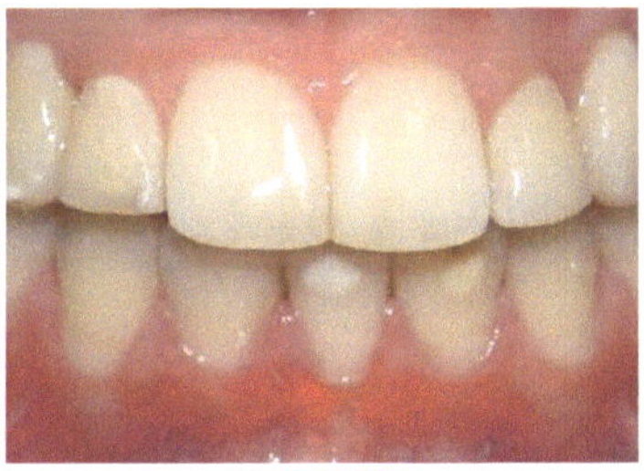

Fig. 6.17.75

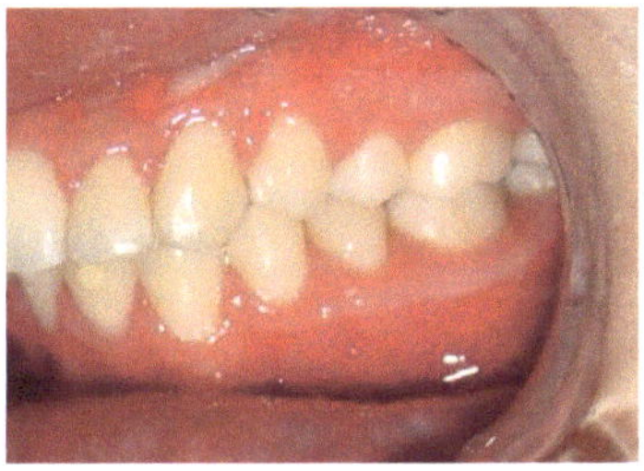

Fig. 6.17.76

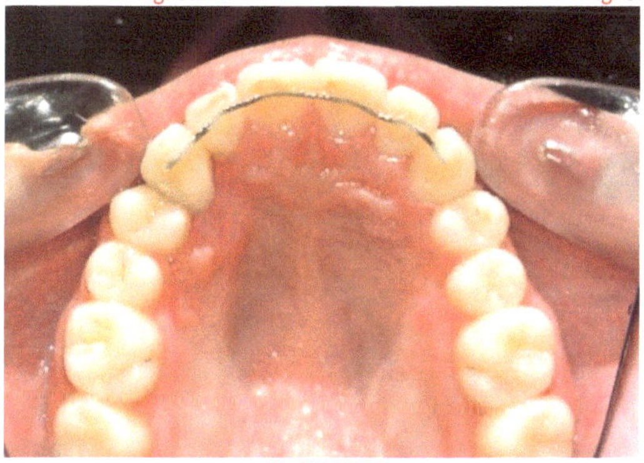

Fig. 6.17.77

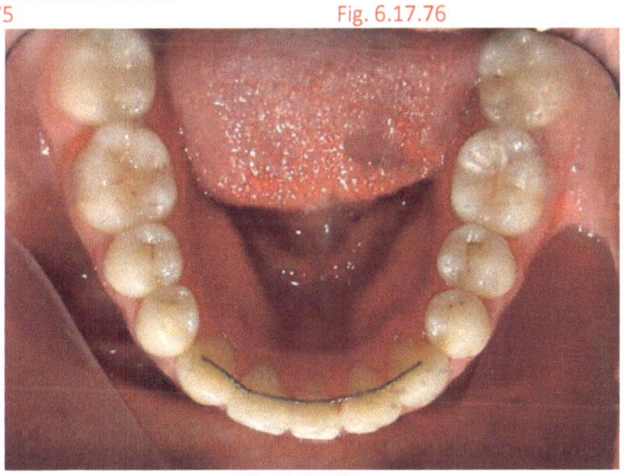

Fig. 6.17.78

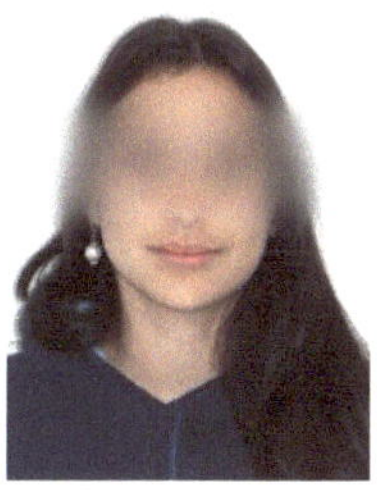

Fig. 6.17.79

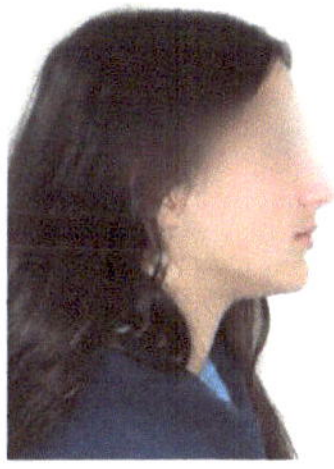

Fig. 6.17.80

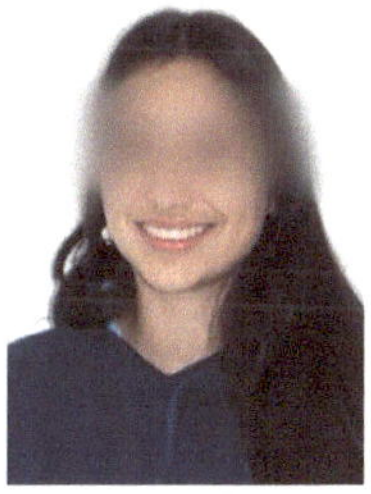

Fig. 6.17.81

Más allá de los retenedores fijos fue utilizado un Activador Abierto de uso nocturno como parte de la estabilidad del caso.

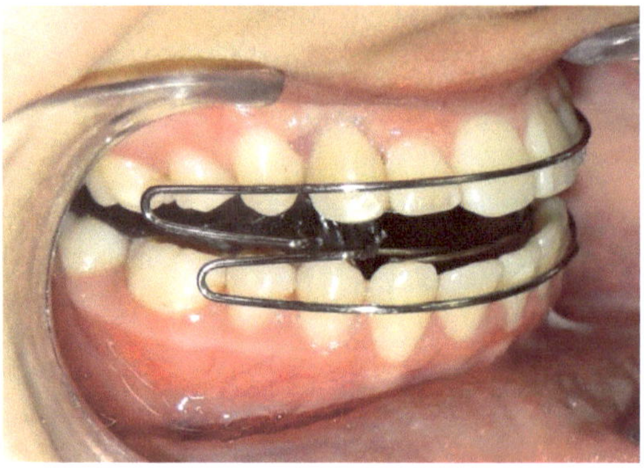

Fig. 6.17.82

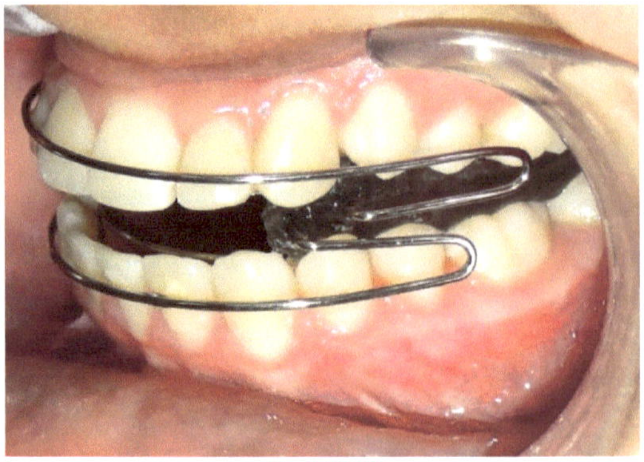

Fig. 6.17.83

En los comparativos de perfil se observa un cambio en relacionamiento estético del tercio inferior de cara generado exclusivamente por crecimiento y el consiguiente paso del tiempo en estos biotipos faciales. Ver figs. 6.17.84 y 6.17.85

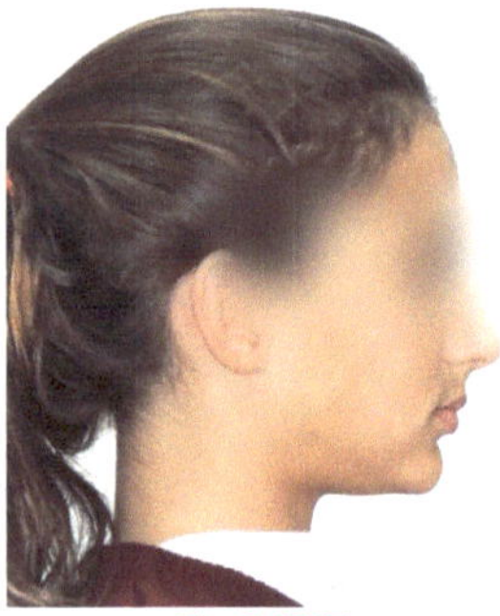

Fig. 6.17.84

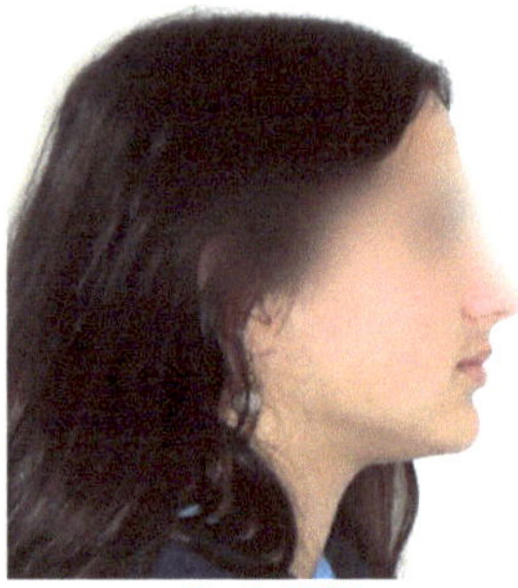

Fig. 6.17.85

Por último apreciemos los comparativos oclusales pre y postratamiento,

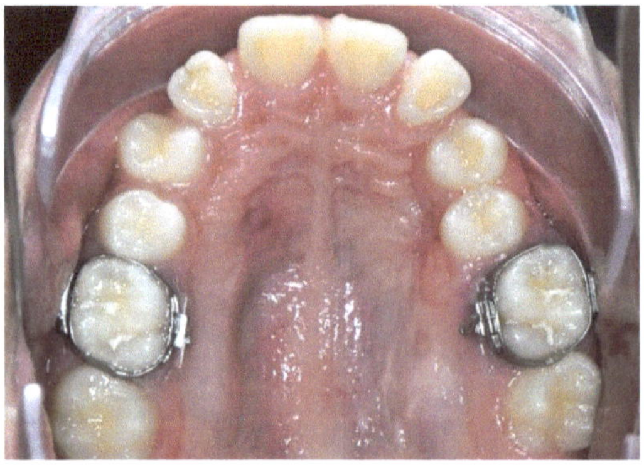

Fig. 6.17.86

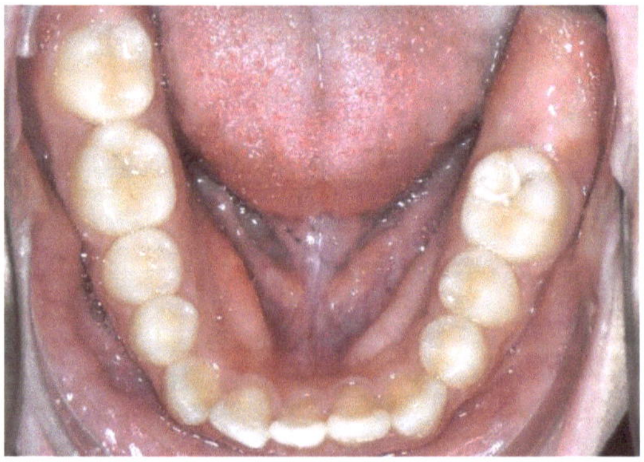

Fig. 6.17.87

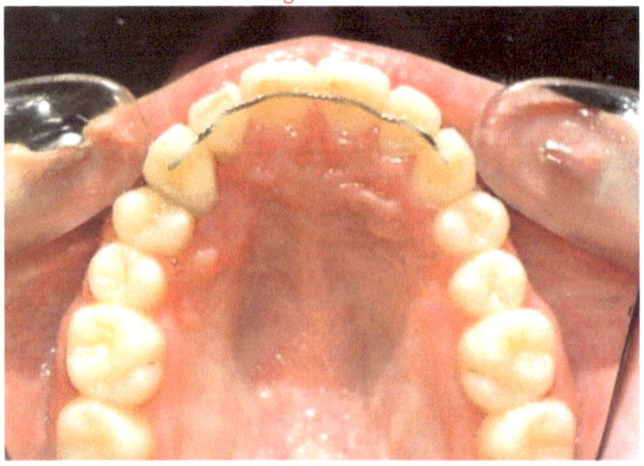

Fig. 6.17.88

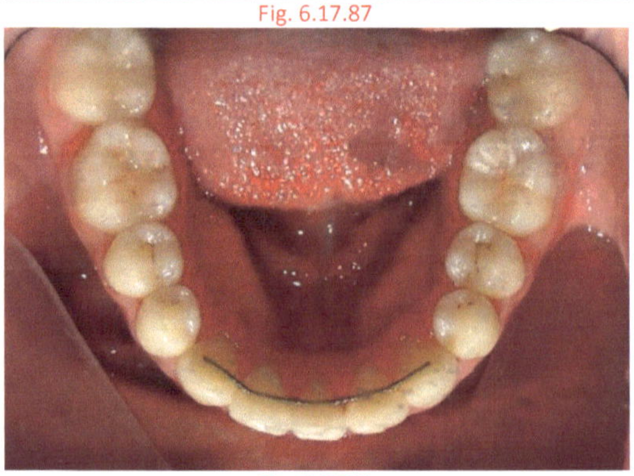

Fig. 6.17.89

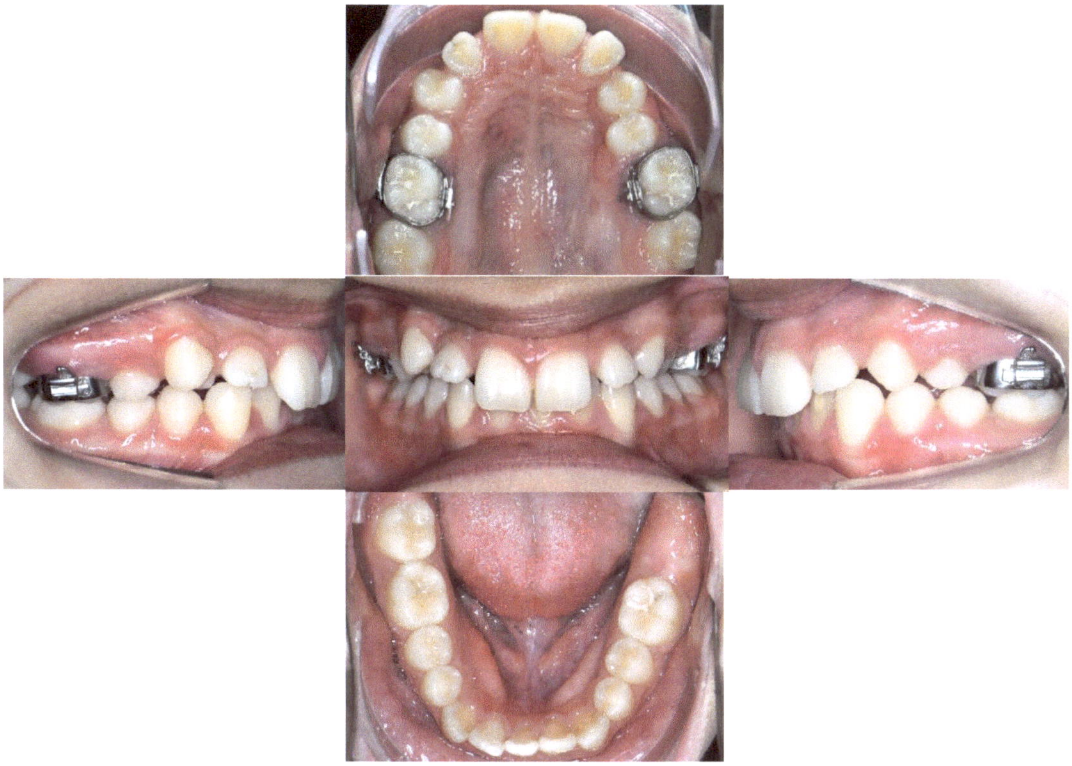

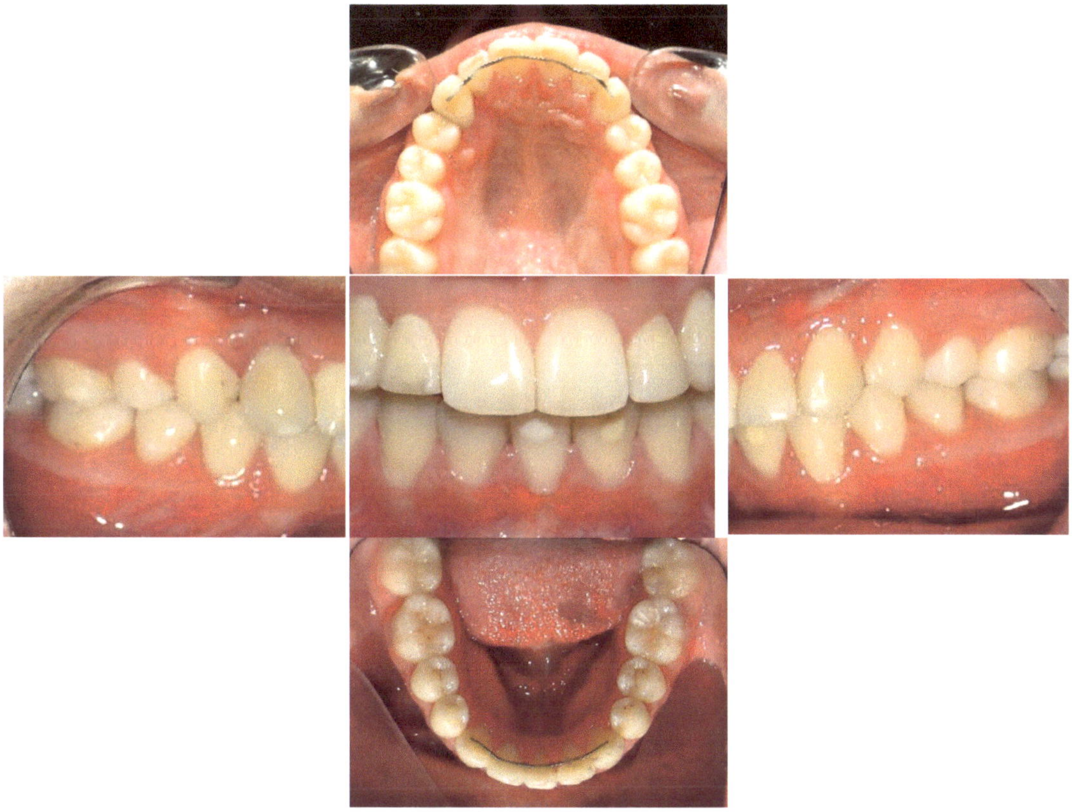

CASO 17

Este caso es presentado con el objetivo de complementar ciertos conceptos vertidos en la paciente anteriormente expuesta en este mismo capítulo; nos referiremos a una asimetría dentaria por retención de la pieza 1.3 con una cirugía y mecánica diferente y de la empleada en el caso Nº 16. Ver Figs 6.17.90 a 6.17.104

Figs. 6.17.90 - 6.17.104

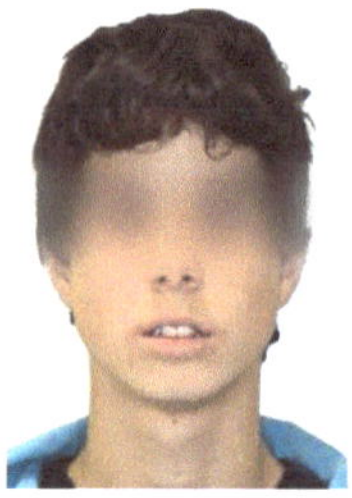

Fig. 6.17.90

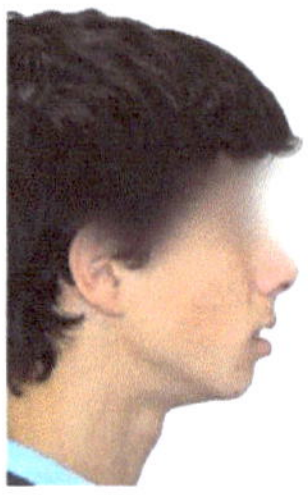

Fig. 6.17.91

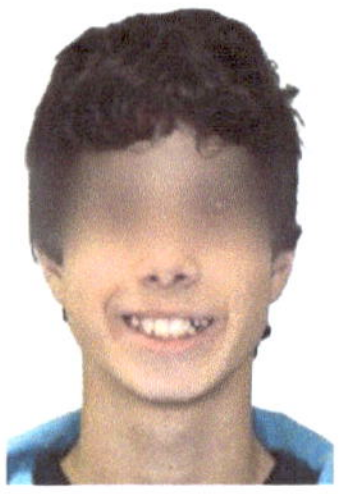

Fig. 6.17.92

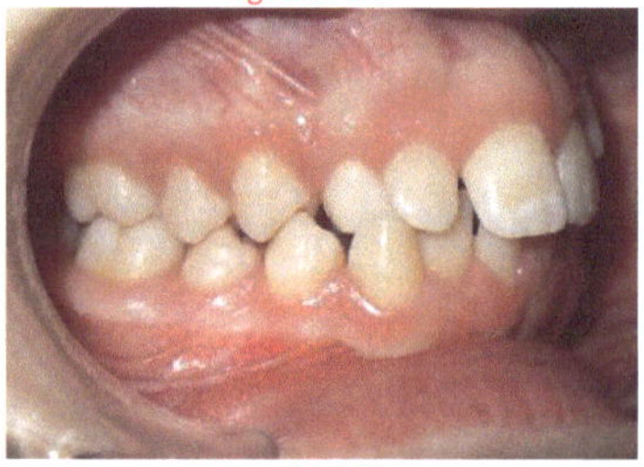

Fig. 6.17.93

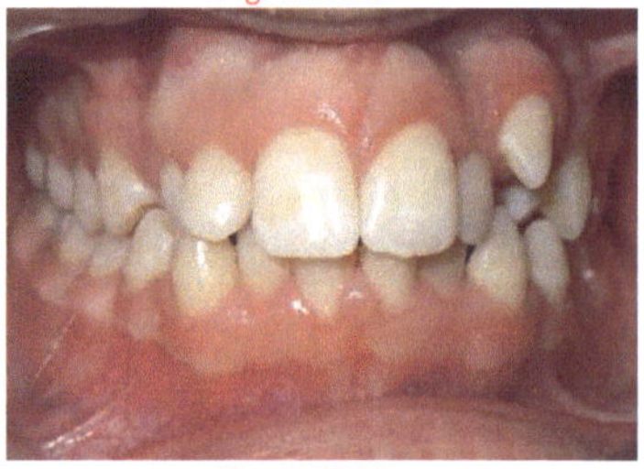

Fig. 6.17.94

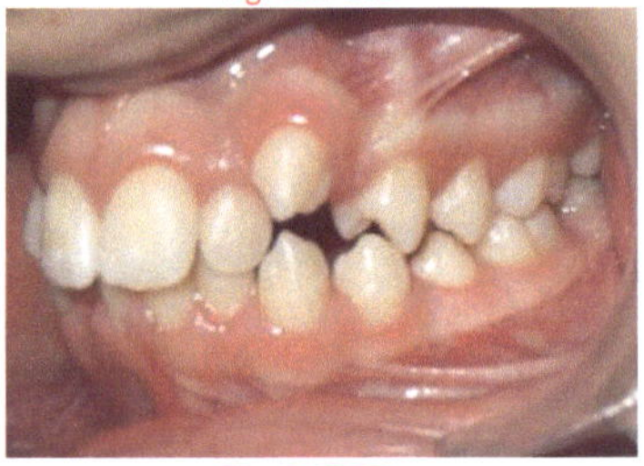

Fig. 6.17.95

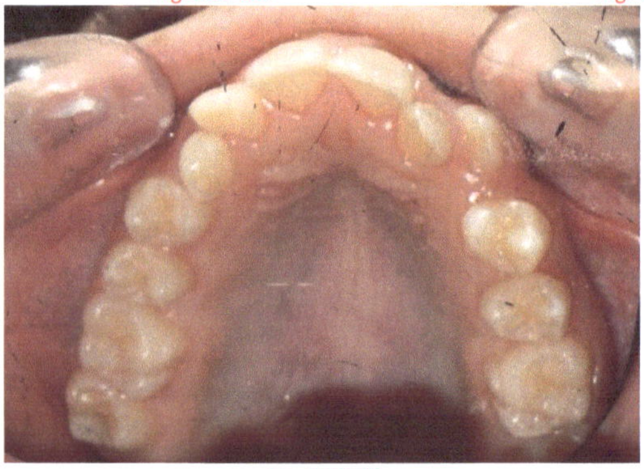

Fig. 6.17.96

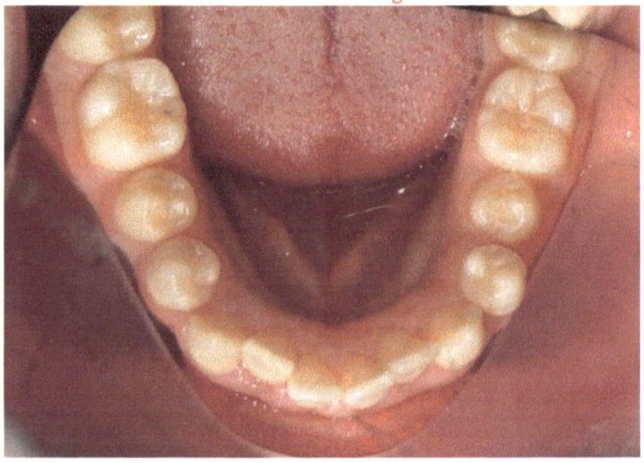

Fig. 6.17.97

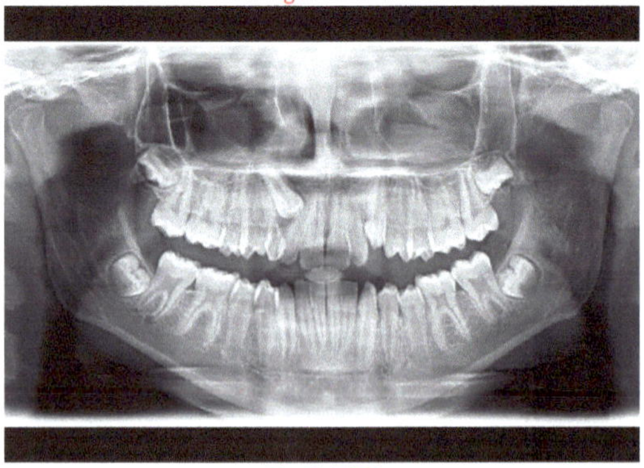

Fig. 6.17.98

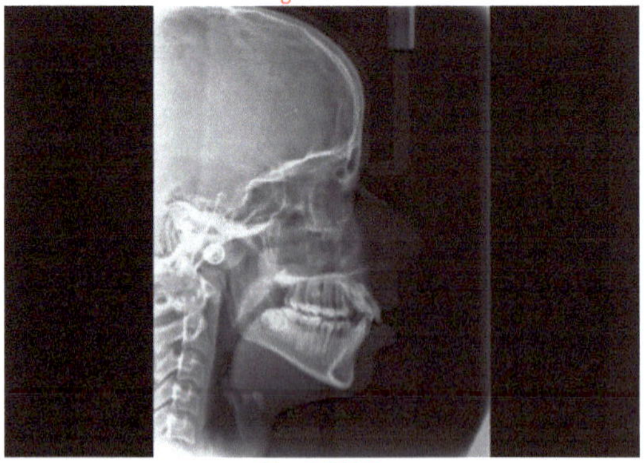

Fig. 6.17.99

Ricketts para Biotipo Facial

PRETRATAMIENTO 100.80%
06-06-2012 15 Ans 6 Me

Rangos	Menor	Mayor	Valor
Eje Facial	86.5	93.5	88.4
Angulo facial	86.0	92.0	92.2
Ang.Plano Mandibular	19.7	28.7	23.9
Altura Facial Infer.	43.0	51.0	44.0
Arco Mandibular	25.5	33.5	31.2
Convexidad Facial (A)	-1.2	2.8	7.7
Profundidad Maxilar	87.0	93.0	99.7
Inc Inf a A Po(protr)	-1.0	3.0	5.0
Inclinacion Incis.Inf	18.0	26.0	22.3
1er Molar Sup a Ptv	15.0	21.0	22.9
Inc Inf.al Plano Oclu	-0.7	3.3	2.6
Angulo Interincisivo	124.0	136.0	120.9
Protrusion Labio Inf	-4.0	0.0	3.4
Linea MacNamara a A	0.0	4.0	10.0
Linea Mac Namara a Po	-4.0	0.0	4.5

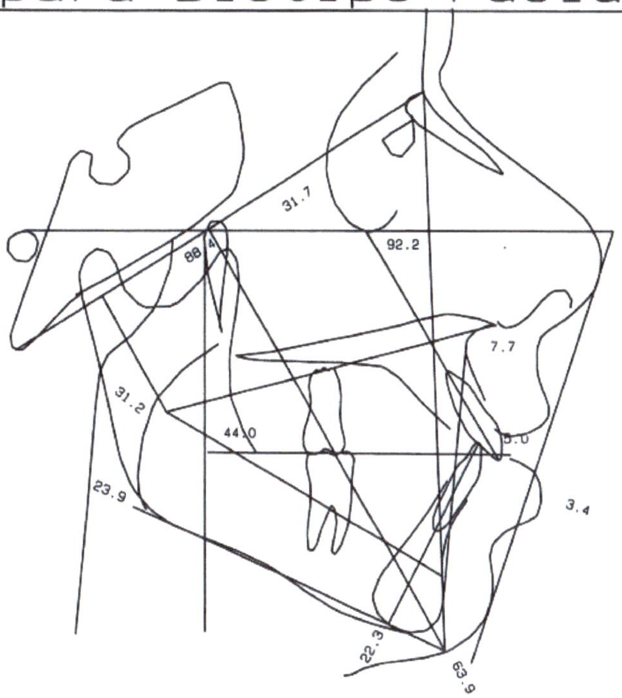

Fig. 6.17.100

ANALISIS BJORK/JARABAK

PRETRATAMIENTO 100.80%
06-06-2012 15 Ans 6 Me

Rangos	Menor	Mayor	Valor
Angulo Ar-S-N /silla	118.0	128.0	117.7
Ang.Articular S-Ar-Go	137.0	149.0	151.6
Ang.Goniaco Ar-Go-Me	123.0	137.0	128.0
Suma.Ang.Silla,Art,Go	396.0	396.0	397.3
Base craneal horiz.SN	68.0	74.0	74.3
Base craneo Vert.S-Ar	29.0	35.0	29.0
Ang.Gon.Sup. Ar-Go-N	52.0	55.0	50.1
Ang.Gon.Inf. N-Go-Me	70.0	75.0	77.9
Alt.Rama mand. Ar-Go	39.0	49.0	49.2
Longitud Cuerpo.Go-Me	66.0	76.0	68.8
Alt.Facial.Post. S-Go	70.0	85.0	75.9
Alt.Facial Ant. N-Me	105.0	120.0	120.9
Radio.Alt.Fac.Ant+Pos	63.0	68.0	62.8
Plano Facial S-N-Po	77.0	80.0	78.8

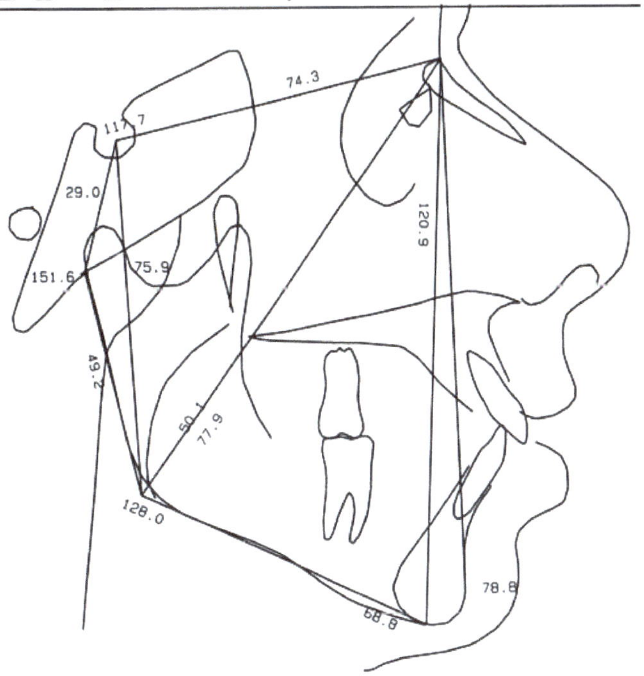

Fig. 6.17.101

MAXILAR INFERIOR	Norma	Inicial	Diferencia	Tendencia
1. Eje Facial	90,00° ± 3	88,00°	-2,00	DOLI
2. Prof. facial (ang. facial)	89,10° ± 3	92,00°	2,90	BRAQUI
3. Angulo Plano Mandibular	23,90° ± 4	24,00°	0,10	MESO
4. Altura Facial Inferior	47,00° ± 4	44,00°	-3,00	BRAQUI
5. Arco Mandibular	29,50° ± 4	31,00°	1,50	BRAQUI
MAXILAR SUPERIOR				Interpretación
6. Convexidad Facial	2,00mm ± 2	7,70mm	5,70	PATRON CLASE II ESQ.
7. Profundidad Maxilar	90,00° ± 3	100,00°	10,00	PROTRUSION Maxilar.
DIENTES				Interpretación
8. Incisivo Inferior A A-Po	1,00mm ± 2	5,00mm	4,00	Incisivo PROTRUIDO
9. Inclinación Incicivo Inferior	22,00° ± 4	22,00°	0,00	NORMOINCLINACION
10. 1er. Molar Superior a Ptv	edad+3 mm ±3	23,00mm	5,00	MESIOPOSICION
11. Inc. Inf. al Plano Oclusal	1,25mm ± 2	2,60mm	1,35	NORMAL
12. Angulo Interincisivo	130,00° ± 6	121,00°	-9,00	DISMINUIDO
PERFIL BLANDO				Interpretación
13. Protusión Labio Inferior	-2,00mm ± 2	3,40mm	5,40	PROQUELIA
14. Linea Mc Namara - Pto A	1,00mm ± 1	10,00mm	9,00	PROTRUSION Maxilar
15. Linea Mc Namara - Po	-2,00mm ± 2	4,50mm	6,50	PROTRUSION Mandibular

DETERMINACION DEL BIOTIPO FACIAL / **TENDENCIAS PACIENTE**

FACTORES	NORMA	DESV. EST.	AJUSTE POR EDAD	MEDIDAS PAC.	DIFERENCIA	DESVIACIONES
1. Eje Facial	90°	±3.0°	0,00	88,00°	-2,00	-0.67
2. Prof. facial (ang. facial)	87°	±3.0°	2,10	92,00°	2,90	0.97
3. Angulo plano mandibular	26°	±4.0°	-2,10	24,00°	0,10	-0.03*
4. Altura facial inferior	47°	±4.0°	0,00	44,00°	-3,00	0.75*
5. Arco mandibular	26°	±4.0°	3,50	31,00°	1,50	0.38

DOLICO MESO BRAQUI

* El valor cambió de signo

SUMA ALGEBRAICA / 5 = 1,42 / 5 = 0,28

DOLICO SEVERO	DOLICO	DOLICO SUAVE	MESOFACIAL	BRAQUI	BRAQUI SEVERO
-2.0	-1.0	-0.5	0.0	+0.5	+1.0

Descripción: Estudio realizado el 07/06/2012

VERT: 0,28 MESOFACIAL a las 10:55:40

Fig. 6.17.102

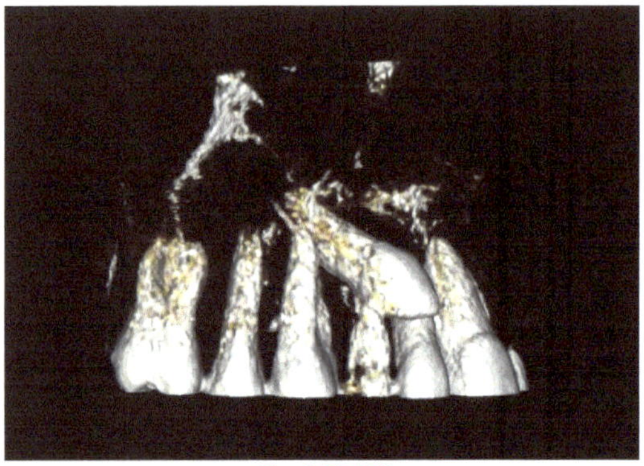

Fig. 6.17.103

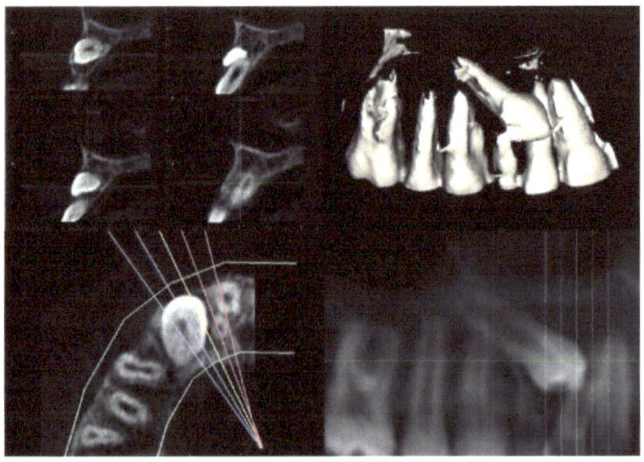

Fig. 6.17.104

La impactación vestibular y alta del canino superior derecho nos llevó a decidirnos por la elección del procedimiento quirúrgico VISTA (Vertical Incision Subperiosteal Tunnel Access) y que fue practicada por el Dr Claudio Fernandez (Uruguay).

El mencionado procedimiento fue inventado por un periodoncista, el Dr Homa Zadeh, y adaptado a este tipo de problemas ortodónticos por el Dr Chris Chang; tiene el objetivo de que estas piezas retenidas por vestibular presenten, en el pos tratamiento, un adecuado volumen y biotipo en el tejido blando.

El VISTA involucra cortes verticales a los efectos de respetar la vascularización de la zona, el mesial entre incisivos central y lateral, el medio cerca del primer premolar y un tercero, muy pequeño, contiguo al posicionamiento de un T.A.D infra cigomático previamente inserto. Ver Figs 6.17.105 y 6.17.106

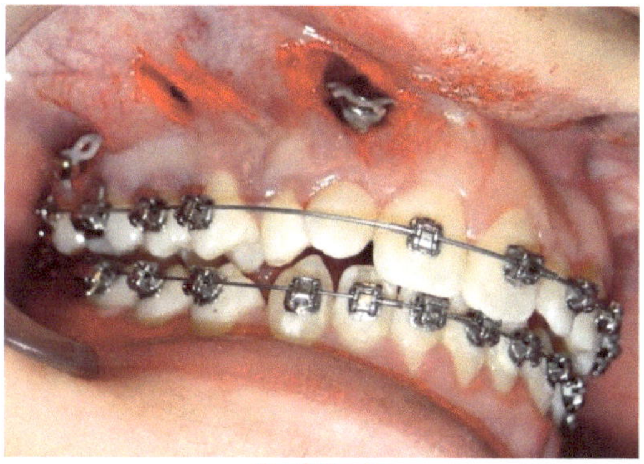

Fig. 6.17.105

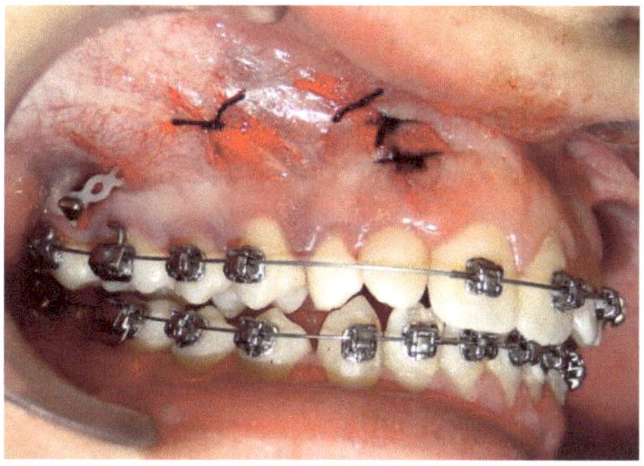

Fig. 6.17.106

Más allá de dichas incisiones fue removido el hueso en la "ruta de tracción", extraído el canino temporario y dispuesta subperiósticamente una cadena elástica de 2ª generación, biocompatible, entre el minimplante y un botón adherido al 1.3. Ver Figs 6.17.105 a 6.17.108

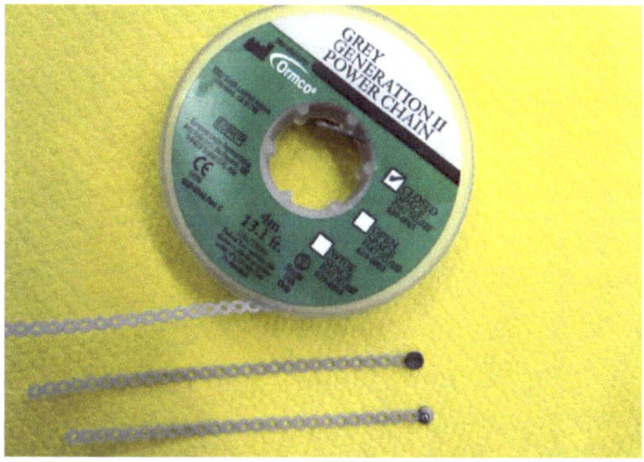

Fig. 6.17.107

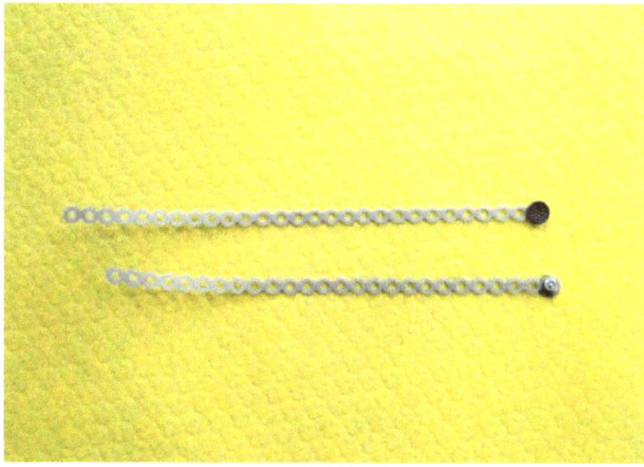

Fig. 6.17.108

La tracción se realiza alta y hacia distal, activando suavemente la cadena elástica en sus eslabones proximales al T.A.D. y ejerciendo una leve fuerza cercana a las 3 oz.

En las siguientes fotografías se observa tanto una mejora en el posicionamiento del canino como también la paulatina maduración hacia la queratinización en su cuello gingival. Ver Figs 6.17.109 a 6.17.113

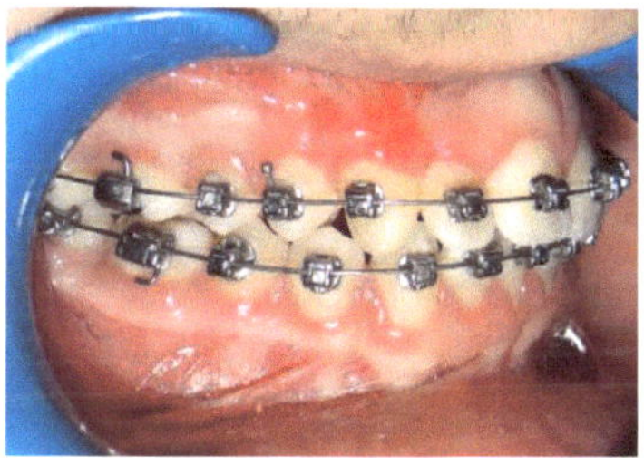

Fig. 6.17.109

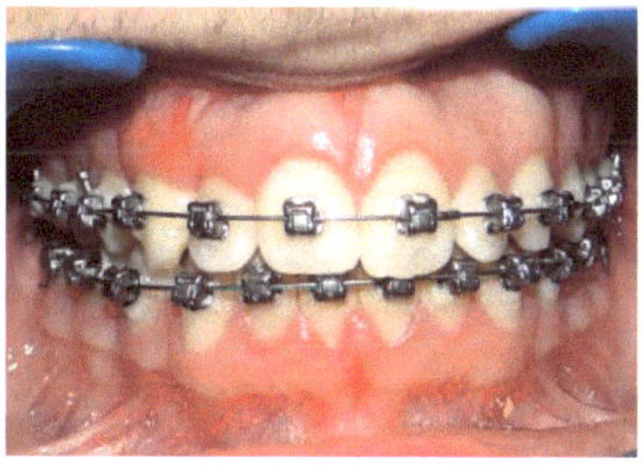

Fig. 6.17.110

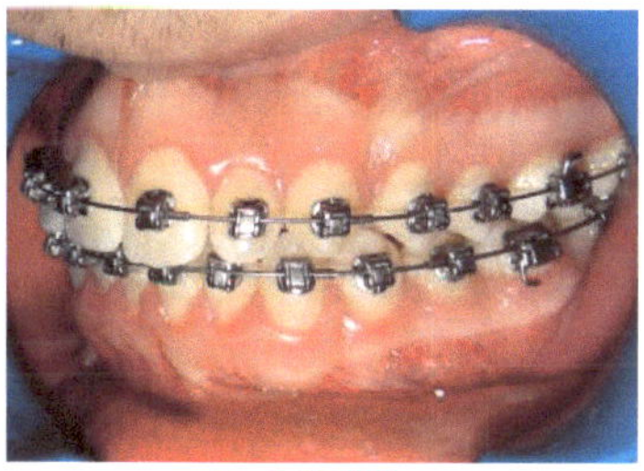

Fig. 6.17.111

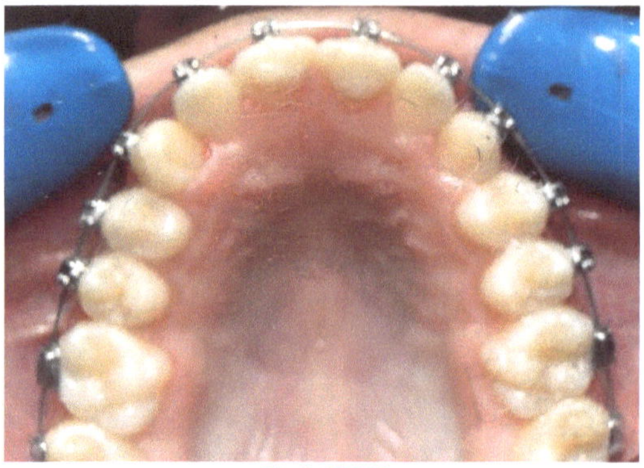

Fig. 6.17.112

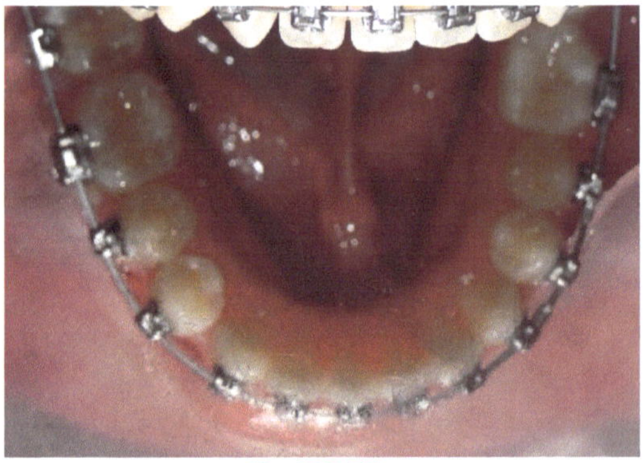

Fig. 6.17.113

PERLA MECÁNICA

El incisivo lateral superior derecho mostraba, en el pretratamiento, una angulación radicular negativa muy evidente aspecto perceptible tanto en la RX panorámica como en la tomografía Ver figs. 6.17.114 y 6.17 .115

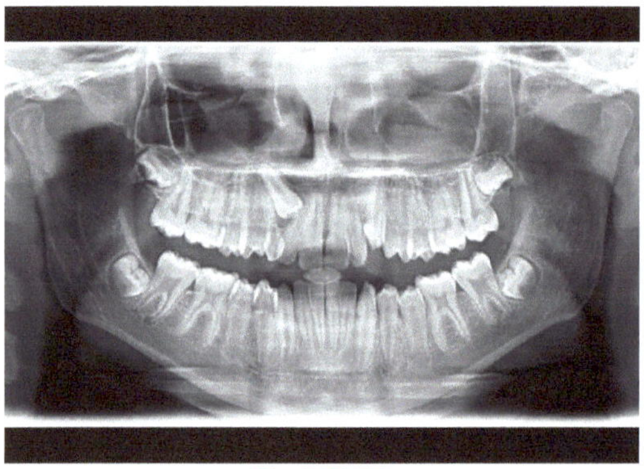

Fig. 6.17.114

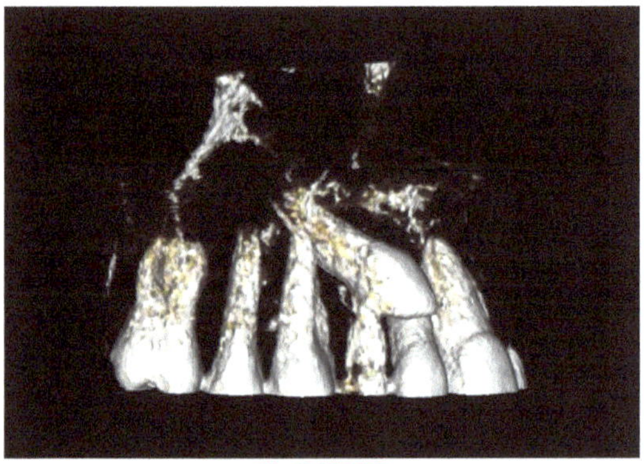

Fig. 6.17.115

Como los lectores apreciarán en las fotos, dicha pieza no fue involucrada en la aparatología, no fue cementada bracket alguna durante la tracción del 1.3 a los efectos de que se comportara como cuerpo libre ante un eventual contacto de su raíz con la corona del canino.

Al evolucionar el caso y ya con el 1.3 en posición nos percatábamos clínica y radiográficamente de dos problemas en el posicionamiento del incisivo lateral superior derecho, ambos eran consecuencia, a su vez, de su relacionamiento pre tratamiento con el canino retenido. Las dos objeciones de espacio para el 1.2 eran por un lado un exceso de torque positivo (corono-vestibular), y por otro una angulación radicular inadecuada. Ver figs. 6.17.116 y 6.17.117

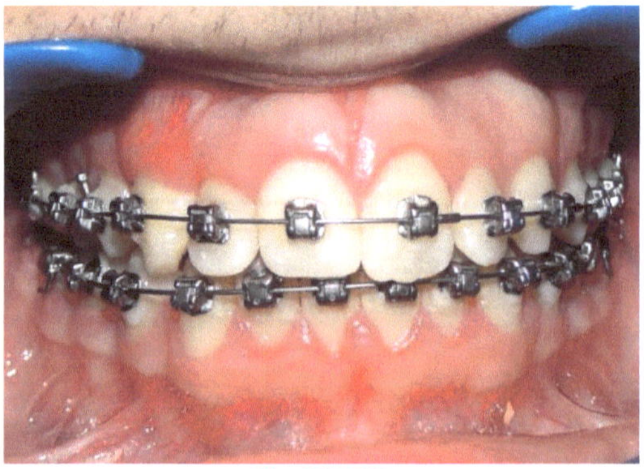

Fig. 6.17.116

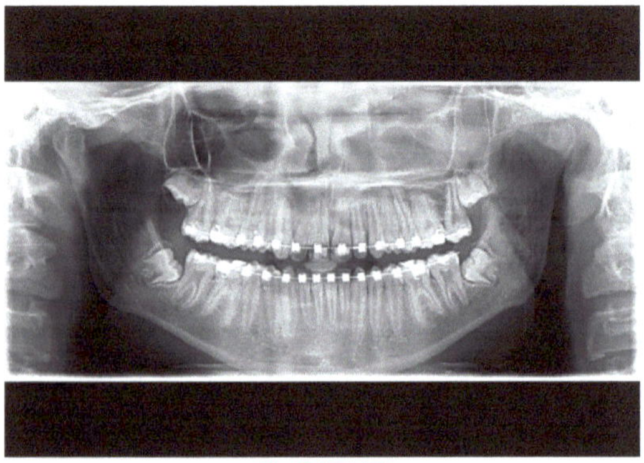

Fig. 6.17.117

Para solucionar ambos inconvenientes se cementó en dicha pieza un bracket de torque standard girado 180º y con un "tip" positivo aumentado; recordemos que este proceder tenía objetivos por un lado de generar una expresión de torque inverso "negativo" y por otro un incremento en la angulación de la prescripción elegida. Ver figs. 6.17.118 a 6.17.120

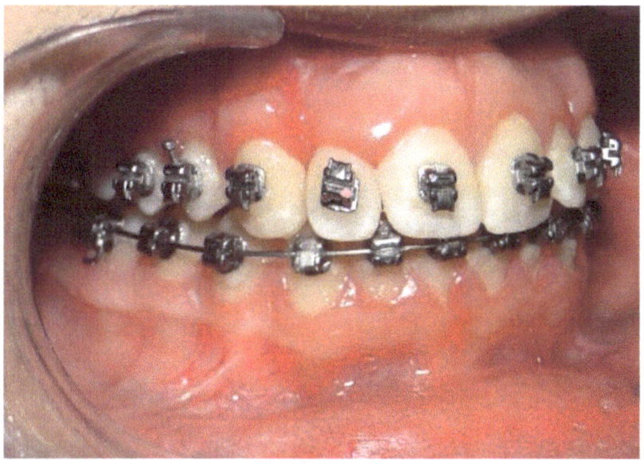

Fig. 6.17.118

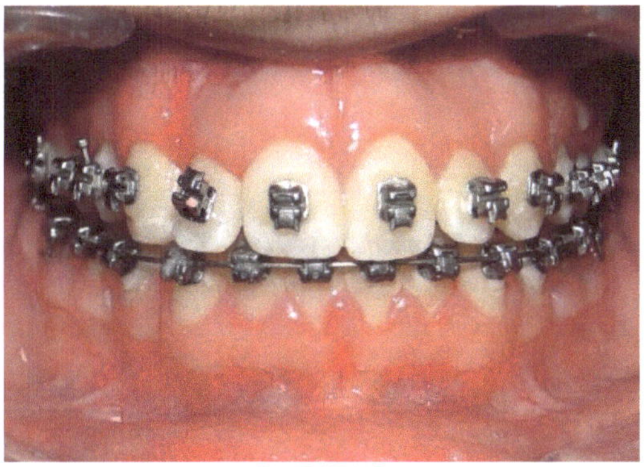

Fig. 6.17.119

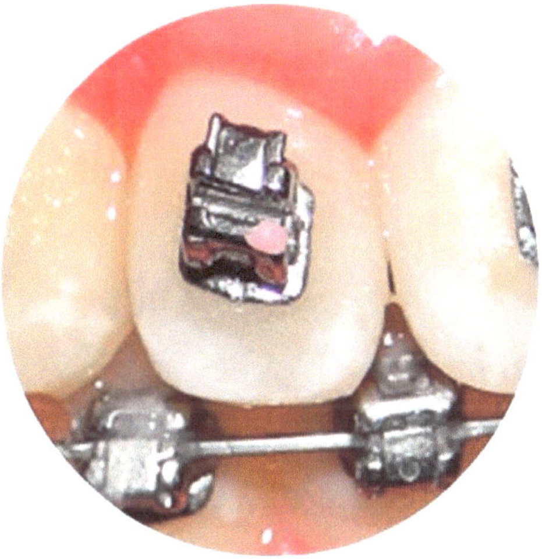

Fig. 6.17.120

Luego de recementado el bracket se instaló un arco Niti Cu .014*.025 (Damon), que fue sustituído 6 semanas más tarde por un T.M.A .017 x .025; controles clíncos y radiográficos realizados cuatro meses después nos mostraron los resultados obtenidos en dicho procedimiento. Ver figs. 6.17.121 y 6.17.124

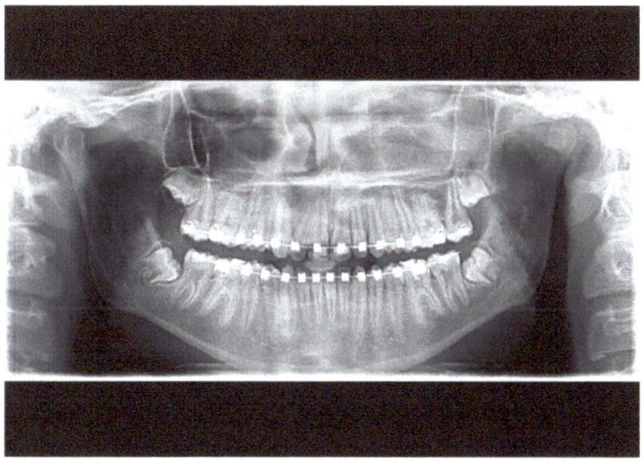

Fig. 6.17.121

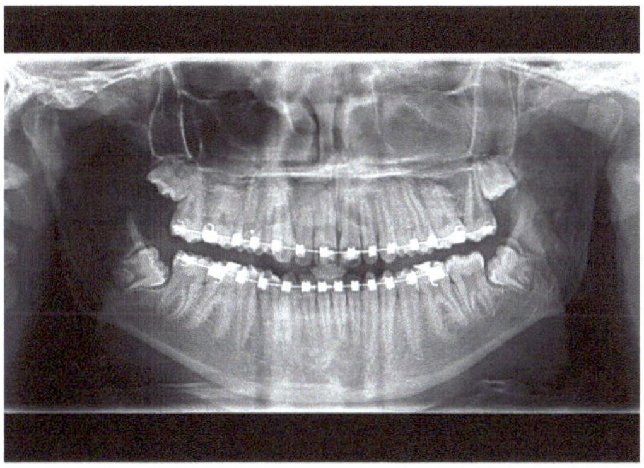

Fig. 6.17.122

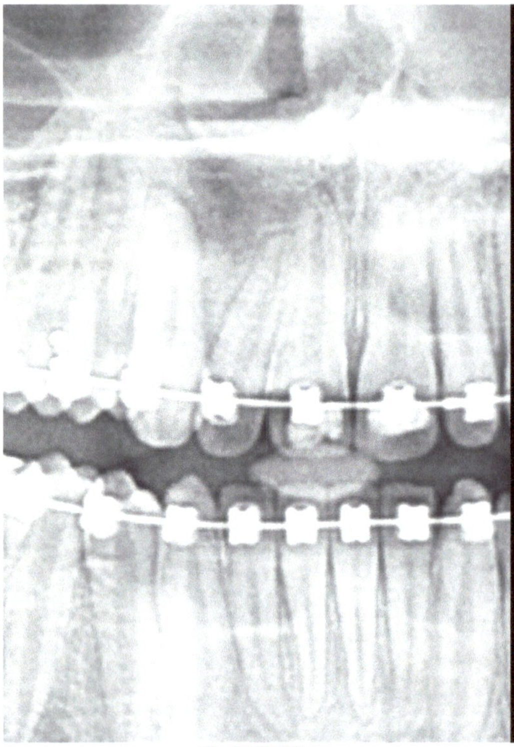

Fig. 6.17.123

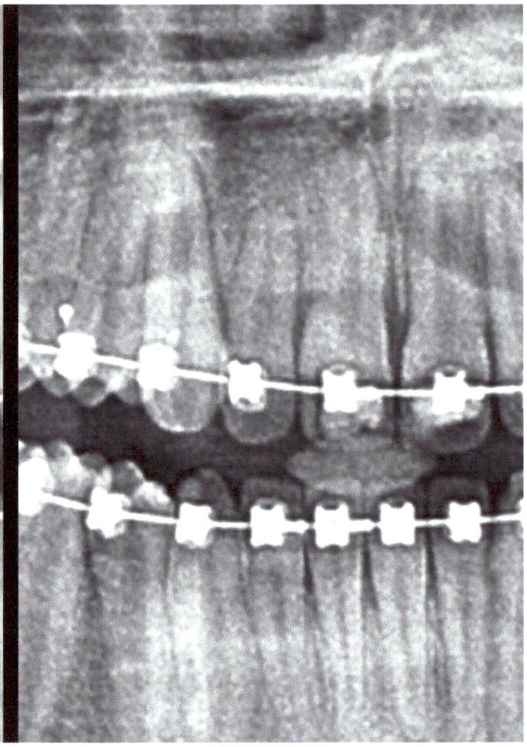

Fig. 6.17.124

Evolución del caso:

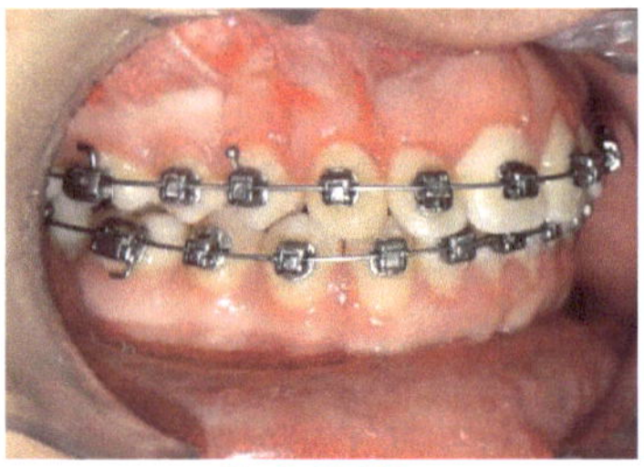

Fig. 6.17.125

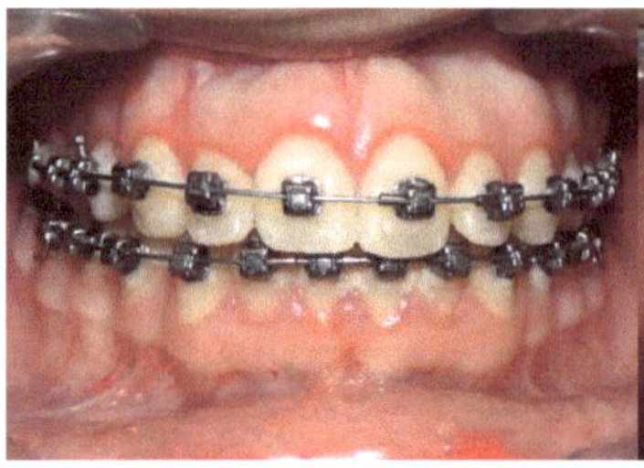

Fig. 6.17.126

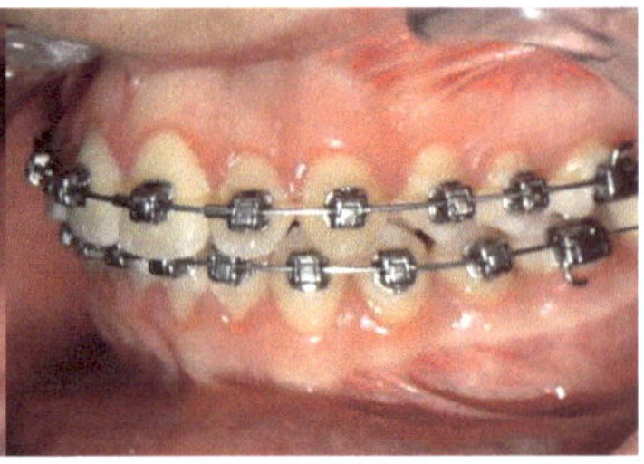

Fig. 6.17.127

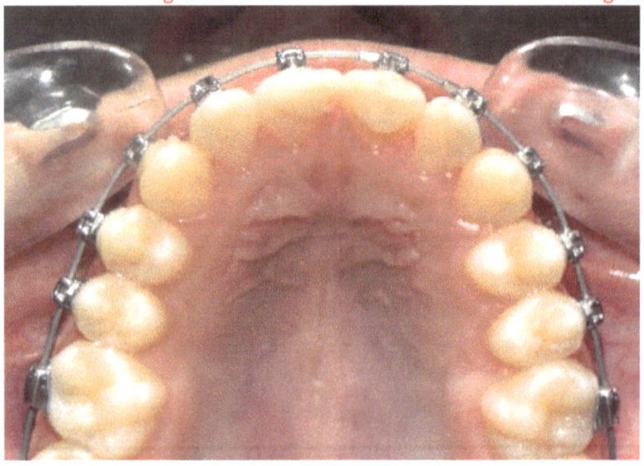

Fig. 6.17.128

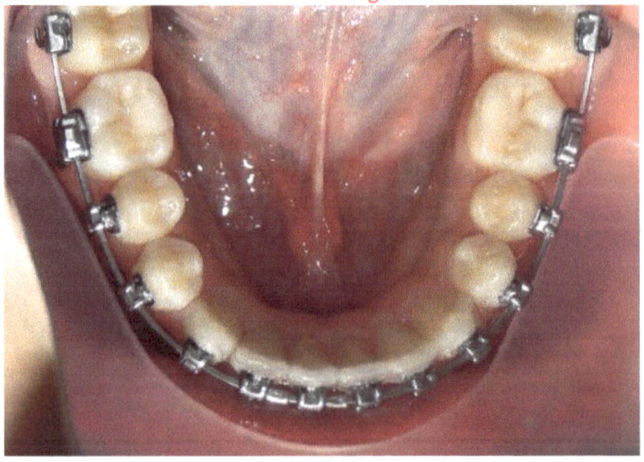

Fig. 6.17.129

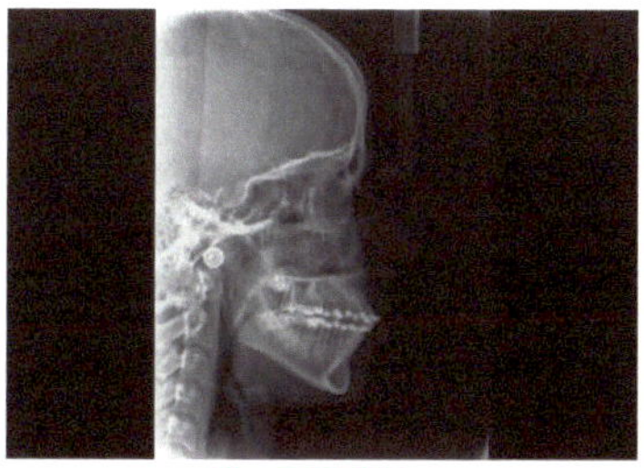

Fig. 6.17.130

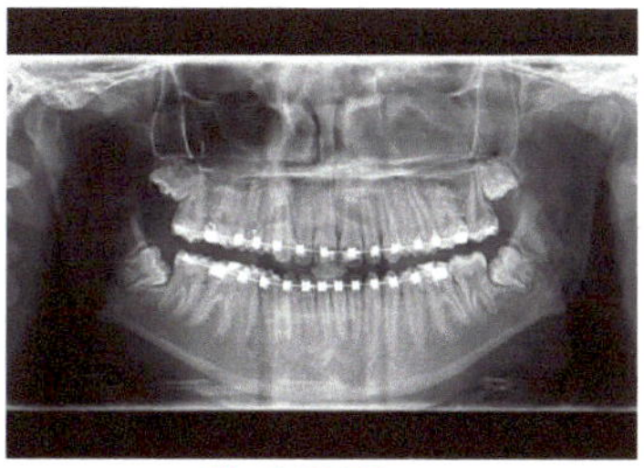

Fig. 6.17.131

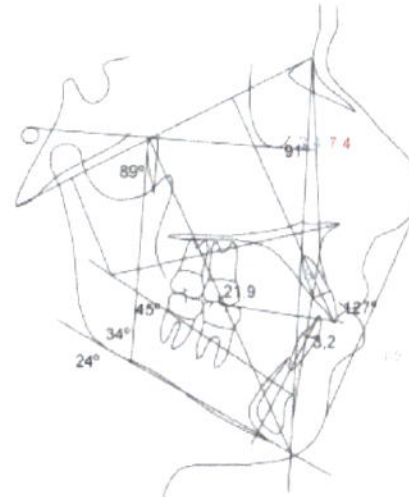

Fig. 6.17.132

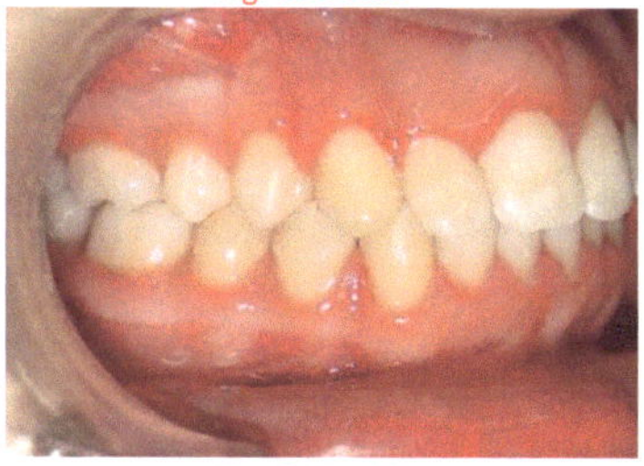

Fig. 6.17.133

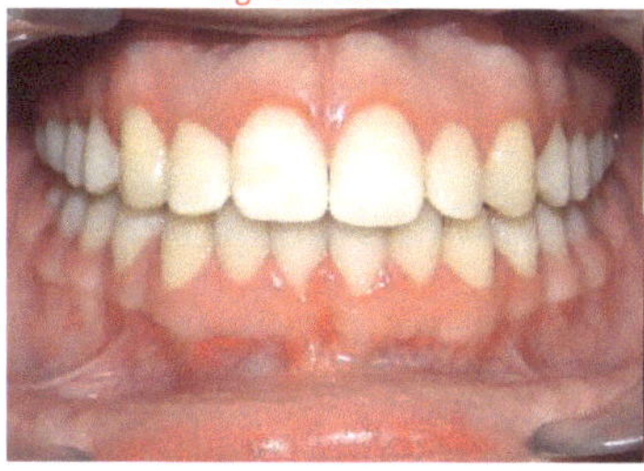

Fig. 6.17.134

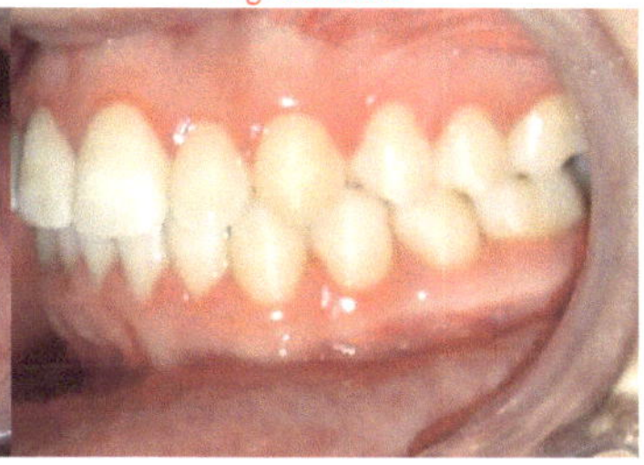

Fig. 6.17.135

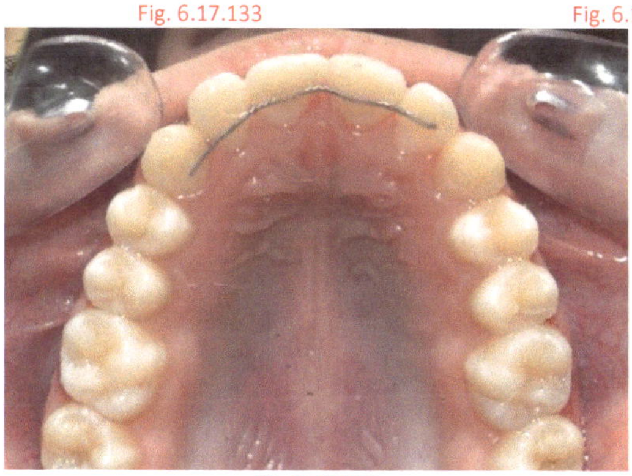

Fig. 6.17.136

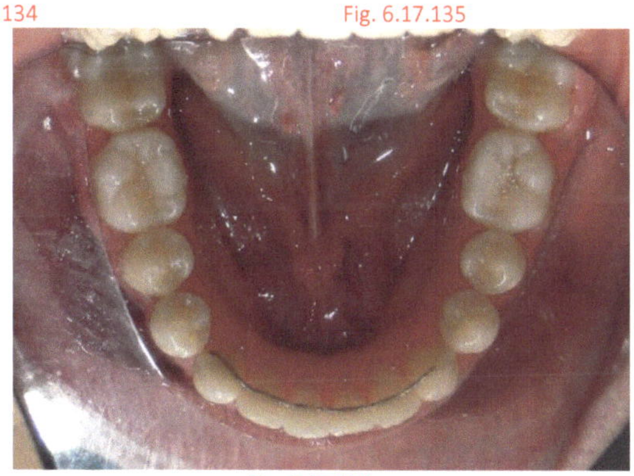

Fig. 6.17.127

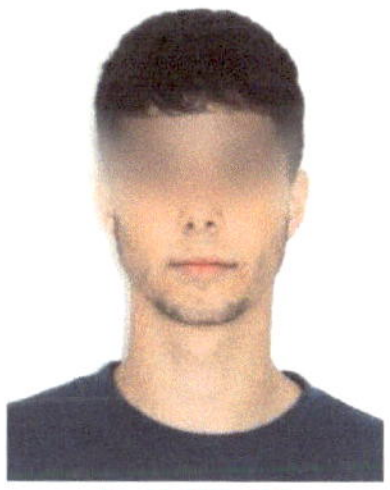

Fig. 6.17.138

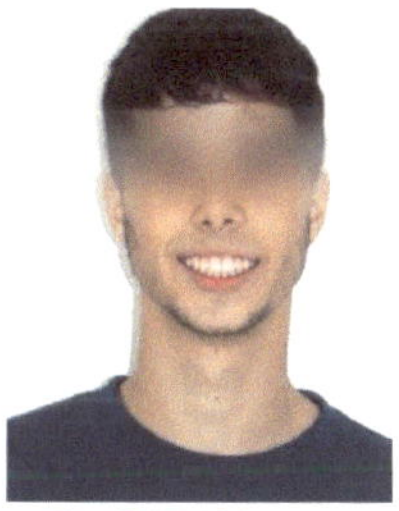

Fig. 6.17.139

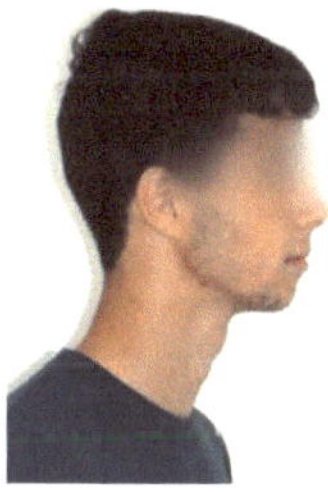

Fig. 6.17.140

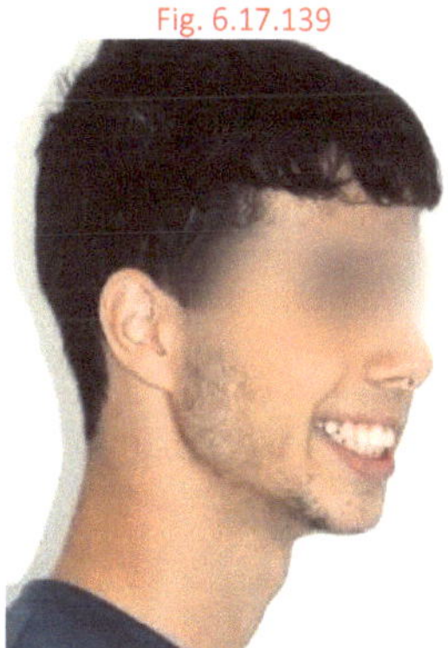

Fig. 6.17.141

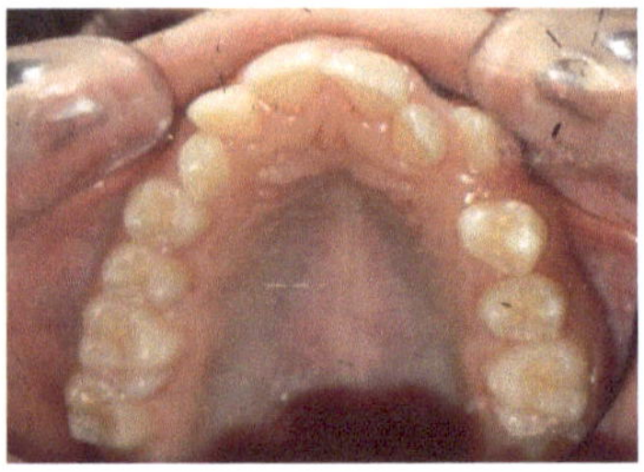

Fig. 6.17.142

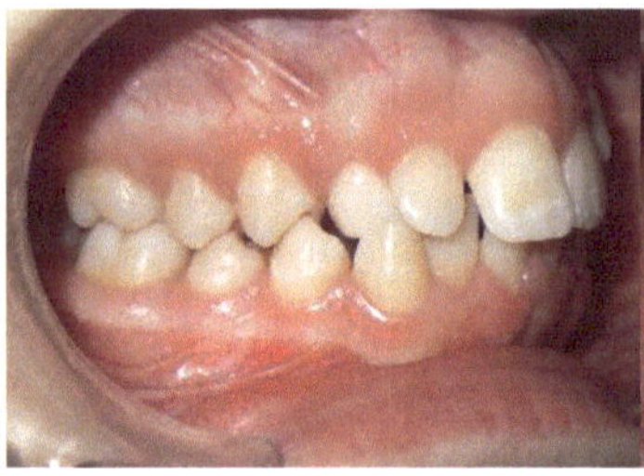

Fig. 6.17.143

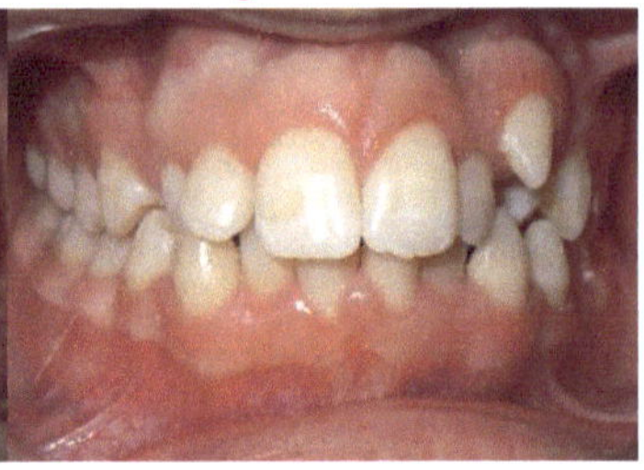

Fig. 6.17.144

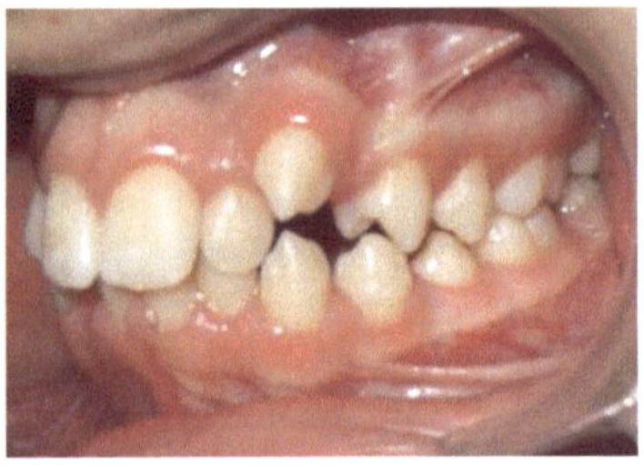

Fig. 6.17.145

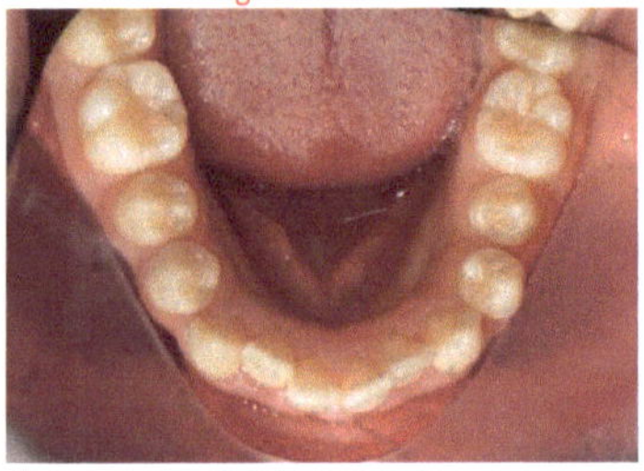

Fig. 6.17.146

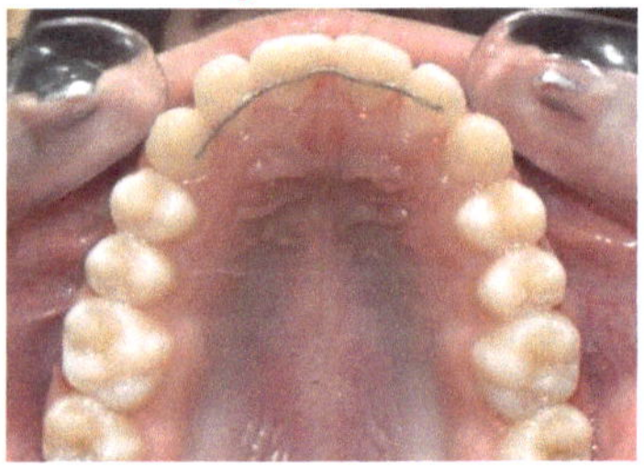

Fig. 6.17.147

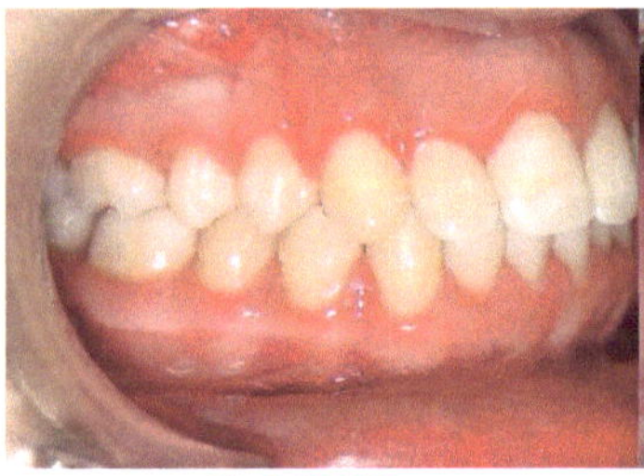

Fig. 6.17.148

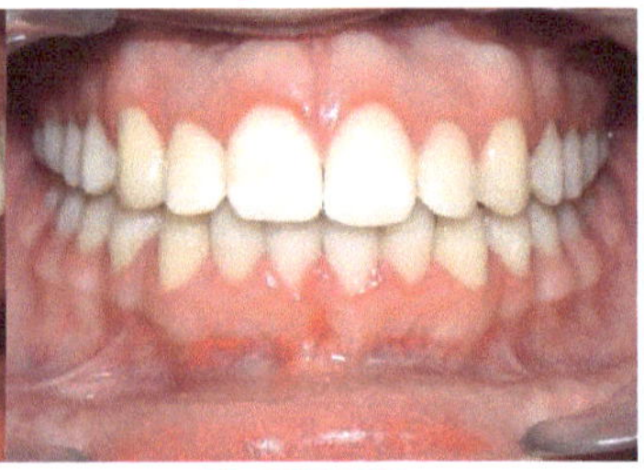

Fig. 6.17.149

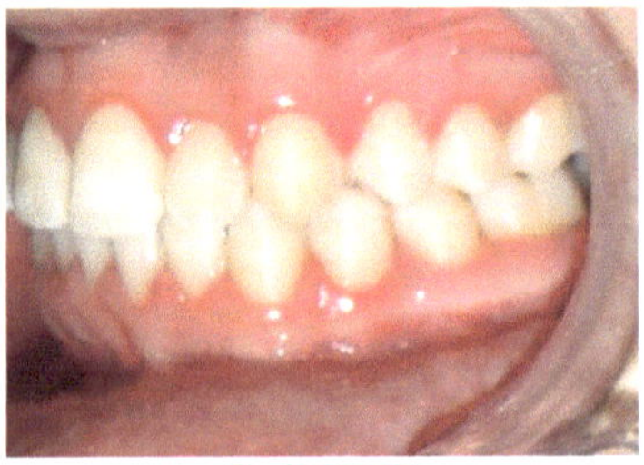

Fig. 6.17.150

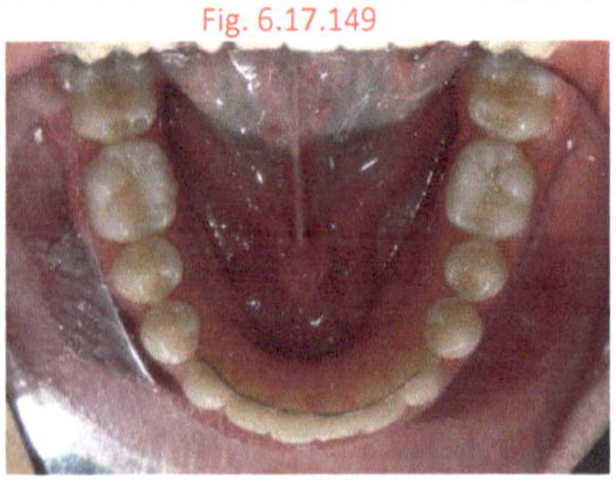

Fig. 6.17.151

ESPACIOS Y TIEMPOS ASIMÉTRICOS

Capítulo 18º

CASO 18

“Los años enseñan muchas cosas que los días desconocen.”

Ralph W. Emerson

Poeta y pensador estadounidense (1803-1882)

“A siete años de un suceso, el suceso ya es otro.”

Camilo José Cela

Escritor español (1916-2002)

Sección 6ª

Capítulo 18º

CASO 18

En este capítulo abordaremos el tratamiento de una ligera asimetría esqueletal, con "canteado" del plano oclusal, que presentaba una muy joven paciente. Ver figs. 6.18.01 a 6.18.17

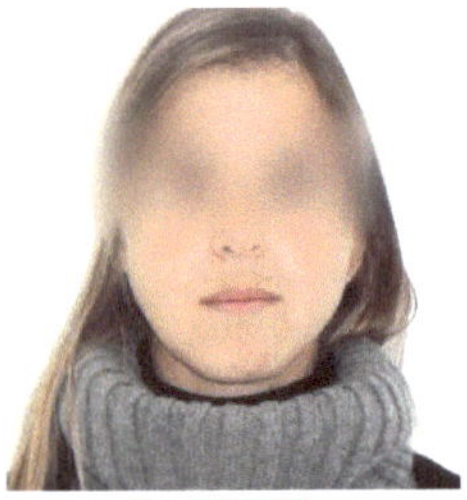
Fig. 6.18.01

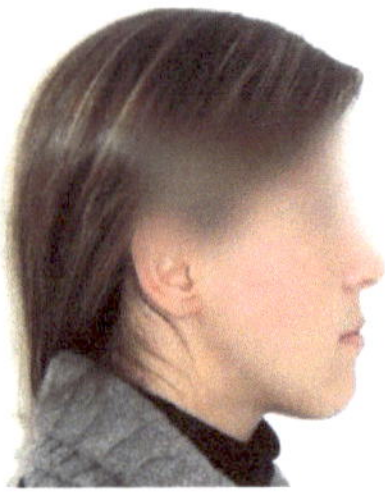
Fig. 6.18.02

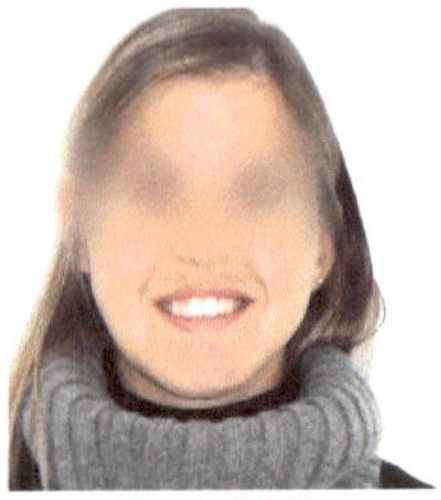
Fig. 6.18.03

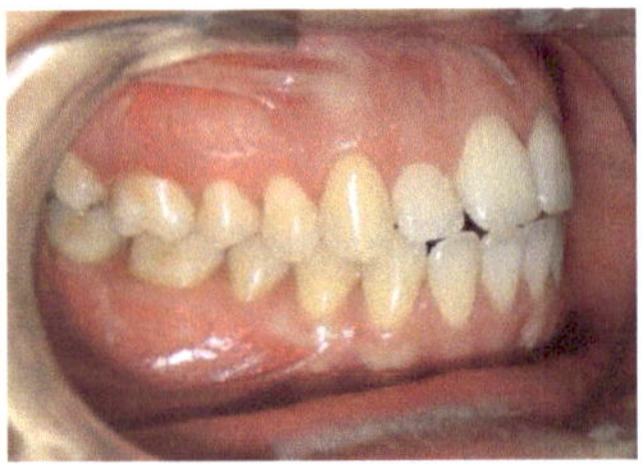
Fig. 6.18.04

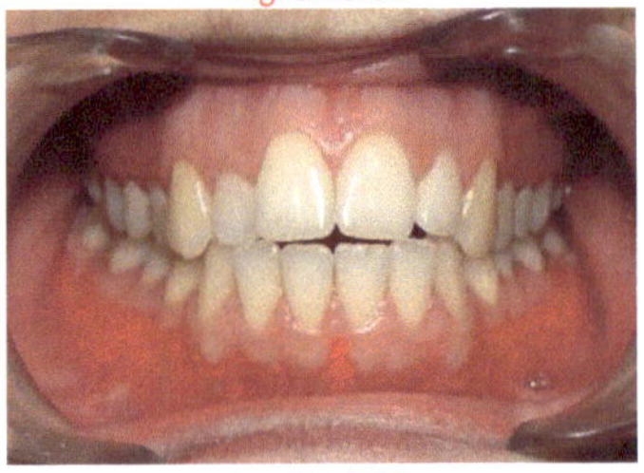
Fig. 6.18.05

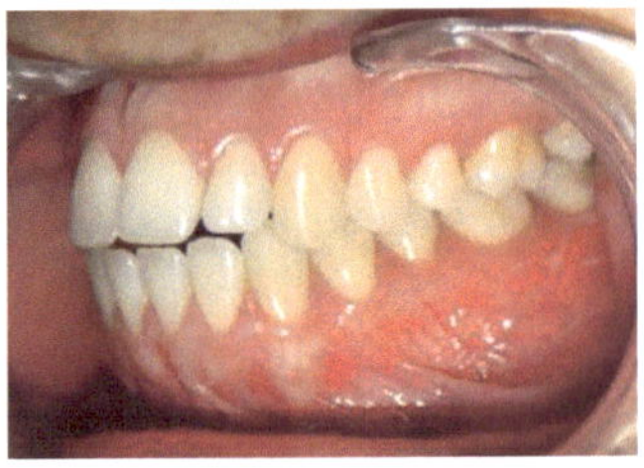
Fig. 6.18.06

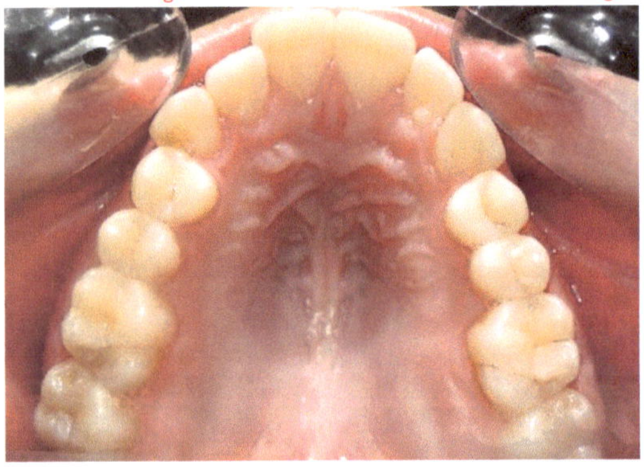
Fig. 6.18.07

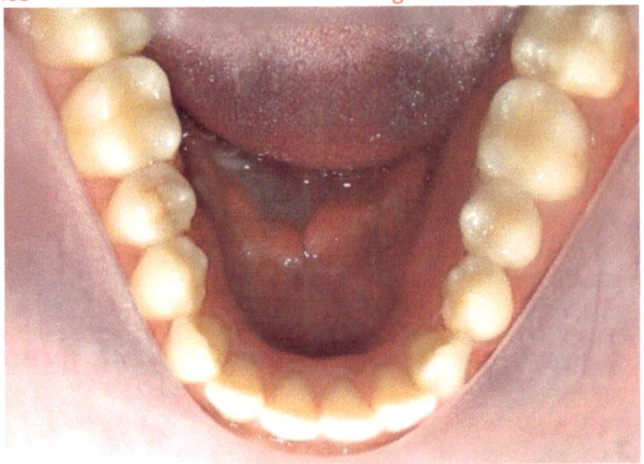
Fig. 6.18.08

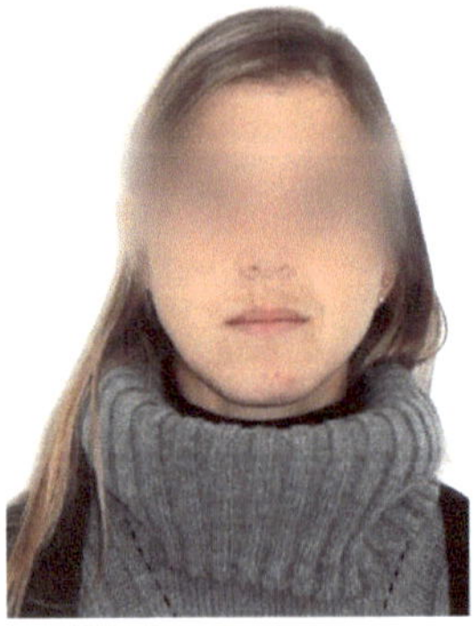
Fig. 6.18.09

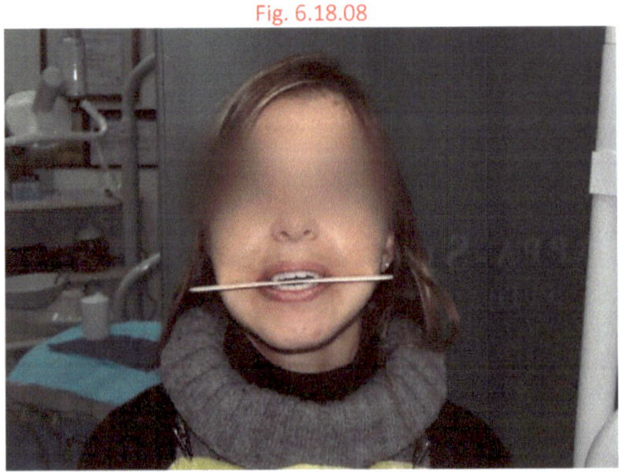
Fig. 6.18.10

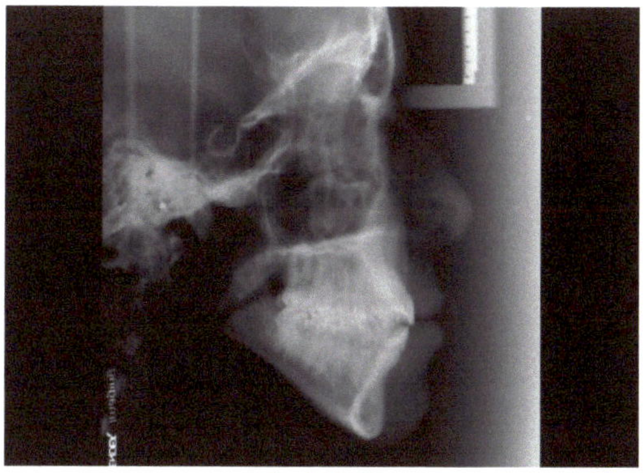

Fig. 6.18.11

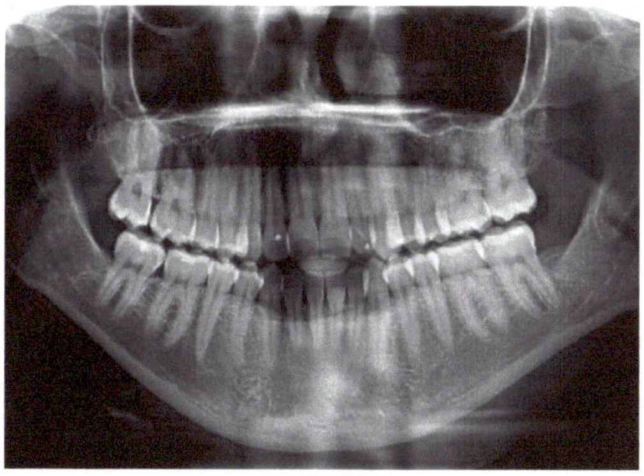

Fig. 6.18.12

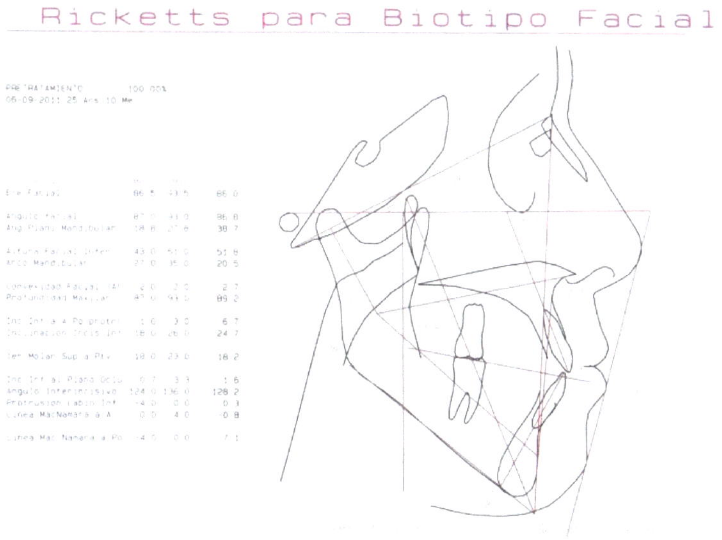

Fig. 6.18.13

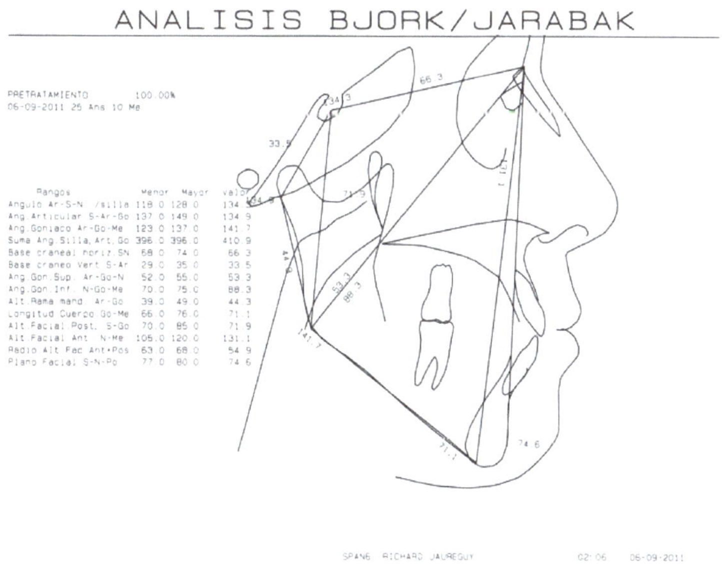

Fig. 6.18.14

Ricketts 32 Factores hoja 1

PRETRATAMIENTO 100.10%
10-20-2010 13 Ans 5 Me

Rangos	Menor	Mayor	Valor
Relacion Molar	-6.0	0.0	1.1
Overjet Incisivo	0.0	5.0	3.6
Inc Inf.al Plano Oclu	-0.7	3.3	2.7
Overbite Incisivo	0.5	4.5	5.6
Angulo Interincisivo	124.0	136.0	140.6
Convexidad Facial (A)	-0.8	3.2	-0.5
Altura Facial Infer.	43.0	51.0	41.7
Inc Inf a A Po(protr)	-1.0	3.0	1.7
1er Molar Sup a Ptv	13.0	19.0	22.5
Incis. Super. a APog.	1.0	6.0	5.2
Inclinacion Incis.Inf	18.0	26.0	21.0
inclinacion Incis.Sup	24.0	32.0	18.4
Plano Oclusal : Rama	-5.0	1.0	-8.5
Inclinacion Plano Oc.	20.5	28.5	27.4

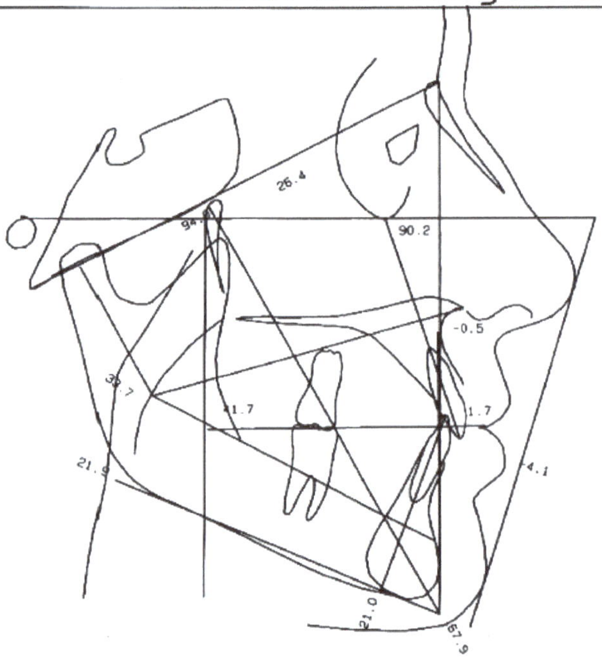

Fig. 6.18.15

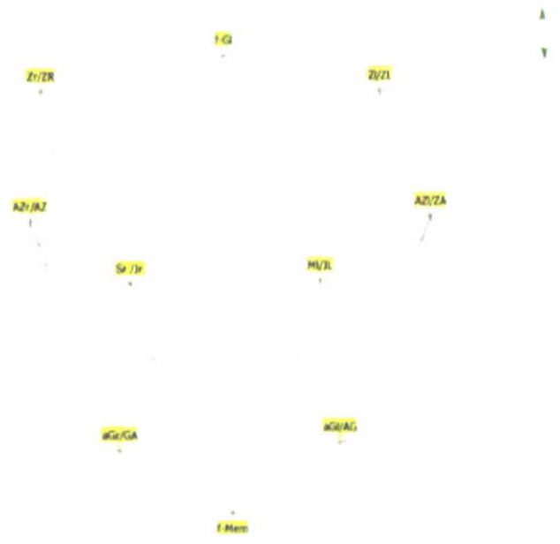

Fig. 6.18.16

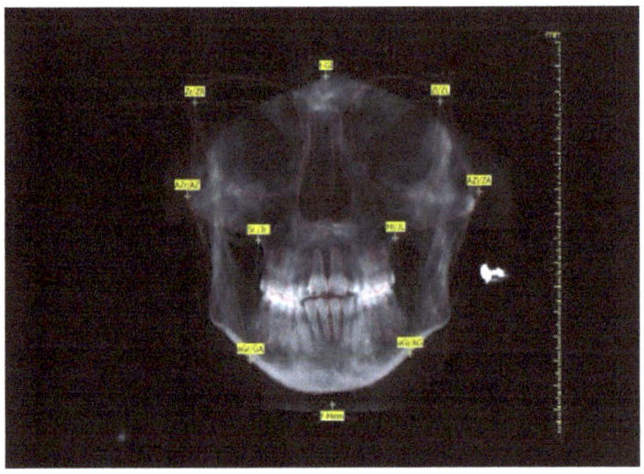

Fig. 6.18.17

1. DIAGNÓSTICO

1A. REQUERIMIENTO DEL PACIENTE

Si bien el caso adolecía de notorios problemas oclusales-funcionales, los requerimientos de la paciente eran eminentemente estéticos.

Como describiremos en las diferentes áreas diagnósticas, se trataba de una asimetría esqueletal con canteado del plano oclusal “bajando” éste en el lado derecho, por otra parte la pieza 1.2 tenía una longitud coronaria pequeña y acentuaba el problema estético que era el motivo principal de consulta.

1B. EDAD Y BIOTIPO

Se trataba de una paciente adulta, joven y de biotiopología dólica (vert -1.77) Ver figs. 6.18.11 a 6.18.17

1C. ESTETICO

Como hemos expuesto al comienzo del análisis diagnóstico este era el real motivo de consulta de la paciente.

En macroestética nos percatábamos de un cierto desbalance entre sectores derecho e izquierdo del rostro.

También es observable un "canteado" del plano oclusal al cual percibíamos "caído" en el sector derecho y "levantado" en el izquierdo.

Este detalle estético era potenciado, ópticamente, por una corona dentaria corta de la pieza 1.2 que, indirectamente, incrementaba la asimetría. Ver figs.6.18.18 a 6.18.21

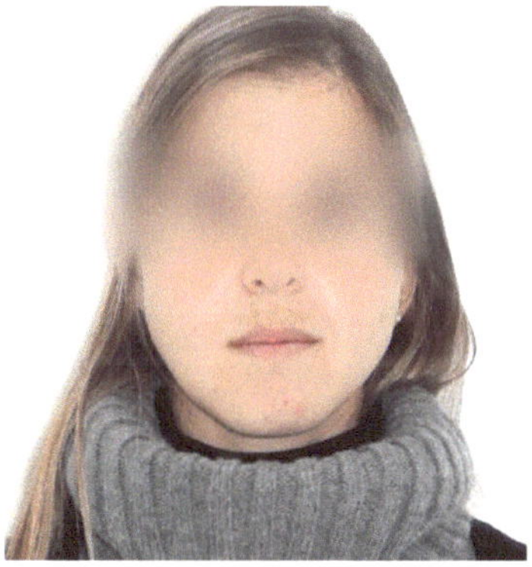

Fig. 6.18.18

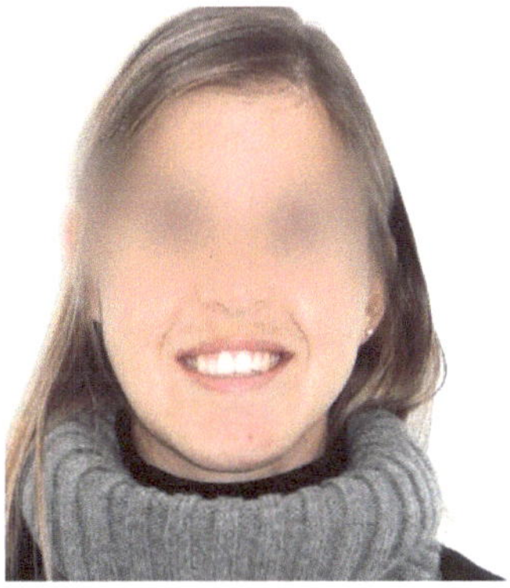

Fig. 6.18.19

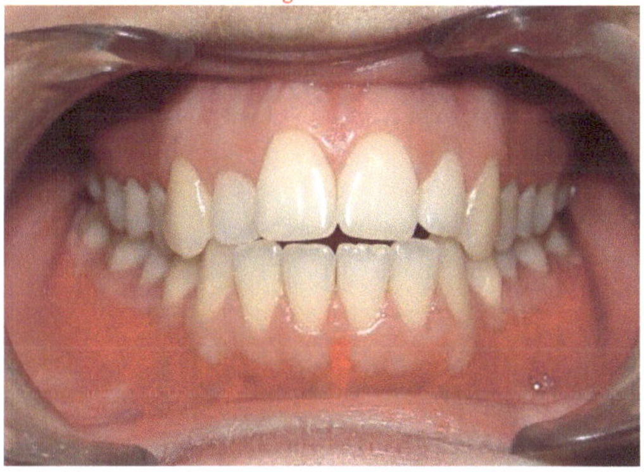

Fig. 6.18.20

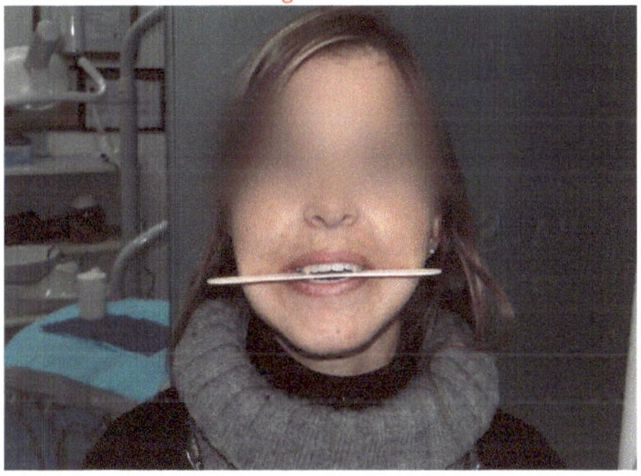

Fig. 6.18.21

1D. ESQUELETAL

Se trataba de una paciente con edad esqueletal 6; y, como señalamos, biotipológicamente Dólica.

La falta de guía oclusal anterior también tenía cierta implicancia esqueletal ya que la Altura Facial Posterior (51.8º) y el Ángulo del Plano Mandibular (38º) se encontraban aumentados con respecto a las normas ideales (Dr. Robert Ricketts).

En el examen esqueltal frontal confirmábamos nuestra suposición de una ligera asimetría esqueletal.

1E. DENTARIO ver Figs. 6.18.22 a 6.18.26

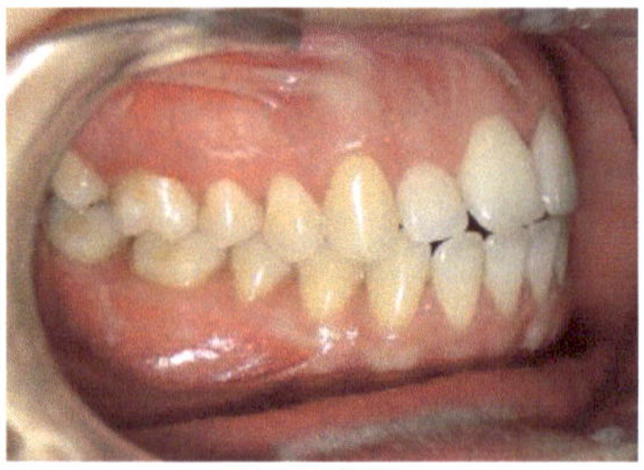

Fig. 6.18.22

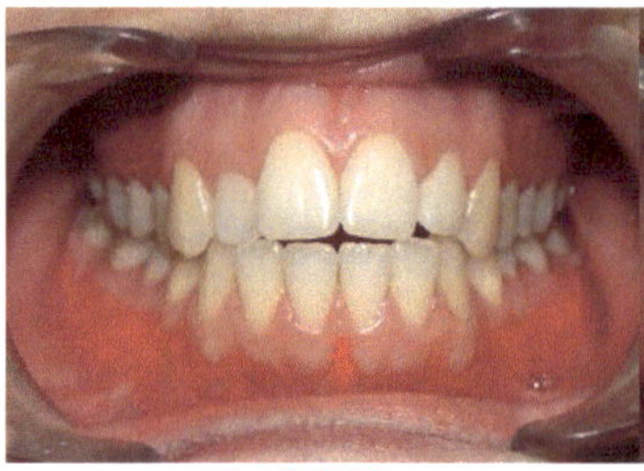

Fig. 6.18.23

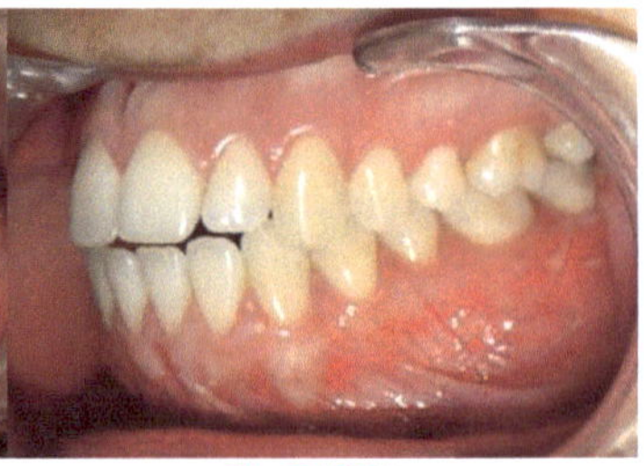

Fig. 6.18.24

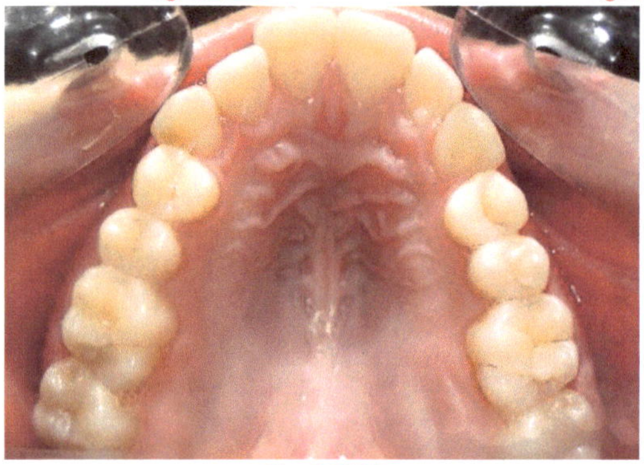

Fig. 6.18.25

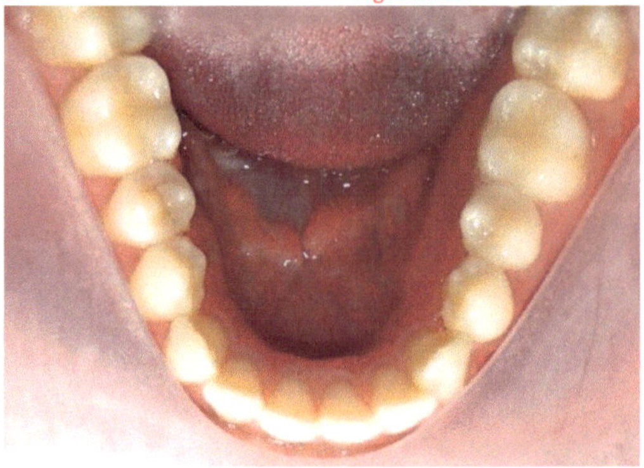

Fig. 6.18.26

Examinando las arcadas dentarias y su interelacionamiento encontrábamos una cierta compensación dentoalveolar de la asimetría, anteroposteriormente existía una clase I mientras que, en lo vertical, apreciábamos una mordida abierta anterior y por ende una falta de guía oclusiva en ese sector.

En las consideraciones intrarcada tanto las malposiciones como las discrepancias dentarias superiores e inferiores no revestían entidad.

Transversalmente la falta de un correcto relacionamiento cúspide-fosa interarcada era perceptible especialmente en los sectores molares.

1F. FUNCIONAL

Al ya citado problema oclusal, mordida abierta anterior, se le agregaban aspectos disfuncionales en la deglución, todos factores a tener presente tanto en la corrección como en la estabilidad postratamiento del caso.

2. PLAN DE TRATAMIENTO

2A. CORRECCIONES A EFECTUAR

Habida cuenta de lo señalado en las diferentes áreas del diagnóstico nos planteamos las siguientes correcciones a efectuar.

2A1. Equilibrar el plano oclusal "canteado"
2A2. Intercoordinar transversalmente las arcadas
2A3. Solucionar la mordida abierta anterior y rehabilitar funcionalmente el caso.
2A4. "Alargar" la corona clínica de la pieza 1.2

El "canteado" del plano oclusal podía merecer un tratamiento Ortodóntico-Quirúrgico, camino que la paciente no estaba dispuesta a seguir, por lo tanto, aquí acudimos a soluciones de "camouflage" dentoalveolar, dichas soluciones que partieron desde el cementado de sus brackets y tubos hasta la inserción de microimplantes, serán descriptas en el apartado "El tratamiento y sus etapas".

2B. ASPECTOS A PROTEGER

La inserción de microimplantes interadiculares nos presentaba el desafío de mantener la salud radicular de las piezas adyacentes a ellos.

En definitiva el tratamiento era un desafío eminentemente de <u>espacios;</u>

Como manejarlo para equilibrar el plano oclusal

Como cerrar la mordida abierta anterior?

Cuantos milímetros aumentar la corona clínica del 1.2?

2C. LIMITACIONES A UN PLANO IDEAL

Al optar, la paciente, por soluciones que no implicaran cirugía ortognática, ciertos pequeños detalles de macroestética no podían ser corregidos a pleno.

2D. PLAN DE CONTENCIÓN

Se proyectaron retenedores fijos a cementar en superficies linguales y palatinas de piezas dentarias del sector anteroinferior y superior respectivamente; también se planificó un Bionator como aparato funcional de uso nocturno a modo de complemento del necesario "entrenamiento" de fonoaudiología (logopeda).

3. VEHÍCULO/s TERAPEÚTICO/s

Fueron utilizados brackets y tubos Sistema Damon de prescripción Standard; en incisivos y caninos superiores el modelo cementado fue el Clear I, mientras que en el resto de las piezas dentarias utilizamos el modelo Q1. Ver Figs. 6.18.27 a 6.18.31

Figs. 6.18.27 a 6.18.31

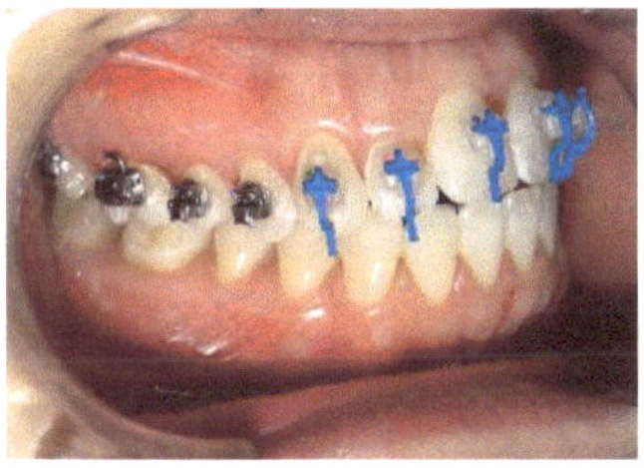

Fig. 6.18.27

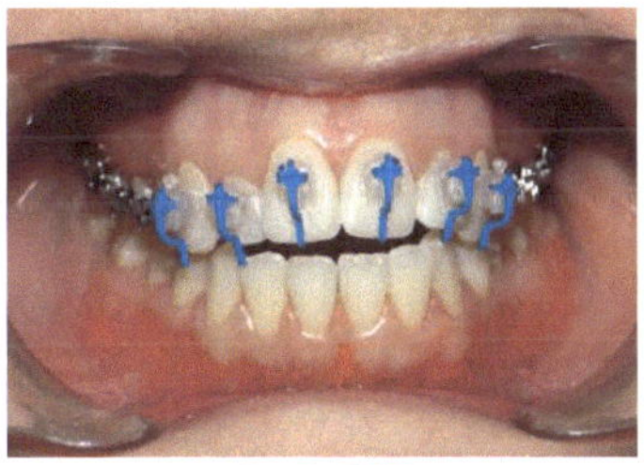

Fig. 6.18.28

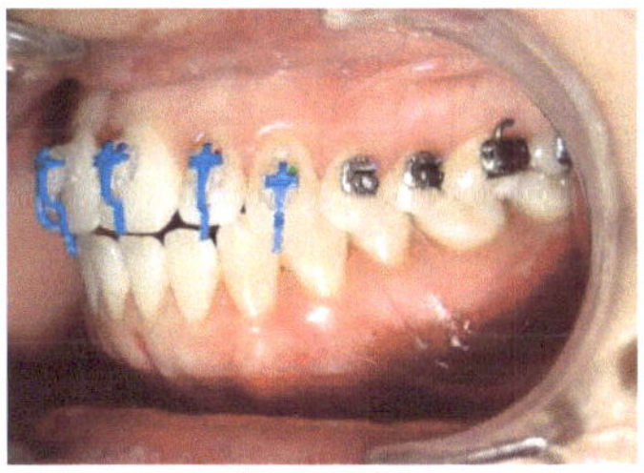

Fig. 6.18.29

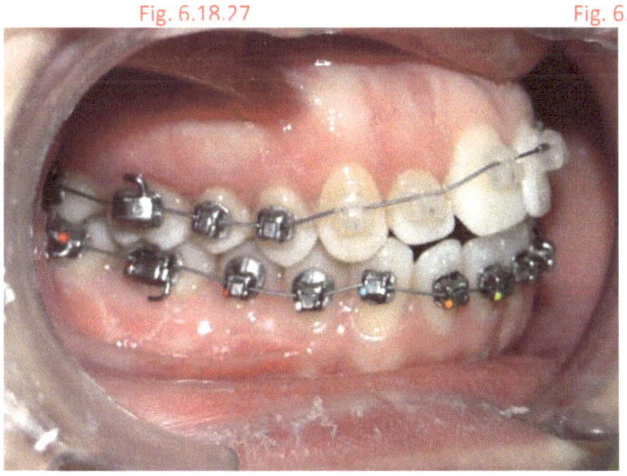

Fig. 6.18.30

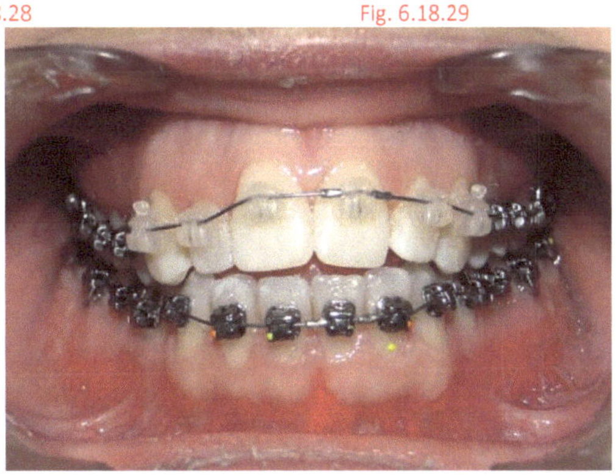

Fig. 6.18.31

Se insertaron 4 microimplantes Vector de 8mm. de longitud y 1.4 mm de diámetro; dos de ellos utilizados en el cuadrante superior derecho y dos en el inferior izquierdo, los primeros tenían un vínculo al arco con resortes NiTi, doble delta, de 10 mm. de longitud y 150 grs. mientras que los inferiores eran "conectados" al arco superior por elásticos 3/16" 4 oz. Ver figs. 6.18.32 a 6.18.37

Fig. 6.18.27 a 6.18.37

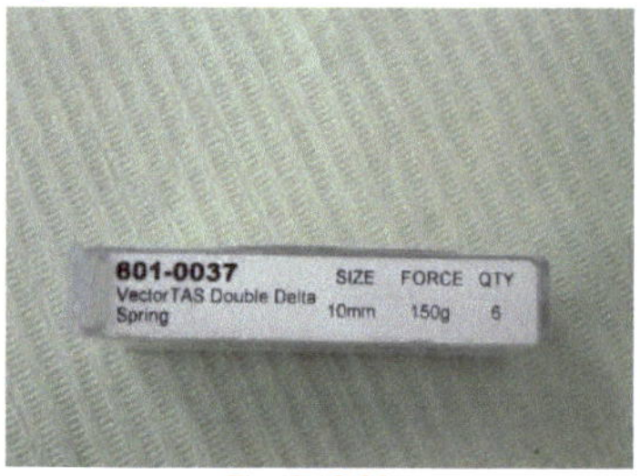

Fig. 6.18.32

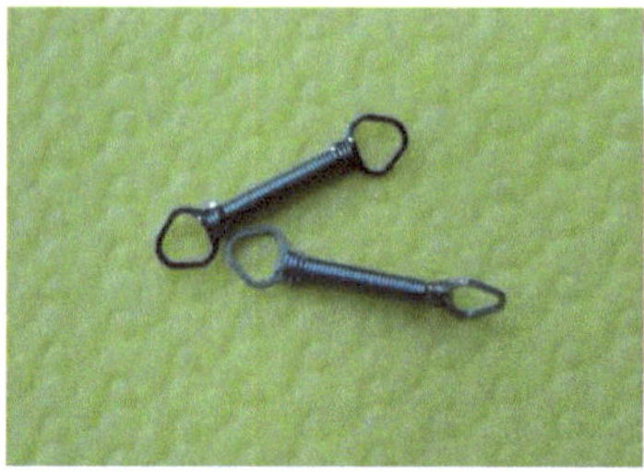
Fig. 6.18.33

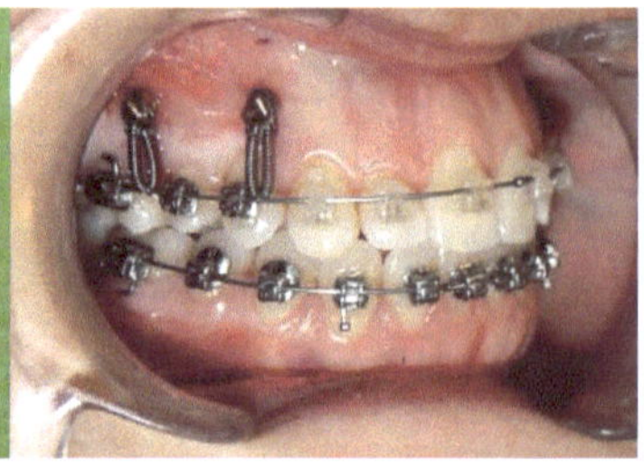
Fig. 6.18.34

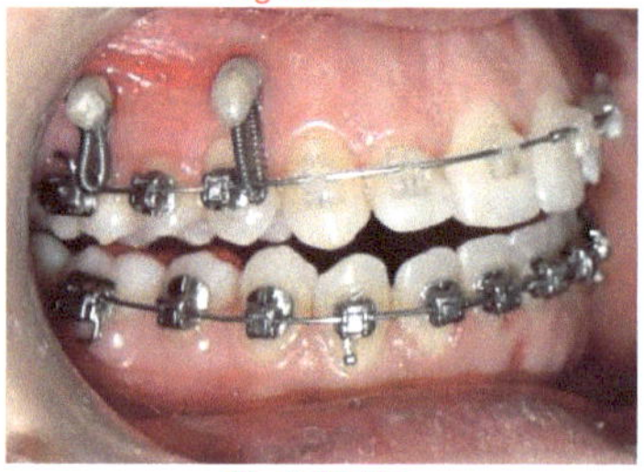
Fig. 6.18.35

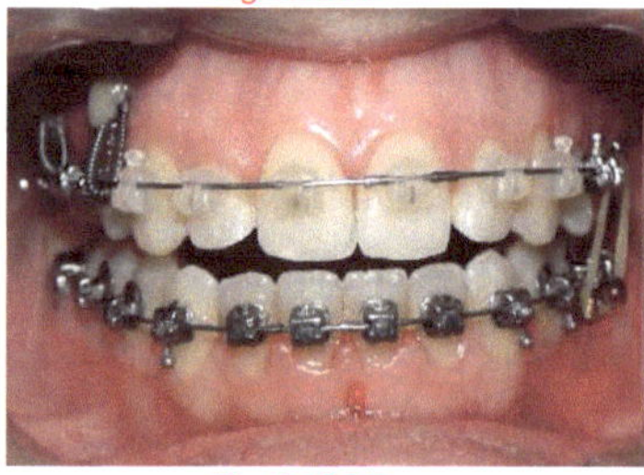
Fig. 6.18.36

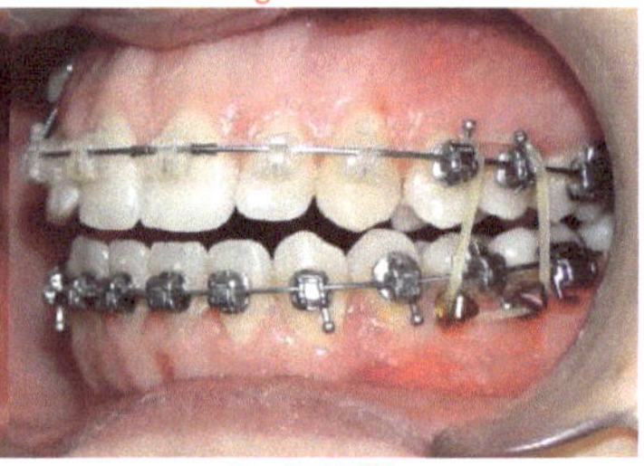
Fig. 6.18.37

En la foto 6.18.38 se muestra la fresa utilizada para el pequeño recorte gingival en la pieza 1.2

Fig. 6.18.38

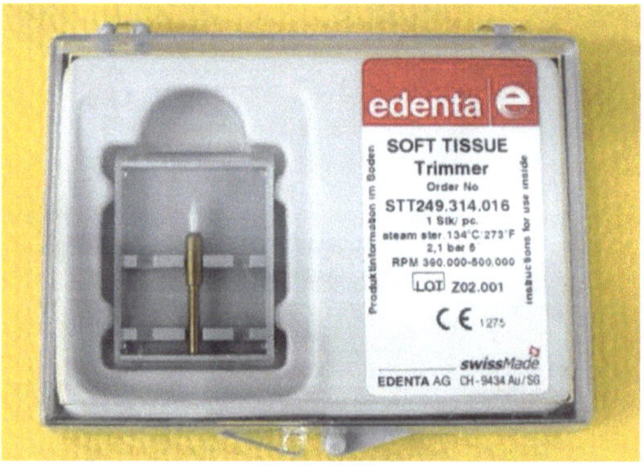

Fig. 6.18.38

4. TRATAMIENTO Y SUS ETAPAS

Cuando describíamos, en tratamientos anteriores, las diferentes etapas cumplidas generalmente soslayábamos la que en el <u>tiempo</u> es la primera, el cementado de brackets y tubos, que denominamos el armado de la aparatología; dicho procedimiento puede llevarse a cabo por métodos directo o indirecto pero aquí va a importar señalar no el método sino las referencias del cementado.

En primera instancia los lectores apreciarán en las figuras 6.18.39 y 6.18.40 una diferencia vertical en el cementado de brackets y tubos de la hemiarcada superior derecha e izquierda, que, con la progresión de arcos, va a tender a mejorar <u>espacialmente</u> el "canteado" del plano oclusal.

Figs. 6.18.39 a 6.18.40

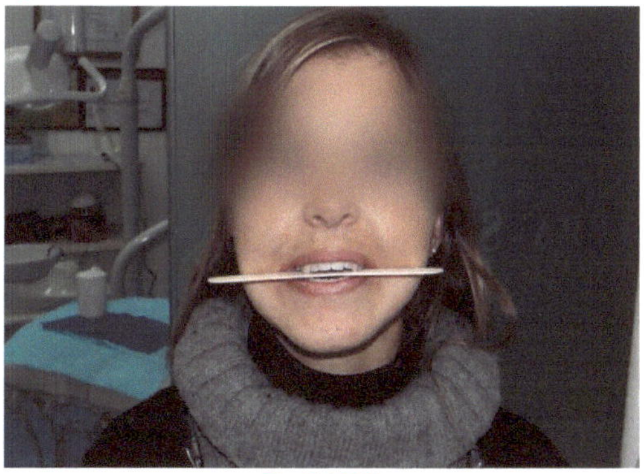

Fig. 6.18.39

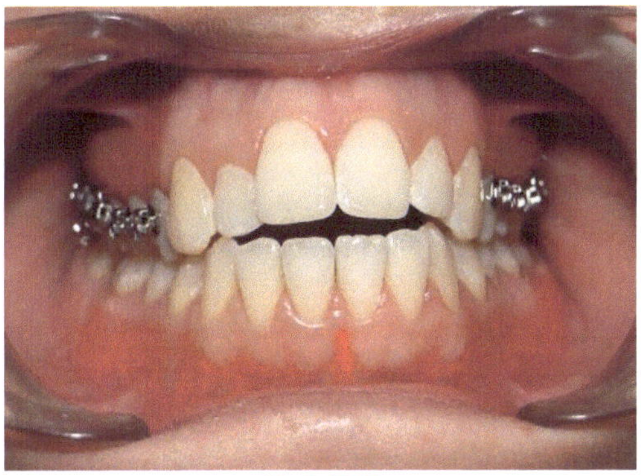

Fig. 6.18.40

En los sectores incisivos tanto superior como inferior, los brackets han sido desplazados hacia gingival de su corona clínica ante la necesaria corrección "morfológica" de la mordida abierta anterior. Ver figs. 6.18.39 a 6.18.46

Figs. 6.18.41 a 6.18.46

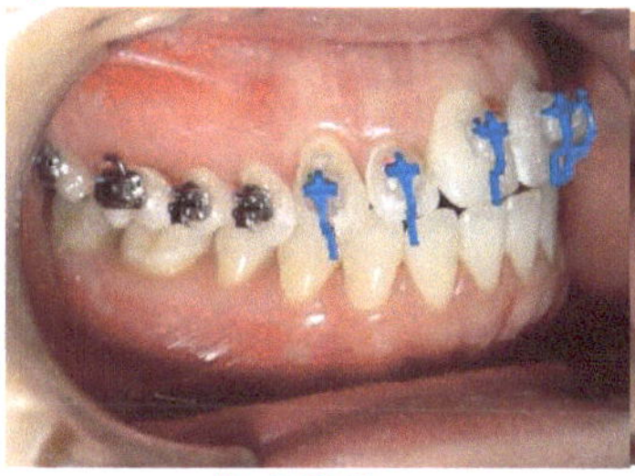

Fig. 6.18.41

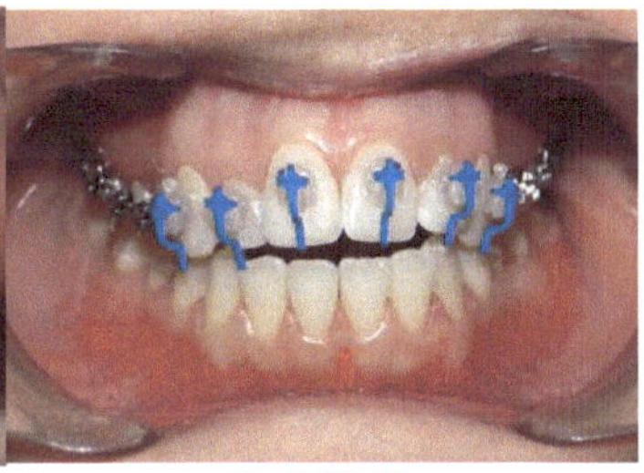

Fig. 6.18.42

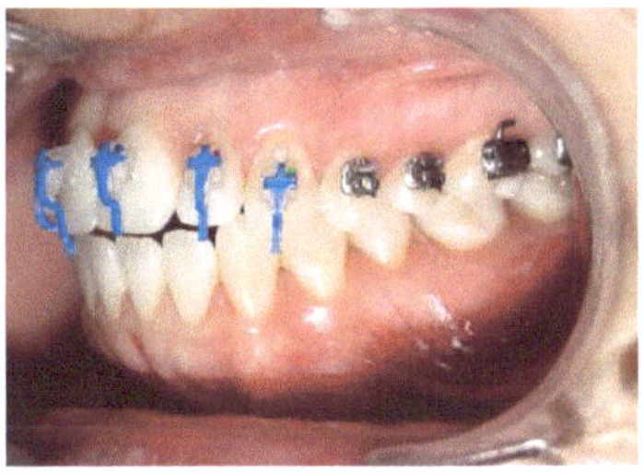

Fig. 6.18.43

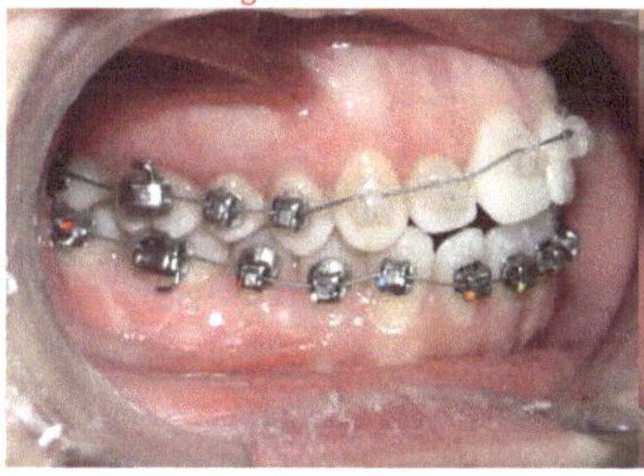

Fig. 6.18.44

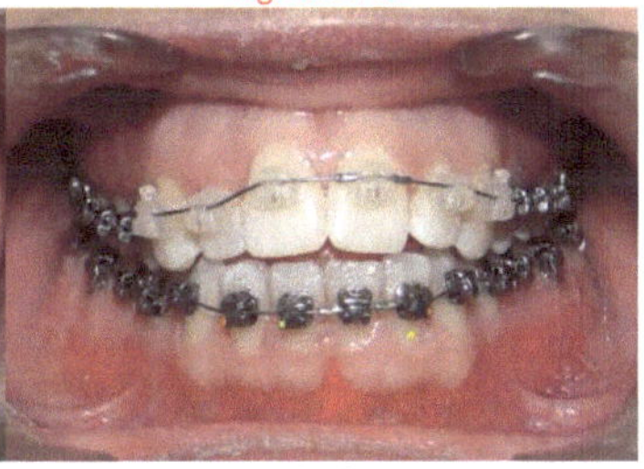

Fig. 6.18.45

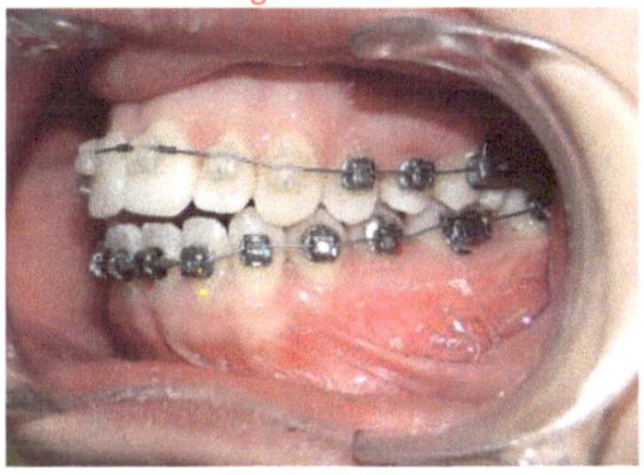

Fig. 6.18.46

Los segundos molares fueron involucrados ya que esas piezas eran "protagonistas" principales de la necesaria coordinación transversal interarcada; en sus tubos revela la intención de mantenimiento de la curva de Spee por la doble causal biotipológica (Dólica) y de mordida abierta anterior.

La <u>Etapa Inicial</u> se cumplió con arcos NiTi Cu .014, Damon (10 semanas), seguida por arcos .018 con las mismas especificaciones utilizadas durante 6 semanas. Ver Figs. 6.18.47 a 6.18.54

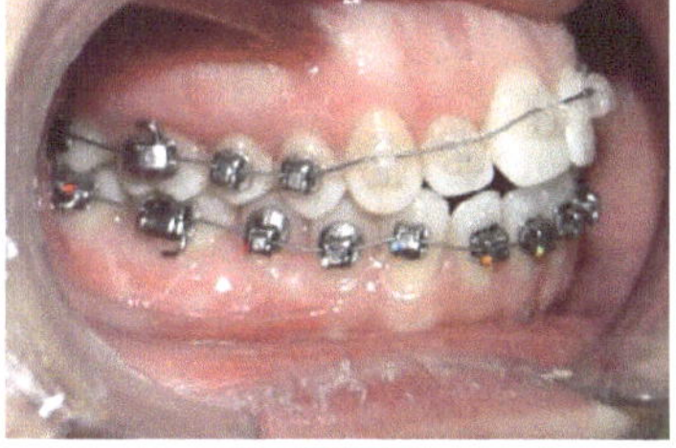

Fig. 6.18.47

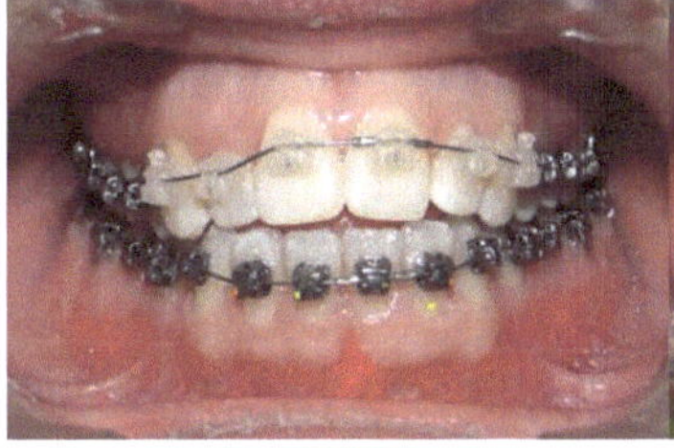

Fig. 6.18.48

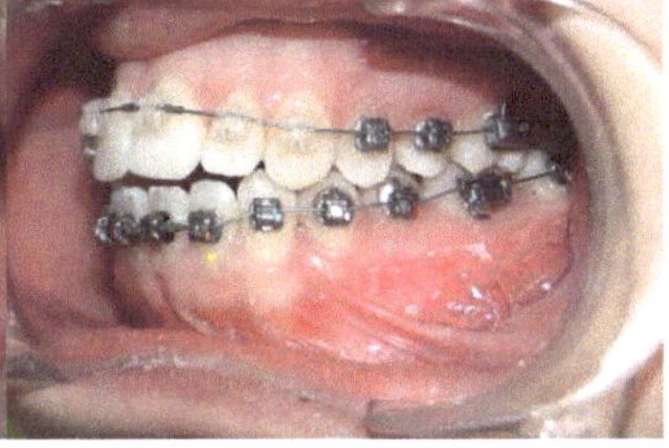

Fig. 6.18.49

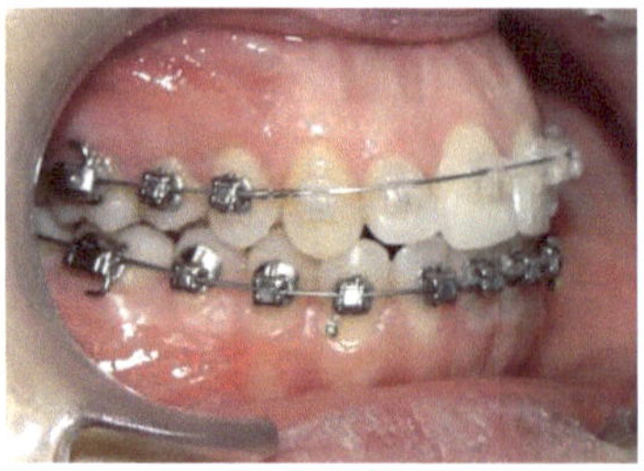

Fig. 6.18.50

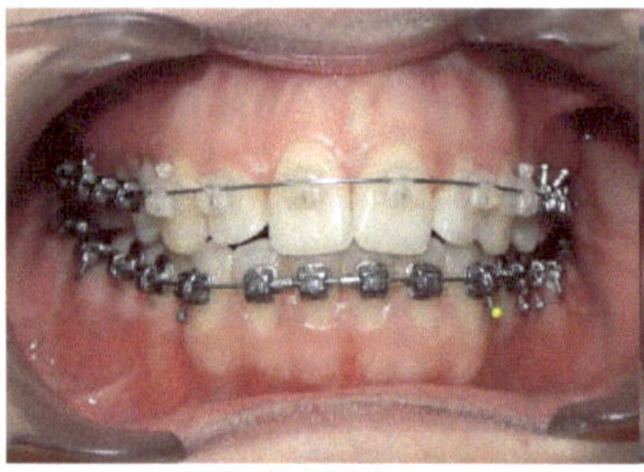

Fig. 6.18.51

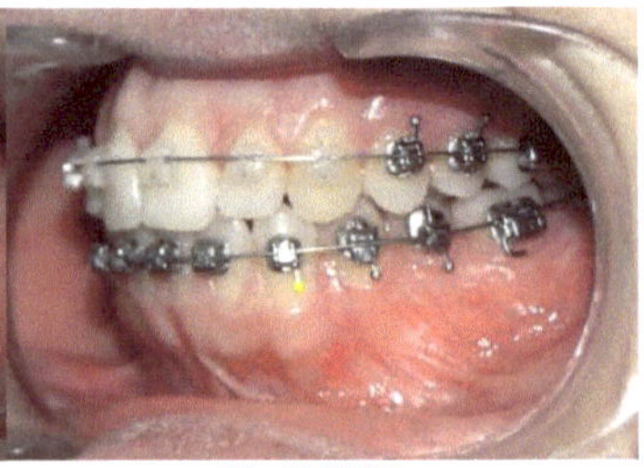

Fig. 6.18.52

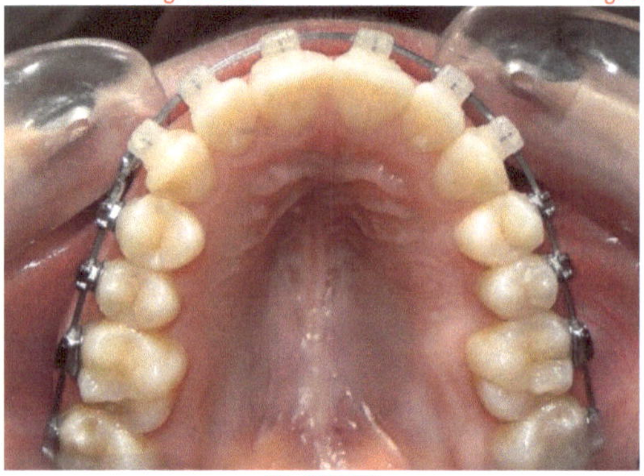

Fig. 6.18.53

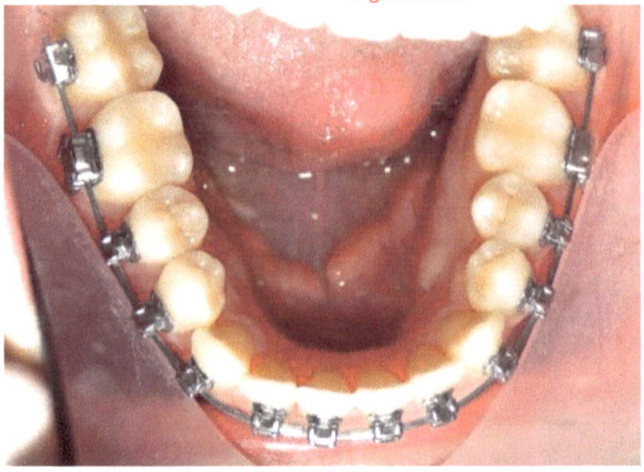

Fig. 6.18.54

ETAPAS INTERMEDIA Y MECÁNICA

Podríamos afirmar que aquí se cumplieron las etapas más importantes del tratamiento ya que se potenció lo comenzado en el cementado mismo de los brackets y tubos más lo insinuado con arcos de sección redonda.

La etapa intermedia comenzó con arcos NiTi Cu .014 x .025 (6 semanas) siendo luego recambiados por otros de calibre .016 x .025 de igual aleación; hasta ese momento se había consolidado muy aceptablemente la coordinación transversal interarcada, mejorando notoriamente la mordida abierta anterior, y ordenando los posicionamientos radiculares para la utilización de microimplantes.

A partir de allí comenzó una Mecánica absolutamente asimétrica para generar y gobernar espacios verticales que mejoraran el "canteado" del plano oclusal. Ver fig. 6.18.55

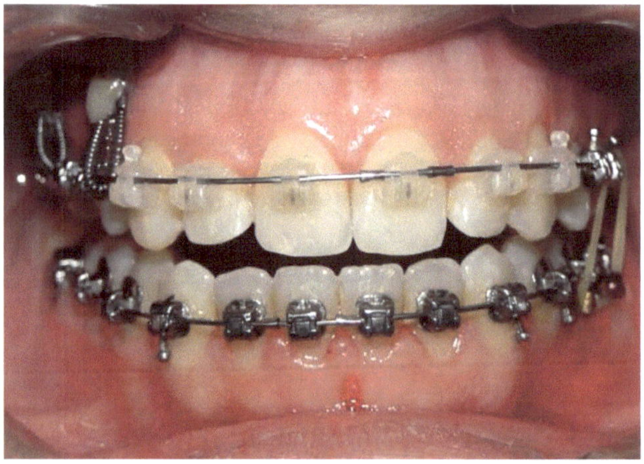

Fig. 6.18.55

Para ello se insertaron cuatro T.A.D.S interadiculares, dos de ellos en el cuadrante superior derecho y dos en el inferior izquierdo. Ver figs. 6.18.56 y 6.18.57

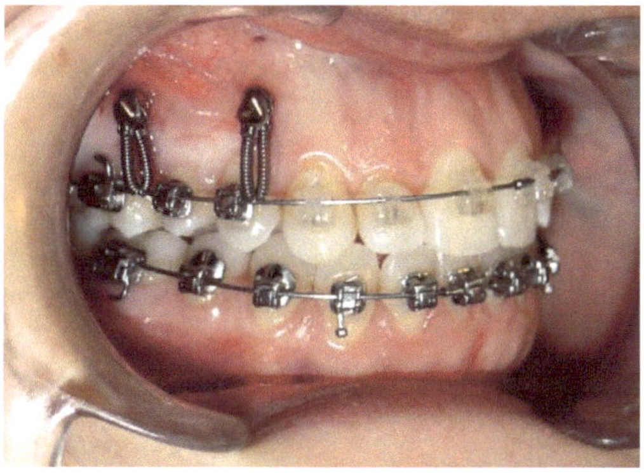
Fig. 6.18.56

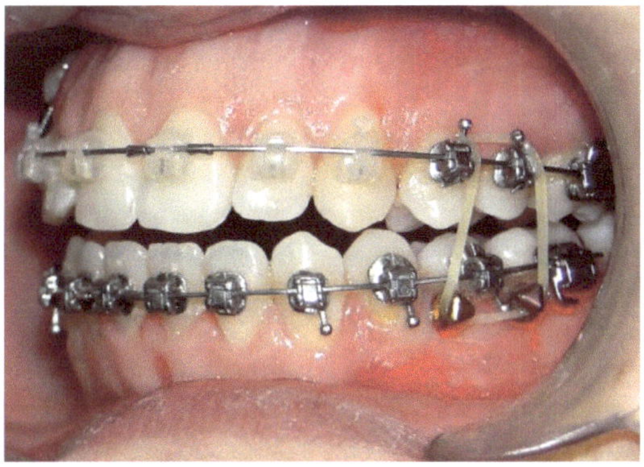
Fig. 6.18.57

La mecánica asimétrica se nutrió de los siguientes componentes:

- Desoclusión unilateral derecha en caras oclusales de segundos premolares y molares inferiores.
- Dos resortes Niti doble delta de espiras cerradas y 150 grs. de fuerza cada uno que vinculaban "ida y vuelta" los microimplantes del sector superior derecho con el arco
- Dos elásticos 3/16" 4 oz que debían insertarse, por parte de la paciente, entre pines de brackets de premolares superiores izquierdos a los T.A.D.S interadiculares ubicados en el cuadrante inferior izquierdo ver Figs. 6.18.58 a 6.18.65

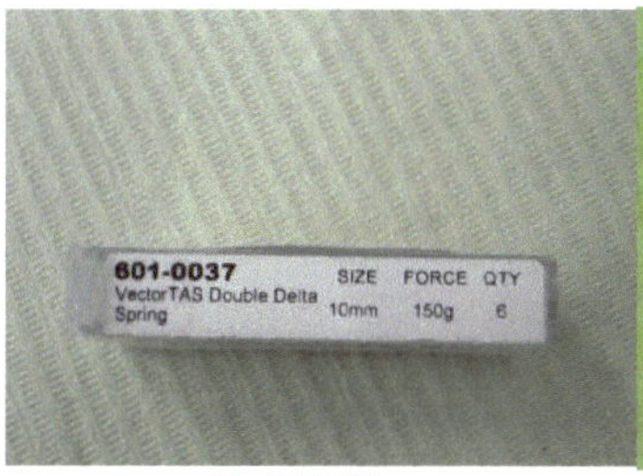

Fig. 6.18.58

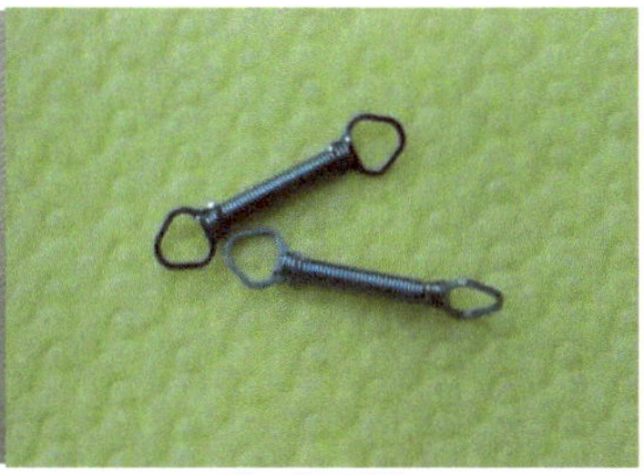
Fig. 6.18.59

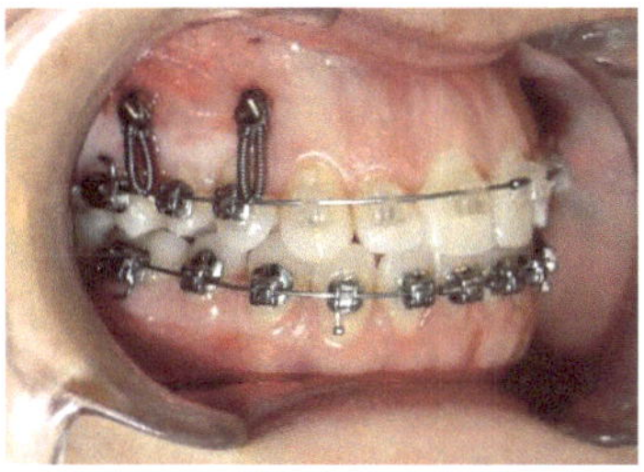
Fig. 6.18.60

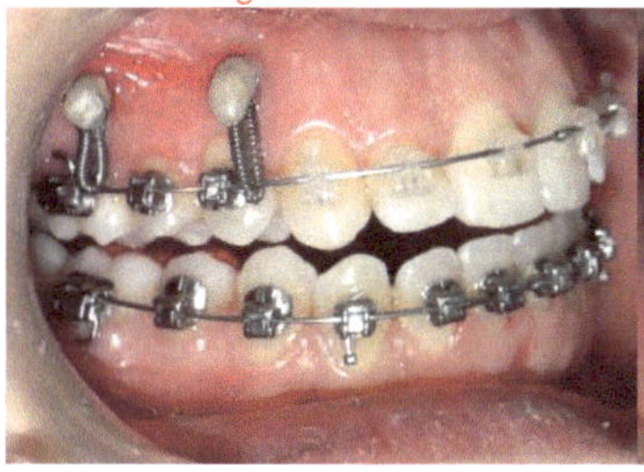
Fig. 6.18.61

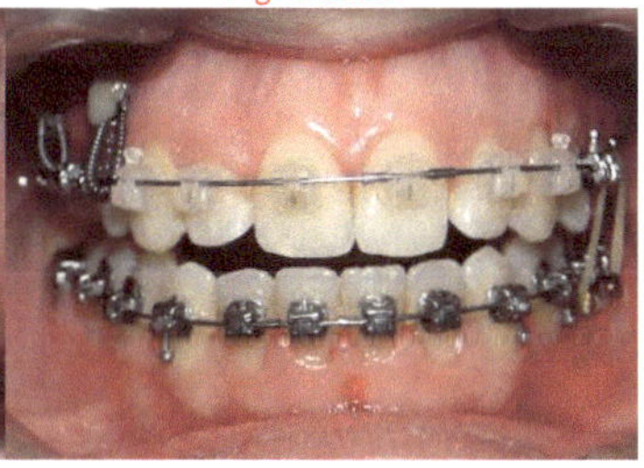
Fig. 6.18.62

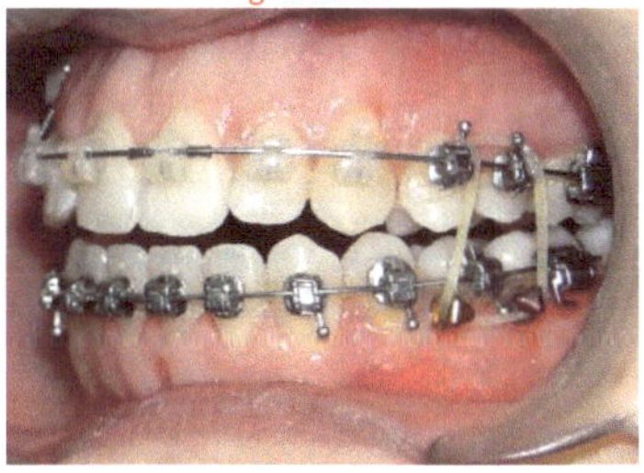
Fig. 6.18.63

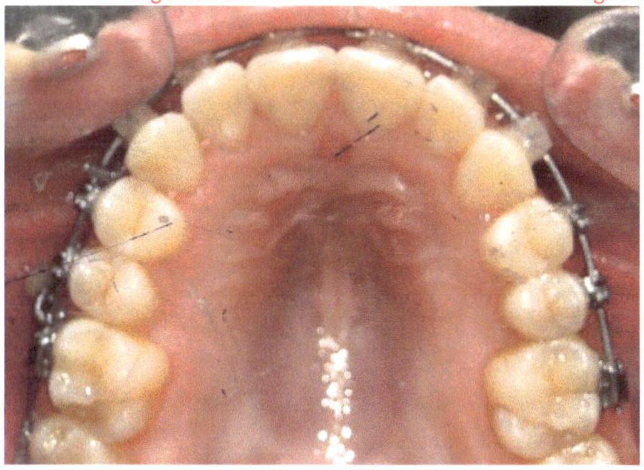
Fig. 6.18.64

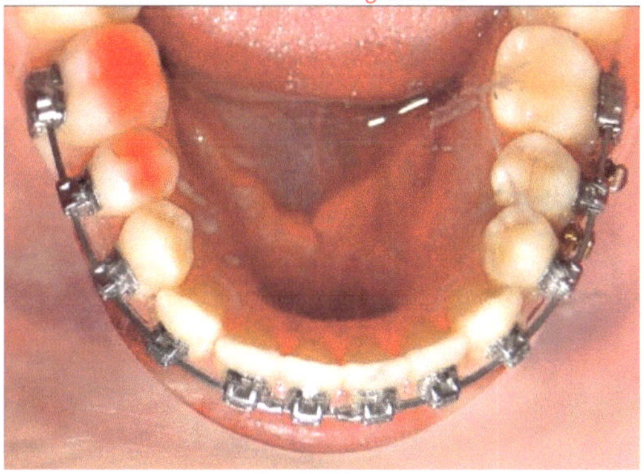
Fig. 6.18.65

Luego que el sector superior derecho "ascendió", con el consiguiente "descenso" del izquierdo, se quitaron los resortes NiTi pero se mantuvo un vínculo de cadena elástica de segunda generación entre microimplantes y arco. En el mismo sector, hemiarcadas derechas superior e inferior, se quitó la desoclusión y la paciente comenzó a utilizar 2 elásticos 3/16" 4 oz entre premolares y molares.

DETALLES Y FINALIZACIÓN

En primera instancia se utilizaron, por tres meses, arcos de acero .019 x .025 de forma individualizada e intercoordinada, para mejorar la expresión de torque especialmente en los sectores laterales, luego "retrocedimos" a arcos Niti Cu .016 superior e inferior con elásticos 3/16" 2 oz, muy suaves, para asentamiento oclusal.

Por último nos quedó un "recorte" gingival de la pieza 1.2 a los efectos de un pequeño mejoramiento de la microestética de la zona. Ver figs. 6.18.66 a 6.18.69

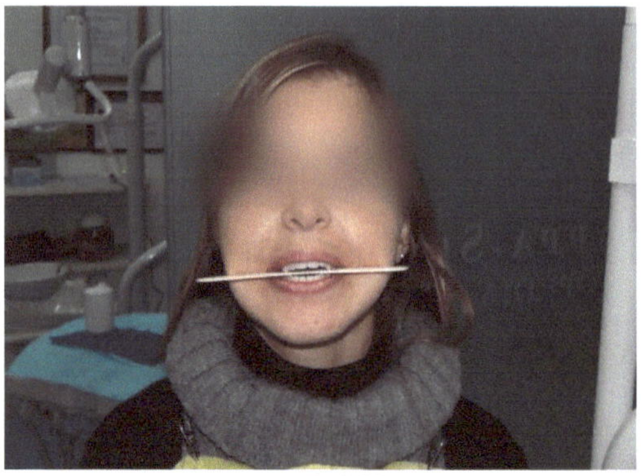

Fig. 6.18.66

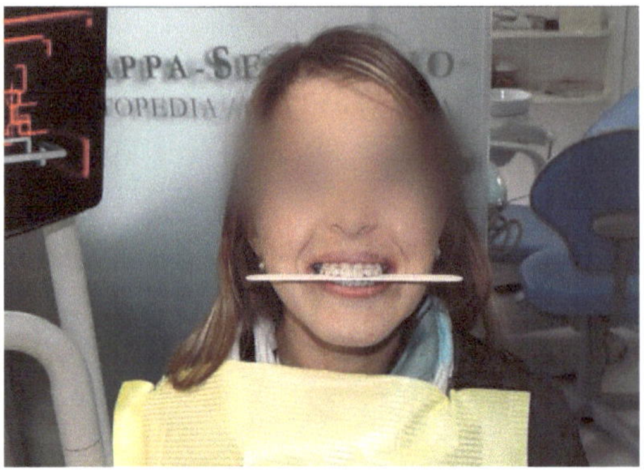

Fig. 6.18.67

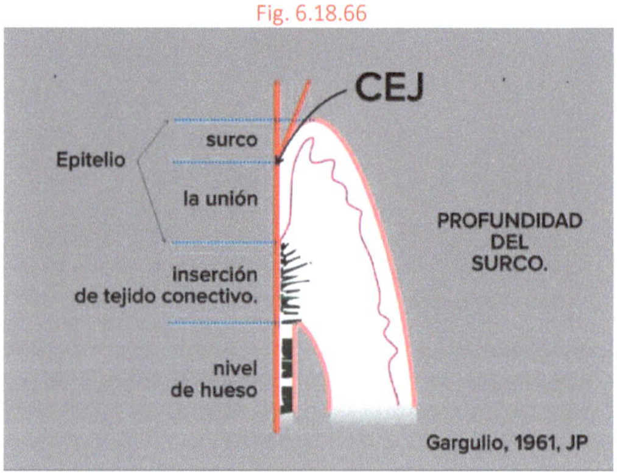

Fig. 6.18.68

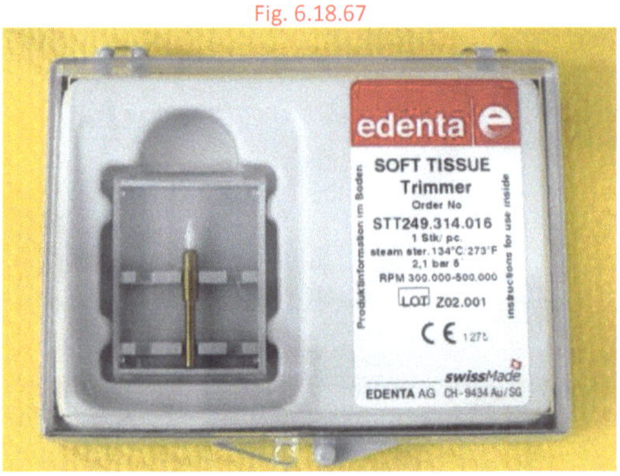

Fig. 6.18.69

En las radiografías finales se observaron una buena salud radicular y también la "persistencia" de la asimetría esqueletal observable en la Rx frontal. Ver figs. 6.18.70 a 6.18.74

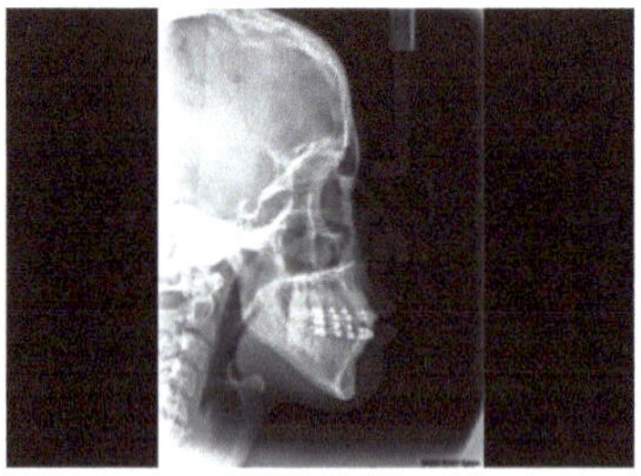

Fig. 6.18.70

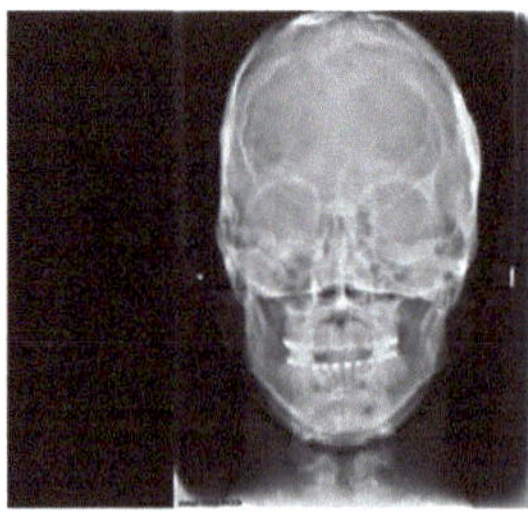

Fig. 6.18.71

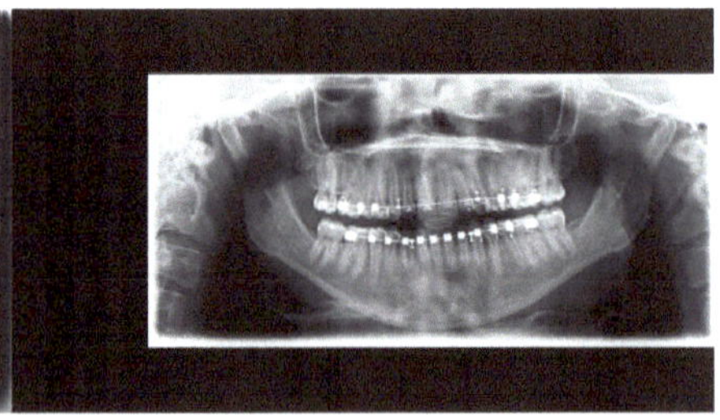

Fig. 6.18.72

Ricketts para Biotipo Facial

INTRATRATAMIENTO 99.90%
11-19-2012 27 Ans 3 Me

Rangos	Menor	Mayor	Valor
Eje Facial	86.5	93.5	83.2
Angulo facial	87.0	93.0	86.1
Ang.Plano Mandibular	18.8	27.8	39.0
Altura Facial Infer.	43.0	51.0	52.6
Arco Mandibular	27.0	35.0	24.6
Convexidad Facial (A)	-2.0	2.0	3.2
Profundidad Maxilar	87.0	93.0	89.0
Inc Inf a A Po(protr)	-1.0	3.0	5.8
Inclinacion Incis.Inf	18.0	26.0	23.6
1er Molar Sup a Ptv	18.0	23.0	17.3
Inc Inf.al Plano Oclu	-0.7	3.3	1.5
Angulo Interincisivo	124.0	136.0	128.9
Protrusion Labio Inf	-4.0	0.0	1.6
Linea MacNamara a A	0.0	4.0	-1.1
Linea Mac Namara a Po	-4.0	0.0	-8.6

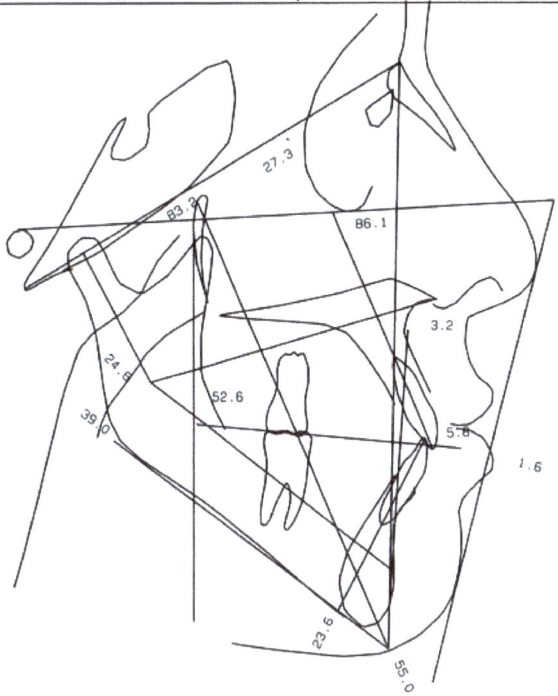

Fig. 6.18.73

ANALISIS BJORK/JARABAK

INTRATRATAMIENTO 99.90%
11-19-2012 27 Ans 3 Me

Rangos	Menor	Mayor	Valor
Angulo Ar S N /silla	118.0	128.0	133.5
Ang.Articular S-Ar-Go	137.0	149.0	136.5
Ang.Goniaco Ar-Go-Me	123.0	137.0	142.1
Suma.Ang.Silla, Art, Go	396.0	396.0	412.1
Base craneal horiz.SN	68.0	74.0	67.1
Base craneo Vert.S-Ar	29.0	35.0	32.8
Ang.Gon.Sup. Ar-Go-N	52.0	55.0	54.1
Ang.Gon.Inf. N-Go-Me	70.0	75.0	88.0
Alt.Rama mand. Ar-Go	39.0	49.0	41.1
Longitud Cuerpo.Go-Me	66.0	76.0	70.7
Alt.Facial.Post, S-Go	70.0	85.0	68.7
Alt.Facial Ant. N-Me	105.0	120.0	129.3
Radio.Alt.Fac.Ant+Pos	63.0	68.0	53.2
Plano Facial S-N-Po	77.0	80.0	72.9

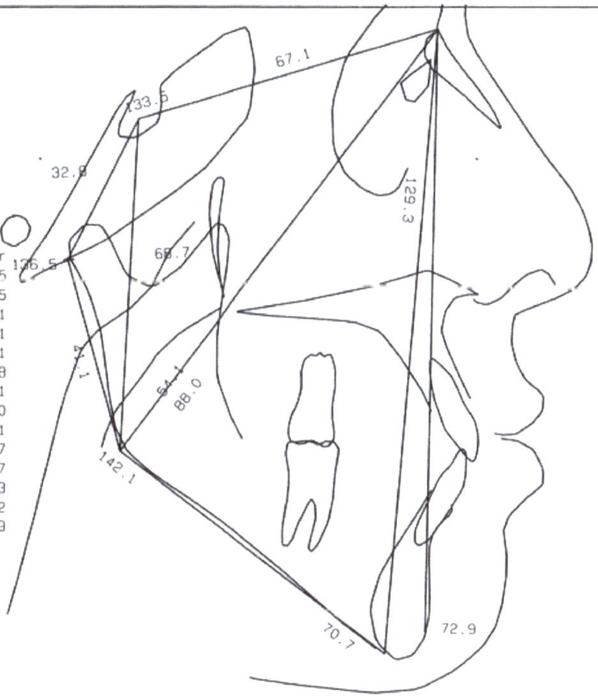

Fig. 6.18.74

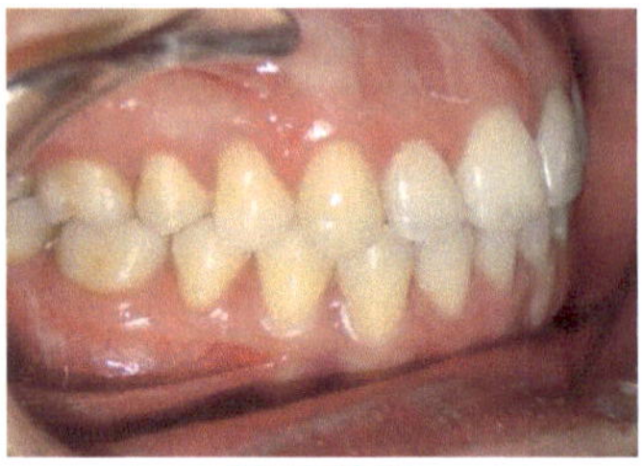
Fig. 6.18.75

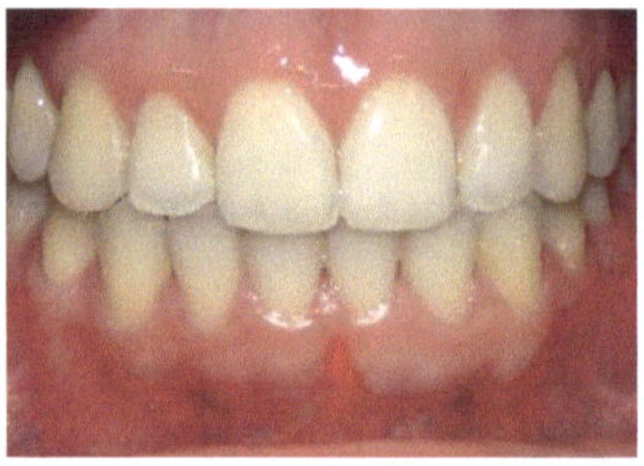
Fig. 6.18.76

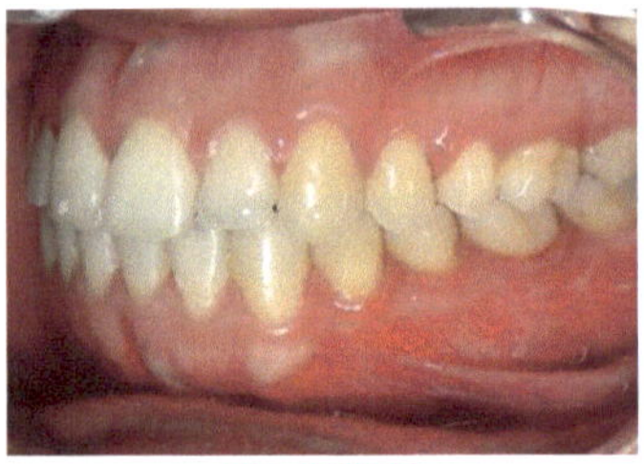
Fig. 6.18.77

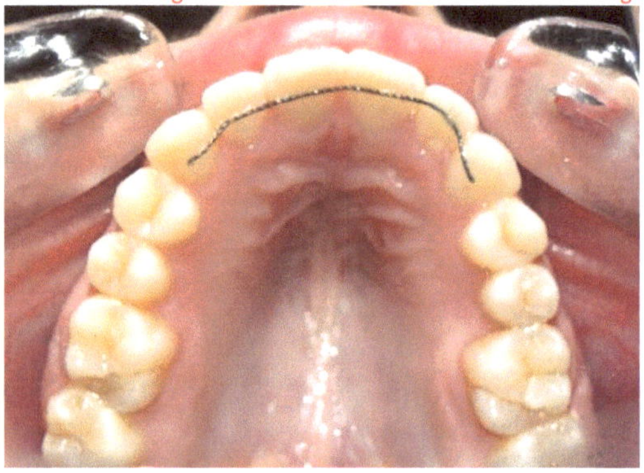
Fig. 6.18.78

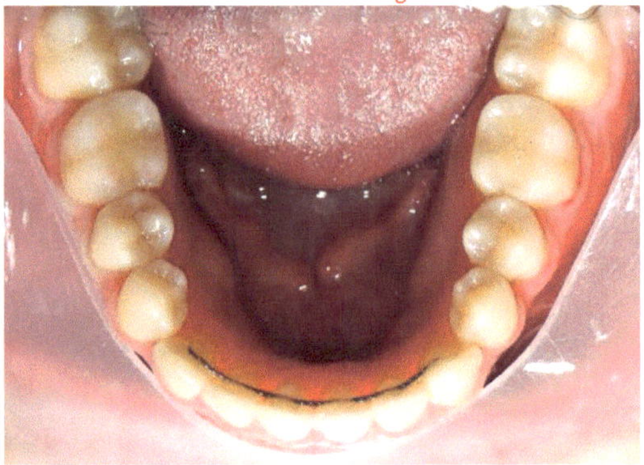
Fig. 6.18.79

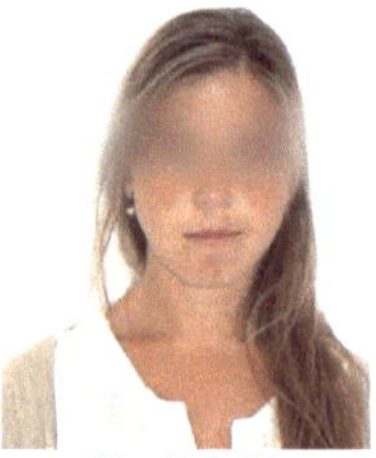
Fig. 6.18.80

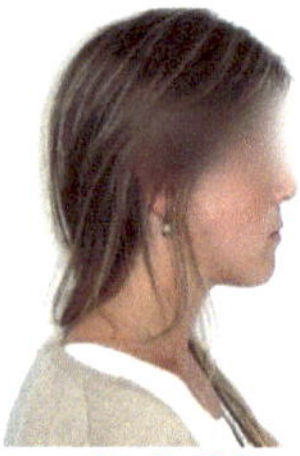
Fig. 6.18.81

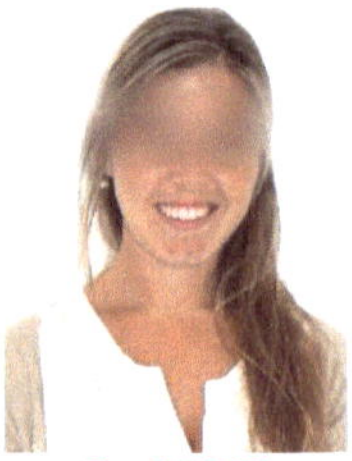
Fig. 6.18.82

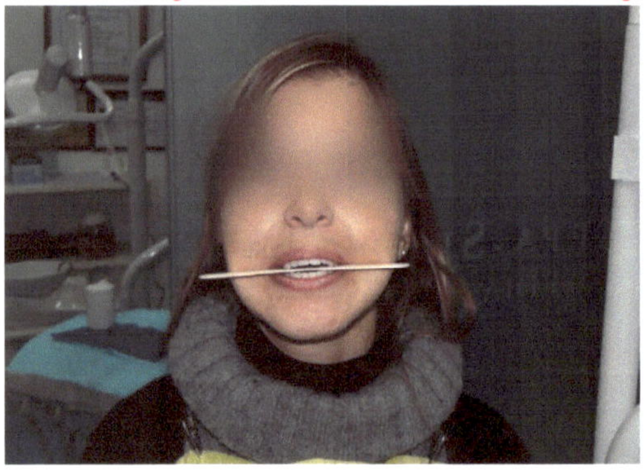
Fig. 6.18.83

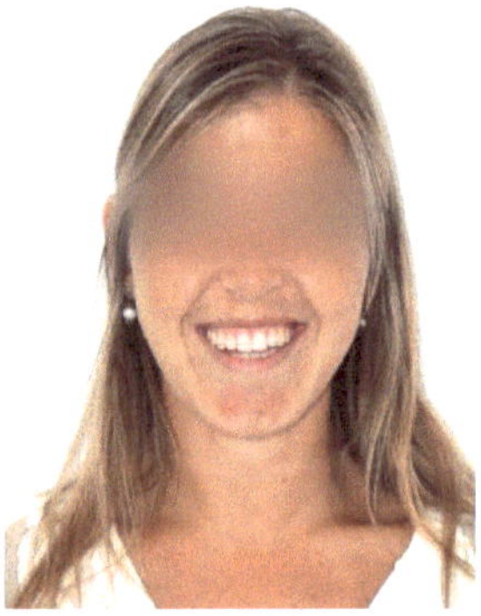
Fig. 6.18.84

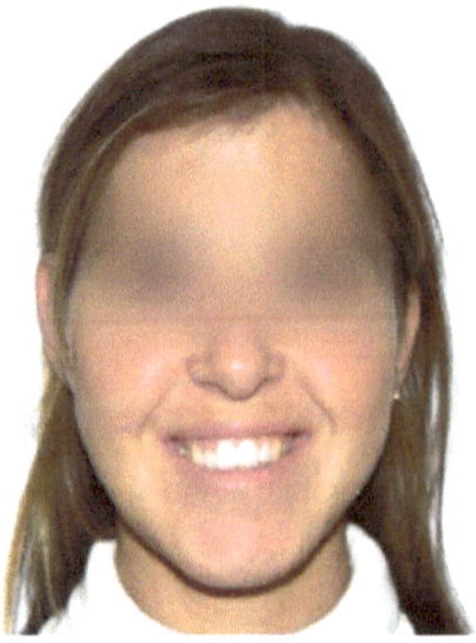
Fig. 6.18.85

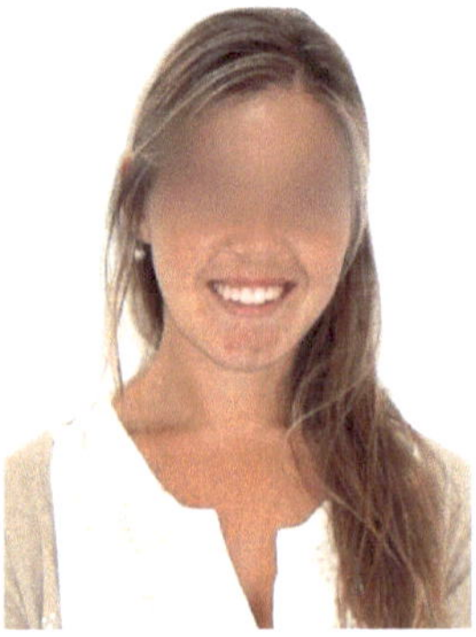
Fig. 6.18.86

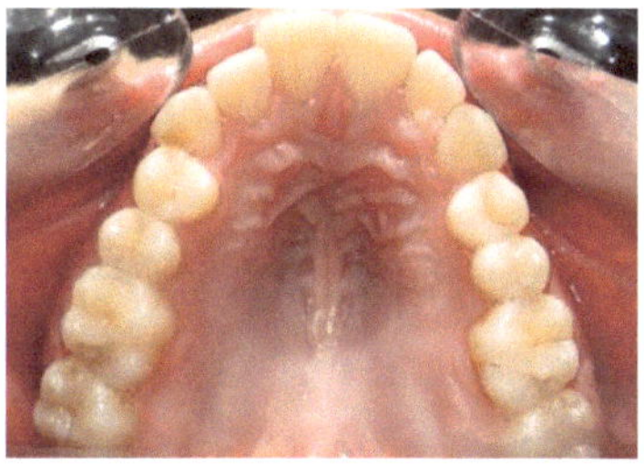
Fig. 6.18.87

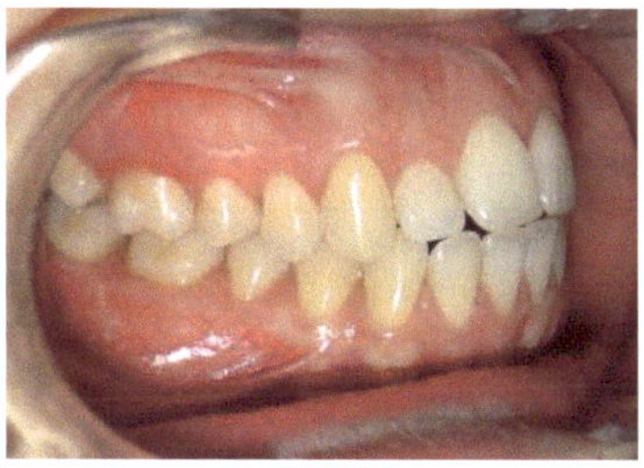
Fig. 6.18.88

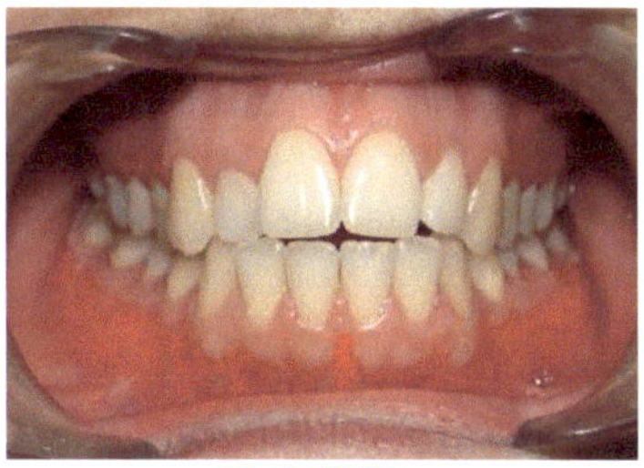
Fig. 6.18.89

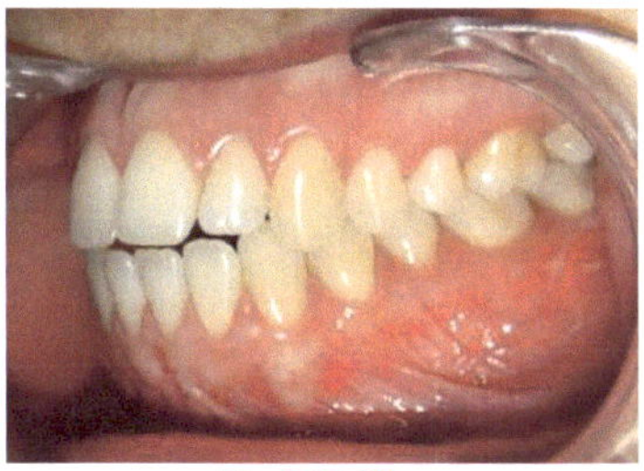
Fig. 6.18.90

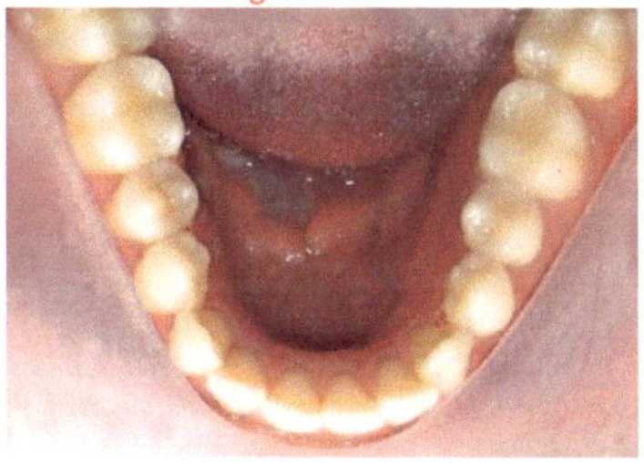
Fig. 6.18.91

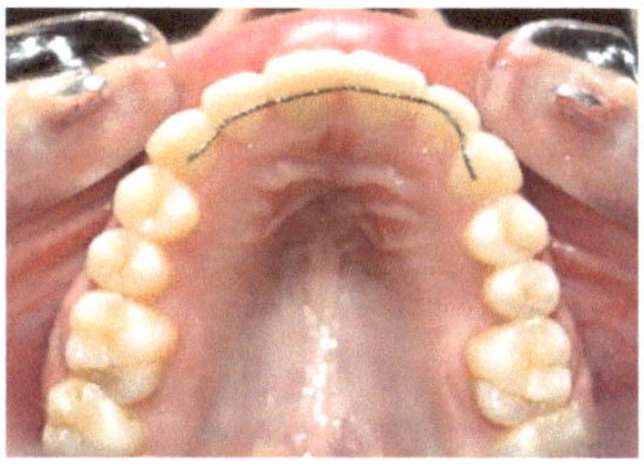
Fig. 6.18.92

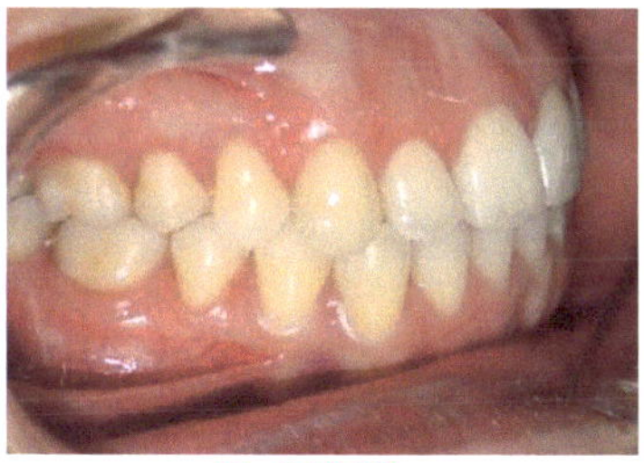
Fig. 6.18.93

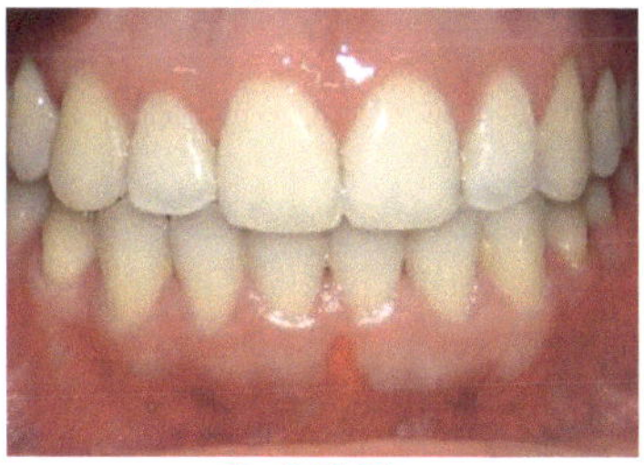
Fig. 6.18.94

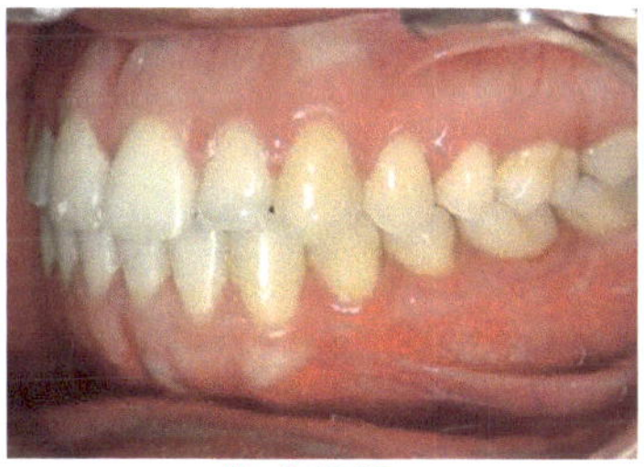
Fig. 6.18.95

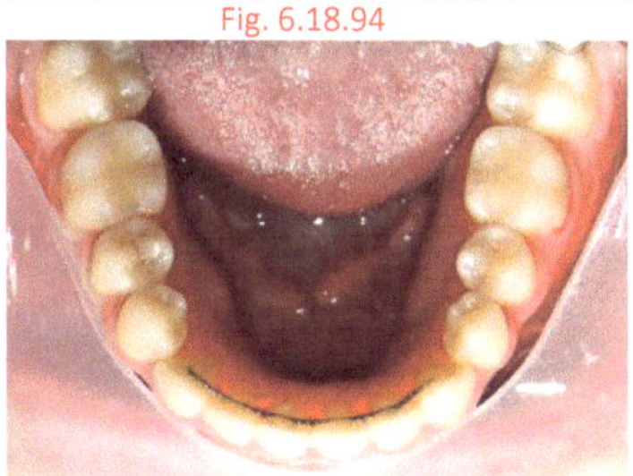
Fig. 6.18.96

5. PERLA/S DIAGNOSTICA/S Y/O MECANICA/S

5A. "PERLA" SOBRE EL CANTEADO DEL PLANO OCLUSAL

El final de la mecánica asimétrica tiene los siguientes detalles que no conviene descuidar:

Desgastar la desoclusión derecha
Ese espacio debe "consumirse" por ascenso del sector inferior del mismo sector.
PARA ELLO:
Utilizar 2 elásticos 3/16" 4 oz entre premolares y molares superiores e inferiores derechos.
La reacción extrusiva superior debe anularse con un vínculo entre el arco y los microimplantes (cadena elástica de segunda generación).

5B. "PERLA" SOBRE EL RECORTE GINGIVAL

El recorte gingival de la pieza 1.2 está enmarcado en detalles estéticos que pueden incluir la cirugía mucogingival o de tejidos blandos que rodean al diente; las indicaciones más comunes son la recesión gingival, la falta de encía insertada y ciertos casos puntuales de sonrisa gingival de algún sector o circunscripta a una pieza dentaria. En este caso la paciente reclamaba un "alargamiento" coronario del incisivo lateral superior derecho; la gingivoplastia puede realizarse con láser, bisturí o, en este caso, con una fresa de cerámica que, a la vez que realiza el corte cauteriza.

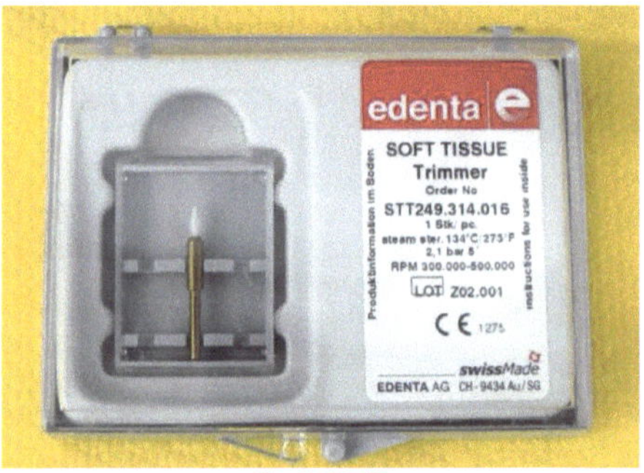

Fig. 6.18.97

La magnitud del incremento coronario está dada por la sumatoria de las estructuras tisulares localizadas en una posición coronal a la cresta ósea acercándose por ende a 3 mm, que en el tiempo y dependiendo del biotipo periodontal, presenta una recidiva de 1/3 en dicha magnitud.

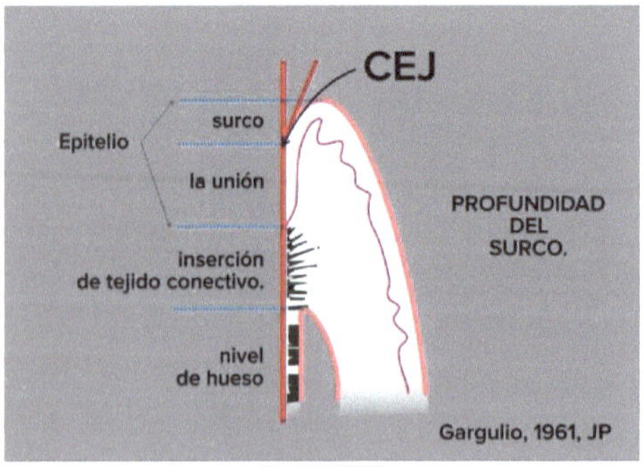

Fig. 6.18.98

Sección 6ª

ESPACIOS Y TIEMPOS ASIMÉTRICOS

Capítulo 19º

CASO 19

CASO 20

"Cuando decimos que todo tiempo pasado fue mejor, estamos condenando el futuro sin conocerlo"

Francisco de Quevedo (1580-1645)

Escritor español del Siglo de Oro

"Confía en el tiempo, que suele dar dulces salidas a muchas amargas dificultades"

Miguel de Cervantes (1547-1616)

Novelista, poeta y dramaturgo español.

INTRODUCCIÓN

En los capítulos anteriores de la sección, habíamos expuesto casos de asimetrías dentarias y esqueletales, aquí nos explayaremos, fundamentalmente, en la presentación de una paciente en donde estaban "asociados" aspectos asimétricos relacionados con lo dentario, lo funcional y lo esqueletal; como complemento va un último caso mucho más simple que el anterior pero, de alguna manera, emparentado con él.

CASO 19

Figs. 6.19.01 a 6.19.17

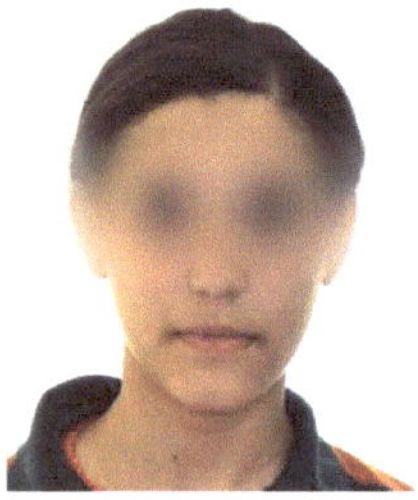

Fig. 6.19.01

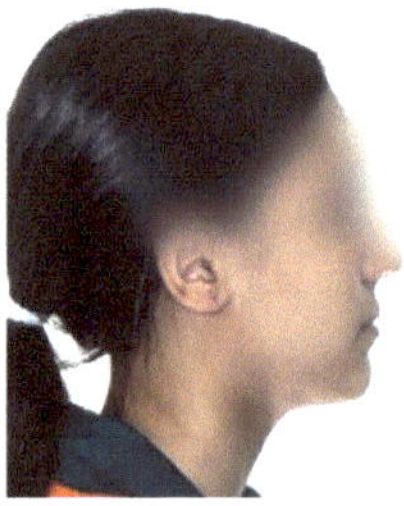

Fig. 6.19.02

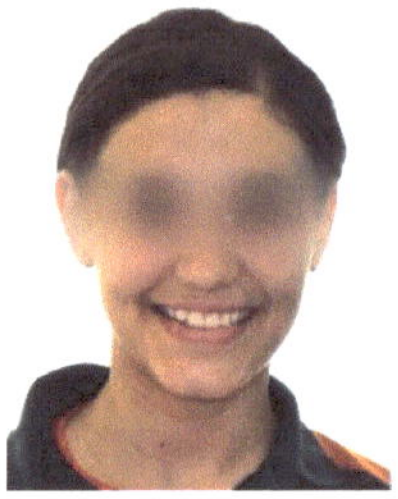

Fig. 6.19.03

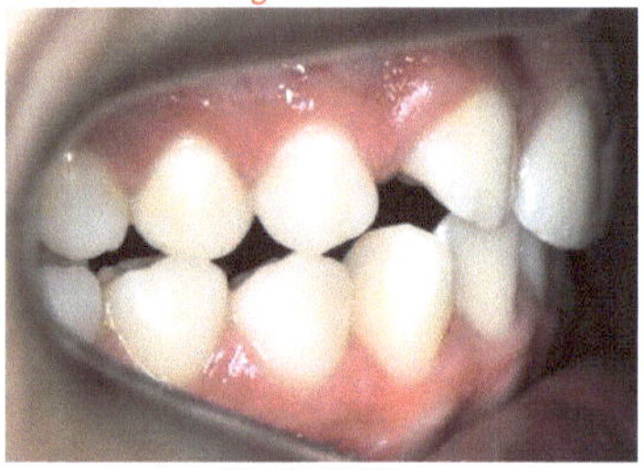

Fig. 6.19.04

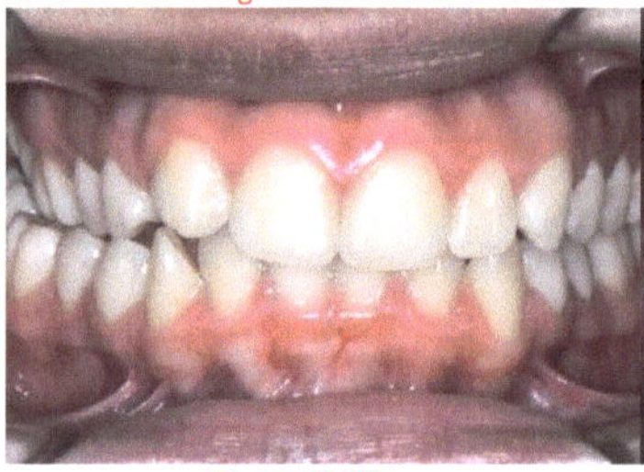

Fig. 6.19.05

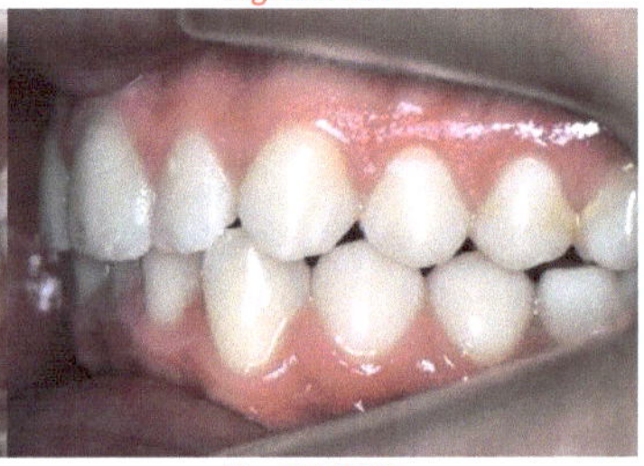

Fig. 6.19.06

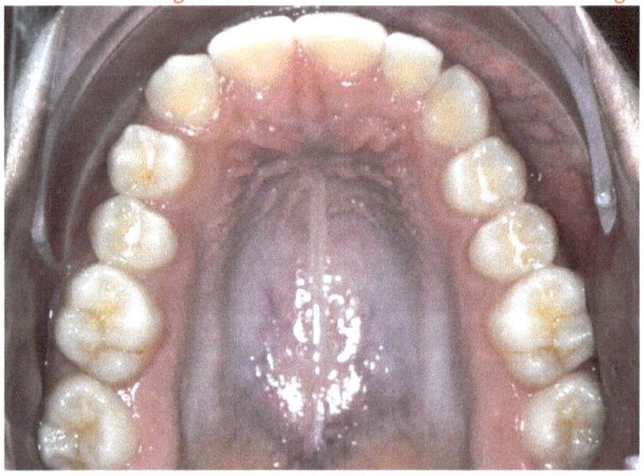

Fig. 6.19.07

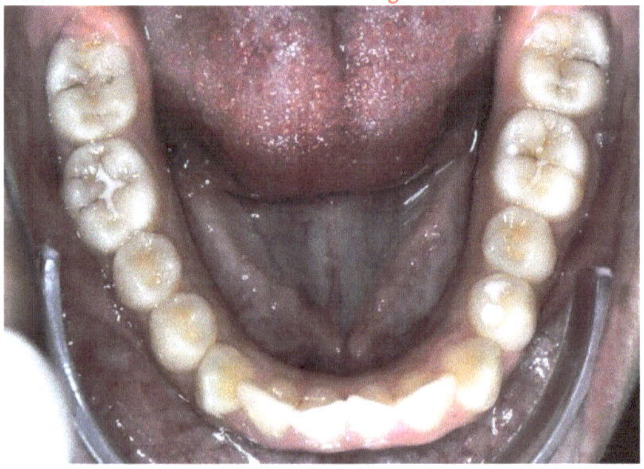

Fig. 6.19.08

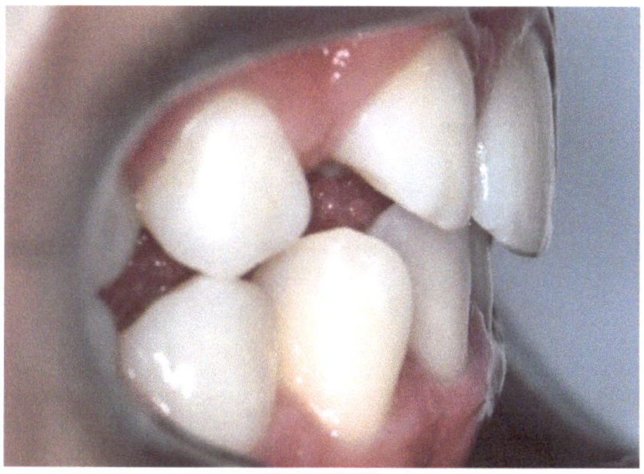

Fig. 6.19.09

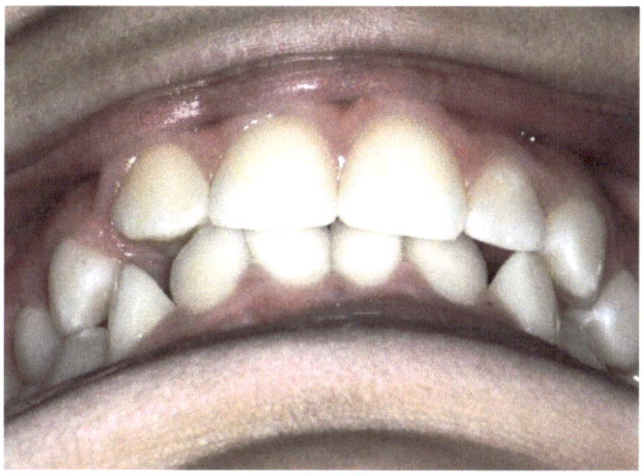

Fig. 6.19.10

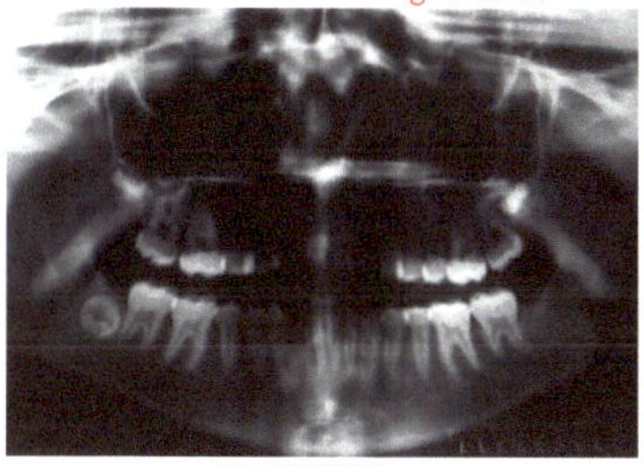

Fig. 6.19.11

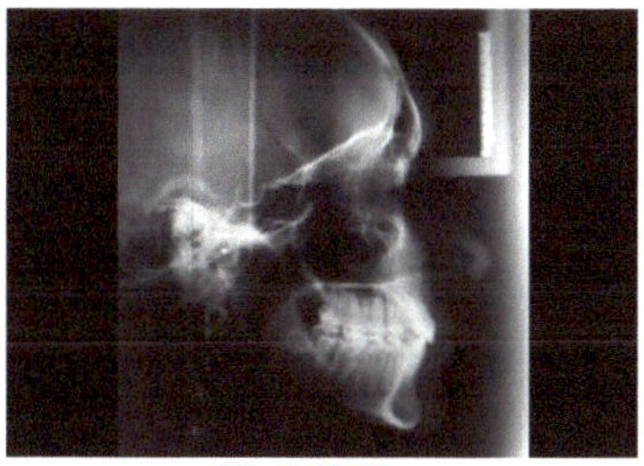

Fig. 6.19.12

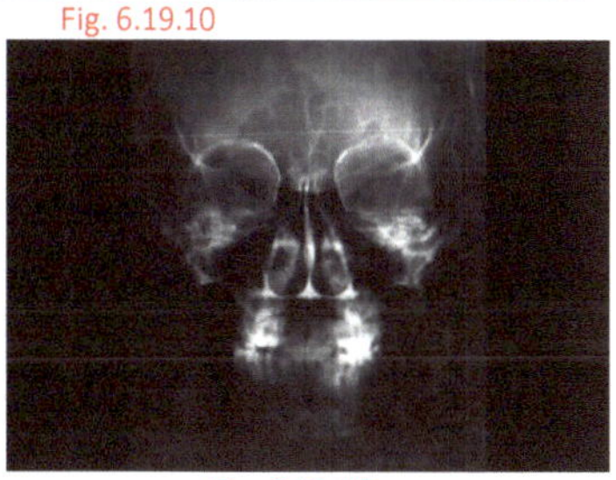

Fig. 6.19.13

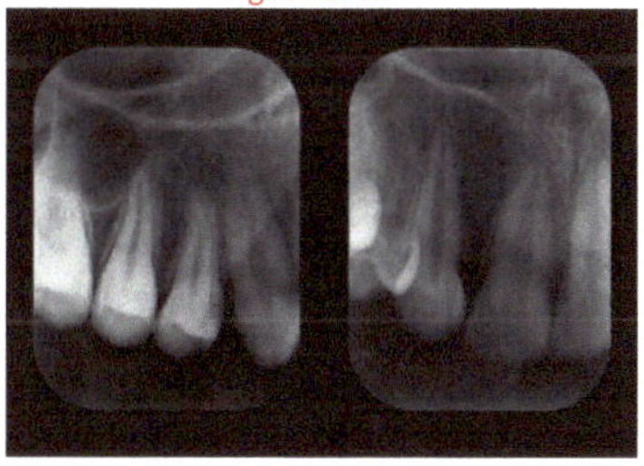

Fig. 6.19.14

Ricketts 32 Factores hoja 1

PRETRATAMIENTO 100.10%
10-20-2010 13 Ans 6 Me

Rangos	Menor	Mayor	Valor
Relacion Molar	-6.0	0.0	1.1
Overjet Incisivo	0.0	5.0	3.6
Inc Inf.al Plano Oclu	-0.7	3.3	2.7
Overbite Incisivo	0.5	4.5	5.6
Angulo Interincisivo	124.0	136.0	140.6
Convexidad Facial (A)	-0.8	3.2	-0.5
Altura Facial Infer.	43.0	51.0	41.7
Inc Inf a A Po(protr)	-1.0	3.0	1.7
1er Molar Sup a Ptv	13.0	19.0	22.5
Incis. Super. a APog.	1.0	6.0	5.2
Inclinacion Incis.Inf	18.0	26.0	21.0
inclinacion Incis.Sup	24.0	32.0	18.4
Pleno Oclusal : Rama	-5.0	1.0	-8.5
Inclinacion Plano Oc.	20.5	28.5	27.4

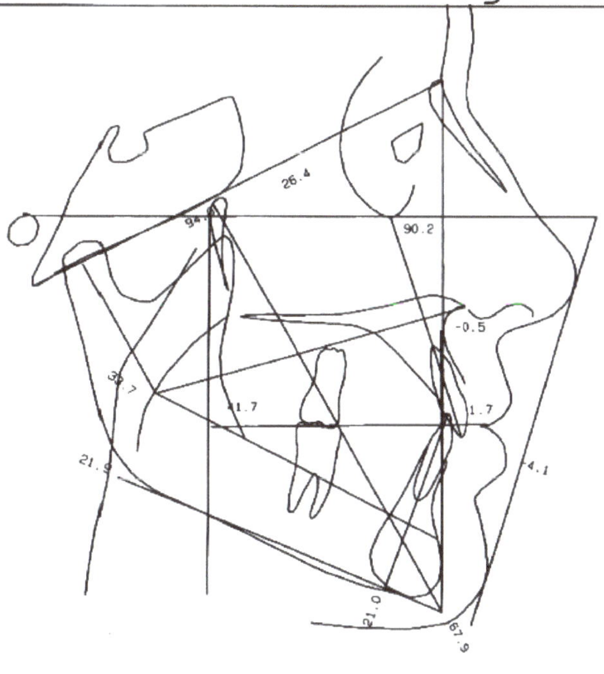

Fig. 6.19.15

ANALISIS BJORK/JARABAK

PRETRATAMIENTO 100.10%
10-20-2010 13 Ans 6 Me

Rangos	Menor	Mayor	Valor
Angulo Ar-S-N /silla	118.0	128.0	131.0
Ang.Articular S-Ar-Go	137.0	149.0	135.1
Ang.Goniaco Ar-Go-Me	123.0	137.0	127.9
Suma.Ang.Silla,Art,Go	396.0	396.0	394.0
Base craneal horiz.SN	68.0	74.0	79.6
Base craneo Vert.S-Ar	29.0	35.0	33.7
Ang.Gon.Sup. Ar-Go-N	52.0	55.0	55.9
Ang.Gon.Inf. N-Go-Me	70.0	75.0	72.0
Alt.Rama mand. Ar-Go	39.0	49.0	51.5
Longitud Cuerpo.Go-Me	66.0	76.0	76.0
Alt.Facial.Post. S-Go	70.0	85.0	79.0
Alt.Facial Ant. N-Me	105.0	120.0	124.4
Radio.Alt.Fac.Ant+Pos	63.0	68.0	63.5
Plano Facial S-N-Po	77.0	80.0	78.1

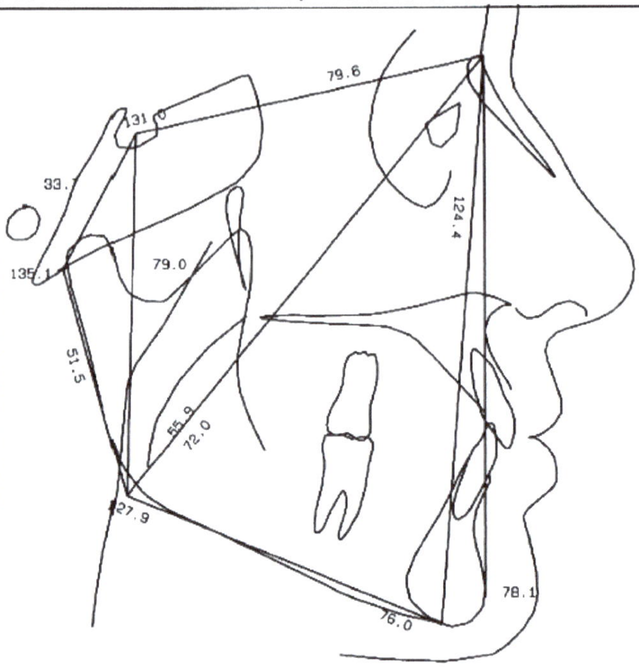

Fig. 6.19.16

Analisis Frontal de Ricketts

PRETRATAMIENTO 99.40%
10-20-2010 13 Ans 6 Me

Rangos	Menor	Mayor	Valor
Ancho Intermolar (R)	54.0	55.0	61.6
Relacion Molar Izqui.	1.5	1.5	-1.2
Relacion Molar Derech	1.5	1.5	1.7
Ancho Intercanino	22.7	22.7	31.5
L.Media de la Dentadu	0.0	0.0	0.5
Ancho Max-Mand. IZQ:	8.5	11.5	14.7
Rel.Max.Mand.Derecha	8.5	11.5	11.4
Ang Medio max. Mand.	-2.0	2.0	0.7
/6 izq a maxilar izq.	6.3	6.3	5.8
/6 der. a max derecho	6.3	6.3	9.1
1/2 DENT A 1/2 MaxMad	0.0	1.5	-1.5
Incl.del Pl.Oclusal	-2.0	2.0	0.0
SIMETRIA POSTURAL IZQ	0.0	4.0	0.0
SIMETRIA POSTURAL DER	0.0	4.0	0.0
Ancho Nasal	25.0	25.7	36.7
Altura Nasal	44.5	45.5	60.8
Ancho Maxilar	62.0	62.9	64.8
Ancho Mandibular	76.0	77.4	86.5
Ancho Facial	116.0	118.4	128.0

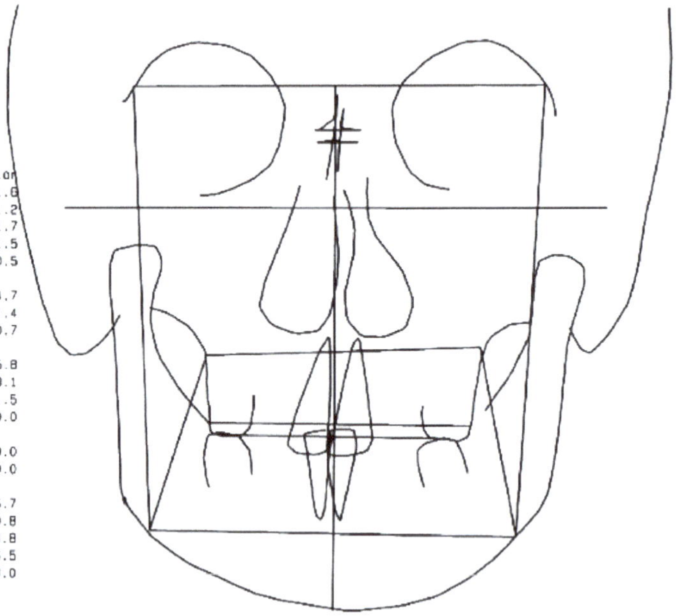

Fig. 6.19.17

1. DIAGNOSTICO

1A. REQUERIMIENTOS DEL PACIENTE

Los requerimientos de la paciente eran referidos a su estética dentaria en donde percibía espacios entre sus piezas del arco superior, y notaba desviada la línea media de dicho arco dentario; también tanto ella como sus padres sabían de la "ausencia" del 1.2, problema que podía presentar soluciones diferentes tanto en el espacio como en el tiempo.

1B. EDAD Y BIOTIPO

El comienzo de su tratamiento fue a los 13 años y 6 meses siendo su biotipología braquifacial.

1C. ESTÉTICA

En macroestética era perceptible cierta asimetría facial que el colega lector puede notar en las figs. 6.19.18 y 6.19.19

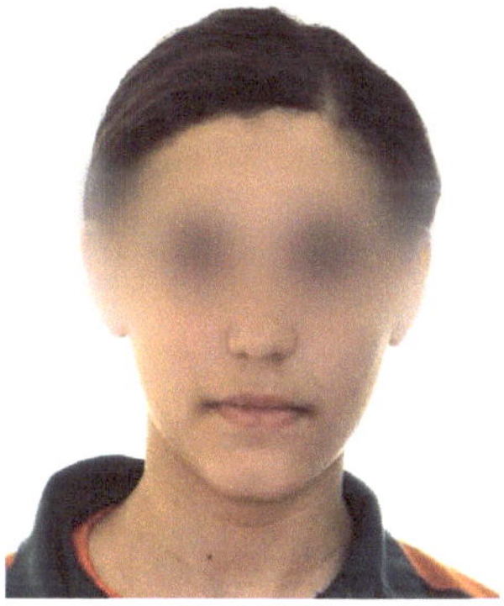

Fig. 6.19.18

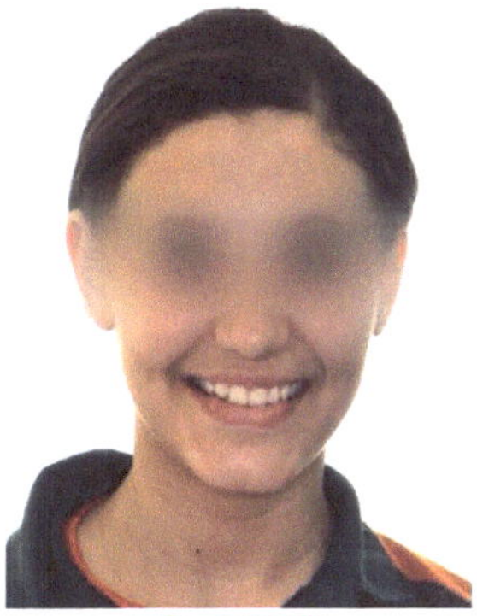

Fig. 6.19.19

Recordemos que también había requerimientos de la paciente referidos a esta área como el desvío de la línea media dentaria superior y los espacios entre sus piezas de la misma arcada. Ver figs. 6.19.20 y 6.19.21

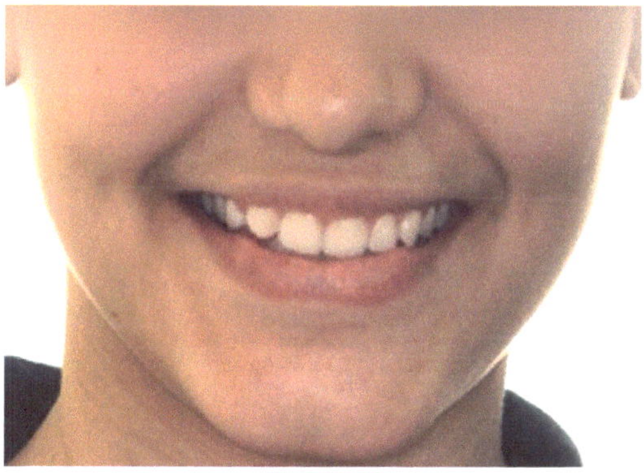

Fig. 6.19.20

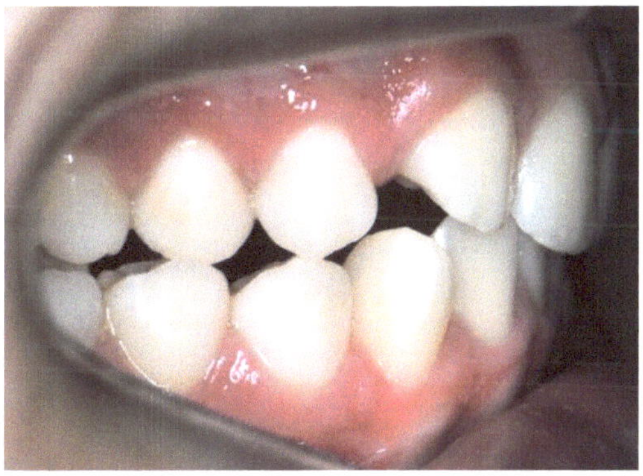

Fig. 6.19.21

1D. ESQUELETAL

Estábamos ante una asimetría esqueletal que también tenía componentes dentarios y funcionales; el cierto "desbalance" estructural era apreciable en la RX frontal y el cefalograma de Ricketts. Ver figs. 6.19.22 y 6.19.23

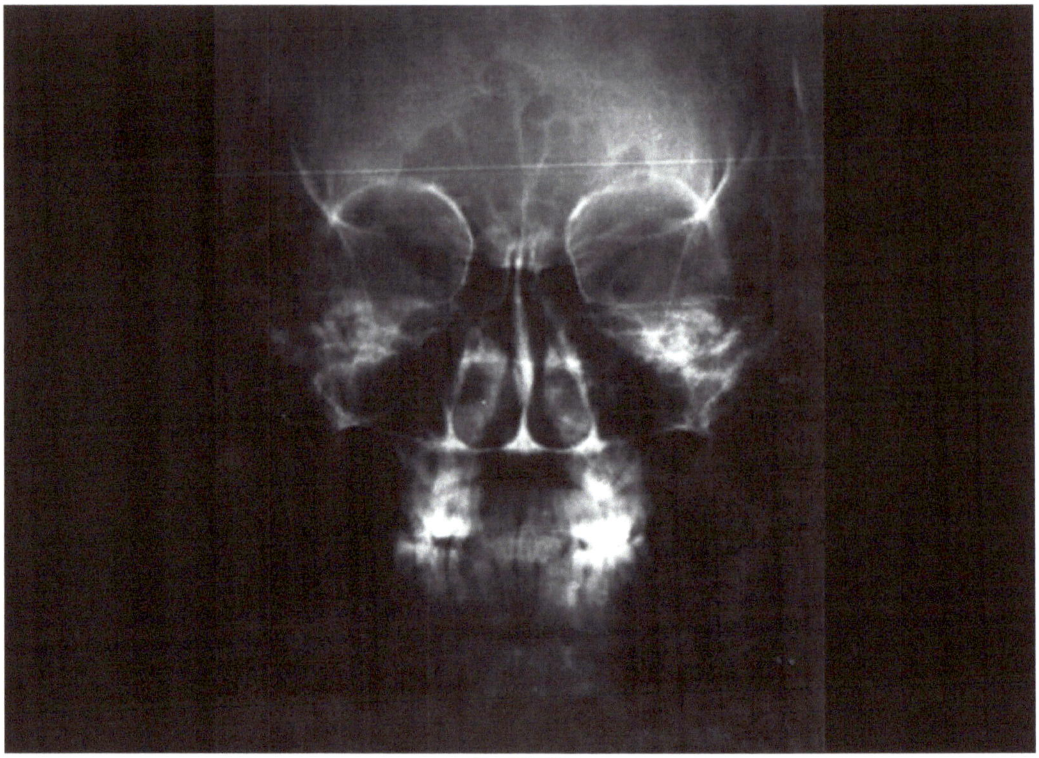

Fig. 6.19.22

Analisis Frontal de Ricketts

PRETRATAMIENTO 99.40%
10-20-2010 13 Ans 6 Me

Rangos	Menor	Mayor	Valor
Ancho Intermolar (R)	54.0	55.0	61.6
Relacion Molar Izqui.	1.5	1.5	-1.2
Relacion Molar Derech	1.5	1.5	1.7
Ancho Intercanino	22.7	22.7	31.5
L.Media de la Dentadu	0.0	0.0	0.5
Ancho Max-Mand. IZQ:	8.5	11.5	14.7
Rel.Max.Mand.Derecha	8.5	11.5	11.4
Ang Medio max. Mand.	-2.0	2.0	0.7
/6 izq a maxilar izq.	6.3	6.3	5.8
/6 der. a max derecho	6.3	6.3	9.1
1/2 DENT A 1/2 MaxMad	0.0	1.5	-1.5
Incl.del Pl.Oclusal	-2.0	2.0	0.0
SIMETRIA POSTURAL IZQ	0.0	4.0	0.0
SIMETRIA POSTURAL DER	0.0	4.0	0.0
Ancho Nasal	25.0	25.7	36.7
Altura Nasal	44.5	45.5	60.8
Ancho Maxilar	62.0	62.9	64.8
Ancho Mandibular	76.0	77.4	86.5
Ancho Facial	116.0	118.4	128.0

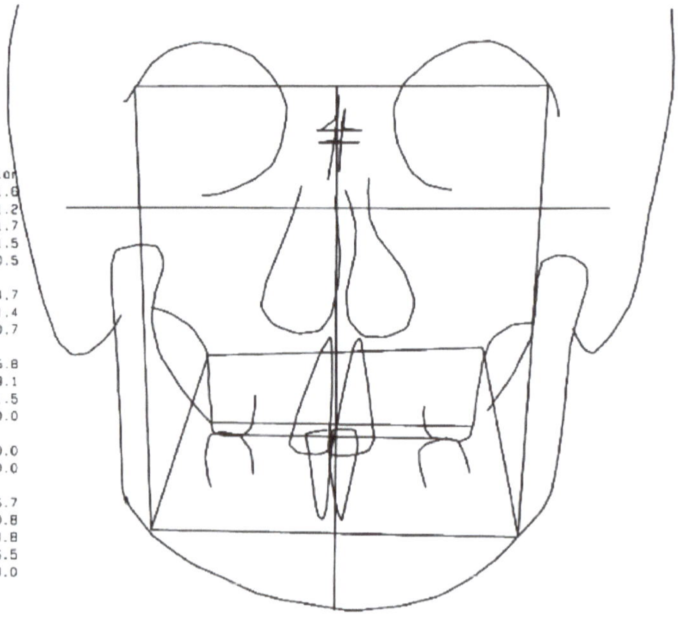

Fig. 6.19.23

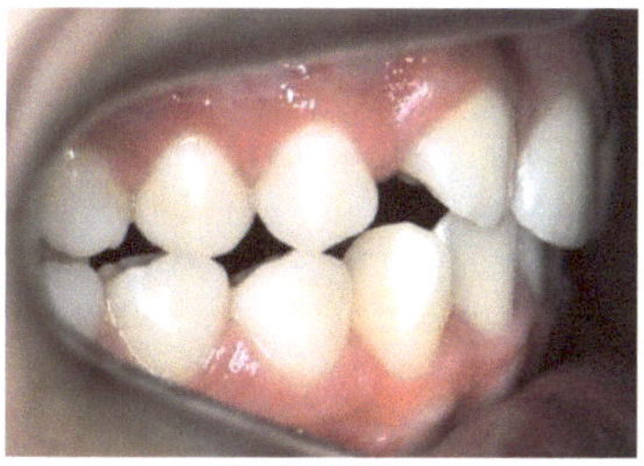
Fig. 6.19.24

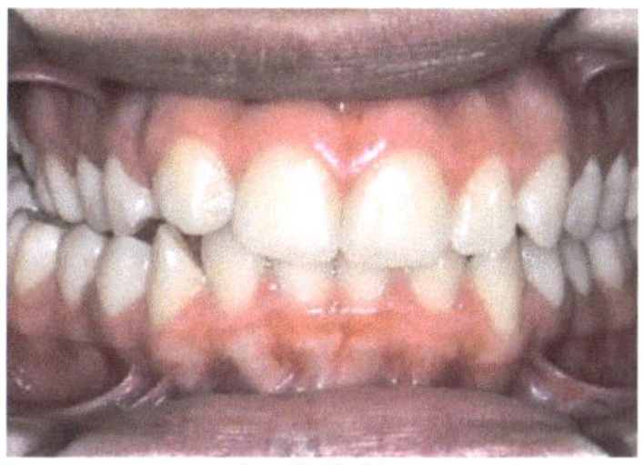
Fig. 6.19.25

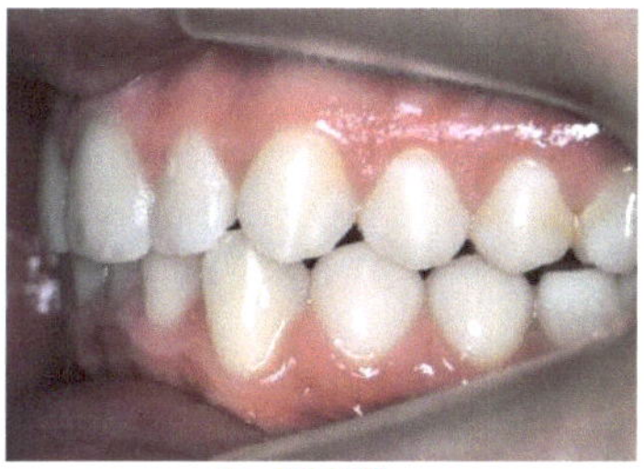
Fig. 6.19.26

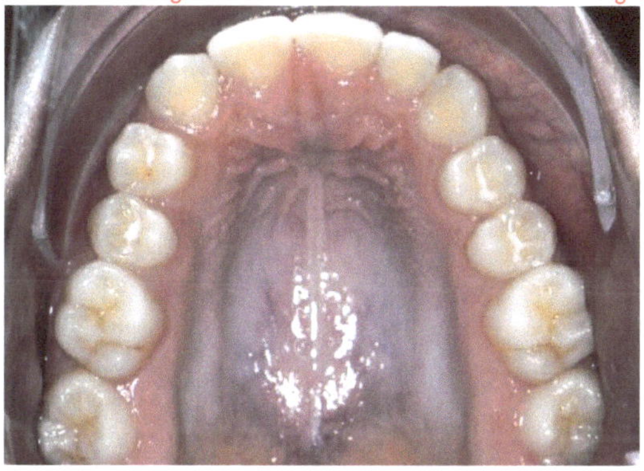
Fig. 6.19.27

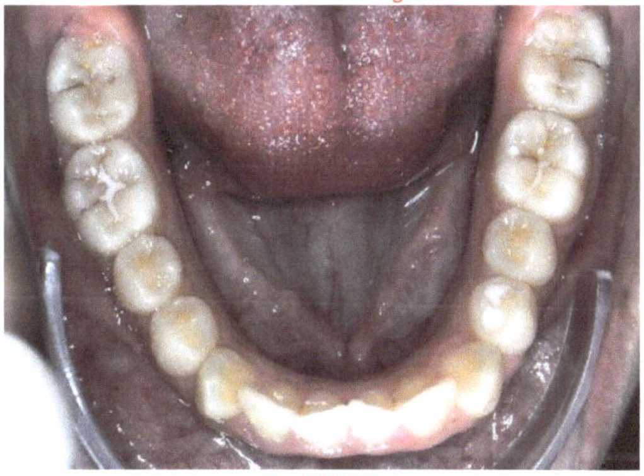
Fig. 6.19.28

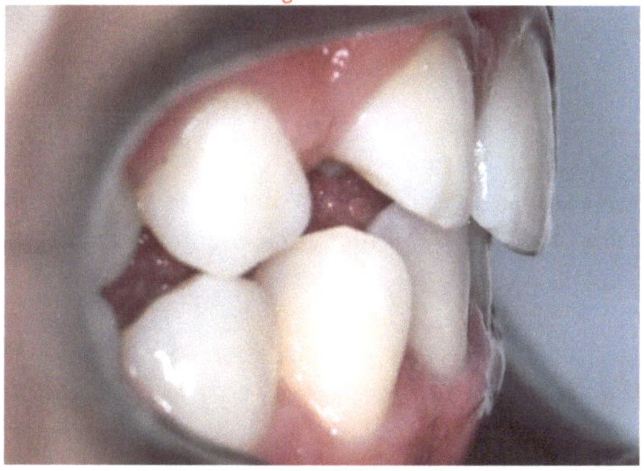
Fig. 6.19.29

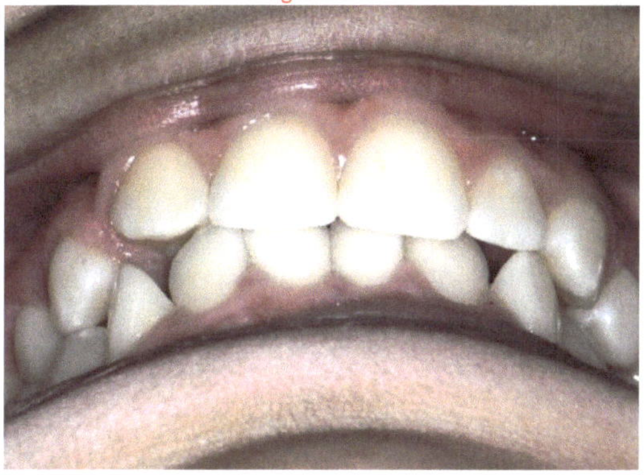
Fig. 6.19.30

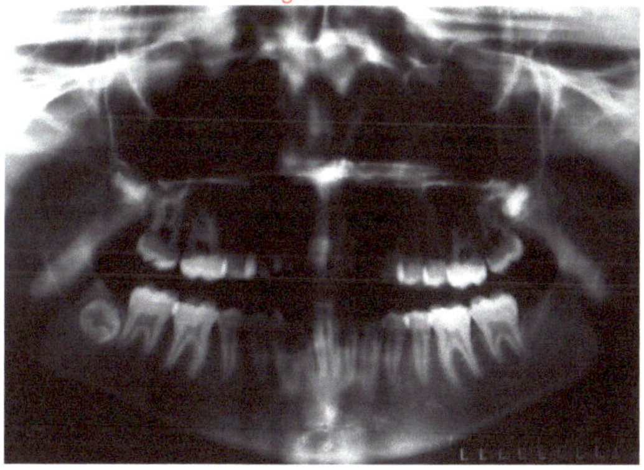
Fig. 6.19.31

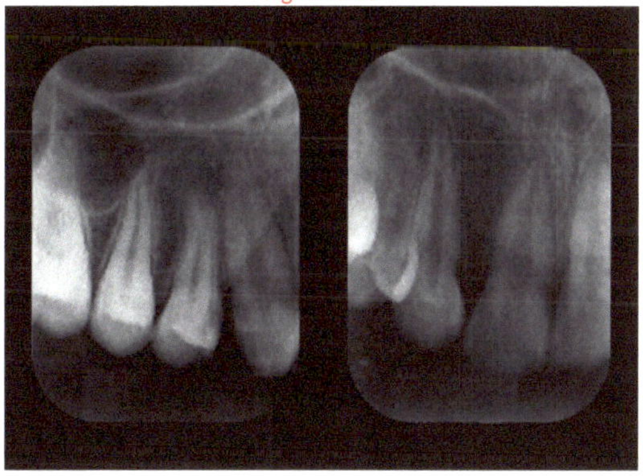
Fig. 6.19.32

Las relaciones interdentarias en oclusión máxima eran de clase I en el sector izquierdo y de clase II en el derecho, apreciándose en dicho sector una mordida cruzada; este relacionamiento era producto, por un lado, de la asimetría esqueletal y por otro de un ligero desvío funcional mandibular hacia la derecha al "buscar" la intercuspidación máxima en oclusión habitual.

En vistas laterales, frontales y oclusal superior era apreciable la ausencia de la pieza 1.2 y el desvío de la línea media dentaria superior.

Las 3 asimetrías presentes (esqueletal-dentaria-funcional) paradójicamente hacían "coincidir" líneas medias dentarias superior e inferior. Ver Fig. 6.19.25

1F. FUNCIONAL

Un aspecto funcional oclusal es importante volverlo a señalar, existía un contacto dentario prematuro izquierdo que desviaba la mandíbula hacia el lado opuesto en oclusión máxima, generando, entonces, un cierto desequilibrio ortopédico en sus ATM.

2. PLAN DE TRATAMIENTO

2A. CORRECCIONES A EFECTUAR

Comencemos desde los problemas oclusales y estéticos que el caso nos presentaba:

- Mordida cruzada derecha
- Clase II derecha
- Espacios en arcada superior
- Agenesia del 1.2
- Desvío de la línea media dentaria superior
- Desequilibrio "ortopédico" de sus ATM

La mordida cruzada y la clase II derecha eran producto, esencialmente, de la confluencia entre asimetría esqueletal y funcional, la primera nos mostraba el sector izquierdo mayor que el derecho y la segunda, con deflexión mandibular lateral, acentuaba dicho desequilibrio esqueletal; de todos modos con un sistema ortodóntico de baja fricción , la ayuda mecánica de un minimplante infracigomático y la colaboración de la paciente en el uso de elásticos, nos podíamos plantear una buena solución de "camouflage" a estos dos problemas oclusales.

Los espacios en la arcada superior y el desvío de la línea media dentaria eran problemas derivados de la agenesia del 1.2; dicha "ausencia" admitía dos posibles soluciones , una de ellas era cerrar espacios con anclaje mínimo camino que se desechó de común acuerdo con nuestra opinión, la de la paciente y sus padres. La segunda opción terapéutica era más audaz y también cabía la pregunta de si a los 14 años era el tiempo adecuado para abordarla, ya que el tratamiento propuesto implicaba la apertura del espacio para implante más la corrección de mordida cruzada derecha y el distalamiento del cuadrante superior en ese sector de arcada

Este último plan de correcciones necesitaba de un sistema ortodóntico de baja fricción, un minimplante infracigomático que fuese anclaje de la fuerza distaladora, y la colaboración de la paciente en el uso de elásticos cruzados, ese soporte de tres "patas" era indispensable para el éxito final y realmente nuestra paciente vaya si cumplió con su tarea.

2B. ASPECTOS A PROTEGER

El plan elegido tenía, como habíamos expuesto pocas líneas atrás, otra pregunta pendiente ¿era el tiempo para un implante en un zona de alto compromiso estético cuando sabemos que dicho procedimiento puede llevarse a la práctica 4 ó 5 años más tarde?

Dicha pregunta admite dos respuestas, actuar ya o dilatar cerca de tres años el tratamiento pero dentro de los aspectos a proteger estaban, por un lado la ansiedad psicológica de la paciente en solucionar su problema estético y, por otro, proteger el "volumen" de hueso en la zona del futuro implante. Este último aspecto no fue satisfecho inmediatamente de finalizada la parte activa del tratamiento y por esa razón exponemos como complemento algunas imágenes de un caso similar en éste mismo capítulo.

2C. LIMITACIONES DE UN PLAN IDEAL

Salvo algunos detalles de la macroestética como la persistencia de una tenue asimetría esqueletal no existían limitaciones al plan previsto

2D. PLAN DE CONTENCIÓN

En el plan de contención inicialmente propuesto estaba la inserción de un T.A.D en la zona del 1.2 a los efectos de ser la base de un incisivo lateral provisorio pero también favorecer el mantenimiento de hueso para el futuro implante. En el desarrollo mismo de las etapas veremos que a raíz de un viaje de la paciente dicha solución se propuso y, provisoriamente, se cementó un retenedor fijo superior de fibra de vidrio que sirvió de soporte al incisivo adherido a él.

3. VEHICULO/S TERAPÉUTICO

El Sistema Ortodóntico utilizado fue el Damon con una muy particular disposición de brackets en las piezas adyacentes al espacio a "abrir" para implante; dicha particularidad se puede apreciar en la fig. 6.19.33 y consistía en aumentar la angulación radicular positiva de la pieza 1.3 mientras que en la 1.1 esta cementado un bracket contralateral de incisivo central superior izquierdo, a los efectos de facilitar el movimiento radicular hacia mesial. Ver Fig 6.19.33

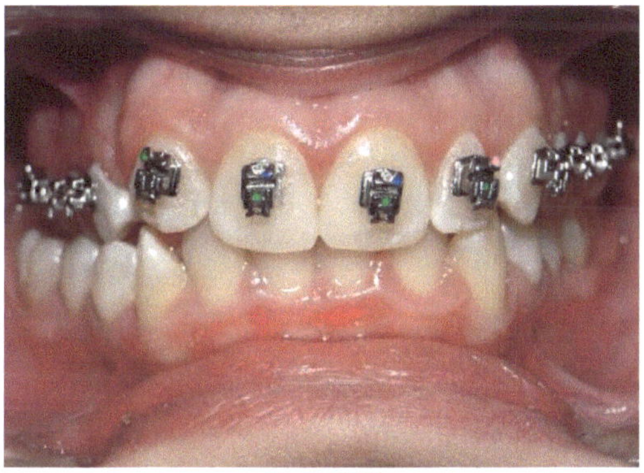

Fig. 6.19.33

A ciertos detalles de la mecánica y del vehículo utilizado volveremos a citarlos en el apartado 5 ("Perlas diagnósticas y/o mecánicas"). También fueron de extrema utilidad un minimplante de 12 mm de longitud y 2mm de diámetro (Vector- Ormco), resortes y elásticos que serán descriptos en el apartado 4 "El Tratamiento y sus etapas".

4. TRATAMIENTO Y SUS ETAPAS

ETAPA INICIAL

Como de costumbre realizamos una Etapa Inicial con arcos NiTiCu, Damon, de sección redonda calibre .014 (9 semanas) y luego .018 (45 días); aquí utilizamos elásticos 3/16" 2 oz desde botones palatinos cementados en piezas 1.5 y 1.6 hasta los brackets de las piezas 4.5 y 4.6 (elástico cruzado); el mismo tipo de elástico- pero con direccionamiento de clase III- fue dispuesto en la hemiarcada izquierda entre las piezas dentarias 3.3 y 2.5.

ETAPA INTERMEDIA Y MECÁNICA

El final de Intermedia y la Mecánica con arcos de acero constituyeron las etapas más importantes en la resolución del caso.

A los arcos de sección redonda le sucedieron, en la arcada superior, primero un arco de sección rectangular calibre .014 x .025 y luego un .016 x .025 NiTiCu Damon, en el que se enhebró un resorte NiTi de espiras abiertas dispuesto entre los brackets de Canino superior derecho (1.3) y Central superior derecho (1.1) a los efectos de comenzar a abrir el espacio para el implante planificado. También se continuó con elásticos 3/16 4 oz, cruzados en la hemiarcada derecha y clase III en la izquierda. Ver figs. 6.19.34 a 6.19.39

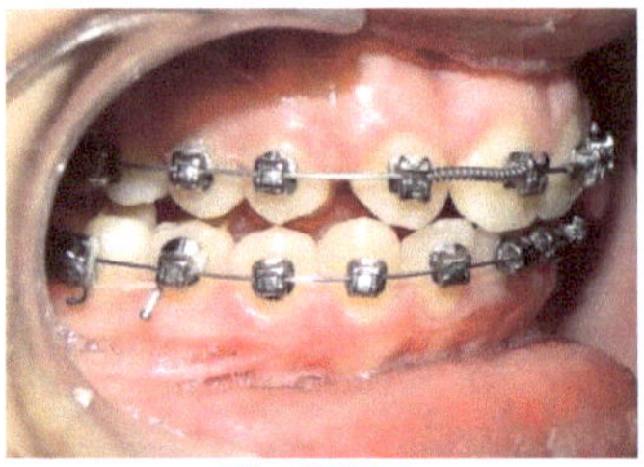
Fig. 6.19.34

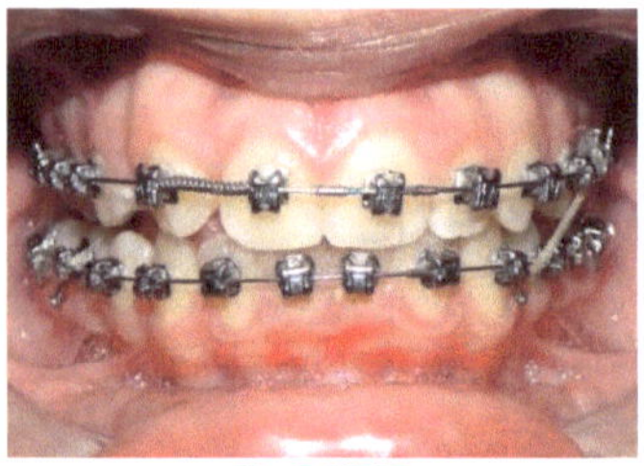
Fig. 6.19.35

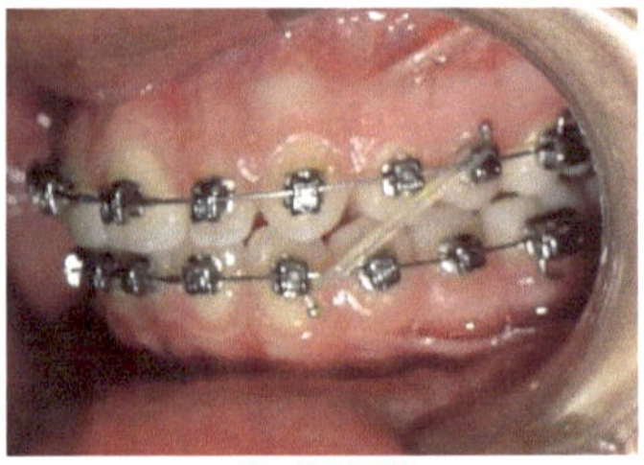
Fig. 6.19.36

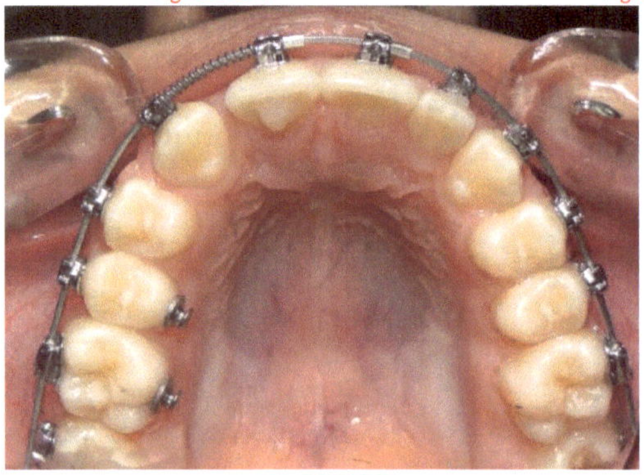
Fig. 6.19.37

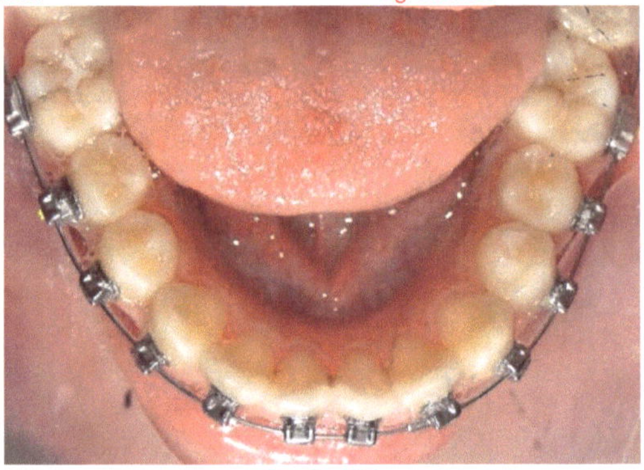
Fig. 6.19.38

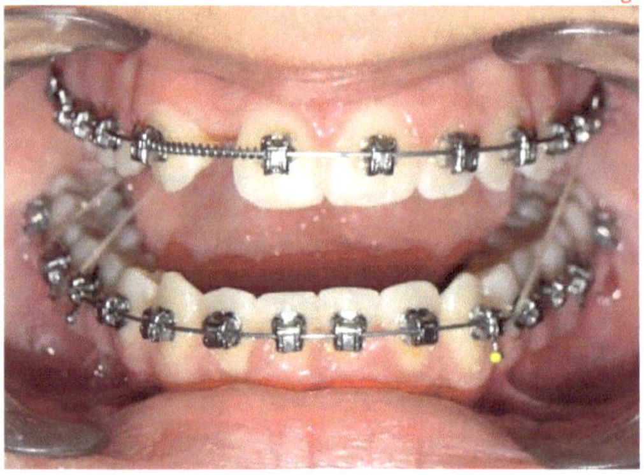
Fig. 6.19.39

La corrección transversal en el sector derecho fue mejorando gracias también, a la muy buena colaboración de la paciente en el uso de elásticos. Cuando la línea media dentaria superior se consideró corregida enhebramos un resorte de acero de espiras cerradas entre bracket de 1.1 y 2.1. Ver figs. 6.19.40 a 6.19.48

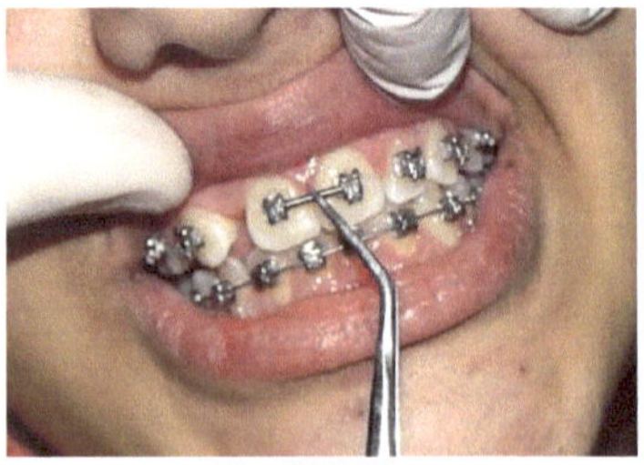
Fig. 6.19.40

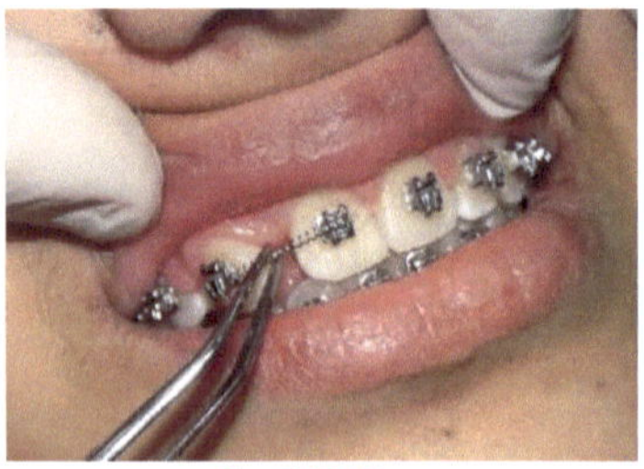
Fig. 6.19.41

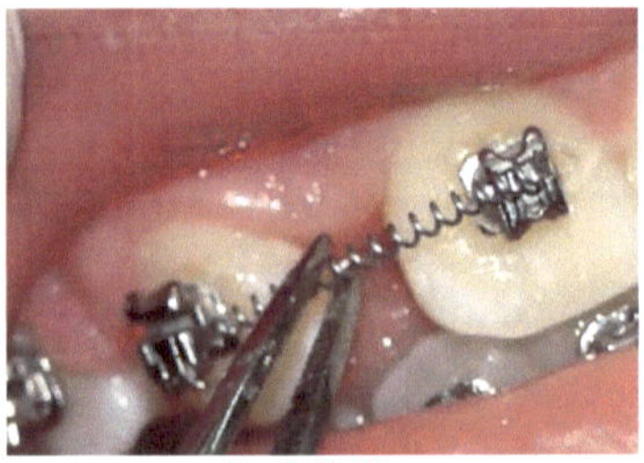
Fig. 6.19.42

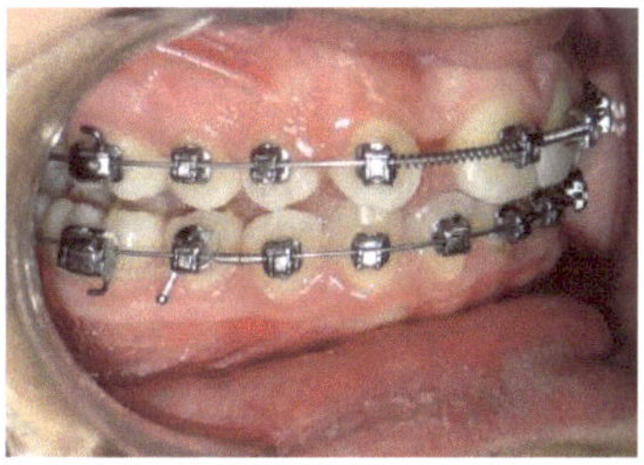

Fig. 6.19.43

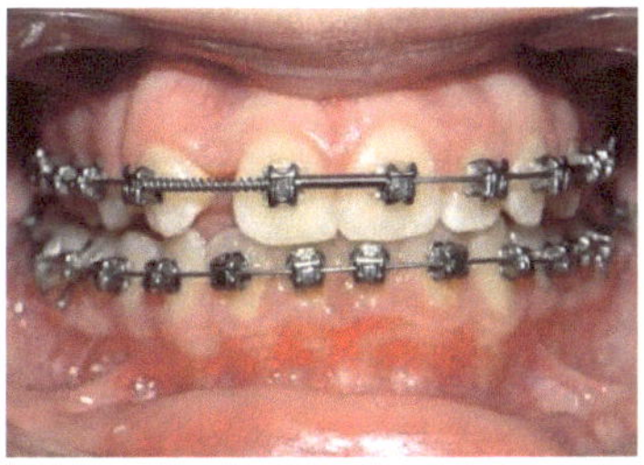

Fig. 6.19.44

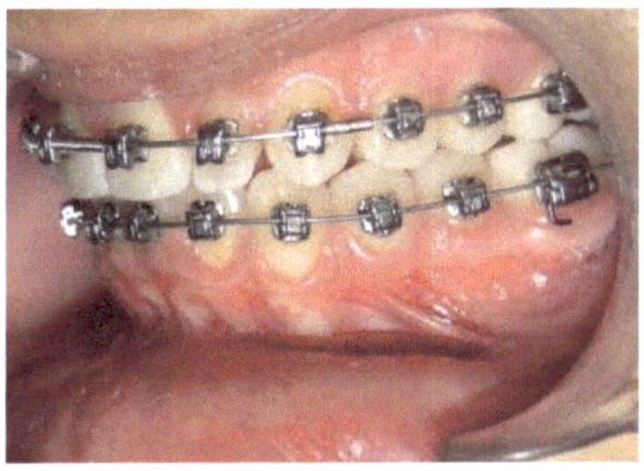

Fig. 6.19.45

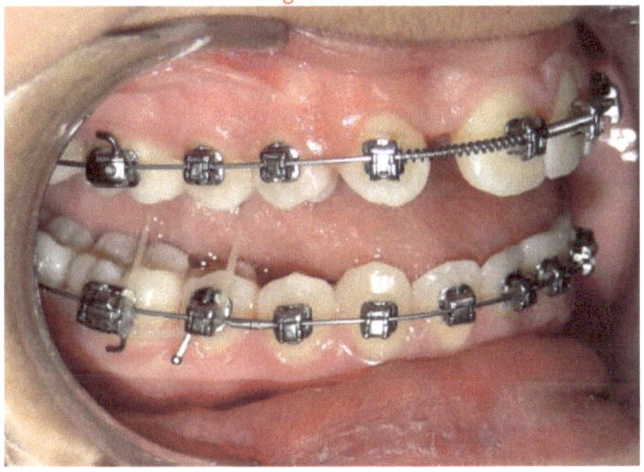

Fig. 6.19.46

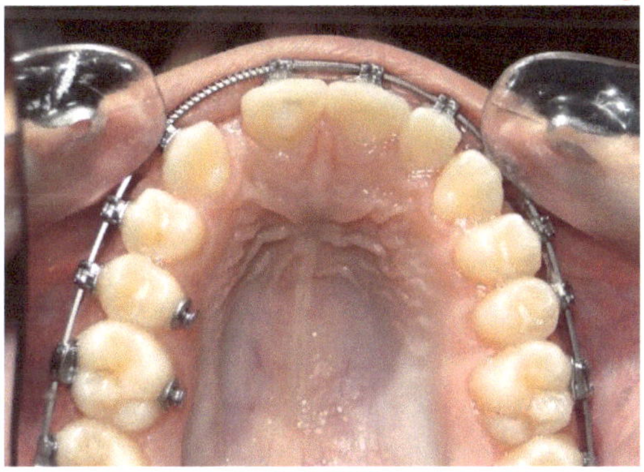

Fig. 6.19.47

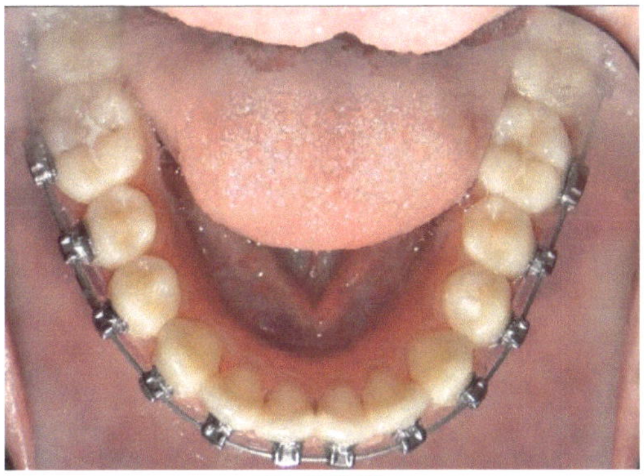

Fig. 6.19.48

Algo más avanzado en el tiempo del tratamiento evaluamos el espacio a nivel interradicular con microtomografías y dicho chequeo nos conformó, hecho que puede apreciarse en la fig. 6.19.49

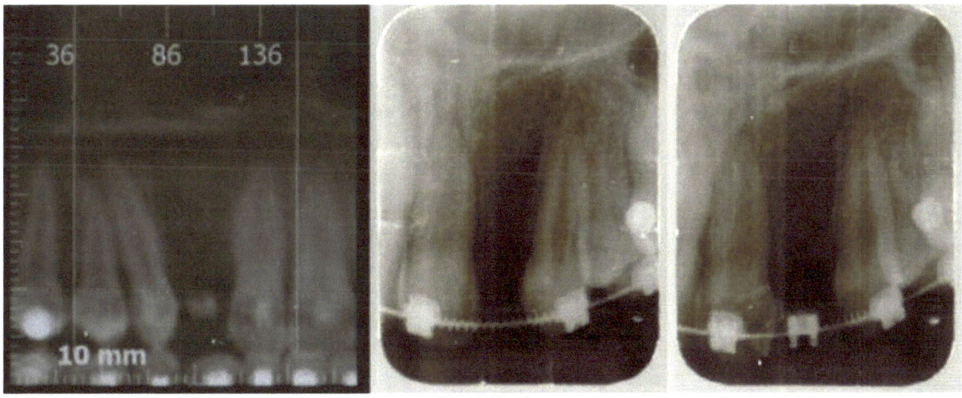

Fig. 6.19.49

Ya estaba centrada la línea media superior, corregido lo transversal y abierto el espacio a nivel radicular para el implante, por lo que nos abocamos a la clase II circunscripta al sector derecho debido a la asimetría esqueletal constatada en el Diagnóstico pretratamiento.

El paso siguiente fue trabajar con arcos de acero .018 x .025 intercoordinados e individualizados. En el inferior se "crimparon" postes, lo mismo que en el sector izquierdo del superior, pero, en la hemiarcada derecha de dicho arco se colocó un diente de stock obrando como un "fantoche", un pequeño resorte NiTi de espiras abiertas, y un poste deslizante.

La idea era ejercer una fuerza hacia distal que corrigiese la clase II "instalada" en el sector derecho; para ello, una fuerza de cerca de 250 grs. generada por un resorte single delta dispuesto entre un minimplante infracigomático y el gancho deslizante, fue instalada. Ver figs 6.19.50 a 6.19.54

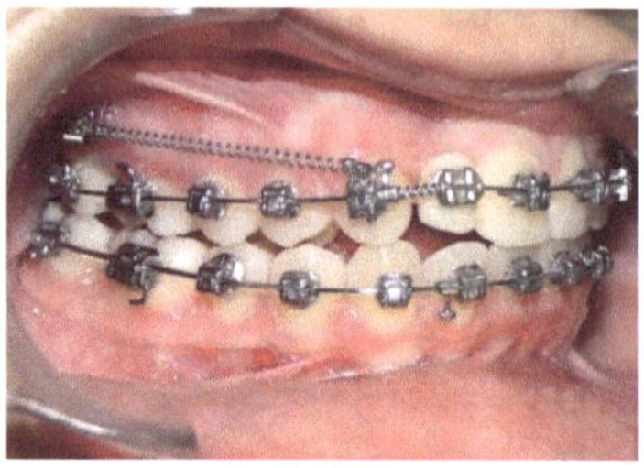

Fig. 6.19.50

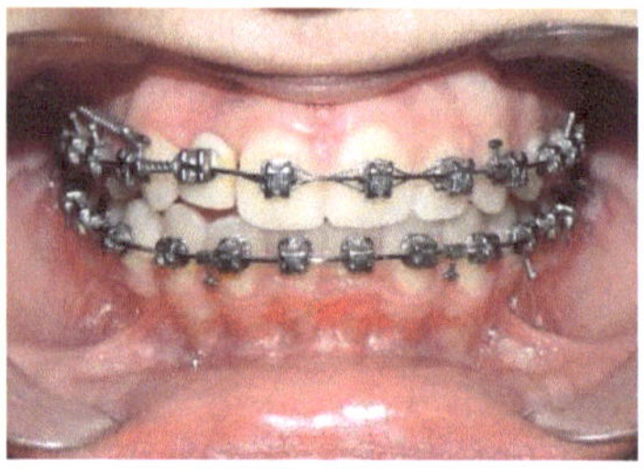

Fig. 6.19.51

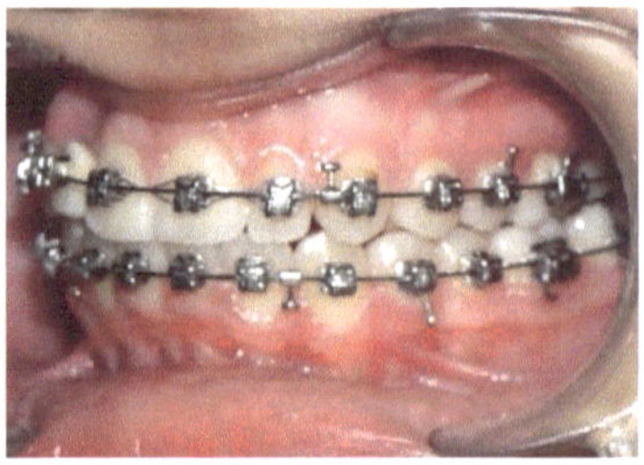

Fig. 6.19.52

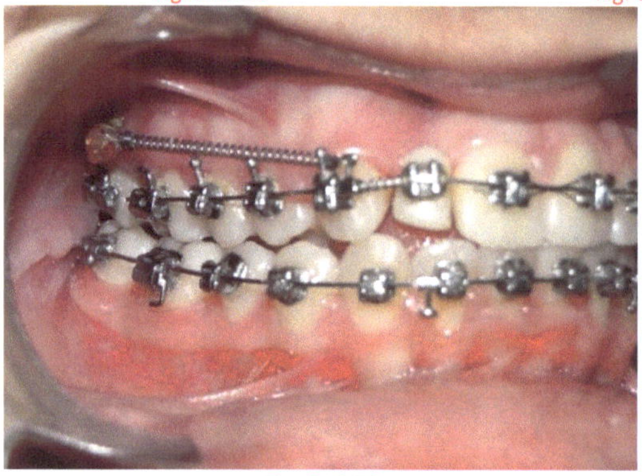

Fig. 6.19.53

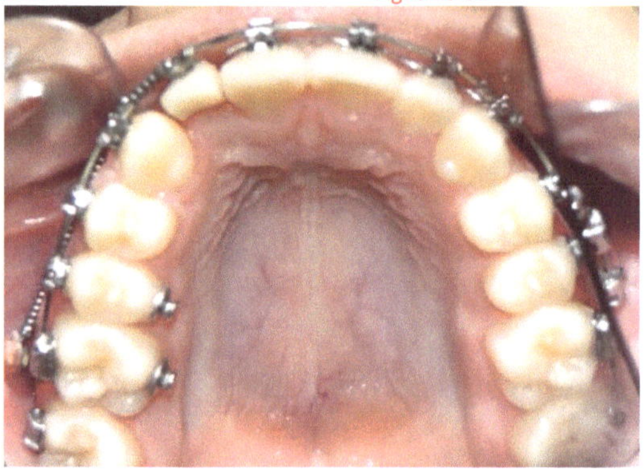

Fig. 6.19.54

Conseguidas las correcciones propuestas se indicaron Rx para constatar, por un lado si el espacio generado entre las piezas 1.1 y 1.3 era suficiente para el implante, y por otro el estado radicular. Ver figs 6.19.55 a 6.19.57

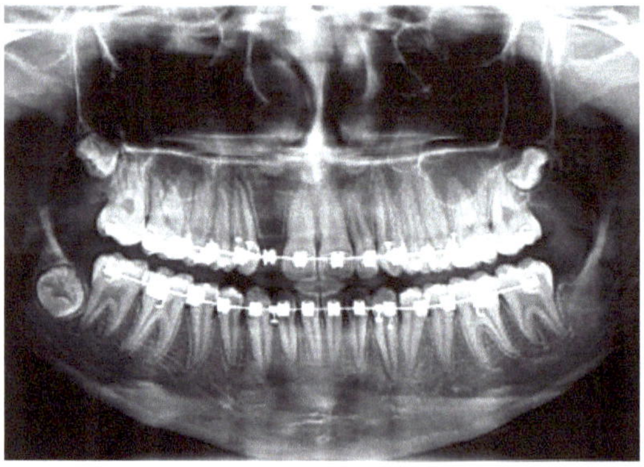

Fig. 6.19.55

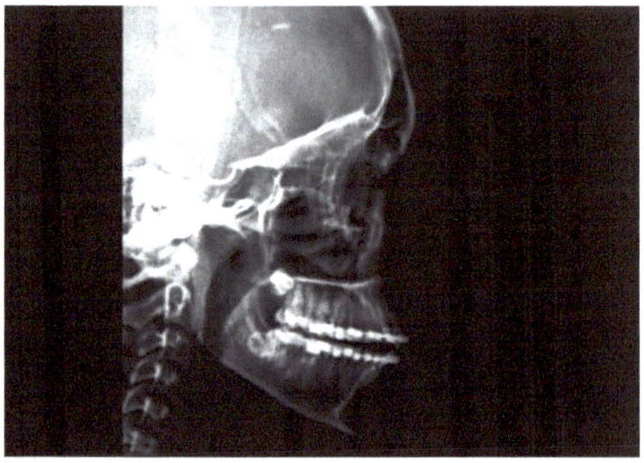

Fig. 6.19.56

Ricketts para Biotipo Facial

INTRATRATAMIENTO 100.40%
03-01-2012 14 Ans 11 Me

Rangos	Menor	Mayor	Valor
Eje Facial	86.5	93.5	93.3
Angulo facial	85.7	91.7	91.3
Ang.Plano Mandibular	20.0	29.0	22.4
Altura Facial Infer.	43.0	51.0	44.6
Arco Mandibular	25.0	33.0	34.0
Convexidad Facial (A)	-1.0	3.0	0.5
Profundidad Maxilar	87.0	93.0	91.8
Inc Inf a A Po(protr)	-1.0	3.0	5.1
Inclinacion Incis.Inf	18.0	26.0	31.3
1er Molar Sup a Ptv	14.0	20.0	23.1
Inc Inf.al Plano Oclu	-0.7	3.3	0.2
Angulo Interincisivo	124.0	136.0	123.2
Protrusion Labio Inf	-4.0	0.0	-2.7
Linea MacNamara a A	0.0	4.0	1.9
Linea Mac Namara a Po	-4.0	0.0	2.8

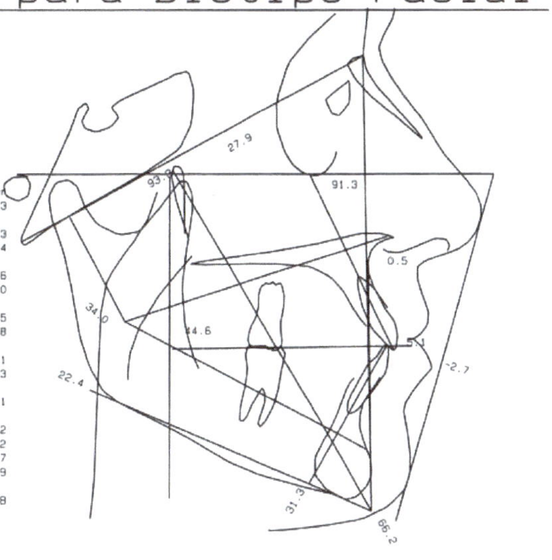

SPANS RICHARD JAUREGUY 01:33 03-01-2012

Fig. 6.19.57

Ante la inminencia de un viaje la paciente NO quiso la inserción de un minimplante en la zona del 1.2 para, allí, cementar una corona provisoria por lo que la contención superior fue realizada en fibra de vidrio con un incisivo lateral "protésico" adherido a ella. Ver figs.6.19.58 a 6.19.65

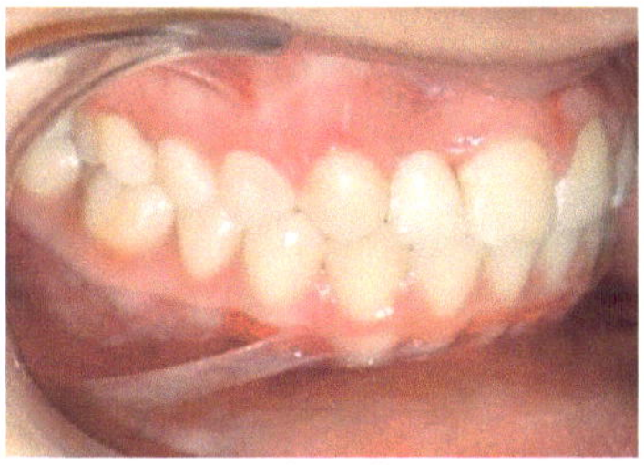

Fig. 6.19.58

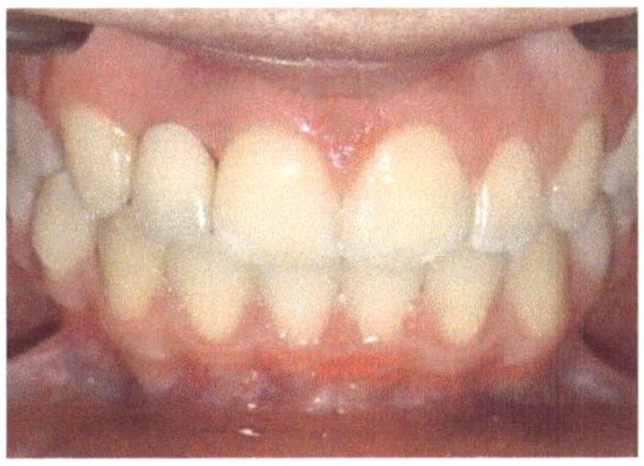

Fig. 6.19.59

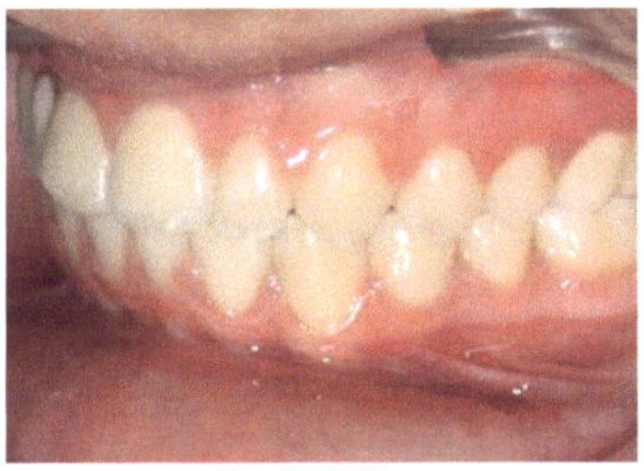

Fig. 6.19.60

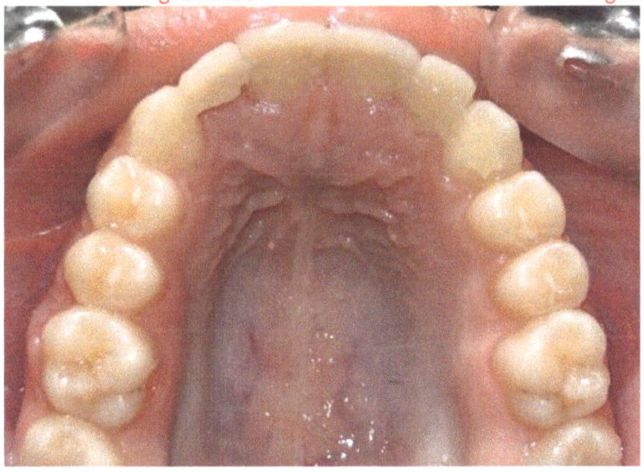

Fig. 6.19.61

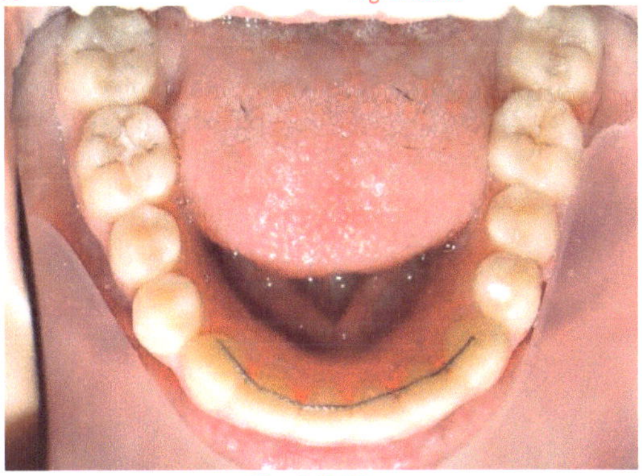

Fig. 6.19.62

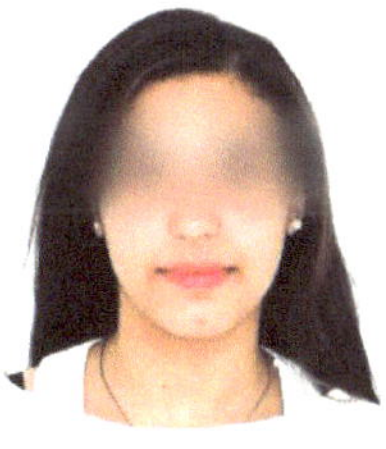

Fig. 6.19.63

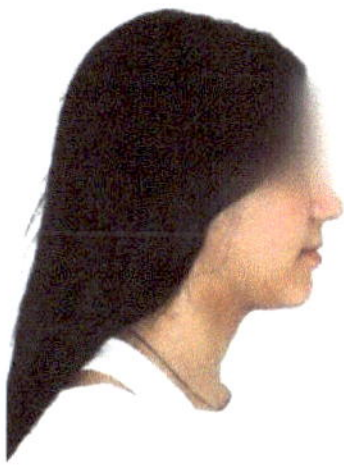

Fig. 6.19.64

Fig. 6.19.65

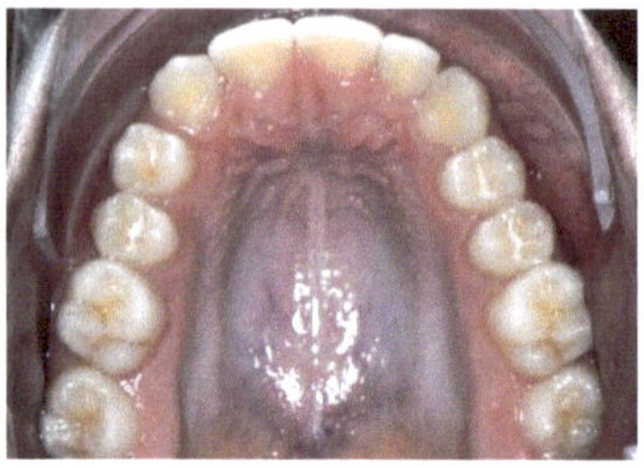

Fig. 6.19.66

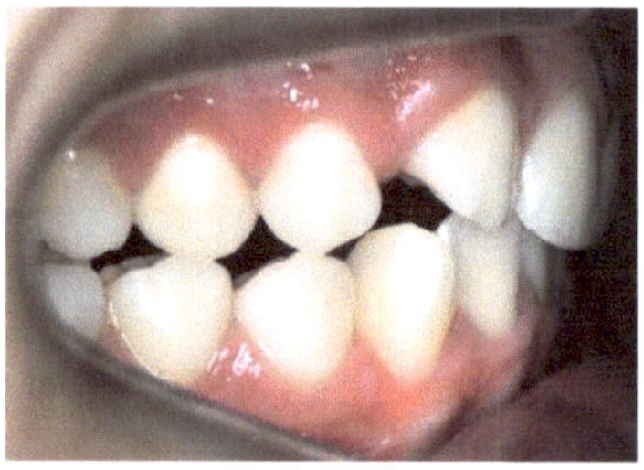

Fig. 6.19.67

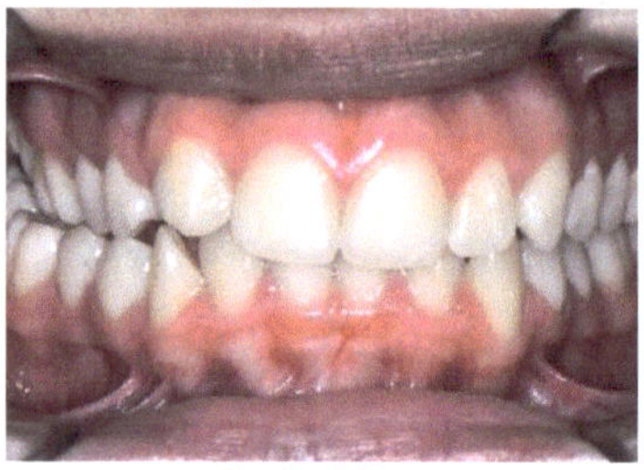

Fig. 6.19.68

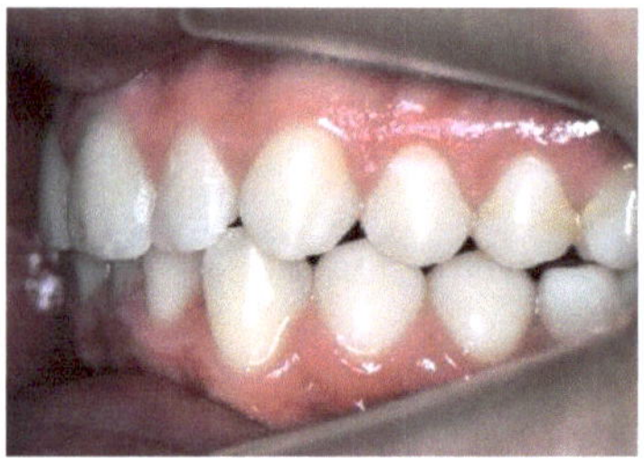

Fig. 6.19.69

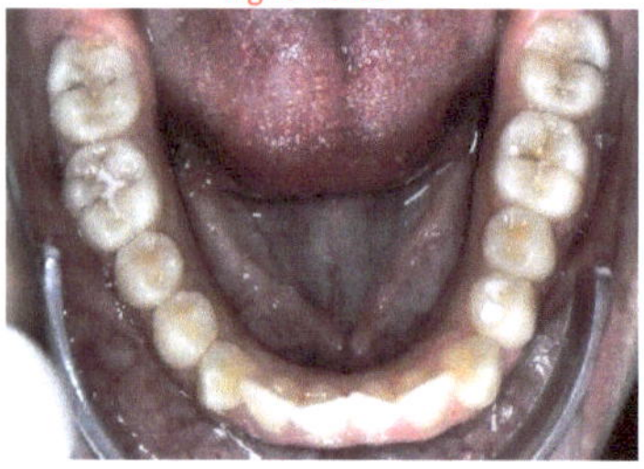

Fig. 6.19.70

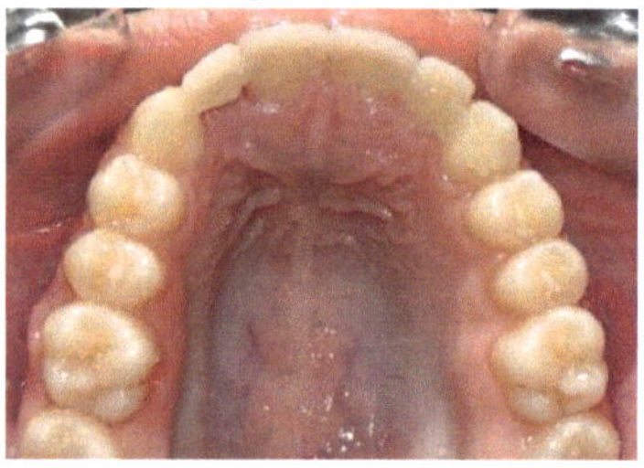

Fig. 6.19.71

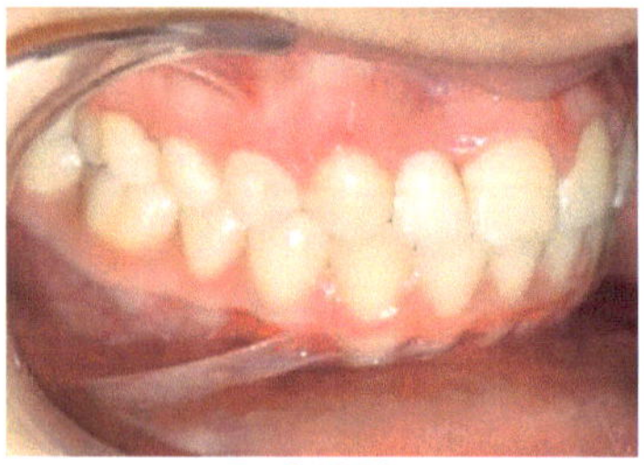

Fig. 6.19.72

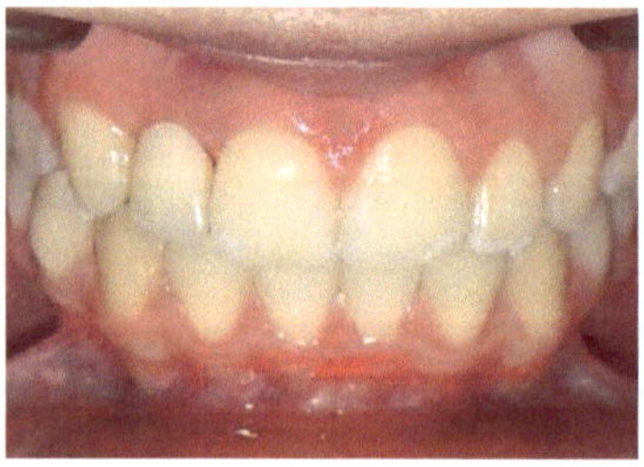

Fig. 6.19.73

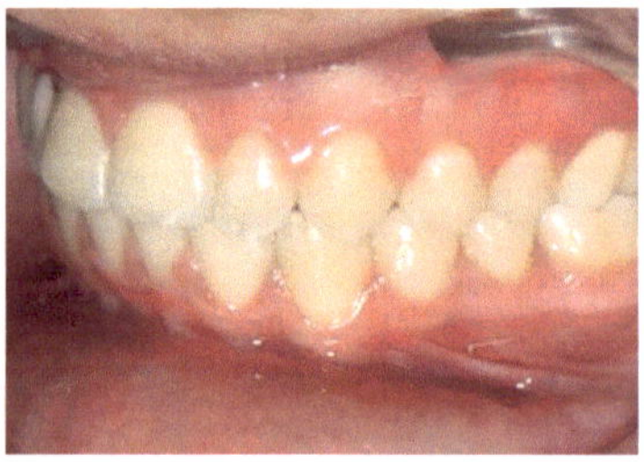

Fig. 6.19.74

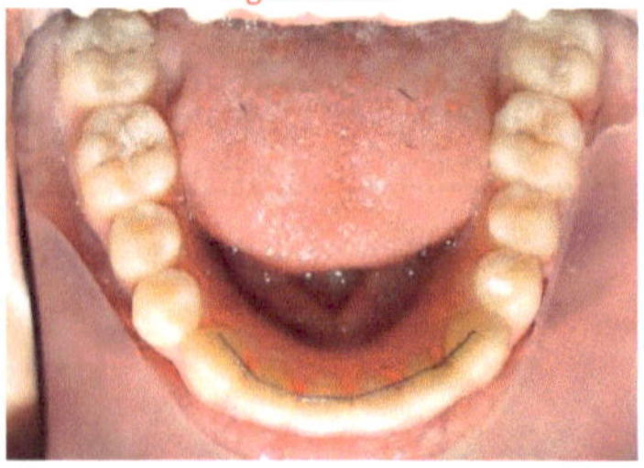

Fig. 6.19.75

5. "PERLAS" MECANICAS

Centraremos las "Perlas" mecánicas en la obtención del espacio adecuado para la inserción futura de un implante en la zona del Incisivo central superior derecho.

Tanto en la distancia intercoronaria como interradicular, necesitábamos un espacio de 7 mm aproximadamente entre las piezas 1.1 y 1.3.

El ortodoncista trabaja, en principio, con fuerzas de apertura (ej: resortes) que actúan oclusalmente al centro de resistencia de las piezas dentarias y ello trae como consecuencia por un lado la apertura de espacio a nivel coronario, pero por otro, su cierre a nivel radicular, y este es un problema que debe preverse.

En la figs. 6-19-61 y 6-19-62 se puede observar que cementamos el bracket de la pieza 1.3 (+5º en Damon) aumentando su angulación a los efectos de acentuar su movimiento radículo distal.

En las mismas figuras se aprecia que en el Incisivo superior derecho se utilizó un bracket izquierdo, por tanto, al progresar en arcos, su raíz se trasladó a mesial mientras que coronariamente generó un posicionamiento de angulación negativa minimizado por un pequeño desgaste coronario a nivel mesio-incisal. Figs 6.19.76 y 6.19.77

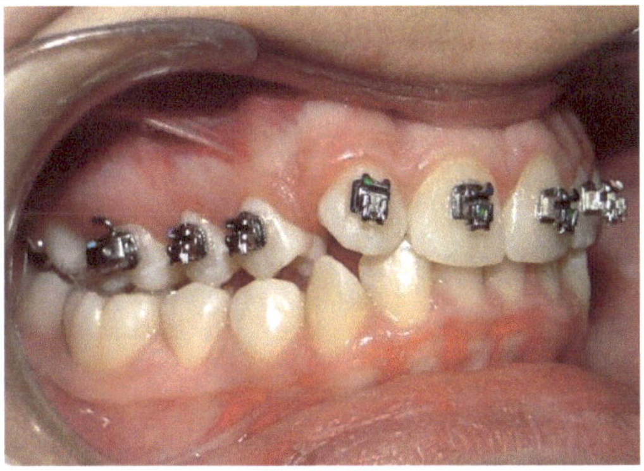

Fig. 6.19.76

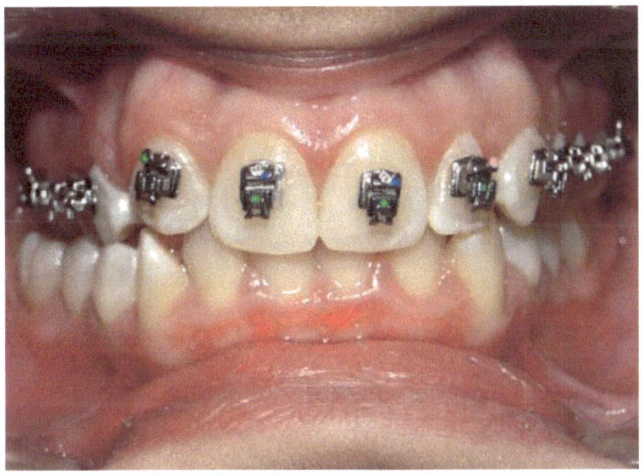

Fig. 6.19.77

Recién en el arco NiTi Cu .016 x .025 se enhebró el resorte que también habría espacios coronariamente.

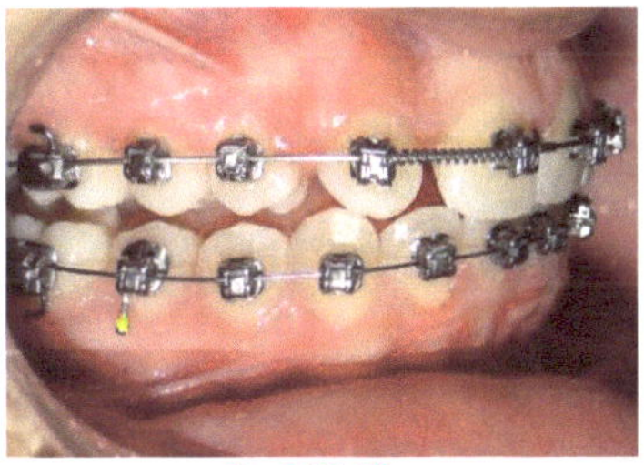

Fig. 6.19.78

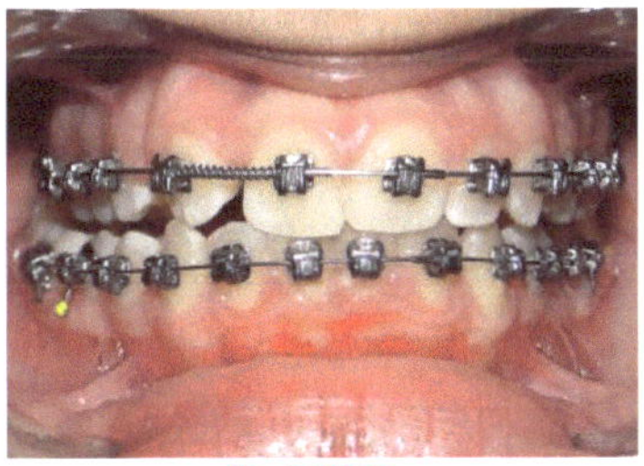

Fig. 6.19.79

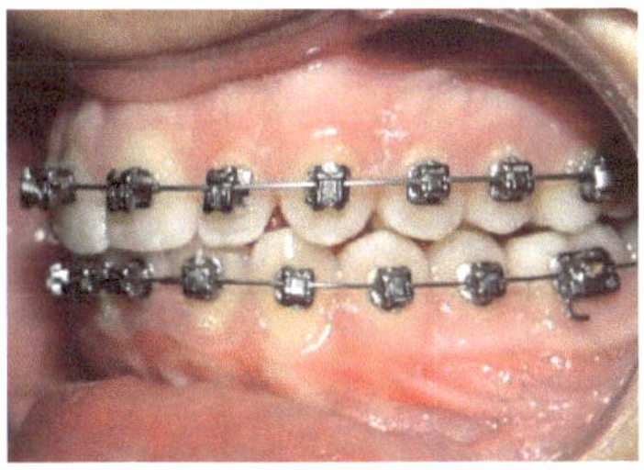

Fig. 6.19.80

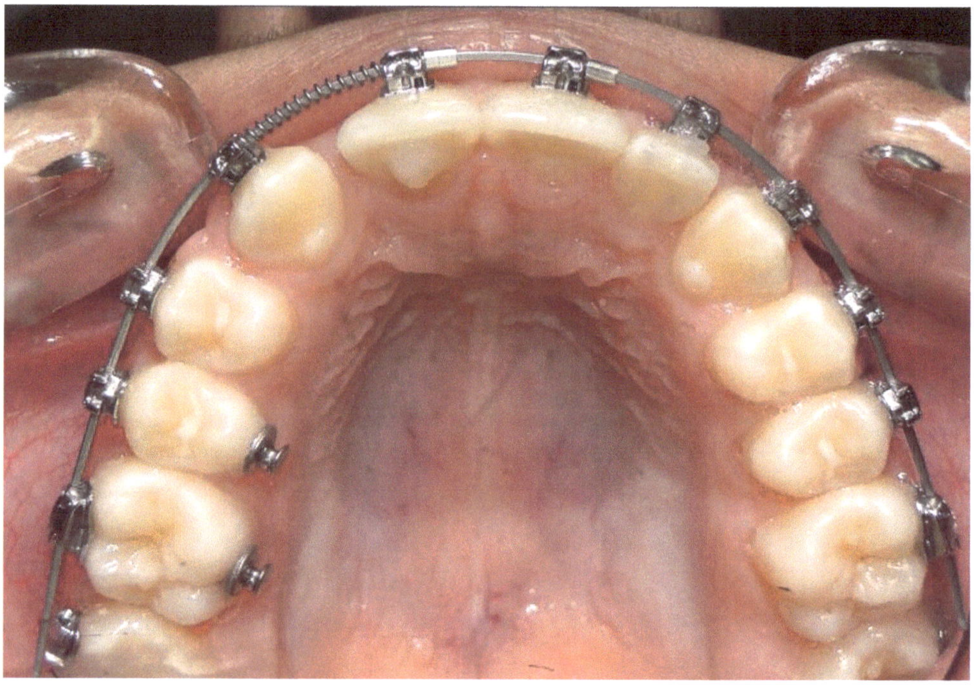

Fig. 6.19.81

Es clave entonces:

a) "Preparar" con convenientes angulaciones radiculares los sitios adyacentes al futuro implante.
b) En el tiempo comenzar la apertura del espacio coronario luego del movimiento radicular que se produce a consecuencia del punto anteriormente expuesto. Ver fig. 6.19.78 a 6.19.83

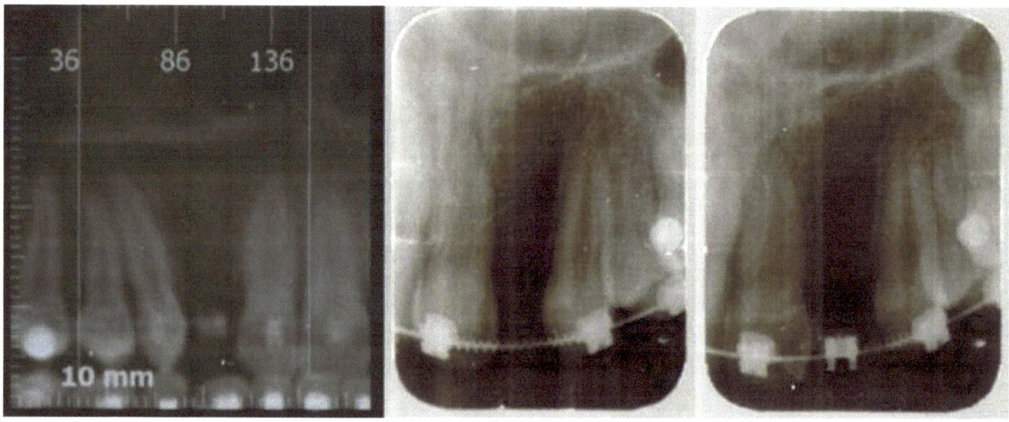

Fig. 6.19.83

Sección 6ª

ESPACIOS Y TIEMPOS ASIMÉTRICOS

Capítulo 19º

CASO 20

"Podemos recuperar el terreno perdido. El tiempo perdido, no"

Napoleón Bonaparte (1769-1821)

Emperador Francés

"Se dice que el tiempo es un gran maestro; lo malo es que va matando sus discípulos"

Hector Berlioz (1803-1869)

Compositor Francés.

CASO 20

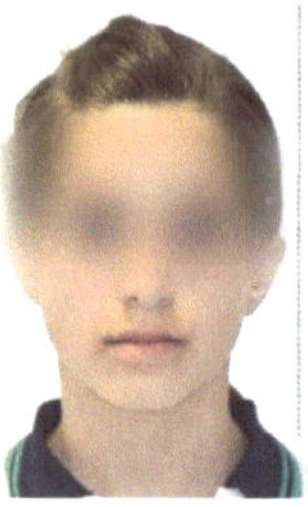
Fig. 6.19.84

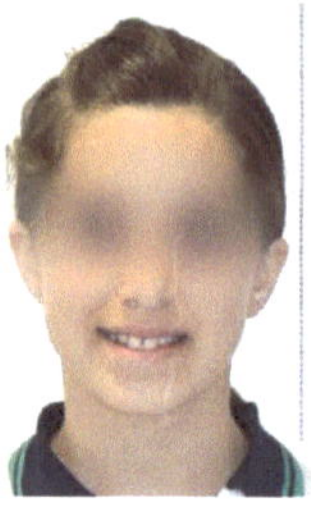
Fig. 6.19.85

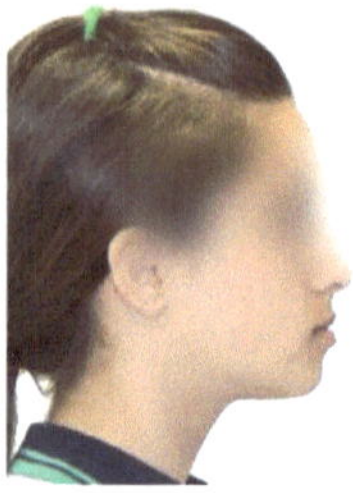
Fig. 6.19.86

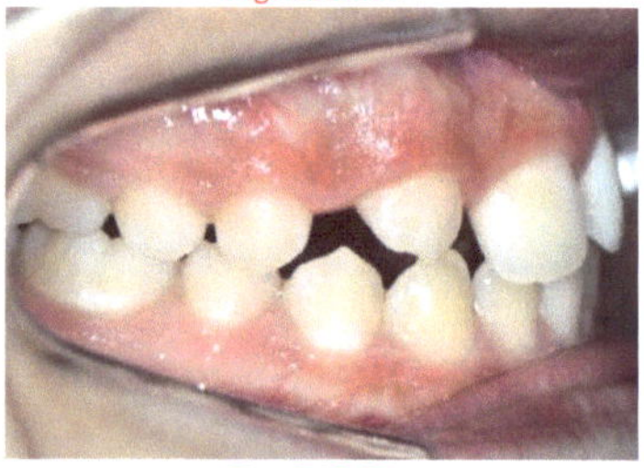
Fig. 6.19.87

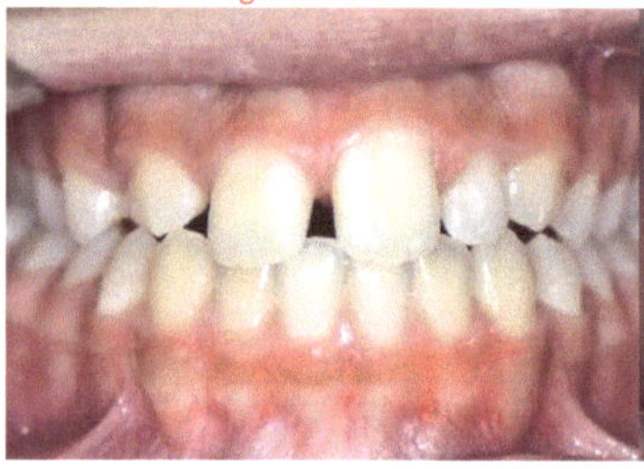
Fig. 6.19.88

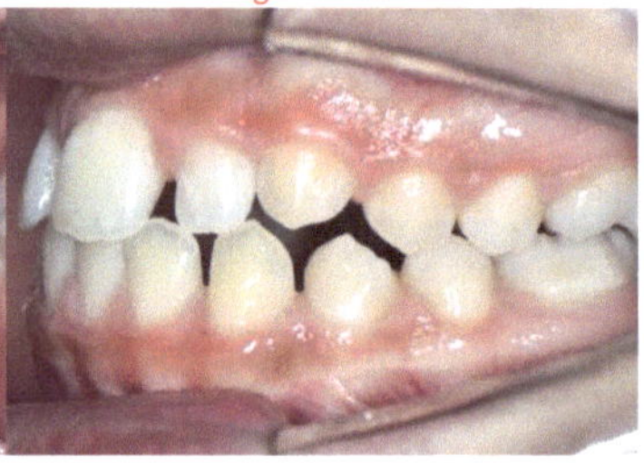
Fig. 6.19.89

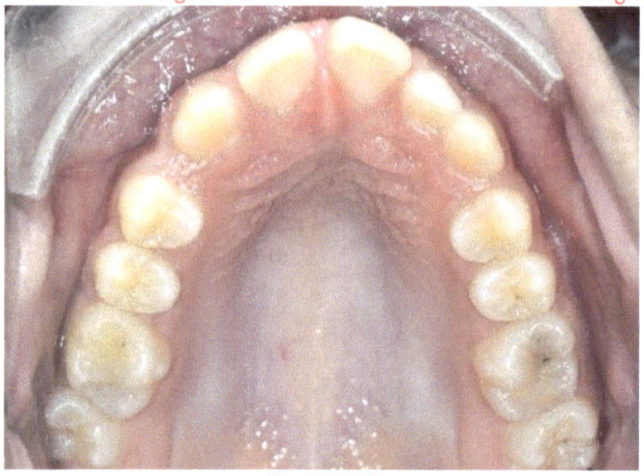
Fig. 6.19.90

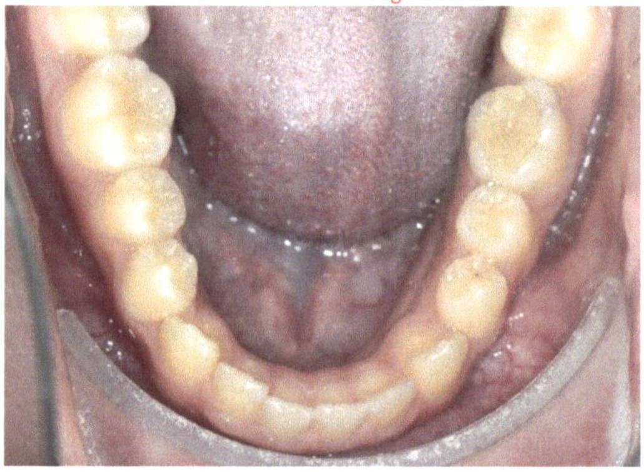
Fig. 6.19.91

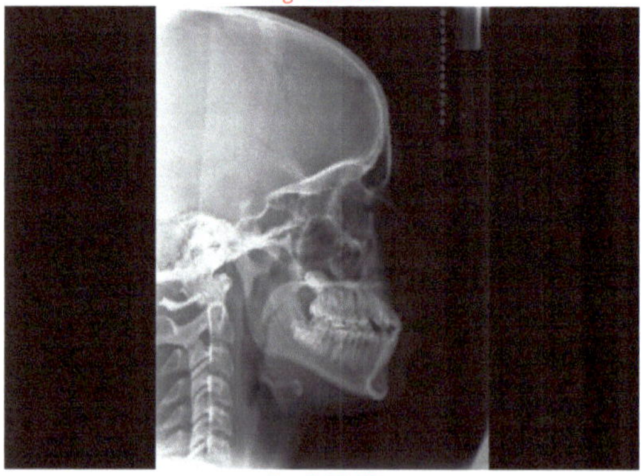
Fig. 6.19.92

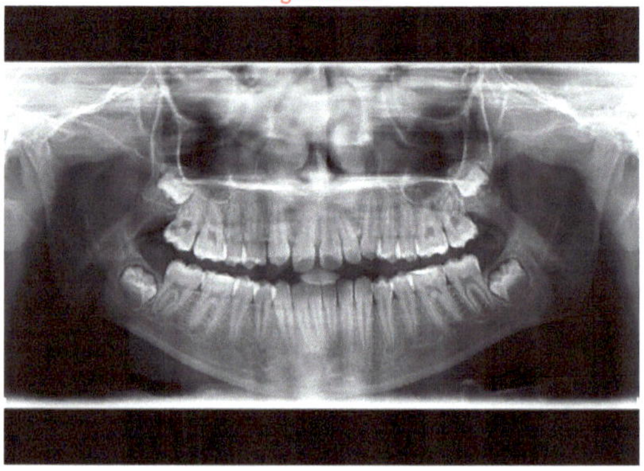
Fig. 6.19.93

Ricketts para Biotipo Facial

PRETRAT.HOR.VERDAD 100.20%
11-16-2011 12 Ans 1 Me

Rangos	Menor	Mayor	Valor
Eje Facial	86.5	93.5	95.2
Angulo facial	85.0	91.0	88.4
Ang.Plano Mandibular	20.6	29.6	23.6
Altura Facial Infer.	43.0	51.0	42.5
Arco Mandibular	24.0	32.0	29.8
Convexidad Facial (A)	-0.6	3.4	1.0
Profundidad Maxilar	87.0	93.0	89.4
Inc Inf a A Po(protr)	-1.0	3.0	4.7
Inclinacion Incis.Inf	18.0	26.0	21.1
1er Molar Sup a Ptv	12.0	18.0	20.1
Inc Inf.al Plano Oclu	-0.7	3.3	1.7
Angulo Interincisivo	124.0	136.0	125.4
Protrusion Labio Inf	-4.0	0.0	1.9
Linea MacNamara a A	0.0	4.0	-0.7
Linea Mac Namara a Po	-4.0	0.0	-3.2

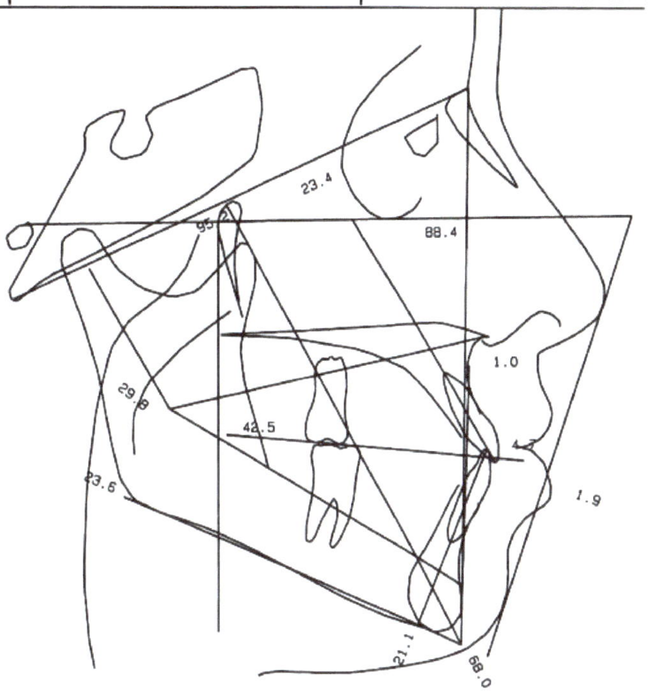

Fig. 6.19.94

MAXILAR INFERIOR	Norma	Inicial	Diferencia	Tendencia
1. Eje Facial	90,00° ± 3	95,00°	5,00	BRAQUI
2. Prof. facial (ang. facial)	87,90° ± 3	88,00°	0,10	MESO
3. Angulo Plano Mandibular	25,10° ± 4	24,00°	-1,10	BRAQUI
4. Altura Facial Inferior	47,00° ± 4	42,00°	-5,00	BRAQUI
5. Arco Mandibular	27,50° ± 4	30,00°	2,50	BRAQUI
MAXILAR SUPERIOR				Interpretación
6. Convexidad Facial	2,00mm ± 2	1,00mm	-1,00	PATRON CLASE I ESQ.
7. Profundidad Maxilar	90,00° ± 3	89,00°	-1,00	NORMOGNATIA Sup.
DIENTES				Interpretación
8. Incisivo Inferior A A-Po	1,00mm ± 2	4,70mm	3,70	Incisivo PROTRUIDO
9. Inclinación Incicivo Inferior	22,00° ± 4	21,00°	-1,00	NORMOINCLINACION
10. 1er. Molar Superior a Ptv	edad+3 mm ±3	20,00mm	5,00	MESIOPOSICION
11. Inc. Inf. al Plano Oclusal	1,25mm ± 2	1,70mm	0,45	NORMAL
12. Angulo Interincisivo	130,00° ± 6	125,00°	-5,00	NORMAL
PERFIL BLANDO				Interpretación
13. Protusión Labio Inferior	-2,00mm ± 2	1,90mm	3,90	PROQUELIA
14. Linea Mc Namara - Pto A	0,00mm ± 1	-0,70mm	-0,70	Maxilar NORMAL
15. Linea Mc Namara - Po	-2,00mm ± 2	-3,20mm	-1,20	NORMAL

DETERMINACION DEL BIOTIPO FACIAL — **TENDENCIAS PACIENTE**

FACTORES	NORMA	DESV. EST.	AJUSTE POR EDAD	MEDIDAS PAC.	DIFERENCIA	DESVIACIONES
1. Eje Facial	90°	±3.0°	0,00	95,00°	5,00	1.67
2. Prof. facial (áng. facial)	87°	±3.0°	0,90	88,00°	0,10	0.03
3. Angulo plano mandibular	26°	±4.0°	-0,90	24,00°	-1,10	0.28*
4. Altura facial inferior	47°	±4.0°	0,00	42,00°	-5,00	1.25*
5. Arco mandibular	26°	±4.0°	1,50	30,00°	2,50	0.63

DOLICO BRAQUI
* El valor cambió de signo MESO

SUMA ALGEBRAICA / 5 = 3,82 / 5 = 0,76

DOLICO SEVERO	DOLICO	DOLICO SUAVE	MESOFACIAL	BRAQUI	BRAQUI SEVERO
-2.0	-1.0	-0.5	0.0	+0.5	+1.0

Descripción: *Estudio realizado el 17/11/2011*
VERT: 0,76 BRAQUI *a las 12:46:21*

Fig. 6.19.95

ANALISIS BJORK/JARABAK

PRETRAT.HOR.VERDAD 100.20%
11-16-2011 12 Ans 1 Me

Rangos	Menor	Mayor	Valor
Angulo Ar-S-N /silla	118.0	128.0	127.4
Ang.Articular S-Ar-Go	137.0	149.0	136.9
Ang.Goniaco Ar-Go-Me	123.0	137.0	127.5
Suma.Ang.Silla, Art, Go	396.0	396.0	391.7
Base craneal horiz.SN	68.0	74.0	77 9
Base craneo vert.S-Ar	29.0	35.0	32.4
Ang.Gon.Sup. Ar-Go-N	52.0	55.0	55.8
Ang.Gon.Inf. N-Go-Me	70.0	75.0	71.6
Alt.Rama mand. Ar-Go	39.0	49.0	51.8
Longitud Cuerpo.Go-Me	66.0	76.0	77.3
Alt.Facial.Post, S-Go	70.0	85.0	78.6
Alt.Facial Ant. N-Me	105.0	120.0	120.9
Radio.Alt.Fac.Ant+Pos	63.0	68.0	65.0
Plano Facial S-N-Po	77.0	80.0	80.3

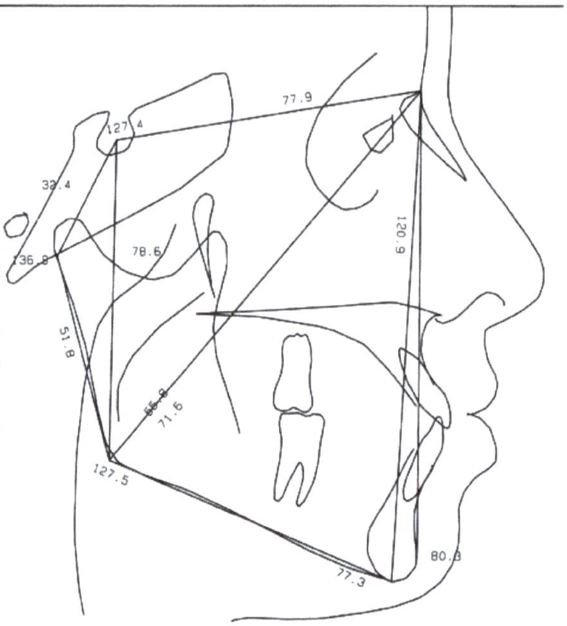

Fig. 6.19.96

Como señalamos en la introducción de este capítulo existe un cierto "parentesco" entre los pacientes 19 y 20 ya que en ambos existía similar edad y el desafío de la apertura de espacio para un futuro implante ante la agenesia de la pieza 1.2; aquí las dificultades que presentaba el tratamiento eran menores que en el caso precedente ya que no existía asimetría esqueletal ni funcional; solamente dentaria, derivada de la ausencia de la pieza 1.2.

La progresión mecánica del caso es similar al anterior por lo que obviaremos el comentario de las figuras; sin embargo el "tip diferente" radica en la inserción de un mini implante en el espacio abierto a los efectos de ser base de una corona provisoria y mantener un adecuado volumen óseo hasta que llegase el tiempo de un implante definitivo. Ver figs 6.19.97 a 6.19.124

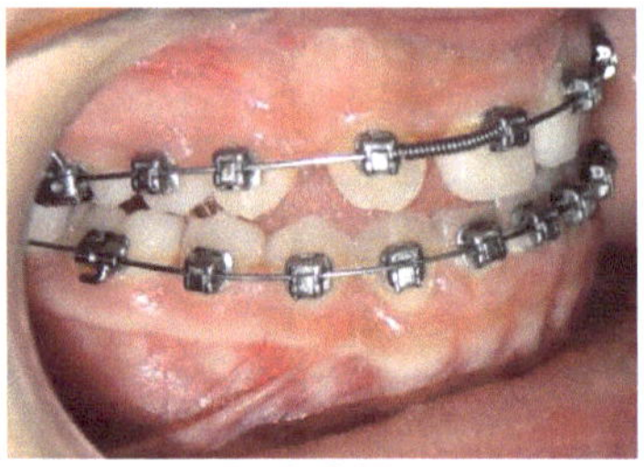

Fig. 6.19.97

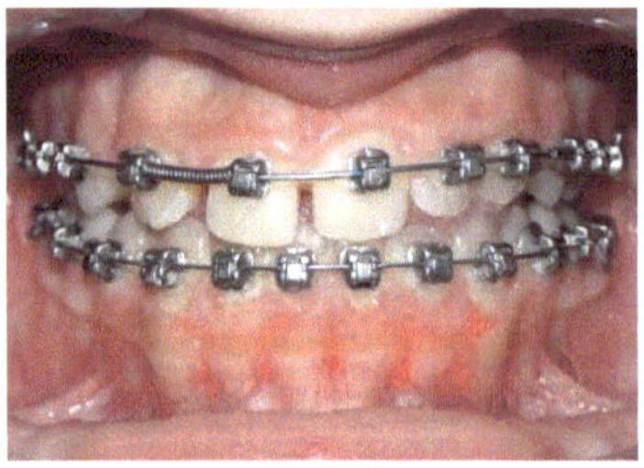

Fig. 6.19.98

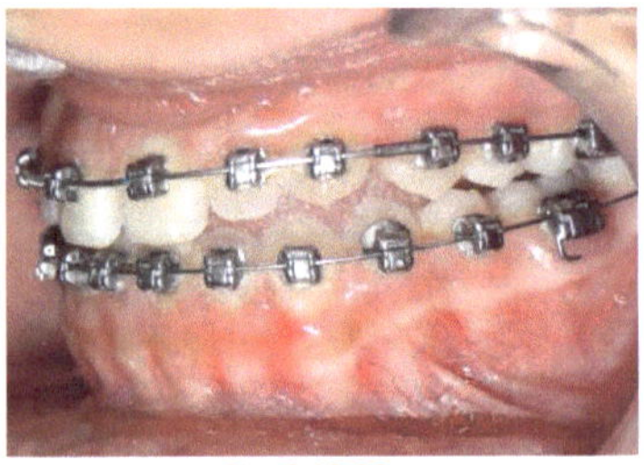

Fig. 6.19.99

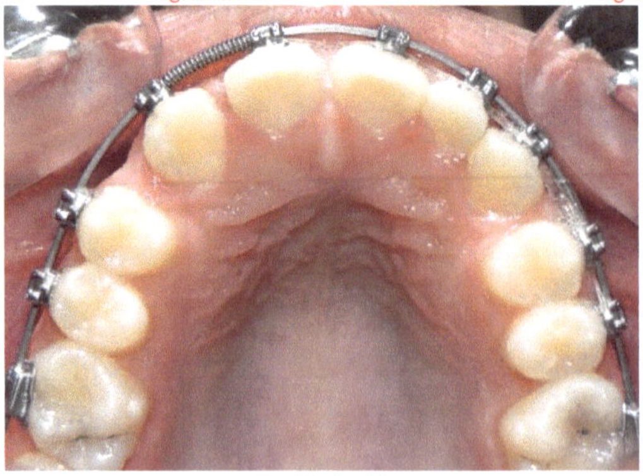

Fig. 6.19.100

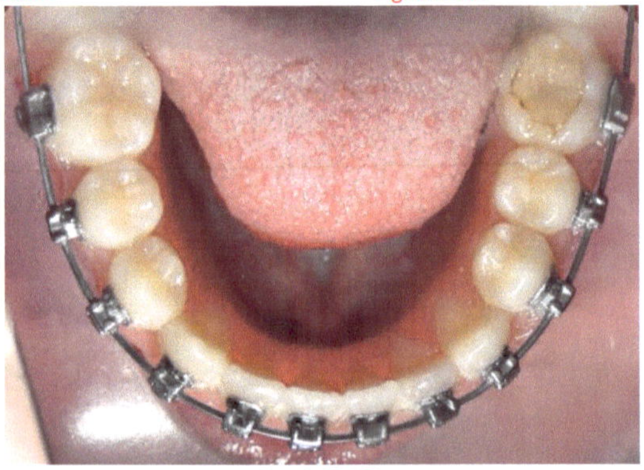

Fig. 6.19.101

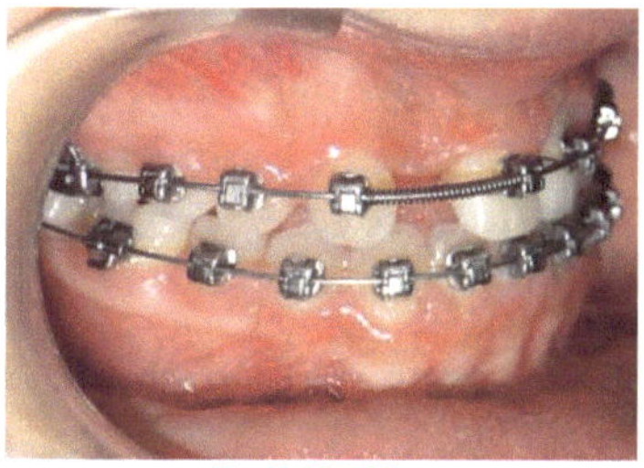
Fig. 6.19.102

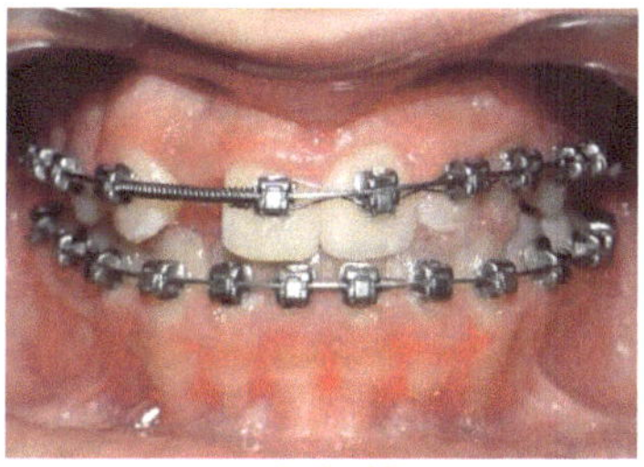
Fig. 6.19.103

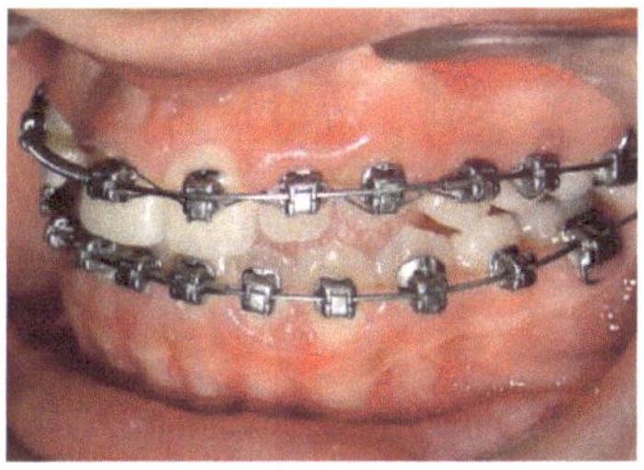
Fig. 6.19.104

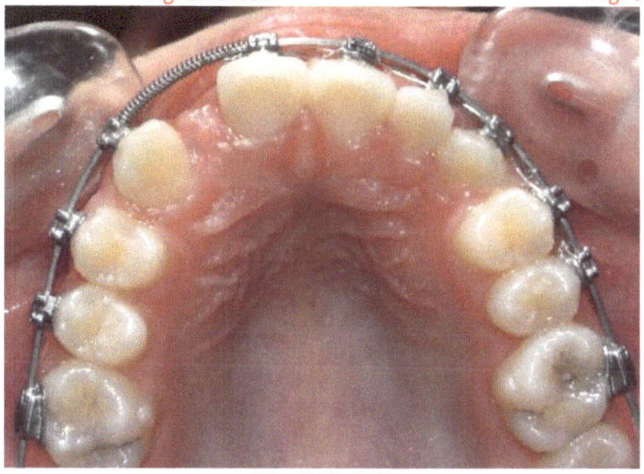
Fig. 6.19.105

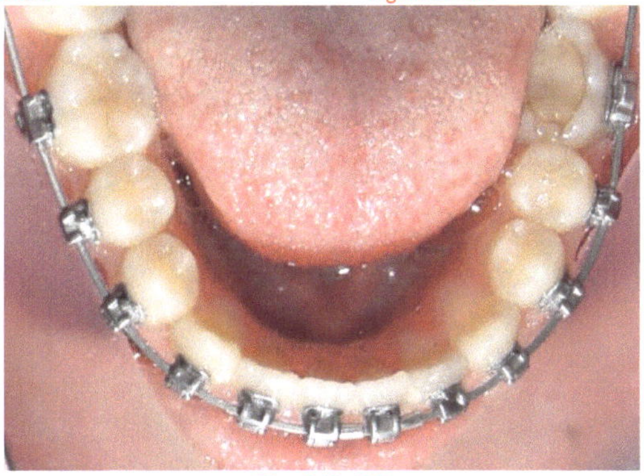
Fig. 6.19.106

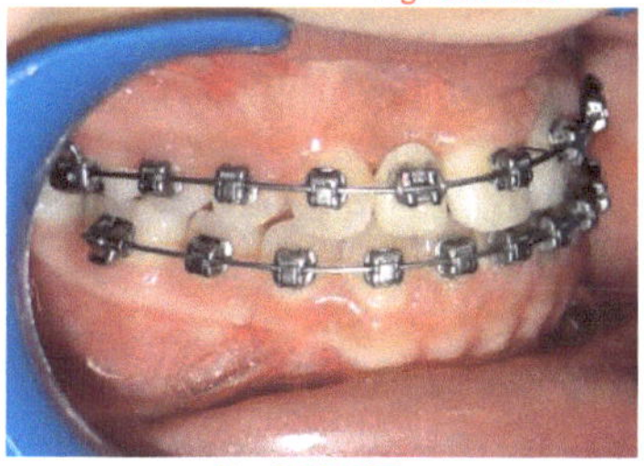
Fig. 6.19.107

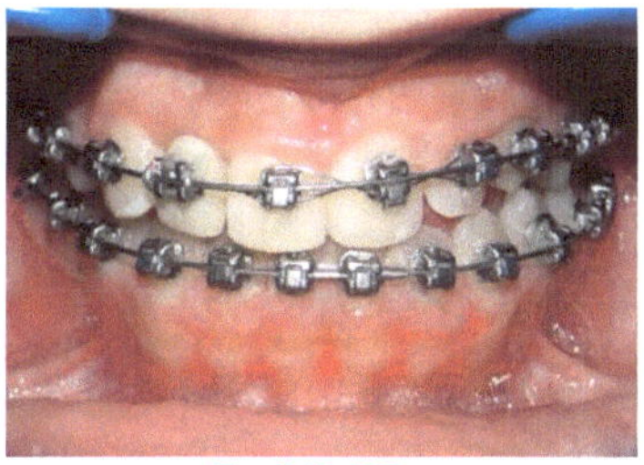
Fig. 6.19.108

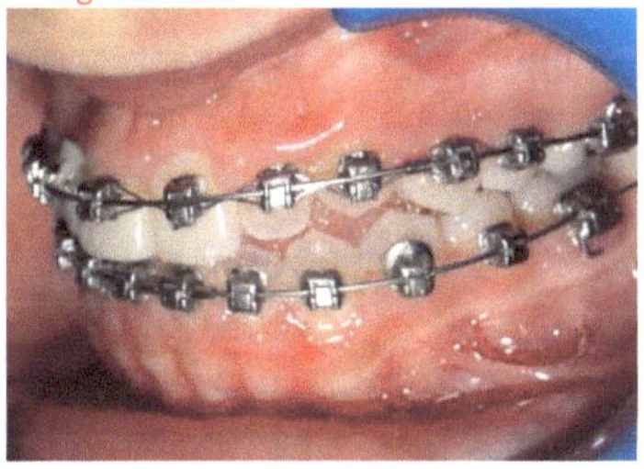
Fig. 6.19.109

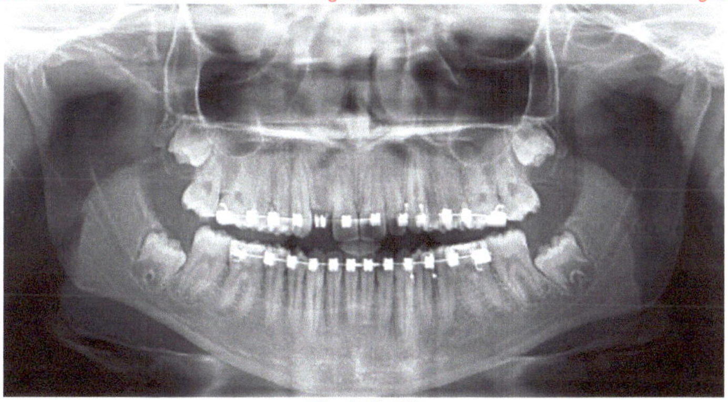
Fig. 6.19.110

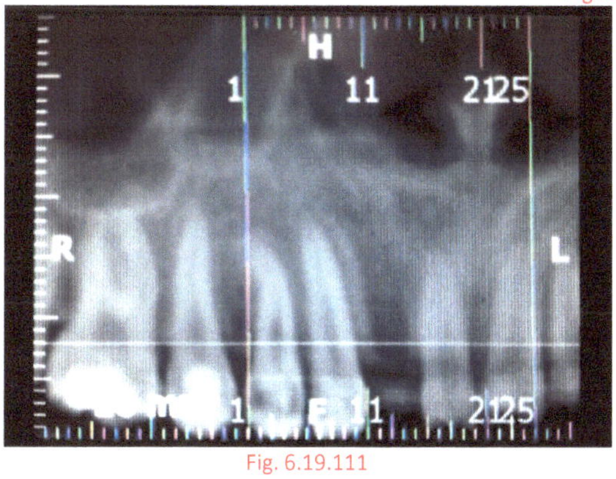

Fig. 6.19.111

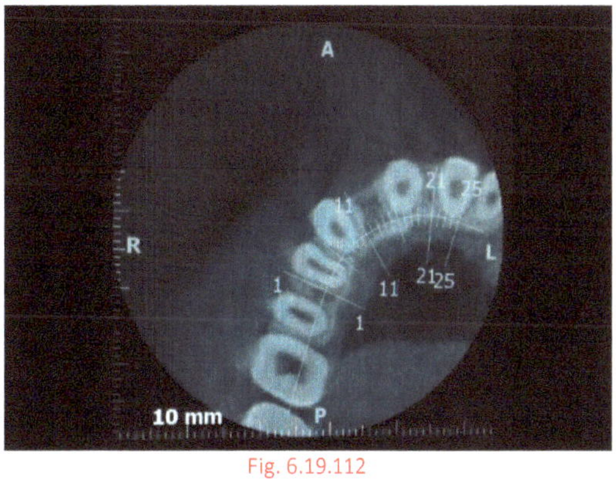

Fig. 6.19.112

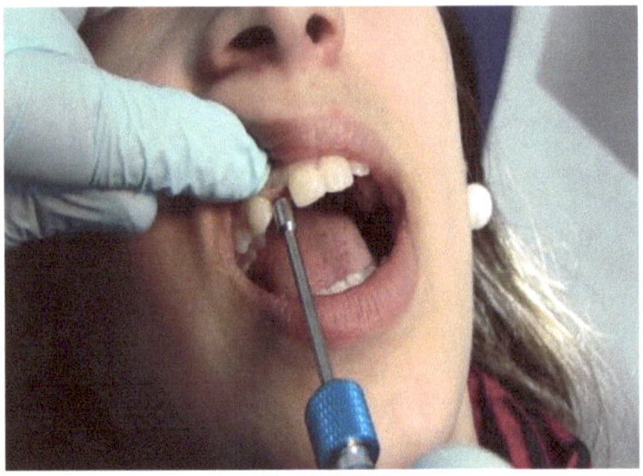

Fig. 6.19.113

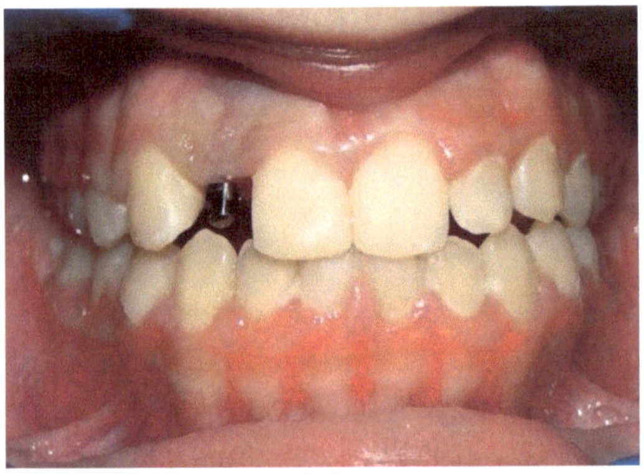

Fig. 6.19.114

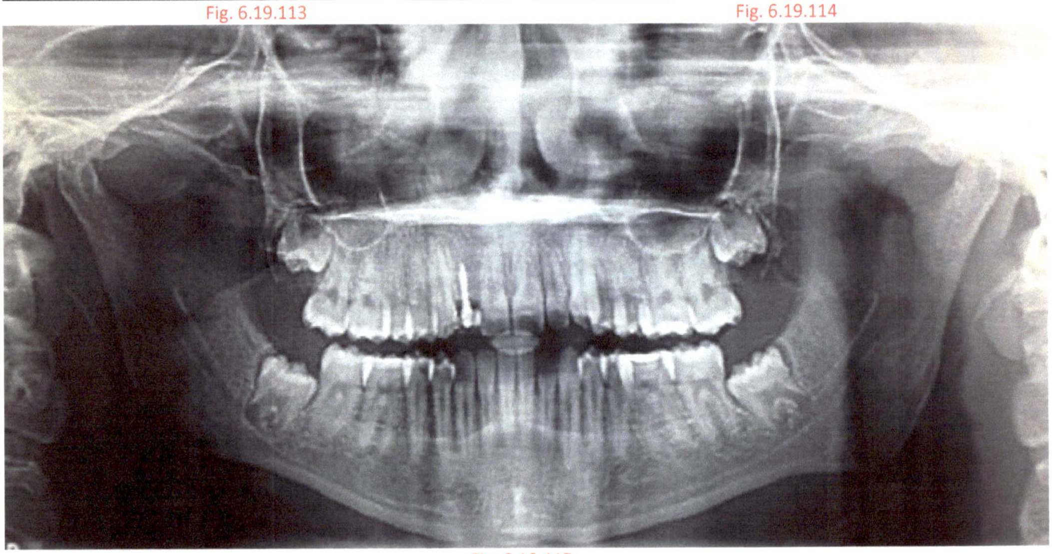

Fig. 6.19.115

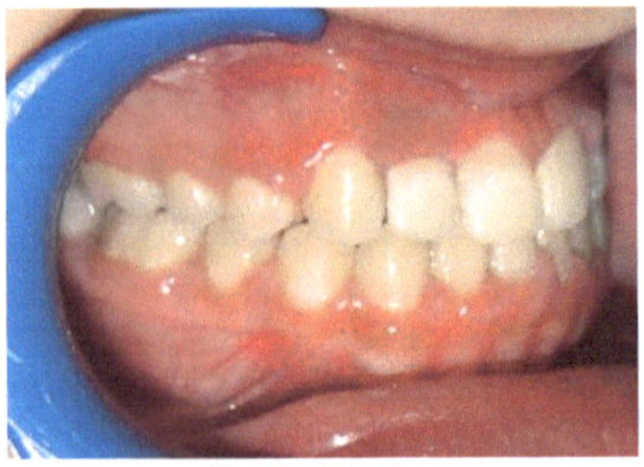

Fig. 6.19.116

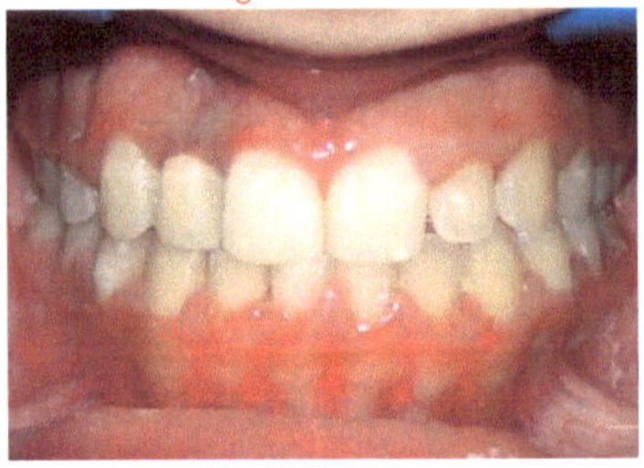

Fig. 6.19.117

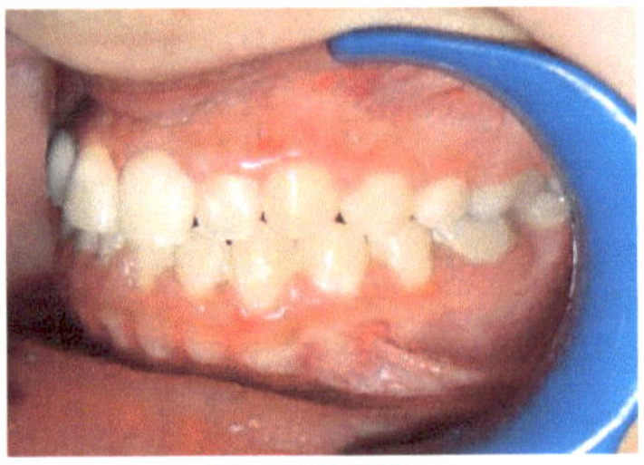

Fig. 6.19.118

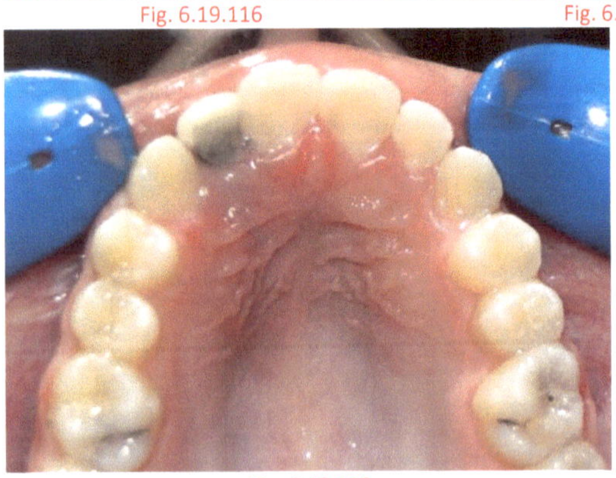

Fig. 6.19.119

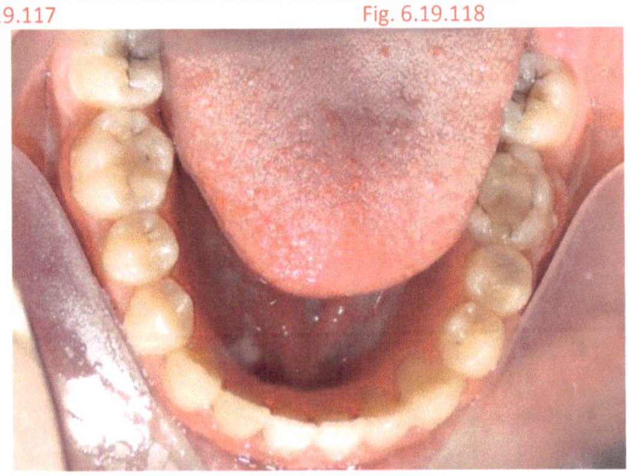

Fig. 6.19.120

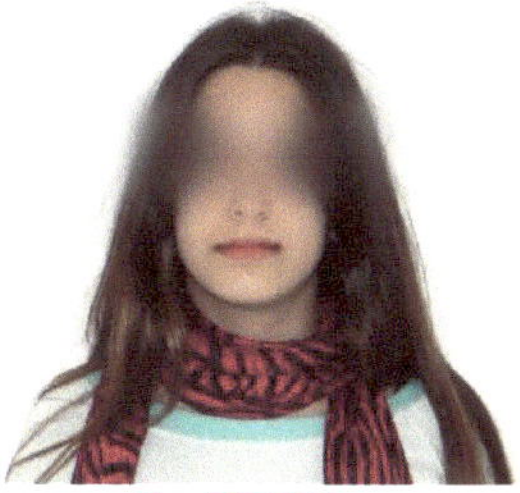
Fig. 6.19.121

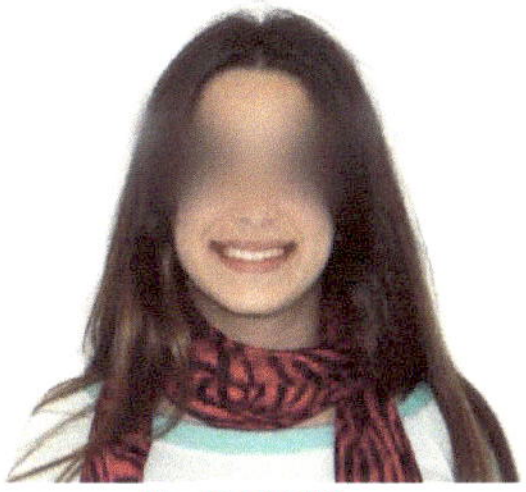
Fig. 6.19.122

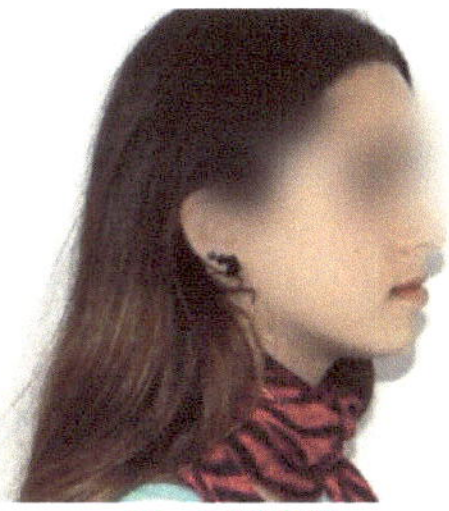
Fig. 6.19.123

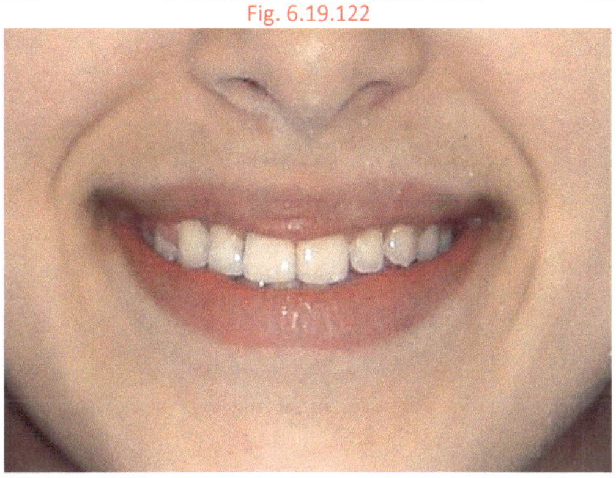
Fig. 6.19.124

- Yáñez-Vico RM, Iglesias-Linares A, Torres-Lagares D, Gutiérrez-Pérez JL, Solano-Reina E.; A new three-dimensional analysis of asymmetryforpatientswithcraniofacialsyndromes.; Oral Dis. 2013 Nov;19(8):755-62. doi: 10.1111/odi.12059. Epub 2013 Jan7.

- Silva BP, Jiménez-Castellanos E, Martinez-de-Fuentes R, Greenberg JR, Chu S.; Laypersons' perception of facial and dental asymmetries.; Int J Periodontics Restorative Dent. 2013 Nov-Dec; 33(6):e162-71. doi: 10.11607/prd.1618.

- Pinho S, Ciriaco C, Faber J, Lenza MA.; Impact of dental asymmetries on the perception of smile esthetics.;Am J OrthodDentofacialOrthop. 2007 Dec; 132(6):748-53.

- Ko DI, Lim SH, Kim KW. Treatment of occlusal plane canting using miniscrew anchorage. World J Orthod. 2006 Fall; 7(3):269-78.

- Deguchi T, Takano-Yamamoto T, Kanomi R, Hartsfield JK, Roberts WE, Garetto LP. The use of small titanium screws for orthodontic anchorage. J Dent Res. 2003; 82:377–381.

- Rosa Maria Yáñez-Vico, Alejandro Iglesias-Linares, Maria Cadenas de Llano-Pérula, Alvaro Solano-Reina, and Enrique Solano-Reina (2014) Management of occlusalcantingwithminiscrews. TheAngleOrthodontist: July 2014, Vol. 84, No. 4, pp. 737-747.

- Bolton WA. Disharmony in tooth size and its relation to the analysis and treatment of malocclusion. Angle Orthodontist 1958; 28:113-130.

- RanjitManne, ChandraSekharGandikota, ShubhakerRaoJuvvadi, Haranath Reddy Medapati Rama, and SampathAnche. Impacted canines: Etiology, diagnosis, and orthodontic management. J Pharm Bioallied Sci. Aug 2012; 4(Suppl 2): S234–S238.
doi: 10.4103/0975-7406.100216.

- Peck S, Peck L, Kataja M. The palatally displaced canine as a dental anomaly of genetic origin. Angle Orthod. 1994; 64:249–56.

- Kokich VG. Surgical and orthodontic management of impacted maxillary canines. Am J OrthodDentofacialOrthop. 2004; 126:278–83.

- da Silva Santos LM, Bastos LC, Oliveira-Santos C, da Silva SJ, Neves FS, Campos PS. Cone-beam computed tomography findings of impacted upper canines. Imaging Sci Dent. 2014 Dec;44(4):287-92. doi: 10.5624/isd.2014.44.4.287. Epub 2014 Nov 25.

- Crescini A, Giorgetti R, Cortellini P, Pini Prato GP. Tunnel traction of infraosseous impacted maxillary canines. A three-year periodontal follow-up. Am J OrthodDentofacialOrthop. 1994; 105:61–72.

- Vitályos G, Török J, Hegedus C. The role of preprosthetic orthodontics in the interdisciplinary management of congenitally missing maxillary lateral incisors: case report.FogorvSz. 2005 Dec; 98(6):223-8.

- Kavadia S, Papadiochou S, Papadiochos I, Zafiriadis L. Agenesis of maxillary lateral incisors: a global overview of the clinical problem. Orthodontics (Chic.). 2011 Winter; 12(4):296-317.

- Gargiulo AW,Wentz FM, Orban B. Dimensions and relations of the dentogingival junction in humans. J Periodontol196l; 32: 261 - 267.

- J. S. Vacek, M. E. Gher, D. A. Assad, A. C. Richardson y L.I. Giambarresi. The dimensions of the human dentogingival junction. The International Journal of Periodontics & Restorative Dentistry. 1994; Vol. 14; Nº 2: 154-165.

- Chang C., Roberts W.E., Orthodontics, Ed. Yong Chieh 2012; Section III

EL PACIENTE 21

Capítulo 20º

INTRODUCCIÓN
CASO 21

¿Sinceramente a qué objetas? Al escritor o a lo que está escribiendo.

"No hay dos libros iguales porque nunca hubo dos lectores iguales. Y que cada libro leído es, como cada ser humano, un libro singular, una historia única y un mundo aparte"

Michael Ondaatje (1943)

Novelista y Poeta canadiense, el cual escribió la novela The English Patient en la cual se basa Anthony Minghella para su película.

EL PACIENTE 21

1. INTRODUCCION

El "Paciente Inglés" es una hermosa película británica que en el año 1996 fue la más laureada en la gala de premios Oscar, dirigida por Anthony Minghela fue filmada en Túnez e Italia y es basada en la novela del mismo nombre escrita por Michael Ondaatje; el relato se remonta en el tiempo a la segunda guerra mundial con la historia de un paciente (Ralph Fiennes) de especiales cuidados médicos e interrogantes ante su misteriosa identidad.

Resulta sorprendente exponer un **Paciente 21** en un libro titulado "Espacio y Tiempo en 20 casos Ortodónticos Damon"; pero así es la vida y también lo advertimos en el primer capítulo al transcribir una frase de la escritora española Rosa Montero puntualizando que los libros si bien nacen de una idea germen, luego se desarrollan y recorren caminos insospechados en un principio.

El "Paciente 21" es un caso distinto, diferente, porque, como apreciarán, puede ser incluido en cualquiera de las secciones abordadas en capítulos anteriores, o sea que su espacio de exposición pudo merecer un lugar y tiempo en secciones destinadas a sobremordida, discrepancia diente-hueso, los terceros molares y las asimetrías dentarias; también es diferente por la complejidad de uno de sus problemas ortodónticos, porque en su tratamiento contó con la inmensa participación de colegas cirujanos y ortodoncistas colaboradores docentes de nuestros cursos en FUNDAMIA (Buenos Aires); y, principalmente, porque él resultó ser un gran copartícipe en todo el camino de su tratamiento mereciendo también ganar su estatuilla Oscar al paciente colaborador.

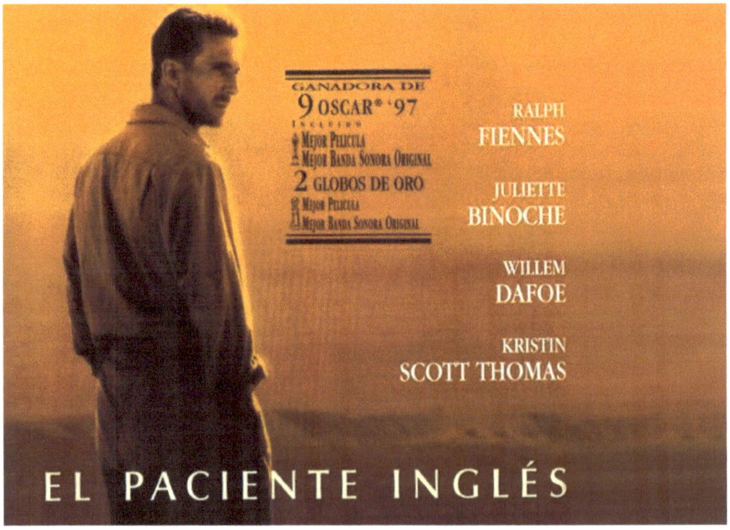

2. PRESENTACION DEL CASO

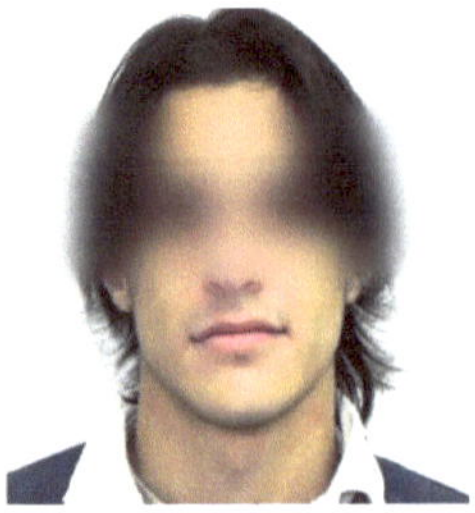
Fig. 7.20.01

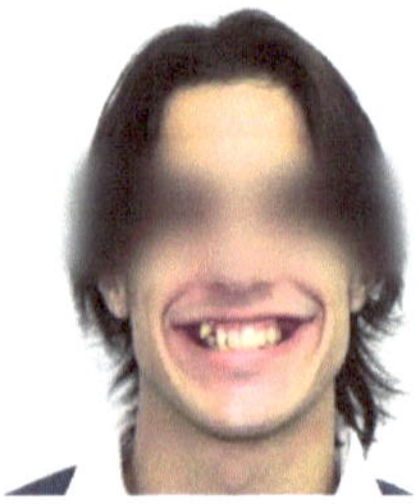
Fig. 7.20.02

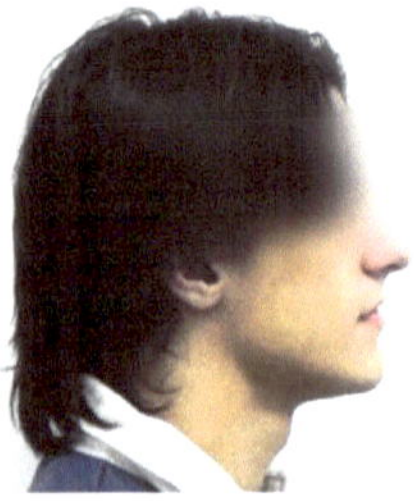
Fig. 7.20.03

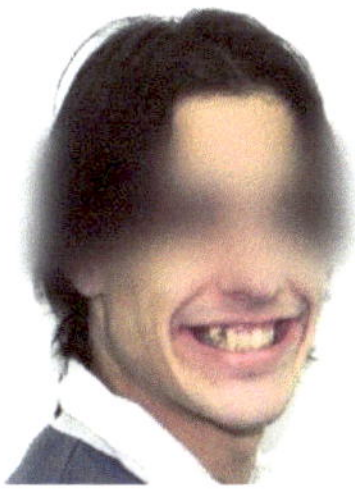

Fig. 7.20.04

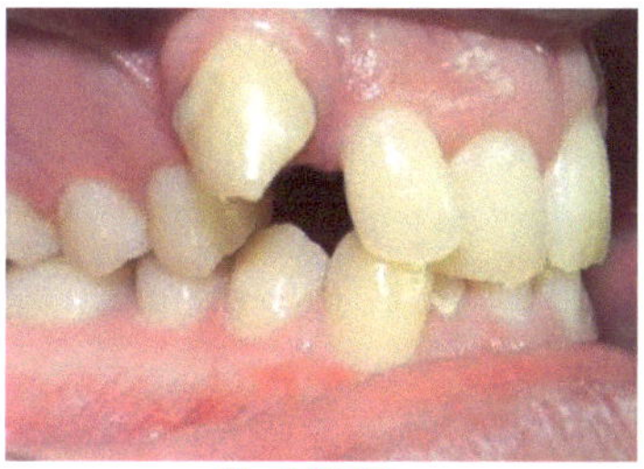

Fig. 7.20.05

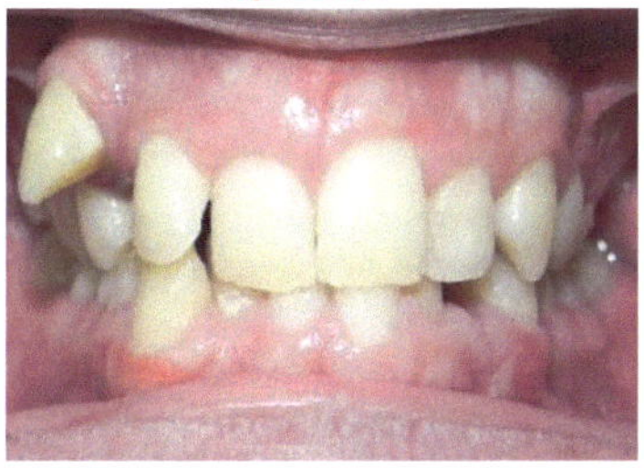

Fig. 7.20.06

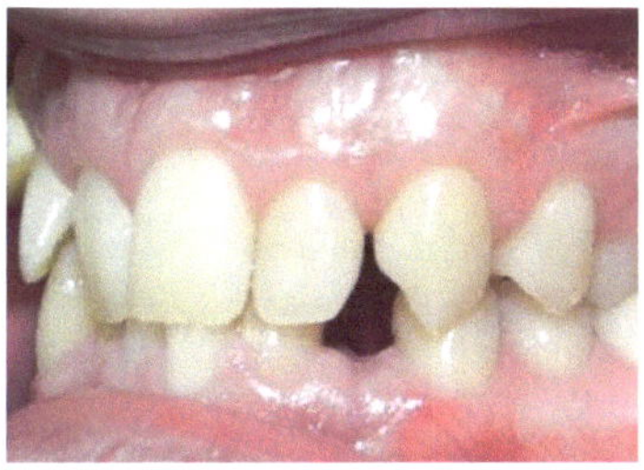

Fig. 7.20.07

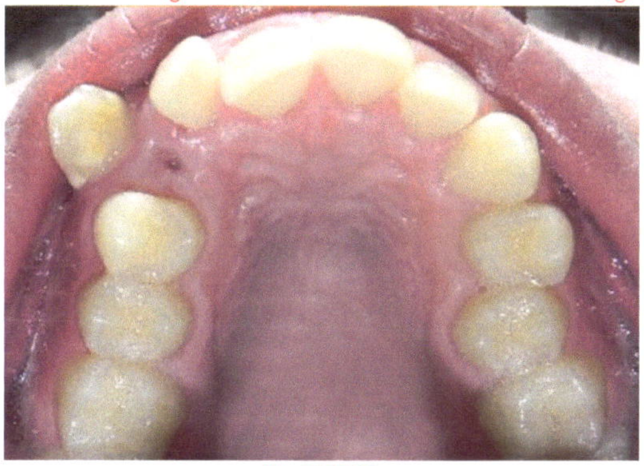

Fig. 7.20.08

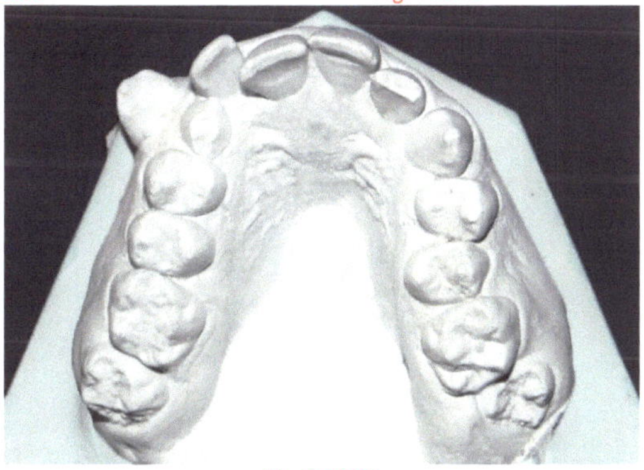

Fig. 7.20.09

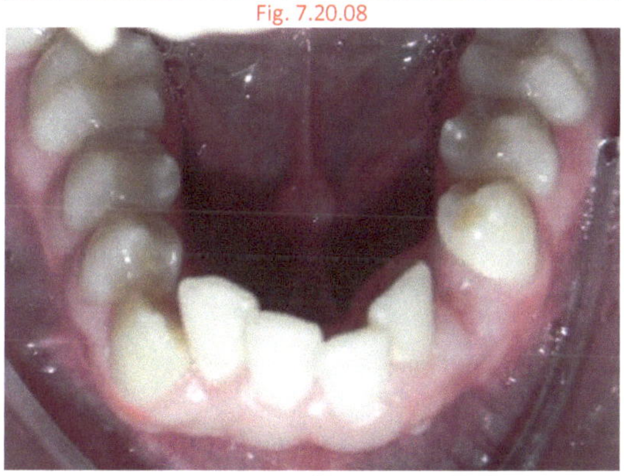

Fig. 7.20.10

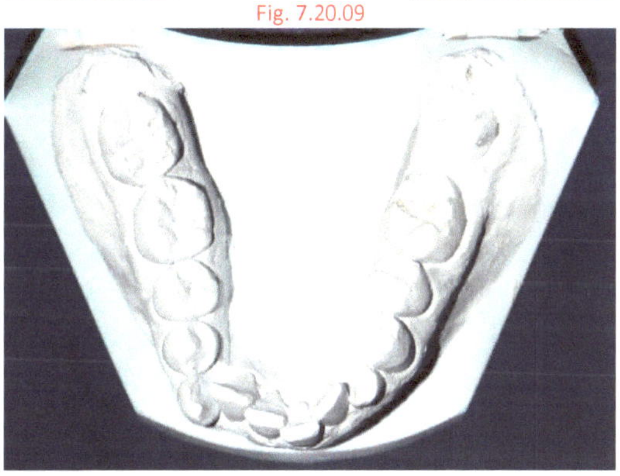

Fig. 7.20.11

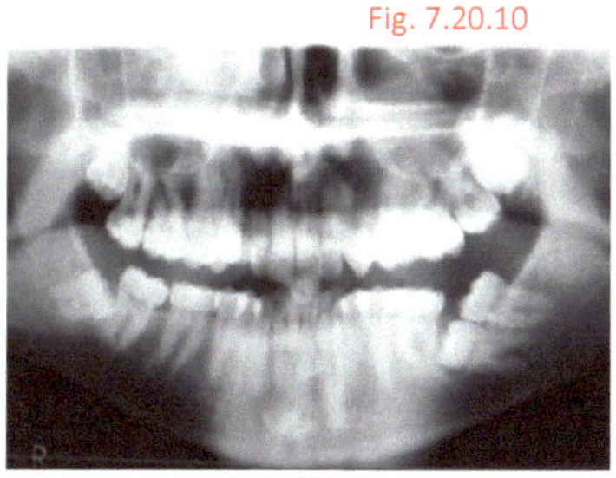

Fig. 7.20.12

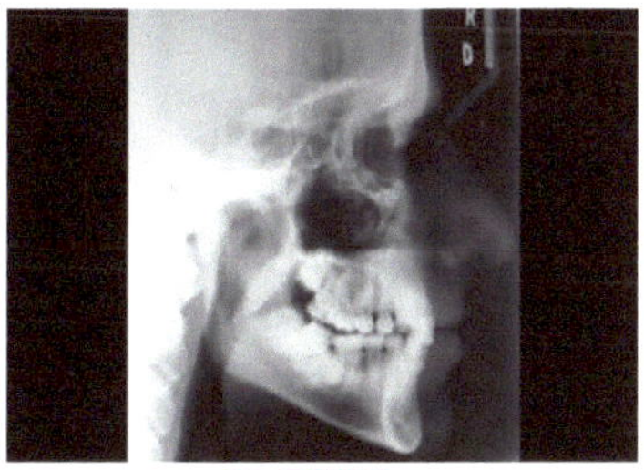

Fig. 7.20.13

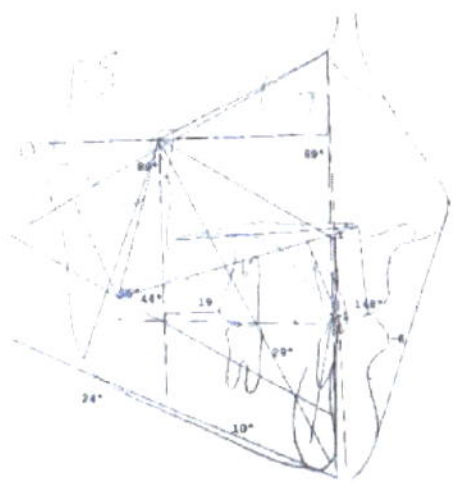

Fig. 7.20.14

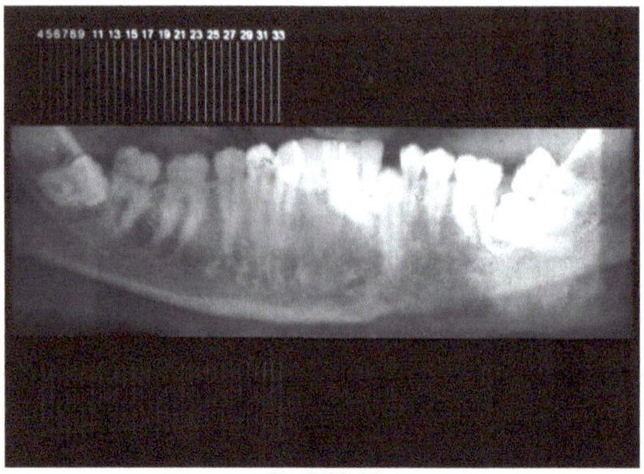

Fig. 7.20.15

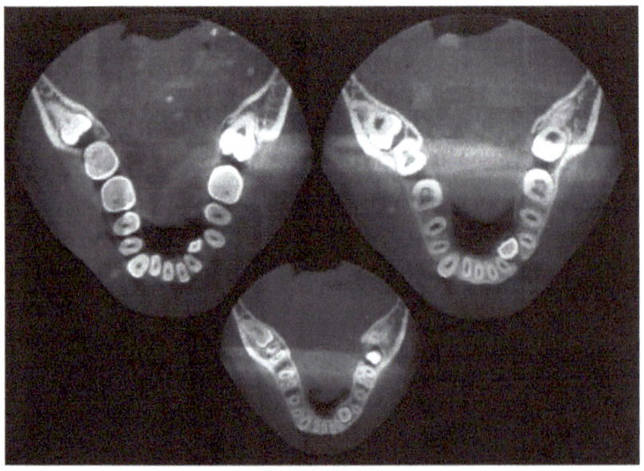

Fig. 7.20.16

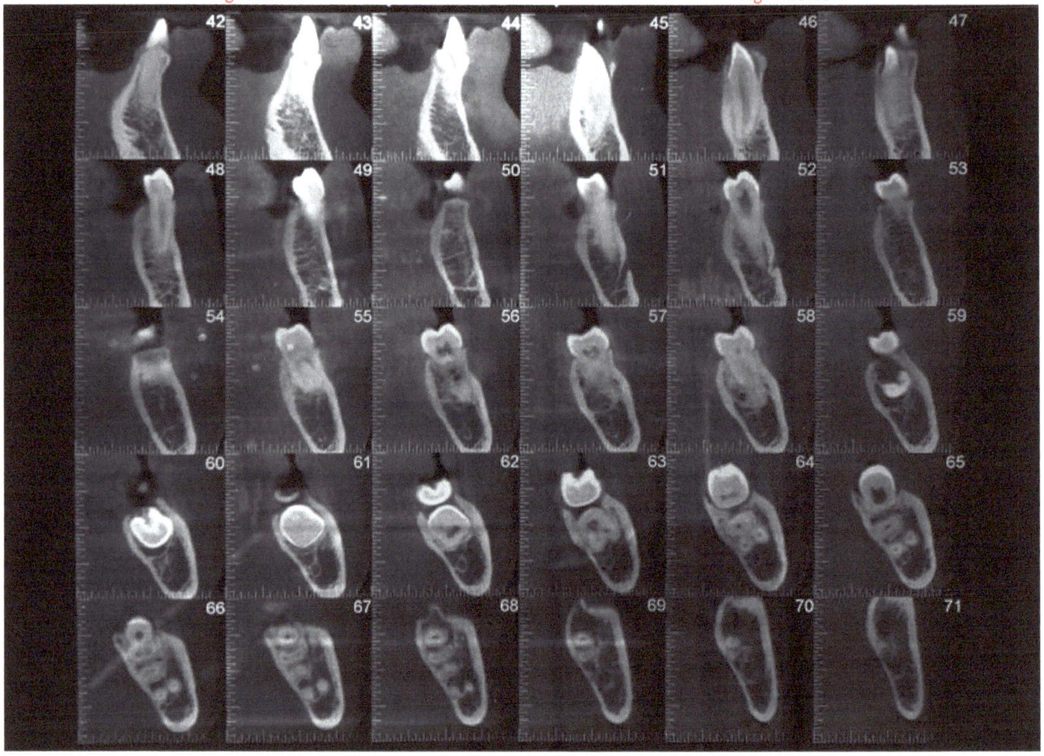

Fig. 7.20.17

3. DIAGNOSTICO

Si bien hemos expuesto reiteradamente la conveniencia de agrupar en 6 áreas diferentes nuestras evaluaciones diagnósticas de un caso a tratar, en este paciente nos detendremos específicamente en consideraciones dentarias.
Sintetizando y refiriéndonos a esta última área, "El Paciente 21" presentaba sobremordida, clase I, malposiciones superiores e inferiores, pieza 3.3 en ubicación lingual y una retención horizontal del 3.7 "sumergido" por debajo del tercer molar.

Examinando la imagenología, especialmente los cortes tomográficos Nº 65 y 66, (ver figs. 7.20.15 a 7.20.17) se percibía que el segundo molar inferior izquierdo estaba posicionado por debajo del tercero y en íntimo contacto con el nervio dentario inferior; este problema de espacio y tiempo constituía un enorme desafío en la planificación y mecánica a emplear en el tratamiento.

4. PLAN DE TRATAMIENTO Y SU EJECUCIÓN

Volvemos a insistir en que nos centraremos, de forma breve, en las diferentes etapas y procedimientos planeados y ejecutados en el sector posteroinferior izquierdo.

Una progresión clásica de arcos fue resolviendo las malposiciones observables en el pretratamiento. Ver figs. 7.20.18 a 7.20.22

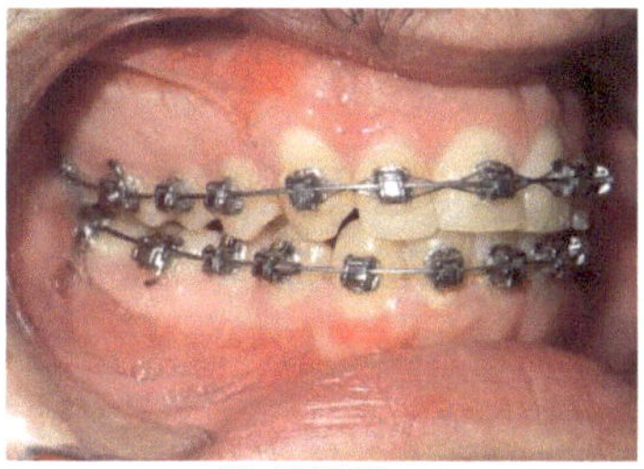
Fig. 7.20.18

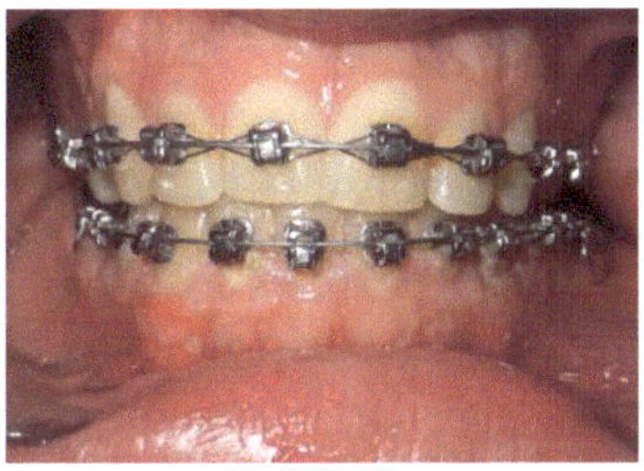
Fig. 7.20.19

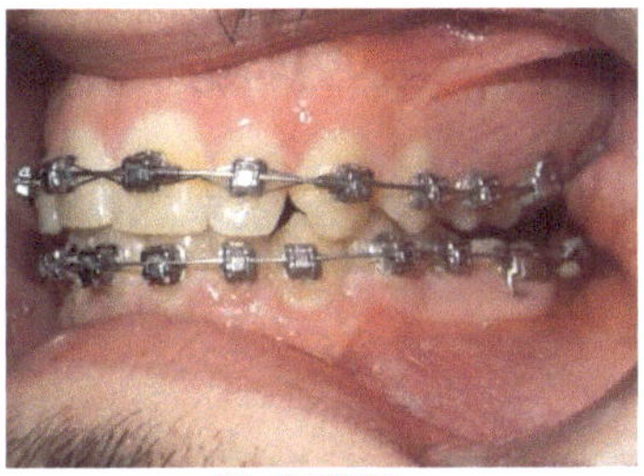
Fig. 7.20.20

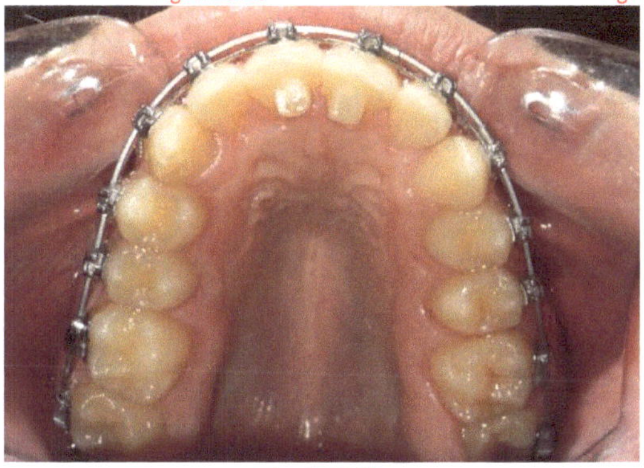
Fig. 7.20.21

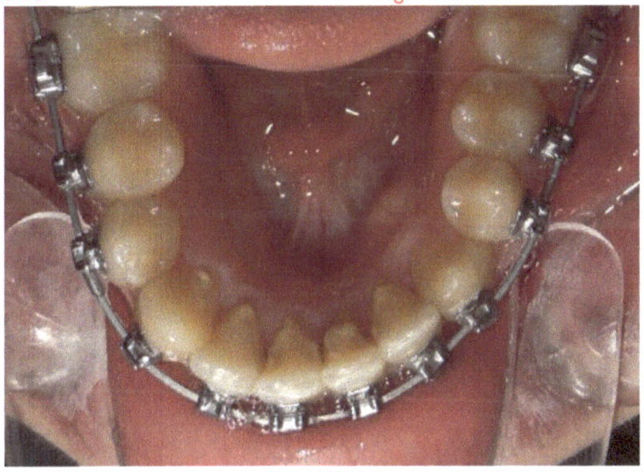
Fig. 7.20.22

En esa etapa fue extraída la pieza 3.8 para, dos meses después, abordar una sesión Quirúrgica-Ortodóntica que constó de:

A. Un colgajo con liberación ósea hacia oclusal del segundo molar retenido horizontalmente (Dr. Miguel Angel Chavarría).

B. Inserción por nuestra parte, de un minimplante (Vector) de 2 mm. de diámetro y 12 mm. de longitud; la "geografía espacial" de su ubicación fue en el sector más distal del balcón vestibular mandibular casi en el inicio de su rama ascendente. Ver figs. 7.20.23 a 7.20.25

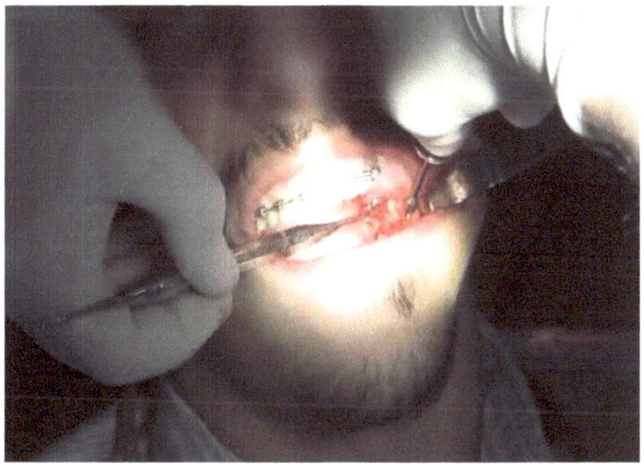
Fig. 7.20.23

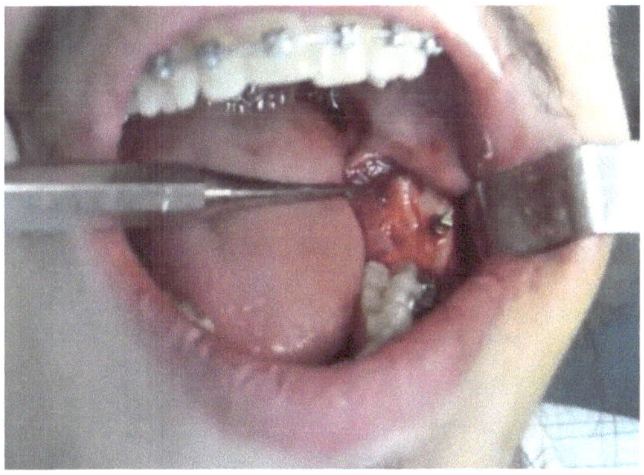
Fig. 7.20.24

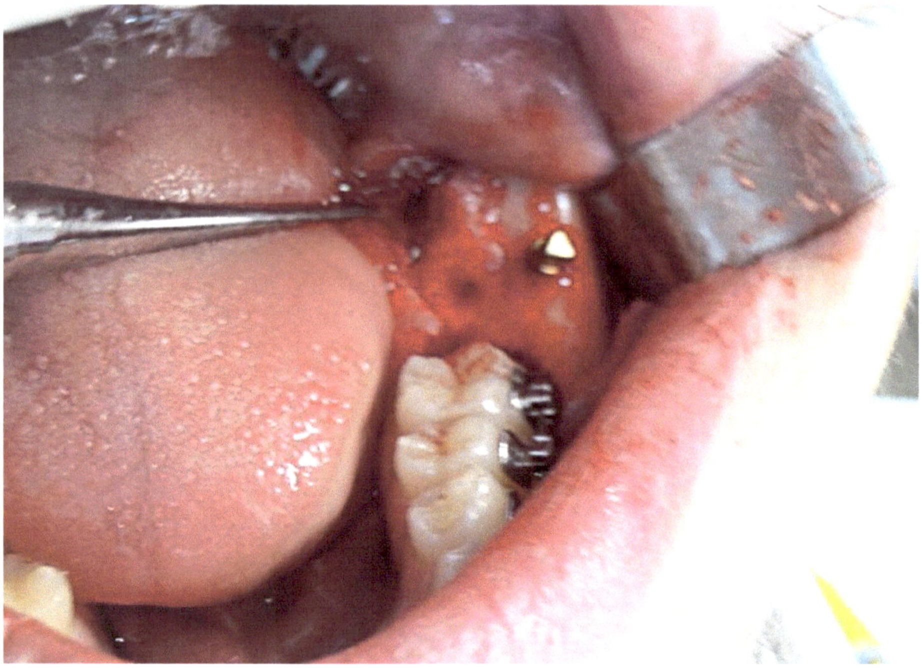

Fig. 7.20.25

C. Como el objetivo primario era "subir" el molar alejándolo de la preocupante vecindad espacial con el nervio dentario inferior y los peligros que ese relacionamiento conlleva, se estableció un vínculo de cadena elástica y alambre de ligadura entre un ojalete cementado en la cara distal del 3.7 y un seccional de acero .016 x .016 incluido en uno de los orificios de la cabeza del minimplante. Ver figs. 7.20.26 a 7.20.28

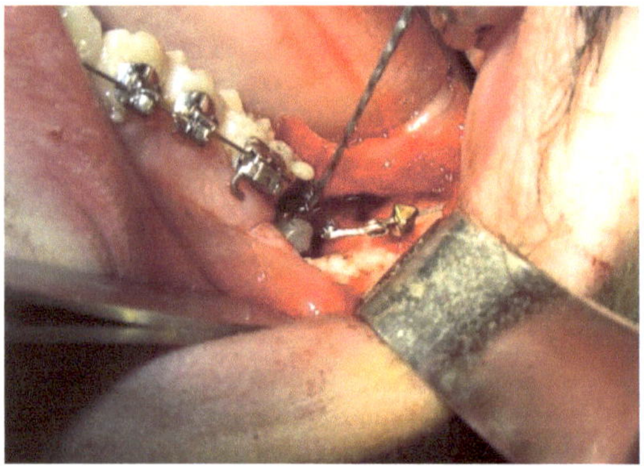

Fig. 7.20.26

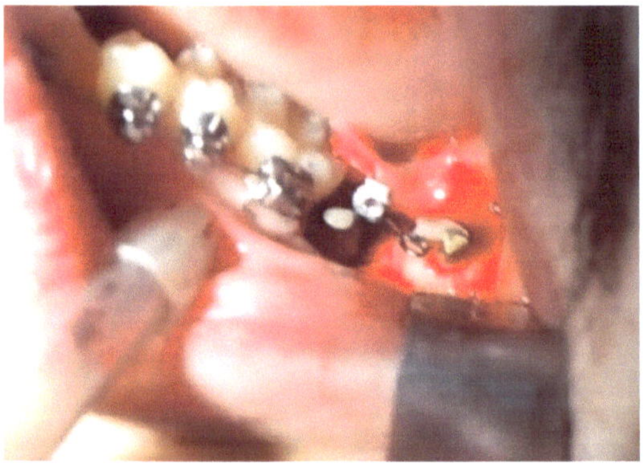

Fig. 7.20.27

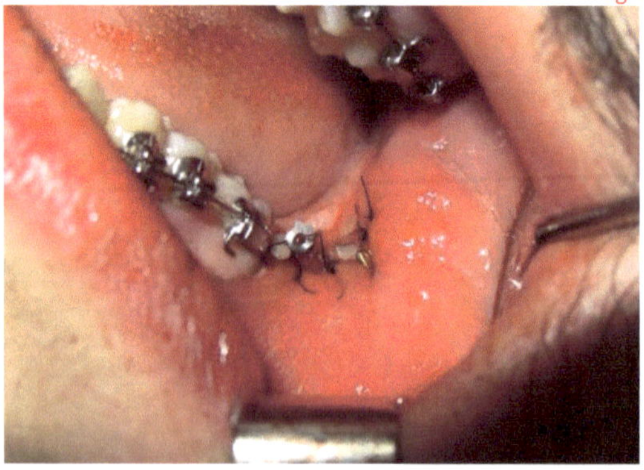

Fig. 7.20.28

Ya era apreciable en el tiempo y desde una evaluación realizada con RX panorámica, una favorable evolución de la pieza retenida. Ver figs 7.20.29 a 7.20.30

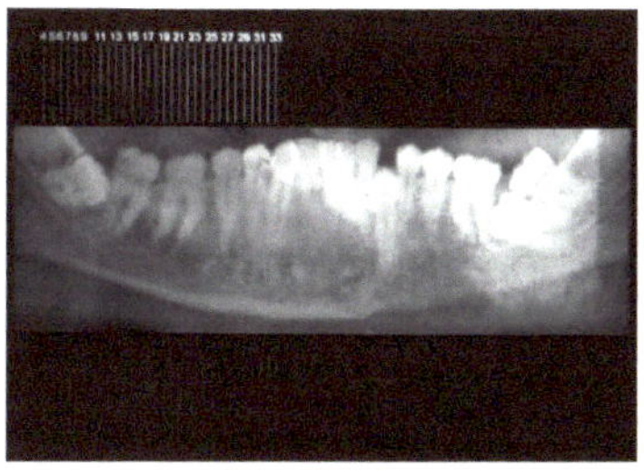

Fig. 7.20.29

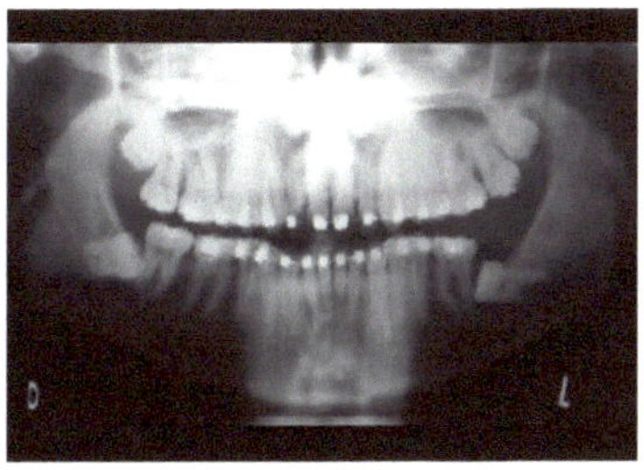

Fig. 7.20.30

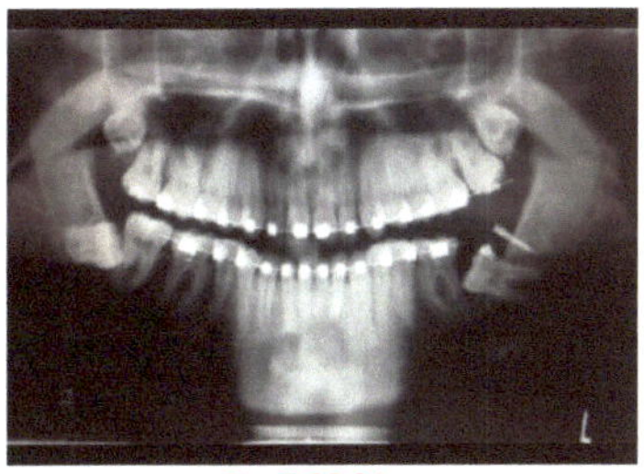

Fig. 7.20.31

D. El paso siguiente fue cementar un botón Ortodóntico en distal de la cara oclusal del segundo molar a la que teníamos un acceso más fácil por el mejoramiento en el posicionamiento de dicha pieza dentaria; el vínculo entre dicho botón y el minimplante fue con cadena elástica. Ver figs. 7.20.32 a 7.20.37

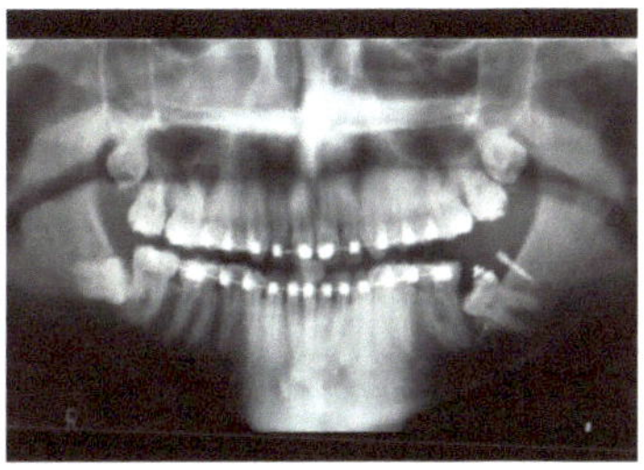

Fig. 7.20.32

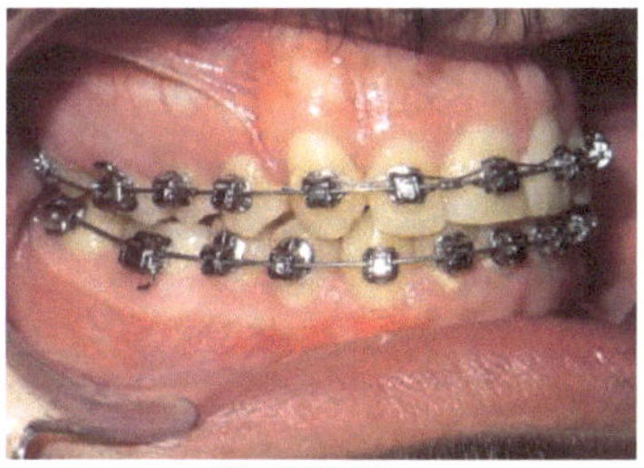

Fig. 7.20.33

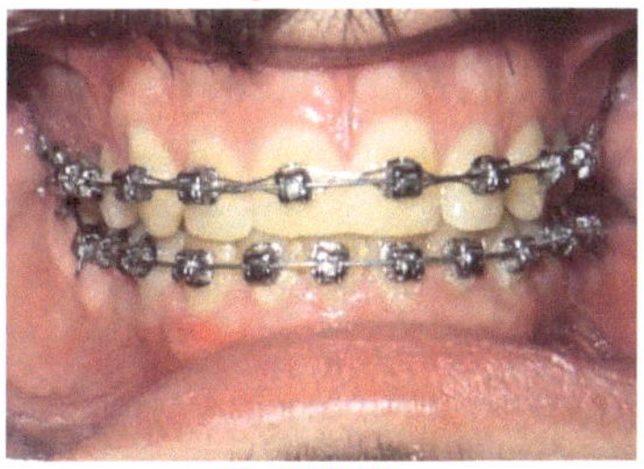

Fig. 7.20.34

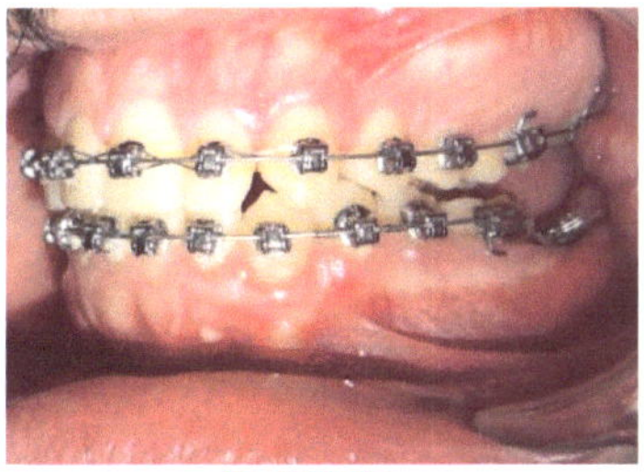

Fig. 7.20.35

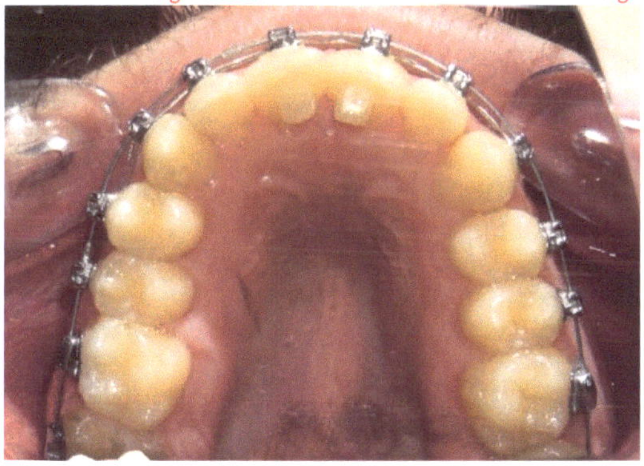

Fig. 7.20.36

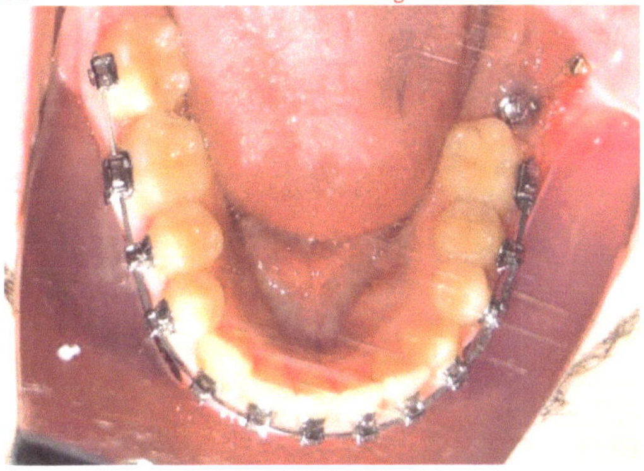

Fig. 7.20.37

E. Dos meses más tarde se constató que el posicionamiento del 3.7 seguía mejorando en su angulación y relacionamiento vertical pero que la utilidad mecánica del minimplante se iba agotando; allí cortamos una sección de arco Cu Niti .014 x .025 y, anestesiando los tejidos blandos, insinuamos parte de el en la cara distal del primer molar hasta contactar con la cara mesial del 3.7, el resto del seccional fue adherido con resina en la cara oclusal del 3.6. Ver figs. 7.20.38 a 7.20.44

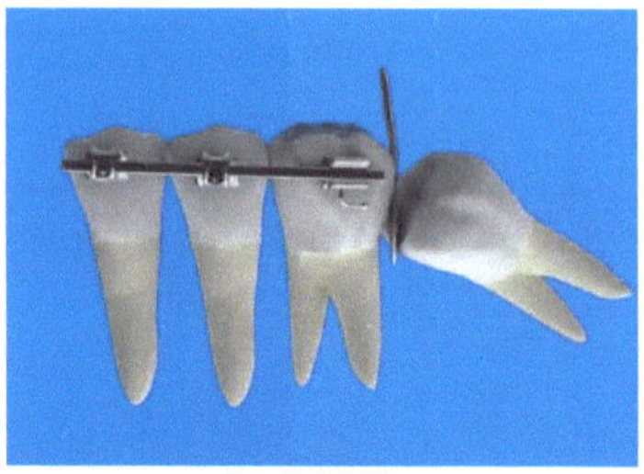
Fig. 7.20.38

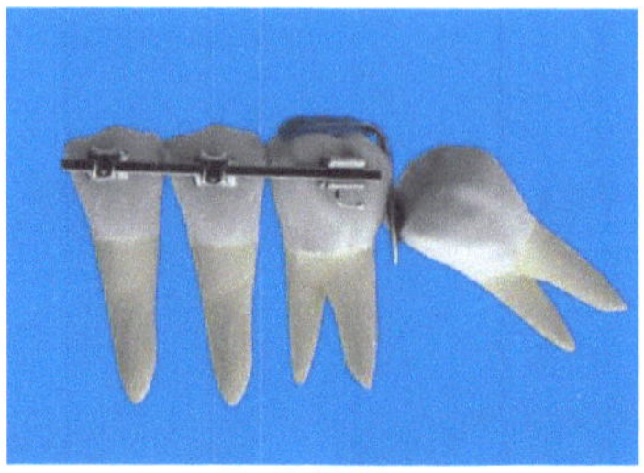
Fig. 7.20.39

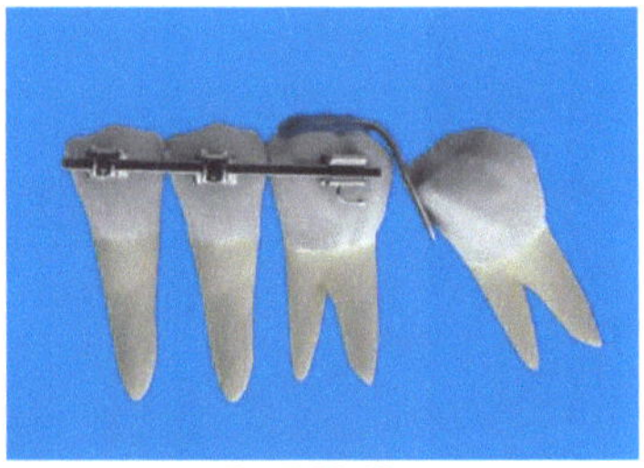
Fig. 7.20.40

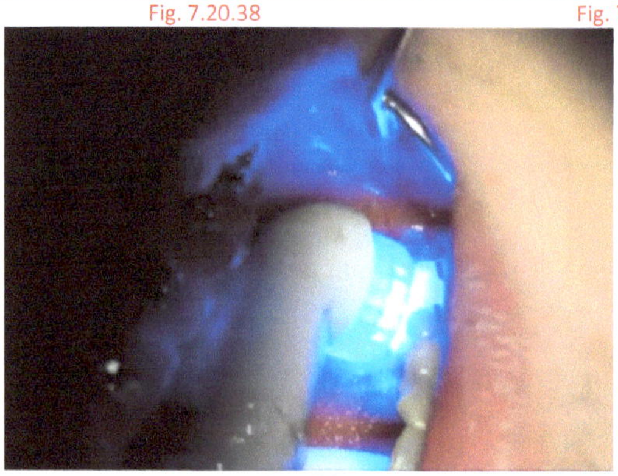
Fig. 7.20.41

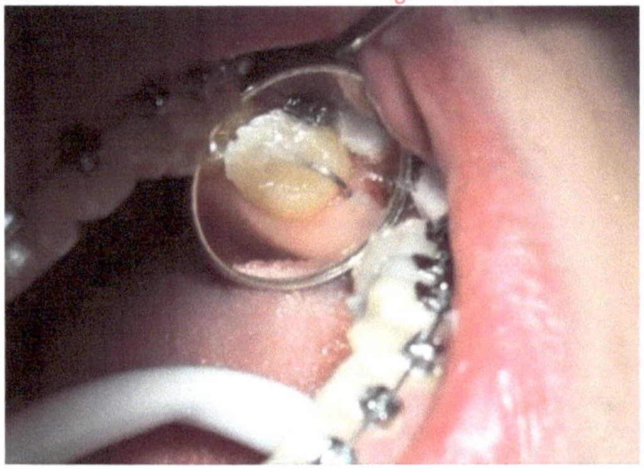
Fig. 7.20.42

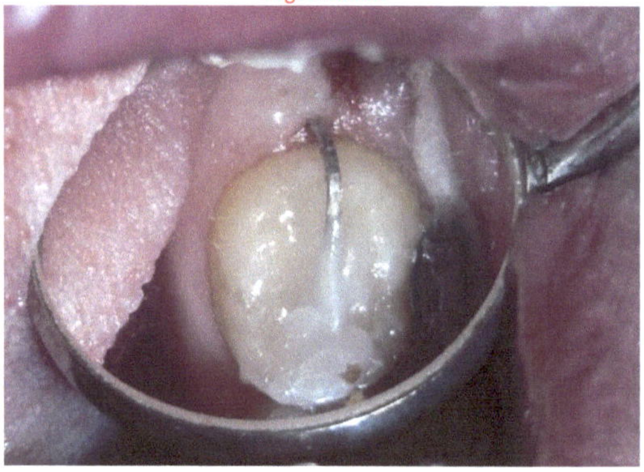
Fig. 7.20.43

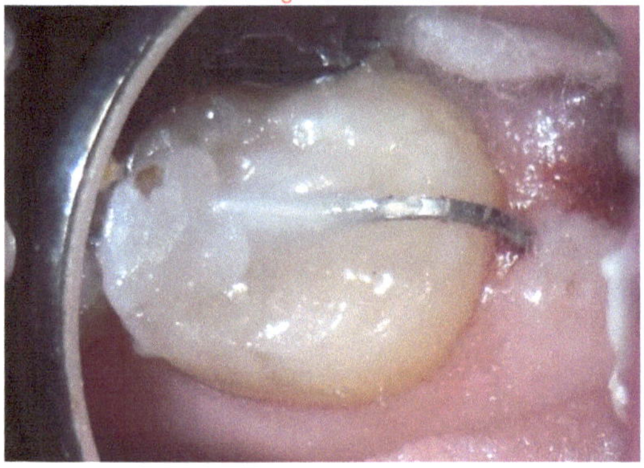
Fig. 7.20.44

F. Más adelante en el tiempo nuestra tarea fue muchísimo mas sencilla y se centró en el cementado, por primera vez, de un tubo en la cara vestibular del "molar problema"; este procedimiento fue repetido para afinar el diseño del arco inferior utilizándose a tales efectos Niti Cu .018 y .016 x .025. Ver figs. 7.20.45 a 7.20.49.

En esta etapa fueron realizadas las extracciones del 1.8, 2.8 y 4.8 (Dr. Fortunato Salomon – Fundamia- Buenos Aires) y realizados los controles radiográficos. Ver figs. 7-20-49

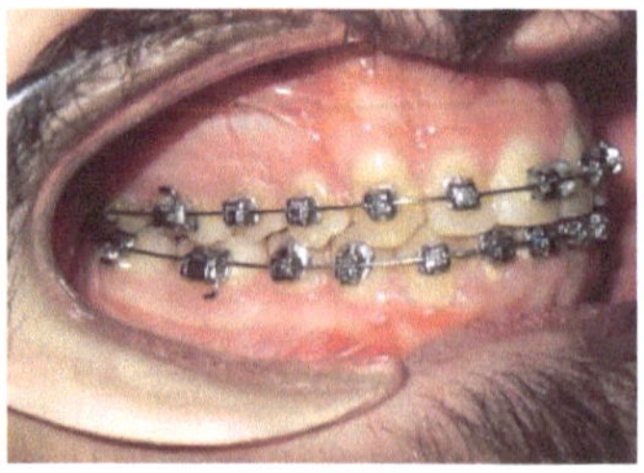
Fig. 7.20.45

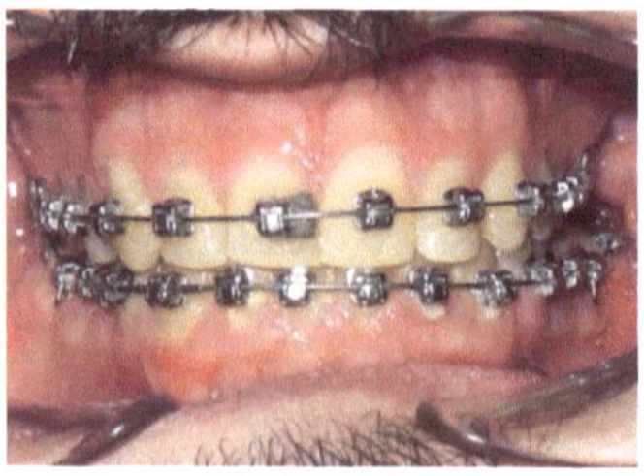
Fig. 7.20.46

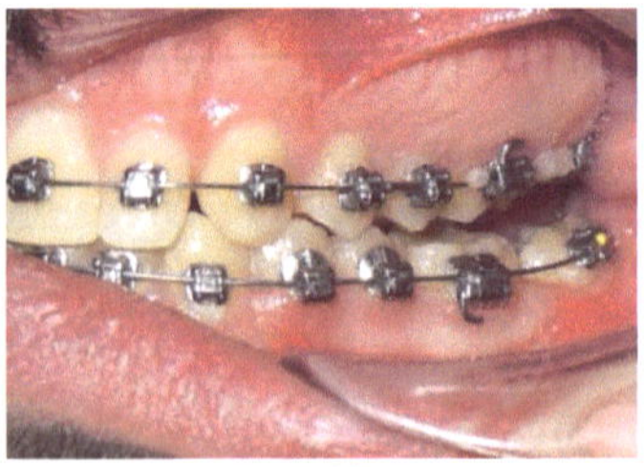
Fig. 7.20.47

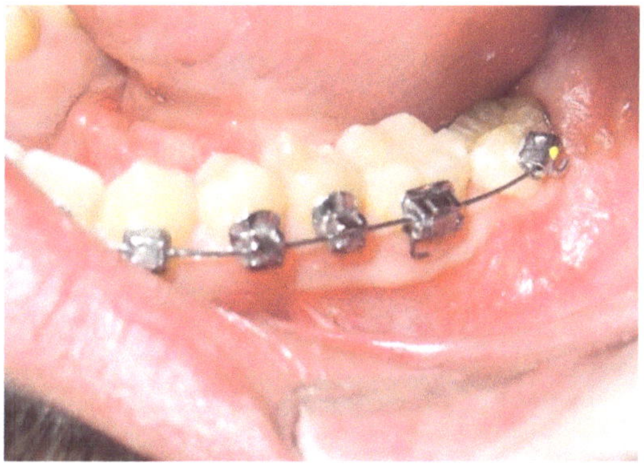

Fig. 7.20.48

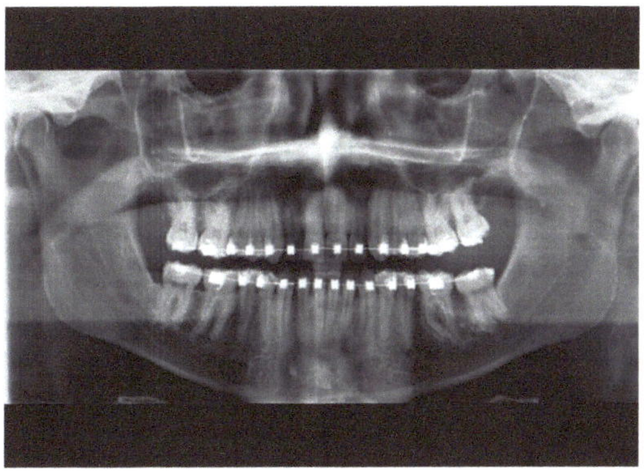

Fig. 7.20.49

G. En estas tomas apreciarán fotos pos tratamiento activo así como comparativos tanto del desarrollo de los arcos dentarios como de los paulatinos cambios posicionales del segundo molar inferior izquierdo Ver figs 7.20.50 a 7.20.66

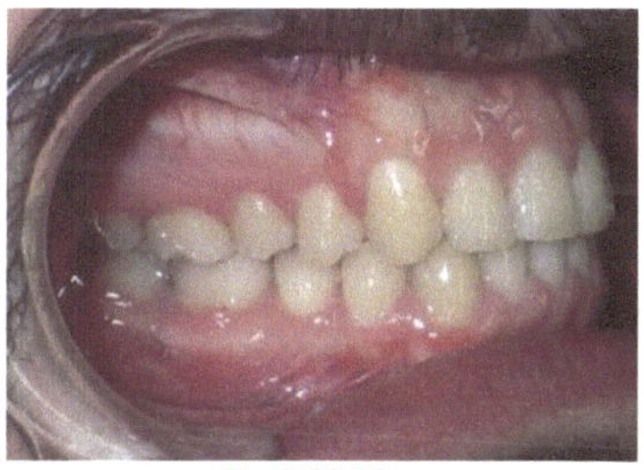

Fig. 7.20.50

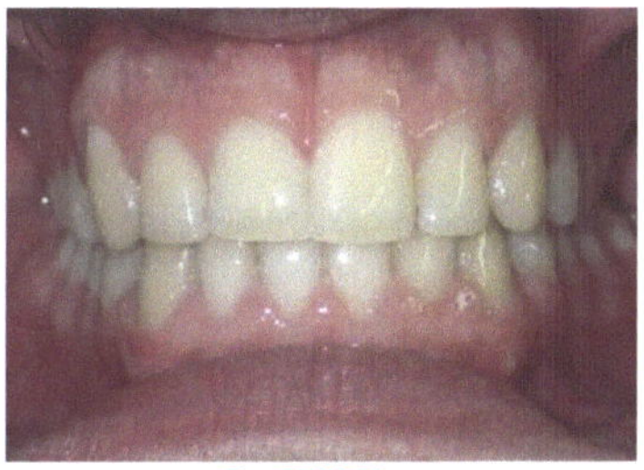

Fig. 7.20.51

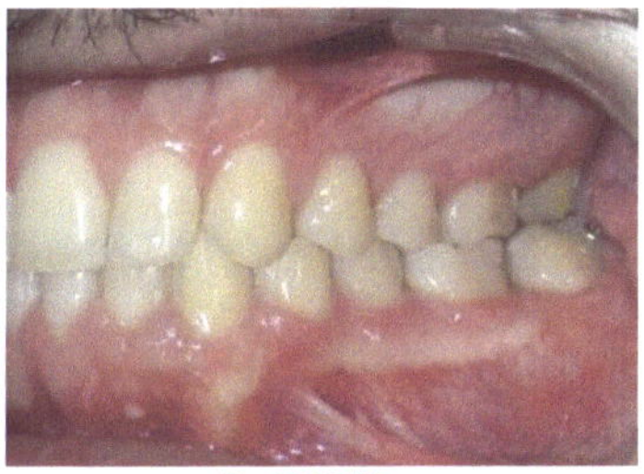

Fig. 7.20.52

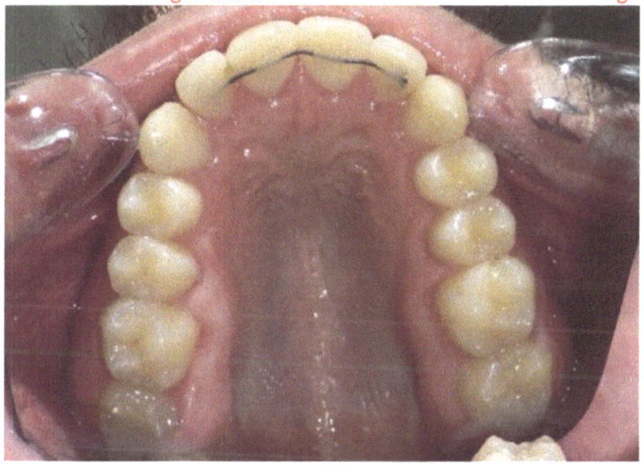

Fig. 7.20.53

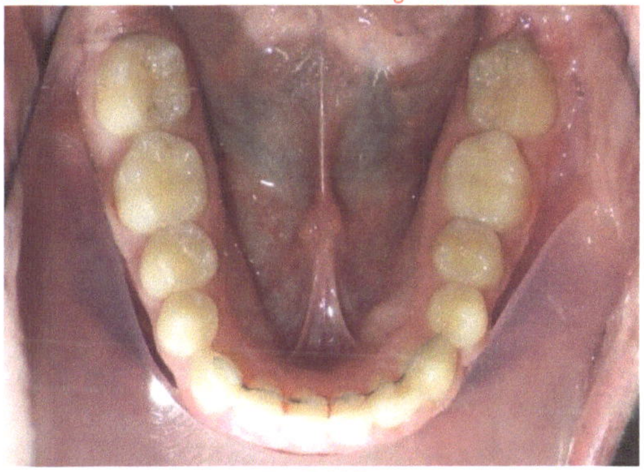

Fig. 7.20.54

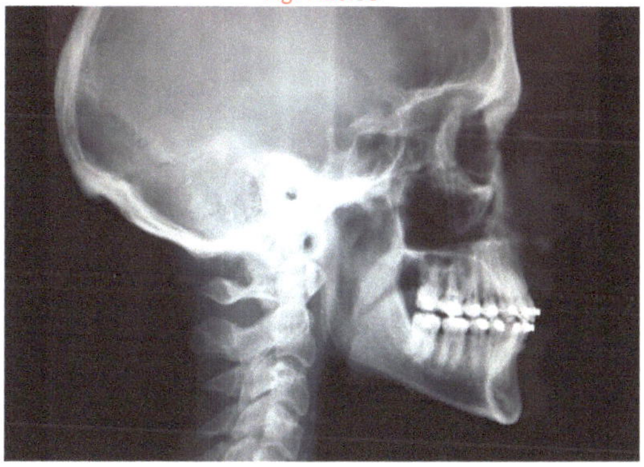

Fig. 7.20.55

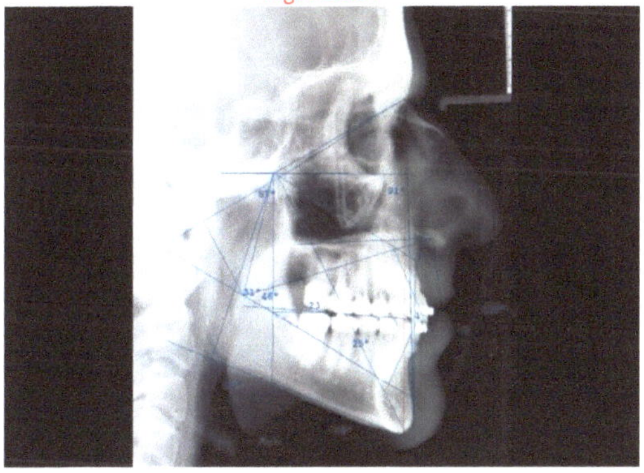

Fig. 7.20.56

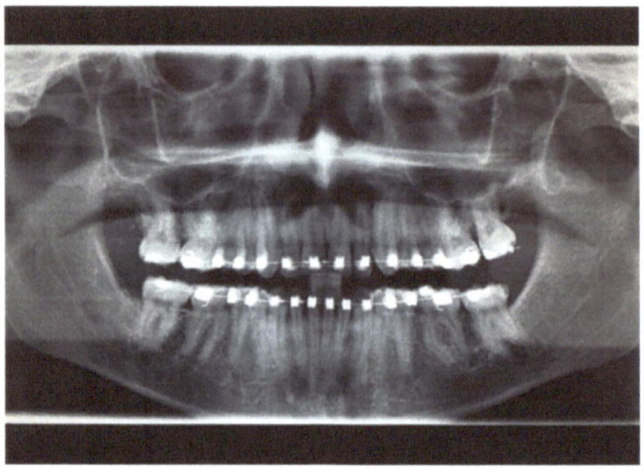

Fig. 7.20.57

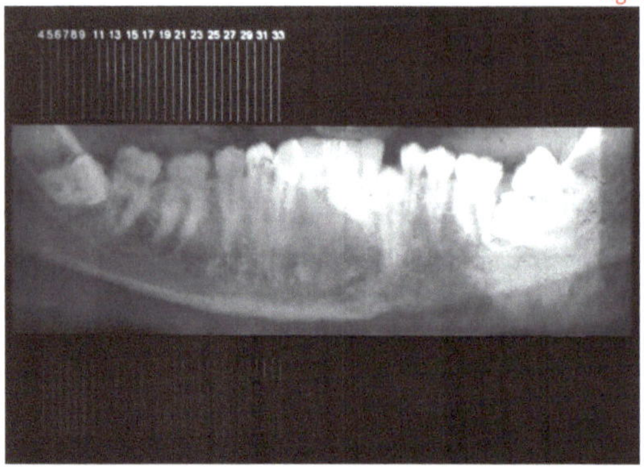

Fig. 7.20.58

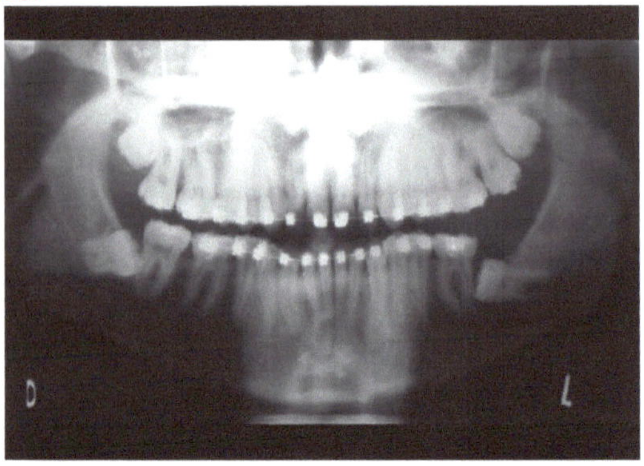

Fig. 7.20.59

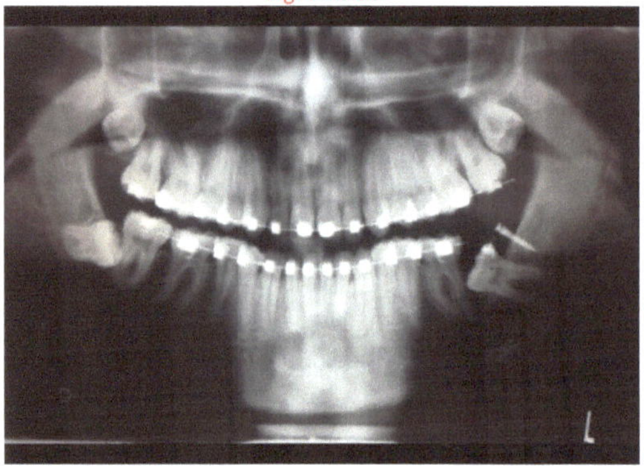

Fig. 7.20.60

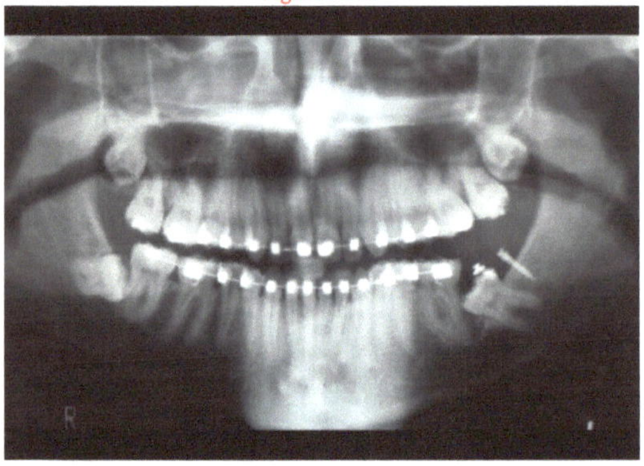

Fig. 7.20.61

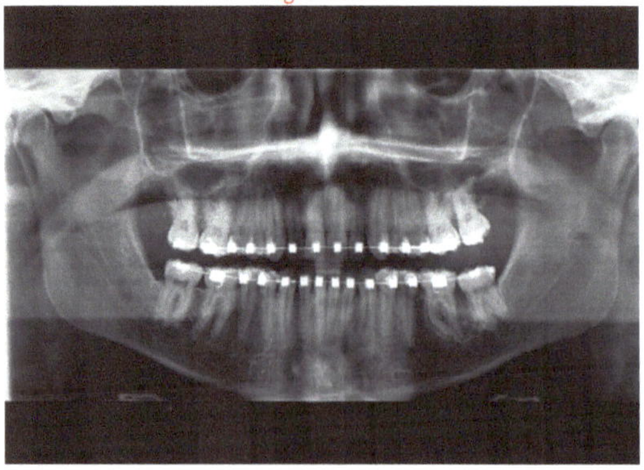

Fig. 7.20.62

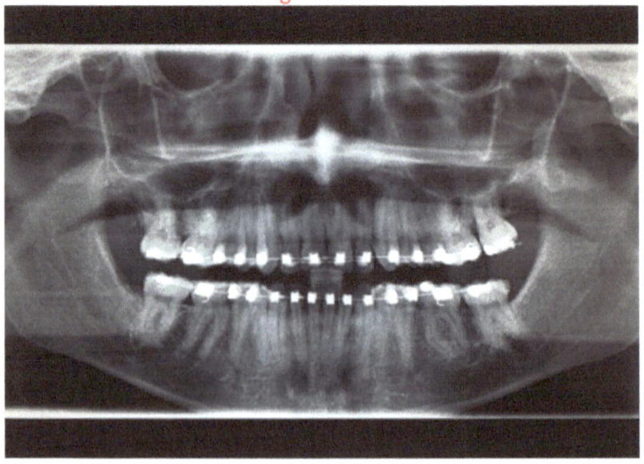

Fig. 7.20.63

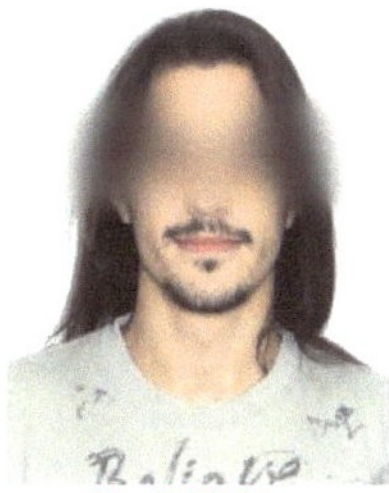
Fig. 7.20.64

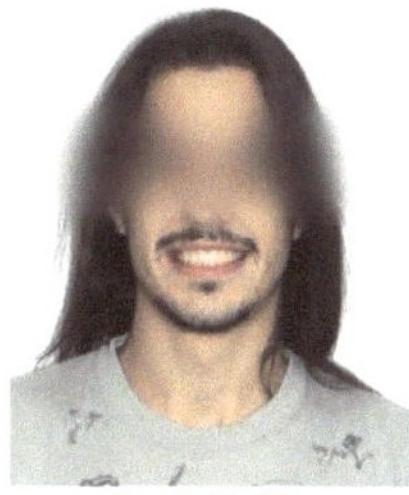
Fig. 7.20.65

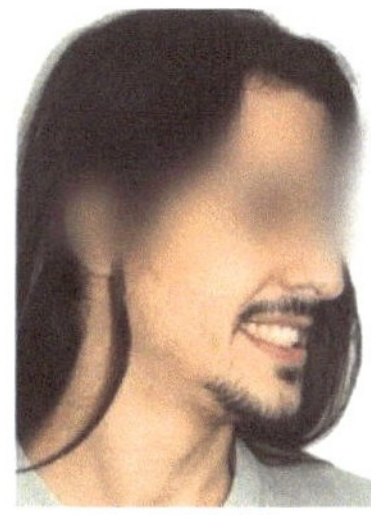
Fig. 7.20.66

Nuestras invalorables ayudas en el **"Paciente 21"** han sido los colegas que en Fundamia (Buenos Aires), son colaboradores docentes en los dos cursos que allí dictamos; por tanto aquí los "presentamos en sociedad"

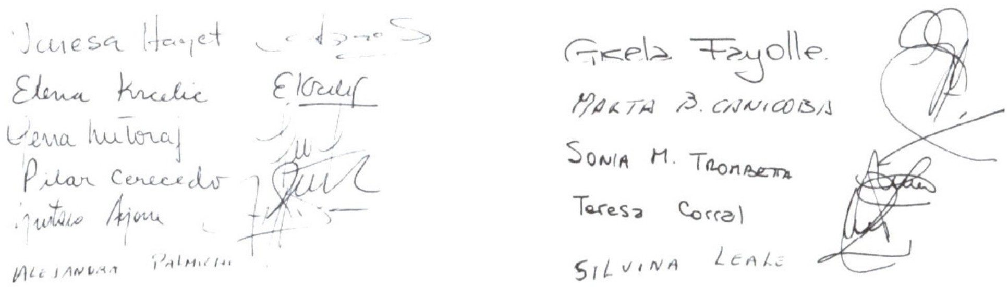

Siempre he dicho que los libros no se terminan. Se abandonan, porque, de lo contrario, sería imposible encontrar todo absolutamente perfecto para decir que está en óptimas condiciones para ser leído y publicado.
Siempre, y gracias a Dios es así, los libros son una historia imperfecta que quizás otro la toma para seguir desarrollándola en un camino que, espero no tenga fin.

Pilar Sordo

Psicóloga y escritora Chilena

Ahora sí, librito querido, te abandonamos para que sigas tu camino por el mundo ortodóntico.

Dr. Alfredo Nappa – Dr. Federico Nappa

www.ingramcontent.com/pod-product-compliance
Lightning Source LLC
LaVergne TN
LVHW072012300926
849160LV00002B/3
* 9 7 8 8 4 9 3 8 4 1 9 1 1 *